触发点手法治疗图解

——肌筋膜疼痛与机能障碍

Manual Trigger Point Therapy:
Recognizing, Understanding, and Treating Myofascial Pain and Dysfunction

编著 [瑞士]罗兰·高奇(Roland Gautschi)
Senior Instructor
Interest Group for Myofascial Trigger Point Therapy
Baden, Switzerland
主译 刘楠 佟帅

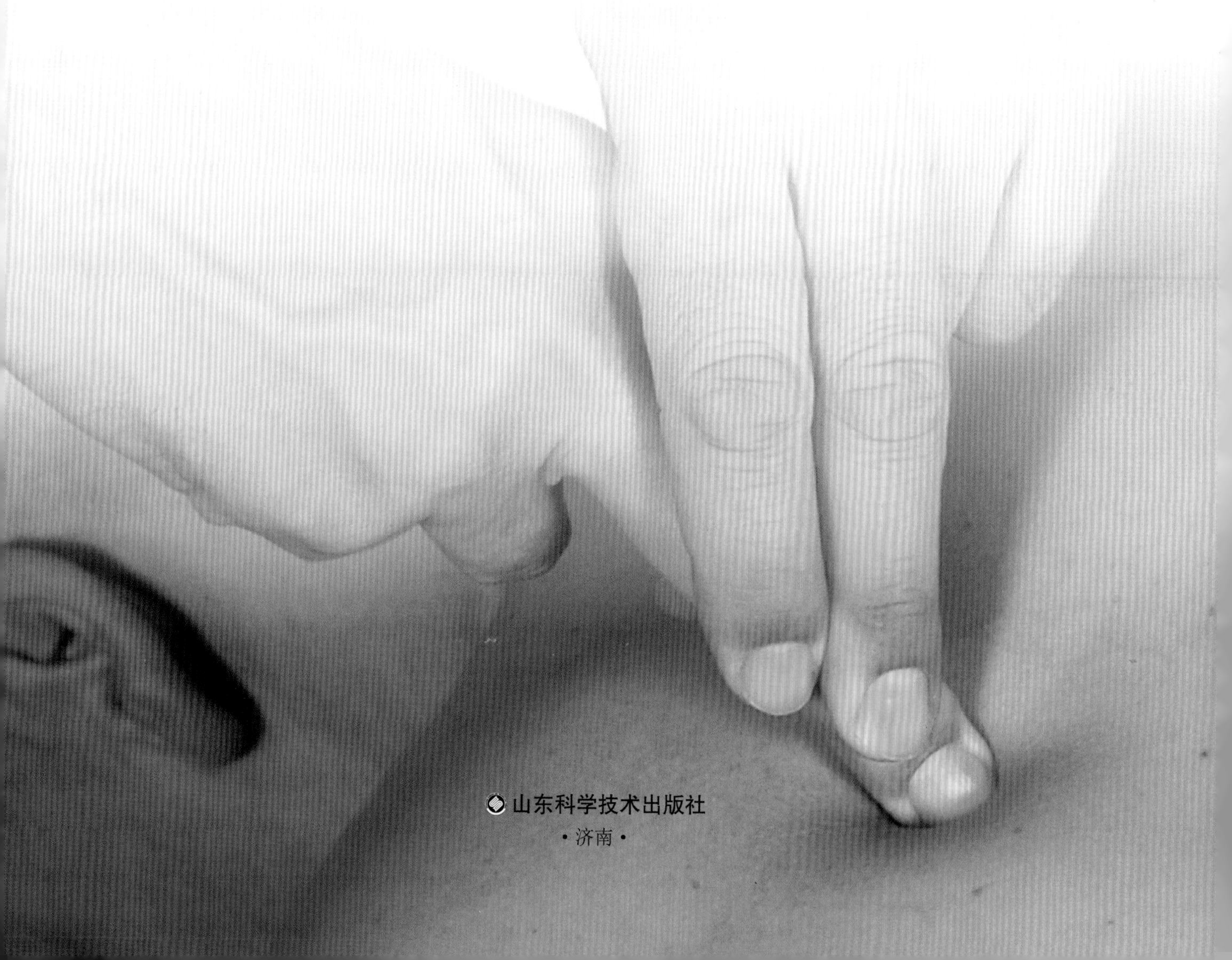

山东科学技术出版社
·济南·

Original title:
Manual Trigger Point Therapy by Roland Gautschi

绘图：Karin Baum, Paphos, Zypern; Martin Hoffmann, Neu-Ulm; Markus Voll, München; Karl Wesker, Berlin
摄影：Oskar Vogl, Affalterbach

图书在版编目（CIP）数据

触发点手法治疗图解：肌筋膜疼痛与机能障碍 /（瑞士）罗兰·高奇 (Roland Gautschi) 编著；刘楠，佟帅主译. -- 济南：山东科学技术出版社，2023.6
ISBN 978-7-5723-1600-5

Ⅰ. ①触… Ⅱ. ①罗… ②刘… ③佟… Ⅲ. ①肌肉 – 疼痛 – 穴位疗法 – 图解 ②筋膜 – 疼痛 – 穴位疗法 – 图解 Ⅳ. ① R441.1–64

中国国家版本馆 CIP 数据核字 (2023) 第 050489 号

触发点手法治疗图解
——肌筋膜疼痛与机能障碍
CHUFADIAN SHOUFA ZHILIAO TUJIE
— JIJINMO TENGTONG YU JINENG ZHANGAI

责任编辑：李志坚
装帧设计：李晨溪

主管单位：山东出版传媒股份有限公司
出 版 者：山东科学技术出版社
地址：济南市市中区舜耕路 517 号
邮编：250003 电话：（0531）82098088
网址：www.lkj.com.cn
电子邮件：sdkj@sdcbcm.com
发 行 者：山东科学技术出版社
地址：济南市市中区舜耕路 517 号
邮编：250003 电话：（0531）82098067
印 刷 者：山东彩峰印刷股份有限公司
地址：潍坊市潍城经济开发区玉清西街7887号
邮编：261031 电话：（0536）8216157 8311611

规格： 16 开（210 mm × 285 mm）
印张： 47.75 **字数：** 1 058 千
版次： 2023 年 6 月第 1 版 **印次：** 2023 年 6 月第 1 次印刷
定价： 490.00 元

编　著

［瑞士］罗兰·高奇（Roland Gautschi）

Senior Instructor

Interest Group for Myofascial Trigger Point Therapy

Baden, Switzerland

主　译　刘　楠　佟　帅

副主译　王文婷　李昀霏

译　者　（排名不分先后）

金　波　北京市海淀医院

李昀霏　首都体育学院

刘　楠　北京大学第三医院

刘　璐　北京市海淀医院

栾星仪　北京市海淀医院

马　明　北京市海淀医院

孙亚斌　北京市海淀医院

佟　帅　北京市海淀医院

王杰石　北京市海淀医院

王文婷　北京市海淀医院

王　燕　北京市海淀医院

王子龙　北京市海淀医院

许　伟　北京市海淀医院

叶　晶　北京市海淀医院

张　蕾　北京市海淀医院

祝东升　北京市海淀医院

视频

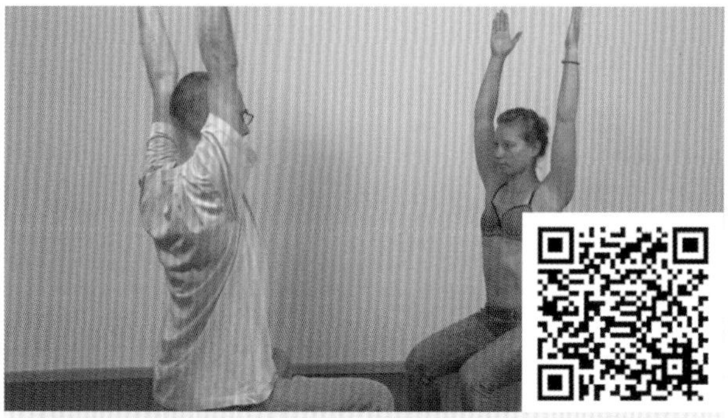

视频 1：肩关节筛查试验：综合检查

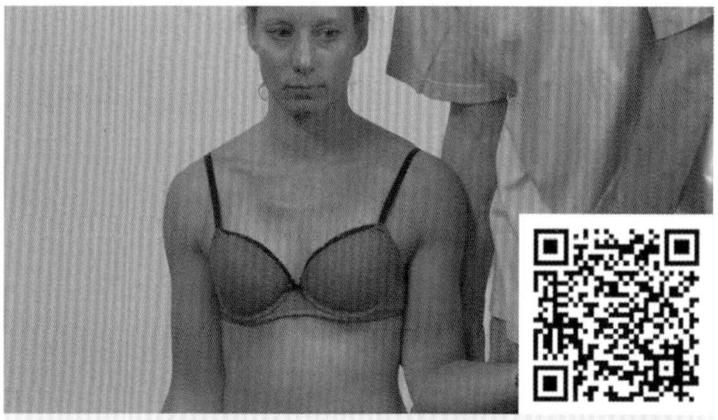

视频 2：肩关节筛查试验：以内 / 外旋为例区分主动 / 被动结构

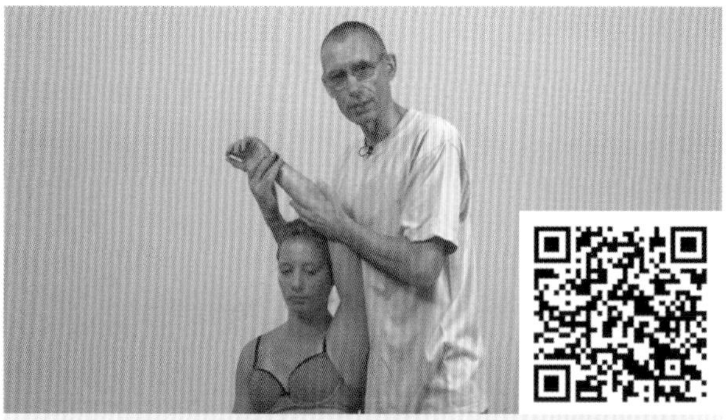

视频 3：肩关节筛查试验：鉴别外展和运动终末的疼痛

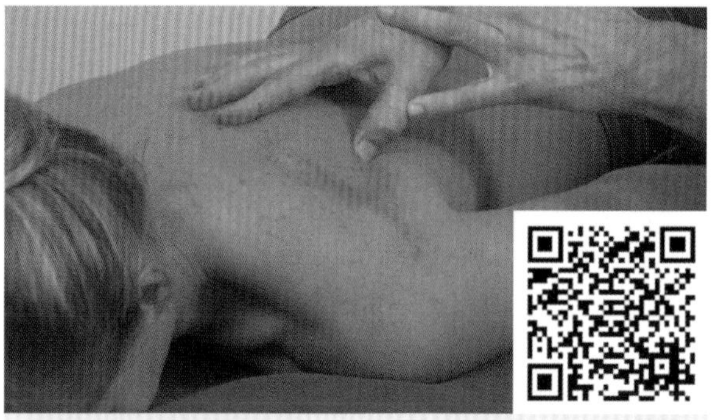

视频 4：平面触诊法：冈下肌

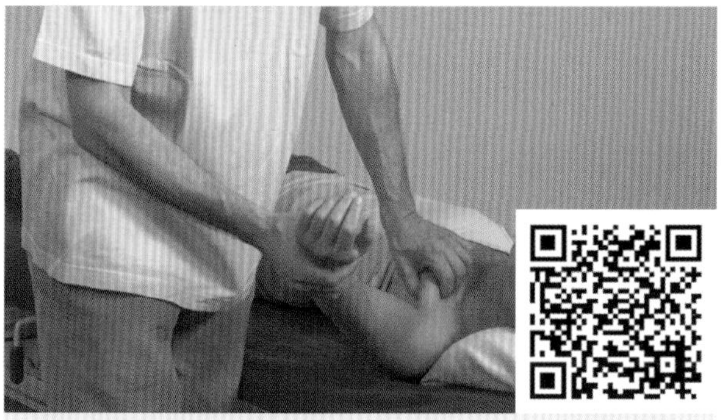

视频 5：钳夹触诊法：胸大肌

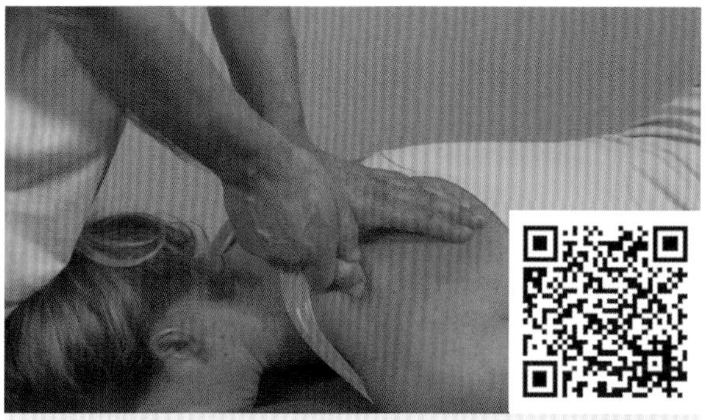

视频 6：诊断性激发试验：冈上肌

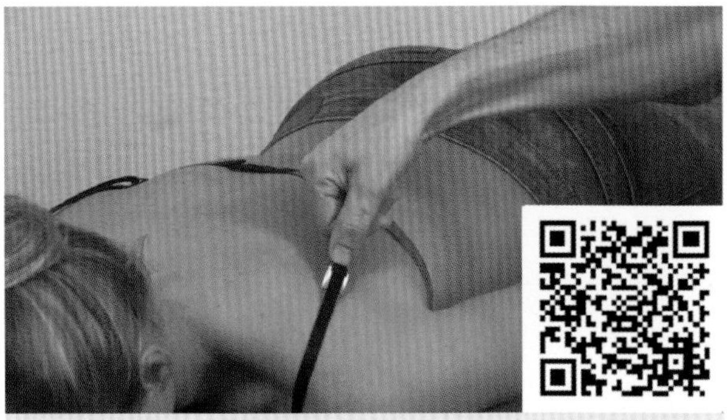

视频 7：技术Ⅰ、Ⅱ和Ⅲ

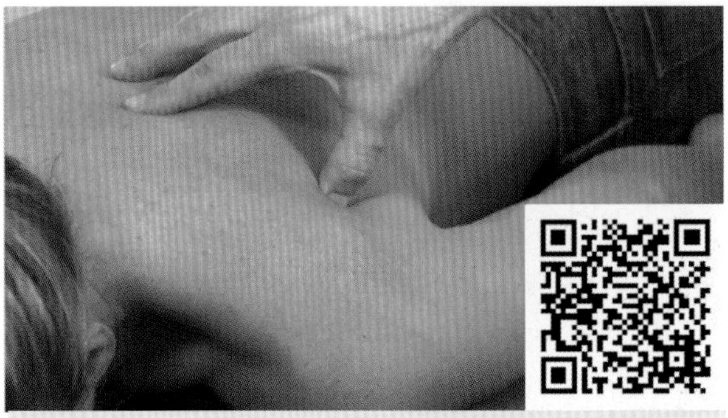

视频 8：Ⅰ、Ⅱ、Ⅲ、Ⅳ四项手法治疗技术的基本原理：冈下肌

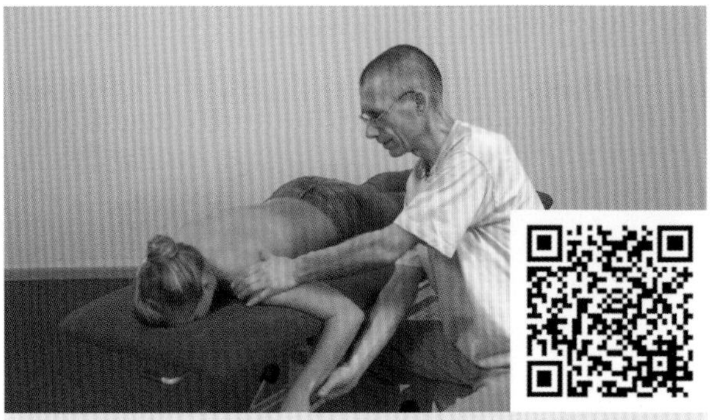

视频 9：Ⅱa与Ⅱb、Ⅰa与Ⅰb、Ⅳa与Ⅳb技术分析：冈下肌

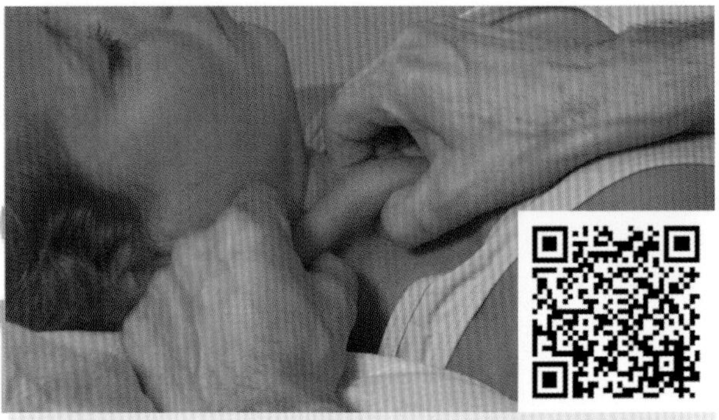

视频 10：“钳夹”握法和“穿刺”握法：胸锁乳突肌

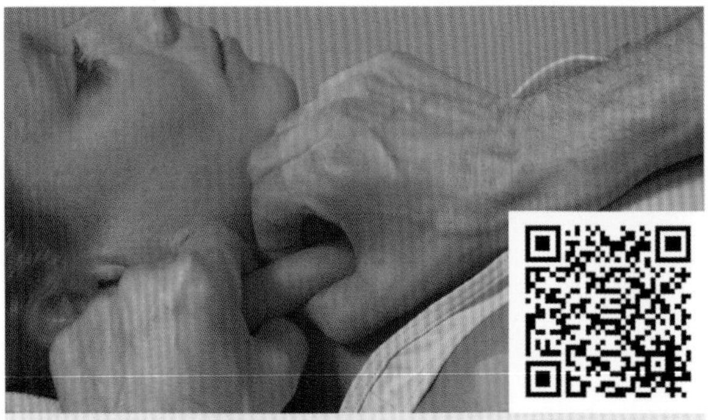

视频 11：“挤牙膏”握法：胸锁乳突肌

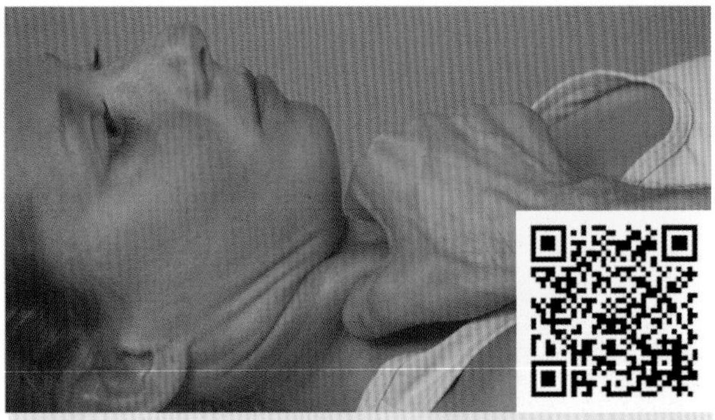

视频 12：“点火开关”握法：胸锁乳突肌

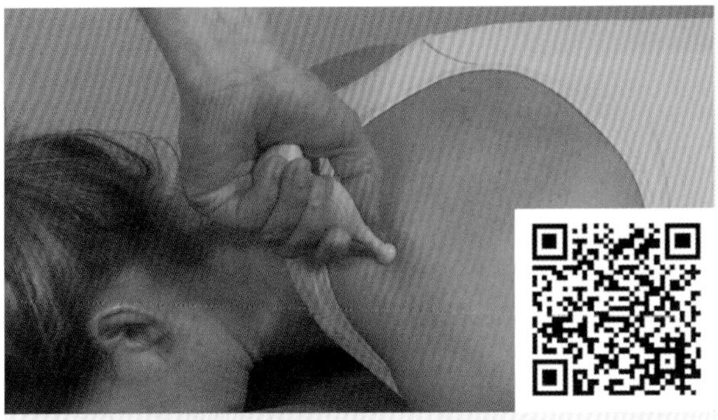

视频 13：手法治疗技巧提示

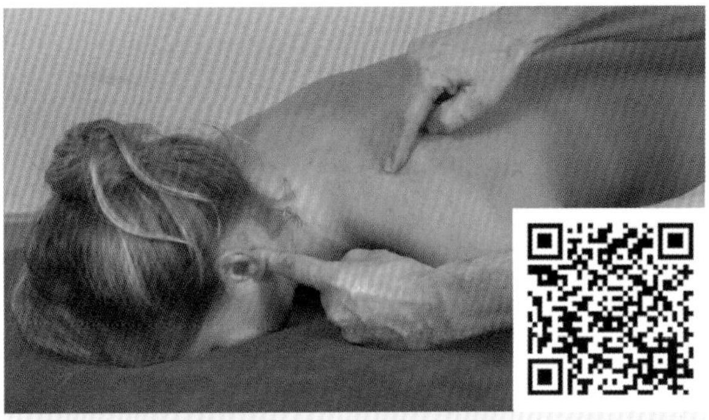

视频 14：触诊诊断与治疗：肩胛提肌

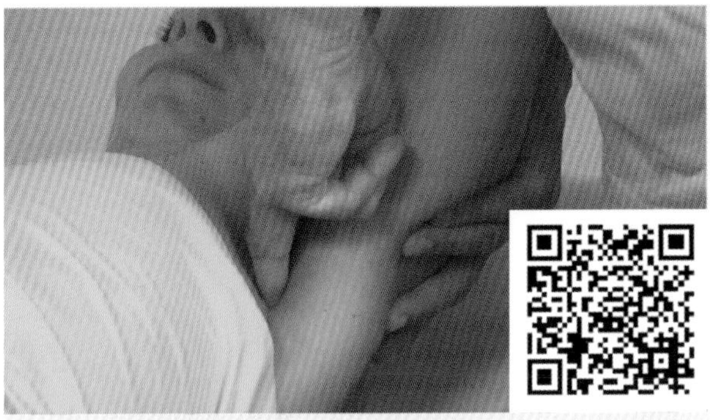

视频 15：外侧入路与治疗：肩胛下肌

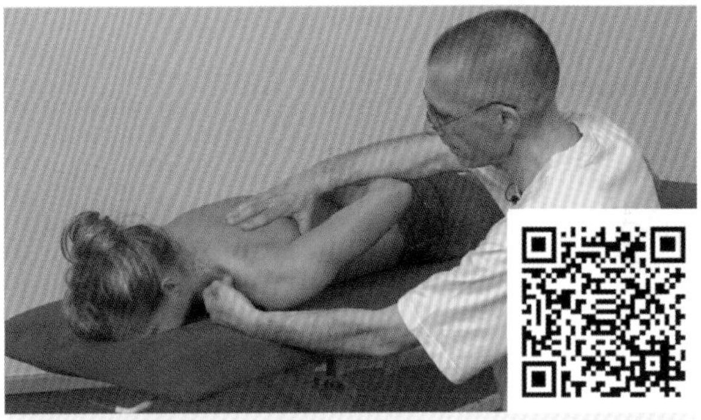

视频 16：直接治疗：冈上肌

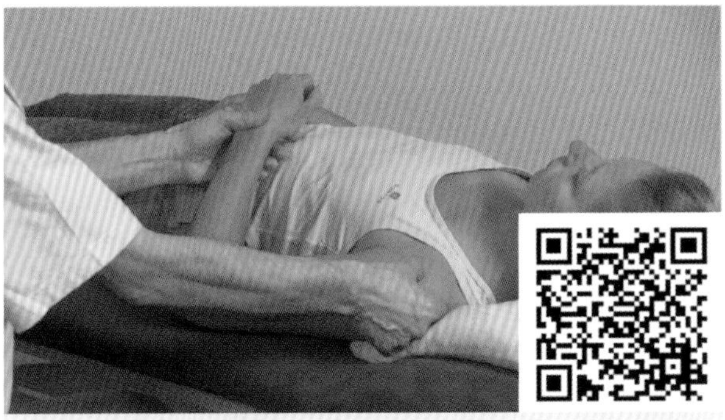

视频 17：附着点的处理：冈上肌

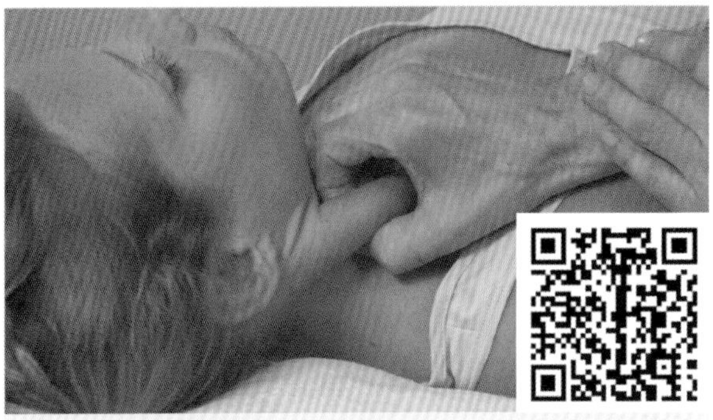

视频 18：治疗顺序举例：胸锁乳突肌

重要肌肉

肌肉	页码
腹部肌群	359
拇长肌	491
拇长短展肌	409
大收肌	411
拇收肌	509
肘肌	467
肱二头肌	471
股二头肌	422
肱肌	473
肱桡肌	481
喙肱肌	256
三角肌	234
膈肌	374
颅顶肌	339
竖脊肌（颈部）	307
竖脊肌（胸、腰部）	347
桡侧腕长 / 短屈肌	483
尺侧腕伸肌	483
指伸肌（手）	487
趾短伸肌（足）	449
指短伸肌	453
指长伸肌	449
示指伸肌	487
拇长伸肌和拇短伸肌	491
桡侧腕屈肌和短屈肌	500
指长屈肌	442
指浅 / 深屈肌	502
拇（蹲）长屈肌	442
拇短屈肌	509
拇长屈肌	505
腓肠肌	434
上、下孖肌	391
臀大肌	383

肌肉	页码
臀中 / 小肌	385
股薄肌	414
股后肌群	422
髂腰肌	364
冈下肌	240
肋间肌	372
骨间肌（手）	516
翼外肌	325
背阔肌	250
肩胛提肌	283
颈长肌和头肌	294
蚓状肌（手）	516
咬肌	317
翼内肌	323
多裂肌（颈部）	301
多裂肌（胸部、腰部）	347
腹（外、内）斜肌	359
头下斜肌和头上斜肌	306
闭孔外肌	393
闭孔内肌	391
枕额肌	339
肩胛舌骨肌	333
掌长肌	498
耻骨肌	407
胸大肌	252
胸小肌	258
腓骨长 / 短肌	451
梨状肌	388
跖肌	434
颈阔肌	337
腘绳肌	426
旋前方肌	507
旋前圆肌	496

肌肉	页码
股方肌	395
腰方肌	353
四头肌	416
腹直肌	359
头前直肌和头侧直肌	294
大 / 小头后直肌	306
大 / 小菱形肌	265
颈回旋肌	301
胸 / 腰回旋肌	347
缝匠肌	405
斜角肌	290
半膜肌	422
前锯肌	261
下后锯肌	370
上后锯肌	368
比目鱼肌	438
头夹肌和颈夹肌	298
胸锁乳突肌	287
锁骨下肌	271
枕下肌	306
肩胛下肌	244
旋后肌	493

肌肉	页码
冈上肌	237
颞肌	319
阔筋膜张肌	403
大圆肌	248
小圆肌	242
胸腰筋膜	376
胫前肌	447
胫后肌	445
腹横肌	359
斜方肌，下束（下斜方肌）	269
斜方肌，中束（中斜方肌）	267
斜方肌，上束（上斜方肌）	279
肱三头肌	467
面（表情）肌	337
小鱼际肌	514
舌骨下肌	333
盆底肌	397
跖肌（深层）	459
跖肌（浅层）	455
肩胛胸壁滑动空间	273
舌骨上肌	329
鱼际肌	509

序一

本书几乎包含了肌筋膜触发点的所有方面，从尚不完全了解的病理生理学到实际的治疗。这本书的主题也非常重要——随着人口预期寿命的增加，肌肉骨骼系统的疾病也变得越来越常见。除了人口老龄化，缺乏运动和不健康的营养也使得肌肉骨骼疾病的发病率进一步增高。

目前，临床有一个非常重要的缺点是许多医生没有对患者进行仔细的体格检查，部分原因是医学生没有接受过肌肉触诊技术的专门训练，多数医院并没有专门处理肌肉疼痛的科室或专业。从这个意义上说，肌肉系统实际上是一个“孤儿器官”（Daivd Simons）。考虑到肌肉疼痛十分常见，这种情况就更令人费解了。许多患者的肌筋膜触发点相对而言很容易治疗，但现实是他们多次就诊而未能缓解症状。肌筋膜触发点患者的肌实验室检查结果多正常，而现代成像技术未能发现任何肌肉变化。如果医生或治疗师没有接受过肌筋膜触发点诊断或机能性肌肉疼痛方面的教育，就有可能将其归为疑难杂症。总之，专业治疗师的缺乏导致了巨大的经济负担，包括医疗费用和工作日损失。此外，基础知识的不足和对肌筋膜触发点的抵触对患者造成了额外的心理压力。

由于肌筋膜触发点和许多其他慢性肌肉疾病的形成只有一个假设作为基础，迄今为止也没有普遍接受的因果疗法，因此多种治疗方法没有坚实的理论基础。这本书为感兴趣的读者提供了使用肌筋膜触发点治疗患者的指南，也描述了各种治疗方法的局限。

与临床实践一样，目前的肌筋膜触发点治疗技术也存在不足。到目前为止，还没有对肌筋膜触发点的组织学改变进行系统研究。单一的大型研究来自奥地利的一个工作组，但他们使用的是尸体组织切片，因此必须解决在尸体开始变僵硬之前采集样本的问题。使用来自患者的活检组织和来自没有显示异常的肌肉进行适当的对照研究是有必要的。然而，目前这类研究几乎不可能获得资助，因为许多审稿人并不熟悉此问题。不幸的是，在会议报告中经常提到肌筋膜触发点，就像纤维肌痛症的痛点和穴位一样，给人的印象是定义不清、不可靠，而且有些深奥难懂。

因此，是时候对触发点进行详细而准确的全面介绍了，这也正是本书的目的所在。在基础和治疗方面，这本书接近 David Simons 和 Janet Travell 编写的《触发点手册》（The Trigger Point Manual），但图片更精美、文字更凝练。我希望通过阅读这本书，读者可以消除关于肌筋膜触发点病因、诊断及治疗方面的歧义，更好地掌握肌筋膜触发点手法治疗技术。

Siegfried Mense, MD
Professor, Department of Anatomy and Cell Biology
Medical Faculty Mannheim of the University of Heidelberg
Center for Biomedicine and Medical Technology, Mannheim (CBTM)
Section of Macroscopic Anatomy
Mannheim, Germany

序二

我对 Roland Gautschi 完成这本书的德文版印象深刻。这本书除了提供许多优秀的临床技巧和循证医学指南外，还将丰富的信息有序地结合在一起形成一个惊人的资源，包括关于肌筋膜触发点手法治疗的最新信息、全彩插图和对复杂概念的全面介绍。换而言之，这本书对于临床医师、手法治疗教育和从业人员，包括内科医生、康复治疗师、按摩医生、整骨治疗专家和职业治疗师等，都有巨大的吸引力。当我和作者在 Toledo（西班牙）参加学术会议时，我们一致认为这本书值得被译为英语和其他语言进行推广——在这本书上花费再多的时间和精力都是值得的。鉴于本书的篇幅，我想 Gautschi 一定花了大量时间和精力来完成这本伟大的著作。

近十年后，我们推出了这本书的英译本，让我更加确信本书会在世界范围内受到热烈欢迎，更多临床医师和研究人员能接触这个神奇的资源，以便更新关于肌筋膜疼痛和触发点的相关知识，或者获得处理某些特殊临床问题的灵感。当然，近十年来的相关研究又有许多新进展，本书进行了同步更新。

本书前 6 章概述了肌筋膜疼痛的诊断和病理生理学特点，以及触发点的临床重要性。作者设法将当前疼痛科学概念整合进肌筋膜疼痛的“故事”中，从而建立临床手法治疗的基本原则。在触发点手法治疗技术部分，徒手治疗技术由瑞士风湿病学家 Beat Dejung 提供，按身体部位的不同分章节进行介绍，每个章节都有精美的解剖图和大量的高质量临床手法治疗照片。针对每块肌肉都提供“临床提示”，方便读者快速掌握 Gautschi 丰富的临床经验。

总之，这本书是关于肌筋膜痛和触发点手法治疗的集大成之作，我相信会受到世界各地需要处理肌筋膜疼痛和触发点的临床医师、治疗师等的热烈欢迎。能为本书撰写前言是我的荣幸，我对 Roland Gautschi 完成这本大作表示祝贺。

Jan Dommerholt, PT, DPT, MPS, DAIPM
President and CEO
Bethesda Physiocare
Bethesda, Maryland

前言

我很高兴看到这本书又推出了英文版，因为这意味着在世界范围内有更多的读者可以从中获益。我对本书的主题——认识、理解并治疗由于肌筋膜改变和触发点引发的问题——一直保持浓厚的兴趣。能由出版高质量医学图书并多次获得相关国际大奖的 Thieme 出版公司出版这本书，是对本书最直接的肯定。

大量关于本书的反馈让我欣喜不已，本书在世界范围内获得广泛好评和欢迎。很多具有多年专业经验的同道指出这本书特别容易磨损——这本书使用频率之高，使得他们不得不将其置于案头并经常查阅，而不像其他专业书籍那样扔在书架上落灰。许多年轻治疗师也强调，他们从这本书中获得了宝贵帮助与实际支持。

本书重要的特色有哪些呢?

- 肌筋膜问题和触发点仅仅是次要问题。
- 作为手法治疗的一种，触发点手法治疗可能会让患者对治疗本身甚或治疗师产生依赖。
- 触发点手法治疗可导致疼痛，但是患者不必忍受。

触发点手法治疗通常会引起疼痛，但是这种疼痛应当在治疗时产生并可用于治疗。患者虽然感到疼痛，但在治疗师发现“痛点”并彻底治疗后通常会感到前所未有的轻松。肌筋膜触发点治疗的目标是患者的独立性，而治疗师也应利用触发点治疗达到这个目标。同时，患者也可以为治疗做很多事情，本书专门设立了一个部分探讨患者可以完成哪些工作，包括通过自我管理解决肌筋膜问题，以及如何防止复发。诚然，肌筋膜改变可能是次要问题，但是它们通常是导致疼痛和机能障碍的重要因素。在多数慢性疼痛病例中，主要 - 次要的线性关系不再重要，问题的总和更重要，这在本书中亦有所强调。

在推出本书英文版时，我们也根据研究的进展同时进行了补充、更新和修订。肌筋膜是一个备受关注的主题：关于相邻组织的结构、特征和机能，肌筋膜触发点（mTrPs）的形成和发展中的筋膜改变及其意义，以及肌肉 - 筋膜相互作用（如屈曲过程中的弹射效应和肌肉筋膜循环）部分，阐明了肌筋膜机能障碍中收缩和非收缩成分的相关作用与联系；对“牵伸”和“机能训练”部分也从筋膜角度做出了修订和拓展。除上述内容外，本版还对 mTrPs 的临床诊断及其在临床、病理生理（病因学）等方面有争议的问题进行了深入探讨，包括 mTrPs 在多大程度上是由外周和 / 或中枢问题引起的，以及外周或中枢过程如何在 mTrPs 的形成和发展中协调运作。“鉴别诊断”部分提供了有关肌纤维痛综合征与肌筋膜综合征的最新信息。“卡压性神经病”部分增加了有关内部和外部的区别以及相关临床线索的信息，以帮助区分由手法治疗激发的源于神经或肌筋膜结构的不同症状。在“肌筋膜痛的诊断”部分中，对“筛查测试”和“禁忌证”部分进行了修订和补充。

为了使本书更加形象、易懂，使用更方便，书中还用了近 1 200 幅图表以及 18 个视频展示了触发点和肌筋膜痛的诊断（筛查测试和触诊）和手法治疗。

致谢

我非常感谢那些在本书出版过程中提供各种帮助的人士，包括：

- 我的父母。
- 我的导师，特别是 Beat Dejung 博士——触发点手法治疗的先驱，无私地把他丰富的知识传授给我们。
- 患者的信任、耐心和承诺，他们不仅把疼痛视为一个问题，而且将其视为一个机会。
- 触发点手法治疗课程的参与者，他们提出了多样化和深入的问题，帮助澄清了主题。
- IMTT 讲师团队的同事，特别是 Johannes Mathis，20 年前我们开始一起教授第一个触发点手法治疗课程；以及 Yvonne Mussato，她阅读了整个实践部分的手稿并给予了鼓舞人心的反馈。
- Siegfried Mense 教授，作为国际公认的肌肉研究领域的权威，为本书写了前言，弥合了触发点疗法的实践和科学研究之间的差距。
- Robert Schleip 和 Hugo Stam 博士提供了宝贵的信息，用他们的专业知识回顾了相关内容（筋膜结构或神经动力学方面）并给出有益的建议。
- Daniel Grob 博士、Heinz O. Hofer 博士、Gunnar Licht 博士和 Hans-Werner Weisskirchen 博士，他们对临床图像给出了中肯的建议（章节 9.3）。
- 理论部分的模特 Houas Basler 和实践部分的模特 Malibu Forrer 以及摄影师 Oskar Vogl 在为本书拍摄照片的过程中付出了巨大的努力，本书的成功离不开他们的贡献。
- 我的妻子 Juditn 和我们的女儿 Moira 和 Verel。

我很高兴可以在本书德文版出版近 10 年后推出了英文版。我要感谢 Alan Wiser 的准确翻译使本书英文版得以推出；两位读者，Becca Torwey 和 Heinzo Hofer 提供了宝贵反馈和建议；以及来自 Thieme 出版公司的 Delia DeTurris（纽约）、Findgott、Gabriele Kuhn-Giovannini 和 Joanne Stead（斯图加特），以及 Nidhi Chopra 和 Prakash Naorem（德里），感谢他们的耐心和专业；特别感谢 Jan Dommerholt 博士的精心准备和精彩前言，使英文版增色不少。

展望

这里介绍的肌筋膜机能紊乱和触发点治疗方法是从现象学视角（见“方法”）出发的，揭示了触发点治疗的本质，使读者既可以通过审视、确认加以接受，也可以拒绝接受进而促进其发展。书中对触发点的介绍尽管详细却永远是不完整的——需要我们一起来不断补充与完善。只有这样，它才能开花结果。感谢您使用本书，希望能对您有所帮助，谢谢！

Roland Gautschi

MA，PT

中文版前言

现代疼痛医学在我国的发展已有数十年的历史。1989 年，中国疼痛学会（现中华医学会疼痛学分会）成立。2007 年开始，全国二级以上医院陆续成立疼痛科。2010 年，中华中医药学会疼痛学分会成立。各种关于疼痛的学术组织以及各级医院疼痛科的建立，促进了我国疼痛医学的进一步发展。

疼痛医学与骨科学、神经科学、康复医学等相关学科相互交叉，关系密切。其中，康复医学在各类急、慢性疼痛的评价和治疗中发挥了越来越重要的作用。基于康复医学以机能为导向的学科特点，疼痛康复不仅仅是消减疼痛症状，还包括减轻或解除疼痛对患者日常生活的影响，提高患者的机能水平和生活质量等。

以触发点为典型特征的肌筋膜疼痛综合征是最常见、受累部位和受累人群最广泛的疼痛综合征之一，不仅给患者带来了痛苦，还会对其机能能力和生活质量造成不同程度的影响。康复医学和疼痛医学的合作互补，能够更快速有效地缓解症状，并促进患者机能能力的恢复。本书以图文并茂的形式全面而详细地介绍了肌筋膜疼痛与触发点的临床评价与治疗，希望能够对从事疼痛医学、康复医学，以及推拿按摩等相关专业的临床工作者有所帮助。

为民除痛是一条艰辛的道路，我们永远在路上。减轻或消除困扰患者的疼痛，永远是我们不断努力的方向，也永远没有终点。

韩济生

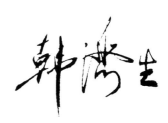

关于本书

攀登“筋膜高山”

读者可把此书作为探索“筋膜高山”的探险指导或旅行指南，欢迎进行发现之旅。

本书内容包括认识、理解和治疗筋膜疼痛与机能紊乱：

- 认识筋膜问题：筋膜问题是怎么发生的？哪些症状提示筋膜问题的存在？哪些发现指引我们继续发现问题？我们在实践中如何识别筋膜问题？
- 理解筋膜问题：关于筋膜痛和机能紊乱，我们当前了解多少？假设和概念，哪种模式占主导？本书内容展现了作者们近 30 年的研究成果和临床经验并使其结构化，将一幅完整的筋膜全景图呈现在读者眼前。
- 治疗筋膜问题：基于最新的科研成果，为从循证医学的角度出发处理治疗筋膜问题提供详细信息。

本书基于作者们近 30 年的科研成果和临床经验，力图为临床医师、手法治疗师提供富有指导性和实用性的专业指导。考虑到临床医师和治疗师工作繁忙，肯定没有时间按顺序翻阅这么厚的一本书，为此，本书设计采用了大量图表来展示内容，方便医疗工作者随时查阅。

丰富的图表会激发兴趣和方便阅读，并以相关知识点或更深层次的信息为纲串起来。“注意”以橙色标记，便于快速浏览。“小结”在每个章节的结尾以蓝色标记，便于复习。在本书理论部分中，与临床相关的日常临床实践内容示以“临床提示”并标记为黄色；在本书实践部分，则针对全身肌肉进行了有针对性的介绍。

本书的内在架构主要有两个方面：临床实践和基本原理。

临床实践

临床实践部分展示了身体各部位肌肉、肌群的治疗（包括解剖学、机能、牵涉痛、触发点引起的症状、触发点的诱发和 / 或持续因素、给患者的建议、给治疗师的建议等）。第 7 章用大量图表介绍了疼痛模式、触发点的手法治疗和筋膜牵伸。第 8 章介绍了触发点诱发紧张带形成并进一步压迫周围神经，引发继发性神经问题，重点关注了所诱发的神经肌肉问题的定位和治疗。第 9 章介绍了如何区分肌筋膜痛和肌筋膜触发点，并且在日常临床实践中得到验证（第 9 章）。针对常见临床表现提供了筛查试验（章节 9.1）和疼痛指南（章节 9.2）。

基本原理

治疗师应该掌握相关的最新科学知识，本书用较大的篇幅介绍了手法治疗肌筋膜疼痛的基本原理。第 1 章介绍肌筋膜痛的现象（章节 1.1）和不同类型的触发点（章节 1.2），以及患病率（章节 1.3）

和肌筋膜触发点治疗的价值（章节 1.4），并对触发点的研究历史进行了简短回顾（章节 1.5），阐明触发点治疗有适合其自身的科学范畴（章节 1.6）。

第 2 章涉及临床治疗肌筋膜触发点存在的问题（章节 2.1）：肌筋膜痛和机能紊乱存在哪些病理生理改变，在当前讨论中选择哪种解释模型（章节 2.2）；如何或以什么方式理解触发点的形成（章节 2.3）。第 3 章介绍了由活动性触发点诱发或加重的机能障碍，肌筋膜触发点可直接（章节 3.1）或间接（章节 3.2）引发运动系统问题。第 4 章首先介绍了肌筋膜痛的神经肌肉骨骼诊断推理部分（章节 4.1），提出了检查原理和不同的诊断线索（章节 4.3）。肌筋膜痛治疗部分包括触发点和肌筋膜改变的治疗（章节 5.1），重点关注了力学、生物力学、反射、认知行为学、能量等不同水平的手法治疗效果（章节 5.2）；肌筋膜疼痛管理通常联合其他治疗，作为一个整体形成多模式治疗计划（章节 5.3）。最后解释了触发点手法治疗的适应证和禁忌证，使本书的理论部分和实用部分更加完善。

肌筋膜触发点的手法治疗

许多急性和慢性疼痛起源于肌肉，是由肌筋膜触发点（mTrPs）和相关的筋膜机能紊乱引起的（Travell 和 Simons，1999；Dejung，2009）。

肌筋膜触发点在神经肌肉骨骼医学领域中得到了广泛的研究，包括如下病理生理学发现：肌筋膜触发点（mTrPs）中心存在局部缺氧（Bruckle 等，1990）；肌电位改变，被认为是运动终板障碍的信号（Travell 和 Simons，1999）；生化环境特征分析显示，P 物质、降钙素基因相关肽、缓激肽等物质浓度显著升高，pH 明显降低（Shah 等，2005、2008）；肌筋膜触发点（mTrPs）核心区存在僵硬复合体（肌球蛋白和肌动蛋白维持于最大限度接近的位置），其边缘肌节存在过度伸展反应（Travell 和 Simons，1999）和结缔组织改变（Feigl-Reitinger 等，1998）。也有文献表明，肌筋膜触发点对肌肉运动和肌肉骨骼机能（以及机能障碍）有显著影响（Arendt-Nielsen 和 Graven-Nielsen，2008；Ge 等，2012、2014；Ibarra 等，2011；Ivanichev，2007；Lucas 等，2004、2010）。

根据基本的临床诊断标准（如肌肉紧张带、紧张带内最大的压痛点、症状再现），熟练的检查者能够在日常医疗实践中可靠地诊断肌筋膜触发点（Gerwin 等，1997；Licht 等，2007）。

肌筋膜触发点多因过载或创伤性过度牵伸而形成，常导致肌肉缺氧区（缺氧）的形成。缺氧导致三磷腺苷缺乏，因此肌球蛋白和肌动蛋白微丝在这些区域无法相互分离（僵硬复合体），导致局部软组织反应性改变（收缩、粘连）。受影响的小的肌肉组织可以作为肌筋膜触发点通过触诊得到确认：压力刺激会引起疼痛，而疼痛通常会辐射到身体其他部位（牵涉痛）。肌筋膜触发点不仅会引起疼痛，还会引起感觉异常、肌肉无力，但不会引起原发性肌萎缩、活动范围受限、协调机能受损导致的本体感觉障碍等。肌筋膜综合征是一个术语，用来描述由活动性肌筋膜触发点和相关筋膜机能紊乱引发的所有临床表现。从经验来看，有针对性的触发点治疗通常可以消除这些问题，即使在症状长期存在的情况下。

触发点手法治疗是一种系统的徒手治疗，目的是抑制肌筋膜触发点引发疾病的潜力，治疗伴随的结缔组织改变，防止复发。这里介绍的触发点手法治疗是一种包括 6 个步骤的系统性治疗方法（瑞士方法），采用 4 种徒手治疗技术（Ⅰ～Ⅳ），选择性地使活动性触发点失活；特别是对慢性疼痛患者，使发生反应性改变和短缩的结缔组织得到拉伸；通过拉伸 - 放松练习（技术Ⅴ）打破单调的工作姿势，并促进肌肉再生；机能训练（技术Ⅵ）通过适当的负重和运动使肌肉得到恢复，同时也使肌肉更有弹性。除了治疗局部肌筋膜疼痛和机能紊乱外，还必须识别一些永久性因素并将其纳入治疗中，使对慢性肌筋膜疼痛的治疗获得成功。这里描述的触发点手法治疗是一种不同的方法，由受过专门训练的治疗师和医生实施。

触发点手法治疗结合了机械反射、生化、能量、机能、认知情绪和行为机制（Gautschi，2008），不仅减轻了外周伤害性疼痛，同时也影响了身体的疼痛处理和输出机制。

肌筋膜触发点手法治疗：

- 有助于阐明（在鉴别诊断方面）肌肉在多大程度上参与了疼痛和 / 或机能障碍的形成和发展。
- 使定位与肌筋膜疼痛和机能障碍相关的筋膜及其相关改变成为可能。
- 有针对性地使无法放松的肌肉区域放松，从而消除肌筋膜触发点造成的影响。
- 牵伸并松解结缔组织粘连和病理性关联（肌间和肌内胶原组织缩短）。
- 识别持续因素并将其整合到治疗计划中。
- 认识这一事实——疼痛的起源部位往往并不是感知的部位。

目 录

1 引 言

这是一个问题，不是一个需要强制执行的意见，而是一个需要传达的方法，任何人都可以根据自身的需要选择工具。

——歌德致黑格尔，1820 年 10 月 7 日

慢性疼痛对患者、治疗师和医疗系统来说，都是一个挑战，这本书展示了如何应用触发点疗法来应对这一挑战。触发点（Trp）字面上是指患者身上可“触发”某些症状的点，症状在这里通常表现为疼痛。

在触发点治疗学习班中，每位参与者都被引导通过顺序触诊找到冈下肌紧张肌纤维束的最大压痛点，并用拇指对这些区域加压，可导致 70%~90% 的参与者出现疼痛，并辐射到身体的其他部位——肩部（前、后部和“关节深处”）、上臂（前部和外侧），以及肘部、前臂，直至远端的手和手指（图 1.1）。这种放射痛被称为牵涉痛。

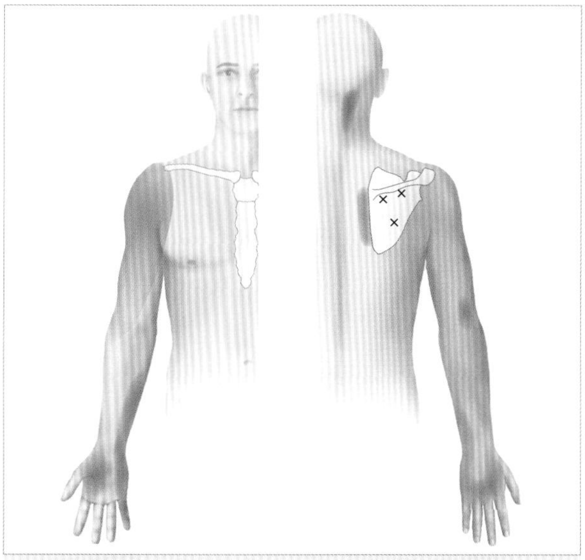

图 1.1 肌筋膜触发点（x）和冈下肌牵涉痛（红色）

这些冈下肌敏感点，位于肩的后面，就是触发点，不仅会引发肩前方或“关节深处”的痛感，有时也会引起肘部和前臂疼痛。触发点不仅会引起疼痛，也会引发感觉障碍（刺痛、紧张或沉重的感觉）和肌肉无力等。

牵涉痛的定位既不符合神经根的节段性支配模式（如它不符合任何皮肤节段），也不符合特定的外周神经支配区域。因此，目前用来解释非局限性疼痛的概念无法解释牵涉痛现象。这可能是为什么到目前为止，由触发点引起的肌筋膜疼痛常没有被认识到的原因之一。

注意

一种治疗神经肌肉骨骼系统慢性疼痛的医学方法，如果不能将广泛存在的牵涉痛现象纳入其诊断和治疗策略中，往往注定要失败，而且只会促使疼痛慢性化。

本书旨在阐明肌筋膜触发点（mTrPs）在神经肌肉骨骼系统的疼痛和机能障碍的发生和发展过程中的重要性，并演示如何进行有针对性和有效的手法治疗。

本书第一部分介绍了基本原理：重点介绍肌筋膜触发点的临床表现（章节 2.1）、病理生理学（章节 2.2）、病因学（章节 2.3）、诊断（章节 4）以及治疗方案（章节 5）。

同时，本书提出了触发点疗法的两个互补方面：一方面，它把这种疗法作为一种治疗技术——一种使肌筋膜触发点失效的治疗策略（章节 5.1）；另一方面，它对肌筋膜改变引起的疼痛和机能障碍的诊断和治疗进行了探索（章节 5.3）。

书中着重介绍了如何通过手法治疗来消除触发点直接或间接引起的疼痛或机能障碍（章节 3）、触发点手法治疗的效果（章节 5.2），以及触发点手法治疗的适应证和禁忌证（章节 6）。

本书的第二部分用大量的彩色图片和翔实的文字介绍了触发点的手法治疗（章节 7），并随后讨论了常见的神经肌肉卡压综合征（章节 8）。为了方便过渡到日常临床实践，书中还提供了筛查试验（章节 9.1）、疼痛治疗指南（章节 9.2）以及常见临床表现（章节 9.3）等。

1.1 现象学

一朵玫瑰，就像一朵玫瑰是一朵玫瑰一样。

——格特鲁德·斯泰因

当垂直于肌纤维方向进行触诊时，检查者常会感到肌束的收缩。用手检查其中一条紧张带，发现其柔软程度是不均匀的，有些地方或多或少地比其他地方明显更紧张。施加最大的压力刺激最紧张的区域，就会触发疼痛。这种疼痛可能是局部的，但常会向其他部位放射。因此，疼痛不仅存在于压力刺激区域，而且还扩散到远离触发部位的身体其他区域。这种现象称为牵涉痛（Travell 和 Simons，1999；图 1.1，图 1.2）。

如果通过对一个点施压引发与患者进行日常活动时相同的疼痛（局部或扩散），那么这个点就是一个活跃的（活动性）触发点（TrP）。从现象学的观点来看，通过对触发点施压来重现患者的症状是触发点的关键标准。

虽然肌肉引发疼痛很常见（章节 13），但它们之间的因果关系往往未被认识。

肌肉作为疼痛的来源常被忽视，因为疼痛产生的部位和实际感受到疼痛的部位常相距甚远（图 1.3）。例如，背痛的根源通常在腹部肌肉（1），头痛可由颈部肌肉引起（2）；对于许多患者来说，肘部疼痛可能由颈部和肩部的肌肉引起（3），腿痛通常源于臀部肌肉（4），跟腱痛通常由小腿肌肉引起（5）。

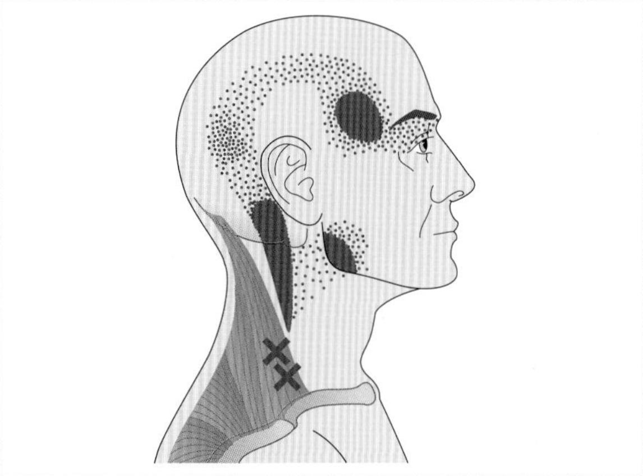

图 1.2　上斜方肌筋膜触发点（x）和牵涉痛（红色）（Travell 和 Simons，1999）

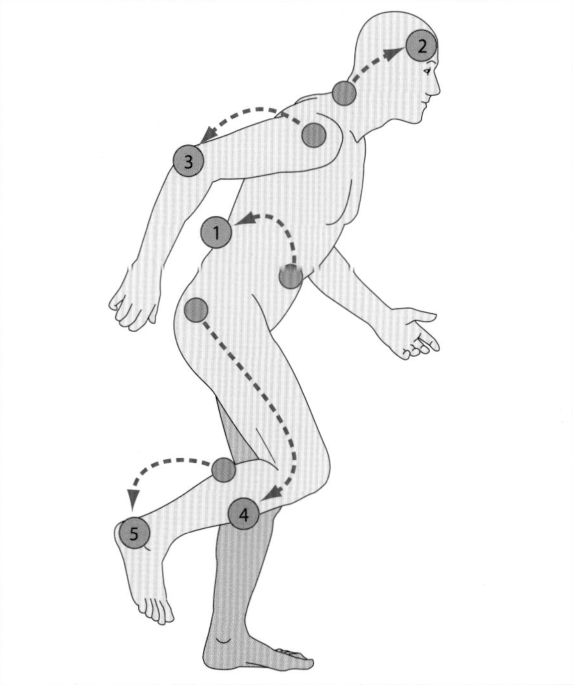

图 1.3　引发疼痛的触发点往往远离感觉疼痛部位。1. 背痛的根源在腹部肌肉。2. 头痛源自颈部肌肉。3. 肘部疼痛源自颈部和肩部肌肉。4. 腿痛源自臀部肌肉。5. 跟腱痛源自小腿肌肉

注意

放射痛（牵涉痛）现象很常见。物理治疗师只有始终意识到很多病例的疼痛并不源自感觉疼痛的部位时，才能对神经肌肉骨骼系统进行适当的治疗。

1.2 触发点的分类

触发点（Trps）可分为下列不同类型：

- 活动性触发点：表现一种特征性的疼痛模式，不仅在生理压力下和运动时，甚至在休息时也是如此。通过加压或牵伸，机械地刺激活动性触发点，可激发与患者症状性疼痛相同的疼痛（局部或放射）。
- 潜在触发点：是高度敏感的组织区域，在休息、生理压力下或运动期间不会自发导致疼痛，在临床上是“静默的”。疼痛，通常是放射性疼痛，直到触诊（压力刺激）时才会出现。然而，这并不是患者在日常活动中所经历的痛苦。潜在触发点可以表现活动性触发点的所有临床特征，但有一个例外：刺激潜在触发点不可能再现之前的症状（每个人都有潜在触发点，通常都没有症状）。
- 在肌肉组织中，一个脆弱和过度敏感的点被称为肌筋膜触发点（mTrPs）（图 1.1）。如果它定位于肌肉以外的组织，会因此被相应地命名为肌腱、韧带（图 1.4）、骨膜或皮下触发点（表 1.1）。肌筋膜触发点最常见，也是研究最多的一种触发点。
- 根据出现的类型和时间，触发点分为原发性触发点、继发性触发点和卫星触发点（见词汇表）。

关于触发点、痛点和纤维肌痛综合征的区别，请参阅章节 4.3.5。

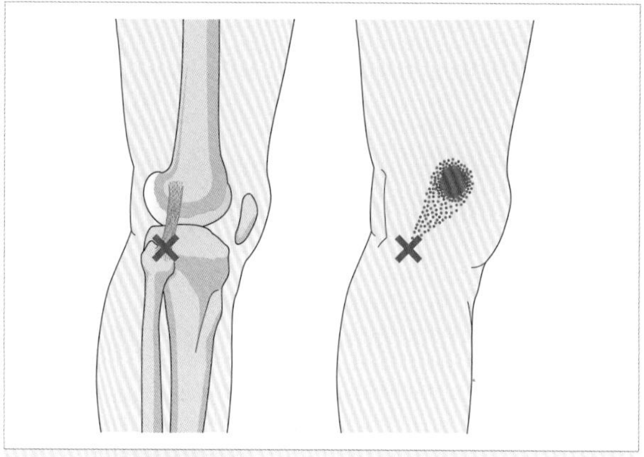

图 1.4　腓侧副韧带的触发点（X）和牵涉痛（红色）（Travell 和 Simons，1999）

表 1.1　触发点的组织类型（Travell 和 Simons，1999）

组织	触发点类型
肌肉	肌筋膜触发点
肌腱	肌腱触发点
韧带	韧带触发点
骨膜	骨膜触发点
皮下组织	皮下触发点

1.3 患病率

触发点，正如我们目前所定义的，即使不是整个机体，在运动系统中也一定是最常见的疼痛来源。

——Karl Lewit 教授为 Dejung 写的导论，2009

肌肉是人体最大的器官，所有的骨骼肌加起来占体重的 40%~50%。在训练有素的健身者中，这一比例可以上升到 65% 左右（Schunke, 2000）。因此，即使单纯从数量角度来看，疼痛也可以直接由骨骼肌产生。更令人震惊的是，在现代医学教育和有关疼痛诊断的医学教科书中，几乎没有人注意到肌肉，尤其是肌筋膜触发点（Mense 等，2003）。

活动性肌筋膜触发点的发病率因人群的不同而不同：Skootsky（1989）对 61 例患者进行了检查，发现除了流感、腹泻、咳嗽、失眠、皮肤撕裂和割伤、酗酒和滥用药物、阑尾炎和过敏性鼻炎外，约 30% 的患者有原发性肌筋膜疼痛。有 2 项研究针对疼痛中心的患者进行了研究，一项研究发现在 283 例患者中，约 85% 的患者有活动性肌筋膜触发点（Fishbain, 1986）；另一项研究发现在 96 例患者中，约 93% 的患者有活动性肌筋膜触发点（Gerwin, 1995）。在专注于头颈部疼痛的牙科中心进行的一项研究中，Friction（1990）发现，在 296 例患者中，约 55% 的患者有原发性肌筋膜痛。基于这些数据，Travell 和 Simons 得出结论认为："活动性肌筋膜触发点显然非常普遍，是肌肉骨骼疼痛和机能障碍的主要来源。"（Travell 和 Simons, 1999）这一理论已得到多项研究证实。这些研究表明，肌筋膜触发点在多种疾病中发挥作用，包括：紧张性头痛（Alonso-Blanco 等，2012a; Bendtsen 等，2011；Buchmann 等，2007; Couppe 等，2007；Fernandez-de-las-Penas 等，2006b、2006c、2009a、2010；von Stulpnagel 等，2009）、偏头痛（Buchmann 等，2008；Calandre 等，2006；Fernandez-de-las-Penas，2006d; Giamberardino 等，2007；Tali 等，2014）、颈部疼痛（Fernandez-de-las-Penas 等，2007; Gerber 等，2014；Munoz-Munoz 等，2012; Vazquez-Delgado 等，2009）、甩鞭伤后的问题（Castaldo 等，2014；Dommerholt 等，2015; Ettlin 等，2008；Freeman 等，2009）、非特异性腰背痛（Borg-Stein 等，2006；Chen 和 Nizar，2011; Iglesias-Gonzales 等, 2013; Nice 等, 1992; Nioo 和 van der Does，1994；Simons 等，1983）、特异性颈 / 肩 / 手臂疼痛（Fernandez-de-las-Penas 等, 2012）、肩痛（Buchmann 等, 2009; Bron, 2011; Bron 等, 2011; Ge 等, 2007; Hains 等, 2010a; Hidalgo-Lozano 等, 2013；Paz 等, 2014; Sergienko 和 Kalichman, 2015; Sola 等, 1955）和肩峰下撞击相关的肩痛（Alburquerque-Sendin, 2013; Hidalgo-Lozano 等, 2010）、肘外侧疼痛（Fernandez-Carnero 等, 2007、2008; Fernandez-de-las-Penas, 2012; Gonzalez-Iglesias 等, 2011; Shmushkevich 和 Kalichman, 2013）、前臂和手部痛（Hwang 等, 2005）、与使用计算机有关的姿势和压力性疼痛（Treaster 等, 2006）、膝部疼痛（Henry 等, 2012; Mayoral 等, 2013）、颞下颌关节痛（Ardic 等, 2006; Fernandez Carnero 等, 2010; Itoh 等，2012；Vazquez 等，2010）、耳鸣（Rocha 和 Sanchez，2007）、膀胱和泌尿生殖区域疼痛（Anderson 等，2006、2009、2011; Doggweiler-Wiygul，2004；FitzGerald 等，2009；Jarrell，2004；Weiss，2001）。

除了对这些主要在医疗领域收集的数据（不包括 Bron，2011；Bron 等，2011 和 Fernandez-de-las-Penas 等，2006b、2007、2012）进行补充，迄今为止尚缺乏专门针对物理治疗实践的研究。但是，我们有理由认为，由于医疗分配的选择，肌筋膜起源的疼痛所占比例较高。

注意

触发点广泛存在，是引起疼痛的常见原因。

1.4 相关性

肌肉骨骼系统的疼痛非常常见，并且会导致高额的医疗费用。

Dejung（2009）研究了疼痛与机能障碍所导致的成本：在德国，1997 年由于腰背痛造成的残疾所产生的间接成本约为 137 亿美元。其中，一小部分慢性患者贡献了大部分的直接和间接成本。

在肌肉骨骼系统，肌筋膜触发点是引发慢性疼痛最常见的原因（Fishbain，1986；Rosomoff等，1989；Friction，1990；Masi，1993；Gerwin，1995、2014；Travell 和 Simons，1999；Dejung，2009），因此触发点治疗变得很重要。从治疗伦理学的角度来看它有助于减轻不必要的慢性疼痛，从政治经济学的角度来看它降低了医疗成本。

那么，为什么肌筋膜疼痛经常被忽视呢?

其中一个明确的原因是疼痛经常从肌肉向外放射，也就是牵涉痛，感觉疼痛的部位和疼痛的起源部位并不相同。这一事实使得很难确定肌肉问题（mTrPs）和疼痛（临床表现）之间的联系。

另一方面，肌筋膜疼痛是一种临床诊断——只有通过标准触诊才能可靠地识别活动性触发点，影像学检查或实验室检查均未能发现异常。不幸的是，肌筋膜疼痛仍然经常被误诊，其病因多被错误地归为影像学检查的异常发现。结果是患者没有得到适当的治疗，甚至可能接受了不必要的手术。

因此，Dejung（2009）提出并描述了关于疼痛和肌肉骨骼医学的新模式："许多疼痛起源于肌肉。由于超负荷或过度牵伸，无法放松的肌肉内部会出现收缩区域，而肌节的核心部分是缺血的，因此会感到疼痛。肌肉受影响的部位可以摸到，表现为紧张带的触痛点。刺激这些点（触发点）可以引起疼痛，并通常会传播到身体的其他区域（牵涉痛）。通过适当的治疗，这种病理表现可以得到纠正，即使它已经存在了很长一段时间。"

1.5 历史回顾

在过去的一百多年里，许多肌肉骨骼疼痛的可能原因已经被认识到。神经病、退变性和炎性关节疾病或关节机能障碍（"阻断"），以及目前对中枢神经系统（CNS）可塑性改变的关注增加，一直并将继续是人们关注的焦点。肌肉作为一种可能引起疼痛的原因，通常被忽视，甚至在今天，肌肉作为造成疼痛和机能障碍的主要原因也经常被忽视。例如，关于腰背痛的研究区分了"特异性"和"非特异性"腰背痛。在所有腰背痛病例中，由已知的腰背痛结构特异性病因（如椎间盘突出、椎管狭窄、脊柱滑脱、失稳、压缩骨折、肿瘤）引起的不足20%。几十年来，腰背痛研究的观点倡导者们一致认为，约80%的腰背痛的原因是未知的（Nachemson，1985、1992；Haldemann，1990；Dejung，2009）。在这些所谓的非特异性腰背痛病例中，相当大的一部分可能是由特异性原因而不是由非特异性原因引起的，也即主要是由肌肉引起的，因此对这些患者进行手法治疗可能有效（章节 9.3.8），而这到目前为止还没有被研究过。例如，Müller（2001）列出了46个病因应该被纳入腰背痛的鉴别诊断，但是肌筋膜触发点不在其中。

然而，几个世纪以来，肌肉中引起疼痛的点不断被描述、呈现，并在各种文化中得到成功治疗。例如，在1 000多年前建造的远东庙宇的石刻上可见对按摩的描述。

在西方文化中，关于肌肉与疼痛关系的描述最早可以追溯到500年前。16世纪，法国医生de Baillou（1538—1616）描述了我们现在所知的肌筋膜综合征（Ruhmann，1940）。1816年，英国医生Balfour提到了肌肉组织中有对压力敏感的结节状肿胀和增厚区域，疼痛从这些区域播散到邻近区域（Stockman，1904）。1843年，德国外科医生Froriep用"肌肉老茧"描述一种敏感的肌肉硬化，并表示可以通过手法治疗来缓解。1898年，德国内科医生Strauss提到了与疼痛有关的触痛结节和可触及的痛性紧张带。

随后，许多术语被用来表示此类肌筋膜发现，Adler在1900年将这种现象称为"肌肉风湿病"，甚至还描述了从痛觉中枢引出的可刺激的疼痛。Gowers 在 1904 年创造了“纤维炎”这个术语。Telling 在 1911 年提到“纤维肌炎”，而 Llewellyn 和 Jones 在 1915 年提出敏感结节放射痛是典型的“纤维肌炎”。1916 年，Schmidt 将同样的现象命名为“肌痛”，并指出肌纤维束收缩是其特征。1919 年，Schade 创造了“肌凝胶病”这个术语，认为肌肉的黏度发生了改变。1925 年，F. Lange 描述了“肌肉硬化”现象，并发现这种现象在麻醉状态下持续存在，甚至在人死后依然存在。他把观察到的现象解释为可触及的但不是由神经支配引起的。Albee 在 1927 年将其命名为“肌筋膜炎”。Claton 和 Livingston 于 1930 年用“神经纤维炎”、Good 于 1941 年用“风湿性肌痛”、Gutstein 于 1954 年用“myodysneuria”分别来描述我们目前所知道的“肌筋膜综合征”。M. Lange 在 1931 年写了第一本关于肌肉压痛点的手册，其中他甚至描述了局部抽搐反应（LTR），但没有提及牵涉痛。早在 1931 年，他就用指关节和木棒来治疗此类疼痛。Kraus 是第一位用氯乙烷治疗疼痛（1937）的人。

注意

在较早的专业文献中，经常用来描述肌筋膜疼痛和肌肉组织潜在病理变化的术语包括：

- 肌硬化；
- 肌肉硬化；
- 肌肉愈伤组织；
- 肌肉风湿；
- 风湿性肌痛；
- 肌筋膜炎；
- 纤维组织炎；
- 肌纤维鞘炎；
- 神经纤维织炎；
- 肌肉神经机能障碍；
- 肌痛；
- 肌病。

从那时起，“肌筋膜疼痛”“肌筋膜综合征”“肌筋膜疼痛综合征”以及“肌筋膜触发点”，作为对肌筋膜疼痛的形态学描述得到了认可。

英国内科医生 Jonas H. Kellgren 是第一个研究疼痛放射模式的人。他用高渗盐水处理肌肉，并描述了疼痛播散的区域。通过反复试验，他证明特定肌肉的传导性疼痛是可重现的。同时，他确定注射引起的疼痛与缺血状态下肌肉收缩时的疼痛是相同的。1938 年，他发表了他的研究，题目是“对肌肉引起的牵涉痛的观察”。尽管 Kellgren 相信，正如他所描述得那样，所指的疼痛并没有超出皮肤的界限——这一观点目前被认为是错误的——肌肉能引起牵涉痛的概念是肌筋膜触发点理论发展的一个重要里程碑（图 1.5）。

1940 年，Steindler 在发表一系列关于源自臀肌的肌筋膜疼痛的文章时，首次引入了“触发点”一词（Steindler 等，1938；Steindler，1940）。

Janet Travell（1901—1997）是两任美国总统（肯尼迪和约翰逊）的私人医生，将肌筋膜痛的知识介绍给了许多医疗从业者和治疗师，并让“肌筋膜激痛点”这个术语为人所熟知和普遍接受（图 1.6）。20 世纪 30 年代，作为一名心脏病学家和医学研究者，Travell 开始对肌肉骨骼疼痛进行研究，并在各种出版物上读到关于牵涉痛的描述（Travell，1968）。1942 年，Travell 首次将肌性触发点的临床特征描述为“触诊局灶性疼痛”“放射痛”和“活动范围缩小”。1946 年，Travell 和 Bigelow 发表了他们对肌肉疼痛传播模式的观察，认为疼痛的播散并不遵循节段性模式。20 世纪 50 年代初，Travell 和 Rinzler 注意到疼痛放射模式的存在，这种模式起源于筋膜，类似肌肉。这促使他们用“肌筋膜痛”这个术语来强调肌肉和筋膜间的密切关系和相互作用（Travell 和 Rinzler，1952；Travell，1968）。1952 年，Travell 第一次发表了她的 32 个“牵涉

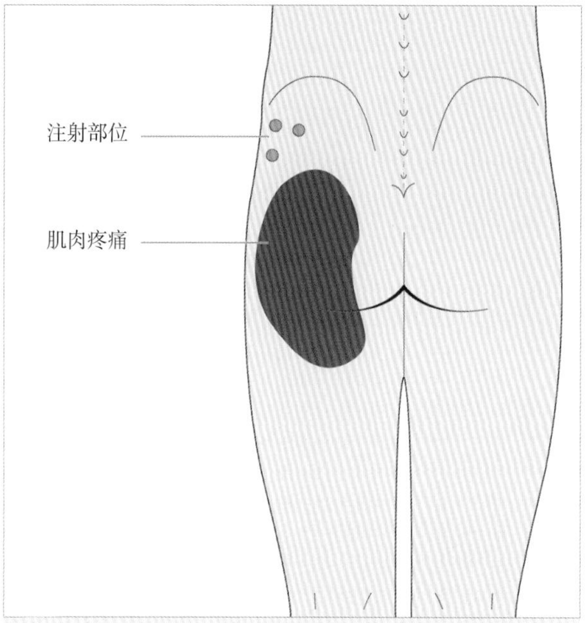

图 1.5 在臀中肌 3 个点注射 6% 的盐溶液后出现的放射痛（阴影区）（引自 Kellgren, 1938）

痛模型”；1957 年，她首次报道肌筋膜触发点在静息肌电图上出现活性增强。1953 年，Bonica 也认识到肌筋膜触发点对疼痛患者的重要性。在美国，脊椎按摩治疗师 Nimmo 和 Vannerson 在接触了 Travell 的著作后，描述并治疗了肌肉痛点，并使用了“触发点”一词。在欧洲，Gutstein 以 Gutstein（1938，1940）和 Good（1942，1950）的名义在几篇文章中描述了肌肉触发点及其手法治疗。在 Travell 推出出版物的同时，Kelly 在澳大利亚发表了一系列关于“肌纤维炎”的文章（Kelly，1941、1945、1946、1963）。

1983 年，Travell 与 Simons（图 1.6）共同出版了《肌筋膜疼痛与机能障碍——触发点手册》。第二卷于 1992 年出版。Travell 于 1997 年去世后，这本书的第一卷的第二版于 1999 年出版，对第一卷的内容进行了大幅扩充，其中详细介绍截至 1998 年有关触发点的最新资料（Travell 和 Simons，1999；Dejung，2009; Dommerholt 等，2006b；Shah 等，2008b，Lecture Notes of the IMTT，2008）。

1983 年，在瑞士苏黎世举行的第七届国际手法医学联合会大会（FIMM）上，Simons 介绍了肌筋膜触发点的概念以及喷剂－牵伸技术。因此，瑞士温特图尔的风湿病学家和物理治疗师 Dejung 开始使用手法技术针对触发点进行治疗。除了触发点部位的“缺血性压迫”外，他还首次将结缔组织牵伸加入治疗方案；而这些组织，尤其是在慢性疼痛患者，会发生反应性改变和短缩。在此过程中，他使用了 Ida Rolf 的深层按摩和结缔组织技术（图 1.7）。自 20 世纪 60 年代以来，她和她的学生在许多国家教授这种被称为“Rolfing 按摩治疗法”的技术，目的是放松结缔组织。这项技术首先于 1977 年的一本著作中推出。1988 年，《物理治疗师》和《瑞士运动医学杂志》两本期刊首次描述了触发点和结缔组织治疗（Dejung，1988a、b）。Dejung 在 2003 年总结多年的经验出版了他的基础著作《Triggerpunkt-Therapie: Die Behandlung akuter und chronischer Schmerzen im Bewegungsapparat mit manueller Triggerpunkt-Therapie und Dry Needling》（《Trigger Point Therapy: The Treatment of Acute and Chronic Pain of the Musculoskeletal System with Manual Trigger Point Therapy and Dry Needling》, Dejung, 第 3 版，2009）。

自 20 世纪 90 年代中期以来，多个国家和国际的相关专业组织纷纷组建，目的是加强和扩大肌筋膜性疼痛疾病的科学研究，并建立一个高质量的专业治疗人员网络。

1995 年，美国决定成立国际肌痛学会（IMS），以促进相关科学研究，发展继续教育，并鼓励会员间的个人交流。IMS 于 1997 年正式成立，专业期刊是《肌肉骨骼疼痛杂志》，每年出版 2~4 期。2010 年，IMS 有来自 47 个国家的约 800 名成员，其中大多数是医生（http：//www.myopain.org）。1998 年，在美国得克萨斯州圣安东尼奥市，Dejung 被邀请在由 IMS 组织的“关注疼痛”

大会上介绍触发点的手法治疗。这种治疗肌筋膜疼痛的特殊手法，在美国有时被称为“触发点治疗的瑞士手法”。

1995 年，在瑞士成立了肌筋膜触发点治疗兴趣小组（IMTT）。目前，IMTT 有 650 多名成员，主要是来自讲德语的欧洲国家的物理治疗师和医生。IMTT 的主要任务是教学、研究和公共关系。目前，IMTT 的教育项目提供约由 20 名教师和助理授课、在瑞士或其他国家进行的为期 16 天的标准化培训课程，成功完成课程后获得证书。迄今为止，数千名物理治疗师和数百名内科医生在欧洲接受了 IMTT 的课程培训（http：//www.imtt.ch 和 http：//www.triggerpunkttherapie.eu）。

德国 IMTT 的一个合作组织是 Medizinische Gesellschaft zumStudium Myofaszialer Schmerzen（MGMS，肌筋膜疼痛研究医学协会），成立于 2006 年。与 IMTT 一样，它也是一个没有任何商业、政治或宗教联系的协会，目标是研究肌筋膜疼痛和机能障碍，以加强和扩大这一领域的知识基础，并提供与实践相关的教育计划（http：//www.mgms-ev.de）。

有关触发点治疗的专业文献很多。下面概述触发点手法治疗的年表，重点介绍了部分里程碑式的事件、人物（表 1.2）。

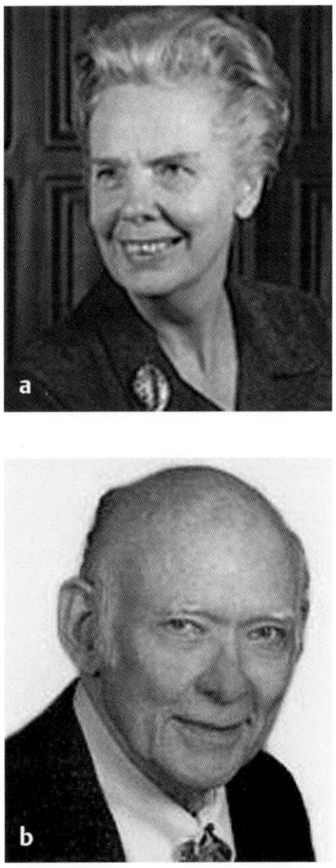

图 1.6 科学的触发点医学的先驱和奠基人
a. Janet G. Travell （1901—1997）
b. David G. Simons （1922—2010）

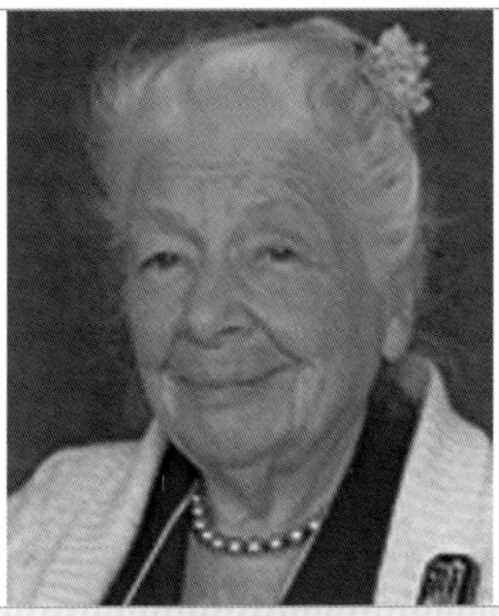

图 1.7 Ida P. Rolf（1896—1979）：深部结缔组织治疗的先驱和 Rolfing 技术（也称为结构整合技术）的创始人

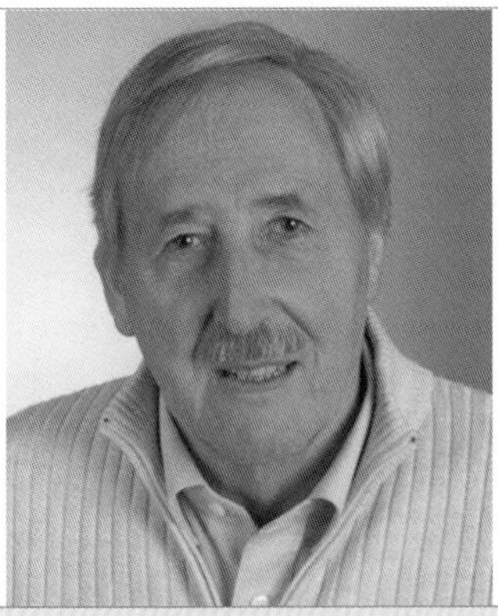

图 1.8 Beat Dejung（1934—）：手法触发点和结缔组织治疗的先驱和创始人

表 1.2 触发点手法治疗的重要事件年表

1938	首次系统地研究了牵涉痛现象。Kellgren 用高渗盐水处理肌肉，描述了疼痛放射到的相应区域，特定肌肉的疼痛传导是可复制的。同时，注射引起的疼痛与缺血状态下肌肉收缩时的疼痛是相同的。Kellgren（1938）发表了他的临床研究，题目是“对肌肉引起的牵涉痛的观察”
1940	Steindler（Steindler 1940）提出术语“触发点”
1942	首次临床描述肌肉触发点，Janet Travell 将其描述为“触诊局灶性压痛”“放射痛”和“活动范围缩小”
1950	由于观察到起源于肌肉和筋膜的放射状疼痛模式非常相似，Travell 和 Rinzler 创造了“肌筋膜痛”一词（Travell 等，1952）
1952	Travell 公布了前 32 种“牵涉痛模式”（Travell 等，1952）
1957	Travell 首次报道肌筋膜触发点在静息肌电图上表现为活性增强
1980	Gunn 在一项随机对照研究中证实，干针疗法对治疗所谓的慢性“非特异性”背痛是有效的（Gunn 等，1980）
1983	《肌筋膜疼痛和机能障碍——触发点手册》（Travell 和 Simons，1983）出版，首次全面系统地描述了触发点引起疼痛和机能障碍的模式，插图显示了肌肉的分布以及与典型牵涉痛模式相关的肌肉
1983	在瑞士苏黎世举行的第 7 届国际 FIMM 手法医学大会上，David G. Simons 介绍了肌筋膜触发点的概念及喷剂 - 牵伸技术
1983/84	Beat Dejung 是瑞士温特图尔的风湿病学家和理疗师，也是 SAMM（手法医学协会）的成员。他在 FIMM 大会上 Simons 的演讲启发下，开始治疗肌筋膜疼痛综合征。在瑞士温特图尔的实践中，他开发了一种特殊的手法来治疗触发点。除了触发点部位的“缺血性压迫”外，他还开始对结缔组织进行牵伸，因为结缔组织经常会发生反应性改变和缩短，尤其在慢性疼痛患者。在此过程中，他使用了由 Ida Rolf 等开发的深层按摩和结缔组织技术来放松结缔组织
1988	Dejung 在《物理治疗师》和《瑞士运动医学》上发表名为《触发点和结缔组织治疗——物理治疗和康复医学新方法》（德文），首次介绍了肌筋膜触发点治疗（Dejung，1988a、b）
1990	通过测量氧分压，发现肌筋膜触发点处有明显的缺氧（Brückle 等，1990）
1993	Hubbard 等发表了一系列关于用肌电图检测触发点的文章，为进一步的研究奠定了基础
1994	证实压力使肌筋膜触发点可测量的肌电图活动增强，而邻近健康肌肉区域没有变化（McNulty，1994）
1995	瑞士肌筋膜触发点治疗兴趣小组（IMTT）成立，促进了疼痛治疗领域的医学跨学科合作，有力地支持了肌筋膜疾病领域的研究。它致力于高质量的治疗，并建立良好的触发点治疗培训计划。为此，面向物理治疗师和医生设立了一个为期 16 天的培训课程（触发点治疗师，IMTT），课程结束时可参加认证考试。IMTT 在制定和引入触发点治疗的明确质量标准方面发挥了先锋作用（更多信息请访问 http：//www.imtt.ch 和 http：//www.triggerpunkt-therapie.eu）。瑞士的 Beat Dejung 医生采用干针治疗肌筋膜触发点，并举办干针治疗培训课程
1997	国际肌痛学会（IMS）成立。如果诊断标准明确且检查者经验丰富，则肌筋膜触发点诊断的检查者间可靠性良好（Gerwin 等，1997）
1998	Dejung 受邀在 IMS 组织的美国得克萨斯州圣安东尼奥“关注疼痛”大会上发言，并介绍了触发点手法治疗。这种治疗肌筋膜疼痛的特殊的手法治疗方法在美国被称为“瑞士手法”
1999	在一项长期随访的研究中，Dejung 表明触发点手法治疗对所谓的“非特异性背痛”是有效的（Dejung，1999）
2001	Mense 和 Simons 共同发表了关于理解肌筋膜疼痛的基础工作——《肌肉疼痛：理解其性质、诊断和治疗》（Mense 等，2001a）
2003	Dejung 发表了他在肌筋膜疼痛治疗方面的多年经验：《触发点疗法：急性和慢性肌肉骨骼系统疼痛的触发点手法治疗和干针治疗》（Dejung，2003；第 3 版，2009）

（续表）

2004	根据疼痛的不同，潜在的肌筋膜触发点可以显著改变肌肉的激活模式，从而导致机能紊乱。在潜伏期针对肌筋膜触发点的治疗，使可测量的肌肉激活模式正常化（Lucas 等，2004）
2005	对肌筋膜触发点的体内生化环境研究表明，疼痛和炎症介质（如 P 物质、CGRP、缓激肽等）的浓度显著升高，而 pH 降低。干针治疗引起的局部抽搐反应导致生化环境的改变，有利于正常化（Shah 等，2005；Shah 等，2008a）
2006	肌筋膜疼痛研究医学会（MGMS）成立，是 IMTT 的德国合作组织（更多信息见 http：//www.mgms-ev.de）
2006	IMTT 与 SAMM（瑞士手法医学协会）签订合作协议，自 2007 年起开展专门针对医师的医学课程
2007	Licht 在肌筋膜触发点的临床诊断中显示出良好到极好的检查者间信度（*k*：0.71~0.82）（Licht 等，2007）
2007	国际治疗师名录上线，可查找通过 IMTT 课程获得手法触发点治疗学历的物理治疗师和医生的信息（http：//www.triggerpunkt-therapie.eu）
2008	手动触发点治疗最新收录在《物理治疗手册》（Ebel-Paprotny 等，2008）中，现为第 6 版，为物理治疗介入策略的官方经典读物
2010	苏黎世应用科学大学（Zurcher Hochschule fur Angewandte Wissenschaften，ZHAW）将肌筋膜疼痛和机能障碍的临床、诊断和治疗方面纳入其学位项目（肌肉骨骼物理治疗的高级研究硕士）
2011	瑞士州卫生主任会议建议，支持接受了适当培训的物理治疗师在瑞士实施干针疗法
2012	2012 年，德国开始提供物理治疗师干针培训课程（前提条件：完成物理治疗师和替代医学从业者的培训）
2013	国际疼痛和触发点医学会（IGTM）决定从 2014 年开始将 IMTT 的触发点治疗课程和质量标准纳入其教育项目
2015	自 2015 年起，与德国肌肉骨骼医学协会（DGMSM）——Boppard 学院合作开展物理治疗课程（类似 2007 年与瑞士 SAMM 合作开展的物理治疗课程

1.6 方法

本书介绍的触发点治疗方法包括对肌筋膜触发点和筋膜进行靶向治疗的技术，以及关于肌筋膜疾病引起的疼痛和机能障碍的治疗概念。

本书致力于将观察、描述和解释三者科学地结合在一起，采取了一种全面的现象学方法来解决这些肌筋膜问题。起点和标准是具体的、切实的现象：我们可以在病史中听到，在筛查试验中看到，在检查中触到，进行手法治疗时感到。然后，这些现象与目前已知的和有争议的研究和模型相关联，借助这些研究和模型，我们试图找到它们之间的关系来解释所观察到的现象。如果一个模型能够解释所观察到的现象，并且与从基础研究中获得的知识一致，那么它就被认为是科学、有效的。基础研究（如对肌筋膜触发点区域内生化环境的测量，Brückle 等，1990；Shah 等，2005、2008a）和循证研究都是情境科学视角重要和有价值的支柱，其中的外部和内部证据对循证诊断和循证治疗都很重要。

值得注意的是，在科学中，“解释”只占第三位，更重要的是“观察”和“描述”。本书应该被视为一种教具和支持，可以帮助物理治疗师和医生有针对性地评估患者是否存在肌肉骨骼系统问题。因为诊断和治疗在现象学上是相关的，它们可以在任何时候根据治疗师的评估、研究和实验而被回顾、确认或反驳，或进一步发展。

正如 Gadamer（1960，2010）在《真理与方法》中论证的那样，每一种感知（所以每一种科学检验）也依赖于感知者（在本书中，即检查者）。经验、期望、选择的视角等，所有这些都影响感知如何形成和被感知（《结构主义》，Porksen，2015）。我们的世界观在我们做什么和不做什么方面起着独特的作用。目前的出版物主要从传统医学角度介绍了触发点治疗。其实，也可以从其他角度来看待触发点治疗。例如，瑜伽认为每一种身体现象（身体）都同时和不可分割地与一种精神因素（心灵）相联系，每一种精神现象都与一种身体成分相联系；因此，从瑜伽的角度来看和从触发点治疗的角度来看，重点是不同的。从辅助医学的角度来看，触发点治疗的其他方面变得更重要——沟通和关系（与自己、与别人、与压力环境、与压力、与危机、与最大负荷等），心理动力学或基本心理行为模式（印迹和模式识别的可能性和中断）和弹性（建设性地处理事情的能力，即使是在面对压力的情况下）等。尽管这本书没有直接涉及这些方面的问题，但在某些方面我们注意到了这些更广阔的相互联系；虽然没有明确地显示，但它们总是在幕后出现。

2 肌筋膜触发点

肌筋膜触发点是慢性疼痛最常见的原因。

——David G. Simons

2.1 肌筋膜触发点的临床表现

与韧带、肌腱、骨膜、皮下组织触发点相比，肌筋膜触发点更常见，相关研究也最多。

2.1.1 肌筋膜触发点的特点

肌筋膜触发点可诱发特异性症状。如果患者描述了这些症状，和/或治疗师通过体检发现了这些特征，那么这些症状就应该被识别出来，并作为肌筋膜紊乱可能是病因的证据被认真对待。随后，我们将介绍肌筋膜触发点的临床特征。

疼痛

疼痛的性质

肌筋膜触发点患者通常主诉疼痛。由活动性肌筋膜触发点引发的疼痛性质多样，通常被描述为“钝痛”或“牵拉痛”，但也可能有“黏着”或“灼烧”的特征。偶尔，患者会感到麻木和感觉异常（刺痛感和跛行感）而不是真正的疼痛。

疼痛的位置

患者通常很难准确定位疼痛。然而，他们常常能清楚地说出疼痛位于皮下组织、肌肉或“关节深处”。“这种疼痛可能会停留在触诊的触发点部位，但多数情况下更有可能或多或少地放射到身体较远的区域，通常是向周边扩散。”在约10% 的病例中，疼痛仅局限于局部；约 5% 的疼痛从外围向中心辐射。

牵涉痛

每块肌肉都有各自典型的牵涉痛模式。牵涉痛可能从触发点向外辐射，也可能只发生在远离原发病灶的局部（Dejung，2009）。Travell 和 Simons（1999）在《肌筋膜疼痛和机能障碍——触发点手册》一书中首次系统地描述了每块肌肉特有的牵涉痛模式，疼痛从肌肉触发点向特定区域放射（图 2.1）。Dejung（2009）对超过 1 500 名个体进行了观察，在此基础上记录了传导性疼痛和牵涉痛模式。这两组疼痛模式，分别在美国和瑞士记录，基本能对应，偶有差异（图 2.1，2.2），也可能个别偏离既定的辐射模式。本书的实用部分中提到的疼痛模式基于 Travell 和 Simons（1999）、Dejung（2009）、Baldry（2004） 和 Irnich（2013）的工作，以及作者 20 多年的个人临床经验总结（章节 7）。

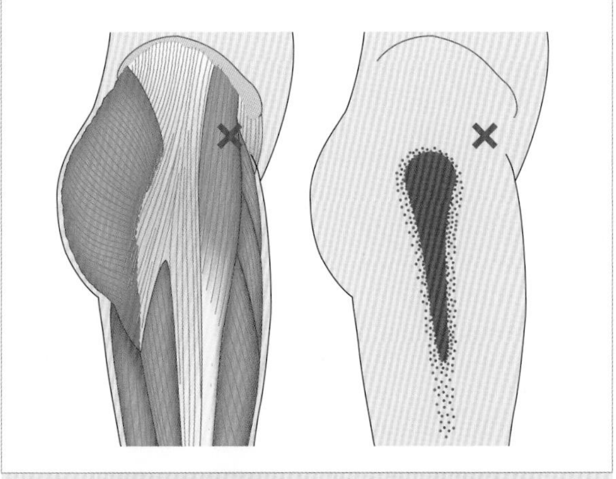

图 2.1 阔筋膜张肌的肌筋膜触发点（x）和牵涉痛（红色）（Travell 和 Simons，1999）

在实际案例中，患者可能会指出疼痛区域包括插图中标记为牵涉痛区的整个区域（章节 7），但通常只有部分牵涉痛区域被描述为有疼痛感。例如，在一例患者的阔筋膜张肌的肌筋膜触发点的牵涉痛模式（图 2.2）中，可能在触发点附近出现局部压痛，并伴有大转子远端放射痛；而另一例患者在阔筋膜张肌有触发点，却几乎感觉不到任何局部疼痛，对这些肌筋膜触发点的压力刺激会引发大腿远端和小腿外侧的疼痛。因此，疼痛区域可能不是连续的。

疼痛的识别

如果患者在日常生活中所经历的疼痛，在触诊、牵伸 – 张力测试或针刺后重现，则提示存在活动性触发点。这种疼痛是识别活动性触发点最重要的标准。

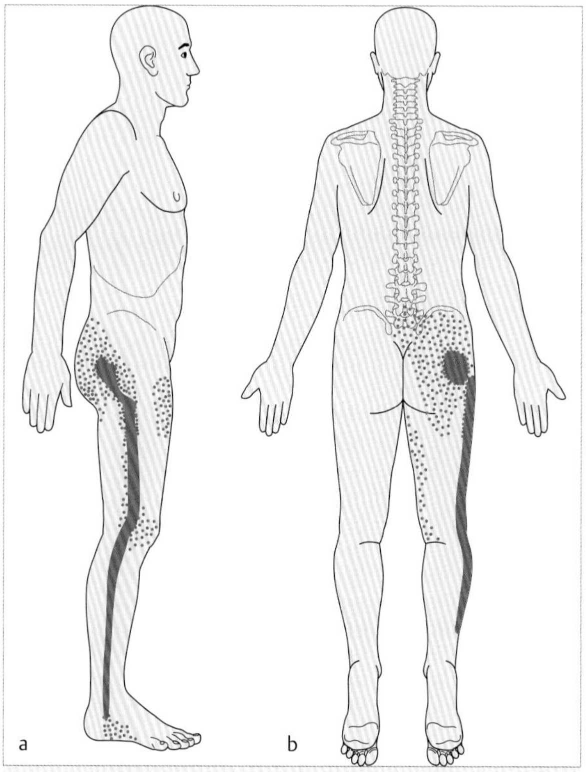

图 2.2　阔筋膜张肌的牵涉痛痛区（红色）（Dejung，2009）

紧张带

肌筋膜触发点（mTrPs）总是会导致相应肌纤维束的缩短。表浅肌肉的肌束收缩很容易被触及。从垂直肌纤维的方向进行触诊，能最清楚地感到紧张带。如果针对肌筋膜触发点的治疗获得成功，肌束收缩的表现就不那么明显，有时甚至完全消失。

收缩结

若触及紧张带，常可感到紧绷的肌纤维束有结节状增厚，感觉像发生水肿的肿胀区域。在慢性肌筋膜痛中，其给人的感觉就像结缔组织结节——它们早期被称为肌凝胶病（见词汇表）。

在结节样增厚处有一个边界清楚的最大压痛区，直径不足 1 mm，代表一个实际的肌筋膜触发点。即使离开最敏感的核心区域仅 1 mm 远，由压力引起的疼痛也要轻很多。肿胀、水肿的结节可以包含几个敏感点，在慢性病例中，可以包裹在结缔组织中，因此有时看起来其厚度超过 1 cm（Dejung，2009）。这种超出了单条紧张带的肿胀现象，常见于上、中斜方肌。

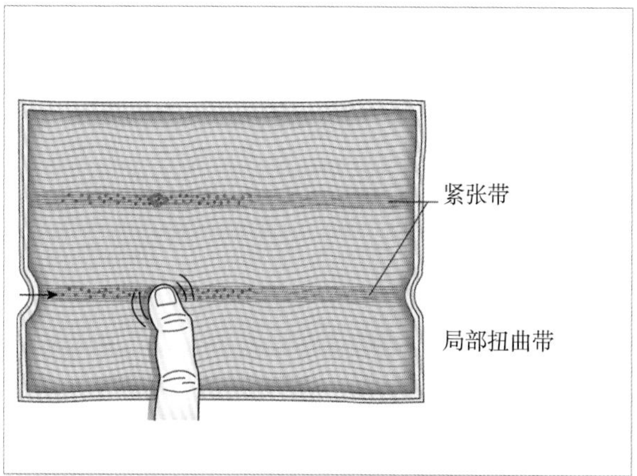

图 2.3　局部抽搐反应。当触发点受到机械刺激时，紧张带的肌束通常以闪电般的速度收缩，然后立即再次放松（Travell 和 Simons，1999）

局部抽搐反应

如果对肌筋膜触发点给予机械刺激，触发点所在的肌束突然闪电般地抽搐，随后又立即放松（图 2.3）。这种局部抽搐反应（LTR）是肌筋膜触发点存在的客观标志。

活动受限

活动性触发点几乎不可避免地会导致被动活动范围（ROM）受限，原因包括：

- 紧张带（肌束因触发点存在而缩短）。
- 缩短的紧张带处的肌筋膜触发点受到不成熟的阈上机械刺激，引发疼痛。
- 对于引发痛苦的动作的恐惧。
- 结缔组织缩短、擦伤和纤维化，进一步限制了慢性患者的全范围活动（Dejung，2009）。

临床提示

膝前疼痛

膝前疼痛常是股内侧肌、股中间肌和股直肌的肌筋膜触发点受刺激而形成的放射痛，偶尔也会由股外侧肌、大收肌和髂腰肌的肌筋膜触发点引起。治疗后通常会改善，但有时效果维持短暂。

许多情况下，初步评估仅会发现膝关节伸展受限。触诊在腘绳肌、腘肌和腓肠肌等处常会发现触发点（尤其是股二头肌和腘肌短头）。这些肌筋膜触发点被激活时，通常不会形成放射痛（潜在的触发点），仅有局部敏感性异常；有时疼痛会向股内侧肌前方放射。这样的触发点就疼痛模式而言仅仅是潜在的，但可能导致机能障碍（活动受潜在的触发点限制）。只有在针对这些肌肉的原发性触发点进行治疗后，膝前疼痛和膝关节伸展受限才会得到改善。

某些肌肉（如肩胛下肌）比其他肌肉（如背阔肌）更容易受触发点的影响。

如果紧张带和活动受限长期存在，拮抗肌必须发挥作用来对抗增加的阻力。这种非生理性的负荷会导致受触发点影响的肌肉的拮抗肌形成继发性触发点。

肌肉牵伸痛

当肌肉被牵伸时，由触发点造成的紧张带比肌肉的其他部分所受影响更大。拉应力刺激紧张带内的触发点，可引发疼痛。

肌肉收缩痛

有触发点的肌肉的有力收缩通常会产生疼痛。如果肌肉在抵抗阻力时被拉紧，或者肌肉不得不从已部分收缩的位置进一步收缩，这种效果会更明显。肌肉收缩时，肌肉内的拉伸应力增加，对肌筋膜触发点形成机械刺激，引发疼痛。

对本体感觉的影响

由触发点和筋膜机能障碍引起的本体感觉障碍包括：

- 步态不稳，平衡受影响；
- 头晕；
- 协调性障碍。

运动和协调障碍

触发点可导致肌肉激活延迟、恢复缓慢、过早疲劳和肌无力（Travell 和 Simons，1999），从而引起运动控制机能障碍（Ervilha 等，2005；Arendt-Nielsen 和 Graven-Nielsen，2008）。对 65 名年龄大于 50 岁的受试者进行快速手屈曲和伸展运动的研究结果显示，与那些屈肌（伸肌）没有触发点的患者相比，如果患者屈肌（伸肌）存在肌筋膜触发点，完成上述动作所需时间多了 50% 以上（表 2.1，Ivanichev，2007）。肌电图（EMG）

记录显示，存在肌筋膜触发点时，肌肉活动明显受到刺激。在没有肌筋膜触发点的受试者中，在腕部快速交替屈伸运动过程中进行肌电图检查，结果显示主动肌和拮抗肌的活动期和放松期的变化是相互的，并且活动以快速、协调的方式进行。每个活动阶段之间有一个短暂的复苏阶段，此段时间内没有 EMG 活动（图 2.4a）。存在紧张带和肌筋膜触发点时，触发点肌群的活动模式受到明显干扰。例如，如果腕部存在触发点，那么即使在掌屈阶段掌屈肌本应不活动，但通过 EMG 检查也提示其处于活动状态（图 2.4b）。有节律的交替收缩和放松因此受到干扰，影响了运动的协调性，导致机能下降和加速疲劳（表 2.1）。

表 2.1 触发点诱发的协调性障碍：完成 50 个手部和腕部快速交替掌屈－背伸运动所需的平均时间（Ivanichev，2007）

没有触发点	13.4 s（±1.69 s）
屈肌存在触发点	21.5 s（±2.4 s）
伸肌存在触发点	20.3 s（±1.8 s）

即使潜在触发点也能显著影响肌肉的激活模式。触发点能够引起机能紊乱使其持续存在，即使临床上尚未发生疼痛也是如此（Ge 等，2012、2014；Ibarra 等，2011；Lucas 等，2004、2010）。

以肩部肌肉为例，Lucas 等（2004，2010）证明，如果多块肩胛稳定肌中的一块存在潜在触发点，则整个肩部肌肉激活模式会有明显改变。不仅肩胛稳定肌的激活模式受到肌肉激活时机改变的影响，而且上肢运动链中位于肩袖远端的肌肉也受影响。治疗肩胛稳定肌的触发点可使肩部附近肌肉的激活模式恢复正常（图 2.5）。值得注意的是，对肩胛稳定肌潜在触发点的处理，不仅使这些肩胛稳定肌的激活时机正常化，而且使位于运动链远端的冈下肌的激活时机也恢复正常（Gautschi，2007）。

触发点作为伤害性刺激或紧张带 / 结缔组织改变的结果，可以在多大程度上直接或通过产生疼痛间接导致肌肉运动控制障碍，这些问题只有在治疗过程中才能显现出来（试验性治疗）。

注意

触发点常导致运动系统机能障碍（Dejung，2009）。

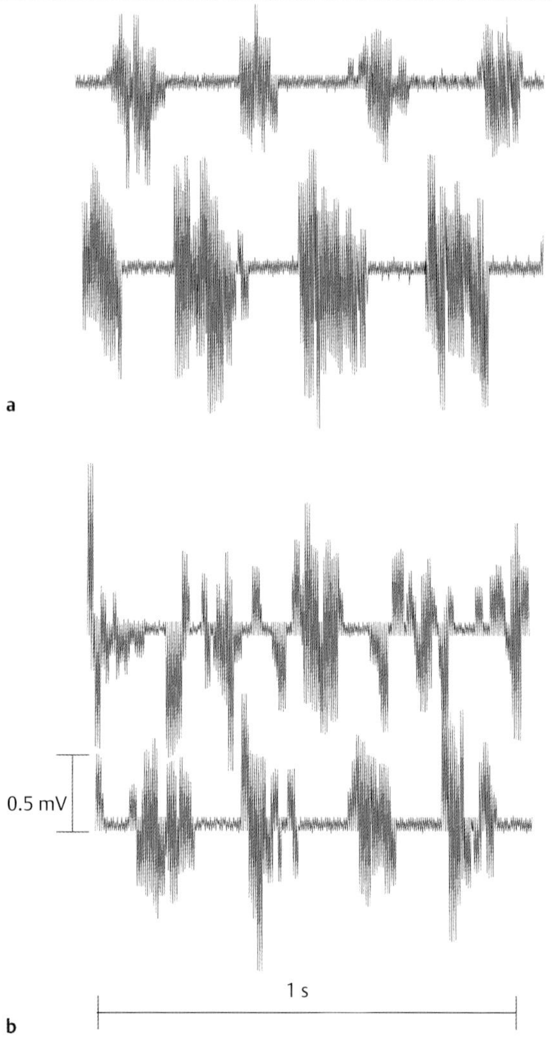

图 2.4 触发点对协调性的影响（Ivanichev，2007）。进行手掌快速交替掌屈－背伸运动时的肌电图记录（上：腕部伸肌电图活动；下：腕部屈肌）。a. 对照记录：无触发点。b. 伸肌存在触发点

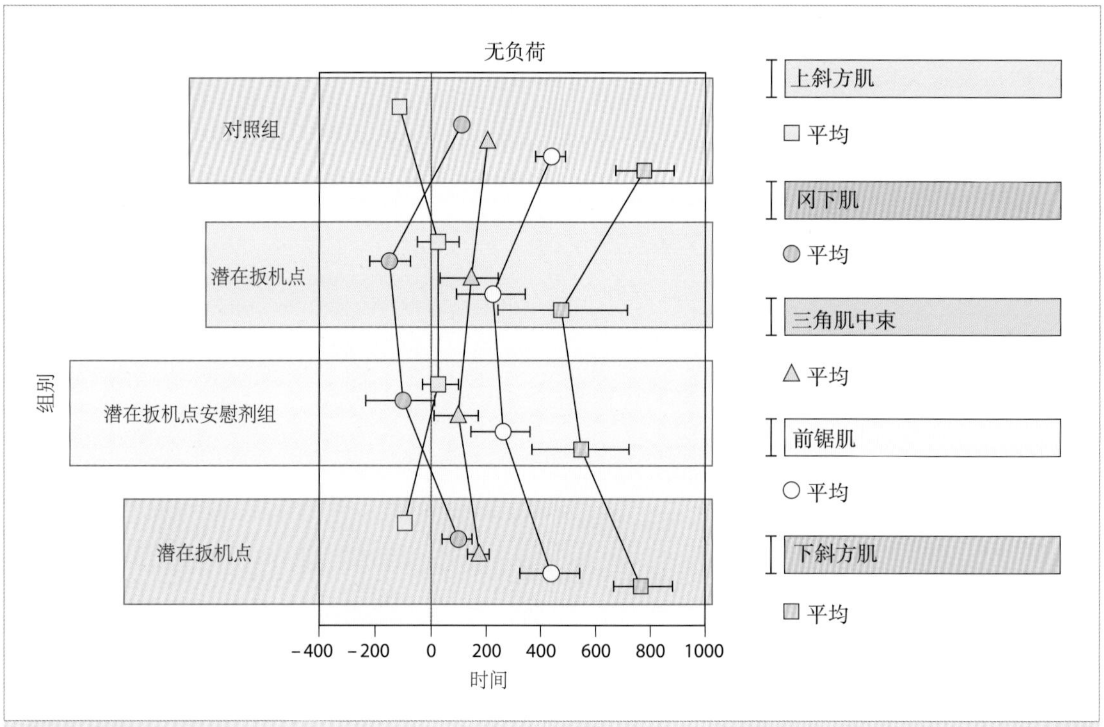

图 2.5　触发点对运动机能的影响（Lucas 等，2004）。肌电图记录显示，与对照组相比，潜在触发点（LTrP）的影响明显增强

不伴原发性肌萎缩的肌肉无力

肌筋膜触发点会或多或少地会导致受影响肌肉的无力。肌肉无力与肌萎缩无直接关系——这是一种由疼痛引起的反射性肌肉无力，在肌电图上可以检测到。“肌电图研究表明，在具有活动性触发点的肌肉中，肌肉疲劳开始得更早，速度更快”（Travell 和 Simons，1999）。由此，生理运动模式被打乱，协同肌必须代偿被原发性触发点削弱的肌肉的机能，这又促进了协同肌中继发性触发点的形成。

这种情况与人们目前普遍接受的观点有冲突，即肌肉无力和肌肉弹性降低可以通过增加力量训练来纠正。进行力量训练而不先使导致肌肉无力的触发点失活，只会给协同肌增加额外的压力，促进继发性触发点的形成和发展。受触发点影响的肌肉并没有受到训练的影响，反而进一步被削弱（Mense，2014；Nijis 等，2014；Travell 和 Simons，1999）。因此，协同肌群和肌肉只应进行代偿性训练，而不是对机能失调的肌肉进行有目的的机能训练。

临床提示

例如，在股四头肌无力的情况下，股四头肌本身的训练只有在使导致肌肉无力的触发点（通常位于股内侧肌和腘绳肌）失活后才有意义。对于背部肌肉无力，在开始进行适当的康复训练前，应该通过治疗使可能导致肌肉无力的触发点失活。这些触发点通常位于腹肌的前方，髂腰肌、腰方肌和深层躯干肌（如多裂肌和回旋肌）的后方。

播散性感觉症状

牵涉痛是最常见的一种感觉症状。除了疼痛，触发点还可以将其他感觉症状，如压力敏感性的增减和感觉异常（如刺痛、发沉、麻木或手臂肿胀感）传导到牵涉痛区域（Travell 和 Simons，1999）。

播散性运动症状

在不受触发点影响的肌肉中，偶尔会观察到无意识的、一闪而过的肌肉抽搐。

自主神经症状

肌筋膜触发点通常会引起自主神经症状，在触发点区域和牵涉痛区域以多种方式表现出来，被解释为交感神经系统反射性反应（Dejung，2009）。

例如（Dejung, 2009; Fischer 和 Chang, 1986; Grobli，1997；Haddad 等，2012；Travell 和 Simons，1999；Zhang 等，2009）：

- 局部血管收缩导致皮肤苍白；
- 活动性触发点区附近皮温升高（Fischer 和 Chang，1986；Simons，1988）或降低（Haddad 等，2012）；
- 触发点牵涉痛区域皮温升高或降低；
- 汗液分泌增加，包括局部和牵涉痛区域；
- 牵涉痛区域的营养改变（如因腕管综合征而出现的卫星触发点）；
- 泪液分泌增加；
- 体毛运动效应（如刺激斜方肌横部的触发点会引起上臂的“鸡皮疙瘩”和战栗反应）；
- 恶心；
- 头晕；
- 睡眠障碍；
- 耳鸣；
- 慢性疼痛（交感神经活动在慢性疼痛的形成和持续中起着基础作用）。

小结

肌筋膜触发点的临床表现

活动性触发点可引起一系列不同症状，以疼痛最为常见。患者通常因急性或慢性疼痛就诊。然而，运动系统机能障碍（如活动受限、无力和协调障碍）和自主神经系统机能障碍（如血管运动障碍、出汗和睡眠障碍）也可能是触发点活动的结果。由活动性触发点和相关的筋膜疾病引起的所有症状，被称为“肌筋膜综合征”（章节 3.3）。

2.1.2 肌筋膜触发点的诊断

明确、可靠、可行的临床诊断标准，是区分肌筋膜触发点引起的疼痛和机能障碍与其他原因引起的神经肌肉骨骼系统机能障碍的必要条件。

从本质上来说，触发点诱发的任何症状都表明可能存在活动性触发点。因此，肌筋膜触发点的全部临床特征也是可能的临床诊断触发点的标准。

然而，并非每一个肌筋膜触发点都表现所有的临床特征。

临床诊断标准

特异性和有效性

根据定义，如果患者的症状可以通过对一个点施压来重现，那么它就是一个活动性触发点。因此，临床诊断标准中的“症状再现”具有特异性，100% 有效。

其他临床特征，如“活动受限”或“本体感受障碍”，则不那么具体，有效率也不那么高：它们不完全是由肌筋膜触发点引起的，也不是每个触发点均可见。

虽然临床症状“局部抽搐反应”确实是 100% 特异性的，但它缺乏有效性，因为并不能在每一个肌筋膜触发点通过手法诱发。

标准化诊断

目前，对于哪些标准可用于临床定义触发点还没有的共识（Myburgh 等，2008；Tough 等，2006；Travell 和 Simons，1999）。因此，在每一项相关的研究中，都有必要明确界定哪些诊断标准和哪些检查可用于触发点的临床诊断。

基本标准和补充标准

在日常临床实践中，区分诊断活动性触发点的主要标准是适当和有益的。这些基本标准（“必需”标准）应该是具体的、有效的、可靠的，并且在日常实践中易于进行。补充标准可辅助确诊，但对于诊断活动性触发点不是必需的（表 2.2）。

表 2.2　活动性肌筋膜触发点的临床诊断标准（Travell 和 Simons，1999）

基本标准	
（1）	紧张带
（2）	紧张带内最大压痛点
（3）	疼痛识别：通过机械刺激（压力、牵伸或针刺）重现症状
补充标准	
•	牵涉痛或其他播散性症状（感觉、运动或自主神经）
•	结节：肌肉紧张带内的组织增厚或局部水肿
•	局部抽搐反应
•	通过拉伸肌肉来再现症状
•	通过肌肉收缩来再现症状
•	肌肉无力而无肌萎缩
•	本体感受障碍，协调性受损
•	自主神经症状

基本诊断标准

考虑到相关特异性、有效性和可靠性，根据 Travell 和 Simons（1999）的研究，活动性触发点触诊诊断的三个主要标准在实际操作中经受了时间的检验：

- 紧张带：在垂直于疑有活动性触发点的肌纤维方向上进行触诊，寻找收缩的肌纤维束（图 4.10~12）。有时很难区分真正的紧张带和结实的生理性肌束，如胸最长肌。对深部肌肉，如回旋肌和多裂肌，或肥胖患者，识别紧张肌束不太容易或是不可能的。
- 最大压痛点：在紧张带内发现最大压痛点。如有必要，可以用测压计测量压力敏感性。各种研究验证了痛觉压力测量器（dolorimeter）在确定触发点方面的可靠性和有效性良好（Fischer，1987；Bocker 等，1995；Hong 和 Simons，1998）。
- 症状再现（疼痛识别）：如果通过机械刺激（指压或针刺）最大压痛点使患者常见症状再现，如疼痛和感觉异常，则可诊断为活动性触发点。如果其他活动性触发点参与产生疼痛，则疼痛的复制可能不完全（复合疼痛模式）。

注意

活动性触发点是肌肉紧张带内一个局限的、边界清楚最大压痛点，可通过刺激此处诱发患者通常的疼痛，限于局部或向一定区域播散。

补充标准

以下是常见的验证性标准：

- 辐射性疼痛或其他传播性症状：传播性感觉症状，如牵涉痛和感觉障碍非常常见。传播性运动症状少见。
- 组织增厚（结节）：紧张带内局部水肿性肿胀或组织增厚。在慢性疼痛阶段，触发点周围区域会被结缔组织包裹并形成结节。这些结缔组织结节可被触及。
- 局部抽搐反应（LTR）：紧张带闪电般地迅速收缩，可以用肉眼观察到，也可通过触诊感觉到。LTR 是触发点的一种具体而明确的临床症状，但并非在每一个肌筋膜触发点均能被引出。很少有人能通过触诊来诱发 LTR。如果用针直接刺触发点，就像针灸一样，有规律地诱发 LTR，这在诊断（确认触发点）和治疗（针刺使之失活）上都是有价值的。LTR 是如何形成的还没有被阐明。动物研究表明，LTR 是一种不受皮层影响的现象（Hong 和 Torigoe，1994）。Hong 和 Torigoe（1994）推测 LTR 可能是一种脊髓反射。然而，从解剖学角度来说这不成立：α－运动神经元总支配多条肌纤维而不仅是一条，所支配的肌纤维甚至可以达几百条［参见“运动单位”（39 页）和图 2.20］。脊髓反射的传出纤维包含 α－运动神经元，因此不能使单条肌纤维束产生局部抽搐；在脊髓反射中，运动单元的所有肌纤维（意味着可多达上百条）都被激活。Mense（口头交流，2015）认为，肌膜的局部损伤可能会导致应激性增加，所以动作电位是由触诊或针刺等机械刺激触发的，随之引发相应肌纤维束的 LTR。

- 区分 LTR 与“跳跃征”：“跳跃征”是指触诊刺激意外引发剧烈疼痛时整个身体不由自主地抽搐。与 LTR 相反，跳跃征是非特异性的，刺激神经、关节或韧带等非筋膜结构也会引发。
- 通过牵伸肌肉来再现症状：如果在运动终末感到疼痛，表明被牵伸的肌肉可能存在活动性触发点。随后应使用三个基本标准彻底检查相关肌肉。

注意

关节活动受限和运动末疼痛常提示肌筋膜触发点的存在。

- 通过肌肉收缩再现症状：如果患者已知的症状在肌肉收缩时发生了变化，那么应使用三个基本诊断标准检查这一肌肉是否存在活动性触发点。
- 没有原发性肌萎缩的肌肉无力：活动性触发点通常会导致肌肉力量减弱和突然疲劳（Travell 和 Simons，1999）。
- 本体感觉障碍：灵活性下降、步态不稳或反复旋后踝扭伤的存在，提示可能存在触发点诱发的协调障碍（表 2.1）。应该对有问题的肌肉进行检查，使用三个基本诊断标准进行判断。
- 自主神经症状：包括出汗、头晕、发红或面色苍白等，如在病史采集或手法治疗中发现或出现，常由 mTrPs 引起。为了明确诊断，有必要采用三个基本诊断标准进行判断。

上述临床诊断标准对活动性肌筋膜触发点有效。潜在的肌筋膜触发点与活动性肌筋膜触发点的唯一区别在于其并不符合必要的诊断标准——潜在的肌筋膜触发点可能会符合必要诊断标准中的其他条件，但缺少“症状再现”。

如果根据临床诊断标准对活动性肌筋膜触发点进行检查，并且试验性治疗获得成功，则可判断患者所描述的症状是由肌筋膜引起的（肌筋膜疼痛综合征）。如果未发现活动性肌筋膜触发点，那么疼痛还有另外的原因（见第 4 章）。

可靠性

检查者间可靠性

手法触诊是识别肌筋膜触发点最简单、最常用的方法。不同研究调查了触发点触诊的可靠性，结果表明，识别触发点检查者间的可靠性差异很大，取决于检查者的知识和经验。根据这项研究，*K* 值的变异相当大，未经训练的和/或缺乏经验的检查者（Lucas 等，2009；Nice 等，1992；Wolfe 等，1992）的再现性较低（*K*= 0.35）或为中等（Hsieh，2000；Nijoo，1994），而经过专门培训并有经验的检查者的再现性较高（*K*= 0.8）（Bron 等，2007；Gerwin 等，1997；Licht 等，2007；Myburg 等，2011；Sciotti 等，2001）。*K* 值是校正机会概率后反映检查者重复检查的一致性和不同检查者间一致性的统计参数（Patjin，2002）。

Gerwin 等（1997）在一项研究中，对于临床诊断标准中的“紧张带”“最大压痛点”和“症状再现”进行了评估，发现 80%~95% 的不同检查者取得一致同意（图 2.6）；在其他诊断标准方面，如“局部抽搐反应”，则出现了分歧（图 2.6）。Licht 等（2007）证实，肌筋膜触发点具有异常高的检查者间可靠性；Sciotti 等（2001）以上斜方肌为例，证明了在被检查肌肉精确定位肌筋膜触发点是可靠的。目前的共识是，只有满足以下两个条件时才有可能具有较高的检查者间可靠性（Bron 等，2007；Gerwin 等，1997；Hsieh 等，2000；Licht 等，2007；Myburgh 等，2011；Sciotti 等，2001；Timmermans，2006、2014）：

- 所有检查者都必须得到明确的指导，并清楚知道在检查中采用哪些具体标准。
- 所有检查人员必须有触诊经验，这意味着必须针对活动性触发点的诊断进行培训。

注意

不同检查人员（如内科医生和执业理疗师）如果在触诊方面得到了充分的指导和训练，就可以高度一致和可靠地鉴别同一患者同一块肌肉的肌筋膜触发点。

在一项包括 27 名研究对象（有或无膝痛）的研究中，双侧股内侧斜肌是否有活动性肌筋膜扳机未知。Heitkamp 等（2004）发现，经过培训和有经验的检查者可检出 54 块肌肉中全部 5 个阳性结果，*K* 值为 1（一致性良好）。

值得注意的是，与基于触诊的标准相比，如“紧张带”（Gerwin 等，1997，*K*= 0. 4~0.46；Heitkamp 等，2014，*K*= 0.2；Bianchi 等，2015，*K* 值不能确定，因患病率高）和“最大压痛点”（Gerwin 等，1997，*K*= 0.48~1.00；Heitkamp 等，2014，*K*= 0.57；Bianchi，2015，*K*=0.04~0.50），压力诱发症状——“症状再现”的可靠性最高（Gerwin 等，1997，*K*= 0.79 ~1.00；Heitkamp 等，2014，*K*= 1；Bianchi 等，2015，*K*=−0.04~0.64）。未来对检查者间可靠性的研究应该纳入之前的这些经验。

检查者内的可靠性

不用说，当检查者之间的可靠性被确认为高时，检查者内的可靠性也较高（检查者内的信度是指同一检查者在间隔一段时间后在同一患者同一肌肉中识别肌筋膜触发点的诊断信度）。Al–Shenquiti 等（2005）和 Barbero 等（2012）的研究证实了这一假设，并证明了良好至优秀的再测试可靠性。

因此，肌筋膜触发点的临床诊断标准也适用于监测为使触发点失活而采取的治疗措施的有效性。以下诊断标准的改变可用于评估治疗过程，比较治疗前后的状态（见章节 4.2.5）：

- 紧张带的紧张状态；
- 触发点局部压痛；
- 诱发疼痛所需的压力强度。

补充标准：

- 运动能力的改善；
- 力量和协调性的提高。

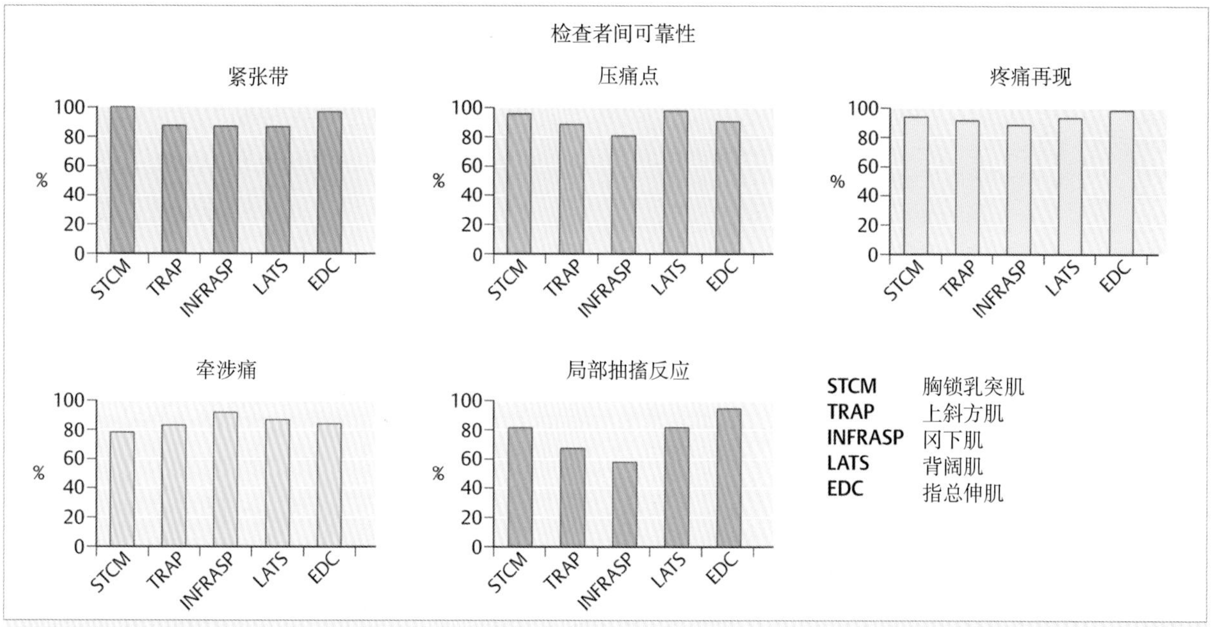

图 2.6 检查者间可靠性。不同检查者对肌肉的肌筋膜触发点的单一临床特征的一致性不完相同。最可靠的是触发点的三个基本诊断标准（Gerwin 等，1997）

肌筋膜触发点临床诊断的延伸

这一章的解释很具体，很容易被人误解为很深奥，主要针对的是那些有诊断触发点的知识和实践经验，或者想要进行科学研究的读者。

临床诊断标准及其分类的先期讨论基于 Travell 和 Simons（1999）作为触发点治疗学讲师多年的教学经验，并在实践中得到了广泛的证明。

然而，有时很难，甚至不可能识别紧张带。可能是生理上紧绷的肌肉索和紧绷的肌肉带的区别不明显，在胸最长肌和前锯肌中很常见；也有可能是需要检查的肌肉位置深在，与其他肌肉（这些肌肉本身通常是紧张的）或者肥胖者的脂肪组织重叠，使得无法能区分深部肌肉的紧张带（可能发生在冈上肌、后下锯肌、臀中肌和臀小肌、梨状肌、上 / 下孖肌、闭孔内外肌和腘肌、胫后肌和跖方肌，以及回旋肌和多裂肌、头后大 / 小直肌等）。如果在上覆的肌肉下有一层柔软的肌肉，同样也很难辨认上覆肌肉的紧张带，因为其下方没有坚固的平台（如腹肌和臀大肌）。因此，在这些病例中，诊断存在活动性肌筋膜触发点时，应符合可靠的基本诊断标准之一。

临床诊断应明确：

- 是否存在触发点；
- 触发点是活动性的还是潜在的（潜在的触发点可以表现除“必需”标准——“症状再现”之外的所有标准）；
- 触发点属于哪种组织结构（如肌筋膜、肌腱、韧带或骨膜）。

最好能找到一种既与实际用的检查相关，同时又能支持确认活动性触发点的诊断标准分类。从实际治疗和教学角度来看，似乎应当对目前的分类系统以及是否需要建立一个基于现象观察的新的活动性肌筋膜触发点分类系统进行回顾和讨论（表 2.3）。需要注意的是，在日常实践中，病史本身和机能检查（总览检查）应先于触诊检查（详细检查）（章节 4.2）。

表 2.3　活动性肌筋膜触发点的临床诊断标准

必需标准	• 通过机械性刺激（如压力、牵扯或针刺）可致症状再现（疼痛识别）
指导标准	• 紧张带 • 紧张带内存在压痛点 • 结节：紧张带内组织增厚或局部水肿、肿胀
证实标准	• 牵涉痛或其他播散性症状（感觉、运动或自主神经性） • 局部抽搐反应
补充或参考标准	• 牵伸肌肉可使症状再现 • 肌肉收缩可使症状再现 • 无肌萎缩的肌肉无力 • 协调或运动控制障碍 • 自主神经症状

“必需”标准

- 症状再现（疼痛识别）：从现象学的角度来看，识别活动性触发点必须满足一个标准：必须能够通过对触发点的压力、拉伸或针刺等机械刺激来使患者的症状（通常是疼痛）再现。

如果满足此条件，则活动性触发点的存在就毫无疑问了。然而，究竟是肌筋膜触发点、韧带触发点、肌腱触发点还是骨膜触发点，常还无法确定。如果被识别的活动性触发点位于紧张带，或者如果可触发局部抽搐反应，那么它就是肌筋膜触发点。同样，如果在肌肉主动收缩过程中，可以感觉到触发点位于收缩结构内，那么它就是肌筋膜触发点。如果受刺激的活动性触发点位于深部组织内，那么通常无法采用结构特异性分类进行分类。

“指导”标准

触诊时检查者主要注意以下三个标准：

- 紧张带：首先，如果解剖特征允许，治疗师从垂直肌纤维方向触诊寻找紧绷的肌纤维束。如果可以重现患者症状的部位位于可触及的紧张带内，则可以应用结构特异性分类进行分类：这是肌筋膜触发点。
- 紧张带局部局限性最大压痛点：其次，沿肌纤维方向触诊，确定局部最大压痛点。如果对这些“热点”的机械刺激（如压力或针刺）使患者的症状再现，则确定为活动性触发点；如果没有，那就是潜在触发点。与此同时，这一标准使我们能够区分边界不明确的“痛点”（如纤维肌痛综合征中的痛点，章节 4.3.5）。
- 结节：在有慢性肌筋膜问题的病例中，沿肌纤维方向触诊时，检查者通常会发现紧张带内的结节样组织增厚区域（局部结缔组织或水肿性肿胀）。对这些增厚、致密区域的机械刺激（压迫、针刺），常导致患者症状的再现，从而确认活动性肌筋膜触发点。这些可触及的“结节”是触发点复合体，早期被称为“肌凝胶病”。

这三个指导标准是临床鉴别活动性肌筋膜触发点最直接、最可靠的方法，可引导治疗师进行触诊诊断，并迅速找到满足“必需”标准——“症状再现”的位置，即触发点。

证实标准

- 牵涉痛或其他播散性症状（感觉、运动或自主）：如果疼痛或其他症状自该区域放射，则始终存在一个触发点。然而，也有一些活动性触发点仅引起局部疼痛而并不会引起放射痛，常见于三角肌、回旋肌和竖脊肌：
  - 如果同时也达到了“必需”标准（症状再现），则为活动性触发点（否则为潜在触发点）；
  - 如果触发点位于紧张带内或可引发局部抽搐反应，可归为结构特异性肌筋膜触发点。
- 局部抽搐反应：非自发的抽搐反应提示存在肌筋膜触发点，肌筋膜触发点的结构特异性识别是明确的：
  - 如果同时达到了“必需”的标准，（症状再现），就是活动性触发点（否则就是潜在触发点）。

补充或参考标准

许多进一步的诊断标准可以确认是否存在活动性触发点，但都是非特异性的（与触发点或非触发点、潜在触发点或活跃触发点相关，以及与结构——肌筋膜性或腱性等相关），在根据“必需”、指导或确定标准未能确定的情况下具有肯定的诊断价值。完成一般检查后，根据结果进行临床推理，下列补充标准通常提示触诊检查（详细检查）的范围，应集中搜寻触发点：

- 通过牵伸肌肉来复制症状；
- 通过肌肉收缩再现症状；
- 肌无力而不萎缩；
- 协调障碍 / 运动控制障碍；
- 自主神经症状。

新的临床诊断标准分类定义和促进了肌筋膜触发点的触诊研究。

在临床诊断方面：

- 活动性触发点必须符合“症状再现”标准。
- 活动性触发点除了满足“症状再现”标准外，还必须满足“紧张带”或“局部抽搐反应”标准。
- 潜在肌筋膜触发点：
  - 一定不能满足“症状再现”的标准；
  - 必须符合“紧张带”和 / 或“局部抽搐反应”标准；
  - 另外，必须符合至少一个标准——“压痛点”“结节”或“牵涉痛”。

新的临床诊断标准分类纳入了最近关于触发点诊断中检查者间可靠性的研究结果（Bianchi 等，2015；Heitkamp 等，2014），可能有助于澄清触发点临床诊断方面易混淆的内容。由于临床诊断标准层次结构清晰，使得在临床日常实践和未来的科学研究中获得与实践相关的最佳结果成为可能。这是因为到目前为止，“必需”标准中的“症状再现”具有最高的可靠性值，通过早期研究（Gerwin 等，1997，*K*= 0.79~1.00）以及最近的研究（Heitkamp 等，2014，*K*= 1；Bianchi，2015，*K*= −0.04~0.64）发现，这与“紧张带”［Gerwin 等，1997，*K*= 0.4~0.46；Heitkamp 等，2014，*K*=0.2，*PABAK*（矫正患病率和偏移后 *K* 值）= 0.58；Bianchi 等，2015，*K* 值无法判定，因为高患病率］、“压痛点”［Gerwin 等，1997，*K*= 0.48~1.00；Heitkamp 等，2014，*K*= 0.57（PABAK=0.70）；Bianchi，2015，*K*=0.04~0.50］形成鲜明对比。

触发点的临床诊断与其他手法治疗的临床诊断相同的是：用可引起疼痛的手法进行诊断，应优于无疼痛刺激的触诊诊断检查。关于联合特异性手法治疗诊断的进一步研究，可参考 Conradi 和 Smolenski（2005）、Hestboek 和 Leboeuf-Yde（2000）、Stochkendahl 等（2007）、van der Wurff 等（2000）。关于神经 / 神经动力机械敏感性，可参考 Schmid 等（2009），还可以与本书中“触诊和手法刺激神经结构”相比较。因此，对肌筋膜触发点的诊断，应以可引发疼痛的触诊刺激（“症状再现”和“牵涉痛”）所得的标准为主，而其他形式的触诊（“紧张带”及“结节”）则起辅助和确定的作用。

术语“活跃的”或“潜在的”触发点、“肌筋膜”或“非肌筋膜”触发点分别代表了临床实践中相关触发点的不同特征（表 2.4）。

表 2.4　触发点的特征

	触发点				活动性触发点（疼痛）	
	活动性触发点		潜在触发点		肌筋膜	非肌筋膜（韧带、骨膜等）
临床特点	疼痛	机能障碍	疼痛	机能障碍		
症状再现	经常	有时（无力）	从不	从不	经常	经常
紧张带	可能	可能	可能	可能	经常	从不
最大压痛点	经常	经常	经常	经常	经常	经常
紧张带内收缩结	有时	有时	有时	有时	有时	从不
牵涉痛	经常	可能	经常	可能	经常	经常
局部抽搐反应						
手法刺激	很少	很少	很少	很少	很少	从不
干针刺激	经常	经常	经常	经常	经常	从不
症状再现						
牵伸肌肉	经常	可能	从不	从不	经常	可能
肌肉收缩	经常	可能	从不	从不	经常	可能
无萎缩的肌肉无力	可能	经常	从不	从不	可能	可能
协调障碍	可能	经常	从不	从不	可能	可能
自主神经症状	可能	偶尔	从不	从不	可能	可能

2.2　病理生理学

2.2.1　医学检查方法

影像学检查

肌筋膜触发点无法通过 X 线、超声、CT 或 MRI 等成像方式进行诊断。

然而，临床特殊超声设备和振动弹性成像技术目前有时可观察到肌肉紧张带（Shankar 和 Reddy，2011；Shankar 和 Cummings，2013）和触发点附近的组织变化（Ballyns 等，2011；Sikdar 等，2008、2009；Turo 等，2013）。在这种技术中，触发点显示为局部椭圆形高回声区域，面积为 11~16 mm^2（Sikdar 等，2008；Sikdar 等，2009）。

实验室检查

常规的实验室检查无法显示是否存在触发点。

肌电图

肌肉不活动时，即使在触发点的表面，表面肌电图也没有异常。如果将针状电极插入肌肉深部，就可发现肌筋膜触发点中心明显异常的放电模式。1957 年，Weeks 和 Travell 就首次报道了触发点的 EMG 活动（Weeks 和 Travell，1957）。此后，不同研究者对触发点反复进行了电诊断研究（Hubbard 和 Berkoff，1993；Hong 和 Torigoe，1994；Mc Nulty，1994），所有检查表明潜在和活动性肌筋膜触发点处呈现高频、小振幅的肌电活动，与健康的肌肉组织的 EMG 表现有明显不同（图 2.7）。与潜在触发点相比（图 2.8），活动性触发点的 EMG 活动的平均值显然更大（图 2.7）。

对触发点处的肌电信号的解释是有争议的。Hubbard 和 Berkoff（1993）提出假说，认为信号来源于交感诱导的肌纤维收缩，是肌梭机能障碍的表现（肌梭假说）。然而，目前获得广泛支持的假说则提出信号由微终板电位组成，这些终板电位在触发点中心以异常高的频率和振幅出现（Simons 等，1995）。因此，他们将肌电图信号改变解释为运动终板机能失调（Simons 终板理论）。

注意

触发点处的肌电信号有特征性改变。

2.2.2 组织学检查

了解肌筋膜触发点病理生理学的先决条件是了解其生理关系。在一定程度上，骨骼肌的结构和机能，与相关的触发点病理学和治疗效果（章节 5.2）有关。下面介绍骨骼肌的结构与机能，并讨论肌筋膜触发点的组织病理学发现。

生理条件

骨骼肌的结构

横纹肌的结构概述（图 2.9）：

- 每块肌肉由致密的肌筋膜（肌外膜）包裹，一方面把肌肉与周围组织分开，另一方面又把它们连接起来。
- 整块肌肉被分成肌纤维束或肌束（水煮牛肉中的“纤维”），成人的肌肉由约 250 根单纤维（肌细胞）组成，肌纤维束本身被一层结缔组织（肌内膜）所包围。
- 单根肌纤维（肌细胞）长度可以超过 20 cm（但通常小于 10 cm），厚 20~ 100 μm，环绕一层致密的结缔组织（肌内膜）。

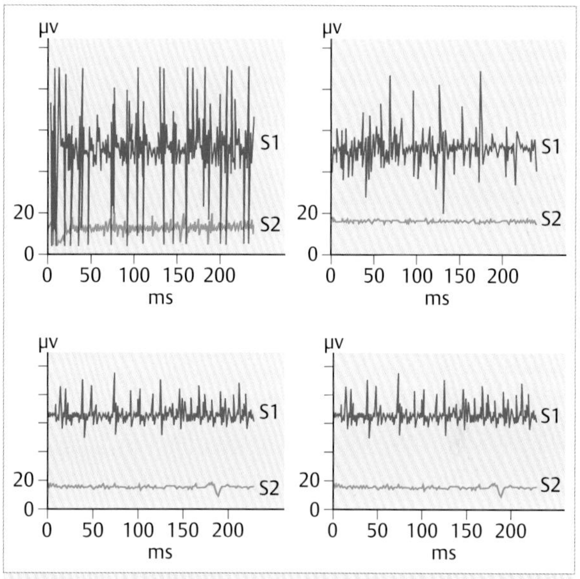

图 2.7 自 4 例受试者斜方肌上部的一个活跃的触发点（S1）和距 S1 约 1 cm 处的非敏感点（同一块肌肉，S2）引出的自发肌电活动（Hubbard 和 Berkoff，1993）

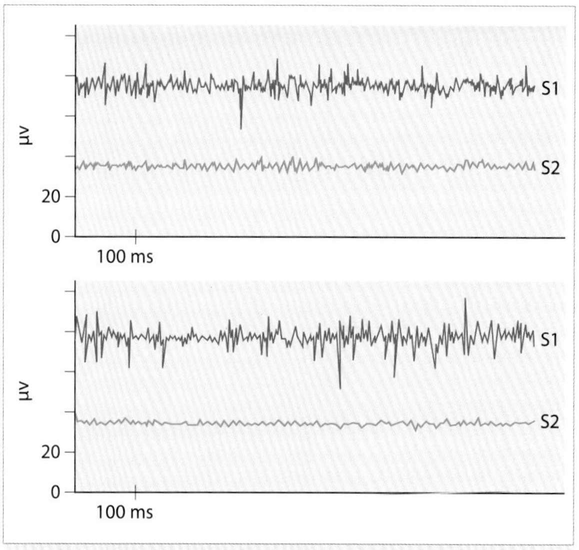

图 2.8 自 2 例受试者斜方肌上部的一个潜在的触发点（S1）和距 S1 约 1 cm 处的非敏感点（同一块肌肉，S2）引出的自发肌电活动（Hubbard 和 Berkoff，1993）

- 单个肌细胞含 1 000~2 000 根肌原纤维，肌原纤维（肌凝蛋白和肌动蛋白纤维）的存在使肌细胞能够主动收缩。

注意

在骨骼肌中，肌纤维和肌肉结缔组织紧密结合在一起，作为肌筋膜单位，形成一个机能共同体。

肌肉结缔组织

结缔组织是不同层次肌肉的组成部分。肌肉结缔组织以结缔组织鞘的形式排列：整个肌肉、肌束，每根肌纤维周围都有结缔组织包围（图 2.9）。这些筋膜结构也被称为细胞外基质（ECM），包括肌内膜、肌束膜和肌外膜。它们由纵横交错的胶原纤维（像一个网格）和弹性网格组成，赋予肌肉必要的稳定性和弹性。如果把肌肉视为连接起、止点的机能单位（Hill 肌肉模型，图 5.11），那么肌腱和平面筋膜结构（如胸腰段筋膜和髂胫束）则发挥了传力和蓄能的作用（54 页），也包括在广义的肌肉结缔组织概念中。

结缔组织结构

筋膜组织的概念是在第一届国际筋膜研究大会（Findley 和 Schleip，2007；Huijing 和 Langevin，2009）上提出的。筋膜组织包括全身参与形成抗拉应力传递系统的所有含胶原纤维组织（Schleip 等，2012a）。根据组织的密度，可以分为疏松筋膜组织和致密筋膜组织，也可根据方向分以编织结缔组织（多向）和平行结缔组织（单向）（图 2.10）。

- 致密结缔组织适于承受沉重的负荷，但其中的受体较少；
- 疏松结缔组织只能承受较小的负荷，同时具有多种受体，主要为本体感觉受体和内感觉受体。

各种结缔组织（致密或疏松，平行或不规则）的纤维取向主要取决于它们各自的用途。例如，经常受到拉应力作用的筋膜组织会发展成具有平行纤维走向的致密结缔组织，如肌腱；如果应力要求是多方向而不是单一方向的，那么网状筋膜结构就会变得明显（如胸腰筋膜）。肌束膜、肌外膜、肌腱具有较高比例的致密结缔组织，而肌内膜主要是疏松结缔组织（图 2.41b）。

尽管结缔组织表现多样，但其基本结构是一致的。结缔组织由细胞和细胞外成分组成（van den Berg，2003）。

- 细胞成分：< 10%。
  - 固有（固定）细胞：
    - 结缔组织细胞，或更具体地说是成纤维细胞（图 2.11）和纤维细胞、成软骨细胞和软骨细胞、成骨细胞和骨细胞；
    - 其他自体细胞：肥大细胞、脂肪细胞。
  - 移动细胞：巨噬细胞、白细胞、粒细胞、粒细胞（淋巴细胞、单核细胞）。
- 细胞外成分（细胞外基质）：> 90%。
  - 纤维（约占 1/3）：
    - 胶原纤维（图 2.12a）：许多纤维；
    - 弹性纤维（图 2.12b）：部分纤维。
  - 胶原和弹性纤维区域的病变表现为纤维结节。
  - 基本成分（约占 2/3）：
    - 糖胺聚糖、蛋白聚糖或蛋白聚糖聚集体，连接细胞、胶原蛋白、弹性纤维并与水结合；
    - 水（图 2.13）：筋膜组织含水量为 60% ~70%；在健康机体中，基质内 50% 以上的水以束缚态存在（流体晶体），其余部分具有液态水的特征。
  - 基质区域的病理变化表现为致密化（基质硬化）。

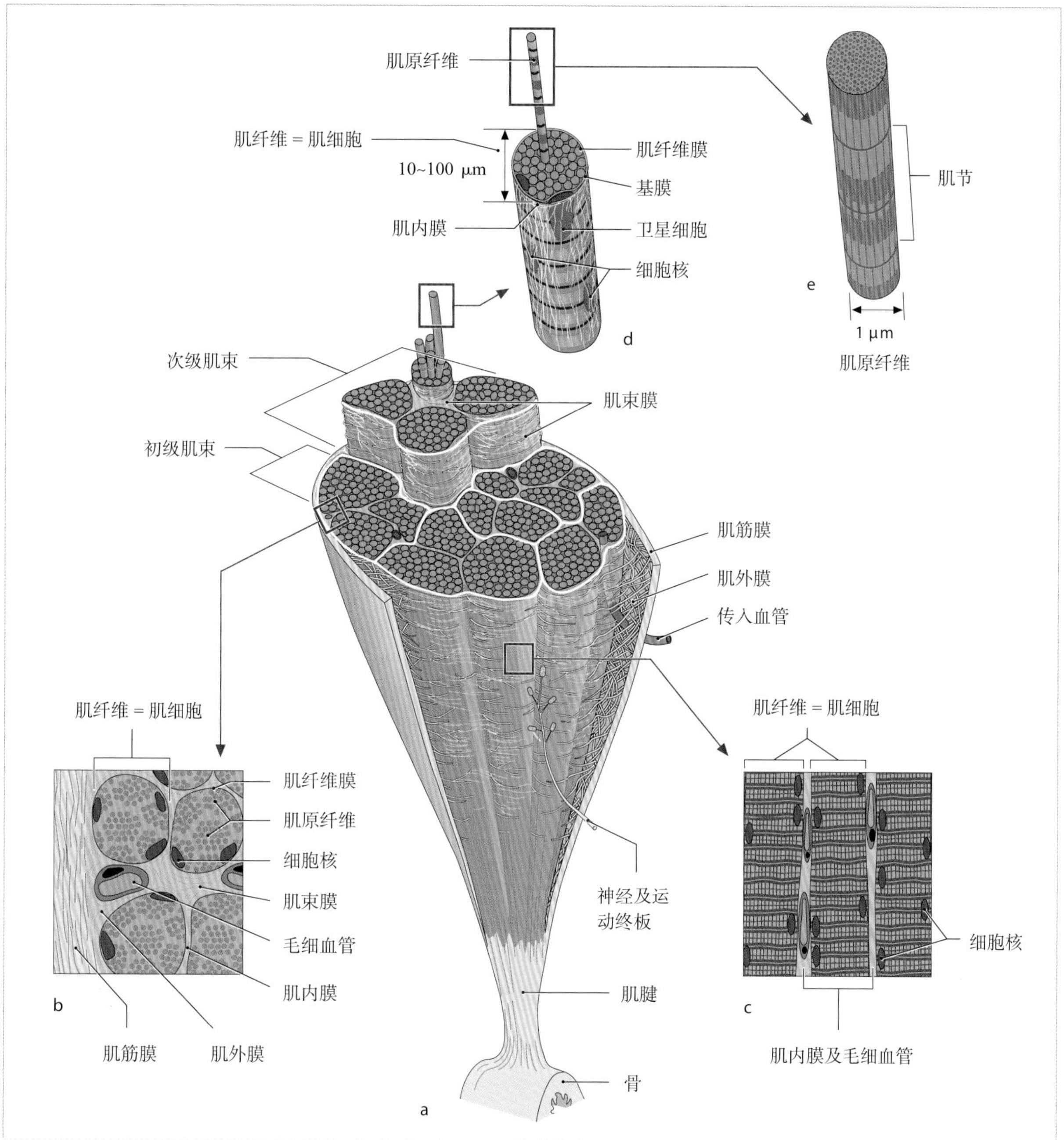

图 2.9 骨骼肌结构示意图
a. 骨骼肌横断面
b. a（横切面）的放大
c. a（纵切面）的放大
d. 肌纤维结构（肌细胞）
e. 肌原纤维的结构
（引自 Schuenke M, Schulte E, Schumacher U. THIEME Atlas of Anatomy. General Anatomy and Musculoskeletal System. Illustrations by Voll M and Wesker K. Second Edition. New York: Thieme Medical Publishers; 2014）

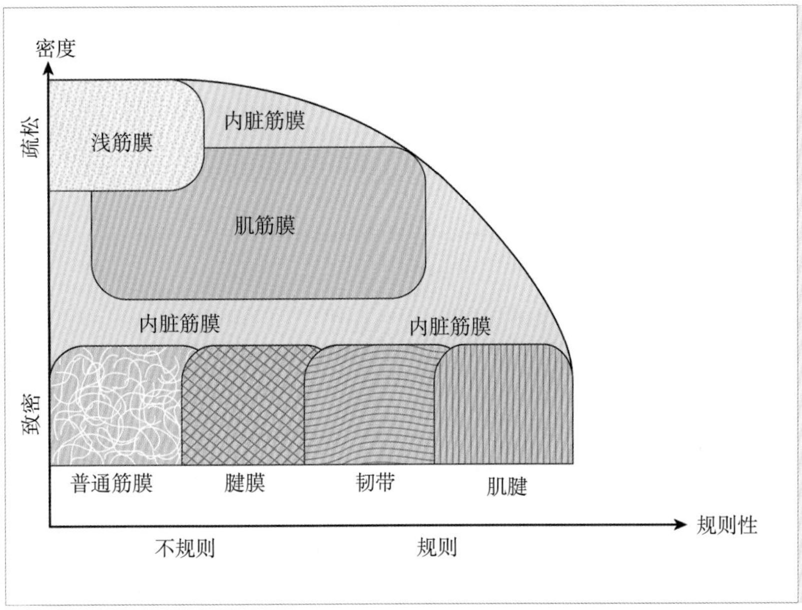

图 2.10　筋膜类型。不同类型的结缔组织由胶原纤维的密度和排列方向决定（Schleip 等，2012a）

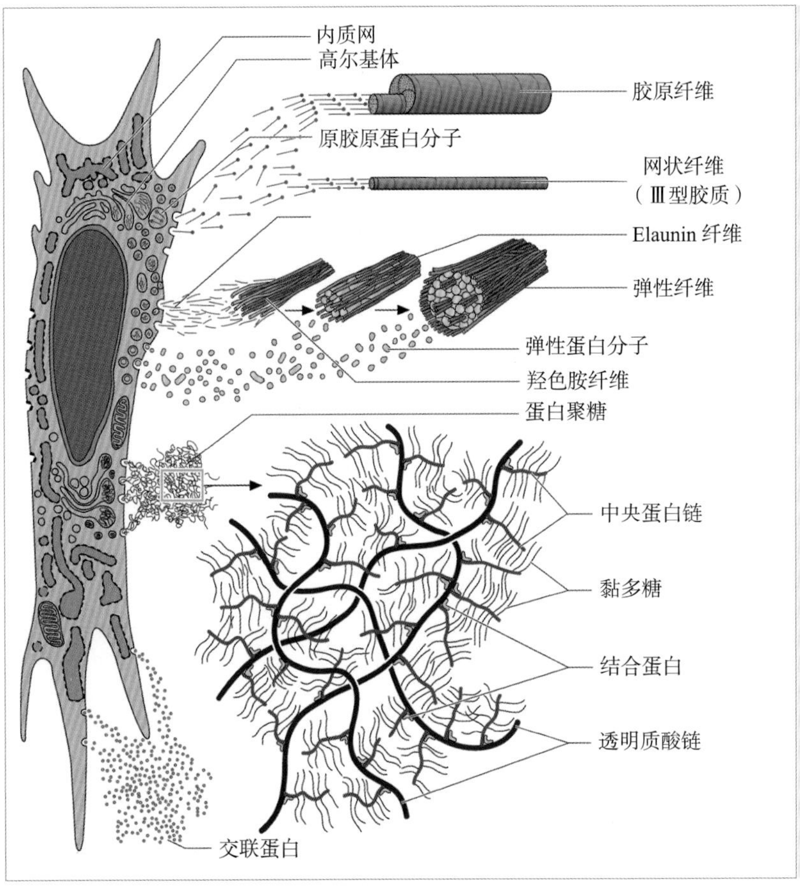

图 2.11　结缔组织细胞：成纤维细胞及其所合成的细胞外成分（van den Berg, 2011）

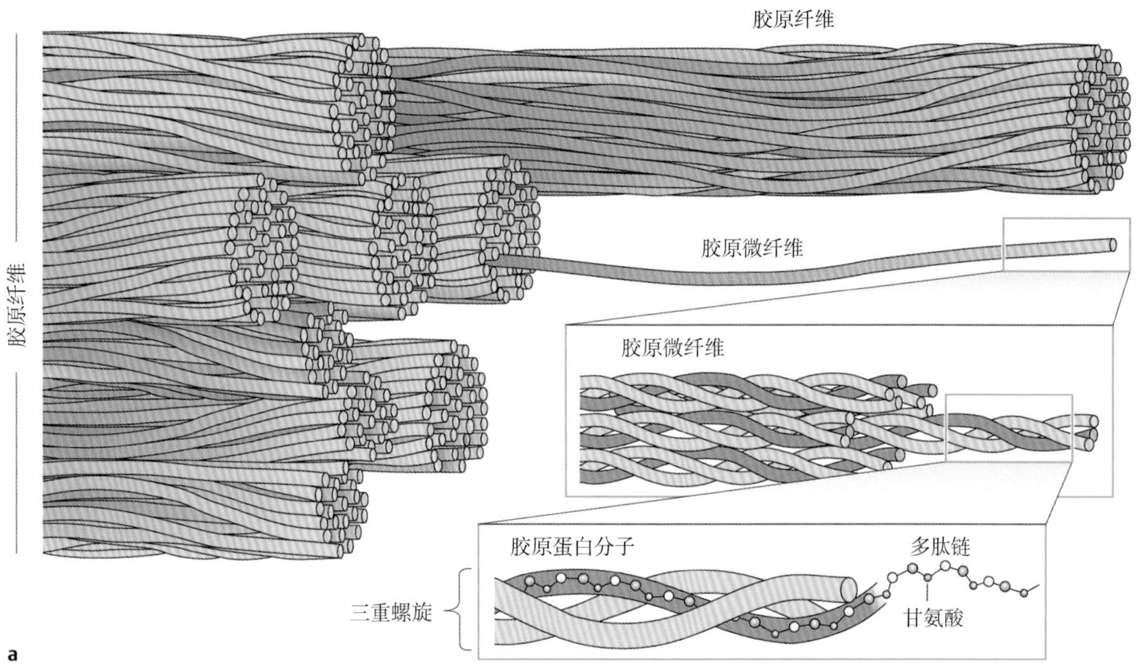

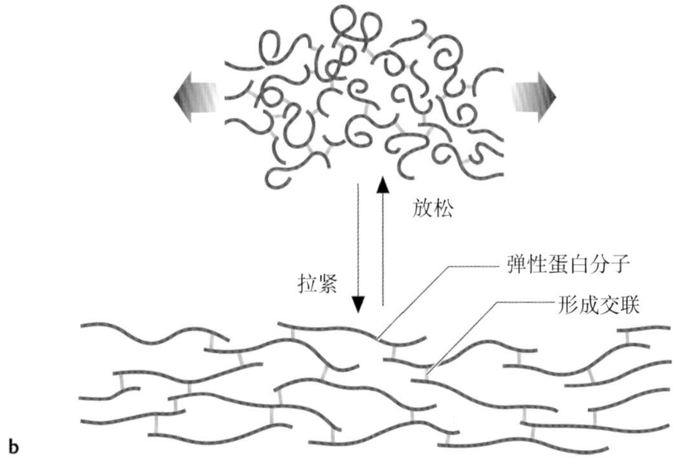

图 2.12　结缔组织基质（van den Berg，2011）

a. 胶原纤维：胶原纤维由胶原原纤维和微原纤维相互缠绕成螺旋状，显微镜下由胶原分子组成

b. 弹性纤维：弹性网络在应力和松弛状态下的表现

▸ **基质：**纤维（如胶原纤维和弹性纤维）和非晶体（无定形）大分子（如糖胺聚糖和蛋白聚糖）形成结缔组织基质，包裹结缔组织细胞（成纤维细胞和纤维细胞）。糖胺聚糖、蛋白聚糖与水的结合非常牢固，保证组织内的最佳压力，还确保了细胞外基质内的纤维以有序的方式排列（Mett，2015）。结缔组织细胞需要一系列刺激才能合成基质成分；其中，运动产生的拉力至关重要（Schleip 等，2012a）。胶原纤维是通过分子共价交联来实现机械稳定的，这些交联（图 2.12b）对组织的机械韧性和刚度起决定性作用（Purslow 和 Delage，2012）。区分生理性和病理性交联很重要。

▸ **成纤维细胞：**成纤维细胞是结缔组织特有的细胞，主要产生胶原蛋白和弹性纤维，也形成多糖和蛋白聚糖以及其他各种非胶原蛋白质，作为连接和交联蛋白，为结缔组织提供稳定性（图 2.11）。此外，成纤维细胞可以少量吞噬和释放胶原酶。胶原酶是一种可以分解胶原蛋白的酶（van den Berg，2011），使旧的胶原分子可以被新的分子取代。同时，胶原酶可以溶解结缔组织内的各种连接，如氢键、二硫键、胶原分子间和胶原分子内的共价键（van den Berg，2011），因而具有治疗作用。

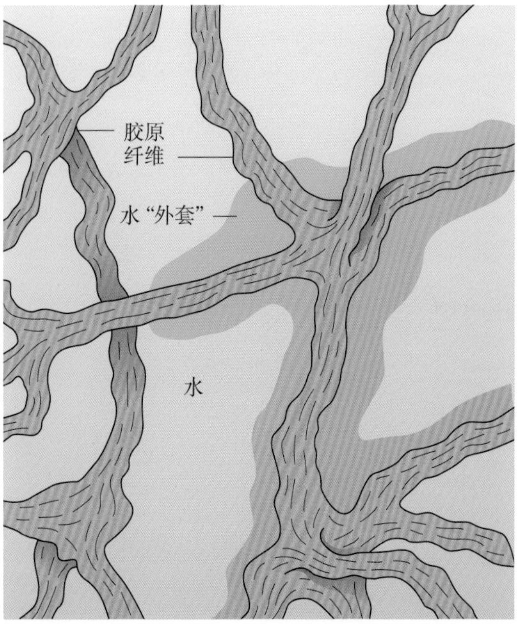

图 2.13　水：胶原纤维周围的液态水“外套”；结缔组织主要由水组成

▸ **肌成纤维细胞：**成纤维细胞在创伤愈合中起着中心作用。其中，肌成纤维细胞是一种特殊的成纤维细胞，具有特殊的相关性（van den Berg，2011）。肌成纤维细胞内有肌动蛋白丝，因此有收缩的能力，负责新形成的结缔组织的稳定性。同时，它们可以使伤口的边缘相互靠近，从而使伤口变小，甚至完全闭合（伤口收缩）。在伤口愈合、炎症过程中，如风湿性疾病，以及存在肌筋膜机能障碍的情况下，肌成纤维细胞数量可以增加并变得活跃（图 2.39）。

▸ **胶原纤维的方向：**胶原纤维的方向与作用力的方向一致，因为胶原纤维的方向与最大牵伸应变（拉伸）的方向一致。

- 多向结缔组织：在浅表的肌肉筋膜中，靠近肌腹的胶原纤维与肌纤维发生纵向或横向交联，如臀大肌。这种独特的排列方式，提示筋膜承受压力不仅是纵向的，也有横向的（将肌腹连接在一起）。
- 单向结缔组织：肌肉肌腱过渡区结缔组织中的纤维方向主要是纵向的，与肌纤维的走向平行。胶原纤维的这种主要的单向平行结构也延伸到肌腱。

注意

- “筋膜”一词包括所有的纤维性、胶原性结缔组织。
- 纤维组织形成一个覆盖全身的相互连接的张力网络（“张力整体模型”）。
- 肌肉结缔组织是这个全身筋膜网络的一部分。

肌肉结缔组织的特征

肌肉结缔组织的特征和机能是多方面的。

▶ **滑动面**：筋膜的一个重要机能是保证最佳的肌内活动（肌纤维和肌层之间）和肌间活动（相邻肌肉和肌群之间）。在为适当的肌内和肌间运动提供滑动表面的同时，筋膜层减少了摩擦阻力，从而减少了肌肉在反复收缩—松弛过程中的动力损失（Schunke，2000）。

▶ **分离－连接**：各种不同的肌肉结缔组织鞘（肌内膜、肌周膜和肌外膜）分隔肌室，将不同肌肉分开（滑动机能、保护机能）。同时，这些结构通过结缔组织相互连接（运输、通信和力的传递）。

▶ **结构连续性－力的传递**：筋膜结构保证了结构的连续性。肌内结缔组织与肌外组织（Huijing，2014；Purslow 和 Delage，2012）和肌腱连续体的腱部（Gillies 和 Lieber，2011；Purslow 和 Delage，2012）无缝连接，筋膜结构因此能够传输拉力。为此，部分筋膜结构附着于骨（Hill 肌肉模型，图 5.11），部分胶原纤维辐射到相邻筋膜组织（图 5.43；Moccia，等 2015；Schleip，2012a）。通过这种方式，力既可以传递给协同肌，也可以传递给拮抗肌（Huijing，2003、2014）。因此，肌肉结缔组织是更大的全身筋膜网络张力传递系统的一部分（图 2.10）。

▶ **受体器官**：筋膜也是重要的感觉器官（本体感觉、深层感觉和伤害感觉）。

▶ **运输器官**：作为血管和神经传导层，肌肉结缔组织也承担着重要的供应机能（Schunke，2000；van den Berg，2011）。结缔组织中的结合水具有重要的信息运载和促进作用（van den Berg，2011）。

▶ **适应性**：结缔组织中的胶原纤维适应机能性和结构性的张力变化，结缔组织自身的形状与它所受到的张力负荷刺激相对应。当载荷刺激发生变化时，筋膜结构也会发生相应的变化。

▶ **筋膜的可塑性**：如果结缔组织受到超过黏弹性极限的拉伸应力，就会发生可塑性变形（当应力过大时，结缔组织最终会破裂）。释放压力后，结缔组织不恢复原来的形状，而是遗留残余变形（图 5.25）。

▶ **筋膜收缩**：有些筋膜具有可收缩的结构，在下肢深筋膜中存在平滑肌样细胞已被证实（Staubesand 等，1996）。作者假设，由于这些筋膜肌样细胞，肌肉筋膜的初始张力可以通过自主神经系统调节。Schleip 等（2004）发现，位于人类胸腰筋膜的肌成纤维细胞数量高于均值，由于平滑肌肌动蛋白纤维的存在，胸腰筋膜可以像平滑肌一样主动收缩和放松。

▶ **能量储存**：结缔组织中的胶原纤维可作为弹性储能装置，提高了肌筋膜单位的经济效率（弹射效应，54 页）。

肌肉中结缔组织的比例

在迄今为止的专业文献中，结缔组织结构占人体整个肌肉体积的比例尚未量化。Mackey 等（2004）通过研究发现，在人类股外侧肌为 7.2%；其中，仅检查了外筋膜（肌外膜），而肌周和肌内的结缔组织部分未包括在测量中。已有研究表明，张力肌（41 页）的肌内结缔组织比相位肌更多。大鼠研究表明，张力肌中的肌内结缔组织比位相肌中的结缔组织平均多 84%（Kovanen，1984）。因此可以估计，根据肌肉中慢收缩纤维成分（强直性肌肉）或快收缩纤维成分（相位性肌肉）的组成，筋膜结构占骨骼肌平均体积的 12%~20%（Schleip，口头交流，2009）。Purslow 和 Delage（2014）证明了肌肉筋膜组织的比例和结构在个体肌肉中是不同的。

单筋膜和群筋膜、肌间隔

单筋膜是指包裹单块肌肉的筋膜，而群筋膜通常包裹形成机能单位的肌肉群（如腘绳肌）。相邻的两个群筋膜形成肌间隔，连接深层的骨（图 2.14）。肌筋膜、肌间隔和相邻的骨共同形成骨纤维管道，肌肉、神经和血管位于其中（Schunke，2000）。

肌外膜

在最外层的肌筋膜之下是一层松散的胶原结缔组织，称为肌外膜，连接肌肉与外部肌筋膜（图2.9a，b）。此层中有大血管、淋巴管和神经纤维走行（Schunke，2000）。

肌束膜

自肌外膜扩展深入肌肉的结缔组织间隔被称为外肌束膜（图2.9）。它们包绕多束肌纤维（次级肌束），厚约几毫米，肉眼可辨（“肉纤维”）。血管和神经与外肌束膜内的疏松的胶原结缔组织一起，延伸到肌肉内部（Schunke，2000）。次级肌束被从外肌束膜分出来的结缔组织进一步细分为初级肌束，为内肌束膜所包绕（图2.9）。在成人，其平均横截面积约为1 mm^2，包含约250条肌纤维（肌肉细胞）。

对同一物种的不同肌肉的横截面肌束膜的比较表明，肌束膜网通过隔开和分离将肌肉分成大小和形状差异极大的肌束（Purslow，2005）。此外，在肌周组织的强度和排列方面也有显著的差异。据推测，这可能是对不同肌肉的机械需求不同造成的，提示外肌束膜对肌肉的生理机能有重要影响（Purslow和Delage，2012）。

关于外肌束膜及其对肌肉抗纵向拉伸的意义尚有争议。根据Purslow和Delage（2012）的研究，只有在面对最极端的拉伸时，外膜才会表现出较高的抗拉强度和抗拉应变能力，远远超出人体正常的活动范围。他们推测，肌外膜的拉伸特征与肌内膜的相似，肌束内形成的内剪切力会传递到邻近肌束（Purslow和Delage，2012）。与此相反，Gillies和Lieber（2011）基于最新的研究，强调了肌外膜对于力量传递的重要性，因为肌肉是纵向拉伸的，因此肌肉也有抗拉伸的能力。

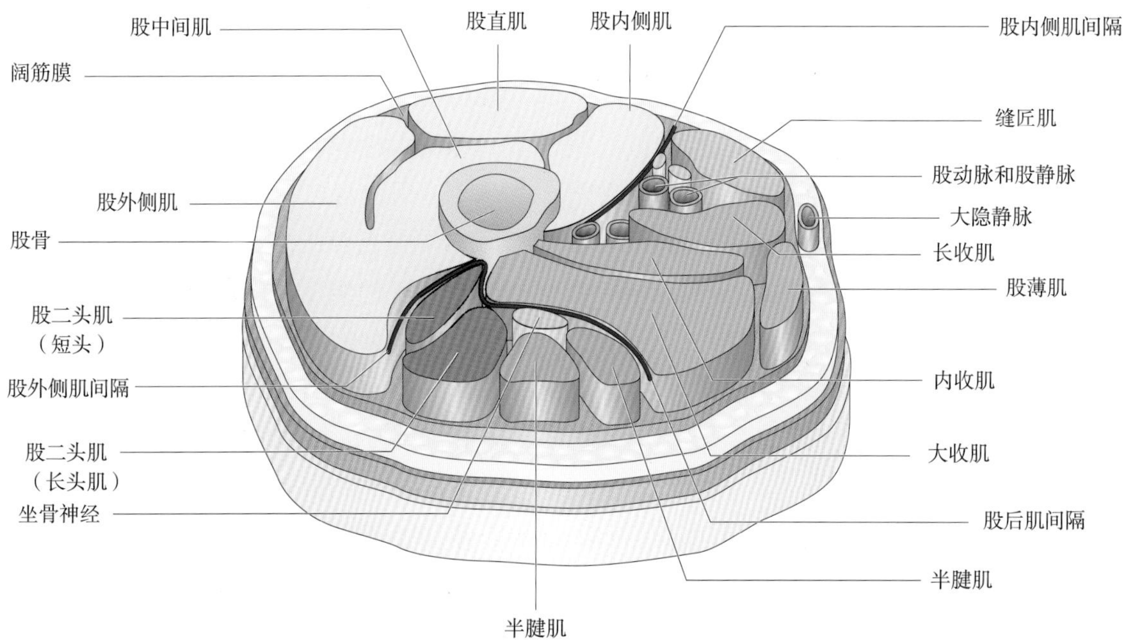

图2.14　右大腿肌筋膜横切面（远侧），显示肌间隔

肌内膜

肌纤维周围有结缔组织包绕，即肌内膜（图 2.9），其内分布有运动神经的分支和相应的运动终板，以及无数毛细血管（每平方毫米 300~400 根毛细管；Schunke，2000）。

肌内膜形成连续的立体基质，通过剪切力将相邻肌纤维紧密结合在一起，使肌纤维束内的力传递协调一致，从而使肌纤维保持同步。肌内膜使相邻肌纤维之间通过剪切应变来传导力，同时在网络中可以轻微变形，肌肉收缩和放松时肌纤维长度和直径的变化更顺畅（Purslow，2002；Purslow 和 Delage，2012）。

注意

自 2007 年第一届国际筋膜研究大会在美国波士顿召开以来，筋膜不再简单地被认为是扁平的浅筋膜。目前，肌内结缔组织、关节囊和韧带也被认为是筋膜组织。筋膜形成了一个由无数鞘、膜、囊和隔膜组成的相互连接的全身张力网络。

肌纤维

肌纤维（肌细胞）是肌筋膜单位中的可收缩部分，可使肌肉收缩（37 页）。肌纤维结构如下：

肌纤维细胞

骨骼肌细胞（图 2.9d）是人体最大的细胞，通常为平均直径 60 μm（20~100μm）、截面呈圆形或椭圆形的管状物。单个细胞的长度可以超过 20 cm（Audette 等，2013），但通常在 10 cm 以下。由于与横径相比其长度较大，骨骼肌细胞被称为肌纤维或骨骼肌纤维（Schunke，2000）。

肌纤维是一种多核细胞——一个细胞里可以有数千个细胞核。大量的细胞核（50~100 个细胞核 /mm）位于细胞膜的正下方。在胚胎发育期间，肌纤维前体（成肌细胞）呈链状排列并彼此融合，形成合胞体（Schunke，2000），所以单条肌纤维中才会出现这么多细胞核（每个细胞多达 10 000 个细胞核）。高达 80% 的骨骼肌细胞是由收缩部分即肌原纤维组成的。

肌原纤维

每条单独的骨骼肌纤维包含 1 000~2 000 条肌原纤维（图 2.9d，e）。肌原纤维是肌纤维的收缩单位，源于肌成纤维细胞的融合和分化。肌原纤维及其亚基——肌动蛋白丝和肌球蛋白丝，在肌肉细胞的长轴上彼此平行排列。在显微镜下，肌原纤维由长 1.5~2.5 μm 的单位（肌节）组成，肌节间有由板状蛋白形成的横向间隔（*Z* 盘）。

肌节

肌节（图 2.9e，图 2.15）由超过 1 500 条厚肌球蛋白丝和约 3 000 条薄肌动蛋白丝组成。肌动蛋白丝较薄，直径约为 6 nm，位于肌节周围，沿肌节周围分布并锚定于 *Z* 盘。肌球蛋白丝厚，直径约 10 nm，位于肌节的中间，外侧为肌动蛋白丝所覆盖（图 2.15）。

当在光镜或电子显微镜下观察时，会注意到明暗交替的纹带——因此骨骼肌又称为横纹肌。骨骼肌的这种特征横条纹（条纹）是由肌原纤维及其应单元内（肌动蛋白丝和肌球蛋白丝）的规律排列，肌球蛋白和肌动蛋白丝相互重叠形成的（图 2.15，图 2.18）。

肌凝蛋白和肌动蛋白丝

肌凝蛋白丝（厚）直径 10~12 nm，每条丝由 200~300 个单独的肌凝蛋白分子组成。肌凝蛋白细丝可以分为两个片段：一个直的干（轻酶解肌球蛋白）和两个球形片（重酶解肌球蛋白）（图 2.15b）。肌凝蛋白头为肌动蛋白的结合位点，具有 ATP 酶活性。通过 ATP 酶的裂解使肌凝蛋白头与肌动蛋白结合，并沿肌动蛋白丝滑动。

肌动蛋白丝（细）直径 5~8 nm，由球状肌动蛋白，一种蛋白分子（G－肌动蛋白）组成。每条链（F−actin）由约 400 个这样的蛋白质分子组成，就像一串珠子；两条这样的链以双螺旋形式排列，形成肌动蛋白丝（图 2.15c）。在每条链上，细长原肌球蛋白分子中的 7 个肌动蛋白单体纠缠在一起，在重复序列的第 7 个单体处有球状肌钙蛋白插入（图 2.15c）。这种模式在调节肌动蛋白和肌球蛋白的相互作用中尤为重要。6 个肌动蛋白丝以六角形排列在肌球蛋白丝周围。

肌球蛋白和肌动蛋白丝作为肌原纤维的亚单位，使肌肉收缩成为可能。

其他结构蛋白

其他结构蛋白（图 2.18）可有效传导力。中间的纤溶酶丝使肌原纤维与细胞膜结合并保持稳定。另一个例子是肌肽，它在肌节内的作用相当于高弹性“弹簧”。

肌质

单根肌原纤维被肌质包围，肌质中有收缩和产生能量所需要的重要物质，如糖原、肌红蛋白、糖酵解酶、磷酸肌酸和氨基酸。

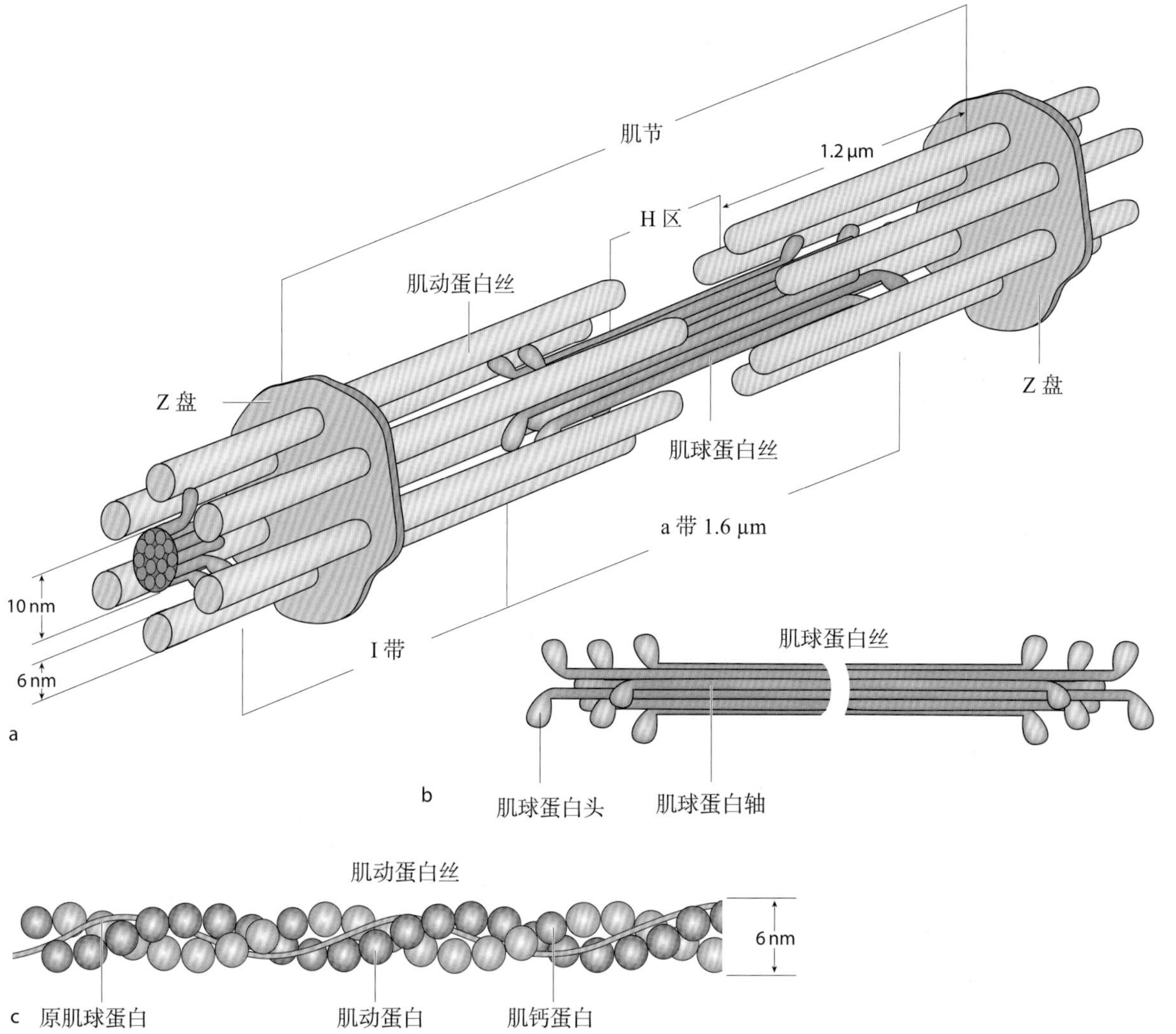

图 2.15 肌节结构（Silbernagl 和 Despopulos，1991）
a. 概述
b. 肌球蛋白丝
c. 肌动蛋白丝

T 系统

细胞膜（肌纤维膜）以规律的间隙向肌细胞内凹陷，形成横管，即围绕肌原纤维的膜套，被称为 T 系统（图 2.16）。肌纤维膜的表面积因此扩大了 5~10 倍，细胞外空间则扩展并充满整个肌纤维的横截面，保证了动作电位在肌纤维深处的快速传播（Schuncke，2000）。

肌质网（L 系统）

肌细胞的内质网有所不同，被称为肌质网，形成管状的封闭间室（不与细胞内或外相通），主要呈纵向沿肌原纤维轴向走行，因此称为纵小管（也称为纵系统或 L 系统，图 2.16）。骨骼肌纤维的肌质网用于储存钙离子。当动作电位到达时，肌质网壁的离子通道打开，在不到一秒的时间内将钙离子从纵小管释放出来，引起肌肉收缩（机电耦合）。

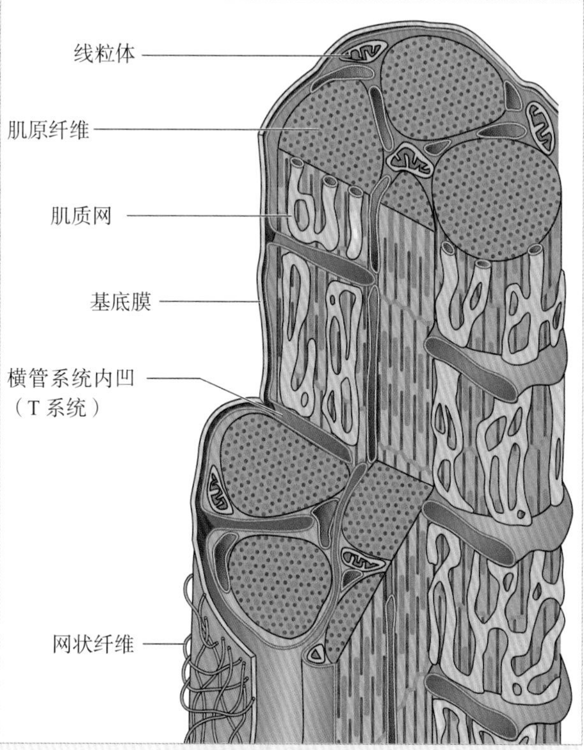

图 2.16 具有肌质网的肌纤维结构［由纵小管（L 系统）和横小管（T 系统）构成］（van den Berg，2011）

运动终板

每一根肌纤维都有运动神经的支配（Aα 纤维）。α 运动神经元的胞体位于脊髓前角。神经纤维和肌肉的接触处被称为运动终板（图 2.9a，图 2.17），通常位于肌纤维（图 2.20）。来自神经纤维（轴突）的电信号（动作电位）引发神经肌肉突触释放化学神经递质乙酰胆碱；乙酰胆碱通过突触间隙后，在肌细胞膜（肌纤维膜）处产生另一个电信号，然后通过 T 系统扩散到整个肌纤维。

神经肌肉突触

神经肌肉突触的神经末梢和肌肉之间有 50 nm 的间隙（或裂隙）（图 2.17）。

突触前终端

轴突终末有大量突触囊泡（图 2.17），其内含有乙酰胆碱（ACh）、降钙素基因相关肽（CGRP）、一氧化氮（NO）、腺苷和 P 物质（SP）等。乙酰胆碱的释放依赖于钙离子（Ca^{2+}），并受到动态调节（Audette 等，2013）。

▸ **运动终板钙通道的调节：**运动终板钙通道受交感神经系统的动态调节。α－肾上腺素受体被激活会增加乙酰胆碱的释放，β－肾上腺素受体被激活则会减少乙酰胆碱的释放。根据活化的腺苷受体类型，腺苷可以通过调节钙通道的活性，抑制或加强 ACh 的释放（Audette 等，2013）。

突触后膜

▸ **表面增大的突触后膜：**突触后膜的折叠程度更大，从而扩大表面积以容纳更多的乙酰胆碱受体（图 2.17）。附近有乙酰胆碱酯酶降解酶。

▸ **突触后膜兴奋性的调节：**突触后膜的兴奋性受 CGRP 浓度、交感诱导的环腺苷单磷酸（cAMP）等因素影响（Audette 等，2013）。

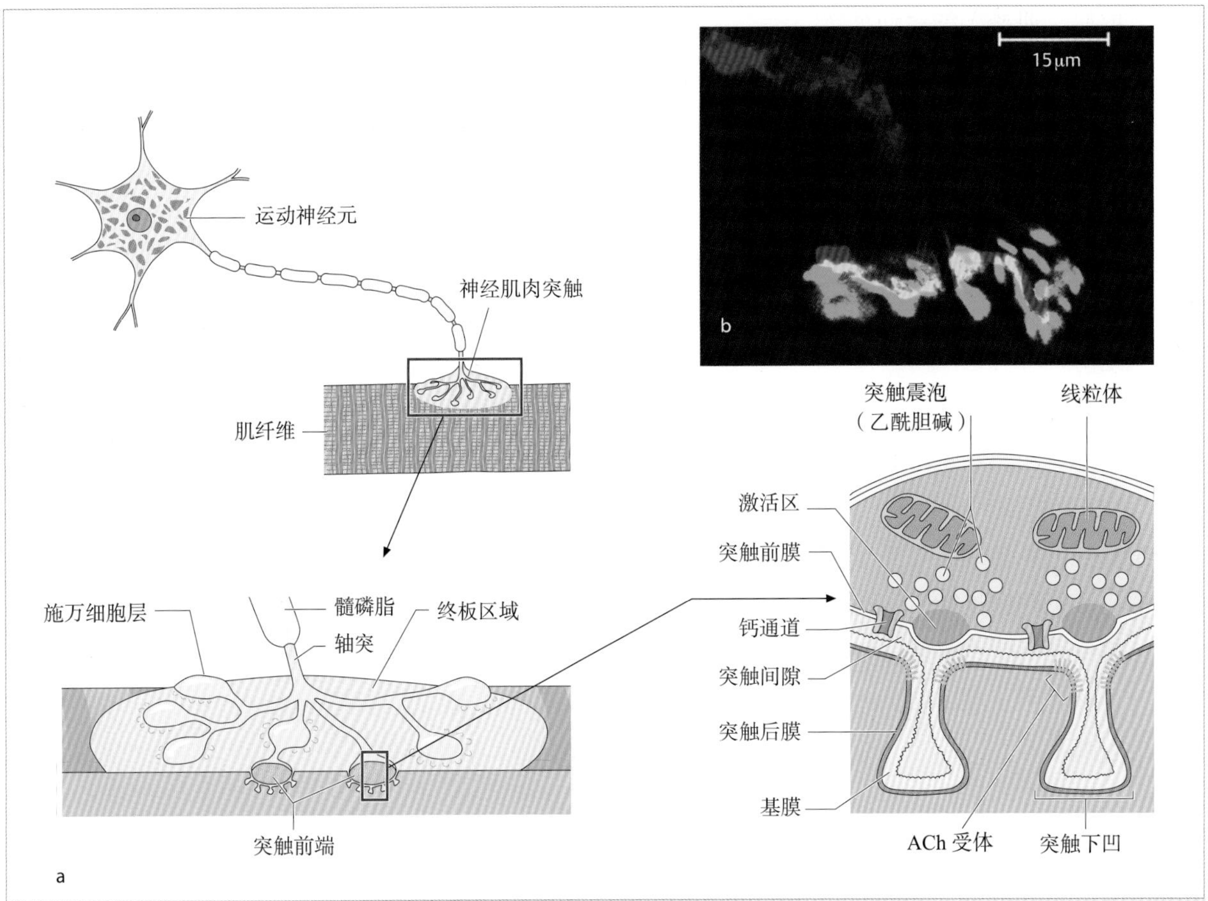

图 2.17　运动终板 (M ü ller–Wohlfahrt 等，2014)
a. 突触示意图
b. 人类骨骼肌共聚焦激光成像，肌纤维长轴位观（图像下半部未标示）
红 = 神经
绿 = 突触 后膜
黄 = 上覆结构
（引自 Dr. Dieter Blottner, ZWMB, Charité , Universit tsmedizin Berlin）

注意

注意，突触前膜 ACh 释放的动态调节和突触后膜兴奋性的改变都能加强肌纤维的收缩——即使运动单元没有动作电位——从而导致局部周围肌肉节段的持续紧张。这种持续的局部收缩促进了肌筋膜痛的发生和持续。

肌肉神经支配：神经纤维的类型

每一块肌肉都有运动神经和感觉神经支配。肌肉的运动机能和感觉机能见下文。

- Ⅰ类纤维（大的有髓纤维）：Aα 纤维提供肌肉的运动神经支配，Ⅰa 传入纤维传导来自肌梭的脉冲，Ⅰb 纤维传导来自高尔基体的脉冲。
- Ⅱ类纤维（中等大小的有髓纤维）：少量 Aβ 纤维提供梭外肌（随意肌）和梭

内肌（肌梭）的运动神经支配，也可以传递帕西尼小体、鲁非尼小体以及肌梭的感觉信号。

- Ⅲ类纤维（薄的有髓纤维）：Aγ 纤维为梭内肌提供运动神经支配，传递帕西尼小体的感觉信号，以及游离神经末梢传递的冷温感觉和疼痛信号（类似皮肤 Aδ 纤维）。
- Ⅳ类纤维（薄的无髓纤维）：传递来自神经末梢的机械敏感和伤害性冲动信号（类似皮肤中的 C 纤维）。

骨骼肌的机能

肌肉有不同的机能：

- 效应器机能→肌肉收缩；
- 受体机能→深层感受、本体感受、痛觉感受；
- 修复机能→肌肉损伤后的再生能力。

肌肉收缩

肌细胞主动缩短的能力需要特定蛋白结构（肌原纤维）的支持——肌动蛋白丝较薄，肌球蛋白丝较厚。肌肉收缩的分子基础是一种丝滑机制，即肌动蛋白和肌球蛋白丝平行排列，在三磷腺苷（ATP）供能的情况下相对滑动。在这个过程中，肌节的 Z 盘通过肌节缩短而蛋白丝保持原长度来聚合，总的效果是肌细胞缩短（Schunke, 2000）。

肌肉收缩顺序

- α－运动神经元将动作电位（电信息传输）传到单纤维的运动终板，打开电压敏感钙通道，反过来又触发乙酰胆碱（ACh）从囊泡释放到突触间隙（每个囊泡每次约释出 10 000 个 ACh 分子≈1 个剂量单位）。
- 乙酰胆碱通过突触间隙（化学信息传递）扩散，如果超过阈值（100~200 个单位），就会在突触后膜触发终板电位（EPP）。乙酰胆碱与肌膜受体的结合导致钠离子通道的开放和肌纤维的去极化。这里应用的是“全有或全无”规则：如果超过某个阈值，则在终板的肌肉侧产生动作电位，导致肌纤维的完全、单个的抽搐；如果未超过阈值，则什么也不会发生。
- 休息时，突触前膜会持续、自发地释放少量的乙酰胆碱，形微终板电位（MEPP），与肌肉收缩无关（Audette 等，2013）。
- 释放突触间隙的乙酰胆碱在乙酰胆碱酯酶的作用下很快失活，生成胆碱，又被突触前神经末梢吸收，然后重新合成乙酰胆碱。
- 如果乙酰胆碱释放超过阈值并形成突触后终板电位（EPP），动作电位随后通过 T 系统快速传播到（图 2.16）所有的肌纤维（电信息传输）。
- 动作电位导致肌质网外小管壁上的离子通道开放（图 2.16），Ca^{2+} 通透性增高，大量 Ca^{2+} 从肌质网进入胞质。肌质网是 Ca^{2+} 的储存库，肌纤维内 Ca^{2+} 浓度增高约 1 000 倍。
- 肌纤维内 Ca^{2+} 浓度明显升高引发系列反应，最终导致肌肉抽搐（机电耦合）。
- 内流的钙离子与肌钙蛋白结合，使原肌球蛋白失去对肌动蛋白－肌球蛋白结合的抑制。由于肌动蛋白分子上肌球蛋白结合位点的释放，肌球蛋白头以类似划桨的动作与肌动蛋白丝结合。通过肌球蛋白头部的运动，肌动蛋白丝相对于肌球蛋白丝移位约为 2 nm，相当于肌节长度的 1% 左右。
- 肌球蛋白和肌动蛋白丝可以相对滑动并发生嵌插（图 2.15），实际的机械收缩运动通过肌动蛋白头与肌球蛋白的肌动蛋白结合位点结合（图 2.19a）并随后倾斜 40°~45°（图 2.19b，c）。如果有足够的 ATP 可用，肌球蛋白头自肌动蛋白丝结合位点脱离（ATP“软化效应”）回到原来的位置，从而“收紧”肌球蛋白头（图 2.19d，f）。

正是由于肌球蛋白和肌动蛋白丝的这种排列方式，数十亿个结合的肌球蛋白头的倾斜划桨样运动使肌动蛋白丝和肌球蛋白发生相对滑动并嵌插。肌肉完全收缩时，这种同步的“划桨动作”要重复无数次（每秒 10~100 次）。

- 无论在单个肌节内还是在相邻的肌节间，除了肌动蛋白和肌球蛋白外，其他结构蛋白也在力量传递和保持弹性、稳定方面中发挥重要作用：肌联蛋白丝在肌节中发挥高弹性分子“弹簧”的作用。原肌球蛋白、肌钙蛋白和肌动蛋白都位于肌动蛋白丝的附近。肌球蛋白、肌酸激酶，以及 M、C、X 和 H 蛋白位于肌球蛋白丝附近。α－肌动蛋白确保相邻肌动蛋白丝之间的联系；连接蛋白连接肌节与相邻肌原纤维（图 2.18；van den，2011）。
- 肌肉收缩后正常松弛时，流入细胞质的钙离子会立即通过位于肌质网膜的 Ca^{2+} 泵被主动运输回肌质网小管。1 个 ATP 分子可运输 2 个 Ca^{2+}。注意，肌肉放松也是需要能量的。

ATP 的作用

不考虑分子和生化层面的细节，应注意在这种情况下，三磷酸腺苷（ATP）在肌肉的收缩和放松中发挥了多种作用。

- ATP 是肌球蛋白头部倾斜运动的能量来源：ATP 水解为二磷酸腺苷（ADP）和无机磷酸盐（Pi），释放能量。
- 在钙离子进入细胞质并在 30 ms 内（借助钙离子泵的主动运输）被送回肌质网的过程中，ATP 发挥了能量载体作用。释出的

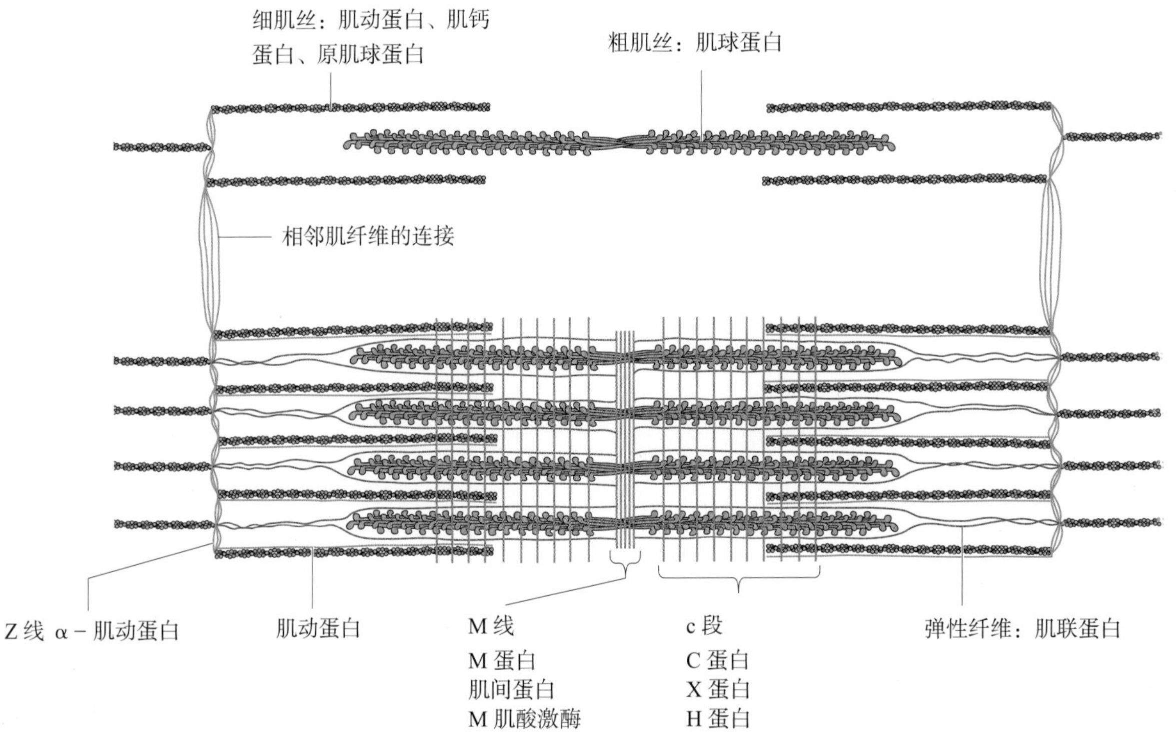

图 2.18 肌节蛋白（Billeter 和 Hoppeler，1994）

Ca^{2+} 的突然吸收导致肌纤维收缩的结束。如果缺乏 ATP，将钙离子运输回肌质网会发生障碍，钙离子浓度增高，从而使收缩成分继续被激活。这就形成了一个恶性循环：由于持续收缩导致 ATP 缺乏，钙离子泵无法将 Ca^{2+} 从胞质内运输至肌质网，造成对 ATP 需求的增加。

- 倾斜运动结束时（图 2.19c），肌动蛋白－肌球蛋白复合体是稳定的。只有肌球蛋白与 ATP 重新结合（图 2.19d），才可以使肌球蛋白和肌动蛋白丝彼此分开（ATP 的“软化效应”，图 2.19f）。如果缺乏 ATP，肌球蛋白和肌动蛋白丝仍将结合在一起，形成稳定的僵硬复合体（图 2.19e）。

获得 ATP 有多种方式：

- 每克肌肉中可直接利用的 ATP 约为 5 μmol，可立即为肌肉活动供能，可供肌肉收缩约 10 次。
- 肌肉中含有作为能量储备的磷酸肌酸（CrP）；其与磷酸结合所含能量丰富可以转移到 ADP，厌氧性再生 ATP。每克肌肉中可直接利用的 CrP 约为 25 μmol，可供肌肉收缩约 50 次。来自磷酸肌酸的能量可供肌肉产生一个短暂（10~20 s）的运动峰值（如百米冲刺）。
- 厌氧糖酵解过程可产生 ATP，同时肌肉中的糖原和血液中的葡萄糖被降解为乳酸。这种产生 ATP 的方法比有氧恢复快约 2.5 倍。厌氧糖酵解是有限的，作为对乳酸盐的酸碱缓冲的结果，导致乳酸大量积聚。1 mol 葡萄糖可通过厌氧糖酵解生成 2 mol 的 ATP。
- 只有通过有氧代谢供能时，肌肉运动才能持续。需氧糖酵解通过柠檬酸（Krebs）循环形成 ATP。1 mol 葡萄糖通过需氧代谢可产生 36 mol ATP。在肌肉收缩过程中，糖原是生成 ATP 的主要原料。每克肌肉中可利用的糖原约为 100 μmol。糖原降解为持续的收缩提供了丰富的能量来源。
- 需氧糖酵解与厌氧产生 ATP 的比约为 12：1。

注意

通过厌氧糖酵解和需氧糖酵解所产生的 ATP 的能量平衡有明显不同——1 mol 葡萄糖通过厌氧糖酵解得到的净 ATP 是 2 mol，而通过需氧糖酵解得到的净 ATP 是 36 mol!

运动单位

来自脊髓运动神经元的单个轴突，只能分支支配最多几百条肌纤维。由一条运动神经纤维（α－运动神经元）支配的所有肌纤维称为一个运动单位（图 2.20）。

- 在能够进行精细、差异化的运动的肌肉（如手指肌肉、咀嚼肌和眼外肌）中，1 个运动单元通常最多只包含几条肌纤维，被称为一个小运动单元。其中，一根神经纤维支配 50~100 条肌纤维。
- 一个大的运动单元支配几千条肌纤维（如臀大肌）。运动单元越大，所进行的运动差异化程度越低，姿势机能占主导地位的可能性越大（Schunke，2000）。

肌纤维的分类

骨骼肌分化为核外肌纤维（工作肌纤维）和核内肌纤维，即肌梭纤维（47 页）。核外肌纤维分为：

- Ⅰ型肌纤维（也称为慢收缩肌纤维、红色肌纤维）：激活时会出现持续 75 ms 的“慢收缩”。这些慢肌纤维的阈值低，疲劳缓慢，并且不易衰竭。慢肌纤维适于进行连

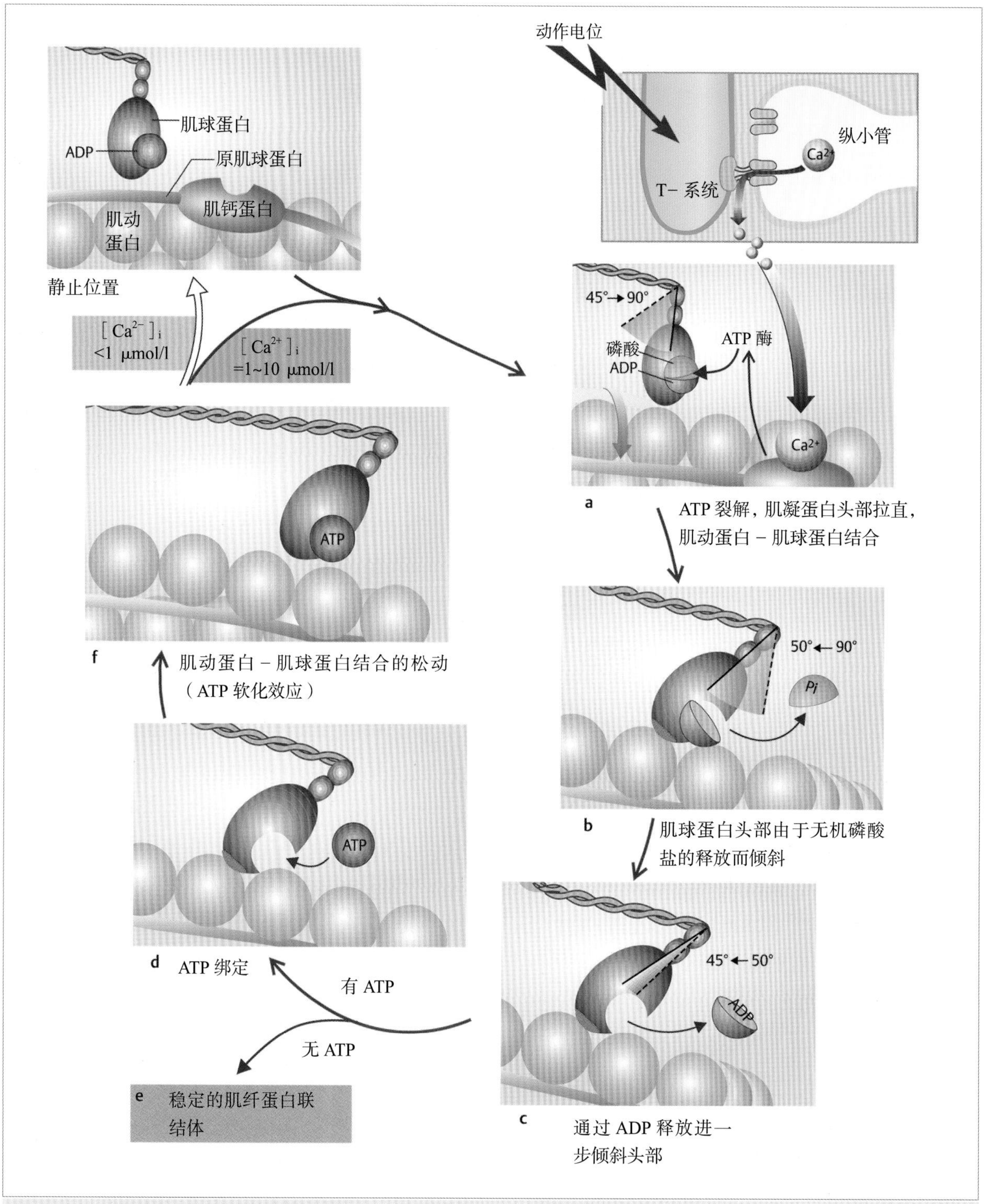

图 2.19　等张收缩滑动细丝的工作循环（Silbernagl 和 Despopulos，2012）

a. 肌动蛋白 – 肌球蛋白结合，ATP 裂解

b. 肌球蛋白头部由于无机磷酸盐的释放而倾斜

c. ADP 释放后的最终头部位置

d. 与 ATP 结合：ATP 与肌凝蛋白结合（f 的先决条件）

e. 没有 ATP：因为缺少 ATP 的“软化效应”，稳定的“刚性复合体”持续存在（类似僵直）

f. 由于 ATP 的“软化作用”，肌动蛋白 – 肌球蛋白结合松弛，肌球蛋白头部竖立

续运动，主要产生静态运动，多见于维持姿势的肌肉。它们富含肌红蛋白（一种与含氧血红蛋白有关的蛋白质）并因此呈红色（因此得名红色肌纤维）。慢肌纤维含有许多线粒体，与氧化代谢相关。I 型纤维主要通过有氧代谢供能，这就是为什么其对缺氧非常敏感。I 型纤维具有较厚的毛细血管网和良好的灌注。静息状态下，慢肌纤维会因张力增加而缩短（Schunke 2000）。

- Ⅱb 型肌纤维（也称为快收缩肌纤维和白色肌纤维）：激活后会持续“快速收缩”约 25 ms，主要承担运动机能。它们执行动态机能，负责快速、短暂而有力的收缩，比 I 型纤维易疲劳，很快出现衰竭。Ⅱb 型肌纤维所含肌红蛋白较少（又称白色肌纤维），线粒体也较少。Ⅱb 型肌纤维主要通过葡萄糖降解（厌氧糖酵解）来满足短期的高能量需求，因此需要储存大量的糖原。静息状态下，快速收缩肌纤维不会缩短；但如果不经常训练，其静息张力会下降（Schunke，2000）。
- Ⅱa 和Ⅱc 型肌纤维（过渡型，也称为中间肌纤维）：其特性介于 I 型和Ⅱb 型肌纤维之间。它们比 I 型肌纤维收缩得更快，比Ⅱb 型肌纤维更抗疲劳，因为通常其以有氧代谢为主（Weineck，2007）。

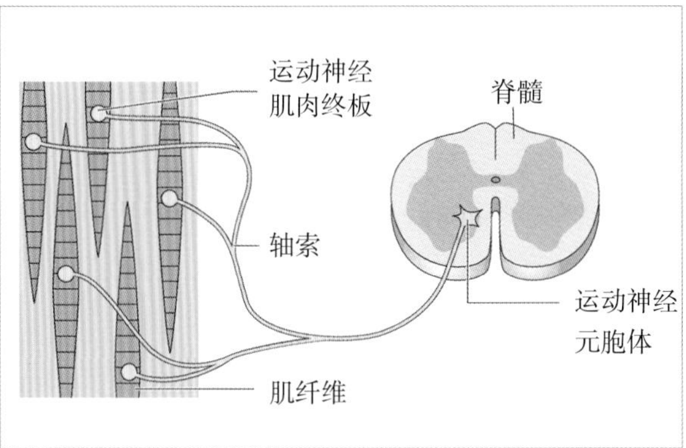

图 2.20 运动单元（Müller-Wohlfahrt 等，2014）

▸ **张力肌与相位肌**：人类的骨骼肌所含 I 型和Ⅱ型肌纤维的比例不同，主要取决于肌肉的主要机能。

- 主要由 I 型肌纤维组成的肌肉称为张力肌，而相位肌主要由Ⅱb 型肌纤维组成。肌肉活检显示，在特定肌肉中，特定类型的肌纤维所占比例为 20%~80%（Howald，1984）。慢收缩和快收缩肌纤维的基本分布模式是由基因决定的，但其最终的组成是后天练习决定的，取决于特定肌肉的使用情况。通过有针对性的肌肉训练，可以在一定程度上影响 I 型和Ⅱ型肌纤维的比例（Weineck，2007）。
- 激活模式：在肌肉运动过程中，I 型肌纤维通常首先被激活，因为它们的激活阈值较低（Weineck，2007）。较重的负荷才会激活Ⅱb 型肌纤维。这意味着负荷或运动首先激活张力肌（慢收缩纤维），后者进行最初的静态工作和保持稳定（轻度负荷）。相位肌（快收缩肌纤维）只在最初的稳定发生后才会被继发性激活。存在持续负荷（保持和姿势活动）时，慢肌纤维不断工作（见临床提示，96 页）。
- 肌张力内的结缔组织明显多于相位肌。对大鼠的研究表明，张力肌的肌内结缔组织比相位肌平均多 84%（Kovanen，1984）。

肌肉的活动形式

肌肉的活动形式多样，需要加以区分：

- 动态同心肌活动：收缩期肌肉缩短（如踢足球时股四头肌的活动），力量增加。在动态同心肌肉活动中，薄的肌动蛋白丝和厚的肌球蛋白丝相互滑动，重叠部分增加。
- 动态偏心性肌肉活动：收缩期肌肉伸长，力量增加（如下坡时的股四头肌活动或跳跃后的着地缓冲）。在动态偏心肌肉活动中，肌动蛋白丝和肌球蛋白丝在减速时相互滑动，重叠部分减少。这种形式的肌肉活动具有挑战性，容易发生超载和受伤。

- 等长肌肉活动：在收缩阶段肌肉长度没有变化，而力量在增加（如滑雪比赛中，运动员长时间以蹲姿行进时股四头肌的活动）。在等长肌肉活动中，肌球蛋白头和肌动蛋白丝间的相对位置保持不变；肌动蛋白丝和肌球蛋白丝不会相互滑动，因此重叠部分不会改变。
- 等张肌肉活动：在收缩阶段肌肉长度发生改变（缩短或延长），而力量保持不变（如在恒重或恒阻力量训练中股四头肌的活动）。在等张肌肉活动中，薄的肌动蛋白丝和厚的肌球蛋白丝相互滑动（相对靠近或远离），力量保持不变。

长度与张力的关系

肌肉的力量取决于其被激活时的长度（图2.21）。这种长度-张力关系可以很容易地通过实验来测试：在等长肌肉活动中，与处于静止（中性）长度时的情况下被激活相比，在被激活时处于拉伸或缩短位置的肌肉所产生的力要小得多。

最大等长收缩力只可能出现于肌节在静息（中立位）状态下（2.0~2.5 μm）被激活时（van den Berg，2011），因为在此位置肌动蛋白-肌凝蛋白桥的数量最多（图2.21b）。如果肌肉拉伸，肌节变长，肌球蛋白丝与和肌动蛋白丝的重叠部分变小（图2.21），所形成的肌动蛋白-肌球蛋白桥的数量更少，所产生的力也会更小。如果肌肉在被激活时处于收缩的位置，肌节变短（图2.21℃），薄的肌动蛋白细丝可以互相重叠，因此形成的有效肌球蛋白-肌动蛋白桥数量较少，所产生的力也较小（van den Berg，2011）。

只有在处于静止状态时，肌肉才能经济地进行持续的等长肌肉活动，如在发挥稳定机能或保持姿势时所需的等长肌肉活动。如果肌肉在拉伸或缩短的位置下进行等长活动并持续较长时间，所需的激活会增加，一方面不经济，另一方面可导致肌筋膜触发点（mTrPs）的形成（参见Cinderella假说，93页）。

注意

在等长收缩时，肌节处于静息位时，肌肉所产生的力量最大。无论是收缩还是拉伸的位置，都需要更大程度的肌肉活动来产生一定程度的力（如为了稳定），会促进触发点的形成。

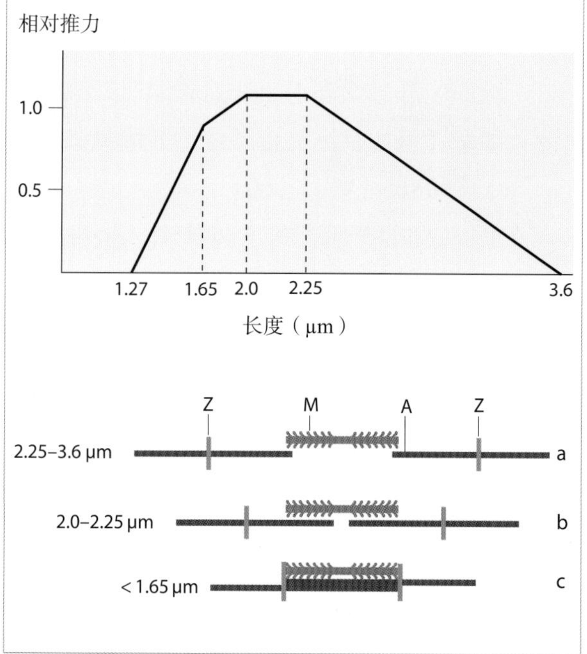

图2.21　力与肌肉长度的关系（van den Berg，2011）
a. 肌节（或肌肉）处于伸展状态的肌节（或肌肉）
b. 静止（中性）长度的肌节（或肌肉）
c. 缩短体位的肌节（或肌肉）

临床提示

肌节处于中立位长度时，在发挥稳定机能或维持姿势时会比较经济（等长肌肉活动）。肌节处于收缩位置时，如果肌肉自拉伸或收缩位置进行等长收缩并持续长时间，则需要消耗更多的能量（图 2.21），这既不经济，又会促进肌筋膜触发点的形成。这一事实的临床重要性见于以下情况：

- 头部的位置：如果头部的位置向前（图 4.8），位于后方的肌肉必须在持续收缩的情况下工作，会产生两个方面的不利影响：一方面，从静态角度来看肌肉必须在不利（收缩）的位置持续静态做功（为了平衡头部的重量）；另一方面，由于头部朝前，无论是收缩的肌肉（如胸锁乳突肌）还是被拉伸的肌肉（如长颈长肌和长头肌）都不能经济地做功，从而促进了肌筋膜触发点的形成。
- 肩胛骨的位置：如果肩胛骨靠外、靠前和/或靠上，就不能比较省力地将其稳定维持在胸壁。肩胛骨靠外需要后方稳定肌（如菱形肌、中斜方肌）在拉伸状态下进行等长收缩，同时前方稳定肌（前锯肌、胸小肌和锁骨下肌）在短缩的位置上进行等长收缩。因此，这些肌肉更容易发生超载，从而促发肌筋膜触发点的形成。习惯性的肩部抬高对缩短的肌肉（如菱形肌、肩胛提肌和上斜方肌）和被拉伸的肌肉（如下斜方肌和前锯肌的下部）有相同的作用。
- 操作计算（如鼠标、键盘）引起的肩痛多由外旋肌超载所致。

局部和全局肌肉系统

骨骼肌具有产生运动和抑制运动的机能。为此，人体分化出特殊肌肉系统来专门执行这些对立的任务，可以将局部和全身肌肉分为稳定肌（运动抑制肌）和运动肌（运动产生肌）（Bergmark, 1989; Richardson 等, 1995; Hamilton, 2002）。

局部稳定肌具有以下特点：

- 靠近支点。
- 位置深在。
- 短，跨越单关节。
- 肌纤维 I 型（慢肌纤维）。
- 发挥稳定机能（运动抑制肌），负责节段稳定和运动控制（保护关节的中性区）。
- 局部稳定肌的激活：
  - 与运动方向无关；
  - 先行性（肌肉活动在实际运动前 50~125 ms 即增加）；
  - 即使负荷最小（最大力量的 3%~25%）。
- 激活过程中，肌肉长度基本不变，但体积发生变化（收缩时肌肉变粗）。
- 发生机能障碍时，它们会发挥抑制作用。

局部稳定肌包括：

- 多裂肌、旋转肌。
- 腰肌（深层，后束）。
- 横突间肌、棘突间肌。
- 腰方肌（内侧纤维）。
- 肩袖肌（肩胛下肌、冈上肌、冈下肌、小圆肌）。

全身稳定肌具有以下特点：

- 远离支点；
- 位置表浅；
- 主要为跨单关节；
- 肌纤维：Ⅰ型（慢肌纤维）和Ⅱ型（快肌纤维）；
- 激活取决于运动方向；
- 在成角运动控制方面，作用取决于其所跨越的关节；
- 通常以闭链方式对抗重力（姿势），防止跌落；

- 主要作用是动态偏心运动和阻碍肌肉活动（如下楼）；
- 发生机能障碍时往往趋于缩短。

全身稳定肌包括：

- 腹外斜肌；
- 髂肋腰肌；
- 斜方肌上部。

全身运动肌具有以下特点：

- 远离支点；
- 位置表浅；
- 长，跨越多关节；
- 激活取决于运动方向；
- 主要为开链动态同心活动（“运动肌”）；
- 主要肌纤维（快肌纤维）；
- 发生机能障碍时，机能变弱。

全身运动肌包括：

- 腹直肌；
- 胸锁乳突肌。

稳定肌和运动肌的分布有利于实现肌肉的矛盾机能——运动和稳定。在角运动中，局部深层肌肉率先激活，有助于保持局部、节段的稳定，这是保护关节所必需的。因为局部稳定肌位于组织深部且靠近运动支点，产生的扭矩很小，实际上并不妨碍对角运动的激活。因此，肌筋膜张力系统能够启动全身的肌肉运动，同时在局部肌肉的帮助下，无须消耗过多能量即可保证节段稳定性（或控制运动），形成一个高效系统（Valerius 等，2007）。

感受器的机能

肌肉不仅是一个效应器。由于肌肉具有收缩能力，使得保持姿势和做动作成为可能，所以肌肉既是效应器，同时又是感受器，它从机体深处检测整个有机体（如本体感觉、深部感觉和痛觉）和运动控制（如肌梭传入、本体感觉和深部感觉）等至关重要的信息（图 2.23）。

周围神经通常是混合性的，即同时含有运动、血管运动和感觉神经纤维（表浅和深部感觉）。令人惊讶的是，即使所谓的运动神经，实际上也是混合性的，并非只有运动神经纤维。以猫胫神经为例，选取支配腓肠肌外侧头和比目鱼肌的胫神经进行研究，结果显示约 40% 的神经纤维为血管运动（舒缩）神经纤维，约 42% 为感觉神经纤维；运动神经纤维的比例略低于 20%，其中只有不足 10% 的神经纤维（即略超过半数的运动传入纤维）是支配肌梭外肌的 Aα 纤维的（表 2.5，图 2.22）。这意味着约 90% 的“运动神经”纤维不直接支配随意肌运动，而是通过保持最佳肌肉机能发挥作用。

- 至肌梭的传出神经纤维（Aγ 纤维约占所有神经纤维的 10%，或约占运动纤维的 50%）延伸到肌梭内（图 2.23b）。在收缩过程中，肌梭的感应能力得以增强，灵敏度同时也得到提高。
- 血管运动纤维（约占 40%）在传输调节肌肉血供的信息方面发挥了重要作用。
- 感觉纤维（约占 42%）的比例最高，参与本体感觉、深部感觉和痛觉的传输（图 2.23）。

运动神主要是由感觉纤维组成的，其感觉神经纤维的数量约为运动神经纤维的 2 倍（图 2.22）。因此，我们可以推断有机体认为区分感觉比组织运动更具挑战性、更重要（Schleip，2003）。

肌肉中的感觉神经末梢起着感受器的作用。根据受体感受的刺激类型，可分为：

- 机械感受器：以压力、振动、张力和伸展感受器的形式存在于肌肉中，兴奋是由不会对组织造成损伤的机械刺激引起的。
- 痛觉感受器：感受可造成组织损伤或对组织具有潜在损伤可能的刺激。
- 热感受器：感受非破坏性的温度改变（冷感受器和热感受器）。

表 2.5 运动神经的组成。以猫胫神经（支配腓肠肌和比目鱼肌外侧头处的神经横截面）为例的运动、感觉和血管运动神经纤维的比例（Mitchell 和 Schmidt，1977）

		数量	百分比（基于所有神经纤维）	百分比（基于亚组神经纤维）
神经纤维	总数	4200	100	
运动	总数	720	17.1	
	Aα（梭外：自主运动）	382	9.1	530
	Aβ（梭外和梭内肌）	14	0.3	2.0
	Aγ（梭内：肌梭）	324	7.7	45
血管舒缩	总数	1700	40.5	
感觉	总数	1780	42.4	
	Ⅰ型和Ⅱ型（高尔基、帕西尼、帕西尼、鲁菲尼）	370	8.8	20.8
	Ⅲ型和Ⅳ型（间质受体：游离神经末梢）	1410	33.6	79.2

肌肉中的感觉结构对深部感觉、本体感觉和痛觉敏感。肌梭例外，它们位于结缔组织层（肌肉结缔组织）和附近的肌肉、肌腱交界处（图 2.23）。

感受器的类型

根据形态结构，肌肉中的感受器可分为两大类：游离神经末梢和末梢有微粒的特异性受体（帕西尼小体和类帕西尼小体的受体，鲁菲尼小体，高尔基体，肌梭；图 2.23，表 2.6）。

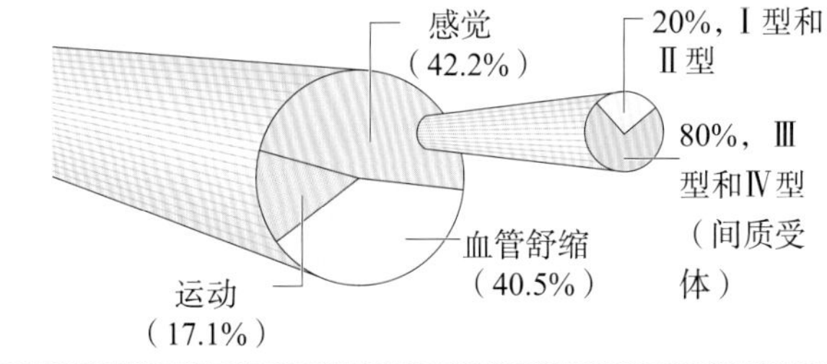

图 2.22 运动神经（胫神经）的成分与比例。在典型的运动神经（如猫胫神经）中，感觉神经纤维的数量约为运动神经纤维的 2 倍。在感觉神经纤维中，约 20% 的感觉输入来自Ⅰ型和Ⅱ型机械感受器，而其余约 80% 来自丰富的间质感受器网络（自由神经末梢，Ⅲ型和Ⅳ型纤维）（Schleip，2003）

▸ **游离神经末梢：**多数游离神经末梢的传入纤维（图 2.23）是无髓纤维（Ⅳ型纤维，直径 0.5~1.0 μm），也有少部分细的有髓传入纤维（Ⅲ型纤维，直径 1~4 μm），神经末梢均为有髓的。游离神经末梢是人体数量最多的感受器（Mense，2007），形成了一个巨大的、潜在的网络。由于它们位于组织间隙，因此也可以称为间质受体（Schleip，2003）。通过电子显微镜可以观察到不同形态的游离神经末梢，有些紧邻胶原纤维束，提示其具有机械感受机能（Mense，2007）。

从机能方面来说，感受器可以分为机械感受器、痛觉感受器、热感受器和化学感受器，许多被认为是多模态的。多数游离神经末梢是感受机械感性刺激的，其中约 50% 的阈值较高，仅对强机械刺激有反应；其他则阈值较低，对微弱的压力（Schleip，2003）和运动刺激（Mense，2007）也有反应。研究表明，下颌肌肉附近的间质受体会对下颌位置的微小变化和非常微小的筋膜移位做出反应。因此，游离神经末梢具有形成伤害性感觉和本体感觉的机能（Sakada，1974）。

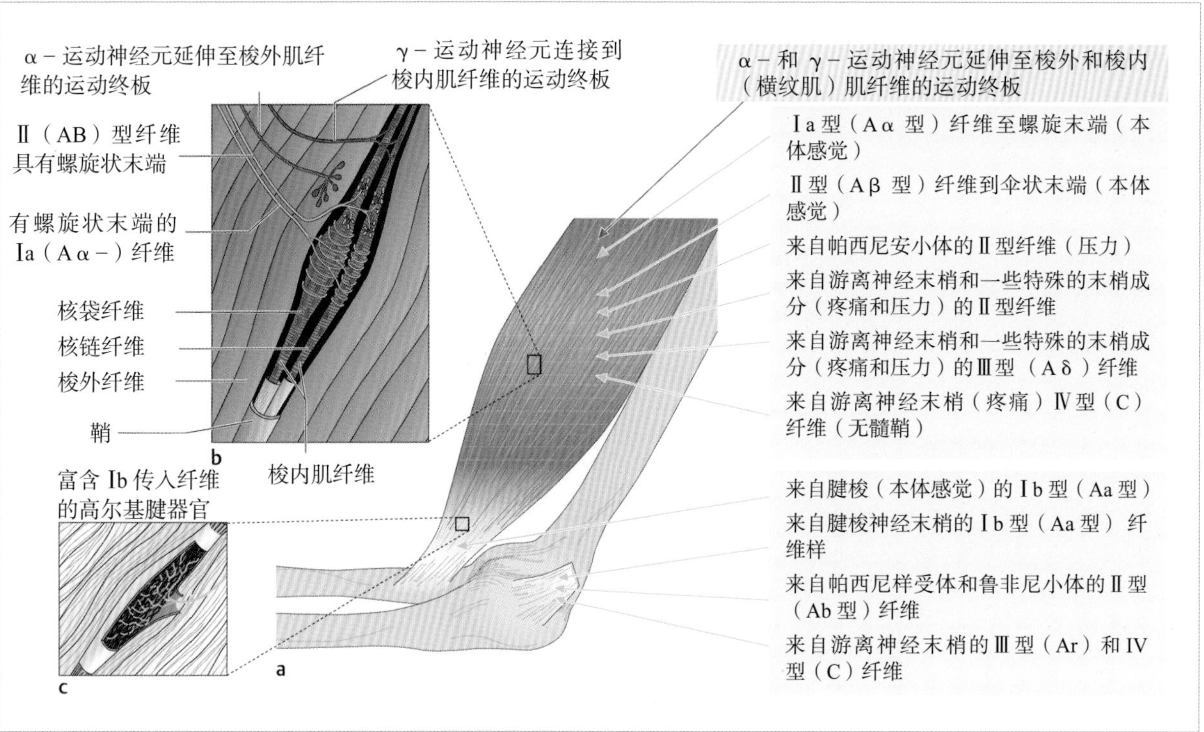

图 2.23　作为效应器和感受器的肌肉。图中，传出神经纤维（运动神经）为红色，传入神经纤维（感觉神经）为蓝色（引自 Müller-Wohlfahrt 等，2014）

a. 肌肉和关节感受器以及传入和传出神经纤维

b. 肌梭

c. 高尔基腱器官

注意

并非所有的游离神经末梢都是痛觉感受器。许多间质感受器（游离神经末梢）是机械感受器，用于形成本体感觉和内部感觉。

▸ **帕西尼小体：**这些受体的阈值非常低（机能相似的帕西尼样受体也是如此），适应速度非常快。因此，它们感受的是压力和运动的迅速变化而不是缓慢变化。在本体感受反馈控制运动的方面上，它们充当了加速检测器的角色。它们通常也是振动觉的感受器。帕西尼小体分布在所有的筋膜组织中，特别是在关节周围结缔组织、肌周筋膜（单层筋膜和筋膜群）、脊柱韧带，以及肌肉－肌腱移行区和骨膜。

▸ **鲁非尼小体：**这种受体的感受神经末梢沿结缔组织纤维分布，阈值较低，适应较慢。它们主要分布于皮肤和关节囊（纤维层），也见于经常受到拉伸的其他类型的筋膜组织（如胸背筋膜和周围关节韧带）。它们是感受缓慢滑动运动刺激的拉伸感受器，尤其对切向力（横向拉伸）较敏感（Kruger，1987）。鲁非尼小体受到刺激后的一个重要反应是抑制机体交感神经活动（Schleip，2003）。

临床提示：这可以解释为什么进行筋膜牵伸（技术Ⅲ）时，需要用指关节以缓慢、滑动、分层的方式对肌筋膜（也包括覆盖拉菲尼小体的皮肤）进行切线拉伸，多数患者认为这是非常有效的，有助于使肌肉放松。

▸ **高尔基腱器官：**这种受体主要（超过 90%）

表 2.6 肌筋膜机械感受器（修改引自 Schleip，2003）

感受器	部位	灵敏性	效果
高尔基体 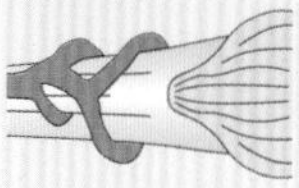 纤维类型 Ⅰb	• 肌肉肌腱交界处 • 肌腱 • 腱膜附着区 • 周围关节韧带 • 联合胶囊	高尔基腱器官： • 肌肉的收缩和伸展 其他高尔基体： • 可能只有强烈的拉伸刺激	相关肌纤维张力降低
帕西尼小体（类帕西尼小体） 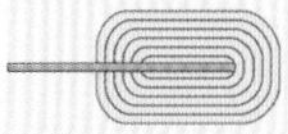 纤维类型 Ⅱ（& Ⅲ）	• 肌肉肌腱交界处 • 深部囊膜层 • 脊柱韧带 • 包裹肌筋膜 • 肌隔（筋膜组）	快速压力变化和振动操作	控制运动的本体感受反馈（运动美学）
鲁非尼小体 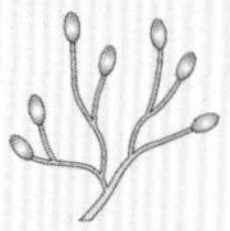 Ⅱ 型纤维	• 皮肤 • 周围关节韧带 • 硬膜 • 关节囊外层 • 其他与定期拉伸有关的组织	快速的压力变化（类似帕西尼小体），和持续的压力对切向力（横向拉伸）的特殊敏感性	交感神经活动受到抑制
间质（游离神经末梢） 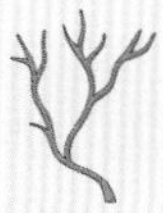 纤维 Ⅲ 型（较少见）及纤维 Ⅳ 型（较常见）	• 最常见的受体，几乎无处不在，甚至在骨内 • 骨膜密度最高 • 在肌肉中：肌肉结缔组织，也见于肌内血管壁	变化和持续的压力和移动的刺激，阈值 ±50%	血管舒张增加，血浆外渗也可能增加
肌梭 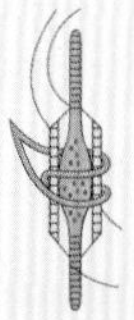 纤维类型 Ⅰa 和 Ⅱ	只存在于肌肉	肌肉长度的变化（范围和速度）拉伸	本体感觉 运动觉 静息张力 张力调节

位于肌肉－肌腱移行区（图 2.23c），也见于肌腱和其他筋膜组织（如腱膜终末、关节囊，以及众多韧带）。高尔基腱器官是一种慢适应的机械刺激感受器，也是典型的骨骼肌张力传感器，通过肌肉的收缩和拉伸来激活，对刺激的反应是使所属运动单元发生反射性抑制。与早期的假设相反，高尔基腱器官不是一种只会被强力激活并通过抑制脊髓运动神经元来反射性地保护过载的高阈值受体。根据目前的了解，高尔基腱器官甚至对一个或几个运动单位的收缩也有反应，因此生理性肌肉收缩也可使其激活（Mense 和 Gerwin，2010a）。

▸ **肌梭**：肌梭是一种肌肉应变传感器。每个肌梭（图 2.23b）由特化肌纤维（梭内肌纤维）以及感觉（Ⅰa 和 Ⅱ 型纤维）、运动（Aγ 纤维）和自主神经纤维的末梢、包囊组成。梭内肌纤维周围有肌内膜细胞包绕。肌梭外有结缔组织壳包裹，形成结缔组织囊（长 2~10 mm），这些纤维的方向与相应肌肉组织的纹状（外）肌纤维平行。根据其排列方式，梭内肌纤维可分为两类：核袋纤维主要负责感知和记录肌肉长度的动态变化，由Ⅰa纤维组成，每个肌梭含1~3条；核链纤维负责感知和记录肌肉的静态长度（Ⅰa纤维和少量Ⅱ型纤维，每个肌梭含3~7条），在机能上是次要的。因此，肌梭具有动态和静态灵敏度。

肌梭不同于其他受体，其灵敏度受传出γ纤维的调节。因此，它们具有双重机能，既是感受器也是效应器。作为受体，肌梭在肌肉收缩前、收缩中、收缩后感知肌肉的长度。在此过程中，它们不仅感知拉伸的范围，还感知长度变化的速率。因此，肌梭是比例差异性受体。进行长度测量（牵伸感受器）时，肌梭与梭外肌纤维平行排列。骨骼肌收缩时，肌梭也会缩短，同时放电频率降低。当肌梭内纤维收缩时，可以在收缩期间为肌梭外纤维提供有关肌肉拉伸状态（肌肉长度）的信息。这是由肌梭的特殊结构来实现的。梭内纤维的中央部分含少量肌原纤维，基本上不能收缩。感觉传入神经纤维的末端（Ⅰa型和Ⅱ型）缠绕在这个无法收缩但可伸展的纤维"赤道"区，这种结构也被称为环状螺旋末梢，是肌梭（受体机能）的伸缩敏感亚结构。收缩区域（效应器）受Aγ纤维的γ运动神经元支配，仅位于梭内纤维的两端。这些收缩区域有两个目的：

- 确保骨骼肌收缩过程中肌梭的感知机能，梭内和肌梭外肌纤维必须同时缩短（α-γ-共同激活）。
- 使张力感觉"肌梭"（也就是它们自身感受器活动）的敏感性得以调整和改变。肌梭受体机能的调整和变化发生在胞体位于脊髓前角γ-运动神经元之上。每个γ-运动神经元分支连接几个肌梭。然而每个肌梭接受多个γ-运动神经元支配。即使当人体处于静息状态下，γ-运动神经元放电频率也较高，决定了静息时的肌张力。上位核的传入（脊髓神经元间池，网状结构）调整γ-运动神经元的静息放电频率，从而调节肌张力。

另一方面，来自肌肉本身的持续伤害性刺激抑制γ-神经元的激活和肌肉运动，同时增强拮抗肌的活动。然而，来自关节或非肌肉结缔组织的长期伤害性刺激则会提高γ-神经元的活性，促进肌肉运动，然后随着时间延长再次使其兴奋性降低，活动减少（Audette等，2013）。

所有骨骼肌都有肌梭，具有支持机能的肌肉（体位肌）和进行精细运动的肌肉肌梭密度较高。肌梭分布于整个肌肉组织内，每块肌肉有40~500个肌梭。深层颈后肌、眼外肌和喉部肌肉肌梭密度特别高。

所有来自肌肉的感觉信息，除了肌梭传入神经外，都源于筋膜。感受器沿筋膜分布。因此，肌肉的感觉系统受肌肉结缔组织筋膜结构的影响。

深感觉：内感觉，本体感觉

肌筋膜结构的大部分感觉神经末梢是感受器。机械敏感性结构（表2.6）构成了深感觉系统。

内感觉（身体感觉，如轻松或沉重、宽度或狭窄、受压或非受压等）和本体感觉（四肢位置和运动信息，以及身体作为整体的位置信息）对自身感觉有明显影响。个体对自身感觉如何，在很大程度上取决于来自筋膜感受器的反馈。虽然之前认为本体感觉主要是由关节感受器提供的，但目前已知关节感受器几乎只在运动终末提供反馈。在生理运动范围内，反馈似乎在很大程度上来自远离支点的肌肉结缔组织的筋膜感受器（Schleip，2009）。对深层传感器末梢的刺激并不总是会形成有意识的感觉（Mense，2007），经常在潜意识中得到处理。

注意

肌肉及其筋膜是人体最大的感觉器官。大部分传入神经元将此类信息传至中枢神经系统，为其提供了难以置信的丰富信息。肌肉组织，即肌筋膜器官，是人耳的内化（内感觉，本体感觉）。

伤害感受

▸ **痛觉感受器**：在横纹肌，游离神经末梢（图 2.24）通常会分支形成痛觉感受器。痛觉感受器是专门用来感受组织损伤和潜在组织损伤刺激的。目前对不同游离神经末梢的微观结构的区别还不是很清楚，仅可以区分单模态痛觉感受器和多模态痛觉感受器。单模态痛觉感受器只对强的机械刺激（如挤压或压缩）有反应，而多模态痛觉感受器具有机械、热和化学敏感性。肌肉的痛觉受器多是多模态的（Mense，2007；Weiss 和 Schaible，2008），可以对机械、热和化学的有害刺激做出反应。

肌肉痛觉感受器的敏感度阈值较高，机械敏感性痛觉感受器的阈值比一般机械感受器高约 1 000 倍（Schmidt 和 Thews，1999）。肌肉伸展和收缩等生理刺激不会激活痛觉感受器。有害刺激（如直接创伤、过分强大的压力或拉力、缺血或内源性炎性因子）可激活痛觉受器，经Ⅲ型（薄，有髓纤维 A δ）或Ⅳ型（无髓鞘的 C 纤维）纤维传入中枢神经系统，形成可感受的痛觉（图 2.23，图 2.24，图 2.53）。

▸ **肌肉和皮肤疼痛**：来自肌肉的疼痛在许多方面与来自皮肤或内脏的疼痛不同，不仅起源部位不同，而且疼痛模式也不同。因此，从治疗的角度来看，应当区分肌肉疼痛和皮肤疼痛（表 2.7）。

肌肉疼痛和皮肤疼痛的中枢处理在不同皮质区域进行。通过 PET（正电子发射断层扫描）等成像技术对人类皮层活动进行检测表明，分别给予骨骼肌及其表覆皮肤疼痛刺激，会激活不同的皮皮质区域（Svenssonetal，1997）：对肌肉的疼痛刺激会激活扣带前回，而扣带回与疼痛的情感成分和对疼痛刺激的注意力增强有关。这些发现与较强的肌肉疼痛加重情感体验一致（Mense，2003a）。

肌肉和皮肤疼痛在神经系统的各个层面上均明显不同（外周痛觉、中枢神经系统的刺激处理

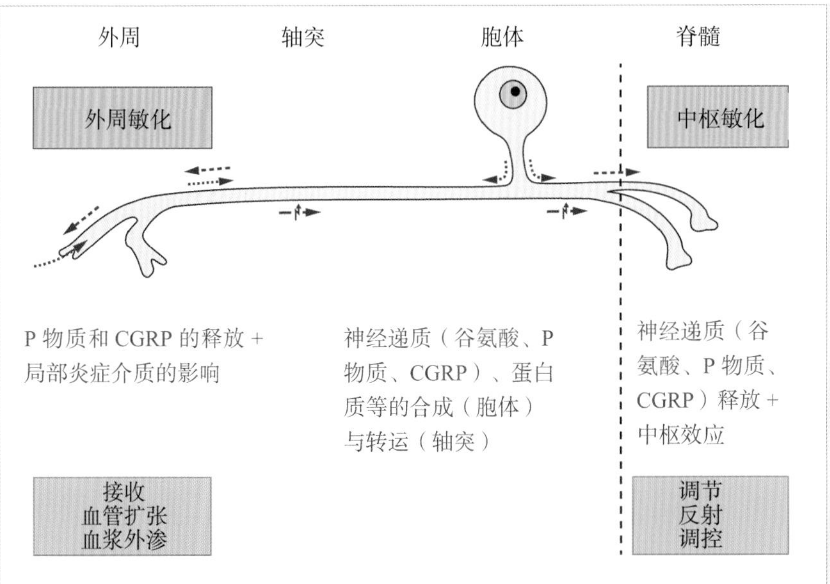

图 2.24 外周和中枢敏化。初级痛觉传入神经元连接外周组织（皮肤、肌肉、关节囊等）与脊髓（或脑干，如三叉神经脊核），可促进外周和中枢的敏化。连续箭头：电刺激；中断箭头：分子运输（Janig 和 Baron，2011；Bohni 等，2015）

表 2.7　肌肉和皮肤疼痛的区别（Mense，2008b）

	肌肉疼痛	皮肤疼痛
对疼痛的描述	往往不准确	准确
定位	深	表浅
范围	不明确	明确
特点	钝痛，撕裂样疼痛，痉挛样疼痛，压痛	锐痛、黏着样疼痛、烧灼感、切割痛
牵涉痛	常见	无
主观感受	无法忍受	可忍受
对电刺激的反应	只有一次疼痛	反复疼痛

和皮层表征）。因此，任何将皮肤疼痛转化为肌肉疼痛的尝试都是不合理的（Mense，2003a）。到目前为止，多数关于疼痛的科学说法来自对皮肤疼痛的研究。

注意

与皮肤疼痛相比，肌肉疼痛的临床表现和发生部位、传导过程和皮层激活都有显著的不同。

局部肌肉疼痛是由对肌肉痛觉感受器的阈上刺激引起的，感觉定位于受刺激部位。正如牵涉痛现象所显示的，这两种情况都不是不言而喻的。与皮肤疼痛相反，肌肉疼痛有明显的辐射倾向，这意味着患者不仅在受伤肌肉的部位（mTrPs）感觉到疼痛，而且可能在远隔部位也能感觉到疼痛（Mense，2003a）。

▸ **伤害性感受器的输出机能：** 伤害性感受器纤维含神经肽（如 P 物质、CGRP 和生长抑素），储存在神经末梢。当刺激发生时，这些肽被释放，从而改变其邻近的化学环境。P 物质和 CGRP 具有很强的血管活性，可影响局部灌注；由于血管扩张和通透性增加，可能导致局部水肿。因此，痛觉感受器可以通过释放神经肽来影响其附近的微循环（Mense 和 Gerwin，2010a）。P 物质和 CGRP 具有血管活性和神经活性，同时产生伤害性感受器的致敏作用。

▸ **痛觉感受器的敏化：** 伤害性游离神经末梢的一个重要特性是其兴奋性阈值可以改变。以下是引起痛觉感受器敏化的例子：

- 酸性 pH：酸性 pH（pH 5~6）或高浓度氢离子（H^+）是痛觉感受器敏化的关键因素（Mense，2013）。
- 来自受损肌细胞的三磷酸腺苷（ATP）使伤害性结构敏感（Mense，2013）。
- 神经肽：如 P 物质或 CGRP。P 物质在痛觉性神经末梢中特别常见，与 CGRP 一样，可以增强痛觉敏化（Lawson 等，1997）。
- 内源性炎症介质：血浆蛋白 kalliden 裂解产生的缓激肽、血小板释放的血清素、内皮细胞释放的前列腺素 E2 等物质增强了外周敏化（Mense 和 Gerwin，2010a）。
- 神经生长因子（NGF）：神经生长因子在肌肉中合成，能敏化肌肉痛觉感受器（Hoheisel，2005，2007）。发生炎症的肌肉组织的 NGF 合成增加（Mense 和 Gerwin，2010a）。
- 白细胞介素 6（IL−6）：IL−6 由单核细胞产生，对痛觉感受器有增敏作用。

- 感受器膜的调节：痛觉性自由神经末梢膜具有特化接受子。在病理条件下，细胞膜及其接受子的基础结构发生改变，从而使痛觉感受器敏化。
- 交感神经活动：去甲肾上腺素的释放可使其周围的痛觉感受器进一步敏化（Janig，2008）。

初级痛觉传入神经元（图 2.24）连接外周组织（如皮肤、肌肉、关节囊、脏器等）与脊髓或脑干（三叉神经脊髓核），其轴突形成了疼痛的传入 / 传出神经，胞体产生一系列物质［神经肽（P 物质、CGRP，谷氨酸）、神经生长因子、蛋白质、酶等］，由轴突向外周和中枢传递这些物质（轴浆运输，图 6.9）。作为外周和中枢神经系统之间的连接，它参与外周和中枢敏化（图 2.24）——这两种敏化都与触发点的形成有关。

▸ **肌肉疼痛的形成：**

- 肌肉损伤后发生疼痛：受伤肌肉对压力和运动的感受取决于肌肉伤害感受性物质的释放，如缓激肽、前列腺素、血清素，ATP 和较低的 pH 也发挥了重要作用。发生损伤时，内源性物质如缓激肽（BK）和前列腺素 E2（PG E2）被释放，PG E2 敏化游离神经末梢，而 BK 敏化痛觉感受器。实际上，这两种物质在受损组织总是同时被释放，因而游离神经末梢酸化和痛觉感受器敏化在临床上也总是同时出现。然而，内源性化学物质如 PG E2 不仅可以通过其他化学物质使痛觉感受器敏化，还能直接提高痛觉感受器的敏感度，即使是非常微弱的刺激也能引起痛觉感受器的反应。在这种情况下，即使是轻微的压力也会引起疼痛。因此，内源性介质如缓激肽和前列腺素 E2 使肌肉痛觉感受器敏化，是肌肉损伤患者出现压痛和运动痛的原因之一（Mense，2008b）。

另外两种化学刺激对肌肉疼痛的产生也特别重要——三磷酸腺苷（ATP）和质子（H^+ 离子），通过连接于神经末梢膜上的接受子来刺激神经末梢（Mense 和 Gerwin，2010a）。ATP 存在于所有的体细胞中，并在组织受损时被释放。在大鼠体内以最低浓度注射 ATP，会刺激肌肉痛觉感受器（Reinohl 等，2003 年）。在肌肉损伤（如肌肉挫伤或扭曲）或其他病理变化（如坏死性肌炎）中，作为疼痛因子的 ATP 在肌细胞中的浓度特别高（Mense 和 Gerwin，2010a）。

- 痛觉感受器有对质子敏感的钙（Ca^{2+}）和钠（Na^+）通道，这些通道可以对组织中 pH 降低做出反应，如炎症。因此，痛觉感受器通过吸收质子而变得敏感。（Issberner 等，1996）。组织酸性 pH 是触发肌肉疼痛的重要刺激之一（Mense 和 Gerwin，2010a）。

注意

组织的酸性 pH 是引起肌肉疼痛的重要刺激因素之一。

- 缺血性肌肉疼痛：如果肌肉收缩强度超出其最大力量的 5%~30%（取决于肌肉），肌肉就会出现缺血，因为这时肌肉自身的血管会受到压迫（Jarvholm 等，1988）。肌肉紧张是引起肌肉缺血、pH 下降以及致痛性内源性物质（主要是缓激肽、ATP、H^+）释放的主要原因（Mense 和 Gerwin，2010a），局部组织血管受压，血供减少，导致触发点的形成与发展。因此，肌筋膜疼痛主要是缺血性疼痛（Dejung，2009；Mense，2008b）。

注意

触发点诱发的肌筋膜疼痛是缺血性疼痛（Dejung，2009）。

“沉默”或“沉睡”的痛觉感受器是炎性环境才能使其敏化的特定痛觉感受器，它们在炎症存在时变得敏感，只在首次敏化后才会对机械刺激做出反应（Mense 和 Gerwin，2010a）。

注意

局部肌肉疼痛可发展为慢性肌痛（章节 2.2.5）和牵涉痛（章节 2.2.6），是外周和中枢敏化的结果。

小结

肌肉疼痛

- 肌肉疼痛与皮肤或内脏疼痛有明显不同。
- 骨骼肌的伤害感受结构由游离神经末梢构成，多为多模态的，受到机械、热和化学性有害刺激时兴奋。
- 痛觉感受器敏化阈值是可变的。
- 肌肉痛觉主要起报警作用。根据机械负荷和生化环境为机体记录生理阈值的偏差，并在需要时启动相应的机制来组织发挥保护作用。
- 过度的外周和/或中枢敏化可能会破坏局部肌肉疼痛的原始保护机能，从而导致慢性肌痛（章节 2.2.5）和牵涉痛（章节 2.2.6）。

机能模型

运动系统的中心任务是保证姿势和运动。机体是如何来经济地执行这一机能的呢？不同的机能模型可能强调不同的策略应用。

传统力学模型

肌肉和骨骼是我们理解触发点的解剖学基础：肌肉连接两块骨，在起点和止点之间有区别。肌肉的任务是使这两个点相互靠近（运动）或保持距离（禁止移动）。这种机械性的理解，正如从传统角度理解古典物理学那样，被用于解释人类的姿势保持（静力学）和运动（动力学）。按照这个模型，脊柱被视为一个塔，椎体是组成塔的单位，像单独的积木一样，一块叠于另一块之上（下位椎体支撑上位椎体，图 2.25）。头由第一颈椎支撑，第一颈椎下面由其他颈椎等支撑。骨骼通常被认为是为一个压缩结构：每个单元都受到上方的压力，并将压力进一步向下传输，因此最低部位的单元承载所有上覆结构的总重量，然后将荷载传递到地面。在这个模型中，肌肉的任务是稳定各个压缩元件，并使它们相互移动。在这个传统的概念中，单块骨骼和肌肉（以及血管等）之间的间隙由结缔组织充填，但几乎没有被考虑。

然而，有部分相关因素在这个模型中没有被考虑。例如，在这个模型中，堆叠起来的椎体的形状（一个坚固的承重结构）与脊柱的实际形状并不相同，脊柱的实际形态更多的是由椎间盘（结缔组织）决定的。同样值得注意的是，这里的致密结缔组织在牵张力作用下是非常坚固的（表 2.8）。由于结缔组织可以根据所受到的应力刺激而改变自身形状（van den Berg，2011），这意味着它经常受到巨大的拉伸应力。传统的力学模型（压缩模型）不能充分解释这种拉伸应力现象。在这方面，“张力平衡”模型更适合，因为它同时考虑了拉伸和压缩载荷。

张力平衡模型

用压力和拉力使自身稳定的静态系统称为张力平衡结构。“Tensegrity”是由“tension”和"“integrity”组合而成的。建筑师、工程师和设计师 Richard Buckminster Fuller（1895—1983）创造了这个词并使之流行，用于形容自己的学生——艺术家 Kenneth Snelson（1927—2016）的作品。基本原理很简单：张力平衡结构包括压力元素和张力元素（图 2.26）。然而，压力元素就像岛屿一样，分布在连续的“张力海洋”中（Myers，2014）。压力元素（“杆”）向外对张力元素（“弦”）产生压力，张力元素则向内拉紧形成拉伸的力量。值得注意的是，坚固的元素（压力元素）之间不直接接触，因此压力不会从固体（骨）直接传递到固体（骨）。相反，作用力通过张力的方式动态传递给整个系统。因此，张力平衡结构主要通过传递张力来保持其完整性。通过拉力传递保持整个结构直立，是一个三维拉伸网络动态平衡（图 2.27）。

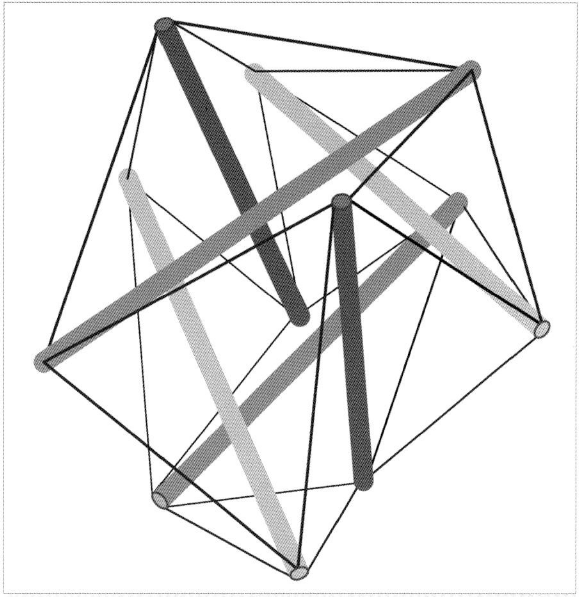

图 2.26 张力平衡模型：坚固元素（杆）充当垫片，与向内拉伸的张力元素（橡皮筋）相对抗。坚固元素之间不直接接触。整个系统是一个由压力和张力构成的网络，这些力动态分布在张力元素（橡皮筋）上

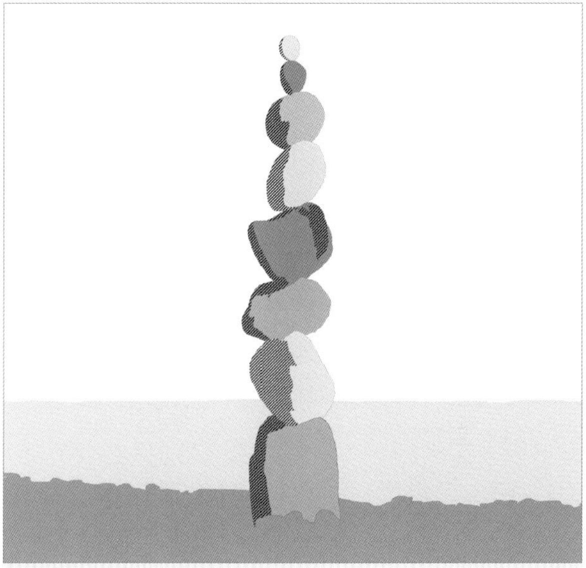

图 2.25 传统力学模型。压力向下传递，单个单元的接触面受到压力作用

表 2.8 各种组织的抗压和抗拉强度（kp/cm^2）

	抗压强度	抗拉强度
骨（椎体 – 骨松质）	42	9
纤维软骨（椎间盘）	30	49
致密结缔组织（脊柱韧带）		210

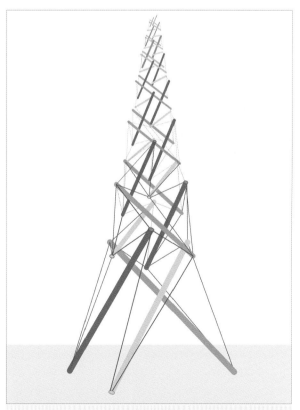

图 2.27 Hirshhorn 博物馆和雕塑园（Washington DC）展出的“针塔”模型，由 Kenneth Snelson (1968) 利用同样的原理建造。在将近 20 米高的塔内，铝管并未互相接触而是由钢缆连接，钢缆传递张力和压力

从结构力学的角度来看，“线缆”是这一承重系统的显著特征：它们必须具有一定的预应力，使整个结构能够承受外力。张力平衡结构的受力路径、凹陷和振动特性受初始紧张度的影响较大。

与连续受压结构的刚度相比，张力平衡结构的稳定性表现为具有弹性。对张力平衡结构的一角施力，整个结构会在某种程度上对外力进行吸收：张力平衡结构中所有相互连接的结构元素都重新排列，以应对外力造成的局部变化。当外力增大时，这些元素越来越倾向于沿外力方向分布，材料整体变硬。换而言之，张力平衡结构是弹性的，负载越大就越稳定（Myers，2014）。

张力平衡结构模型作为一种构造原理，在生物体中有效的程度可用术语“生物张力”来描述（Levin 和 Martin，2014），即生物体内张力平衡结构的有效范围。

将此模型用于人体运动系统时，骨可被视为压缩元件（棒），肌筋膜结构则被视为周围的拉伸元件（线缆），骨架则被视为一个连续的压缩结构。在张力平衡模型中，骨被视为是向外对抗肌筋膜结构张力的“垫片”。因此，肌筋膜系统是使整个结构保持平衡的关键（Myers，2014）。肌筋膜结构具有充分的初始张力（而不是松弛）是身体健康的标志之一，决定了整个结构在外力作用下的耐久性。

局部变化影响整个网络，适应却是不均匀的——最强的变化通常发生在与发生变化相反的对角方向上。因此，肌筋膜结构的局部变化可以扩散到整个系统，并导致链条中最薄弱的环节出现问题。

从整体角度来看，肌肉骨骼系统应被视为一个张力平衡结构，强调了各个子系统之间的相互关系、相互作用以及连续性和连通性。筋膜结构形成了一个连续网络，遍布整个身体并分成不同的袋、室，把机体所有的器官、组织连在一起。在肌筋膜系统中，肌肉的收缩元件可以是活跃的，对整个筋膜网络产生动态影响，使张力平衡结构中的张力元件形成最佳的初始张力；如果需要的话，也可产生整个系统的运动。在此系统中，肌细胞会在筋膜网中移动，就像渔网中的鱼一样。它们的运动会使筋膜形成张力，筋膜向骨膜过渡，张力又传递至骨膜。从这个角度看，所有肌肉应被视为一个整体，“挂”在 600 多个的筋膜袋中（Myers，2014）。

这两种模型代表了两种相反的情况：通过坚实的压缩结构（传统力学模型）和可调节的三维拉张力网络（张拉整体模型）来使机体保持直立和稳定。这两种模型都可用于处理即将发生的运动或保持稳定，根据身体区域和要执行任务的不同，各自不同程度地发挥作用。张力平衡模型而不是压缩模型发挥作用时，保持姿势和进行运动更经济。椎间盘突出可被视为过度依赖脊柱作为连续压缩结构的结果，这与其目的正好相反（Myers，2014）。

肌肉 – 筋膜的相互作用

肌肉由可收缩和不可收缩的结缔组织构成。当肌肉处于活动状态时，收缩和非收缩组分共同发挥作用。收缩组分的作用是产生收缩运动和收缩力。非收缩（筋膜）组分的作用主要是传递生成的力和运动（Hill 的肌肉模型，图 5.11）。除了传递力和运动外，筋膜组分还有其他重要机能，如储存动能等。最佳的肌肉 – 筋膜相互作用对于经济的运动和稳定是至关重要的。肌肉 – 筋膜相互作用的临床意义是多方面的，可以通过以下三个例子（弹射效应、肌肉 – 筋膜弯曲循环和膨压效应）进行展示。

筋膜作为弹性蓄能器（弹射效应）

胶原纤维可以传递力和运动（Hill 肌肉模型，图 5.11）。由于其弹性，胶原纤维具有吸收、储存和释放动能的能力。人们先是在袋鼠和羚羊中发现了上述现象（Alexander 和 Vernon，1975；

Dawson 和 Taylor，1973；Kram 和 Dawson，1998；Kawakami 等，2002），随后又在人类进行了相关研究（Hof 等，1983；Roach 等，2013；Sawicki 等，2009）。

袋鼠的跳跃能力远远超出了其腿部肌肉力量能解释的范围，只能通过其腿部存在一种“弹簧加载”机制来解释，后者被称为弹射效应（Hof 等，1983）。在此模型中，腿部的肌腱和筋膜阶段性拉伸，就像弹性橡皮筋或弹性弹簧，这种能量的突然释放使袋鼠具有惊人的跳跃能力。其他动物，如瞪羚，虽然没有发达的腿部肌肉，但也有极为出色的跳跃能力，也是弹射效应在发挥作用（Müller 和 Schleip，2012）。

超声研究表明，人类跟腱的存储动能的能力并不逊于袋鼠和瞪羚（Sawicki 等， 2009）。不仅是跳跃、跳跃和跑步，甚至是正常的行走，每一步所使用的相当一部分动能都来源于跟腱的弹性能量储存（Ishikawa 等，2005；Lichtwark 等，2007）。因此，步行是非常节能的。由于跟腱的弹性，一旦产生了动能，每一步都能得到最佳利用，所需要的能量比通过肌肉收缩产生动能所需的能量更少（Roberts 和 Azizi，2011）。

注意

肌腱的胶原纤维具有弹性储能作用，在加载拉伸过程中吸收动能，然后在随后的运动中释放能量。

为了使肌腱能够发挥弹性储能作用，与其相连肌纤维必须形成并保持适当的张力机能（Kawakami 等，2002）。在此过程中，肌肉主要进行等长收缩和动态同心（少量偏心）运动，肌肉长度几乎未发生改变（Fukanaga 等，2002）。因为肌肉等长收缩活动比动态肌肉活动所需消耗的能量更少（Rall，1985），因此可在步行、跑步和跳跃时节能。

在步行和跑步等活动中，肌肉－肌腱单元进行有节奏的、重复的弹簧样运动，像悠悠球，与骑自行车时的持续平稳运动形成对比，通过肌纤维收缩产生运动，并被动地通过肌腱传递至关节（图 2.28a）。结缔组织成分（肌腱）弹性地伸展和缩短引发自身的运动，而收缩成分（肌纤维）使肌腱的拉伸应力（等长收缩）成为可能。肌肉收缩组分相当于一个脉冲发生器，通过肌肉适度的、动态的同心和 / 或偏心活动，来保持弹簧样运动的进行。同时，在重复运动中不断进行调整（图 2.28b）。如果一个动作能够将结缔组织的弹性储能能力与可收缩 / 不可收缩肌肉组分的最佳相互作用结合在一起，那就会感觉容易和不费力。肌肉活动必须以一种协调、有序的方式进行，肌肉活动的质量（适当的时间、有区别的剂量）比数量（最大功率）更重要。

注意

负载时，跟腱可被拉伸其长度的 2%~4%；行走、跑步、跳跃和跳跃时，它可以像弹簧一样吸收能量，然后再释放能量。在此过程中，因为其无须负责产生每个动作所需的全部力量，肌肉收缩组分的负荷明显降低。由于具有弹性，肌腱能够更有效地完成这项任务。肌肉的收缩组分主要作为脉冲发生器发挥作用，在最佳时机产生弹簧样运动（悠悠球效应）。

因此，经济运动取决于最佳的肌肉－筋膜相互作用。筋膜部分（肌腱）机能障碍与肌肉收缩部分（触发点）机能障碍一样，会降低肌肉－肌腱单元的整体性能。为了使弹射效应正常发挥作用，不仅要保证筋膜组织的完整性和承载能力，而且肌肉收缩结构也必须机能完善。如果发生筋膜机能障碍，则肌肉弹性组分无法发挥弹性储能作用；如此，肌肉收缩元件需要进行代偿，导致触发点的形成与发展。由于机能失调，肌肉收

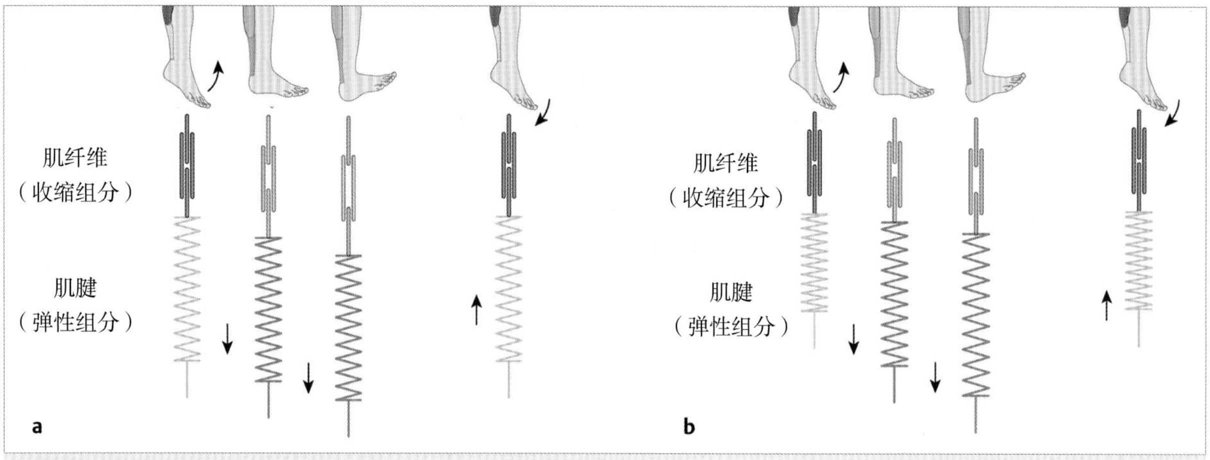

图 2.28　肌肉 – 肌腱的相互作用：弹射效应（Kawakami 等，2002）

a. 在平稳运动的情况下，如骑自行车，肌肉纤维会伸长和缩短，从而产生整体的力量和运动。肌腱被动地传递力和运动，其长度几乎不会改变

b. 在动态的弹簧样运动中，如行走、跑步、跳跃、跳跃，肌腱中的胶原纤维因为弹性的存在而吸收和保存动能，随后释放。首先，弹性胶原纤维在吸收和储存能量时拉伸；然后它们释放储存的能量，发挥类似弹簧的作用。在弹性蓄能阶段，肌肉本身必须被拉紧，使肌腱在"加载"动能时能够伸展。这里的肌肉活动主要是等长收缩或者最低限度的动态同心 / 偏心运动。在实际运动阶段，肌纤维活动表现为一种闭合的动态同心圆方式，而储存在肌腱中的能量以动能的形式释放出来，为运动提供大部分动能（弹射效应）。在这里（b），与（a）相比，肌肉收缩元素所需要的工作显然更少，其主要目的是充当一个脉冲发生器，就像玩悠悠球一样

缩组分无法发挥其作为脉冲发生器的特殊作用，相关的触发点会使筋膜组分失去储能能力，这反过来又需要肌肉收缩组分更加活跃，使过载和触发点形成的可能性增加，从而形成恶性循环。筋膜机能障碍和肌筋膜触发点形成会相互影响（图 2.61）。

由于最佳的肌肉 – 肌腱相互作用，弹射效应使经济、有效的运动成为可能，并使最大性能明显提高。由于肌腱的弹性储能作用，可以在使用能量较少的情况下实现相同的性能。同时，弹射效应使肌肉 – 肌腱系统最大限度发挥作用，产生最大的力量和耐力。

筋膜的弹性储能机能显著提高了肌肉（肌筋膜单元）的整体性能，同样的原理也适用于投掷动作（Roach 等，2013）：在投掷前，手臂筋膜被拉紧（图 5.42）；由于胶原纤维的弹性，动能以势能的形式储存，在实际投掷过程中又以动能的形式释放出来，从而提高投掷运动的效率。

注意

筋膜对肌肉（肌 – 筋膜单位）的整体表现有重要的影响，筋膜机能障碍也会影响肌肉与筋膜的相互作用，可明显降低肌筋膜器官的机能，在肌筋膜触发点的形成和发展中发挥重要作用。

屈曲时的肌 – 筋膜循环

前屈时，躯干屈曲程度决定了肌肉和筋膜分担的负载（图 2.29）。

前屈时所需的力（L4–L5 椎间隙处的扭矩）取决于杠杆臂的长度。站立位（0° 弯曲）屈曲时，力变得越来越大，当躯干上半部处于水平位置（90° 弯曲）时最大。矛盾的是，肌电图监测显示，竖脊肌的肌电活动在屈曲超过 25° 后会减少，在屈曲 45° ~ 90° 最小。这一现象很早就被发现了，被称为屈伸 – 松弛现象（Fick，1911；Gracovetsky，2008；Holleran，1995；Schultz 等，

1985）。这提示支撑躯干重量的任务更多地是由胸腰筋膜的胶原纤维而不是肌肉来完成的，是经济的，因为形成肌肉力量所需的能量代谢降低了。

前屈时，肌肉和筋膜一起发挥作用，肌肉与筋膜相互作用的分化使屈曲以一种比较经济的方式进行（肌－筋膜周期）（图 2.29）。轻微屈曲时，肌肉发挥了大部分的作用；随着腰段脊柱屈曲程度的增加，筋膜被拉伸，能够发挥静态姿势保持作用，从而减轻肌肉的负荷（图 2.29）。

建筑工人或农民在劳作中常采用这种比较经济的屈曲方式。然而，儿童在前屈时腰部不屈曲，背部挺直。因为筋膜结构只有通过长时间的反复使用才能定型，而此时儿童的腰背筋膜还没有发育好。因此，儿童的背部缺乏坚实的筋膜结构，无法承受躯干的重量；弯腰时，没有腰椎屈曲，肌肉在整个前屈过程中均发挥作用（图 2.29b）。

慢性腰背痛患者的屈伸－松弛现象会消失（Shirado 等，1995）。筋膜结构不承担任何负载，整个静态姿势保持工作必须由肌肉通过不断收缩来完成（图 2.29b）。存在胸腰筋膜机能障碍时，机体会增加肌肉活动来保护筋膜，从而对筋膜机能障碍进行代偿。应通过治疗和训练，使胸腰筋膜在屈曲时再次承担躯干的重量（机能训练）。

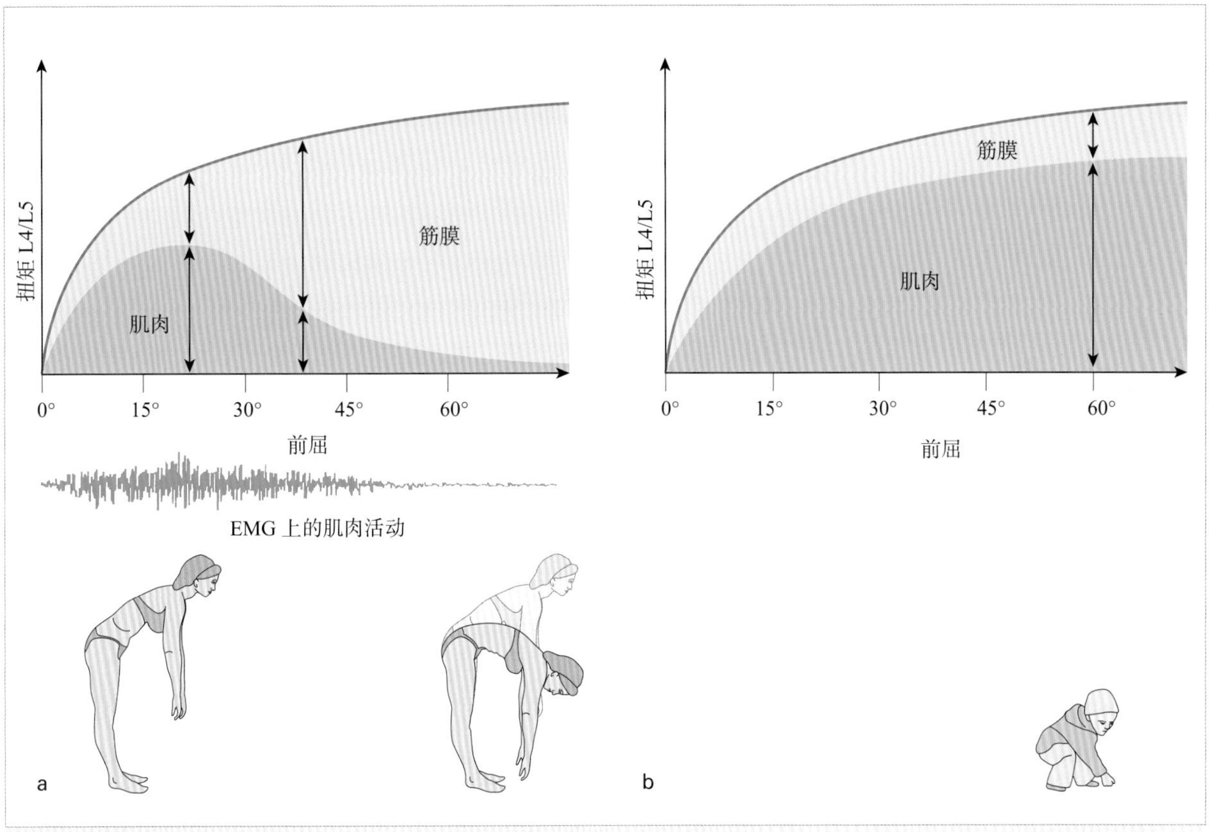

图 2.29 屈曲时肌肉与筋膜的相互作用。前屈时，躯干屈曲会对肌肉与筋膜的负载分布产生影响（引自 Gracovesky，2008）。

a. 前屈（弯腰）伴腰部脊柱屈曲：负载更多的是由腰部筋膜（胸腰筋膜）承担，腰部肌肉的负载降低。EMG 显示，竖脊肌在前屈至 45° 的阶段表现活跃；在前屈 45°～90° 的阶段，EMG 上的竖脊肌活动大部分消失。胸腰筋膜被认为在前屈过程中增加了躯干的重量

b. 前屈（弯腰）不伴腰部脊柱屈曲：由于幼儿的筋膜发育尚未成熟，无法负重，因而胸腰筋膜无法承受任何负载，在各种角度的前屈运动中主要由肌肉通过静态做功来承担负载。如果胸腰筋膜受损，无法承担任何负载，则由肌肉增加做功来代偿

注意

当健康成人弯腰时，竖脊肌的肌电活动会减少，因为筋膜组织发挥了承担躯干重量的作用（肌－筋膜循环）。

在自然屈曲时，健康成人会根据情况采用这两种屈曲形式中的一种。如果屈曲时的负载仅为躯干和头部的重量而无额外负载，健康的筋膜承受负载的大部分，而肌肉电活动会降至基线水平（弯腰前屈，图 2.29a）。如果还需要承载其他负载，那么适应缓慢的筋膜就有发生超载和损伤的危险。此时，通过肌肉收缩来分担筋膜的负载是有意义的（不弯腰前屈，图 2.29b）。如果需要较长时间保持前屈，如弯腰工作时，通过腰段脊柱屈曲和伸展的交替来避免筋膜和肌肉的过载是一种较好的方法。

膨胀效应

稳定和运动是骨骼肌系统的中心任务。还有一种效果可以通过可行、有效、经济的方式来应对这一挑战，其重要性不应被低估：肌肉收缩时，肌腹变厚（膨胀）（van den Berg，2011）。整块肌肉、肌束以及每条肌纤维，都由周围结缔组织以形成肌外膜、肌束膜和肌内膜的形式来保持稳定（图 2.41；van den Berg，2011）。

肌周膜和肌内膜结缔组织层在肌肉周围形成鞘，限制了单条肌纤维和肌束在收缩时"膨胀"的程度，从而导致这些筋膜鞘内的压力增高，使"膨胀"的肌肉感觉起来"变硬"了。

由此产生的稳定并不主要是由肌纤维缩短形成的，后者将导致肌肉跨越的关节内压增高的不利影响。相反，这种稳定更多的是与肌肉可变粗、变硬（类勃起）的机能，以及肌肉与筋膜的加压与抗压的相互作用有关。在这种情况下，肌肉跨越的关节受压力的影响较小。这与使植物直立的基本原理是一样的：植物吸收水分，细胞的体积增大。在此过程中，细胞壁被拉紧，细胞内形成压力，赋予植物稳定性，使它能够直立。这种施加在细胞壁上的细胞内的压力称为膨胀压。同样，肌肉的此类现象被称为"膨胀效应"：肌细胞肿胀使筋膜鞘内压增高，从而导致肌肉组织变硬；这反过来又支持局部的稳定，即由于肌肉的"可勃起性"，从而获得局部稳定。

这种"充气"现象也被其他有机体用来经济地进行保持姿态，以及经济、稳定地发挥作用。这种效应使躯干前壁、侧壁和后壁的肌肉（腹横肌和腰大肌，回旋肌、多裂肌）形成良好的鞘紧张状态，进而使躯干成为"充气结构"（Kapandji，2006），从而明显降低脊柱轴向负载和背部肌肉组织的负载。从实用方面来说，躯干作为"充气结构"，可以使 T12－L1 椎间盘的压缩负荷降低约 50%。使 L5－S1 椎间盘的压缩负荷降低约 30%，需要的背部肌肉力量减少了约 55%（Kapandji，2006）。

自然，肌肉会在微观层面上利用"充气结构"的高效和经济来实现稳定。无论如何，值得注意的是，起主要稳定作用的肌肉主要是慢收缩肌纤维。这种类肌纤维即使在最小负荷下也会变得活跃，适合产生持续的低强度收缩。这可以解释为，这些持续的、轻微的收缩的主要目的是产生膨胀效应，从而以最小的能量消耗来维持局部的（持续）稳定。同样值得注意的是，与张力肌相比，强直肌的肌内结缔组织更多（在大鼠中超过 80%；Kovanen，1984），可能与筋膜结构作为"鞘紧张剂"的机能有关。筋膜通过平滑肌细胞（Staubesand 等，1996）和 / 或肌成纤维细胞的活动（Schleip 等，2004）实现主动收缩可能也与此有关。鞘张力可由筋膜的主动收缩来调节（Schleip 等，2006a），从而影响膨胀效应。

膨胀效应是指肌肉具有变硬的能力，从而以一种非常有效、经济的方式实现局部稳定。先决条件一方面是肌肉的膨胀能力，另一方面是肌肉的筋膜结构完整，使内部压力以"鞘张力"的形式建立起来。这两个因素在肌筋膜触发点附近都导致了不利的改变：僵硬复合体和紧张带是肌肉中不再能适当膨胀的区域，病变的结缔组织不再能保证实现最佳的"鞘紧张"状态。

损伤后再生

肌肉损伤后（图 2.30），肌纤维和纤维结缔组织都会受影响。

在恢复过程中，受损的肌肉结缔组织会经历以下几个阶段：炎症期、增殖期和重建期（van den Berg，2011）。由于卫星细胞的修复机能，损伤后肌纤维的再生是可能的。

- 卫星细胞可以在整个生命周期中持续分裂。产生新的卫星细胞后，它们可以与现有的肌纤维融合，或者形成新的肌纤维（Audette 等，2013；Müller-Wohlfahrt 等，2014；Schunke，2000）。
- 卫星细胞非常窄，呈纺锤形，长约 100μm，嵌于骨骼肌细胞的细胞膜与基底层之间（图 2.9d，图 2.31a）。在成人骨骼肌中，1 mm^3 的肌肉组织约含 800 个卫星细胞。
- Ⅰ型肌肉中卫星细胞的浓度较高（Audette 等，2013）。
- 卫星细胞也可以理解为成肌细胞（横纹肌组织的干细胞），在胚胎发育时期就被保留下来（Schunke，2000）。
- 肌纤维损伤后的再生，可能通过现有肌纤维的修复和再生（连续，图 2.32），以及形成新的肌纤维来实现（不连续，图 2.32b）。
- 老年人肌肉中的卫星细胞数量减少（Audette 等，2013）。
- 即使多次受伤，肌肉中的卫星细胞数量仍然保持不变（Audette 等，2013）。

肌肉损伤会激活肌肉中的卫星细胞（图 2.31b），前提是基底层保持完整，因为卫星细胞附着于肌纤维周围的基底层（图 2.31a）。否则，损伤区域为结缔组织所替代，形成瘢痕（Audette 等，2013）。肌肉损伤后的完全再生需要大量的能量。再生始于前体细胞（成肌细胞或卫星细胞）的快速分裂：单个的前体细胞融合形成被称为肌管的多核合胞体，随后形成肌纤维的收缩部分。这些过程需要大量的能量，包括前体细胞的增殖和融合、向肌纤维的分化，以及肌肉蛋白的合成。肌酸激酶和肌酸在这些过程中具有重要作用，之前才能被明显低估了（Olsen 等，2006；Salomons 和 Wyss，2007；Schlattner 等，2013；Vierck 等，2003；Wallimann，2008、2014；Wallimann 等，1992；Wallimann 等，2007；Wallimann 等，2011）。

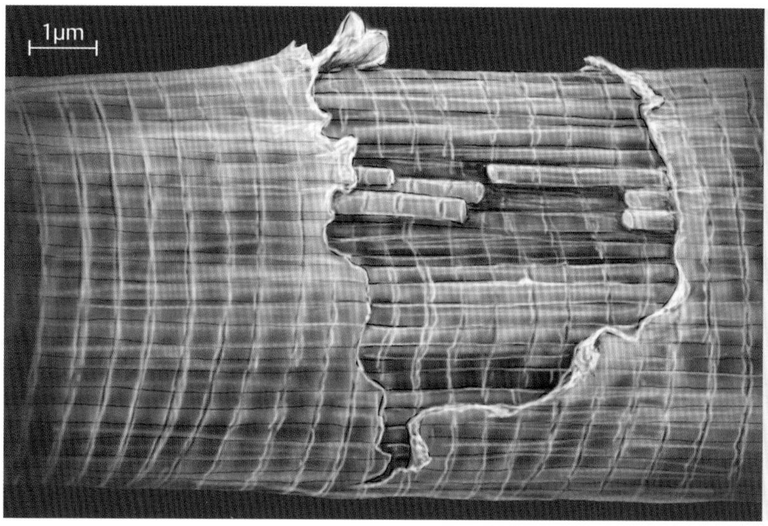

图 2.30 肌纤维损伤。单条肌纤维的微损伤。通过撕裂的细胞膜可观察被破坏的肌原纤维（电镜影像；Müller-Wohlfahrt 等，2014）

骨骼肌（肌纤维和结缔组织）的再生经历了不同的阶段（Audette 等，2013；van den Berg，2011）：

- 非炎性退变期：钙稳态破坏导致肌纤维自溶。损伤后 4~8 小时可观察到再生的最初迹象。
- 炎性退变期（炎症期）：巨噬细胞首先迁移至该区域，清除（吞噬）受损肌纤维。细胞外基质蛋白水解增加，使局部中性粒细胞的浓度在 1~6 小时内增高。此时，肌成纤维细胞释放蛋白水解酶、胶原酶。迁移至创面的细胞（包括巨噬细胞、肥大细胞、白细胞、单核细胞等）释放疼痛和炎症介质（如缓激肽、血清素、生长因子等）。炎症期约 4 天，伴有水肿和肉芽组织形成（van den Berg，2011）。在炎症期使用非甾体消炎药（NSAIDs）会妨碍受损肌肉组织的正常修复。
- 再生期（增殖阶段）：在基底层完好的情况下，这一阶段始于卫星细胞的激活（图 2.31）。来自肌成纤维细胞的血小板生长因子参与再生过程。肌成纤维细胞快速形成Ⅲ型胶原。在增殖阶段的第 1 周内，运动活动被抑制，以保护受伤区域。结缔组织的稳定性是由特殊分化的肌成纤维细胞来实现的。在纤连蛋白的帮助下，它们能够巩固和稳定组织（van den Berg，2011）。再生期（增殖阶段）持续约 2 周，闭合伤口的再生比开放性伤口更快。
- 成熟期（重建阶段）：由促生长因子（胰岛素样生长因子 - IGF Ⅰ / Ⅱ）刺激卫星细胞分化，细胞融合改变了基因的表达，从而允许特异性肌蛋白的形成。在肌肉再生过程中，肌肉发生经历了与胚胎发育相同的阶段，未分化的胚胎肌球蛋白纤维首先形成快收缩纤维。当暴露于慢性低频神经支配时，这些快收缩纤维转变为慢收缩肌凝蛋白。肌酸激酶活性也增加。机械负荷的降低会阻碍再生（Audette 等，2013）。在此阶段，肌肉结缔组织开始自身重建，并恢复正常的结构和稳定性（重建阶段）。之后为重建阶段，最长可持续 1 年。结缔组织的质量取决于对其产生影响的载荷类型：负荷越小，伤口愈合后组织的弹性越小（van den Berg，2011）。

小结

伤口愈合

恢复阶段如下：

- 非炎性退变期（4~8 小时）：钙离子稳态破坏引发自溶。
- 炎性退变期（约 4 天）：巨噬细胞迁移至该区域，通过吞噬作用清除受损纤维。疼痛介质和炎症介质被释放。
- 再生期（约 2 周）：卫星细胞被激活，再生形肌成纤维细胞；结缔组织细胞形成胶原前体；肌成纤维细胞活动导致伤口收缩。
- 成熟期（对于结缔组织，最长可达 1 年）：卫星细胞增生、融合，肌肉特异性蛋白形成。在肌肉再生过程中，肌肉发生经历了与胚胎发育相同的阶段。无论是快收缩肌纤维还是慢收缩肌纤维，都可由未分化的胚胎肌球蛋白纤维发育而来（Audette 等，2013）。肌肉组织的肌纤维和结缔组织都依赖机能负荷和运动，以实现最佳的重组。这些作为生理刺激，在很大程度上决定了再生的结果。

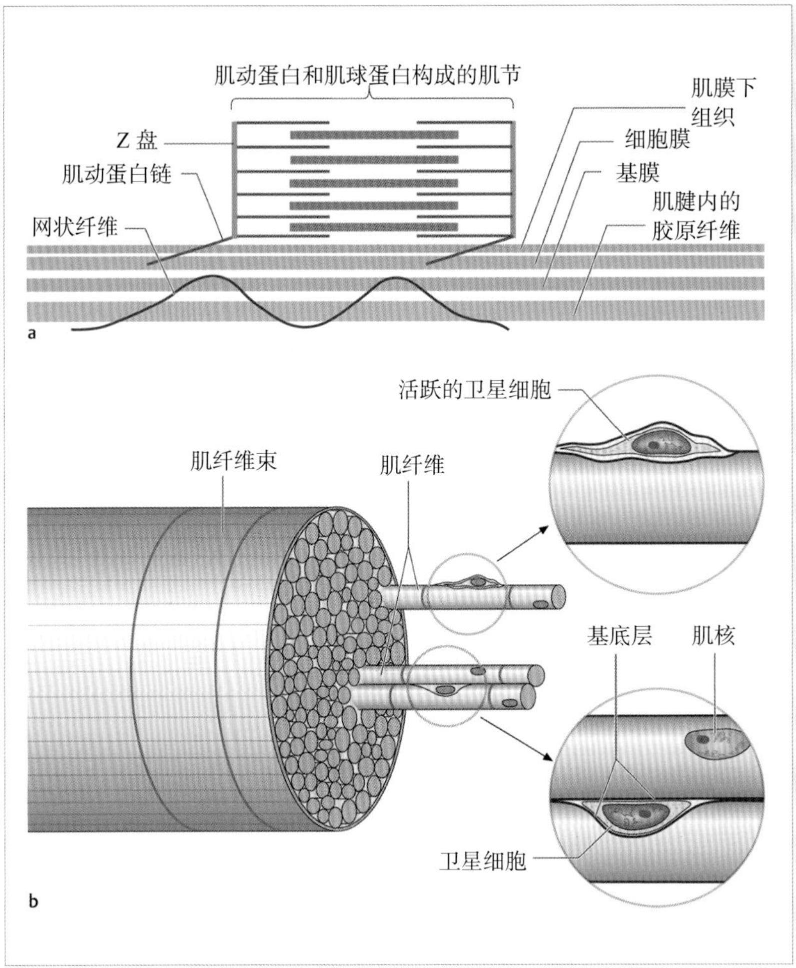

图 2.31 基底膜和卫星细胞

a. 肌节与基膜的连接（van den Berg，2011）

b. 骨骼肌卫星细胞。发生肌肉损伤时（无论是否由触发点治疗引起的直接或间接损伤），邻近损伤部位的卫星细胞被激活并开始分裂，与受损的肌纤维融合，并取代因肌外膜破裂而丢失的边缘肌核（图 2.25；Müller-Wohlfahrt 等，2014）

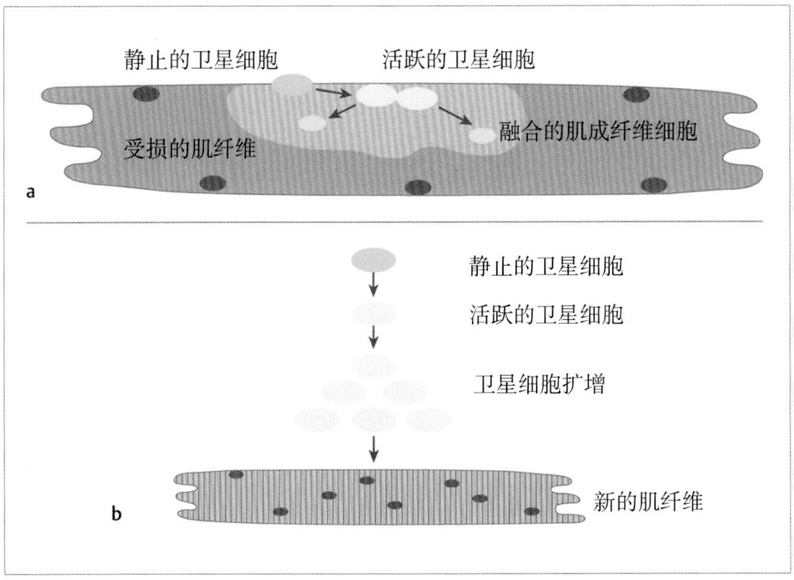

图 2.32 肌纤维再生。卫星细胞可以通过多种方式修复受损的肌纤维（Müller-Wohlfahrt 等，2014）

a. 卫星细胞池初始扩展后，卫星细胞融合，部分包括残余的肌纤维

b. 卫星细胞也可以通过融合形成新的肌纤维

组织病理学改变

通过手术自患者和新鲜尸体上可触及的肌硬化区域切取标本（触发点复合体）并进行组织学检查，将肌硬化区域横截面放大10倍进行观察，可见肌纤维致密，肌内间隙缩小了约1/4。与此相邻的是直径为原来2倍的巨型肌纤维，同时存在退变。在纵向切片上，电子显微镜下可见明显的A带，但I带不可见（Reitinger等，1996；Feigl-Reitinger等，1998）。

这些发现证实了Fassbender和Wagener（1975）的研究结果。他们对肌硬化症进行了电镜研究，将肌肉活检的结果描述为渐进性变化，从I带附近的肌纤维丝的“虫蚀”样变性到收缩组织的完全消失。

注意

组织病理学检查可发现触发点（mTrPs）的特征性改变。

肌纤维的改变

组织病理学研究表明，肌球蛋白和肌动蛋白丝在触发点区域保持持续收缩状态（图2.33）。触发点处的肌球蛋白和肌动蛋白丝结合紧密，处于收缩状态。与肌肉收缩相反，这种收缩状态无须耗能来维持，不依赖动作电位。

狗股薄肌收缩结的电子显微图像（图2.34）显示了相同的组织学结果：在图像中可以很容易地观察到横纹肌的正常纹理。这些条纹与肌节长度相关，由A和I带的规则排列形成。在图像的中心可见明显的变形：条纹的改变（对应肌节的长度）提示收缩结区域（包含约100个肌节）的强烈收缩。此区域内的I带几乎完全消失，肌节长度明显缩短；收缩结两端相邻的I带明显变宽，肌节延长以代偿；A带（暗）之间亮带变窄（直至触发点中心处亮的I带消失），提示周围局部肌纤维收缩（Mense，2005；图2.34，图2.35）。

这种发生在触发点局部肌纤维的持续收缩（与肌肉收缩相反）与动作电位无关，也没有潜在的代谢活动；死亡肌肉组织中也可发现持续性收缩（Feigl-Reitinger等，1998）。在缺乏ATP也就失去了“软化作用”，肌球蛋白和肌动蛋白丝无法分离，肌丝处于收缩状态（无动作电位，无代谢活动），形成僵硬复合体。

注意

肌筋膜触发点的病理生理基础是在肌纤维局部持续存在僵硬复合体（Dejung，2009）。

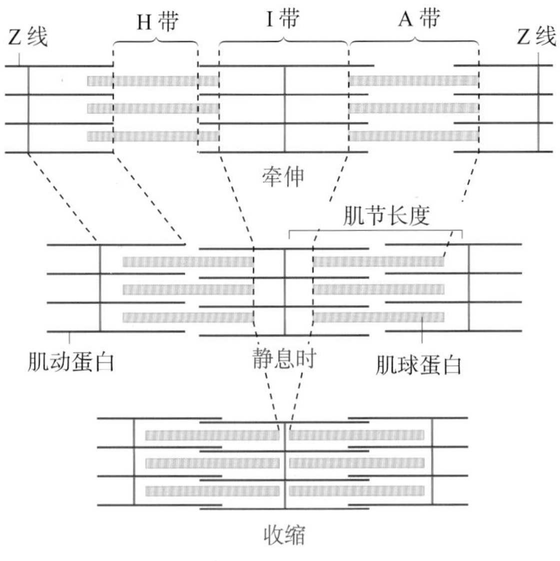

图2.33　肌肉收缩：收缩时A带长度不变，I带变短或完全消失，与肌节长度相对应的两条Z线之间的距离变短。I带变宽提示肌肉被拉伸（van den Berg，2011）

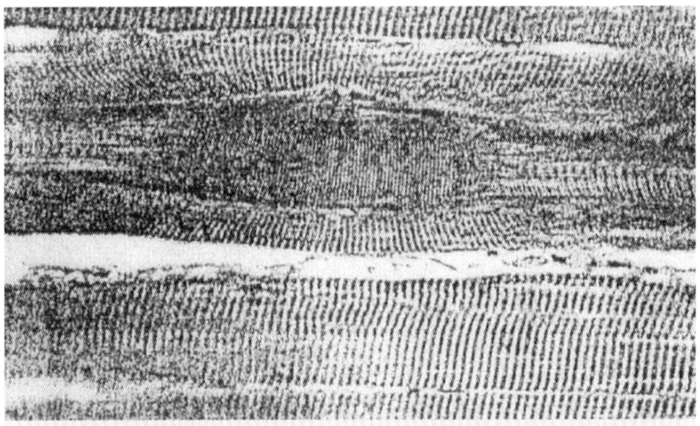

图 2.34 触发点：狗股薄肌收缩结的纵切面（Simons 和 Stolov，1976）

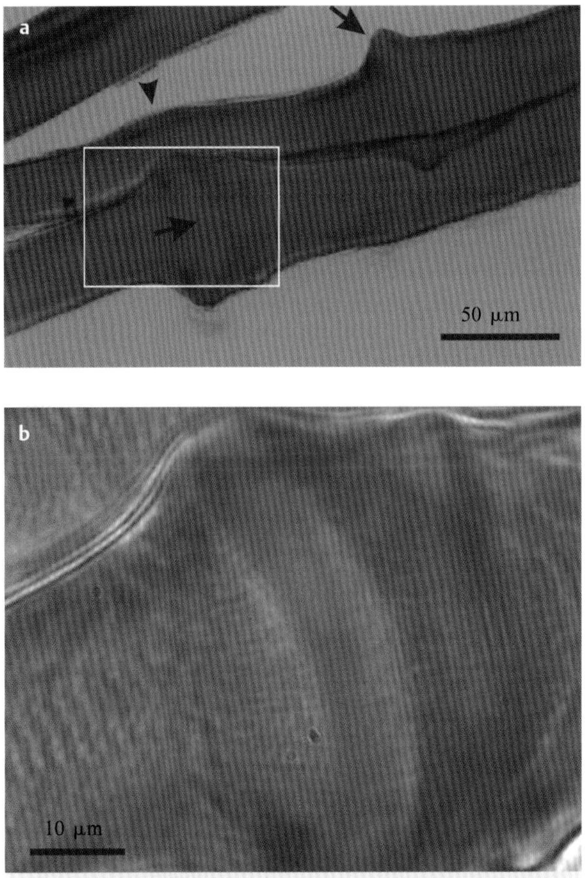

图 2.35 大鼠腓肠肌局部收缩。通过使用胆碱酯酶抑制剂提高终板处的乙酰胆碱浓度和电诱发肌肉收缩来诱导局部收缩（Mense，2005）

a. 低倍放大：相邻肌纤维内可见两个收缩结（局部挛缩），一个用箭头表示，另一个用矩形表示

b. a 图中矩形标记区域的放大显示：在实际收缩结的两端，深色 A 带之间的间隙变得越来越窄，直到无法区分。多数收缩结位于运动终板附近而不是在运动终板上，正如终板假说所假设的那样

缺氧可造成 ATP 缺乏：通常，由于肌肉活动而积累的 ADP 会立即再生为 ATP。ADP 形成 ATP 的方式多种，如磷酸肌酸裂解、厌氧糖酵解、葡萄糖氧化生成二氧化碳等。其中，有氧再合成对于肌肉中 ATP 的持续产生是最重要的，需要以葡萄糖和游离脂肪酸形式存在的能量，并依赖氧气（O_2）的存在。局部缺血引起的局部缺氧会导致 ATP 缺乏，从而引起能量危机，这就是能量危机模型的核心思想（见章节 2.2.7）。可在肌筋膜触发点附近检测到局部缺氧（图 2.43；Brückle 等，1990）。

肌纤维内的收缩结很小，无法单独触及。触诊可识别的触发点“结节”是由多个收缩结及其相关的结缔组织变化形成的，这种“触发点复合体”是临床可明显可触及的（图 2.36）。

临床提示

广义和狭义的触发点

- 狭义的触发点包括一个收缩结，但无法触及。
- 广义的触发点包括触发点复合体，由多个收缩结和结缔组织改变区组成，通常表现为可触及的结节，与之前所知的肌硬化病类似。

小结

触发点的病理生理学检查

通过肌肉组织病理学检查，可发现如下肌筋膜触发点的特征性变化：

- 肌纤维致密，肌内膜狭窄（Feigel-Reitinger 等，1998）。
- 具有直径是原来肌纤维直径 2 倍的巨型肌纤维，并伴有退变（Feigel-Reitinger 等，1998）。
- A 带完整，I 带肌纤维退化，直至完全没有收缩部分（Fassbender 和 Wagener，1975）。
- 肌凝蛋白和肌动蛋白丝收缩引起约 100 个肌节（僵硬复合体）的收缩，相邻的肌节代偿性过度扩张（Simons 和 Stolov，1976）。

结缔组织改变

▸ **病理性交联形成**：缺血和炎症过程会促使病理性交联的形成和发展。

- 肌内结缔组织属于Ⅰ型结缔组织；结缔组织细胞每2~10天更新一次基质。缺氧会减少基质的更新，导致结缔组织失去弹性，胶原纤维更容易受损。胶原纤维之间形成病理性交联，是一种稳定结缔组织的代偿机制（Dolken，2002；van den Berg，2011）。
- “炎症汤”是缺血性肌肉疼痛的结果。这种“炎症汤”中的物质和肌肉组织直接损伤后的修复过程都会诱发炎症，导致结缔组织反应性改变，形成病理性交联（de Morree，2001；van den Berg，2011）。

病理性交联的出现使结缔组织（肌肉筋膜和肌肉）的可拉伸性下降（图2.37），相邻肌肉筋膜之间很容易形成粘连。

▸ **结缔组织挛缩**：肌筋膜触发点处明显的局部缺血会导致局部组织坏死（图2.38），从而引发局部炎症以及相关的修复过程（van den Berg，2011）。在伤口愈合过程中，胶原纤维沉积。约2周后，刚形成的结缔组织在肌成纤维细胞的影响下收缩（van Wingerden，1995；图2.39），结缔组织经历收缩期。在这个阶段，炎症介质增强了肌成纤维细胞的活性，较低的pH（酸性环境）提高了肌成纤维细胞的收缩能力（Pipelzadeh，1998）。整个过程的最终结果是形成瘢痕（图2.40）。Dejung（2009）假设这种结缔组织覆盖在触发点区域缩短的肌节上，使其结构发生固化。

如果通过化学溶解的方法去除肌纤维和肌肉的收缩成分，保留肌周和肌内膜处的结缔组织，在电子显微镜下会显示肌内膜包绕每条肌纤维，如同“结缔组织袖”，以细格网络的形式连接所有的肌纤维束（图2.41）。Feigl-Reitinger（1998）的组织学研究表明，肌筋膜触

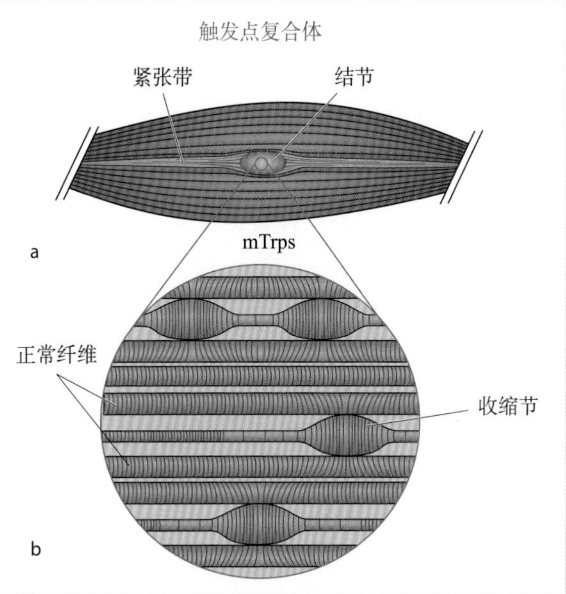

图2.36 触发点复合体的缺血表现（Travell和Simons，1999）

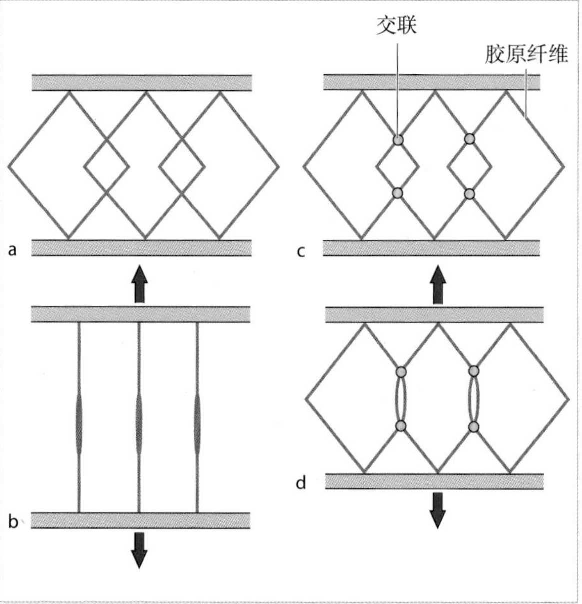

图2.37 病理性交联造成肌肉结缔组织胶原网络变形（van den Berg，2011）
a. 正常，放松
b. 正常情况，牵伸
c. 病理交联状态，松弛
d. 病理交联状态，牵伸

发点内单条肌纤维的肌内膜总比非触发点处肌纤维的肌内膜薄（图 2.42），可以解释为上述收缩过程的标志。

肌肉的各个水平都有结缔组织结构（图 2.9）：整个肌肉中肌筋膜（肌外膜）包绕，肌纤维束由结缔组织层（肌束膜）包绕，每一条肌纤维也为结缔组织（肌内膜）包绕。结缔组织的变化（病理性交联）和缩短，涉及肌外膜、肌束膜和肌内膜，多见于慢性疼痛患者，是外周慢性化的表现（图 6.1b）。

注意

在慢性肌筋膜综合征，以及肌内胶原组织、肌筋膜和肌间胶原组织中，随着时间的推移，结缔组织会发生相应的变化（病理性交联）和缩短。

结缔组织的变化：

- 筋膜的机械性能受损：筋膜结构的活动性和弹性下降。
- 收缩结僵硬复合体的固定：触发点处缩短的肌节在结构上发生固化（外周慢性化）。
- 干扰筋膜感受器破坏：位于肌筋膜结构内的感受器机能被破坏，主要是间质感受器和肌梭感受器。深部感受器受损可导致感觉运动障碍。

小结

肌肉结缔组织的病理生理改变

- 肌肉缺肉常会导致肌筋膜疼痛。
- 局部缺血坏死引发局部炎症。
- 炎症过程包括不同阶段，最终形成结缔组织瘢痕（图 2.40）。
- 收缩的结缔组织阻碍缩短的肌节进一步收缩，这是肌筋膜疼痛问题迁延化的第一步（图 6.1b）。

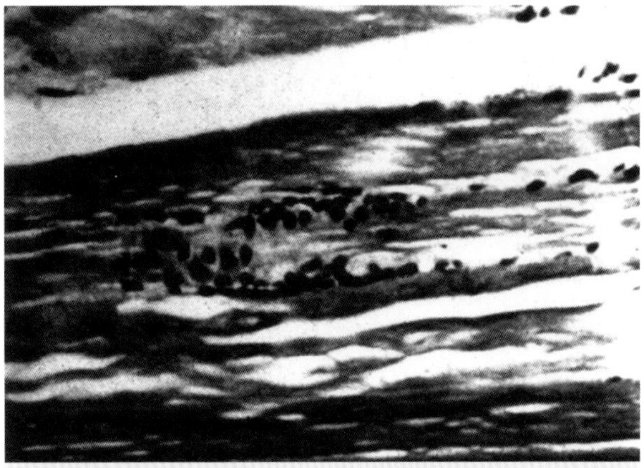

图 2.38 肌纤维缺血性坏死。淋巴细胞环绕坏死区（“肌性风湿病”患者；Fassbender 和 Wagener，1975）

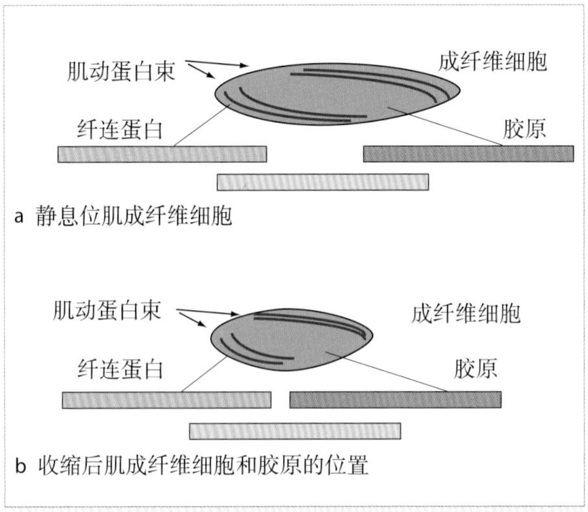

图 2.39 伤口收缩：新形成的结缔组织在肌成纤维细胞的影响下开始收缩（van Wingerden，1995）
a. 肌成纤维细胞处于静止状态
b. 收缩后肌成纤维细胞和胶原的位置

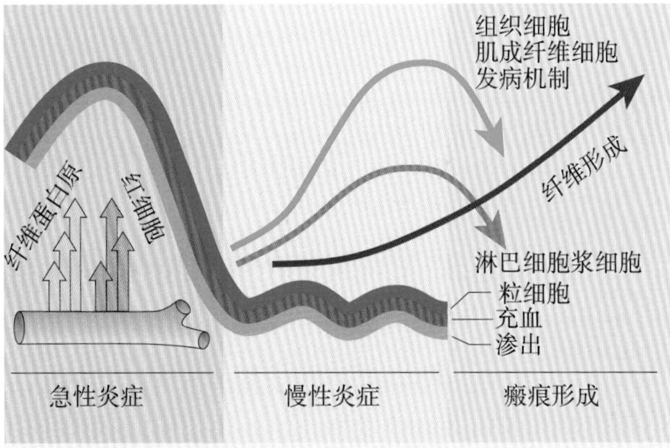

图 2.40 肌肉组织局部缺血坏死引发局部炎症过程，最终形成结缔组织瘢痕。

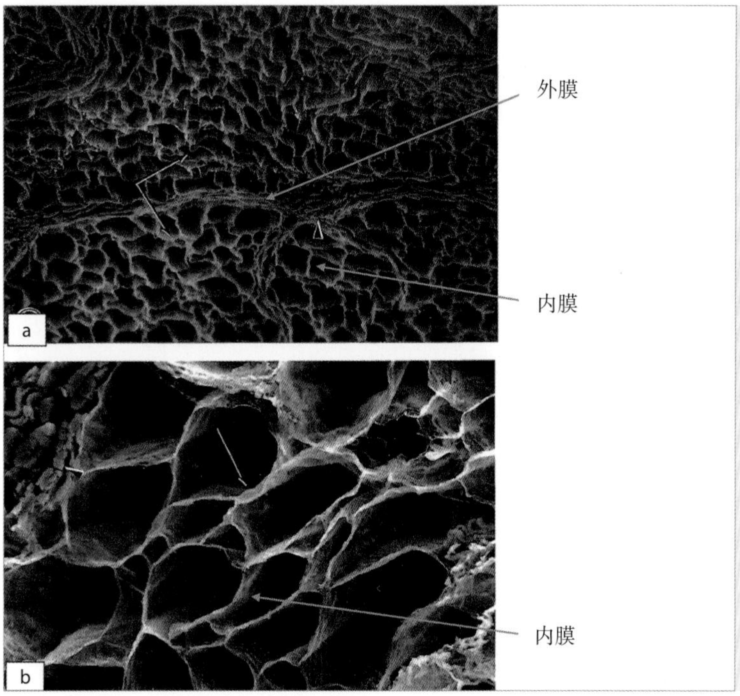

图 2.41　通过化学溶解方法去除肌纤维后的肌内结缔组织的电子显微镜图像（Trotter 和 Purslow，1992）

a. 外膜和内膜（200×）

b. 内膜（700×）

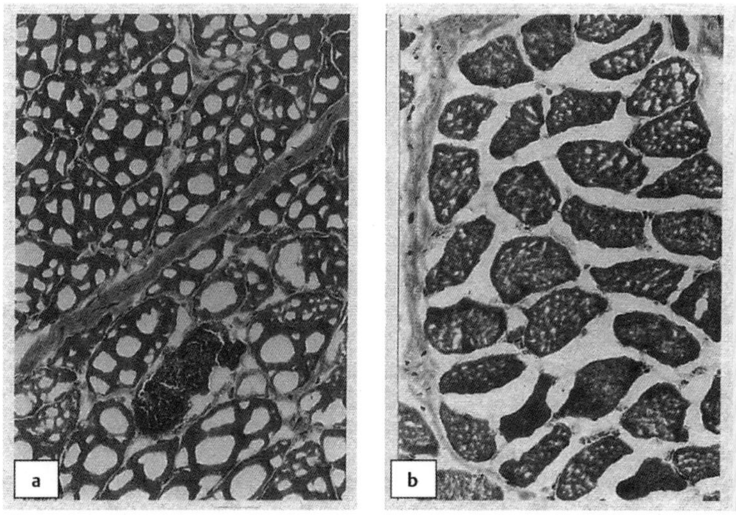

图 2.42　在筋膜触发点处，肌内间隙比对照组要窄。电子显微镜图像（300×）（Feigl-Reitinger 等，1998）

a. 肌筋膜：肌内膜萎缩

b. 非触发点处肌纤维的肌内膜正常

2.2.3　生化分析

氧分压的测量

Brückle 等（1990）将探针穿过皮肤置入肌肉，使针尖到达收缩结节中心，检测了多例肌硬化症患者触发点复合体处的氧分压（PO_2）。令人惊讶的是，他们发现肌硬化病灶边界附近组织的 PO_2 显著升高。然而，当探针进一步靠近病灶中心时，PO_2 则急剧下降，提示触发点复合体的中心严重缺氧（图 2.43）。

目前已证实，肌肉缺氧会导致下列情况：

- 局部缺氧会导致 ATP 的缺乏（能量危机），从而引发肌纤维中僵硬复合体的形成。
- 局部极度缺血可导致肌肉组织缺血坏死（图 2.38），以及伴有挛缩的反应性炎症。

注意

筋膜触发点中心的特点是极度缺氧。

Brückle 等（1990）的研究用具体的测量数据支持了触发点形成的中心假设，因此值得对这项研究进行更广泛的讨论。

Brückle 等（1990）的观察更值得注意，因其与预期结果相反。在他们的研究中，作者试图证实一种假设，即在长期紧张的背部肌肉（如竖脊肌）中，血液灌注和供氧总体上减少了，而这被认为是慢性非特异性腰背痛的可能原因之一。因此，这项研究的目的是通过直接测量肌肉氧分压来明确紧张的竖脊肌是否会发生组织缺氧。令人惊讶的是，他们发现，存在腰背痛时，长期紧张的背部肌肉的平均氧分压实际上升高了。与健康受试者相比，PO_2 升高约 35%，差别具有统计学意义（P=0.05）。即使在左、右两侧肌肉紧张程度不同的患者中，肌肉紧张程度较高者的组织平均 PO_2 值也明显高于肌肉紧张程度较低者。然而，这些数值并没有排除相对缺氧，即受影响肌肉供氧和氧需求之间的不平衡，或氧气利用的紊乱。同时，紧张的肌肉组织的温度平均比松弛的肌肉高 0.5℃，可以利用肌肉活动增加引起的反应性高灌注来解释。

作者还用同样的方法对 3 例肌硬化（触发点复合体）患者进行了研究；2 例在臀大肌的近端，1 例在斜方肌。测量开始于肌硬化（触发点复合体）可触及的界面前约 1 cm，并一直延伸到肌硬化病灶区域中心（触发点复合体）。氧分压测量记录如图 2.43 所示，第一个三分之一的测量（每个图的左边）显示了典型的肌肉氧分压分布。随着测量探针的深入，在肌硬化（触发点复合体）处的边缘，平均组织 PO_2 增高约 10 mmHg。随着测量探针的进一步深入，氧分压急剧下降，在肌硬化（触发点复合体）的中心，PO_2 下降至 3~7 mmHg。在此处，PO_2 分布较为集中，仍然保持在一个非常低的水平（Brückle 等，1990）。这一发现可以利用肌肉血管床阻塞导致微循环中断来解释。氧气只能通过在肌硬化组织内的扩散（触发点复合体）来运输，表现为越接近中心氧分压越低，肌硬化中心处 PO_2 分布较集中。在动脉闭塞性疾病患者中，如果平均组织 PO_2 低于 5 mmHg，就会发生肌肉疼痛（Ehrly，1981）。因此，与慢性肌紧张性痛相反，肌硬化（触发点复合体）处的疼痛可以被解释为低氧性疼痛（Brückle 等，1990）。

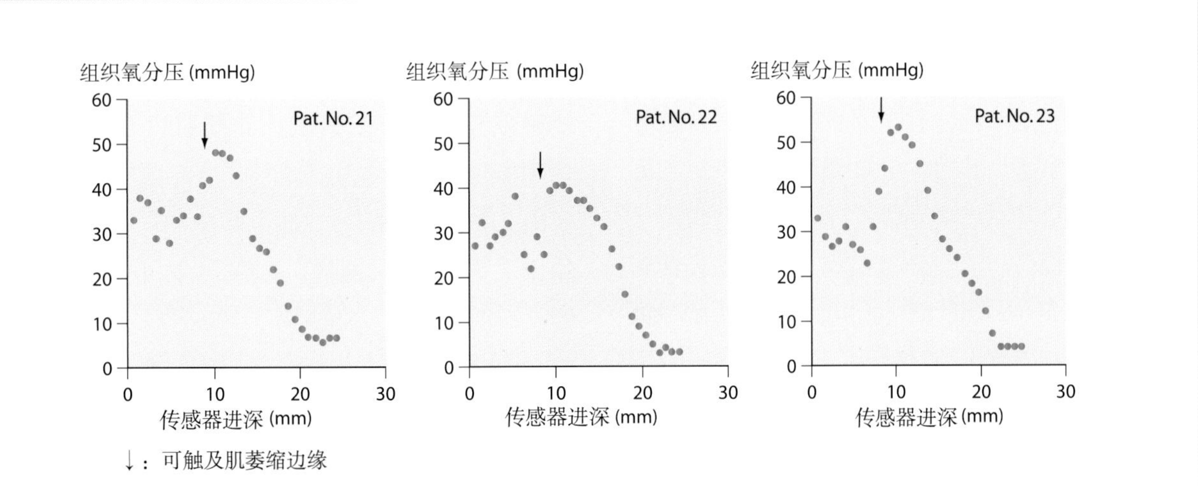

图 2.43 肌硬化症患者的氧分压测定（Brückle 等，1990）

根据上述研究结果，Brückle 等（1990）明确指出需要采用一种差异化方法进行研究，一方面是整体的肌肉紧张，另一方面是肌硬化（触发点复合体）。肌肉的长期紧张会使肌肉的整体氧饱和度明显升高；触发点复合体的氧浓度则会显著降低。因此，“肌肉疼痛是由缺血引起的”这一假设，只能在触发点处得到证实。

注意

对于慢性疼痛性肌紧张，缺血（及其所导致的疼痛）只出现在触发点局部，而不是整个紧张的肌肉。

微量分析技术

▸ **检查方法：** Shah 等（2005）开发了一种特殊的微透析针，用于研究触发点及其周围肌肉的生化环境。这种测量探针能够通过顶端的半透膜，直接分析在体肌肉组织液的化学成分，并且几乎是实时的。通过这种方法，可以对在体肌肉组织内极微量（< 0.5 μl）的极其微小的物质（< 100 kDa）进行分析。采用微量分析技术对三组受试者斜方肌的生化环境进行了分析：一组为活动性触发点组，一组为潜在触发点组，一组为无触发点组。研究人员将微透析针插入肌肉并放置 14 分钟。第一次测量在穿刺后 1 分钟进行，以 1 分钟间隔重复 4 次，同时保持微透析针于原位。4 分钟后（即在第 4 次测量后）将针向触发点进一步推入，在激活触发点组和潜在触发点组的受试者中诱发 LTR。此后，将微透析针保持于原位，直到研究结束。在第 4 分钟到第 9 分钟，每 10 秒测量一次；之后每隔 1 分钟测量一次，直到第 14 分钟。

▸ **结果：** 与无触发点组相比，活跃触发点组的数据的变化较大（图 2.44~46），包括 P 物质、CGRP、缓激肽、5－羟色胺、去甲肾上腺素、TNF－α、白介素 1/6/8 浓度的增高，以及 pH 的降低。有关 LTR 后数据测量的解释，请参阅本书第三章。潜在触发点组也出现生化参数的改变，但不如活跃触发点组明显（Shah 等，2005）。

▸ **结果的解读：** 局部酸性环境（低 pH）、P 物质和 CGRP 浓度的增高，使肌肉的痛觉感受器敏化（外周致敏），导致更多的肌肉疼痛。

注意

触发点以其特有的方式改变肌肉的生化环境：

- 疼痛和炎症介质（如 P 物质、CGRP、缓激肽及其他）的浓度增高；
- 低 pH（酸性环境）。

▸ **随访研究：** 通过随访，Shah 等（2008a）证实了上述生化环境的变化。同时，他们也研究了这是否纯粹是一种局部现象（仅限于上斜方肌触发点周围区域），或者这些生化参数的异常是否影响整个有机体。为此，他们研究了活跃触发点、潜在触发点和无触发点的受试者上斜方肌的生化环境。此外，他们还用同样的方法研究了所有受试者的腓肠肌（不包含 mTrPs）正中头。

研究表明，活跃触发点附近的斜方肌上部肌肉组织的生化环境出现了特征性改变，疼痛和炎症介质的浓度明显高于腓肠肌远端，而腓肠肌远端没有触发点。同时，斜方肌上部有活跃触发点的所有受试者的腓肠肌中相关物质的检测值也表现为集中分布，包括 pH 以及 P 物质（图 2.47）、TNF－α（图 2.48）、IL－6 的浓度。相比之下，其他检测值，如缓激肽浓度（图 2.49），则没有明显变化（Shah 等，2008 年）。

因此，肌肉生化环境的变化主要局限于局部触发点区域，因此对触发点具有特异性。

Shah 等（2005，2008b）通过测量发现的 P 物质浓度增高，证实了一项早期研究，该研究发现 P 物质作为一种神经递质存在于斜方肌的触发点处及其周围的传入神经末梢处（De Stefano 等，2000）。研究对象包括 9 例纤维肌痛和 9 例肌筋膜疼痛女性患者，对照组为无上述症状的 9 名正常女性。含有 P 物质的神经末梢数目在三组间无明显差异。然而，与其他两组相比，存在触发点的患者的神经末梢的 P 物质水平升高。

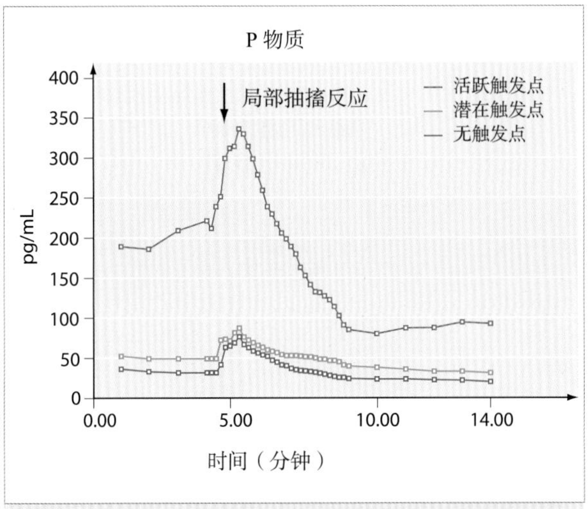

图 2.44　P 物质浓度的测量：活跃触发点处的肌肉中的 P 物质浓度明显升高。针灸通过引起局部抽搐反应导致 P 物质浓度的改变：P 物质浓度在开始时增高，5 分钟内又明显下降（Shah 等，2005）

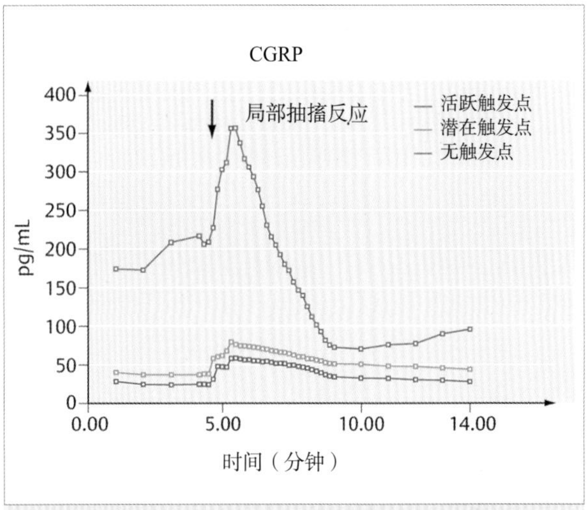

图 2.45　CGRP 浓度的测量：活跃触发点处的肌肉中的 CGRP 浓度明显升高。针灸通过引起局部抽搐反应导致 CGRP 浓度的改变：CGRP 浓度在开始时增高，5 分钟内又明显下降（Shah 等，2005）

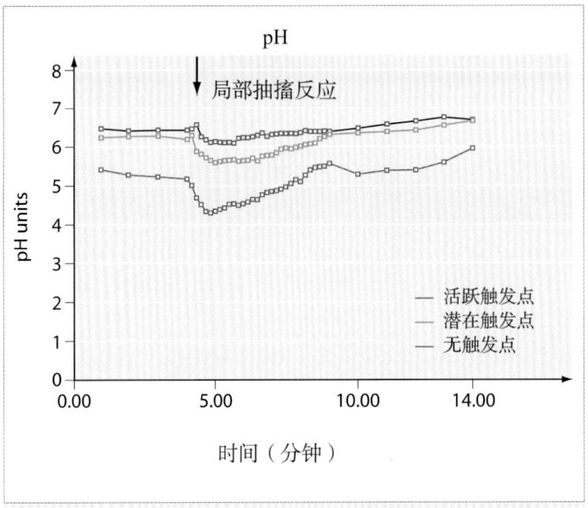

图 2.46　pH 的测量：活跃触发点处的肌肉 pH 明显降低。针灸通过引起局部抽搐反应导致 pH 的改变：pH 在开始时降低，5 分钟内显著升高，10 分钟后基本接近正常（Shah 等，2005）

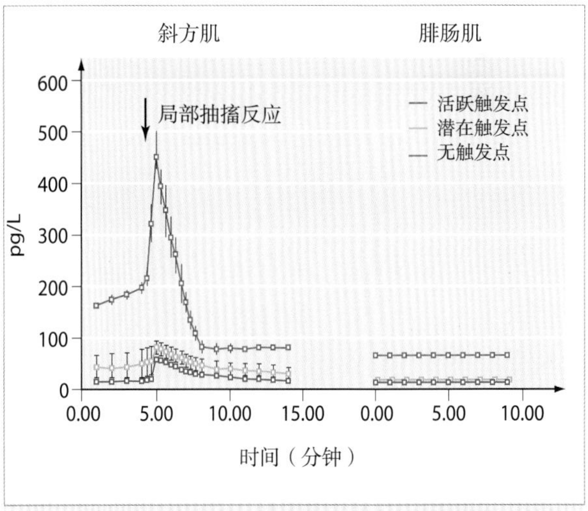

图 2.47　P 物质浓度：P 物质在斜方肌的活跃触发点附近的浓度明显升高，而同一患者腓肠肌远端（无触发点）的浓度无明显升高（Shah 等，2008a）

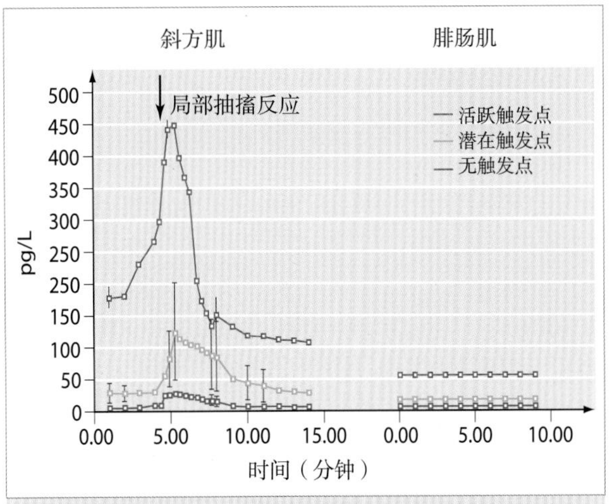

图 2.48　TNF-α 浓度测量：TNF-α 在斜方肌的活跃触发点附近的浓度明显升高，而同一患者腓肠肌远端（无触发点）处的浓度无明显升高（Shah 等，2008a）

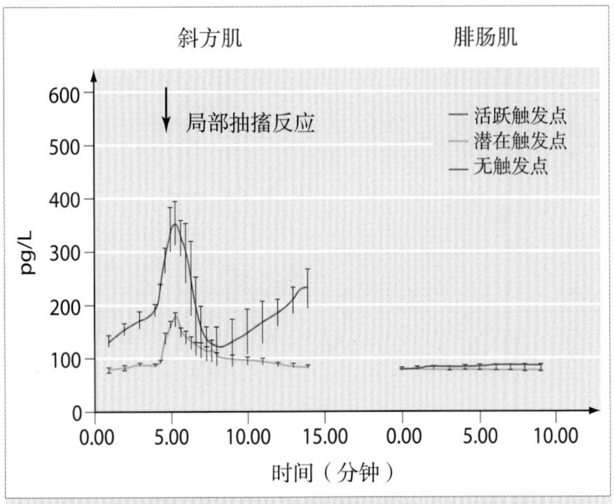

图 2.49　缓激肽浓度测量：缓激肽在斜方肌的活跃触发点附近的浓度明显升高，而同一患者腓肠肌远端（无触发点）处的浓度无明显升高（Shah 等，2008a）

2.2.4　局部灌注

人们利用超声（多普勒）研究了触发点附近的灌注情况（Sikdar 等，2010）。对局部血管血流状况的多普勒超声评估显示，活跃触发点附近区域的数据与潜在触发点和无触发点附近区域的测量数据有明显差异。在活跃触发点附近，收缩期血流速度明显加快，而在舒张期则出现反流。

根据数据模型计算，活跃的触发点附近血流变化的原因是局部血管舒张和/或血流量增加，导致后者出现的原因是管腔内流出受阻（Sikdar 等，2010）。这就可以解释活跃触发点附近区域血液循环受阻的原因可能是张力带和局部结缔组织的改变。总而言之，研究表明，触发点附近的血流受阻或灌注减少。

2.2.5　慢性肌肉疼痛——伤害性感受的改变

刺激游离神经末梢（伤害感受器）可引发骨骼肌疼痛，伤害感受器受到有害刺激。慢性肌肉疼痛可由急性肌肉疼痛发展而来，而急性肌肉疼痛主要承担报警机能，是外周和中枢敏化的结果。触发点作为伤害性刺激，刺激外周和中枢敏化（Arendt-Nielsen 和 Castaldo，2015）。

外周敏化

外周敏化（49 页）是一个生理过程。通常，身体的自愈机能可使外周敏化逐渐消退。然而，如果外周敏化持续存在，将导致外周和中枢的改变（中枢敏化），造成慢性疼痛。

缺血

在触发点病变中心处，收缩可引起局部缺血（能量危机模型，图 2.58），是触发点诱发肌筋膜疼痛的主要原因（Dejung，2009；Mense，2008b）。一方面，持续缺血是一种伤害性刺激，可阻碍周围敏化的消退；另一方面，缺血可导致细胞组织坏死（Dejung，2009），引发局部炎症（图 2.38，图 2.40）。

pH

氢离子浓度（H^+）对肌肉伤害性感受器的致敏有显著影响。H^+ 浓度越高（pH 越低），反应越强（Mense，2013）。许多肌肉紊乱都与组织 pH 的降低有关，而较低的 pH（酸性环境）是导致慢性肌肉疼痛变的重要原因之一（Mense 和 Gerwin，2010a）。触发点附近组织的pH较低（Shah 等，2005、2008b）。

注意

氢离子是肌肉伤害感受器最重要的化学刺激（Mense 和 Gerwin，2010a）。

轴突反射

对伤害性感受器的刺激，P 物质（SP）、降钙素基因相关肽（CGRP）等的释放，这在伤害性感受器的传入神经纤维的脊髓端和外周端已得到证实。此过程被称为轴突反射，可影响局部生化环境并导致中枢和外周敏化——神经元的兴奋阈值降低。

“炎症汤”

肌肉组织的缺血坏死可导致局部炎症，同时释放内源性物质，出现由血管源性和神经源性物质（如缓激肽、组织胺、5－羟色胺、前列腺素、乙酰胆碱和 P 物质和 CGRP 等）组成的“炎症汤”，导致肌肉痛觉阈值的改变。pH 的降低和 ATP 水平的升高也会增强周围敏化。处于敏感状态时，伤害性感受器对微弱的、通常情况下为非致痛性刺激（如轻压、收缩或生理拉伸）产生反应；这种兴奋被传递到中枢神经系统，并在那里被解释为疼痛（痛觉过敏）。同时，“静默性伤害感受器”（通常对有害刺激没有反应的伤害性感受器）被炎症过程中释放的组织介质（如缓激肽、组胺、血清素、前列腺素、乙酰胆碱、P 物质和 CGRP）激活（Weiss 和 Schaible，2008）。

伤害性感受器的密度

在动物实验中，持续 12 天的肌肉炎症导致含 P 物质的神经末梢的密度明显增加（Mense 等，2001）。许多含 P 物质的神经末梢是伤害性感受器，这意味着痛觉敏感结构的神经支配密度增高。在这种情况下，肌肉中的有害刺激会激活更多的伤害性末端，从而引发更严重的疼痛。

中枢影响

中枢影响可增强外周敏化。交感神经活动的增强（如压力、焦虑）与去甲肾上腺素的释放增加有关，去甲肾上腺素的释放可以使周围伤害性感受器进一步敏化（Janig，2008）。

▸ **结论：**正常肌肉伤害性感受器的敏化、静默伤害性感受器的激活以及伤害性感受器神经支配密度的增加——所有这些因素都会导致周围神经持续敏化，而不是像正常情况下会自然消退。这一系列事件会导致周围神经敏化持续存在，形成慢性疼痛会并进一步发展。除了这些神经（神经生物学）因素能使肌肉疼痛外周慢性化外，还应注意僵硬复合体和结缔组织的变化，如肌源性因素，也可能是外周疼痛迁延化的直接原因。

注意

肌肉的伤害性感受器通过下列方式敏化：
- pH 降低；
- 损伤和／或炎症导致的 ATP、缓激肽、组胺、血清素和前列腺素的释放；
- 伤害性感受器激活，导致神经肽（P 物质和 CGRP）的释放；
- 焦虑和压力引起交感神经兴奋，导致去甲肾上腺素的释放。

上述因素可同时激活“静默性伤害感受器”。

中枢敏化

肌肉伤害性感觉感受器的神经纤维进入脊髓并止于后角。在脊髓后角，神经冲动传递至二级感觉神经元，然后由感觉神经元通过脊髓丘脑侧束传递至丘脑。在这里，多数神经纤维与三级神经元换元，并进一步传播至感觉皮质（疼痛被感知）（图 2.53，图 4.6）。神经冲动的传递可以在中枢神经系统（CNS）的突触水平进行调节。多种因素决定了冲动是否会进一步传递，包括门控机制、下行疼痛抑制、后角模式（Woolf，1994）、内啡肽释放、丘脑皮质节律紊乱（Jeanmonod 等，1996）。如果痛觉神经冲动的传递在中枢神经系统的突触中得到全面“支持”，就会发生中枢敏化；而如果传递在传递点（突触）受到抑制，就会发生脱敏。

上述过程是多维的、复杂的，尚未完全阐明。作者遵循 Mense（Mense，2008b；Mense 和 Gerwin，2010a）的研究，对统一连接进行了详细描述，显示了肌筋膜伤害性感受对中枢敏化的影响。

- 肌肉疼痛引起中枢神经兴奋性增强：与来自皮肤的痛觉相比，来自肌肉的伤害性刺激可使后角产生更强的兴奋（Wall 和 Woolf，1984）。
- 肌肉疼痛引起的长期中枢神经兴奋性增强：肌肉的伤害性刺激使脊髓感觉神经元的兴奋性增高，持续时间超过刺激时间（Hoheisel 等，1993）。
- 敏化：P 物质可提高中枢神经系统突触传递的有效性（Lawson 等，1997）。肌肉伤害感受器被激活，脊髓痛觉传入纤维末端释放谷氨酸、P 物质和 CGRP 等物质，使突触传递得到改善，从而（在某些情况下）使神经元产生超兴奋性（Mense，2000）。
- 兴奋在中枢神经系统的传播：随着时间的推移，肌肉伤害性感受器的持续激活导致受痛觉输入刺激的脊髓区域扩大。在对大鼠的研究中，Hoheisel 等（1994）证明，在实验诱导的肌炎中，肌肉伤害性感受器的持续激活只会在几小时内引起神经元数量的增加。通过谷氨酸影响 NMDA 受体（NMDA= n- 甲基 - d - 天冬氨酸）、P 物质影响脊髓神经元膜上的神经激肽 -1 受体，使脊髓神经细胞过度兴奋，从而使兴奋得到传播（Mense，2008b）。
- 神经可塑性的改变：人们认为神经可塑性的改变始于机能改变（如兴奋性增强），然后随时间推移，以结构重塑的形式固定下来（如轴突出芽和突触重组的形式）。除了谷氨酸（见上文），钙离子的流入对兴奋性的增加起了决定性作用。这些主要的机能重塑很快就以结构重塑的形式固定下来，如突触的大小和数量的增加。接触面扩大的突触能更有效地传递信息；突触后神经元受到的刺激更强烈（Mense，2000）。
- 神经胶质细胞（尤其是小胶质细胞）甚至也可以通过释放肿瘤坏死因子（TNF）-α 来促进中间神经元的敏化（Marchand 等，2005）。

后角神经元的敏化

关于脊髓后角伤害性神经元兴奋性增加，有两个过程比较重要（Mense，2013）：

- 通过打开离子通道激活静默的突触：脊髓间神经元池中有许多“沉默的”神经元，其特征是无效（“静默”或“睡眠”）突触。“静默”突触并不会触发下游（突触后）神经元的动作电位，而仅仅引发小的突触电位。“静默”突触向机能性突触转变的机制之一是下游（突触后）神经元的膜电位通过不断传入的动作电位正向转移。这种持续去极化激活细胞内的酶，从而增加钠离子和钙离子离子通道的渗透性，使之前低于阈值的电位现在高于阈值。这一过程能够在中枢神经系统中形成新的机能连接。去极化细胞的膜电位非常接近兴奋阈值，细胞处于超兴奋状态，即使对微弱的刺激也会产生伤害性信号。
- 新离子通道的形成使结构变化得以发展：

上述机能变化引发新的离子通道合成，并嵌入神经细胞膜。从长远来看，就产生了一种改良的痛觉细胞，其细胞膜上的离子通道密度更高，同时离子通道对离子的渗透性更强。这解释了神经元的过度兴奋状态（Mense，2008b），最初是机能变化，后来则是结构变化。

与之前的假设相反，后角神经元敏化并不需要高频率激活。频率较低的动作电位，甚至阈下突触后电位，足以使细胞过度兴奋（Hoheisel 等，2007；Ikeda 等，2006）。

痛觉神经元敏化相关性超兴奋导致脊髓内神经连接的机能重组（Mense 等，2003）。脊髓水平神经元机能重组的结果如下：

- 肌肉疼痛迁延化；
- 肌肉疼痛传播到其他身体部位（见章节 2.2.6）。

注意

与其他类型的疼痛相似，肌肉疼痛迁延化的决定因素是中枢敏化。

门控机制

传递感觉的脊髓后角二级神经元主要是所谓的宽动力范围（WDR）神经元。各种传入纤维（如起源于肌梭的 Aβ 纤维、Aδ 纤维、C 纤维以及Ⅰa 纤维）从包含不同感受器（如机械、热感受器和伤害性感受器）的组织（如皮肤、肌肉、关节、骨骼、神经和内脏）通过不同通路传入 WDR 神经元，集中于同一节段（如 L5，收敛原理，图 2.50）。通过调节放电频率，WDR 神经元对其接收和传输的信息进行编码。例如，Ⅳ型纤维将来自肌肉的伤害性刺激传至皮质并解码为疼痛，WDR 神经元的放电频率与轻触刺激皮肤机械感受器形成的 Aβ 纤维传导的频率不同。当冲动通过不同传入纤维同时到达时，WDR 神经元的任务是识别需要优先传输的刺激以及无须传输的刺激并编码（门控机制；Melzack，1989）。一般来说，通过 Aβ 和 Aδ 纤维传导的冲动（触觉和温度觉，“明显”疼痛）将优先于通过Ⅳ型纤维（或 C 纤维）传导的冲动（钝痛）。

刺激的累积

疼痛信号由初级传入神经元（图 2.24）传导至脊髓后角，并在此将冲动传递到二级传入神经元（痛觉传入通路的二级神经元）。后角 WDR 神经元的特点是多感受性会聚（图 2.50），来自身体多个部位不同区域的各种组织（如皮肤、肌肉、关节和内脏）的传入信号传递至同一脊髓节段的同一 WDR 神经元，使得肌肉伤害性感受器产生的阈下痛觉冲动和另一种组织类型（如从内脏、机能失调的关节或皮肤）产生的阈下痛觉冲动的汇集成为可能（在受控的后角模式下）。这些来自不同组织的神经冲动的总和超出阈值水平，WDR 神经元则产生阈上电位，形成神经冲动并传入中枢（图 2.51，图 6.2）。甚至是非伤害性传入冲动也有助于通过 WDR 神经元的汇聚作用提高总和效应（Bohni，2006；Bohni 等，2015）。从肌筋膜触发点的观点来看，值得注意的是，不仅活跃触发点能够有助于刺激的累积，潜在触发点也可通过阈下非伤害性冲动的方式促进刺激的累积和中枢敏化（Ge 和 Arendt Nielsen，2011；Li 等，2009 年；Mense，2010）。

注意

慢性疼痛可以通过刺激的累积（WDR 的伤害性刺激汇聚）而发展和持续。

因此，从激活运动系统的角度来说，刺激积累可导致疼痛和机能障碍（触发点，“阻滞”，肌肉失衡）的形成和持续（图 2.52，图 6.2a；Bohni 等，2015）。许多慢性疼痛都以刺激的累积为基础（Bohni，2006；Bohni 和 Gautschi，

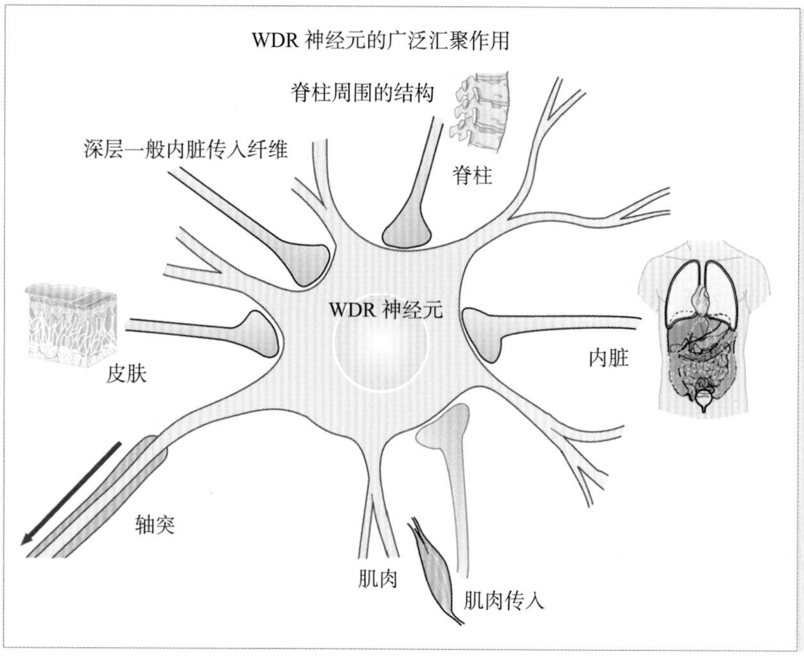

图 2.50 宽动力范围（WDR）神经元。来自各种组织（如皮肤、肌肉、关节囊、结缔组织和内脏）的传入冲动汇聚于 WDR 神经元（Bohni 等，2012）

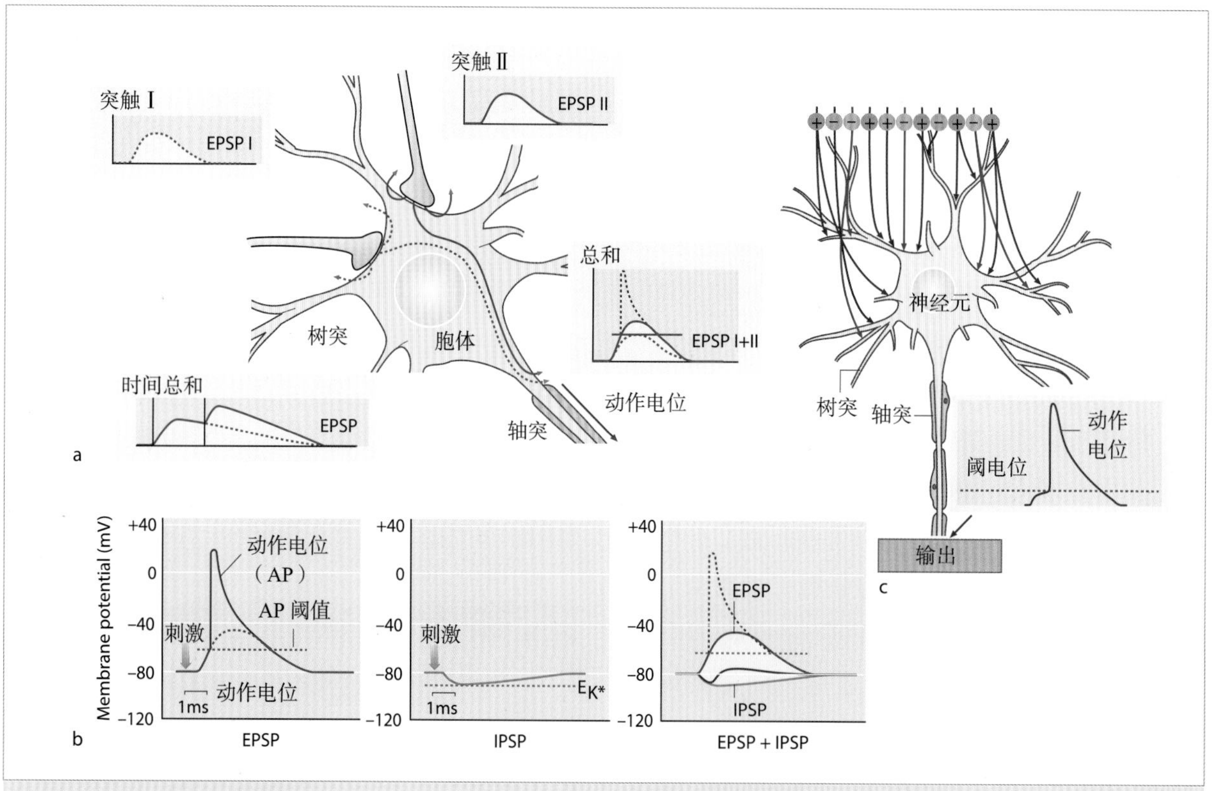

图 2.51 WDR 神经元的刺激累积

a. 各种阈下刺激产生的突触后阈下兴奋电位（Subthreshold excit atory postsynaptic potential，EPSPs）汇聚于 WDR 神经元，可诱发动作电位（Bohni 等，2015）

b. 兴奋性和抑制性突触后电位相加。刺激累积：如果兴奋性突触后电位（EPSP）超过阈电位，就会形成动作电位（AP）。抑制性突触后电位（IPSPs）反映的是突触的抑制性活动（突触后抑制）。EPSP 和 IPSP 可以会聚（→右侧品红线），但不形成动作电位（Bohni 等，2015）

c. 所有兴奋性和抑制性输入的总和决定了 WDR 神经元在电平衡→中枢调控方面的反应（Bohni 等，2015）

2014；Bohni 等，2015；Zieglgansberger 和 Herz，1971；Zieglgansberger 等，2005）。

采用筋膜疗法处理刺激累积问题效果较好。

临床提示

肌筋膜对刺激累积的影响

肌肉（包括其筋膜结构）是人体感觉最丰富的器官。中枢神经系统从中接受最多的传入神经元，处理大量的信息（Mense，2007）。因此，肌筋膜机能紊乱对刺激累积有重要影响，而针对肌筋膜结构的治疗方案也能处理多数刺激累积问题。可以通过试验性治疗并观察其效果，来简单、可靠地判断治疗方案是否有效及其可持续性。

注意

肌筋膜机能紊乱（活跃包括触发点、潜在触发点、反应性筋膜改变）可明显影响刺激累积效应。因此，针对肌筋膜结构的治疗方案也能很好地解决许多刺激累积问题。

疼痛抑制

并不是所有的疼痛都会变成慢性的。接受来自外周伤害性感受器的传入冲动的脊髓感觉神经元会受到强烈的抑制，是节段性抑制性中间神经元和中枢抑制（下行疼痛抑制）作用的共同结果。下行伤害感受抑制系统（Basbaum 和 Fields，1984）源于脊髓以上中枢（图 2.53b），在正常情况下总是保持活跃状态，降低了传递深部疼痛

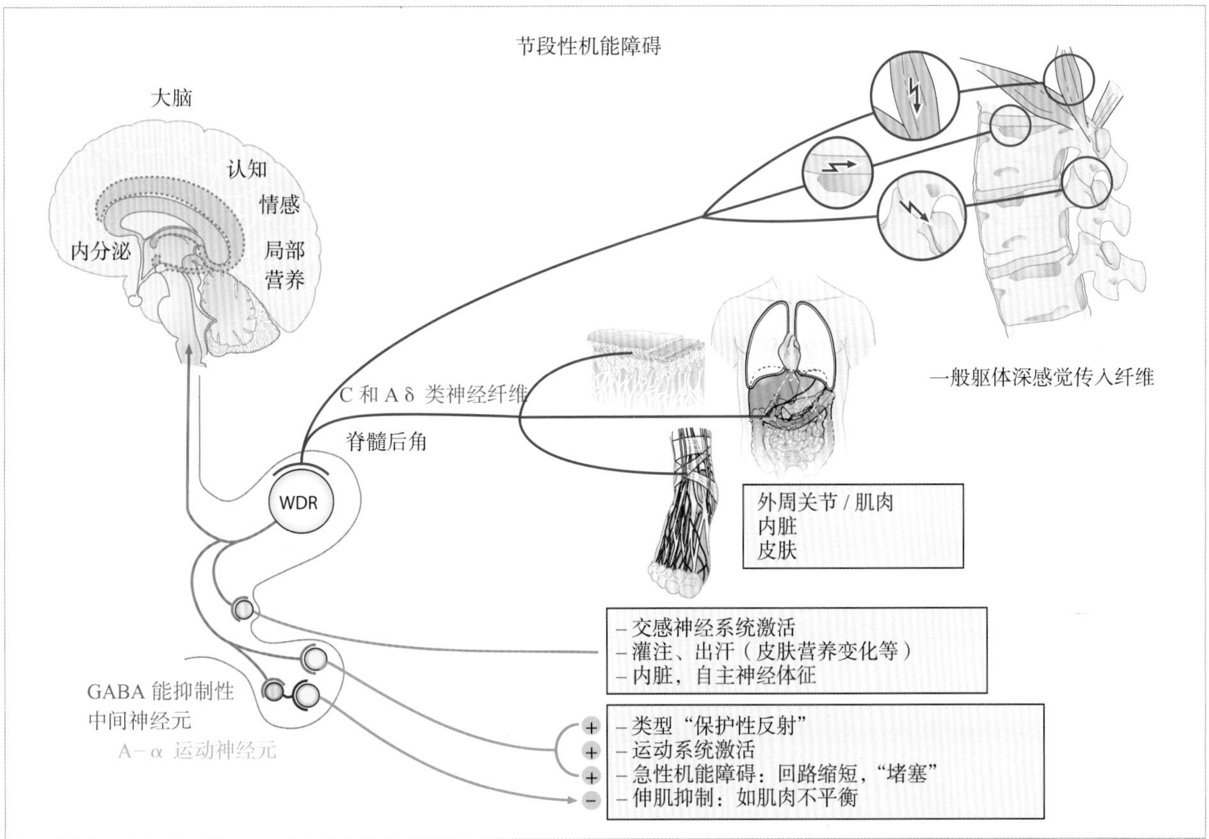

图 2.52 运动系统的激活：节段性关节肌肉机能障碍。持续性伤害的传入神经通路活动（由刺激总和引起）的潜在结果，是随肌肉活动的增加（→触发点，小关节面“阻滞”）或肌肉活动的抑制（→肌肉不平衡），以保护性反射的形式激活运动系统（Bohni 等，2012）

的后角神经元的静息性活动和兴奋性，表明后角对疼痛的感知是可调控的（Woolf，1994）。中枢性抑制可以强化（如在意外或在有危及生命的情况下），使后角的伤害性冲动不被传递，此时机体没有痛感或只有轻微的痛感（被抑制的后角模式）。如果中枢和/或节段性抑制减弱，则后角神经元的静息性活动不充分，即使是生理范围内（正常的触摸和运动）的低级刺激也能引起后角水平的伤害性信号的触发和传递；也就是说，即使没有实际病理改变，这些敏感的后角模式可形成肌肉疼痛（Habring 等，2012）。

血管内源性阿片类药物（内啡肽）除了对下行神经通路有镇痛作用外，对痛觉通路的转换点也有抑制作用，因此具有镇痛作用。

注意

疼痛抑制的减弱会促进慢性疼痛的发展。

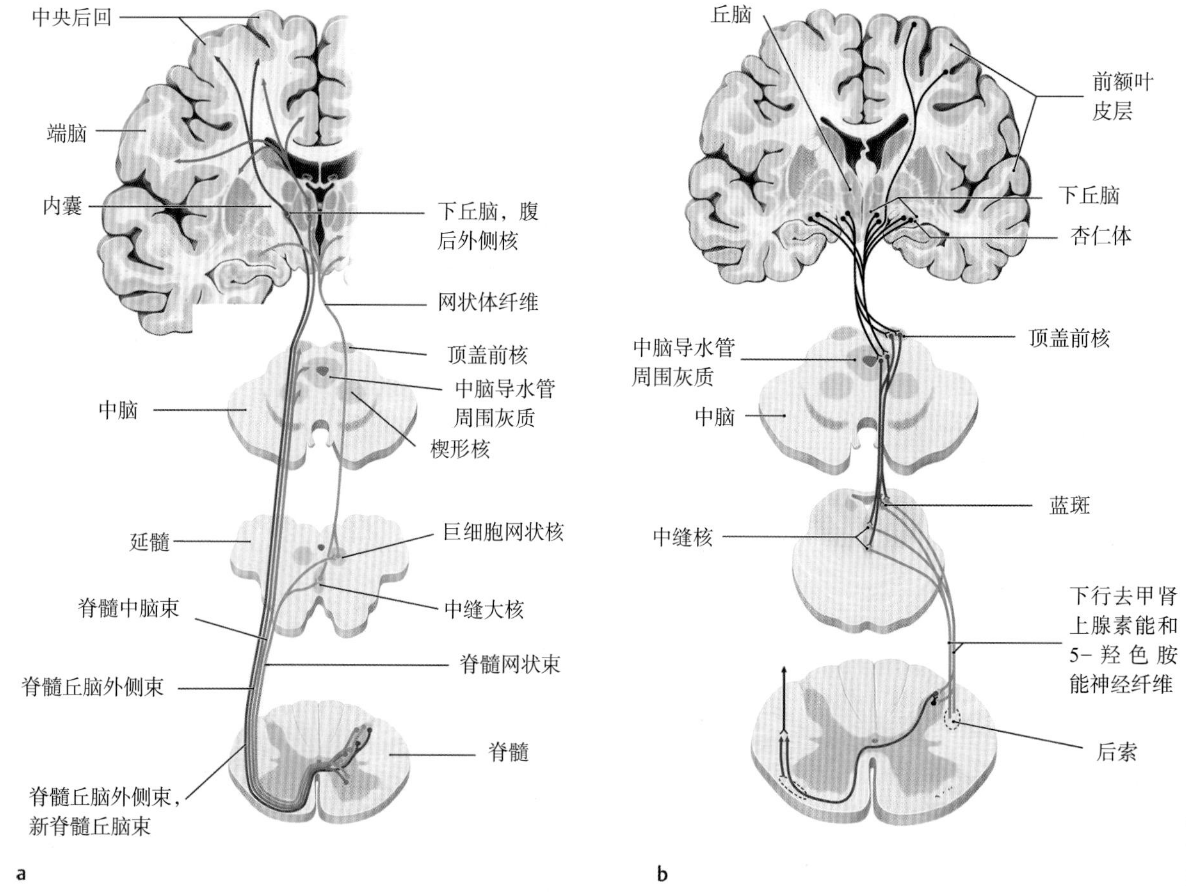

图 2.53　疼痛处理概述：涉及通往躯体感觉皮质的上行疼痛传导通路（a），以及通往脊髓的下行疼痛抑制传导通路（b）

a. 从躯干和四肢开始的上行疼痛传导路径

b. 疼痛抑制：下行疼痛抑制传导通路。下行疼痛抑制系统的主要控制中心位于中脑中央灰质（导水管周围灰质）和顶盖前区。这些核中心接受来自下丘脑、前额皮质和杏仁体（边缘系统的一部分）的纤维控制。这些中央（导水管周围）灰质的兴奋性谷氨酸能下行纤维（红色），通过中缝核的 5－羟色胺能神经元和蓝斑的去甲肾上腺素能神经元（蓝色），止于脊髓外侧索后部，通过抑制性中间神经元直接或间接地到达脊髓传入通路的二级神经元

调节

疼痛是可习得的。著名的巴甫洛夫实验中的狗是经典条件作用的完美例子：在喂食 2 周后，这只狗“学会”了对铃声做出反应，唾液和肠道分泌物增多，而且总是与铃声响起有关。同样，如果运动与疼痛关联在一起足够长的时间，运动引起的疼痛（在一定条件下）也可以“习得”；之后的运动也会导致疼痛，不管是否真的有造成疼痛因素。因此，当试图阻止形成这种疼痛时，重复进行与疼痛相关的动作在治疗上是没有意义的。

注意

中枢和外周敏化共同发挥作用，会造成如下两种临床表现：

- 正常的无痛刺激，如正常的触摸或运动，会引起疼痛（异位性疼痛）；
- 疼痛刺激会形成更强烈的疼痛（痛觉过敏）。

小结

慢性肌肉疼痛

慢性肌肉疼痛可能的原因为：

- 外周疼痛机制：外周伤害性感受器敏化和/或肌肉结构变化（僵硬复合体），以及结缔组织变化。
- 中枢疼痛机制：中枢敏化伴后角模式改变、刺激和调节。
- 输出疼痛机制：对下行疼痛传导通路抑制的减弱，慢性（肌肉）疼痛交感神经兴奋性增加。慢性疼痛的形成通常涉及多种机制（见章节 4.1.2 章）。确定何种疼痛机制占主导地位，如何才能最好地缓解疼痛，或者疼痛是否确实可以缓解。作为临床诊断的一部分，应通过临床推断对肌筋膜疼痛进行鉴别（见章节 4.1）。

2.2.6 牵涉痛

牵涉痛很常见（章节 1），对神经肌肉骨骼疼痛的治疗具有重要意义。

在许多情况下，牵涉痛发生在神经支配节段之外，患者所诉疼痛常与相应的肌层和皮肤的关系不相符。然而，目前认为牵涉痛的传播遵循明确的解剖路径（Arendt-Nielsen 和 Graven-Nielsen，2008；Graven-Nielsen，2006；Graven-Nielsen 等，1997、2003；Leffer 等，2000；Mense 和 Gerwin，2010a）。

注意

与皮肤疼痛相反，肌肉疼痛有明显的放射倾向。这意味着患者不仅可以在肌肉损伤（触发点）的部位感觉到疼痛，而且在距其很远的部位也可感到疼痛（Mense，2008b）。

动物实验证实，来自不同身体组织（皮肤、肌肉、骨骼和内脏器官）的传入神经通路在脊髓水平会聚。然而，没有任何融合—投射理论可以解释为什么放射痛区域常会跨越肌筋膜—皮肤边界。

为了研究牵涉痛的机制，Hoheisel 等（1994）在动物实验中记录了后角神经元的活动。首先确定大鼠股二头肌后角神经元（L5–S2）的接收区（RF），神经元只能为强烈的痛性压力刺激激活（图中的“Nox. p. deep”）。随后，他们向胫骨前肌（L4–L5 支配）注射大剂量的缓激肽（股二头肌 RF 外），诱导与之相关的实验性肌源性疼痛。5 分钟后，在股二头肌原始 RF 外又出现了 2 个新的 RFs。又过了 10 分钟，原来的 RF 发生了改变，甚至对微弱的、无害的压力也有了反应（图中“Mod. p. deep”）。Mense（1994）提出，预先存在的后角神经元与周围神经之间无有效机能的解剖学连接，可通过被伤害性刺激得以显露。此种联系已经在解剖学上得到证实，这些之前形成的中间神经元的沉默突触可能被神经肽物质P和CGRP所激活（图2.55）。在疼痛刺激时，轴突反射引起神经的脊髓端和接收端释放上述神经肽，从而导致痛觉结构敏化。值得注意的是，新发现的RFs位于股二头肌外。

Mense（1994）提出的“改良的融合—投射理论”的核心思想是轴突反射导致后角疼痛传入纤维释放神经肽，而神经肽可以在组织中扩散很长一段距离。这揭示了脊髓中的临床“静默”突触，通过这些突触，疼痛可以跨节段放射至身体其他部位（Mense，2013）。

例如，疼痛从小腿肌肉（腓肠肌和比目鱼肌）放射到骶髂区域（图7.301，图7.306），可以解释为此两个区域的传入神经在脊髓换元的位置比较接近（图2.56）。

在中枢神经系统中，建立这种神经元连接的机能性重组需要多长时间尚不明确，可能取决于多种因素（兴奋性和抑制性）。Wall（1985）在这方面提出了有效的假设：经过数天的潜伏期，来自受伤区域的C纤维的化学物质的轴突运输导致脊髓连接的改变和伤害性RFs的延长；经过数周或数月的潜伏期，传入受阻细胞发生继发性退变伴萎缩、无规则神经发芽和异常动作电位序列（Locher等，2013）。

注意

脊髓后角“静默”突触的激活导致跨肌—皮边界的放射痛，是脊髓内连机能重组的表现。

改良融合－投影模型可以解释刺激触发点造成广泛牵涉痛的现象。然而，很有可能的是相似机制在更高的中枢神经系统水平发挥作用。因此，牵涉痛现象不能仅用外周伤害刺激或在外周神经基础上来解释。牵涉痛是疼痛处理改变的一种表现，因此疼痛形成的中枢机制参与其中，参见图4.6。

注意

牵涉痛是疼痛处理改变的一种表现，因此涉及中枢（而非外周）疼痛机制。

小结

牵涉痛

牵涉痛的神经基础是中枢敏化。肌肉疼痛冲动（以及其他因素）的不断涌入，导致后角神经元的超敏反应和“静默”突触的激活，脊髓神经元之间的纤维连接发生跨节段机能重组。脊髓水平的机能重组是牵涉痛的基础。

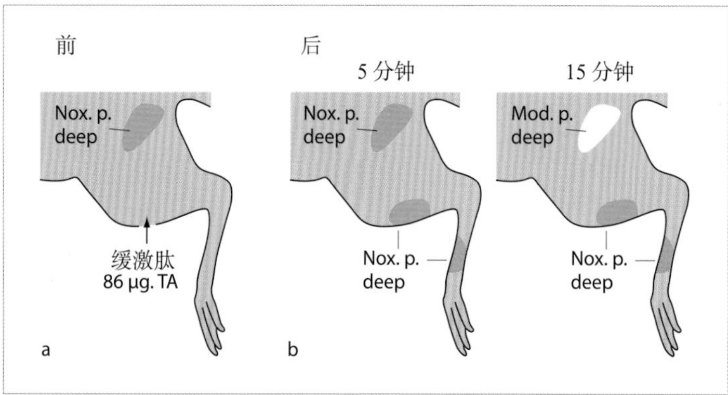

图2.54 疼痛输入导致的感觉接收区的变化和新接收区的形成（麻醉大鼠后爪的研究，解释见正文）（Mense，1994）

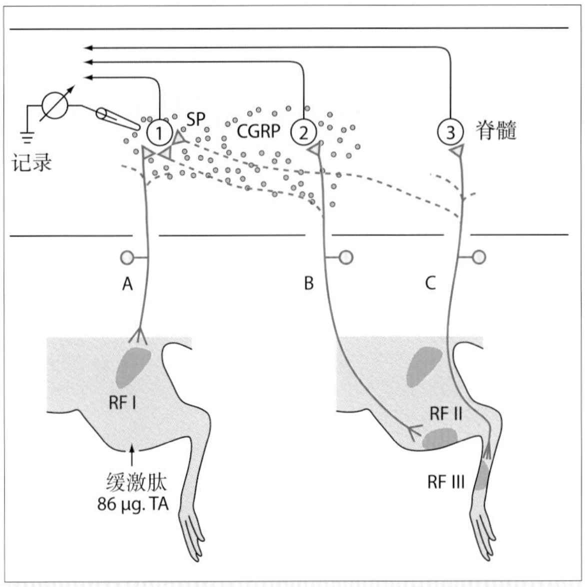

图 2.55 牵涉痛：神经解剖学模型，用于解释由于脊髓后角静默突触的激活导致肌外新 RFs 的出现（Mense，1994）

2.2.7 能量危机模型

尽管肌筋膜疾病的病理生理学改变尚未完全明确，但人们仍可以通过一系列发现，像拼拼图一样，将其拼凑在一起以形成一幅较为完整的图像（图 2.57），包括：组织病理学变化、生化环境和局部灌注的研究以及肌电图（EMG）表现。这个模型被称为“能量危机模式”（图 2.58），是目前已获公认的解释触发点形成的假说。

病理生理学

发生肌筋膜疼痛综合征的原因通常是受累肌肉的急/慢性超负荷、创伤性拉伸或直接损伤（见章节 2.3）。形成肌筋膜触发点的原因通常

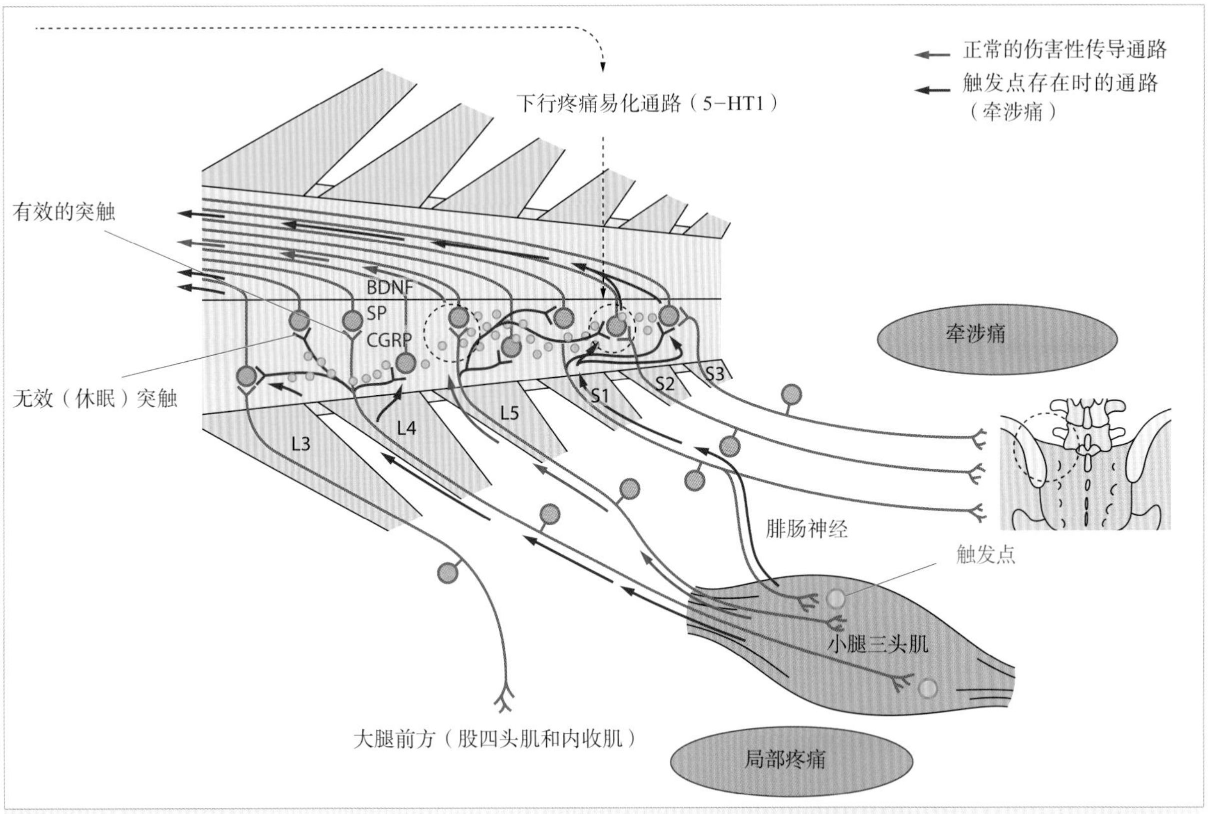

图 2.56 牵涉痛：以小腿肌肉（腓肠肌—比目鱼肌复合体）向骶髂关节放射（模型）为例。伤害性信号（如腓肠肌和比目鱼肌）的持续传入改变了脊髓水平突触的传递行为，不仅影响受累传入神经纤维，而且影响相邻的传入神经纤维。通过释放中枢递质（如 P 物质和 CGRP），突触连接被改变，来自身体其他区域（本例中为骶髂关节）的非伤害性正常传入被解释为起源于导致疼痛的损伤。这种机制也可以解释“假神经根”疼痛和许多头痛。BDNF，脑源性神经生长因子；CGRP，降钙素基因相关肽；SP，P 物质（Mense，1994；Mense 和 Gerwin，2010a；Böhni 等，2015）

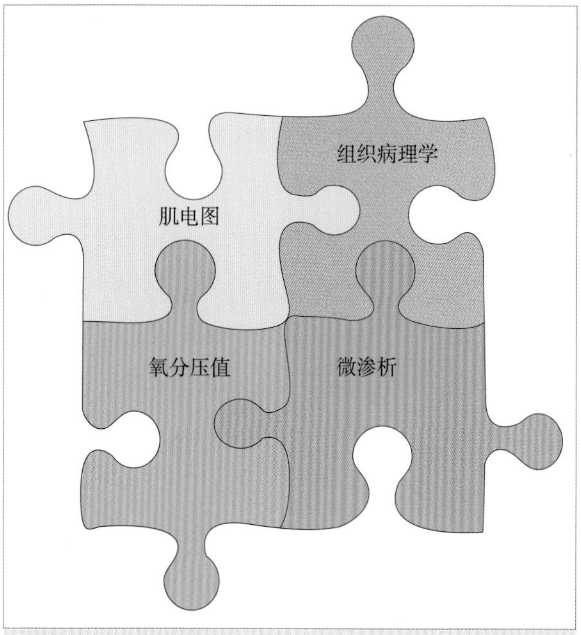

图 2.57　触发点的病理生理学：就像拼拼图一样可以将一系列单独的病理生理学发现拼接在一起，形成一个完整的图像——能量危机模式

是肌纤维的直接损伤或长期增加的肌肉张力（图 2.58）。肌肉张力增加的原因包括姿势不佳和关节、神经或内脏因素，也可能包括心理因素，如焦虑、过度需求或压力。

肌筋膜综合征可以通过图 2.58 中 A、B、C、D 4 个途径发生，进一步的信息见表 2.9。

注意

能量危机模型的核心是局部缺氧，并已为实验证明（Brückle 等，1990）。缺氧导致 ATP 的产生不足。

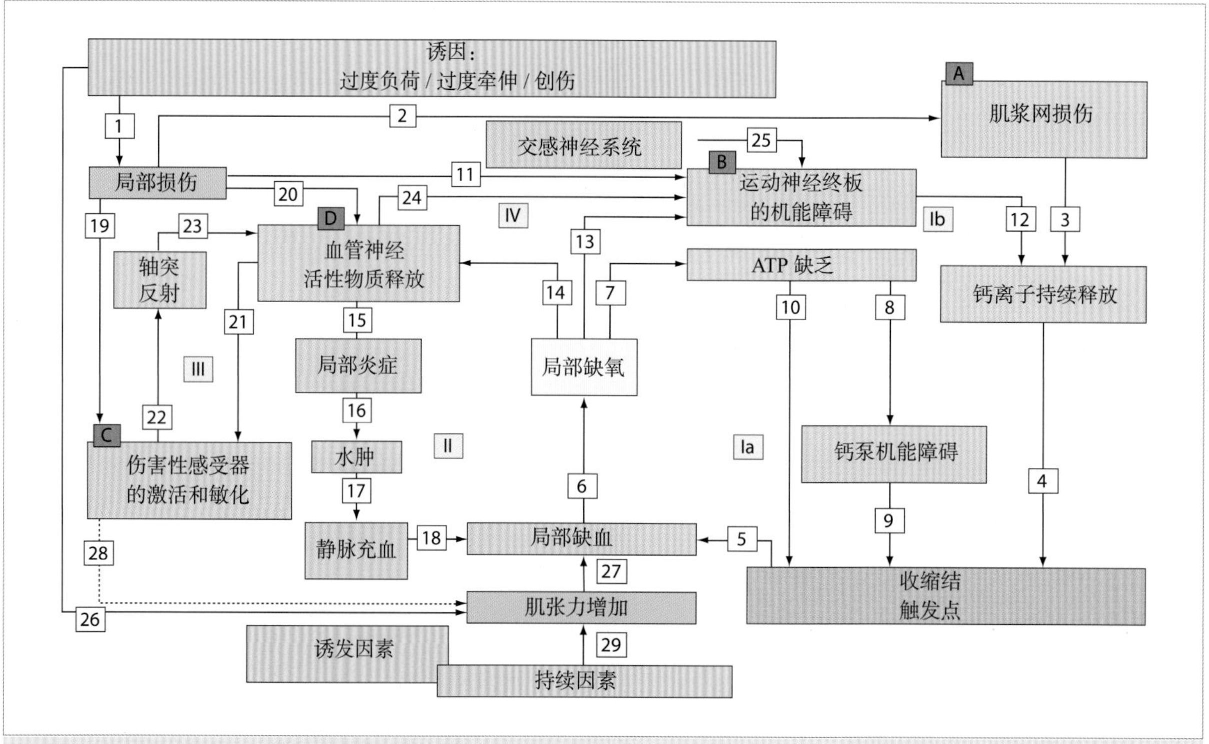

图 2.58　能量危机模型——肌筋膜触发点的病理生理学改变（表 2.9；Gautschi，2008）

表 2.9 肌筋膜疼痛综合征：能量危机模型

路径	位置	解释
路径 A	（1）	急 / 慢性过度负荷、创伤性过度伸展或直接创伤可导致肌纤维损伤
	（2）	肌纤维的局部损伤与肌质网的直接损伤有关
	（3）	肌质网的泄漏导致纤维中钙离子的连续释放
	（4）	钙离子的不断释放使局部限定的肌肉区域内的肌球蛋白和肌动蛋白丝持续收缩，导致收缩结的形成；收缩过程需要恒定的三磷酸腺苷（ATP）形式的能量来源
	（5）	收缩结局部的血供减少，因为不断增加的压力使肌肉毛细血管网受到卡压，出现局部缺血
	（6）	代谢需求的增加（肌肉持续收缩）和灌注减少导致的供氧减少一起，可能导致明显的局部能量危机，在限定肌肉区域中心形成局部缺氧。触发点内的氧分压降至 3~5 mmHg
	（7）	这种能量危机的表现是 ATP 缺乏：低灌注，缺氧，导致 ADP 合成 ATP 受限
	（8）	ATP 缺乏导致钙泵失效
	（9）	钙泵机能障碍导致钙离子浓度不断升高，从而使相应的肌纤维持续收缩，导致了第一个恶性循环（Ia）：由于钙泵缺乏 ATP 作为能量来源，同时肌纤维持续收缩导致 ATP 的消耗不断增加。收缩结变得更强，能量危机恶化。收缩持续到能量来源 ATP 耗尽才会结束
	（10）	随着 ATP 的缺乏，肌球蛋白头部无法从肌动蛋白丝的结合位点分离（缺少 ATP 作为软化剂）。由于没有动作电位，也没有运动终板的激活，僵硬复合体中的肌动蛋白和肌球蛋白丝仍结合在一起。收缩结内出现结构改变——形成挛缩 一系列这样的收缩节形成了可触及的触发点（触发点复合体）。受累肌纤维的其余部分被过度拉伸，从而产生可触及的紧张带
路径 B	（11）	肌肉损伤部位（和 13、24 和 25 处一样）的运动终板出现机能障碍。在 α－运动神经元无动作电位的情况下，少量乙酰胆碱被释放入突触间隙
	（12）	乙酰胆碱的连续释放导致肌纤维突触后膜持续去极化（在 EMG 上表现为终板的自发电活动——终板假说，图 2.59）。动作电位在肌纤维膜上向各向扩散，通过 T 管传至肌纤维的肌质网，导致钙离子持续释入肌纤维（从这里开始，沿箭头 4、5、6、13）
	（13）	局部缺氧造成线粒体破坏，从而加剧运动终板机能障碍（恶性循环 Ib）
	（14）	缺氧是一种伤害性刺激，导致血管神经活性物质的释放，如缓激肽、血清素、前列腺素等
	（15）	血管活性物质诱发局部炎症反应
	（16）	局部炎症过程使血管通透性增加，从而引发局部水肿
	（17）	局部水肿导致静脉淤血
	（18）	静脉淤血型导致小动脉附近静脉充血，从而加剧局部缺血，形成另一个恶性循环（Ⅱ）
路径 C	（19）	肌纤维的损伤直接激活肌肉伤害性感受器，肌肉损伤直接释放的 ATP 使伤害性感受器敏化（从这里开始，沿箭头 22、28）
路径 D	（20）	肌纤维损伤时会伴有其他组织细胞和血管的受损。导致血管神经活性物质的释放，如组胺、前列腺素和缓激肽（同样造成缺氧，箭头 14）。后者通过血管活性特性引发局部炎症（15），导致水肿（然后沿箭头 16）

（续表）

路径	位置	解释
路径 D	（21）	神经活性物质直接激活和敏化伤害性感受器（神经活性效应）
	（22）	伤害性感受器的激活触发轴突反射
	（23）	轴突反射导致神经肽 P 物质（SP）和降钙素基因相关肽（CGRP）的释放，从而触发血管活性物质的释放，形成另一个恶性循环（Ⅲ）
	（24）	血管神经活性物质也会刺激自主神经系统。特别是交感神经系统的纤维沿血管分布，其兴奋性会增强。交感神经活动促进发生机能障碍的终板释放乙酰胆碱，由此形成另一个恶性循环（Ⅳ）对关于 α－受体阻滞剂（酚妥拉明、酚苄明）的研究表明，这些物质会明显抑制触发点的活动，可超过一半的受试患者的肌筋膜症状得到缓解（Hubbard，1996）
	（25）	交感神经兴奋性增强，可伴有慢性压力或焦虑，通过自主神经纤维诱导少量乙酰胆碱的持续释放，使运动终板机能障碍加剧或持续。同时，交感神经兴奋性的增高提高了伤害性感受器的敏感性（C）
	（26）	慢性超负荷与肌肉张力增加有关。导致慢性超负荷的原因包括肌肉持续收缩（如在工作中，由于关节炎或为了避免疼痛而采取强迫性姿势）或由于姿势改变而导致非生理性负荷加重时，或者精神紧张导致肌肉张力增加（抑郁、压力等等）
	（27）	所有可引起肌张力增加的因素均可导致毛细血管痉挛而使正常的局部血灌注减少（5，18）。因此，总体肌肉张力的增高会导致局部缺血和缺氧，是能量危机的中心
	（28）	激活的肌肉痛觉受体可抑制相关肌纤维（Le Pera 等，2001；Letchuman 和 Deusinger，1993；Lund 等，1991；Mense，2013、2014）。然而，由疼痛和为缓解疼痛而强迫处于某种姿势（镇痛姿势）会引起回避运动，可以导致协同肌和 / 或拮抗肌的肌张力同时增高（然后沿箭头 27），进而导致协同肌和 / 或拮抗肌（继发性触发点）的触发点的激活或形成
	（29）	诱发因素和持续因素也可使神经肌张力增高，从而促使局部缺氧的发生和发展。相关的辅助因子包括： • 湿冷； • 姿势和动作模式的变化； • 关节源性改变（关节病、关节炎、关节机能障碍）； • 神经源性改变（周围神经病变，如神经根病、腕管综合征或周围神经卡压）； • 内脏源性改变（如脏器疾病）； • 心理因素（如压力、抑郁、焦虑）； • 交感神经兴奋性增高； • 中枢神经系统（GNS），通过下行神经束、网状结构控制 γ－运动神经元的活动来调节肌张力，进而决定肌梭内神经纤维的紧张状态。网状结构是脑干的一个中心，整合了所有感觉传入神经输入、自主神经影响，以及来自更高级脑部中心（如丘脑、边缘系统、皮质）的传入。因此，所有的躯体感觉、自主神经、认知和情感等，都对静息的肌肉张力有调节作用（Glaser，1965、1993；Dejung，2009）。 其他辅助因子可以加剧不同体位下的恶性循环： • 体能水平不足，肌肉毛细血管减少，导致局部缺血缺氧。肌肉中线粒体的稀疏，加剧能量危机的发展（7）。体能不足从根本上加剧了肌肉的脆弱性（1） • 紧张带的出现会造成运动神经受损（Gunn，1996），从而影响终板的机能（通路 B） • 局部缺氧（6）可引起局部组织坏死，需要局部炎症（14，15）和修复过程，造成胶原纤维沉积。在肌成纤维细胞的作用下，新形成的结缔组织发生收缩（van Wingerden，1995）。这些结缔组织收缩叠加于触发点处收缩的肌节上（4，9，10），从而使其结构固定（Dejung，2009） • 系统因素（营养、内分泌系统）影响新陈代谢，从而引发能量危机

导致能量危机的原因

关于哪些病理过程可能在局部能量危机的形成中发挥关键作用，有以下几种假说：

▶ **终板假说**：有证据表明，运动终板机能障碍在触发点的发展中起着重要作用（Arendt-Nielsen 等，2003；Gerwin，2010；Mense 等，2001a；Simons，1996、2008；图 2.59，箭头Ⅰ）。

- 许多肌筋膜触发点位于肌肉的中间三分之一处——通常是终板的位置。
- 肌筋膜触发点的 EMG 信号异常（图 2.7，图 2.8），被认为是 MEPPs 多样性的表现，提示运动终板的受损（Mense 等，2003）。
- 2000 年，德国 Munich 大学 Friedrich Bauer 研究所的研究人员对触发点的组织形态学进行了研究，发现同一部位的肌电图记录显示有规律的特异性改变，将其称为"终板尖峰"——这种现象在深层肌肉的肌电图中很少见到（Grobli，口头交流，2007）。
- 向筋膜触发点注射肉毒毒素可显著减轻疼痛（Graboski 等，2005；Ojala 等，2006；Querama 等，2006；Ferrante 等，2005）。神经毒素阻断了神经递质乙酰胆碱在运动终板突触前的释放，使运动终板无法工作。因此，受累肌纤维失去了能量供应，肌肉收缩不可持续。然而，在随机对照研究中，与盐水注射或干针针刺相比，肉毒毒素注射在缓解疼痛方面的优势尚未得到证实（Stieger，2008）。
- 关于 α－受体阻滞剂（如酚妥拉明、酚苄明）的临床研究表明，这些物质会强烈抑制触发点处的肌电活动，使超过一半的患者的肌筋膜症状得到明显缓解（Hubbard，1996）。

各种因素会导致运动终板异常：交感神经诱导（箭头 25；此处及下文参考图 2.58，表 2.9）；血管神经活性物质释放诱导（箭头 24）；局部肌肉损伤引起（箭头 11），或由于末端神经和血管结构受压导致供氧不足所致（箭头 13，见下文）。

许多讨论都指出运动终板在触发点形成与发展过程中的重要性，目前的终板假说是触发点病理生理学中最突出、接受最广的模型（Dommerholt 和 Fernandez-de-las-Penas，2013）。然而，终板假说是否可以被认为是最终的唯一解释仍有争议。在某些病例中，临床诊断表明，活跃触发点可以发生在有紧张带的任何地方——甚至在没有运动终板的肌肉区域。此外，非肌筋膜触发点（如肌腱、韧带和骨膜触发点）的存在表明，有其他过程可以导致与运动终板机能障碍无关的触发点。

▶ **肌质网损伤**：肌肉损伤可直接或间接导致肌质网损伤，无论是创伤、急性拉伸、急性过度负荷或其他原因（图 2.59，箭头Ⅱ）。在不利的条件（如 ATP 缺乏、缺乏保护与再损伤等）下，肌质网连续释放钙离子，可能导致收缩结的形成，甚至在肌肉上没有运动终板的区域也是如此；如果这些不利条件持续存在，最初的机能紊乱（收缩结）可能发展为结构紊乱（僵硬复合体形成，复杂的结缔组织变化——见下文）。外周过程（敏化和炎症过程）和中心过程（见下文）同时进行，相互加强又相互促进。

▶ **远端微卡压**：血管和神经越靠近远端，越容易受外部压力的影响。因此，即使是肌肉附近最轻的压迫也会导致肌肉灌注异常，并刺激自主神经、感觉神经和运动神经。

- 肌肉浅筋膜的卡压。血管和神经在到达目标区域和更深的肌肉层之前，会穿过其所支配的肌肉浅筋膜（穿通三联体；图 3.2）。因此，肌肉浅筋膜的改变会对身体各部分肌肉的血供和神经造成激惹。

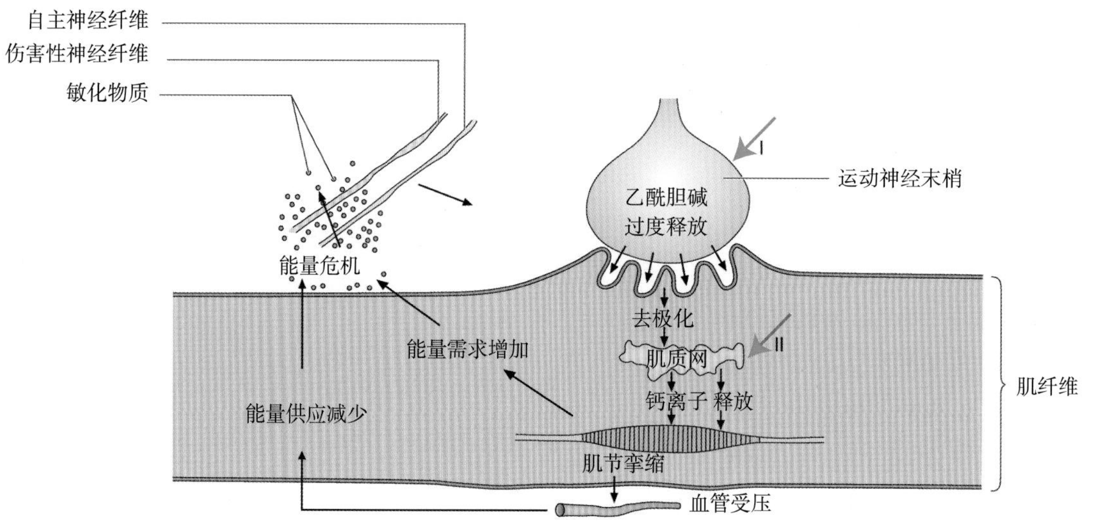

图 2.59 能量危机模型。触发点形成的终板假说（Mense 等，2001a）

- 肌内卡压：末梢灌注血管（毛细血管）最易受压，对压力增高的反应灵敏。
  - 即使肌肉以不到最大力量的 10% 收缩，也会使肌肉灌注减少；临界值在 5%~30% 之间，取决于肌肉（Jarvholm 等，1988）。当肌肉以最大力量的 20% 收缩时，肌肉的灌注会暂时完全停止（van den Berg，2011）。
  - 张力带和肌内结缔组织改变可导致局部肌肉特定区域的长期受压，从而导致局部低灌注伴局部毛细血管网边界区缺血（微循环）。同样，末梢神经也会因受压而出现机能失调。

在肌内和浅筋膜，这种血管和神经的微卡压可能在肌筋膜压迫的形成和持续过程中发挥重要作用，但迄今为止一直被忽视。

▸ **周围敏化：**周围敏化等改变可加速触发点的形成（导致局部缺氧，图 2.58 中箭头顺序 → 22–23–15–16–18–6；导致运动终板障碍，图 2.58 中箭头顺序 → 22–23–24）。然而，通过强化疼痛的输入，这些变化也可促进中枢敏化，然后，中枢敏化又将冲动传回外周（图 2.24）。

▸ **中枢的影响：**中枢对外周肌肉局部能量危机的影响过程见章节 2.2.9。

2.2.8 结缔组织改变

经典的能量危机模型说明了收缩节（狭义上指肌筋膜触发点）形成的过程。除了这些肌肉收缩性成分的紊乱，肌筋膜综合征的特征也包括肌肉非收缩性成分的变化，如结缔组织（Stecco 等，2013）。图 2.60 展示了这些筋膜变化与能源危机模型之间的关系。

注意

肌筋膜触发点的病理生理基础是僵硬复合体（收缩结）。肌筋膜紊乱的病理生理基础是肌筋膜触发点（收缩结）和筋膜改变（结缔组织缩短和粘连）。

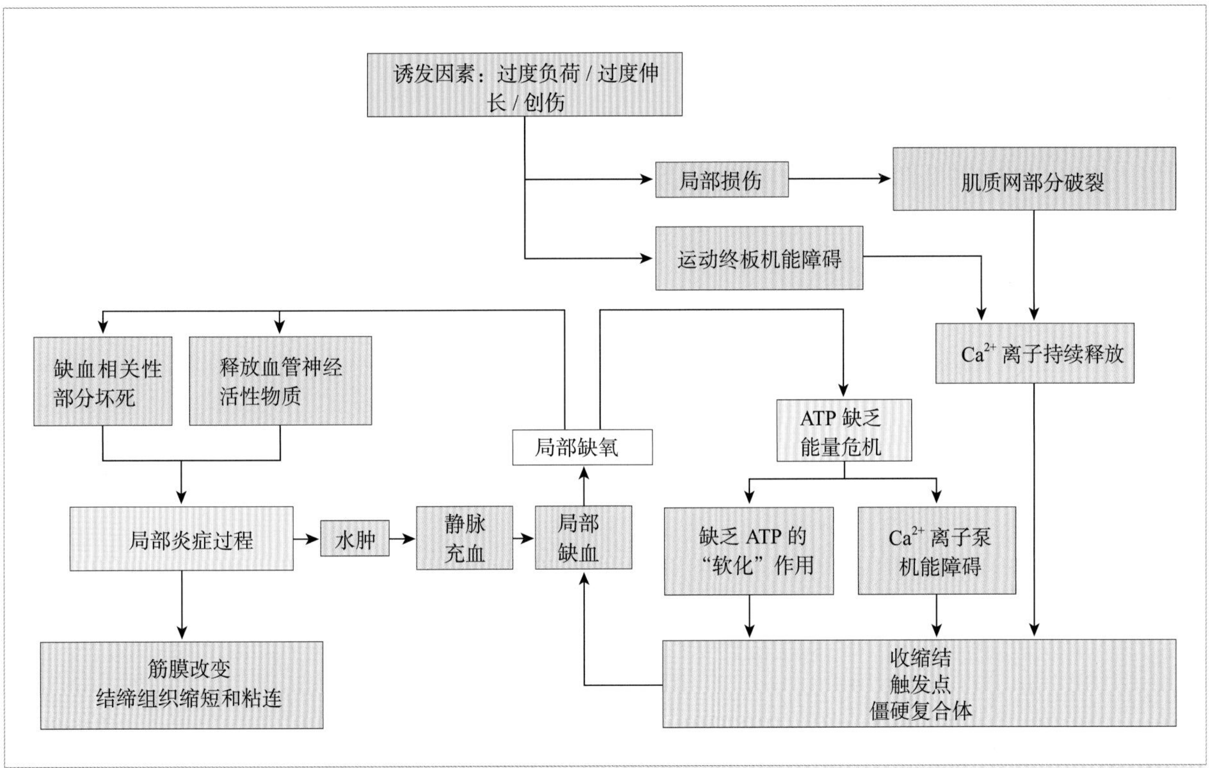

图 2.60　能量危机模型——肌筋膜综合征的病理生理改变（收缩结与筋膜的改变）

触发点的发展与筋膜的变化是并行的，并相互影响、相互促进。各种病因（图 2.61，箭头 1，见章节 2.3）可导致触发点（僵硬复合体）的形成。筋膜机能障碍一般与这些最初的触发点病理改变有关（图 2.61，箭头 2，图 2.60），筋膜机能障碍（结缔组织缩短和粘连）反过来影响肌筋膜厚度。从微观层面（肌内膜）来说，肌内膜结缔组织收缩后，僵硬复合体叠加，结构固定（见上文）。从宏观层面（肌周、肌外）来说，结缔组织缩短、粘连，造成肌内血管、神经受损，筋膜感觉紊乱，肌间、肌内协调障碍。通过血管神经、感觉运动和机械（肌间的筋膜粘连）等多种途径，筋膜障碍会使触发点病理改变加剧或持续存在（图 2.61，箭头 3）。即使筋膜机能障碍最初不是由导致筋膜触发点形成的因素引起的，也可造成同样的影响；即使结缔组织改变不发生触发点附近，也会对触发点的发生和发展产生重要影响。

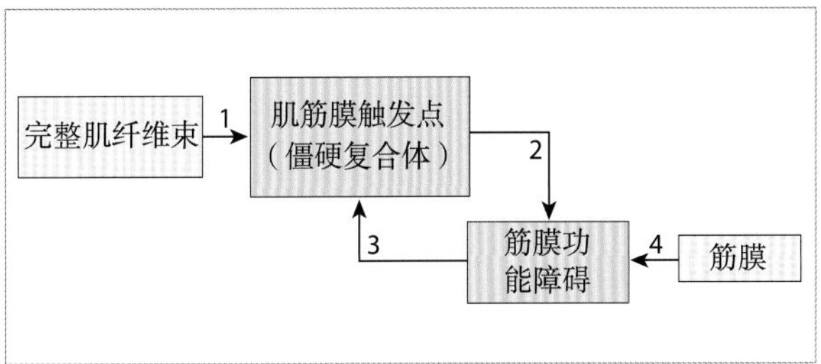

图 2.61　肌筋膜触发点与筋膜机能障碍之间的相互依赖关系（引自 Gautschi，2012a）
1 = 导致触发点发展的因素。
2 = 触发点可能是筋膜机能障碍发生 / 持续的原因。
3 = 筋膜机能障碍可能是触发点形成 / 持续的原因。
4 = 导致筋膜机能障碍的因素。

小结

触发点形成的能量危机模型

- 运动终板障碍（阈下释放乙酰胆碱，图 2.59，箭头Ⅰ）或肌质网的创伤性损伤（图 2.59，箭头Ⅱ），导致钙离子持续释放；而钙离子的持续释放又导致局部肌纤维持续收缩。
- 持续收缩提高使代谢需求增加，同时对高度发达的毛细血管网造成压迫。
- 代谢需求增加，灌注减少，氧供减少，可导致明显的局部能量危机（ATP 缺乏），其中心区域明显局部缺氧。触发点中心局部缺氧已被证实（Brückle 等，1990）。
- ATP 缺乏导致肌质网钙泵失效。因此，持续收缩 ATP 进一步枯竭。由于缺乏 ATP，ATP 作为"软化剂"的机能丧失，肌凝蛋白和肌动蛋白丝无法分开，局部僵硬复合体形成，伴局部肌肉的持续挛缩。
- 局部缺氧引起组织坏死，引发局部炎症和修复过程，进而导致胶原纤维的沉积，在肌成纤维细胞的作用下，新形成的结缔组织收缩（van Wingerden，1995）。这些结缔组织收缩叠加于肌筋膜中的收缩节上，从而使其结构固定。这是肌筋膜疼痛迁延化的第一步（Dejung，2009）。

2.2.9 中枢的影响 / 过程

触发点在多大程度上是一种外周和 / 或中枢神经系统的现象，目前仍存争议（Fernandez-de-las-Penas 和 Dommerholt，2014）。

▸ **中枢敏化：**牵涉痛是肌筋膜触发点的一个重要特征，是中枢敏化的表现。这种中枢敏化被认为主要是触发点活化的结果（Fernandez-de-las-Penas 和 Dommerholt，2014；Mense，2010）。目前认为，牵涉痛的发生与之前的外周致敏有关，同时伴有来自触发点的外周伤害性刺激传入冲动。来自肌肉的外周伤害性输入可导致脊髓后角先前不活跃的神经元变得敏感（脊髓水平的机能重组）。从这个角度来看，触发点可被理解为是一种外周性伤害性刺激，对中枢敏化以及疼痛的传播和辐射有重要作用（Mense，1994；Mense，2010；Wang 等，2012；Xu 等，2010）。中枢敏化又可反射性地增强痛觉结构的敏化和触发点的激活（Fernandez-de-las-Penas 和 Dommerholt，2014；Srbely 等，2010a）。因此，推断外周敏化后会发生中枢调节而不是相反（Farasin，2007）。触发点治疗的一个假设是中枢敏化，因此疼痛的扩散和辐射可以被阻碍或逆转（Fernandez-de-las-Penas 和 Dommerholt，2014；Ge 等，2011；Ge 和 Arendt-Nielsen，2011；Wang 等，2012）。

除了来自触发点的伤害性传入冲动（导致后角敏化）外，其他因素也在中枢敏化中发挥了重要作用（图 2.51，图 2.53b）。

▸ **中枢调控假说：**主流观点认为中枢敏化与触发点相关，是外周触发点刺激的结果。对此，Hocking（2010，2013）提出了不同的观点，认为中枢敏化才是中心事件。根据他的模型，触发点的发展和激活是预先存在的中枢敏化的结果。

潜在的病理生理机制被认为是源于中枢调控的 α－运动神经元的机能状态改变。根据中枢调控假说，恒定的终板电位去极化导致运动终板自发释放乙酰胆碱的上调，诱发局部肌肉持续收缩，使触发点的形成成为可能。中枢神经系统的 α－运动神经元的终板去极化通过两种不同的机制得以保持：一是通过疼痛诱导中枢敏化，通过"躲避反射"转移至屈肌触发点；另一种机制是通过脑干网状结构介导的补偿性姿势反应，转移至伸肌触发点。

▸ **肌梭假说：**Hubbard 和 Berkoff（1993）提出了交感神经诱导肌梭内肌局部收缩的原因（而

不是通过 α－运动神经元诱导梭外肌激活），认为原发性中枢刺激（交感神经系统）经肌核介导被传至外周，导致肌筋膜触发点的形成。尽管肌核假说尚未被完全接受，但 Partanen 等（2010）重新审视了它，从神经生理学的角度证明了其合理性，并描述了如何根据当前观察到的现象来看待它。

▸ **交感神经系统**：压力在肌筋膜问题的形成中起着重要的作用（McNulty 等，1994；图 2.66）。应激引起的交感神经活动增加导致去甲肾上腺素释放增加，进而引起周围伤害性感受器敏化（Janig，2008）；同时，自主神经纤维释放乙酰胆碱增加，使运动终板机能障碍加剧（Hong 和 Simons，1998；Simons 和 Mense，2003）。存在压力和焦虑时，常会出现肌张力增加，可以作为协同因子引起肌筋膜触发点的形成和激活（图 2.65）。

▸ **神经元失衡**：目前假设表现为（例如）脊髓和脊上水平"节段性机能障碍"（Buchmann，2013）的"初级神经失衡"（Buchmann，2013）可能导致患者单根肌纤维束的张力增高（紧缩带），从而形成肌筋膜触发点（Audette 等，2004；Buchmann，2013；Buchmann 等，1998；Travell 和 Simons，1983）。由于 α－运动神经元通常支配若干肌纤维束，甚至多达几百根肌纤维束（运动单位，图 2.20），因此脊髓或脊上水平的刺激并非选择性激活个别肌纤维束（见局部抽搐反应的讨论）。需注意的是，肌张力的增加——不是单根肌纤维束，而是整块肌肉——是由中枢神经系统控制的，可以激活潜在的肌筋膜触发点和抑制（维持因素）活跃触发点失活形成潜在触发点。这种中枢调控机制应该被视为一种激活机制而不是"形成"机制。"神经失衡"可由多种原因（关节源性、神经源性、心理源性）引起，这些因素可能在继发性肌筋膜问题中发挥特殊作用。

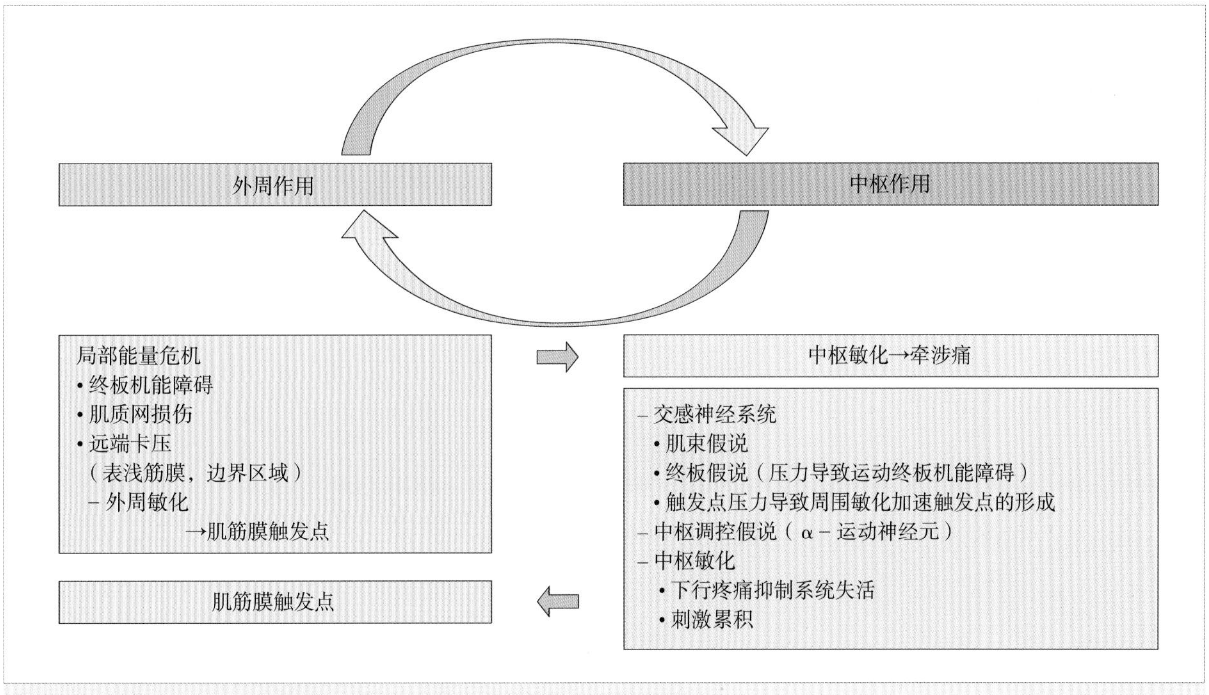

图 2.62 触发点的形成与发展的综合假说：外周和中枢相互作用并相互影响

2.2.10 综合假说

肌筋膜机能紊乱的发生和发展基于外周和中枢的相互作用。外周刺激因子（→终板假设→肌质网损伤→远端卡压）在何种程度上触发继发性中枢敏化，反过来又会加强外周的发生和激活机制？或者，中枢改变（交感神经系统→肌梭假说或变化的 α－运动神经元→调控假说）在何种程度上会传至外周导致肌筋膜触发点的形成与发展？这些问题目前尚未弄清。

值得注意的是，由于解剖特征，触发点的形成与发展不完全由中枢控制，也需要外周的、局部的因素发挥作用。α－运动神经元（激活后才能使其支配的肌纤维被激活）并非仅支配单根肌纤维——它们总是支配甚至多达几百根肌纤维（运动单位，图 2.20），其支配的肌肉范围远远大于肌筋膜触发点或肌筋膜触发点复合体。因此，触发点和收缩带的形成不能完全由中枢神经系统控制，中枢调控应该被视为触发点发生和发展的协同因素——它可以在外周强化、局部受限方面发挥重要作用，尤其是在肌筋膜问题的迁延化和放射痛的形成过程中。

注意

与纤维肌痛综合征相比，肌筋膜触发点的形成必须有外周致病因素存在。

目前获得广泛认可的观点是，触发点的形成总是由相同的病理生理机制或反馈控制激活。这可能会引起误解，因为对于是否所有的触发点的形成过程都一样是有争议的。而实际上，多种不同的情况可被认定为触发点。身体对各种问题的反应往往是有限的。例如，穿新鞋徒步旅行可能会导致水疱形成，并伴有红肿和疼痛；如果一个人偶然接触热或酸，也会出现同样的症状（如水疱、局部皮肤发红和疼痛）。

因此，相同的临床症状（水疱、发红和疼痛）可以由多种原因引起——机械性的、热的或化学的。因此，认为类似触发点所呈现的临床表现一定是通过相同的病理途径形成的是不合理的。可以想象，不同的病理因素，包括外周性的和中枢性的，以及不同的组合，都可能导致触发点的形成与发展，并且其发展的重点和顺序也可能是不同的。

按照这种思路，先前讨论的几种或全部关于触发点发展的假说，都可能有有限的有效性。从这样一个综合的角度来看，触发点作为一种临床现象，可以通过外周因素和中枢因素的相互作用而形成与发展，并相互促进：在一个病例中，中枢因素可以是主要原因；而在另外一个病例中，外周因素可能是主要原因（图 2.67）。

促进触发点形成与发展的外周因素：

- 局部能量危机：
  - 运动终板机能障碍（→终板假说，见上文）；
  - 肌质网损伤（见上文）；
  - 远端卡压（血管和神经，见上文）。
- 外周敏化。

促进触发点形成与发展的中枢因素：

- 交感神经系统（→肌梭假说→终板假说：压力进一步加重终板机能障碍→压力诱导的外周敏化→形成触发点）。
- α－运动神经元的改变（→调节假说）。
- 中枢敏化：
  - 脊髓后角敏化；
  - 刺激累积；
  - 下行疼痛抑制系统失活。

总结现有数据的，目前比较一致的观点是触发点的产生，原因不会仅有一个，可能是多种过程和多种影响因素共同作用的结果（Buchmann，2013）。其中，外周过程和中枢过程可以相互影响。

需要注意的是，这里的“综合假说”超出终板假说中的“综合假说”（Gerwin 等，2004；Hong 和 Simons，1998；Mense 等，2001；Simons 等，1999；Simons 和 Mense，2003），集合了触发点的形成过程中终板机能障碍，以及外周和中枢敏化。

注意

肌筋膜机能障碍是外周因素和中枢因素共同作用的结果。

根据目前的观点，触发点的形成与发展是一个动态过程：先出现潜伏触发点，然后被激活成为活跃触发点（Celik 和 Mutlu，2013；Ge 和 Arendt-Nielsen，2011；Hong 和 Simons，1998；图 2.67；另见“活跃的和潜在的触发点的区别”，图 5.47）。触发点的活性状态并不总是恒定的，可以从潜伏的变为活跃的，反之亦然；也可以从轻度激活的微痛到极度活跃的严重疼痛（图 5.35）。在触发点的激活或失衡过程中，外周因素和中枢因素都可持续共同发挥作用。治疗的目的是通过促进外周和中枢脱敏来改变这一过程（见章节 5.2）。

值得注意的是，在疼痛方面，潜在触发点可以引起运动机能障碍（可能还会导致自主神经机能障碍；Lucas 等，2004、2010），还可以促进刺激的累积和中枢敏化（Ge 和 Arendt-Nielsen，2011；Li 等，2009；Mense，2010）。

可以想象，最初出现的可能只是一种机能紊乱：肌纤维节段性主动收缩（涉及慢性不良负荷）导致紧张带出现，从而使局部微循环减少（毛细血管网络“边界区”缺血）。收缩还可引起肌内神经远端卡压（运动纤维→终板机能障碍；感觉纤维 / 游离神经末梢→伤害性冲动增加；血管舒缩纤维→营养障碍）。外周过程和中枢过程共同发挥作用（见上文），导致潜在触发点的形成，然后通过相应的调节将其激活为活跃触发点，从而使最初的收缩机能障碍（收缩结）转变为最终的结构异常（收缩结 / 僵硬复合体的形成，结缔组织的改变）（图 2.63）。从机能障碍到结构异常发生的时间跨度尚不清楚（Mense，2014），推测时间跨度变化很大。

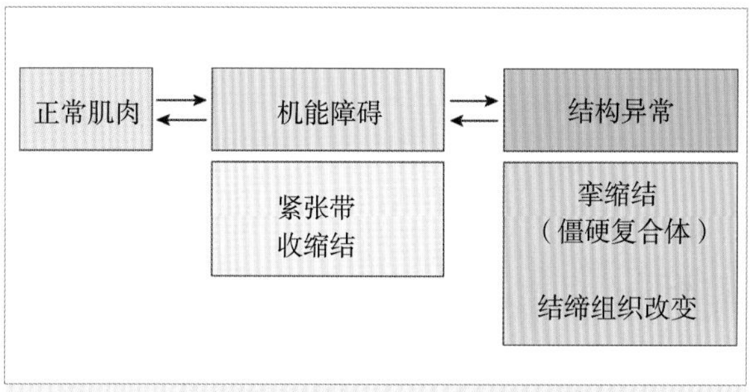

图 2.63 触发点的形成与发展：从最初的机能障碍发展为结构异常

注意

以下因素在触发点的形成与发展中发挥了主要作用：

- 伤害性初次传入神经元→外周和中枢敏化，能量危机模型；
- α－运动神经元→运动终板机能障碍；
- 中枢敏化，牵涉痛；
- 外周敏化，见伤害性感受器敏化，微透析。

小结

肌筋膜触发点的形成与发展

综合假说

- 筋膜机能紊乱的特征是触发点的形成与发展，多数情况下表现为相应部位的疼痛。肌筋膜触发点（触发点）是一种肌肉的局限性小范围变化（以僵硬复合体形成和结缔组织改变为特征），位于周围组织外。牵涉痛是中枢敏化的表现。
- 因此，肌筋膜机能紊乱是外周因素和中枢因素共同作用的结果。
- 目前认为触发点的形成与发展存在局部能量危机，并与紧张带的出现有关。由于解剖特性，局部局限的能量危机或紧张带的形成都不能完全由作用于外周的中枢过程引起。一个 α－运动神经元并非仅支配一根肌纤维束，一般至少支配几根或几十根，甚至可达几百根（运动单位，图 2.20）。
- 触发点的形成与发展（或局部能量危机）必须存在外周的、局部的致病因素（运动终板机能障碍、肌质网损伤、神经远端微小卡压、外周敏化等）。

目前认为触发点的形成与发展似乎是各种骨骼肌机能紊乱和结构异常的共同终点，并受外周和中枢调控。

2.3 病因学

可以从两个角度来看触发点如何形成与发展的问题：

从病理生理学的观点来看，（病理）生理条件导致触发点的形成。虽然目前还不完全清楚肌筋膜机能紊乱的详细病理生理机制，但能量危机模型是目前广泛接受的关于触发点形成与发展的假说（Mense 等，2003；Mense 和 Gerwin，2010b；Travell 和 Simons，1999）。触发点的中心明显缺氧，导致肌肉收缩受限，局部肌纤维收缩，引发能量危机（图 2.58）。缺氧（Brückle 等，1990）和缺血（Sikdar 等，2010）都经过实验研究进行了证实。关于哪些病理过程能导致局部能量危机（终板假说、肌质网损伤、神经远端微小卡压、肌梭假说）、收缩结的形成、结缔组织结构的改变，以及中枢敏化会在多大程度上发挥作用，目前存在不同的假说。

从临床角度来看，识别哪些情况会导致肌肉组织局部缺血、缺氧和能量短缺（ATP 缺乏），从而导致僵硬复合体和结缔组织改变持续性的存在，是十分重要的。

从临床医生的角度来看，最常见的原因包括：

- 急性因素：
  - 直接创伤（肌肉直接损伤，如运动损伤、意外事故等）；
  - 急性肌肉过伸性损伤（如运动或意外）；
  - 急性严重超负荷（如运动或损伤）。
- 慢性肌肉超负荷：
  - 长期处于一个姿势：
    - 姿势：例如，由于习惯性的头部前倾导致的颈后部肌肉的慢性不良负荷、冈上肌连续过度负荷导致外展综合征等。
    - 工作相关：小提琴手连续练习数小时，要求上肢外展肌长时间保持收缩；肌肉压力的增加导致灌注减少而氧需求增加，导致缺血与缺氧。
  - “重复性劳损”：在工作或体育活动中不断重复、刻板的动作，如专业音乐家、工匠、运动员等。
  - 偏心性肌肉收缩：偏心性收缩对肌肉协调的要求最高，容易导致超负荷，是导致触发点形成的危险因素。例如，在身体状况不佳的情况下下坡行走数小时，可能会引起股四头肌触发点的形成。

  ◦ 压力诱发的过载：由压力引起的肌张力增高并不会累及肌肉的所有部分，仅限于含有肌筋膜触发点的肌肉部分（McNulty，1994；图 2.66）。
  ◦ 非肌肉因素：关节源性、神经源性、内脏源性或心理源性因素可导致反射性肌紧张和过载（继发性肌筋膜综合征，MFS）。
- 其他肌肉的触发点活动：肌肉触发点有进一步发展和 / 或变活跃的趋势（在协同 / 拮抗肌肉或附属肌中形成继发性触发点和触发点链）。

触发点的发展可以由多种因素引起，不同因素往往在同一时发挥作用。先天性因素、诱因和持续性因素常协同作用（图 2.64）。

- 先天因素：例如，训练不足的肌肉可能与其他因素共同一起发挥作用，导致肌筋膜触发点的形成，因为训练不足的肌肉比训练有素的肌肉更容易出现过载。
- 诱因：例如，运动或意外相关的急性肌肉过载或过度拉伸可能导致触发点的形成（见下文）。

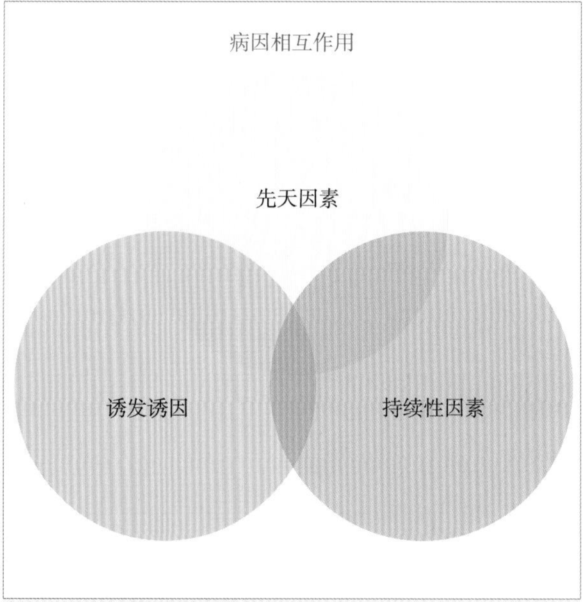

图 2.64 不同致病因素的相互作用

- 持续因素：肌筋膜疼痛会自行消退。如果情况并非如此，通常并非是由刺激因素而是由阻碍自发缓解的因素造成的。这些长期存在的因素可以有很大的不同。例如，遛狗时每天多次拉狗绳，或持续保持不良姿势，工作时反复进行重复的动作或进行体育训练，可导致肩部负荷过重、恢复不足等。

2.3.1 肌筋膜触发点形成的原因

直接创伤

例如，在体育活动或意外事故中，直接有力的撞击会直接损伤肌肉组织。肌纤维的局部损伤与肌质网损伤有关，导致运动终板机能障碍，血管活性物质和神经活性物质释放，从而导致伤害性感受器敏化、活化（Huang 等，2013）。这些因素可以启动图 2.58 和表 2.9 所述的病理生理过程。

急性过伸损伤

图 2.58 显示了急性过伸损伤导致局部肌肉损伤变的情况（能量危机模型中的位置 2、11、19 和 20，表 2.9）。急性过度拉伸损伤通常发生：

- 在试图防止跌倒时（如紧紧抓住楼梯扶手时）；
- 在体育活动中；
- 在事故中（如挥鞭伤、运动等）。

急性过载

肌肉的急性会造成肌纤维的局部微损伤，并异致一系列后果（图 2.58，位置 2）。急性过载会以多种形式发生：

- 下楼时踏空；
- 试图防止跌倒；
- 跌倒；

- 意外（挥鞭伤、运动等）。

急性过伸和过载损伤经常同时发生（如挥鞭伤），并常共同参与肌筋膜触发点的形成过程。

慢性过载

慢性过载最容易导致触发点的形成。过载是负载承受能力和实际负载之间的失衡，先天性因素、诱因和持续性因素通常协同作用（图 2.64）。

负载和负载能力之间的平衡在下列情况下会被破坏（图 5.20）：

- 负载过大（非生理）；
- 负载能力降低；
- 负载增加，同时负载能力降低。

过于强烈的非生理性需求导致的过载

下面是一些导致慢性过载的例子：

- 单调的压力（长时间地坐或站，头部位置不合适）；
- 工作时反复进行重复动作，运动时的单侧训练；
- 日常生活中不经济的运动模式（包括走路、弯腰、坐下、站立）。

肌肉生理活动的基础是肌肉的收缩和松弛。如果肌肉收缩和松弛的节奏改变，就会因非生理性使用导致肌肉过载。

在收缩时持续的肌肉压力

肌肉长期处于收缩状态，对肌肉来说是有害的——长时间的肌肉收缩会促进触发点的形成。这被认为是不良的力—长度关系（图 2.20）和灌注不良的结果。长时间操作计算机，不停地练习乐器等——这些都是盂肱关节在轻度外旋情况下长时间不间断地活动的实例。因此，肩部外旋肌群（冈下肌和小圆肌）总是处于轻微收缩的位置。肌肉内压力的增高，使肌肉灌注减少，同时对氧气和灌注的需求增加，需求增加和供应的减少之间形成一个缺口，随着时间的推移会导致肌肉过载。

即使肌肉以小于 10% 的最大肌力进行收缩，也会导致肌肉的相对缺血；临界值在 5%~30% 之间，取决于肌肉本身（Jarvholm 等，1988）。一般来说，当肌肉以 20% 的最大肌力收缩时，肌肉的灌注是完全停止（van den Berg，2011）。

很多学者强调了这个因素在触发点的形成与发展中的作用（Bron 和 Dommerholt，2012；Dejung，2009；Dommerholt 等，2006b；Hägg 1988、1991、2003；Hoyle 等，2011；Lancaster 和 Febbraio，2009；Laube，2014；Treaster 等，2006；Shah 等，2008a），通常可用于解释肌筋膜触发点的形成和发展。因为这个“事件”表面看上去很平常（如与事故相关的急性过载或肌肉损伤相比），检查者应该仔细询问病史，特别是寻找可导致长期低水平肌肉收缩的慢性过载的情况。在检查临床发现时，检查者也应该从这个角度来寻找可能存在的机体的静态变化（见章节 4.2）。例如，习惯性的头部前倾不可避免地会导致颈部短缩肌的收缩和持续过载，并可能导致头痛。

肌内压力增高还能促进 P 物质释放到脊髓神经节（后根神经节）（Kobayashi 等，2010），从而导致中枢敏化。

注意

如果肌肉以超过 5%~30% 的最大肌力的力量（取决于肌肉）进行收缩，就会因血管受压导致局部缺血（Jarvholm 等，1988）。

Cinderella 假说（Hagg，1988、1991、2003）表明，即使是低负荷的工作也会导致肌肉过载（如操作计算机时的上斜方肌和冈下肌），因为在低负荷活动中，只有 Cinderella 纤维长期承受压力，容易发生过载。这一假设得到了以下观察结果的支持：长期过载的肌肉出现受损的红色肌纤维比例增加，并伴有虫蚀样改变（Audette 等，2013）。

临床提示

Cinderella 假说

如果一项活动只需要很小的力量，则不会激活肌肉中的所有运动单元。当肌肉负荷较低时，刺激阈值较低的肌纤维被激活，主要是I型或慢收缩纤维。这些运动单元在低负荷下持续活动，被称为Cinderella纤维——就像灰姑娘一样不断地工作。同一块肌肉中的其他肌纤维（刺激阈值更高）仍处于不活动状态，就像灰姑娘的继姐妹一样。持续的激活，特别是在静态肌肉活动的情况下，会导致Cinderella纤维代谢超负荷和损伤，从而激活痛觉传入神经通路，导致触发点的形成与发展。

Treaster等（2006）通过临床研究证明，操作计算机时的持续、静态、低水平的负荷会导致肌筋膜触发点的形成与发展，从而证实了Cinderella假说。

重复性劳损

做重复性动作（重复性劳损）时存在发生过载的风险，可见于工作（如从事装配线工作、音乐家演奏乐器、操作计算机等）、进行单侧运动训练或做不习惯的动作时，如越野滑雪。

偏心性肌肉收缩

偏心性收缩对肌肉协调性要求较高，会很快导致肌肉过载，是促进肌筋膜触发点形成与发展的危险因素（Bron和Dommerholt，2012；Dommerholt等，2006b；Huang等，2013）。在身体状况不佳的情况下下坡行走数小时就是一个典型实例，可促进肌筋膜触发点的形成与发展。

结缔组织改变

筋膜（或筋膜变化）在不同位置的各种触发点的形成和发展发挥了重要作用（图2.61）：

- 局部结缔组织改变：发生在肌肉的触发点处；
- 非局部结缔组织改变：发生在有触发点的肌肉中，但远离触发点（如肌间筋膜粘连、胸腰椎筋膜或髂胫束改变、肌腱机能障碍、神经或血管卡压）；
- 非局部结缔组织改变：位于其他肌肉（通过结构链、机能链或张力网络，或由于神经或血管卡压）。

当覆盖并固定肌动蛋白和肌球蛋白丝的僵硬复合体的肌内结缔组织（肌内膜和肌外膜）收缩时，结缔组织的改变可以作为迁延化因子在触发点局部发挥作用。

在有触发点的肌肉中，即使结缔组织的改变仅限于相关肌肉而并非肌筋膜触发点形成部位，筋膜的改变也有助于触发点的形成与发展。

- 肌间筋膜粘连：例如，前锯肌筋膜与肩胛下肌之间的粘连，可导致肩胛下肌和前锯肌持续受到不良压力，从而促进肩胛下肌和前锯肌触发点的形成和发展。
- 胸腰筋膜的改变可导致前屈时肌—筋膜周期的破坏（图2.29），对脊柱肌群形成不良负荷，导致触发点形成和发展。
- 髂胫束张力增高可使阔筋膜张肌和臀大肌肌触发点持续存在。
- 肌腱附近的变化：肌腱中的胶原纤维作为弹性运动的弹性能量存储单元。肌腱释放储存能量，使节能和经济运动（弹弓效应，图2.28）成为可能。如果肌腱的弹性降低，则肌腱的弹性能量储存能力降低，肌肉必须更努力地工作，从而促进触发点的形成和发展。
- 神经和血管结构的卡压可促进触发点的发生和发展（见“远端微卡压”）。

位于其他肌肉的非局部筋膜变化可能对触发点的形成和发展起重要作用，因其会通过结构链/或机能链，或以张力平衡网络的形式，导致远处肌肉持续过载；还可以通过神经和血管卡压的形式，在触发点的形成和发展中起作用。

- 前锯肌和肩胛下肌之间的筋膜粘连限制了

肩胛胸壁滑行空间，从而改变了肩胸节律。随后，同一运动链中的肌肉（如冈上肌、冈下肌和三角肌）受到不良压力，促进了触发点的形成和发展。

- 髂胫束张力增高，通过大腿浅筋膜进行传递，可使股外侧肌和整个股四头肌增高筋膜的张力增高，从而影响膝关节。
- 胸腰筋膜张力的改变，可以使腰筋膜的感觉冲动和肌—筋膜周期发生改变，对腰背痛的发生具有重要影响。
- 神经和血管的卡压对触发点的形成和发展具有重要影响。

来自其他机能回路的疼痛传入

脊椎炎、关节炎或神经源性、内脏源性痛觉传入可导致肌张力持续反射性地增加，肌肉变得过度紧张，并与触发点的形成相互作用。

心理因素

焦虑和心理压力伴有肌肉张力的增加，可促进肌筋膜触发点的形成。从 Sigmund Freud 的学生 Wilhelm Reich（1972，1976）的著作中，我们可以总结如下：在成长的过程中，我们认识到，在任何情况下，我们都不能自发、自由地表达自己的情感。快乐的孩子想要动、跳、跳或叫。如果孩子感到悲伤、焦虑或生气，他就会想要表达这些感觉或情绪。“情绪”这个词来源于拉丁语“ex movere”（移出），意思是身体活动——肌肉活动。孩子学会了克制，在某些情况下不表达自己的情绪。反过来，约束是一种身体 / 肌肉活动：肌群变得活跃，以防止自发的、主要的运动冲动在外部可见。这种经历对孩子来说是痛苦的，与创伤性压力有关。为了不去感受痛苦，也不通过哭喊来表达痛苦，额外的肌肉会收缩。在后来面对压力时，这些肌肉的抑制和约束反应会再次出现。这种收缩模式在负性情绪存在时都会重复出现，直到它最终作为一种压力情况下的自动反射而独立存在。Reich 认为，这种收缩模式构成了我们的性格。在他最初的字面意思中，“Charcater”（特征）字符的意思是“engraved mark”（刻记的标记）。部分（可能是大部分）触发点在形成和发展过程中可能会回到这种特定的自动反射收缩模式，并不断重复。例如，视觉压力因素对肌肉的负荷作用与静态姿势负荷一样强烈（Hoyle 等，2011）。如果持续几年甚至几十年，则可以建立相应的肌肉过载区，后者是触发点形成和发展的基础。这些触发点是潜在的。如果发生异常的应变（如直接创伤、急性过载或过度拉伸），这些潜在的触发点就会变成活跃的触发点——因此，活跃的触发点不是突然凭空出现的，而是先前存在的潜在触发点的激活。图 2.67 展示了潜在的和活跃的触发点的关系。

Travell 和 Simons （1999）观察到触发点最常见于斜方肌上部和咀嚼肌，这与“特征特异性触发点的形成”假说吻合，因为这些肌肉在压力早期即变得十分活跃（图 2.65）。

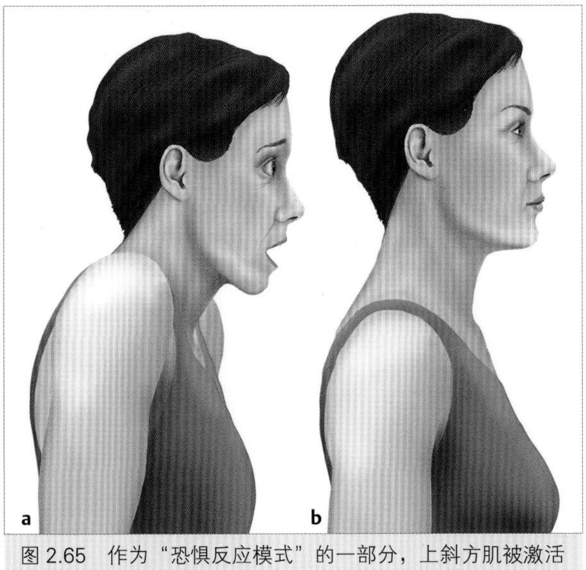

图 2.65　作为“恐惧反应模式”的一部分，上斜方肌被激活
a.“恐惧反应模式”是一种正常的、本能的焦虑反应，但往往会成为“正常”姿势的基本模式
b. 放松，直立的姿势

注意

每一滴未流下的眼泪都被困在肌肉里。

——Wilhelm Reich

与非抑郁症患者相比，抑郁症患者更常出现潜在的触发点（Celik 等，2012）。

协同因素——潮湿、寒冷和受风

与天气有关的因素如寒冷、潮湿和受风会造成非特异性的肌张力增高，可以作为肌肉过载的辅助因素，有助于触发点的形成。

这些因素常可激活潜在的触发点（图 2.67）。

负载能力下降导致肌肉过载

缺乏锻炼

未经训练的肌肉比处于良好健康水平的肌肉更容易发生过载。

营养因素

营养缺乏会影响最佳肌肉机能，从而降低其负载能力。Travell 和 Simons（1999）反复强调了营养因素在触发点（不良饮食、酗酒、系统性疾病）的形成和发展中的重要性。特别是维生素 B_1、B_6、B_{12}、叶酸和维生素 C，以及矿物质铁、钙、钾和镁，对正常的肌肉机能至关重要。肌酸可能在其中发挥作用，但迄今为止很少有人注意到（Salomons 和 Wyss，2007；Schlattner 等，2013；Wallimann 等，2011；Wallimann，2008、2014）。

交感神经系统

交感神经活动过度会增加乙酰胆碱的释放，从而加剧运动终板机能障碍（Hong 和 Simons，1998；Simons 和 Mense，2003）。因此，出现运动终板机能障碍的肌肉的负载能力会进一步降低。交感神经活动的增加，如压力和焦虑，会增加去甲肾上腺素的释放，从而使外周伤害性感受器敏化（Janig，2008），促进触发点的形成和发展。

系统性疾病

急、慢性全身疾病（如莱姆病）可导致一般健康状况不佳，与肌肉负载能力降低有关。

负载增加的同时负载能力下降引起的过载

慢性压力

在心理压力下的肌电活动是否与休息时不同呢（图 2.7，图 2.8）？仅凭 EMG 信号的改变是否可以区分触发点和健康的肌肉组织呢？心理压力是否只会导致肌电活动的改变呢？ Mc Nulty（1994）通过以下实验来探究了这些问题：在 14 名有潜在触发点的健康受试者的斜方肌上部分别放置 2 个电极，类似 Hubbard 和 Berkoff（1993）的实验。电极 1 测量触发点处的肌电活性，电极 2 测量来自同一肌肉的相邻健康肌纤维的肌电活动。首先，受试者必须简单地从 0 数到 120。在这个参考阶段，肌电图记录没有明显变化。经过短暂的停顿后，受试者被要求从 902 开始以 7 为间隔进行倒数，越快越好。在这个过程中，受试者会得到口头鼓励，但也会被告知他们是否犯错。研究结果显示：在压力阶段（倒计时），触发点的肌电活动（电极 1）显著增加；相比之下，相同肌肉的健康肌肉组织的肌电活动没有变化（图 2.66）。这提示应激反应并不影响整块肌肉，也不是肌肉所有的区域都受到同样的影响——肌肉中含有触发点的区域优先反应。

在现代社会中，人类神经内分泌应激反应最重要的诱因是心理社会因素：冲突、能力丧失和焦虑（Huther，1999、2005）。

McNulty 的实验（1994）表明，心理因素对触发点的活动有明确和可测量的影响。因此，慢

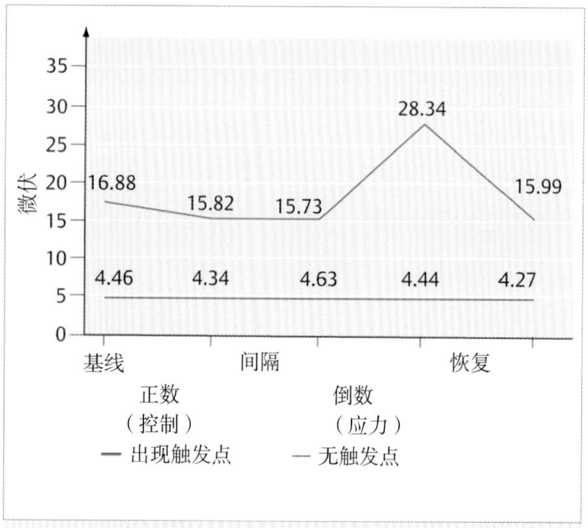

图 2.66 肌筋膜触发点和应力（McNulty，1994）

性肌筋膜疼痛综合征的有效治疗应纳入对心理致病因素的处理。

注意

心理应激对触发点的激活有直接影响。

Ge 等（2006）也强调了心理压力和交感神经系统机能亢进与触发点的关系，Hoyle 等（2011）证明了操作计算机时的（视觉）压力对肌肉产生的压力作用与静态（姿势）压力一样大。

其他肌肉的触发点

原发性触发点——相关触发点

原发性触发点可促进其他肌肉触发点的形成。

原发性（初始）触发点

指在肌筋膜机能紊乱开始出现时，由上述病因（如急性或慢性过载、创伤性过度伸展或受影响肌肉的直接创伤）导致的最初的原发性肌筋膜触发点。

相关触发点

相关触发点是受另一块肌肉的触发点活动影响而形成的触发点。触发点可通过两条途径传播：继发性触发点和卫星触发点（图 5.44）。

继发性触发点

如果肌肉原发性触发点较长时间地保持激活状态，协同肌和 / 或拮抗肌内的其他触发点随后也会被激活，被称为继发性触发点（参见图 5.44）。

卫星触发点

长时间保持激活状态的触发点会在其所形成的牵涉痛区域内进一步促进其他触发点的形成。触发点所形成的牵涉痛区域的营养变化，会降低这些区域肌肉的再生能力并导致过载，促进更多的触发点形成。这些牵涉痛区域内的触发点被称为卫星触发点（图 5.45，图 5.46）。

触发点链

继发性触发点和卫星触发点的出现是由另一块肌肉的触发点活动导致的。存在慢性疼痛时，触发点的传播通常是有规律的：随着时间的推移，通常逐步形成整条触发点链。在治疗过程中，应充分注意这种连锁反应，可参阅关于原发性触发点、继发性触发点及卫星触发点部分，也可参阅图 5.45、图 5.46。

临床提示

腰方肌的原发性触发点

腰方肌的原发性触发点能促进协同肌和 / 或拮抗肌的继发性触发点的形成：腰椎侧屈时会形成继发性触发点的协同肌包括以下同侧的髂肋肌、后下锯肌和腹外斜肌。腰椎伸展时的腰方肌协同肌包括同侧髂腰肌、髂肋肌和对侧腰方肌。腰方肌的拮抗肌包括侧屈时的对侧腰方肌和伸展时的腹直肌。

在腰方肌原发性触发点形成的牵涉痛区域内可出现卫星触发点，涉及臀中肌、臀小肌、阔筋膜张肌等，随后会形成肌筋膜触发点。另外，这些肌肉的触发点本身就可以导致梨状肌和髂腰肌（内收肌）的继发性触发点，以及股外侧肌和腓骨肌的卫星触发点的形成。

随后往往会出现疼痛，从腰椎放射至臀部、大粗隆、大腿背外侧扩散，甚至可到达外膝外侧、小腿背外侧、外踝，常被误诊为“腰痛 - 脊椎源性综合征”或“伪神经根综合征”。这种疼痛多由腰方肌触发点引起，因此疼痛是肌源性的，而不是神经源性的（图 5.45）。

机能障碍相关触发点

与疼痛相关的潜在的触发点可导致肌肉机能紊乱（Ge 等，2012、2014；Ibarra 等，2011；Lucas，2008；Lucas 等，2004、2010）。这种机能障碍相关的触发点改变了整个运动链的肌肉激活模式，并导致相关肌肉的不良负荷。不经济的稳定和运动行为使肌肉过载，导致触发点的形成（参见章节 5.48）。

小结

病因

导致触发点形成的原因包括:
- 直接创伤
- 急性过伸损伤
- 急性过载
- 长期过载
- 其他肌肉的触发点活动

在触发点的发生和发展过程中，上述各种因素常相互作用。

2.3.2 激活与失活机制

由于上述原因，触发点也可出现于健康肌肉，并在此基础上形成潜在的原发性触发点，这些触发点在临床上是无症状的。潜在的触发点可被激活（图 2.67）。

就其本身而言，活跃的触发点也可以转变为潜在的触发点。这是一个生理过程，通常是自发发生的：多数急性疼痛（约 85%）在 1 周内会因休息而自发消退。如果疼痛未自发消退，就有必要采取有针对性的措施，使活跃的触发点失活。这就是触发点治疗的目的。

激活机制

当然，所有能导致肌肉触发点形成和发展的因素（见上文）都能使先前存在的潜在的触发点

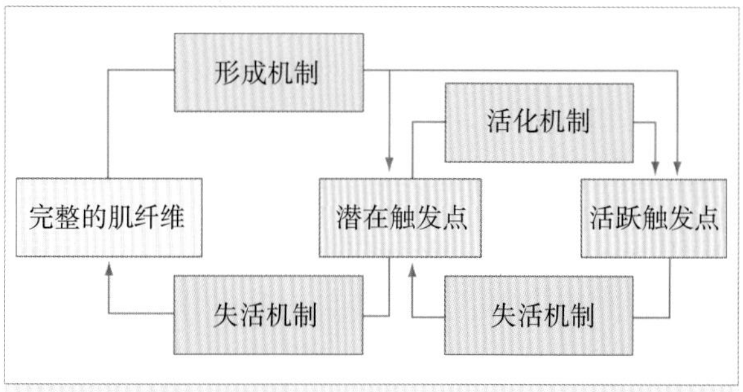

图 2.67　触发点的形成、活化和失活。潜在的和活跃的触发点之间的关系

被激活（转化为活跃的触发点）。此外，还有一些因素，单独来看，对健康的肌肉不会造成任何问题，如寒冷、潮湿，受风或压力（图 2.66）；然而，这些因素也有可能激活先前存在的潜在的触发点，从而引起疼痛。激活触发点的方法包括:
- 过载:
  - 慢性过载（如长期肌肉紧张，肌肉缩短）；
  - 急性过载。
- 直接创伤。
- 急性过伸损伤。
- 疼痛传入:
  - 脊源性;
  - 关节源性;
  - 神经源性;
  - 生理性。
- 心理因素（如焦虑、压力、个体化）。
- 其他肌肉的触发点活动:
  - 继发性触发点（协同肌和 / 或拮抗肌）；
  - 卫星触发点（牵涉痛区域）。
- 诱发因素：缺乏肌肉锻炼，一般情况较差。
- 协同因素:
  - 寒冷、潮湿、受风;
  - 营养缺乏（包括维生素 B_1、B_6、B_{12}、叶酸、维生素 C 和 D、肌酸，以及铁、钙、钾或镁等的缺乏）。

失活机制

活跃的触发点可通过如下方式失活:
- 休息。
- 无痛运动（刺激灌注和新陈代谢；收缩—舒张变化）。
- 轻柔地伸展和放松。
- 治疗:
  - 触发点的手法治疗;
  - 放松（如肌肉松解技巧）；
  - 侵入性治疗（如针刺、渗透）；

  - 仪器治疗（如冲击波疗法）；
  - 放松技巧（如自体训练、瑜伽等）；
  - 压力管理。

2.3.3 诱发与持续因素

在触发点的形成和发展的过程中，诱发因素、触发因素和持续因素往往同时发挥作用（图2.64）。

临床经常会低估促进触发点形成和持续存在的众多因素的重要性，多数情况下会被忽视；治疗的成功与否，往往取决于对这些因素的重视程度。

诱发因素

触发点形成与发展的诱发因素包括：

- 缺乏锻炼。
- 肌肉紧张和收缩。
- 肌肉温度过低。
- 营养不良。
- 长期的压力。

持续因素

急性肌筋膜疼痛有自发消退的强烈倾向。一般来说，人体自身的失活机制会在几天内使活跃的触发点失活，或者将其完全消除——只要肌筋膜触发点的结构尚未固定。

在日常实践中，了解自发性恢复没有发生的原因与了解首次引发急性肌筋膜痛（如急性过载、过伸或直接创伤）的诱因一样重要。原因往往是一个独特的事件——压倒骆驼的最后一根稻草。但请记住，在骆驼被压倒之前，它的背上已经被压上了许多捆稻草！识别并将这些原则整合纳入治疗方案，是肌筋膜疼痛治疗的任务和挑战之一（章节5.3）。

促使触发点持续存在的常见因素有：

- 不良负载，原因是：
  - 不正常的习惯性姿势（Edwards，2005）；
  - 不符合人体工程学的家具；
  - 在工作和休闲时间单侧过载（如缩短体位和重复单调动作中持续的肌肉压力）；
  - 身体不对称，如长短腿；
  - 筋膜改变。
- 其他肌肉的触发点活动：
  - 原发性触发点影响协同肌和/或拮抗肌的恢复（继发性触发点）；
  - 原发性触发点阻碍过载或受伤肌肉的再生（卫星触发点）；
  - 机能障碍相关触发点：致痛性的潜在的触发点会引起整个运动链的机能紊乱，导致肌肉的不良负载或过载。
- 其他机能周期紊乱→继发性肌筋膜疼痛综合征：
  - 关节源性；
  - 神经源性；
  - 血管源性。
- 心理因素：压力、焦虑、抑郁。
- 营养因素：缺乏维生素 B_1、B_6、B_{12} 和叶酸，维生素C和D，肌酸，铁、钙、钾、镁等。
- 机能代谢和内分泌紊乱：甲状腺机能减退导致的代谢不活跃，高尿酸血症，低血糖。
- 慢性感染：如莱姆病、单纯疱疹等。

注意

在日常实践中，了解哪些因素导致肌筋膜疼痛不能自发恢复，与了解哪些因素首次导致（急性）肌筋膜疼痛同样重要。

小结

慢性肌筋膜疼痛的发展

多数情况下，慢性疼痛是不同因素相互作用的结果。常见的因素如下：

- 先天因素，如缺乏锻炼、负重能力下降、营养缺乏。
- 诱发因素，如急性过载。
- 持续因素，如不良的姿势，关节或神经机能障碍，协同肌和/或拮抗肌的触发点活动，失活机制减弱。

3 触发点诱发的机能障碍

肌筋膜触发点可以直接或间接地引起多种神经肌肉骨骼系统的机能紊乱，通过多种方式促进急 / 慢性疼痛的形成和发展。

3.1 触发点直接诱发的机能障碍

触发点可直接引起：

- 疼痛；
- 运动机能障碍；
- 自主神经机能紊乱。

3.1.1 疼痛

肌筋膜触发点通常会引发牵涉痛，辐射范围通常较大（如臀大肌、臀中肌和臀小肌，图 7.225），偶尔也会仅限于局部（如三角肌，图 7.2）。

患者对疼痛的描述各异：拉伤、粘连、闷痛、灼烧、尖锐或迟钝、界限清楚或弥漫性、表面或“关节深部”等。触发点的活动通常表现为感觉异常、感觉减退或感觉过敏（如刺痛或灼烧感、负重感、束缚感、肿胀感或麻木）。

3.1.2 运动机能障碍

活跃的触发点可导致肌间和肌内协调障碍（Arendt-Nielsen 和 Graven-Nielsen，2008；Dejung，2009；Ibarra 等，2011；Ivanichev，2007；Lucas，2008；Lucas 等，2004；Travell 和 Simons，1999）。有触发点的肌肉的肌电图表现为肌肉激活延迟、早期疲劳和缓慢恢复（Ge 等，2012、2014；Mense 等，2001a；Travell 和 Simons，1999）。通过肌电图检查，Lucas 等（2004、2010）证明，肩胛稳定肌的触发点会导致所有肩部肌肉激活时机发生明显变化，针对触发点的治疗可使肌肉激活恢复正常（图 2.5），提示触发点可导致运动系统机能障碍。运动模式的改变会导致肌肉的不良负载和过载，从而引发疼痛并持续。

受触发点影响的肌肉会变得无力。肌肉无力与萎缩无关，通常是反射性的或由疼痛引起的，可通过肌电图（Travell 和 Simons，1999）证实。

触发点引起的运动机能障碍会进一步表现为肌肉的放松延迟（EMG 证实，图 2.4）、减速（表 2.1）和易疲劳。

3.1.3 自主神经机能障碍

触发点可导致各种自主神经症状（Travell 和 Simons，1999），包括头晕、恶心、多汗，以及触发点局部（Firscher 和 Chang，1986；Haddad 等，2012）和牵涉痛区域（Haddad 等，2012）的皮温改变和营养改变，被认为是由交感神经系统的反射性反应所导致的（Dejung，2009）。触发点的牵涉痛区域的营养障碍可以表现为肌肉组织再生能力不足（见临床提示：肌肉组织再生的能力不足——卫星触发点的形成）、Sudeck 病（见临床提示：复杂区域疼痛综合征）或腕管综合征。

临床提示

肌肉组织再生能力不足——卫星触发点的形成

如果肌肉组织的再生速度不够快，如针对触发点进行治疗后疼痛持续2天以上，这可能就是一个临床信号，提示出现了自主神经机能紊乱导致治疗未显效。在这种情况下，可能治疗的是原发性触发点所形成的牵涉痛区域的卫星触发点，而不是原发性触发点本身。

临床提示

复杂区域疼痛综合征（CRPS）

肌筋膜机能紊乱也可导致1型CRPS，也称为反射性交感神经营养不良（RSD）或Sudeck病。首先，肌筋膜触发点会在其牵涉痛区域内引起自主神经机能紊乱；另一方面，紧张带和结缔组织改变可引起神经、肌肉的卡压，刺激包括自主神经纤维在内的神经结构，从而促进CRPS的发展和持续。治疗方法包括定位和治疗受CRPS影响区域的触发点。例如，对于引起前臂和手部肿胀、皮肤改变和疼痛的CRPS，治疗区域包括肩胛下肌、冈上肌和前锯肌等。治疗还应包括针对造成相关神经结构卡压的触发点的治疗，如对影响臂丛的前、中斜角肌张力带的触发点的治疗。不应仅在CRPS部位进行局部治疗。

3.2 触发点间接诱发的机能障碍

触发点会引起紧张带和结缔组织改变，从而导致一系列问题。

3.2.1 紧张带诱发的机能障碍

触发点导致的紧张带会引起如下问题（表5.2）：

- 肌内和肌间协调障碍：如果部分肌肉长时间保持收缩状态（紧张带），则肌内协调会受到干扰；肌内协调的改变引起受累肌肉机能模式的改变，从而可能导致肌间协调的中断。
- 肌肉缩短：紧张带决定了肌肉的总长度，如果肌肉的大部分是紧张带，肌肉就会缩短。
- 活动范围（ROM）受限：肌肉缩短与ROM受限有关。
- 关节机能障碍：肌内和肌间协调障碍导致关节结构 / 机能障碍和不良负载（Gunn，1996；Lewit，2007；Weissmann，2000）。2个实例：①梨状肌缩短导致骶髂关节机能障碍（SIJ）；②筋膜机能紊乱导致肩胸节律改变，从而引发盂肱关节机能异常（图3.1）。

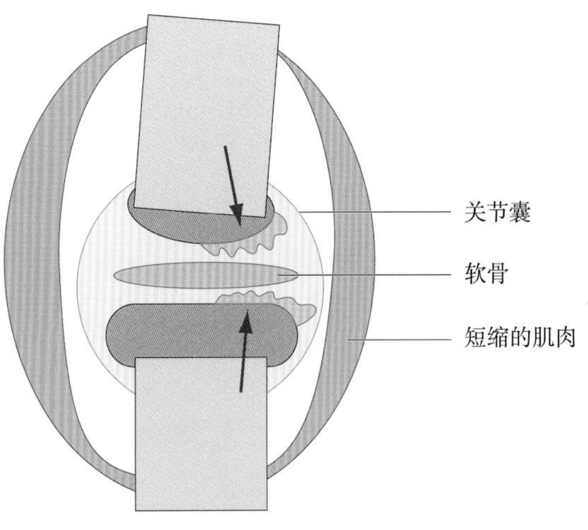

图3.1　由肌肉缩短引起的关节机能障碍：触发点导致的肌肉缩短和紧张带形成可导致关节机能障碍（Gunn，1996）

- 不良负载和肌肉过载：由肌内、肌间协调受损及肌肉缩短导致。
- 肌腱止点病变：由于肌肉缩短，紧张带在其附着部位形成不良负载或持续过载，可能导致肌腱止点病变的形成和发展，多见于上髁外侧、大结节和小结节、大粗隆和跟骨。如果肌腱止点位于其他肌肉的牵涉痛区，由于牵涉痛区自主神经机能紊乱会导致附着部位的负载能力下降，更有可能出现肌腱止点病变（见临床提示：肌腱止点病的形成和治疗），参见原发性触发点、继发性触发点以及卫星触发点。
- 局部灌注紊乱和营养不良：紧张带会使肌内血管受压，导致局部灌注紊乱和随后的营养不良。
- 水肿：紧张带还会损伤肌外血管（静脉尤其脆弱）和淋巴管，从而促进水肿的形成和发展。此外，紧张带会损伤肌肉完全收缩和完全放松的能力，肌肉将静脉血送回心脏的泵血机能会因此减弱，主要在下肢（肌肉作为“外周心脏”的机能），会水肿使进一步加重。例如，通过这种方式，比目鱼肌的触发点诱导的紧张带可以降低肌肉作为“外周心脏”的工作效率。同时，紧张带增加了静脉回流的阻力，因此水肿会进一步加剧。
- 神经肌肉卡压：神经结构分布在肌肉的许多地方。如果这些部位出现筋膜改变或肌纤维因触发点而紧张，就会对神经结构形成卡压，使神经组织灌注不良，神经支配的区域出现感觉障碍、无力等症状（见章节 6.1.3）。

临床提示

肌腱止点病的形成和治疗

由于缩短，紧张带在肌肉的附着部位形成不良负载或持续过载，可促进肌腱止点病的形成和发展。例如，在：

- 肱骨外上髁；
- 三角肌结节；
- 大结节或小结节；
- 大粗隆或小粗隆；
- 跟骨（跟骨刺）；
- 棘突。

如果附着点（如肱骨外上髁）正好位于触发点所致的牵涉痛区域内（如冈上肌，图 7.8），邻近区域的自主神经机能紊乱导致附着点负载能力下降；与无自主神经机能紊乱相比，存在自主神经机能紊乱时，附着点过载出现得更快、更明显，与卫星触发点的形成与发展相似。

肌腱止点病（Gautschi，2012b）的处理包括：

- 处理原发性触发点（如诱发牵涉痛的触发点）；
- 处理诱发局部紧张带、导致局部过载的触发点；
- 处理肌腱止点（技术Ⅱ，类似深部按摩）。

3.2.2 结缔组织改变导致的机能障碍

与触发点形成相关的结缔组织改变（包括缩短、肌内与肌间的粘连和病理性连接）可导致以下问题：

- ROM 受限：相邻肌肉间的筋膜粘连常限制其活动（如肩胛下肌和前锯肌）。
- 肌内和肌间协调障碍：肌肉间结缔组织的缩短和粘连，一方面干扰肌肉本身的协调，另一方面也干扰协同肌和 / 或拮抗肌的相互作用。

- 关节机能障碍：由于肌内、肌间协调障碍和 ROM 受限，会对关节形成不良的负载和刺激。
- 外周迁延化：结缔组织挛缩使僵硬复合体重叠，从而在结构上更加固定，即肌筋膜疼痛的外周慢性化（图 6.1b）。
- 神经筋膜卡压：神经、血管多相伴于肌筋膜内走行。如果在这些有神经血管结构穿过的部位筋膜张力增加，就会对神经、血管形成微卡压，影响运动、感觉和自主神经纤维以及小动脉和静脉血管，从而限制神经、血液供应和肌肉的机能最优化（图 3.2；见章节 8.4.3）。
- 神经和体液转运通路受阻：肌内结缔组织内有血管、神经走行，同时具有重要的供应机能（Schunke，2000），可因肌间和肌内结构的收缩而受损。
- 深部感觉、内感觉和本体感觉障碍：肌肉结缔组织机能异常可使肌肉结缔组织内含量丰富的机械感受器机能发生改变，如间质感受器、肌梭等。这种局部机能障碍会导致整个运动系统的机能障碍，缺乏动力和协调性。皮下机能性滑膜表面与皮下肌纤维的粘连，会严重影响刺激的感知和传递（Sinz，2001）。感觉输入的干扰会导致运动输出的改变，在协调性和功率不足的情况下，从而使运动系统机能障碍持续存在。
- 痛觉障碍：骨骼肌的痛觉感受位于肌肉的结缔组织内，结缔组织异常会对其形成刺激。

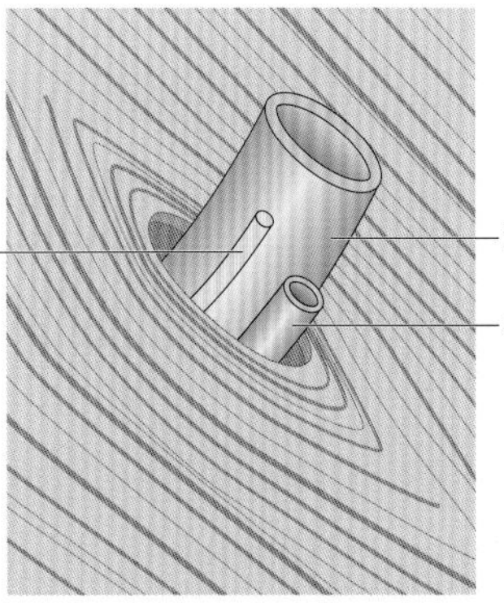

图 3.2　神经血管束穿表浅肌筋膜处：穿通三联体示意图。在筋膜开口处，有由动脉（红）、静脉（蓝）和神经（黄）组成的穿通三联体走行：触发点引发机能紊乱（Staubesand，1994、1996）

3.3　肌筋膜综合征

所有由肌筋膜和触发点直接和 / 或间接导致的机能障碍被称为肌筋膜综合征（MFS），也称肌筋膜疼痛综合征（MPS）、肌筋膜机能障碍综合征、肌筋膜疼痛和机能障碍综合征。这种由肌肉引起的疼痛和 / 或机能障碍的临床表现包括头痛、颅下颌机能障碍（CMD），伴或不伴头痛、肩肘疼痛的颈椎综合征，伴或不伴腿痛、髋关节痛、腹股沟痛、膝关节痛、跟腱痛、足痛的腰椎综合征等。

在日常临床实践中，区分原发性 / 继发性 MFS 以及急性 / 慢性 MFS 很有意义（见章节 6.1.1）。

- 原发性肌筋膜综合征：是由肌肉本身的原因导致触发点和肌筋膜改变的形成与发展，因此可针对病因进行治疗。如果已知触发因素和持续因素并能同时纳入治疗方案，预后多良好。
- 继发性肌筋膜综合征：即肌筋膜疼痛及其后果是另一种潜在障碍的结果，可能是关节源性、神经源性、内脏源性或心理源性的。因此，针对触发点进行因果治疗是不可能的。只要可能，应给予因果治疗；如果不能进行因果治疗，则应考虑对症治疗以减轻疼痛（见临床提示）。
- 急性肌筋膜疼痛综合征：诊断和治疗通常很简单，没有困难（Travell 和 Simons，

1999；Dejung，2009）。

- 慢性肌筋膜综合征：通常涉及多个活动的肌筋膜触发点和多种筋膜机能紊乱。原发性肌筋膜触发点持续保持活动状态，可促进协同肌和/或拮抗肌中继发性触发点的形成与发展，也可促进原发性肌筋膜触发点牵涉痛区域内卫星触发点的形成与发展。通过这种方式，形成完整的触发点链。在慢性肌筋膜疼痛中，对反应性结缔组织改变进行治疗是必不可少的。

小结

触发点诱发的机能障碍

无论是直接还是间接，肌筋膜触发点都会对神经肌肉骨骼系统形成明显的影响，因此，肌筋膜触发点会以多种方式参与慢性疼痛的形成和发展。

- 触发点的直接影响，包括疼痛（局部和放射）、运动机能障碍和自主神经紊乱。
- 触发点的间接影响，是由紧张带和/或结缔组织变化引起的：
  - 肌内和肌间协调障碍：运动的经济性因紧张带和结缔组织改变而被破坏，导致肌肉和关节承受不良负载和过载。
  - 紧张带会导致肌肉缩短、活动能力下降和关节机能障碍（Lewit，2007）。相邻肌肉间的筋膜粘连常导致 ROM 严重受限。
  - 如果紧张带造成血管卡压，则会出现灌注紊乱（水肿）和营养障碍。
  - 神经肌肉卡压：肌肉的许多部位有神经结构穿行，如这些部位的肌纤维因触发点而紧张，就会对神经结构形成卡压，造成神经组织灌注不良，表现为神经支配区域出现感觉障碍和无力等症状。
  - 结缔组织收缩覆盖并固定僵硬复合体，提示肌筋膜疼痛的外周迁延化。
  - 影响深感觉、本体感觉和痛觉：结缔组织机能障碍会刺激位于肌肉结缔组织中的相应受体。

由肌筋膜触发点和相关筋膜疾病直接或间接引起的所有机能障碍，被称为肌筋膜综合征（MFS）。

4　肌筋膜疼痛的诊断

一只耳朵贴近地面，另一只耳朵朝向天空。

——美国印第安人

由于肌肉骨骼疼痛可由许多不同的潜在原因引起，所以肌筋膜疼痛的诊断必须回答 3 个关键问题：是否确实存在肌筋膜问题？如果答案是肯定的，那么什么原因导致了触发点的形成与发展（原发性还是继发性肌筋膜综合征）？相关的触发点的确切位置在哪里？

4.1　临床推理

临床推理包括与治疗的计划、实施和评估有关的思维和决策过程。作为临床推理过程的一部分，首先需要确定是否需要治疗；如果需要，应采用何种治疗（Marhauer，2003；Klemme 等，2006），这在很大程度上是由治疗目标决定的。按照世界卫生组织（WHO）《机能、残疾和健康国际分类》（ICF 分类；图 4.1），治疗的首要任务是实现“参与”——能够积极参与具体的日常生活活动，表现为能够独立在家，能够专业地融入，能够参加体育、音乐等休闲活动。

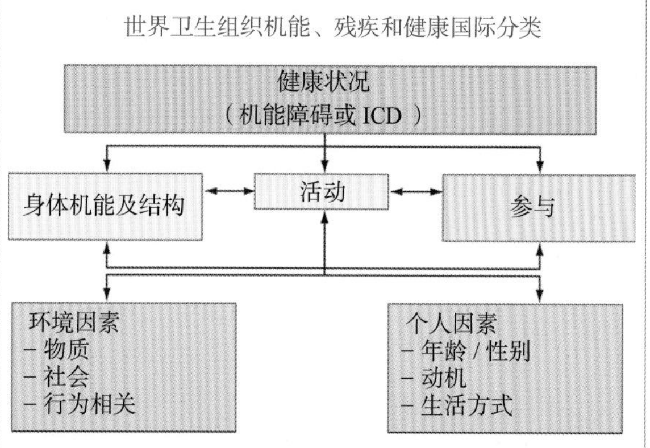

图 4.1　世界卫生组织《机能、残疾和健康国际分类》（ICF 分类）

如果患者在家庭、职业和 / 或休闲活动方面的独立性受到损害，则应采取相应的治疗措施。如虽然存在触发点（可能还有疼痛）但不影响患者的参与，通常无须治疗。

如果临床推理表明因疼痛、结构和 / 或神经肌肉骨骼机能障碍导致的活动受限使患者的参与受限，则接下来有必要阐明触发点在其中的作用。如果根据病史和临床发现确认触发点是导致疼痛和 / 或机能障碍的主要因素，则需要进行试验性治疗；如果结果是积极的，那么就可以正式可开始触发点治疗（图 4.2）。

注意

治疗的主要目标是促进或改善患者的参与能力。

小结

诊断性检查的目的：

肌筋膜疼痛诊断检查的任务是：

- 患者的疼痛在多大程度上导致活动和参与的受限；
- 疾病是否主要是由肌肉异常引起的；
- 有关触发点的位置。

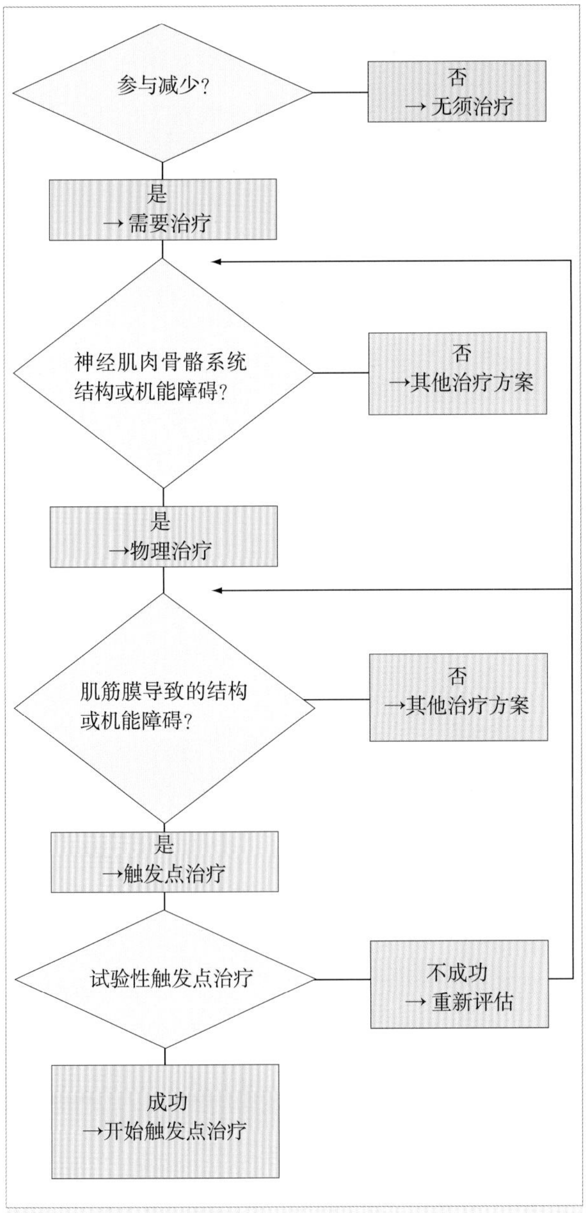

图 4.2　临床推理过程

4.1.1　神经肌肉骨骼系统疼痛

科学使我们不再相信简单的因果关系。

——弗里德里希·尼采

确定问题来源的因果关系：主次关系

肌肉骨骼系统的疼痛可由某种潜在的原因引起，可能是神经、关节或肌筋膜问题，但非神经肌肉骨骼系统的异常（如血管、内脏、风湿、肿瘤或心源性）也可以导致运动系统的疼痛（图 4.3）。

如果追溯疼痛的形成和发展史可以发现单一破坏性因素，那么这个因素就是导致疼痛的原因，在线性关系（因果关系）模型中，人们试图区分主要因素（因果关系）和次要因素（因果关系）。例如，如果同时存在关节问题（如严重关节炎）或神经机能紊乱问题（如椎间盘突出），那么肌筋膜问题可能是继发性的。相反，如果有原发性肌筋膜机能紊乱，它可以导致继发性关节问题，如关节中心位置不良；或继发性神经问题，如卡压。神经肌肉骨骼系统的三个主要的机能部分（神经、肌肉和关节）能够相互影响（图 4.3）。临床推理过程的任务之一是弄清这种原发→继发关系是否存在。如果能够确定主要因素，则应尽可能对其进行治疗。如果无法消除主要原因，则应对症治疗以减轻症状。

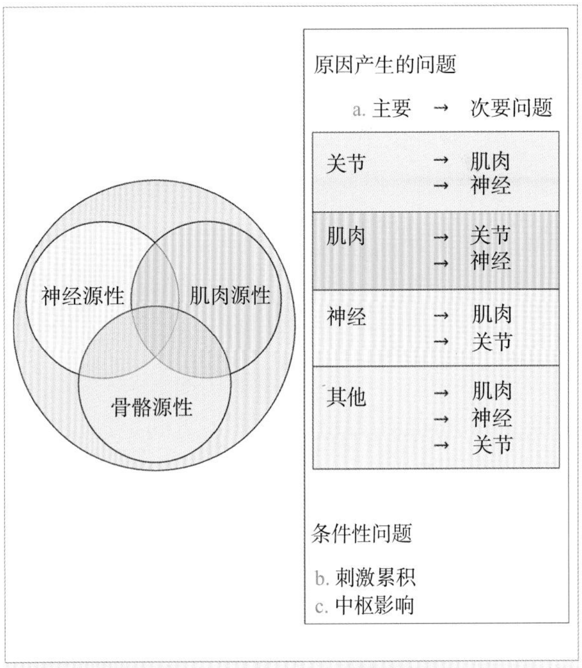

图 4.3　神经肌肉骨骼系统疼痛。临床推理过程应该阐明：
a. 主要→次要问题
b. 刺激累积问题
c. 中枢因素在多大程度上发挥作用

条件性问题：刺激累积与中枢影响

许多（多数）运动系统的慢性疼痛的形成与发展并不遵循简单的原发→继发的线性关系。关节、神经和肌筋膜因素结合在一起，并受中枢影响调节，包括交感神经系统和下行疼痛抑制系统。几种不同的条件（不只是一个原因）共同形成了疼痛模式（刺激累积；图 2.52，图 6.2）。这种由多种因素引起的疼痛，给治疗提出了巨大的挑战。触发点的手法治疗有助于鉴别诊断，并可为这种多因素问题提供有效治疗。

4.1.2 疼痛机制

疼痛可以由多种机制引发。现代疼痛生理学认为，人作为有机体，是一个与环境相互依存的、开放的、动态的系统（图 4.4）。

疼痛感知的过程可用“输入—处理—输出”的常规交流模型来解释（图 4.4）。疼痛的原始机能主要是作为一种“输入”，提示存在潜在的危险。信号在中枢神经系统的不同水平进行处理（如脊髓、皮质），并与之前的经验（如感觉、情感和认知维度）相比较（图 4.5）。机体通过输出系统做出反应：一方面，交感神经系统、副交感神经系统、运动系统、内分泌系统、免疫系统和内源性疼痛控制系统发挥作用，形成外界能够观察到的对具体情况的行为反应（如战斗 - 逃跑反应）；另一方面，作为对机体稳态威胁的一种回应，它同时引发了多种不可见的生理反应，以这种方式来改变外周（如通过交感神经活动或轴突反射调节伤害感受器的敏感性）和中枢［如在脊髓水平或通过调节皮层过程改变后角模式（Woolf，1994）］对疼痛的敏感性。

从这个角度来看，疼痛是一种与过程相关的反应，使有机体与环境整合在一起，目的是使有机体生存下来。因此，疼痛并不仅是一种“事物”，而且是一种“被迫离开”的先天逃离机制。

然而，痛觉的生理感知过程在不同的部位可能有所不同，慢性疼痛的形成机制多样。Gifford（2000）认为，与神经肌肉骨骼相关的疼痛机制可以分为 4 个主要类别（图 4.6）：

- 外周伤害性疼痛机制：机械性、炎性或缺血性刺激（如肌肉拉伤）激活伤害感受器。
- 外周神经源性疼痛机制：异位起搏器可触发动作电位（如椎间盘突出）。
- 中枢疼痛机制：痛觉信息在中枢神经系统的不同水平被处理和调节（脊髓：多种后角模式，门控制机制；皮层下：丘脑；皮层：感觉，情感，认知维度），这对疼痛的感知有很大的影响。

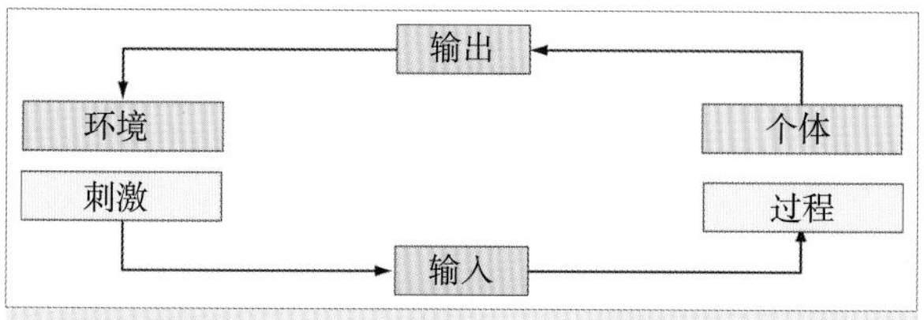

图 4.4 疼痛感知是一个交流过程

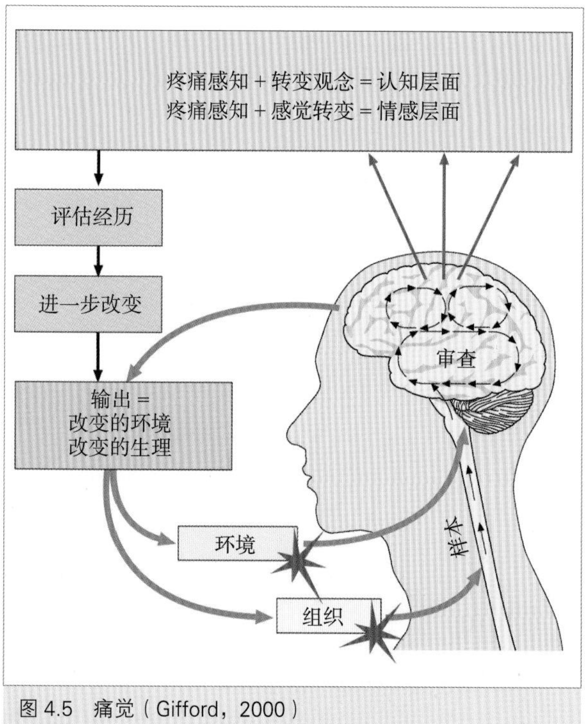

图 4.5 痛觉（Gifford，2000）

- 输出性疼痛机制：交感神经系统、运动系统、内分泌系统、免疫系统、内源性疼痛控制系统——所有这些都影响痛觉的形成（加强或减弱痛觉敏化）。

临床发生的疼痛很少是由一种疼痛机制引起的，通常涉及多种疼痛机制。在某种情况下，外周伤害性机制（如肌肉拉伤）可能占主导地位；而在另一种情况下，则以外周神经源性机制（如椎间盘突出）为主；或者在第三种情况下，以输出疼痛机制[如CRPS 1型（Sudeck病）]为主；又或者，还可能存在刺激累积的问题。

临床上，每一种不同的疼痛机制都表现为一种特定的疼痛模式。必须予以区分：

- 外周伤害性模式，可进一步分为外周机械性伤害、外周炎性伤害、外周缺血性伤害；
- 周围神经源性疼痛模式；
- 由疼痛处理障碍引起的中枢疼痛模式；
- 输出疼痛模式。

临床提示

疼痛模式

适应不良的中枢疼痛模式的特征是疼痛，例如，可能发生在事故发生3周后——“突发的刺痛”，出现的时间和位置均不定。它可能是不稳定的，可以发生在某个特定运动后，但稍后同样的运动又无法引发疼痛。它也可能会引起强烈的烦躁，因为患者对被触摸会感到焦虑，并在被触摸时产生强烈的防御反应。这种类型的疼痛模式提示潜在的中枢疼痛机制与疼痛处理障碍。

相反，如疼痛只与某些特定运动伴随出现，则提示明确的局部化；并且疼痛在肌肉放松或固定后立即消失，则为机械伤害性疼痛机制。一个很好的例子就是颈椎向右旋转运动的终末，会引发明显的右颈部疼痛。因此，这种类型的疼痛是潜在的外周伤害性疼痛模式的表现。

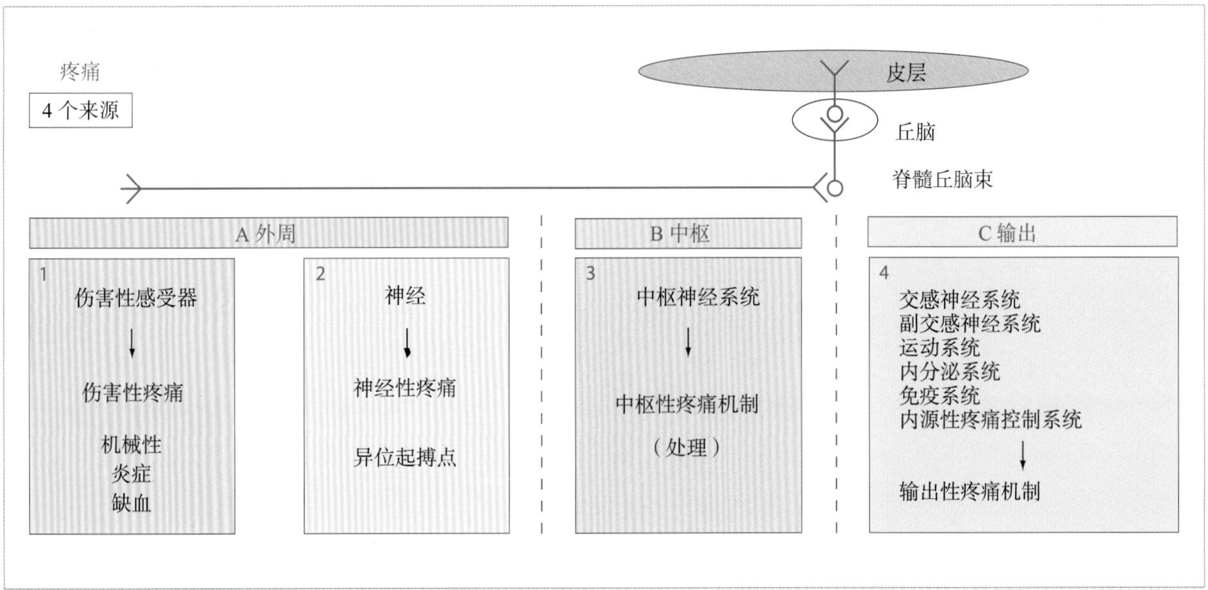

图4.6 疼痛机制：神经肌肉骨骼疼痛的4个来源

应该准确记录患者的疼痛类型，有助于推断潜在的疼痛机制。疼痛的诊断性评估，必须确定不同疼痛机制的参与程度，或在特定情况下占主导地位的疼痛机制（图 4.7）。只有通过这种方法，才能制订合理的治疗方案。主要由外周损伤引起疼痛的患者的治疗，与主要由外周损伤引起的、由中枢和输出疼痛机制维持疼痛的患者的治疗是不同的。例如，患者 A 的超过三分之二的疼痛是由外周疼痛机制造成的，而患者 B 超过四分之三的疼痛是由中枢与输出机制造成的，因此，患者 A 与患者 B 所需要的治疗是不同的（图 4.7）。

注意

疼痛的诊断性检查，有必要确定不同疼痛机制所占的比例，或在特定情况下哪种疼痛机制占主导地位（图 4.7），只有这样才能进行合理的治疗。

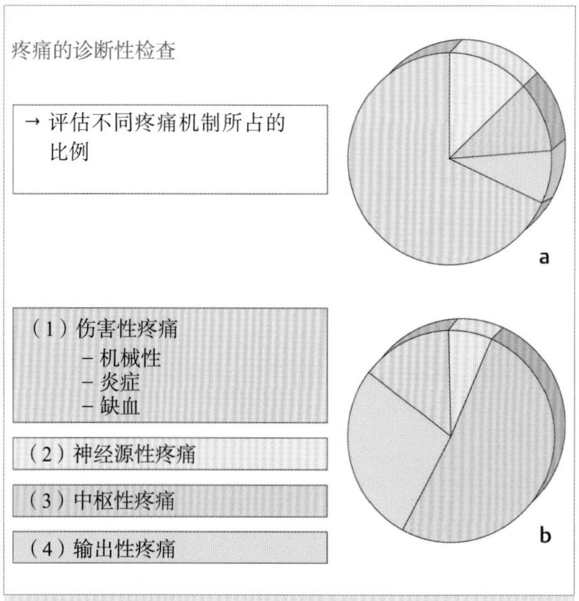

图 4.7　疼痛的诊断性检查。患者 A 超过三分之二的疼痛由外周疼痛机制造成的，患者 B 超过四分之三的疼痛由中枢与输出机制造成的，患者 A 和 B 需要不同的治疗，每一种治疗都针对相应的疼痛原因

4.1.3　肌筋膜疼痛

肌筋膜疼痛主要由缺血引起，外周伤害性机制占主导地位。在这里，疼痛模式包括依赖运动和负荷的疼痛［疼痛随运动或负荷的不同而改变（加重或减轻）］，引发疼痛的特定动作（如把手伸到下背部，就像系围裙一样）通常有助于识别。通常，长时间保持某一姿势，如站立或不受打扰地坐在电脑前几个小时，疼痛会加剧。改变姿势或放松通常能很快缓解症状。

然而，多数情况下，由肌筋膜触发点（触发点）触发的牵涉痛现象不能用外周过程来解释。牵涉痛清楚地表明肌筋膜疼痛与疼痛处理机制的改变有关。因此，牵涉痛是由中枢疼痛机制（也可能是输出疼痛机制）引起的。在许多肌筋膜疼痛的病例中，检查人员只能确定牵涉痛——必须找到疼痛的来源（Dejung，2009；Mense，1993），这对诊断来说是一个挑战。

注意

肌筋膜疼痛：

- 触发点引起的疼痛一般会随肌肉负荷的变化而有所改变（加重或减轻）。如果在运动终末出现疼痛，则通常提示受牵伸肌肉的触发点问题。
- 牵涉痛是肌筋膜疼痛的特征。疼痛的起源部位往往与疼痛被感知的部位不一致。

4.2　检查原则

最难看清的是你眼前的东西。

——歌德，《莎妮雅》

肌筋膜疼痛是由活跃的肌筋膜触发点引发的。体格检查的任务是：

- 明确是否存在活跃的触发点；
- 确定活跃的触发点位置。

现代技术和方法对触发点的日常临床诊断毫无帮助。目前还没有可用的实验室检查或成像技术可用于触发点的标准化诊断（Travell 和 Simons，1999）。肌电图、测量局部氧压力、微透析以及短缩组织的活检可用于触发点的研究，但价格较高，临床则很少采用。

临床对肌筋膜疼痛和机能障碍进行诊断。在医疗和物理治疗中，必须以尽可能少的时间达到最高的治疗可靠性，以下要点已经得到证实：

- 患者的病史通常能清楚地表明是否存在肌筋膜问题，以及可能涉及哪些肌肉群。
- 对检查结果进行回顾，目的是通过检查、牵伸和机能测试来确定有活跃触发点的肌群，并通过触诊来确定触发点对肌群的影响。因此，通过病史和临床诊断准则对触发点进行诊断（表 2.2）。
- 综合病史和体格检查的结果，提出假说，便于决定是否应实施触发点治疗以及应对哪些肌肉实施。
- 在随后的试验性治疗中，针对活跃的触发点进行选择性灭活（见章节 5.1）。
- 重新评估来确认假说是否正确以及是否需要修改（图 4.14）。在对试验治疗的记录结果进行重新评估前，不能确认是否真实存在肌筋膜问题。

注意

肌筋膜疼痛与机能障碍的诊断包括：

- 病史；
- 体格检查；
- 提出假说；
- 试验性治疗；
- 再评估。

4.2.1 病史

厄海姆，是什么让你困惑呢？
（亲人，你为何如此痛苦？）
——沃尔夫拉姆·冯·埃舍巴赫，《帕齐瓦尔》

为了识别肌筋膜问题，除了收集通常的数据外，还应该首先问患者以下 4 个问题：

- 哪里疼？
- 疼了多久了？
- 什么可以使疼痛减轻或加重？
- 你怀疑疼痛的原因是什么？

治疗师必须对下列事项保持警惕：

- 能否在疼痛首次发生时确定存在某种形式的急 / 慢性肌肉过载或直接肌肉损伤？
- 是否可以确定任何激活机制？
- 外周或中枢疼痛机制哪个占主导地位？
- 疼痛定位是否与已知的牵涉痛模式相对应（见章节 9.3）？

从这些信息中，治疗师可获得对疼痛的初步印象，然后可以根据相关特点形成何种疼痛机制占主导地位的假设。

基于病史，应当重视所有可能引起疼痛的肌肉，它们组成了图 4.13 文氏图的第一部分。

经验丰富且专注倾听的医生或治疗师可从患者病例史中获得约 85% 的相关信息，为进一步治疗提供依据。

4.2.2 体格检查

当你看到山的那一边有烟，你立刻会知道那里有火。

当你看到篱笆的另一边有角时，你马上就知道那里有一头牛。

——《蓝崖记》

检查发现可用于机能分析和结构分析。首先进行一般检查，然后进行详细的结构特异性检查。

- 一般检查包括检查和机能测试（如主动、被动 ROM 和强度测试），目的是在尽可能短的时间内获得重点（见章节 9.1）：
    - 是否存在肌筋膜问题，或者是由其他问题导致疼痛？
    - 活跃的触发点最有可能位于哪块肌肉或肌群？
- 同时（有阳性结果时），一般检查使治疗师能够测量客观的随访参数，在治疗前后的筛选测试中用于比较，以测量和记录（试验）治疗效果。

一般检查可以分为基本检查（总是以同样的方式进行，见章节 9.1）和补充检查，可实现结构特异性检查（如神经测试、关节测试、霍金斯撞击测试等）或识别特定肌群。

- 随后的详细检查包括触发点触诊检查，可证实通过病史和体格检查发现的触发点的存在和位置（图 4.14）。

注意

由于对触发点进行详细检查（触发点触诊）需要的时间相对较长，因此在对触发点进行触诊前，先通过一般检查（见章节 9.1）发现重点是有意义的。

检查

姿势分析表明，那些存在姿势性不良负载的部位可能会有触发点（见临床提示）。偶尔可以发现肌肉轮廓不对称，提示长期的单侧不良负载，形成触发点的可能性更高。

临床提示

检查

- 头部习惯性前移，伴有颈后部肌肉的短缩和不良负载，导致触发点形成的可能性增大。
- “翼状肩胛”，即肩胛骨外移，肩胛下角远离胸壁（图 4.9），可能是由胸小肌缩短、菱形肌减弱、前锯肌缩短或拉紧所致。

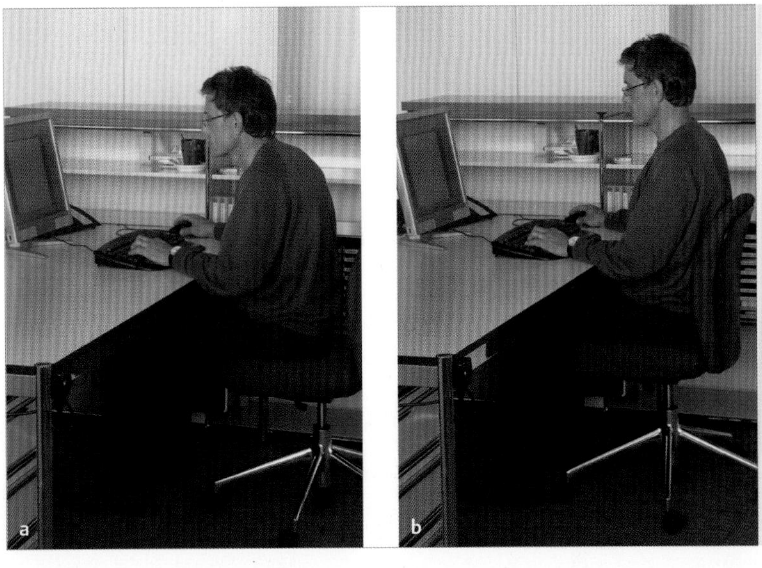

图 4.8　头部习惯性前移，伴有颈后部肌肉的短缩和不良负载
a. 可能会导致触发点形成
b. 符合人体工程学的坐姿有助于减轻不良负载

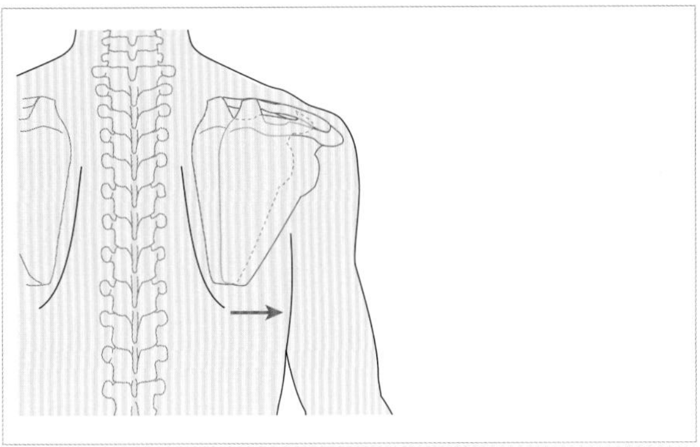

图 4.9 肩胛骨侧移提示菱形肌变弱和前锯肌短缩（或紧张带形成）。翼状肩胛：肩胛骨处于“翼状”位置，肩胛下角离开胸廓，提示前锯肌无力、下斜方肌不活跃、胸小肌可能缩短

机能检查

机能测试又分为运动测试和强度测试。

运动测试

检查主 / 被动关节活动度。

- 如果在运动路径内的主动运动会引发疼痛，则提示积极工作的肌群的触发点可能是引发疼痛的原因。肌肉收缩时，触发点可被激活，导致疼痛的出现。这种由负荷刺激引起的肌肉激惹主要发生在对抗重力全力提升负荷的情况下（手臂屈曲或外展），并且最常出现在肌肉控制难度最大的偏心性肌肉活动中。
- 如果在主动运动终末阶段出现疼痛，那么在参与主动运动的肌肉（负荷刺激）或被动拉伸的肌肉（拉伸刺激）中可能存在触发点。为了区分是哪个肌群引发的疼痛，是主动肌群还是被拉伸肌群，在主动肌群运动范围（AROM）测试后，对疼痛的肌肉再进行被动运动范围（PROM）测试。如果相同的疼痛（相同的质量和数量的疼痛，在相同的位置）发生在被动测试的运动终末阶段，与主动测试一样，那么触发点位于被动拉伸的肌肉的概率很高。然而，如果被动运动终末阶段无疼痛，疼痛仅出现在主动运动终末阶段，则提示肌筋膜触发点位于主动运动肌［见临床提示：主 / 被动关节活动度（ROM）检查；图 9.2］。
- 如果疼痛出现在被动运动可能的最大运动终末阶段，那么触发点应位于被动拉伸肌群。如果含有触发点的肌肉被拉伸，机械

临床提示

主 / 被动关节活动度（ROM）检查

在进行 AROM 测试时，如果疼痛出现在肩（肱骨前矢状位）外旋终末阶段（ER），那么从理论上讲，这种疼痛可以由内旋肌群（拉伸肌群）或活动肌群（外旋肌群）的触发点被触发引起。如果被动进行相同的动作（肩部 ER）时也会引起同样的疼痛，那么活跃的触发点应位于拉伸肌群（内旋肌群）。在这种情况下，应检查肩胛下肌、大圆肌、背阔肌和胸大肌是否存在触发点。在此病例中，如果被动 ER 是无痛的，必须检查执行运动的肌群（外旋肌：冈下肌和小圆肌）是否有活动的触发点。

注意

如果疼痛发生在 AROM 和 / 或 PROM 终末阶段，那么所有被拉伸的肌肉都应该接受进一步的测试。单独定位被怀疑的肌肉并给予最大拉伸，以刺激引起疼痛的触发点。患者应让检查者知道是哪个动作再现了日常生活中的疼痛。然后用触诊检查肌肉是否有紧张带，以及肌筋膜张力是否正常。例如，如果被动地把手放在下背部会引发疼痛，那么检查人员应该在冈上肌、冈下肌、小圆肌、喙肱肌和三角肌前束等处寻找活跃的触发点。

拉力通常会激活触发点，从而引发患者所能感到的典型疼痛。这种伸展刺激通常对识别引起疼痛的特定肌肉和肌群非常有帮助（见章节 9.1）。

- 如果关节主动活动时不疼痛，应随后进行被动活动的检查（筛选测试）。

力量测试

机能测试和阻力测试用于检查强度。

- 机能测试：可显示肌肉对负荷刺激的反应。在可能的情况下，应该书面记录日常生活中的参考参数（如最大步行距离、患者在工作中可以坐多久而不感到疼痛等），对治疗进行重新评估时可用于比较，看看问题是否得到解决或缓解。
- 阻力测试：当肌肉或肌群进行等长收缩抗阻测试时，通常会使疼痛或明显的肌肉无力重现。疼痛和力量下降提示相关肌肉存在活动性触发点，并且是由阻力引起的。等长收缩抗阻测试能够评估机能性肌群（外旋肌与内旋肌、屈肌与伸肌等；见章节 9.1）。

临床提示

抗阻测试

如果治疗师对肩关节外旋肌施加逐渐增大的阻力使其进行抗阻等长收缩（图 9.10），那么往往会引发疼痛（位于肩前部或“关节深处”），患侧肩外旋肌通常也会明显无力。疼痛和无力是相关肌肉存在活动性触发点的迹象，由抗阻运动引起，在此病例是肩外旋肌。因此，应触诊冈下肌和小圆肌是否存在触发点。

注意

阻力测试有助于明确哪些肌群有触发点。

当一个肌群进行抗阻等长收缩时，会激发患者已知的疼痛或肌无力，表明应通过触诊对相关肌肉进行测试。例如，如果患者已知的疼痛发生在肩胛下肌、大圆肌、背阔肌和胸大肌抗阻等长收缩时，则应检查这些肌肉是否存在活跃的触发点。

如果患者意识到某种特定的运动或活动触发了他的症状，如颈椎的复杂运动，伴有屈曲、旋转和侧弯，则应向治疗师演示。这种引起症状的运动，如果还没有包括在筛查试验中，也应该对其进行分析。它对查找产生问题的可能原因提供了有用的指示，也是监测进展情况的一个很好的参数。

基于这些发现，应关注所有可能引起疼痛的肌肉，见图 4.13 中肌肉选择 2。

小结

检查发现——大体检查

识别活动性肌筋膜触发点所在的肌肉或肌群的方法如下：

- 检查；
- 牵伸诱发；
- 负载诱发（机能性检查）；
- 抗阻诱发。

触诊

触发点触诊是触发点检查的核心和主要任务。应该根据病史和一般体格检查（包括一般检查与牵伸、负荷，以及抗阻诱发试验）的结果，对具有高概率出现触发点的肌肉进行检查。三个主要的诊断标可供参考（表 2.2）。

步骤

- 发现紧张带最好的方法就是从垂直肌纤维方向进行触诊（图 4.10）。如果被检查的肌肉在触诊前稍微拉伸，缩短的紧张带会先紧张，使其更容易被感知。如果只可触及肌肉一端，如冈下肌，应使用平面触诊法（图 4.11）。如果肌肉的两端都可触及，如胸锁乳突肌和胸大肌，检查和治疗都可以采用钳夹法（图 4.12）。
- 找到紧张带后，随后应在紧张带内确定最大压痛点。对于触诊的手指来说，相应的感觉通常是肿胀的、紧密的。这一发现将被视为一个验证性诊断标准，同偶尔发生的 LTR 一样。
- 通过对紧张带中最敏感点的加压使其激发，如果之前的临床症状再现，包括和原来一样的局部痛或牵涉痛，则此部位被确定为活跃的触发点。对于触发点的诊断性触诊来说，最大压力在 2 kg /cm^2 通常足以引起患者的确诊性反应或达到患者的耐受限（Heitkamp 等，2014）。

由于种种原因，在实际情况中，并不总是容易找到与现时问题有关的触发点（Dejung，2009）：

- 解剖特征：受触发点影响的肌肉有时位于深层，如臀小肌、髂腰肌和竖脊肌的旋转肌群，或体积庞大，如大收肌，因此直接触诊往往不容易进行。在病理性肥胖患者中，定位紧张带和触发点也很困难。在这种情况下，使用技术Ⅲ作为诊断性激发试验通常是有帮助的。
- 人体都存在大量的潜在触发点。在急性疼痛综合征中，会存在从离散的触发点到形成连续触发点链的一个持续过程。
- 触发点与肌纤维痛，或退变性关节疾病与肌筋膜疼痛之间容易混淆（见章节 4.3）。
- 通过触诊进行鉴别的能力很重要：如触诊者未经训练或经验不足，则有时很难区分真正的紧张带和生理状态下较硬的肌束（如胸最长肌），也不易发现触发点周围的水肿区。触诊能力可以通过反复练习来获得，是取得良好的检查和治疗效果的先决条件。

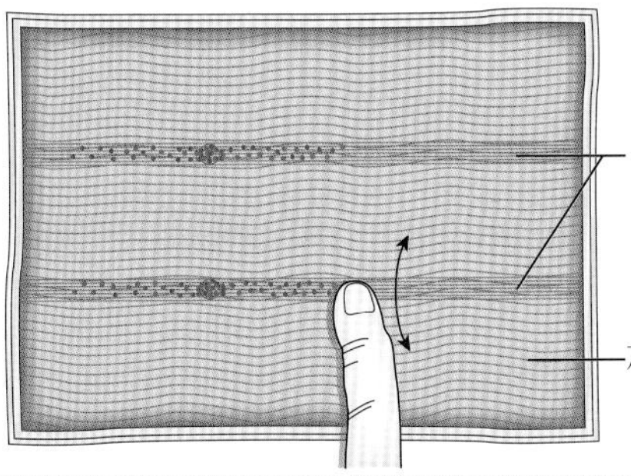

图 4.10　紧张带触诊。从垂直肌纤维的方向触诊紧张带的收缩肌纤维束（Travell 和 Simons，1999）

触发点在肌肉中的位置

从根本上说，触发点可以位于紧张带的任何部位。

- 触发点通常位于紧张带的中间三分之一部分。这一观察结果支持关于触发点形成和发展的终板假说，因为运动终板通常位于肌腹的中间三分之一部分。
- 活跃的肌筋膜触发点通常位于肌筋膜交界处附近。该区域通常灌注良好（van den Berg，2011），作为过渡区域，特别容易发生过载。
- 如果肌肉存在活跃的触发点，那么其位置附近常对触诊敏感，这些骨 – 肌腱连接部偶尔会成为牵涉痛的来源，并可触发与先前相同的疼痛（肌腱 – 骨膜触发点）。例如，当触发点位于冈上肌、冈下肌或小圆肌时，这些肌肉在大结节的附着处通常是柔软的，应采用手法Ⅰ和手法Ⅱ（类似深部按摩）来处理。

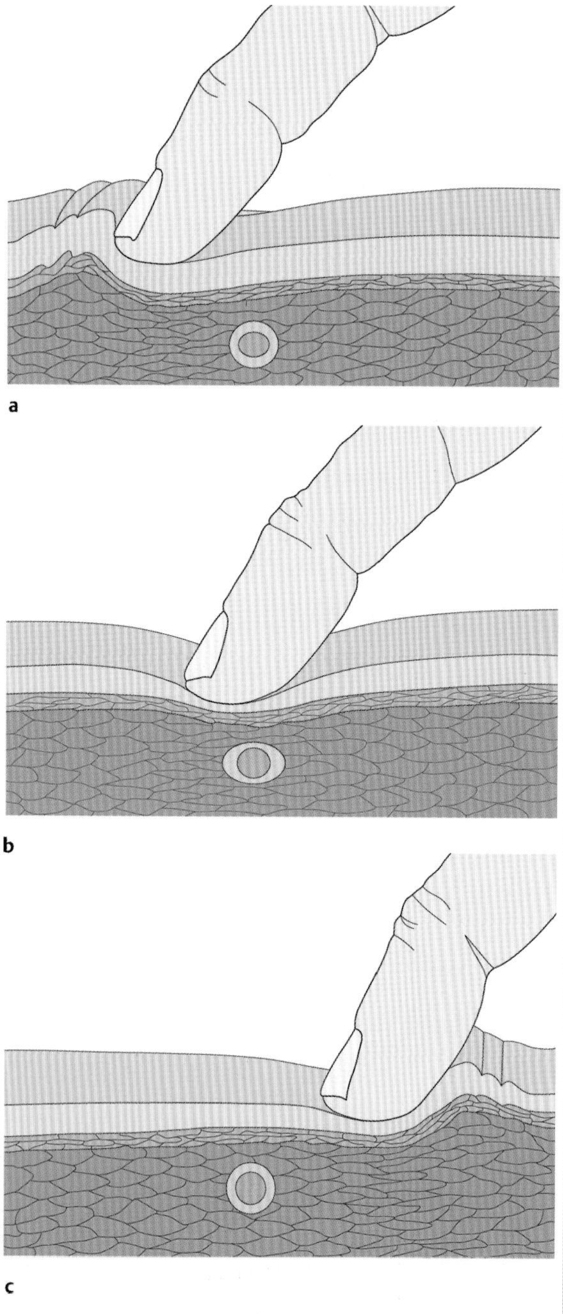

图 4.11　在仅能触及肌肉一端时，采用平面触诊法触诊紧张带和触发点（Travell 和 Simons，1999）

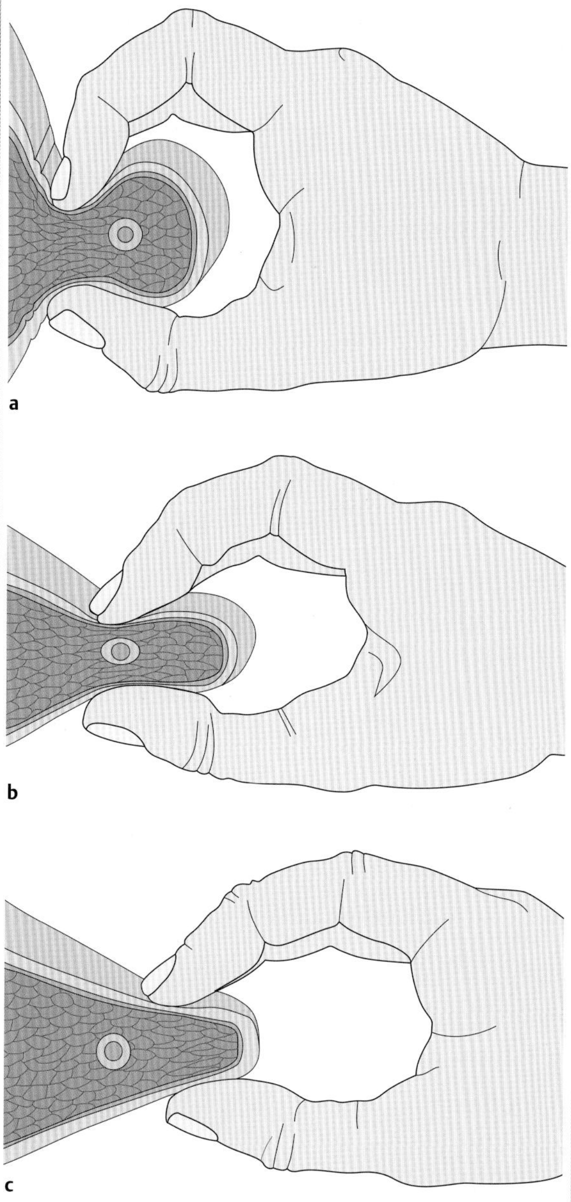

图 4.12　在肌肉两端均可触及时，采用钳夹法触诊紧张带和触发点（Travell 和 Simons，1999）

- 活动的肌筋膜触发点有时会出现在其他位置，即可能不位于运动终板附近或肌肉－肌腱连接部、骨－肌腱连接部附近。此时，触发点的形成原因可能是之前的直接或间接肌肉创伤，损伤肌质网（图 2.59，箭头Ⅱ）。

注意

触发点一般位于过渡地带：

- 神经－肌肉移行处：运动终板；
- 肌肉－肌腱连接部；
- 骨－肌肉连接部：附着点。

小结

检查发现——详细检查

触发点的临床诊断

采用临床诊断标准进行触诊，以确认活跃的触发点：

- 紧张带；
- 确定最大压痛点；
- 再现临床症状。

4.2.3 工作假说

绕道而行有时反而是捷径。

——中国谚语

应对所有从病史和体检结果中收集的信息不断地进行分析和权衡：

- 哪些是支持和反对问题是由筋膜原因引起的？（见章节 4.1）
- 如果疑有肌筋膜问题：
  - 肌筋膜问题是原发性的还是继发性的？
  - 是否存在刺激累积问题？在这种情况下，肌筋膜成分参与的程度有多大，触发点疗法能否对问题产生有利和持续的影响？
  - 哪些肌肉最有可能含有活跃的触发点？这些肌肉通常为图 4.13 和图 4.14 中的肌群 1（基于病史）和肌群 2（基于体格检查）。

根据从病史采集和体格检查中收集的信息，可形成有效假设。如果发现肌筋膜触发点或结缔组织改变可能是造成该问题的原因，则进行试验性治疗是合理的。

注意

根据病史和体检结果形成假说。

4.2.4 试验性治疗

击中靶心的箭是 99 次未命中的结果。

——道元禅师

试验性治疗是针对发现的活跃触发点进行治疗。每次治疗后应对触发点进行再评估：ROM 和运动质量是否发生了变化？疼痛发生的次数是减少还是增多了，更早还是更晚了？

如果试验性治疗是成功的，则提示患者最初描述的症状（全部或部分）是由肌筋膜引起的，从而证实之前的假说。

试验性治疗阶段可长可短，取决于疼痛史。如果疼痛是急性的，在 1~3 个疗程内可以看到积极的变化。而面对慢性疼痛时，应针对触发点继续进行治疗。对于病史较长的患者，通常在 4~6 个疗程内就能明显看出肌筋膜成分的参与程度，以及其是否会对治疗产生反应。

决定先选择哪块肌肉进行试验性治疗并不总

是那么容易的。在采集病史之后，通常会发现一系列肌肉可能有活跃的触发点，构成了肌肉选择1。在最初评估中进行的各种测试（拉伸刺激、阻力和负荷刺激）和检查提供了额外的线索，以确定哪些肌肉可能含有活跃的肌筋膜触发点——构成了肌肉选择2。通常肌群1和肌群2之间会有较大范围的重叠（图4.13），位于重叠区的肌肉通过采集病史被认为可能存在活跃触发点，随后又为体格检查所证实。试验性治疗通常首选重叠区的肌群（图4.13）。

注意

如果根据诊断标准可以发现活跃的触发点（表2.2），并且试验性治疗获得成功，那么可确定患者的症状（部分或全部）是由肌筋膜异常引起的。

4.2.5 再评估

我认识的唯一一个举止得体的人是我的裁缝，他每次见到我都要重新给我量尺寸。

——乔治·B·肖

重新评估应评估并记录患者对试验性治疗的反应。基于病史和体格检查发现的信息所做出的假设必须被视为初步假设，直到通过适当的治疗得到证实（Frisch，2001）。

应尽快进行进一步检查，如干预治疗后立即进行拉伸、负荷和阻力试验（筛查试验综述，见章节9.1）。另一方面，通常间隔2~10天需重新评估，在开始随访时应简要更新病史和随访检查：是否有变化支持或反对“肌筋膜疼痛”假说？

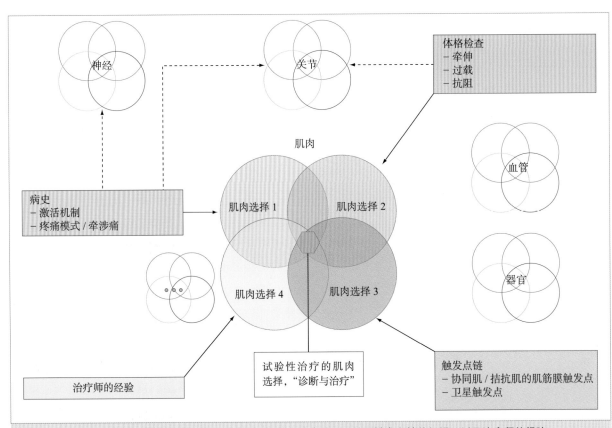

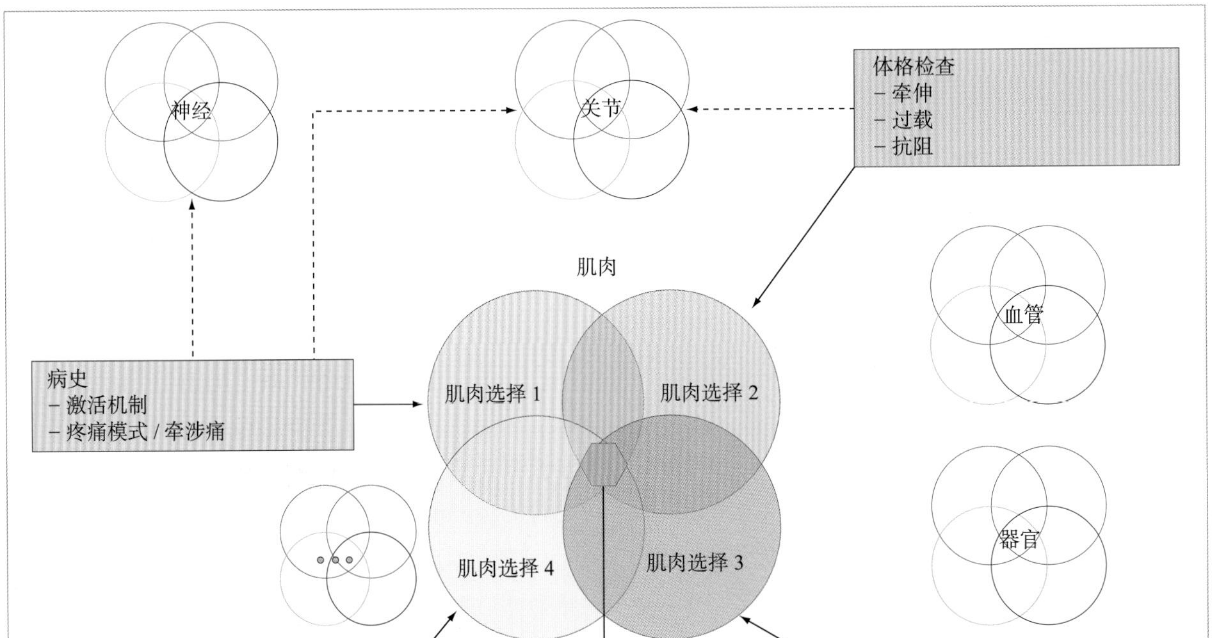

图4.13 试验性治疗中肌肉选择的文氏图：基于病史和体格检查结果、关于触发点链的知识，以及治疗师的经验

如果通过治疗出现好转，则会有力支持原先的假设，治疗应按既定方案继续进行。如果治疗后未好转甚或加重，则需要考虑临床推理过程中的其他方面，甚或要对基本假设进行修正。例如，如果在触发点治疗后数天疼痛明显加重，则通常提示治疗的是卫星触发点而不是原发性触发点。重新评估获得信息结合触发点和触发点链的相关知识，结果以“肌肉选择 3”的形式表现出来（图 4.13）。重新评估获得的信息有助于决定此时应治疗哪些肌肉，这种选择也受到治疗师经验的影响（肌肉选择 4，图 4.13）。

注意

触发点治疗引起的物理反应也可提供有价值的信息，在重新评估治疗中应注意收集、评估和利用，为进一步的治疗奠定基础。章节 5.3.1 和图 5.33 详细解释了个案实际情况。

因此，肌筋膜疼痛的临床诊断实际上是一个过程，在许多情况下不能一次得出确定结论。在复杂的情况下，通常需要 6~8 个疗程来评估触发点疗法是否能有效缓解疼痛。尚未转为慢性的疼痛，通常在 1~3 个疗程后可得到改善。

然而，有时很明显的是，肌筋膜并不是导致临床症状的主要原因。此时，导致问题的主要原因可能是神经、关节或内脏的疾病（图 4.13），认识到这一点很重要。在患者整体管理的背景下，触发点治疗及其有针对性的排除诊断是非常有价值的，有助于正确发现并解决问题。虽然患者发现的问题并不是由肌筋膜因素引起的，这种治疗并不能直接对其有所帮助，但是所获得的信息是有帮助的，因其使进一步的系统诊断评估成为可能。

注意

触发点治疗也可用于排除诊断。如果疼痛经 4~6 次触发点治疗后没有明显改善，则很可能不是由肌筋膜因素引起的。

小结

肌筋膜疼痛的临床诊断

图 4.14 总结了肌筋膜疼痛的临床诊断过程。

4.3 鉴别诊断

真理的大敌往往不是谎言——蓄意，做作和不诚实——而是神话——持久，有说服力和不切实际。

——约翰 · F. 肯尼迪

肌肉骨骼系统的疼痛可能由许多不同的潜在原因引起，是疼痛处理和输出机制改变的结果：肌肉性、关节性、神经性、内脏性、风湿性、血管性、肿瘤性及心理因素。

如果疼痛是由单一因素引起的，则应尽可能针对主要原因进行检查和治疗。

然而，神经肌肉骨骼系统的问题往往不仅是由单一因素引起的，而且是由来自不同机能圈的伤害性刺激累积、发展而来的。单独来看，每一种刺激都是很轻微的、低于临床阈值的，就其本身而言不会引起疼痛，但通过累积确实会引发疼痛。在这种情况下，一种比较务实的方法是：如果能确定占主导地位的致病因素（如肌肉性、神经性、关节性等），则应优先针对此因素进行处理。除此外，以尽可能简单的方式开始治疗是合适的，并尽量减少伤害性刺激的累积。

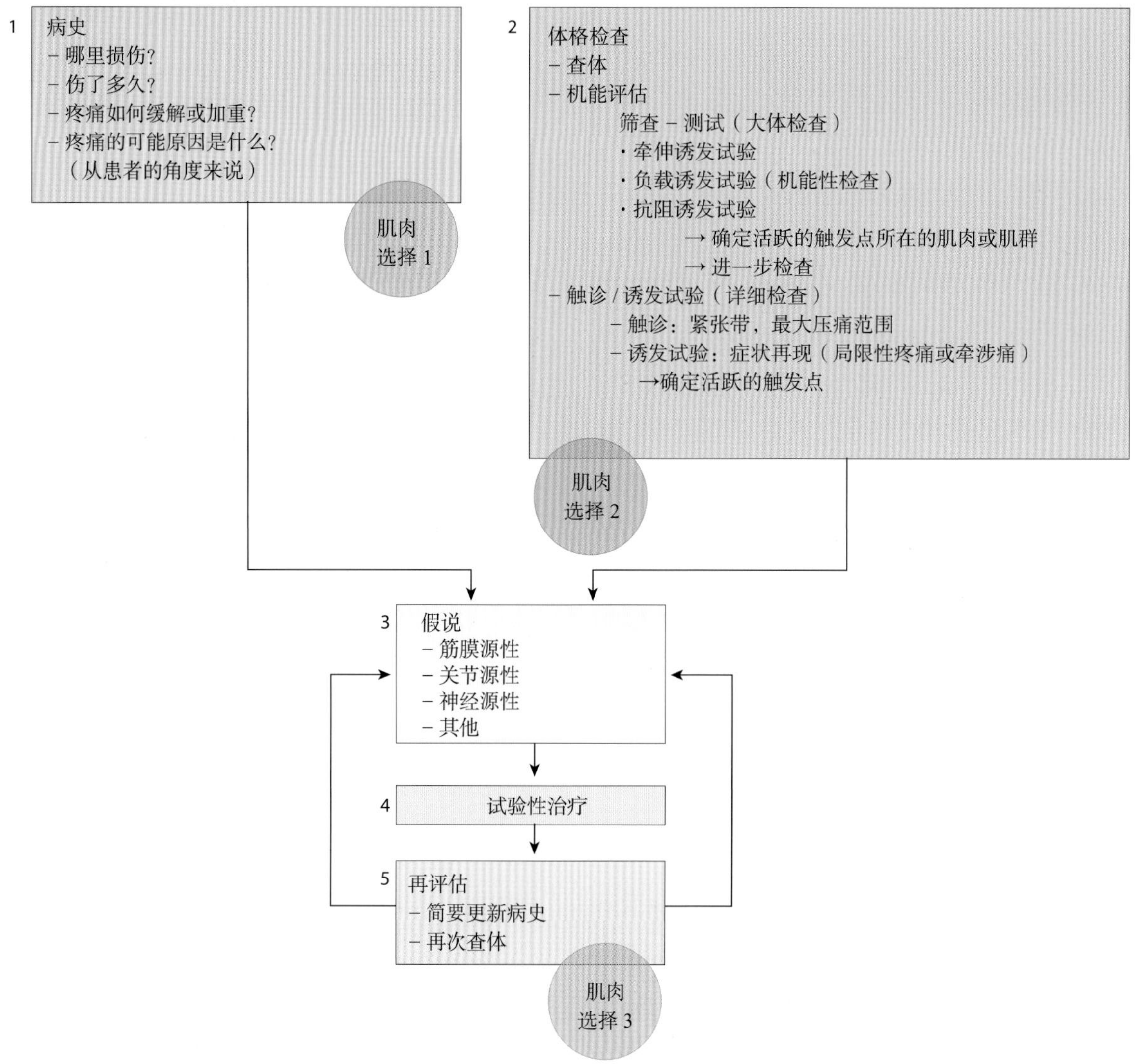

图 4.14　肌筋膜疼痛的临床诊断流程

4.3.1　肌源性疼痛

触发点引起肌筋膜疼痛很常见（见章节 1.3），但并非所有的肌筋膜疼痛都是由触发点引起的。例如，炎性肌肉疼痛、急性肌肉拉伤或直接肌肉损伤都可导致疼痛，必须正确识别和治疗。

4.3.2　关节源性疼痛

急性关节交锁（如 SIJ 患者跌倒后）偶尔会发生，采用关节特异性手法治疗可迅速缓解症状，效果可维持较长时间。如果经过 1~3 个关节特异性治疗疗程未见明显缓解，则很有可能这不仅仅是关节的机械性问题。关节问题与反射改变有关，肌肉和触发点起决定性作用（Lewit, 2007）。关节、肌肉和神经密切相关，检查和治疗时应考虑其相互作用。

在传统观念中，大部分肌肉骨骼系统疼痛是由关节的机械性交锁引起的，尤其是脊柱，也包括周围关节。在过去的几年里，这一概念在手法治疗领域发生了显著变化（Bohni,

2006；Bohni 等，2015；Lewit，2007；Locher，2015；von Weymann 等，2005）。最常见的疼痛原因不再被假定为一种“交锁”现象，多数治疗师已经不再认为脊柱活动受限涉及机械交锁（Bohni，2006；Bohni 等，2015；Dejung，2009；Locher，2015；Lewit，2007；von Weymann 等，2005）。目前，疼痛和关节机能障碍被认为更多地与反射性张力增加有关，而反射性张力增加是各种结构（如椎间关节、四肢关节、皮肤、内脏器官、肌肉、肌腱、韧带和心理因素）的痛觉传入导致的。“交锁”是一种活动度低、可逆的机能障碍（Locher，2015），有关节、肌筋膜和神经成分参与。

关节退变常被认为是引起疼痛的原因，但不是每位有疼痛症状的 70 岁以上患者都应被怀疑存在关节退变。因为随着年龄的增长，放射学上可见的退变呈线性增长。到了老年，几乎所有人都会出现这些改变（Dejung，2009）。大量研究已经证明，结构改变与不良临床症状无特异性关联（Dwyer 等，1990；Gore 和 Sepic，1986；Hussar 和 Guller，1956；Jackson 等，1989；Magora 和 Schwartz，1980；Oesch，1994；Papadopulos，1981；Scharf 等，1984；Tini，1977；Torgerson 和 Dotter，1976；Wiesel 等，1984）。有软骨破坏的关节退变性疾病也称为骨关节病，通常在红肿（炎症）期就会出现疼痛。软骨磨损的碎屑被吞噬，可导致疼痛的滑膜炎症反应（活动性骨关节病）。炎症期之间有无痛间隔（慢性或静止性骨关节病）。慢性退变性关节改变可导致运动模式的改变和单侧负重，使得慢性疼痛性触发点（继发性肌筋膜疼痛综合征）的形成成为可能。特别是在髋关节骨关节病中，大部分疼痛通常源于肌肉（Dejung，2009）。

活动过度和不稳定给关节和肌肉带来了额外的挑战（如脊椎滑脱），从而促进触发点的形成和发展。同时，值得注意的是，就触发点而言，它们可能倾向于导致不稳定。

鉴别诊断还应包括：关节内结构（如膝关节半月板及十字韧带、肩关节缘等）损伤、风湿性炎性疾病类、风湿关节炎，患病率约 1%；强直性脊柱炎，如 Bechterev 病，患病率约 0.1%；以及占位性病变，如肿瘤等。

4.3.3　神经源性疼痛

神经对血流灌注减少很敏感。直接压迫和动力活动性降低会对神经的灌注形成限制，引起相应症状。这种周围神经刺激可能是由肌肉（见章节 6.1.3、章节 8）或其他结构（如椎间盘突出或肿瘤）的问题引起的，在鉴别诊断中必须考虑。

触发点可引起类似神经根综合征的表现（Facco 和 Ceccherelli，2005）。由于触发点除了会引起疼痛外，还会引起感觉异常和无力，所以这些症状常被错误地认为是由神经源性因素引起的。例如，臀肌的触发点可以引起类似腰椎神经根病的表现，而斜角肌的触发点可引起类似颈椎神经根病的表现（Abd Jalil 等，2010）。

神经根病变多会促进触发点的形成和发展（Sari 等，2012），也可能是继发性肌筋膜综合征的原因。

4.3.4　内脏源性疼痛

起源于内脏的疼痛是需要专业人士进行诊断评估的常见原因（Drewes 等，2008）。

例如，冠状动脉心脏病、肺栓塞或肺炎等，均可表现左、右胸廓前外侧区域的疼痛，无论是否有左臂放射痛。然而，同样的疼痛模式也可能是由位于斜角肌、胸大肌、胸小肌、后上锯肌、前锯肌或锁骨下肌的触发点引起的。如有疑问，建议将患者转至内科进行诊断与评估。

内脏机能障碍也可通过节段性神经支配引起

肌肉骨骼疼痛：内脏器 - 生骨节 - 生肌节 - 生皮节。应针对潜在的、主要的疼痛原因（内脏问题）进行治疗。有时，如果需要的话，还会有些残留症状（如在心脏病发作后）需要稍后接受肌筋膜治疗。

在腹盆部症状比较模糊的情况下，明确鉴别诊断是很重要的，因为这些症状可分别由内脏和肌筋膜问题引起。

4.3.5 纤维肌痛综合征

"目前，纤维肌痛和触发点引起的肌筋膜痛被认为是完全不同的临床实体。"（Travell 和 Simons，1999）

肌筋膜综合征（MFS）包括由触发点和筋膜障碍造成的局部的和局限的疼痛和机能障碍，外周和中枢过程一起参与（图 2.62）。

纤维肌痛综合征（FMS）的特点是：

- 全身慢性疼痛［全身性是指疼痛发生在多个身体区域，即在中轴骨（颈椎、胸椎、腰椎）和身体左、右两侧及上、下半部；慢性意味着（根据 2012 年 FMS 指南）疼痛持续超过 3 个月］，同时没有明确的其他结构性损伤或风湿性、骨性、神经性生化异常。
- 疲劳、慢性疲劳（倦怠、疲劳）。
- 睡眠障碍，非恢复性睡眠。
- 兼性症状：与 FMS 的出现相关的一系列的可能症状：
  - 机能紊乱，如胃肠问题（肠易激综合征）、痛经、排尿困难、呼吸困难、头晕、紧张性头痛。
  - 心理症状，如焦虑、抑郁、认知障碍。
  - 工作或家庭中的慢性压力。

由于 FMS 是由一系列主诉（综合症状）定义的，因此"纤维肌痛综合征"一词比"纤维肌痛"一词更合适（2010 年 FMS 指南）。

诊断性筛查

FMS 的诊断不能通过任何特定的实验室检查来确立。1987 年，美国风湿病学会（ACR）的一个研究组尝试对"纤维肌痛"进行标准化诊断（Wolfe 等，1990）。据此，疼痛必须持续 3 个月以上，并发生在身体的各个部位：

- 曾经出现过全身性疼痛：如果疼痛同时发生在身体两侧以及腰部上、下，就被认为是全身性疼痛。
- 触痛：用手指触诊，疼痛评分至少在 11/18 分，被称为"压痛点"；加压时出现疼痛（检查身体两侧对称的 9 对固定点，图 4.15）：
  - 枕部（枕下肌肉附着点）；
  - 下颈椎（C5~C7，胸锁乳突肌深面）；
  - 上斜方肌；
  - 冈上肌（肩胛内侧缘附近）；
  - 第 2 肋（韧带 - 骨交界处）；
  - 外上髁；
  - 臀中肌；
  - 大粗隆后部；
  - 膝关节（内侧脂肪垫，紧靠关节间隙）。

然而，这些被称为"ACR 1990"（Wolfe 等，1990）的标准从未用于定义局限性的临床症状，直到 20 世纪 90 年代中期才被用于此目的（Egle 等，2011）。

对 ACR 1990 标准的批评主要集中于两个方面。首先，FMS 中经常出现未被考虑的主诉：约三分之二的 FMS（女性）患者提到了睡眠障碍和疲劳；约一半的人描述了焦虑、头痛和感觉异常；约三分之一的人有肠易激惹（Egle 等，2011；Müller 和 Lautenschlager，1990；Yunus，1983）。另一方面，基于痛点的诊断性触诊，可以很容易地让患者相信问题的原因（而不仅仅是症状）是在外周被检查的点上，但事实并非如此。这进而可能导致错误的想法，即受损结构也应该位于这些点的附近，然后这些点可能（不恰当地）成为后续治疗的目标。此外，用于 FMS 诊断的压痛点既不可靠也不够有效，压痛点之外也可能出现明显压痛，是中枢敏化的表现。总的来说，通过压痛点进行 FMS 诊断在今天被许多人认为已过时了（Egle 等，2011；Wolfe，2003）。

目前，推荐一种无须对压痛点进行触诊的诊断程序，并且获得了从问卷调查中获得的 2 个参数组合的支持（Wolfe 等，2010）：

- 广泛疼痛指数（WPI）：0~19 分。
  - 多中心疼痛：记录在全身 19 个固定点中有多少个发生了疼痛（身体分布图，图 4.16）。
- 症状严重程度（SS）：0~12 分。
  - 慢性疲劳、疲惫（0~3 分）；
  - 非恢复性睡眠（0~3 分）；
  - 认知障碍（0~3 分）；
  - 头晕、肠易激、抑郁等（0~3 分）。

Wolfe 等（2010）建议 FMS 的定义和诊断应分别采用 WPI ≥ 7 和 SS ≥ 5，以及 WPI 3~6 和 SS ≥ 9 的标准。他们指出，使用该标准进行 FMS 诊断（ACR 2010 标准），与 ACR 1990 标准相比，有 88.1% 的病例诊断为 FMS （Wolfe 等， 2010）。目前，ACR 2010 诊断标准正在获得更广泛的接受（Prateepavanich 等，2014），多数 FMS 指南都参考了这一标准（Fitzcharles 等，2013）。

目前，部分国家的指南只推荐采用 ACR 2010 标准来诊断 FMS（加拿大 FMS 指南，2012），其他国家的指南采用 ACR 1990 标准、临时修订的 ACR 2010 标准，或基于症状的 S3 标准，即 ACR 1990 和 ACR 2010 标准的混合（德国 FMS 指南，2012）来诊断 FMS。

目前，FMS 的临床诊断主要取决于以下因素：

- 典型症状史，伴：
  - 广泛的慢性疼痛（包括 ACR 1990 标准和 ACR 2010 标准）；
  - 一系列身体症状：
    - 身体和 / 或精神上的痛苦，慢性疲劳；
    - 睡眠障碍，非恢复性睡眠；
    - 其他症状，包括肠胃不适（如肠易激综合征）、痛经及排尿困难、心血管系统或呼吸系统不适、头晕、紧张性头痛、焦虑、抑郁、工作或家庭的长期压力等。
- 临床检查（骨科及神经学检查结果，皮肤）。

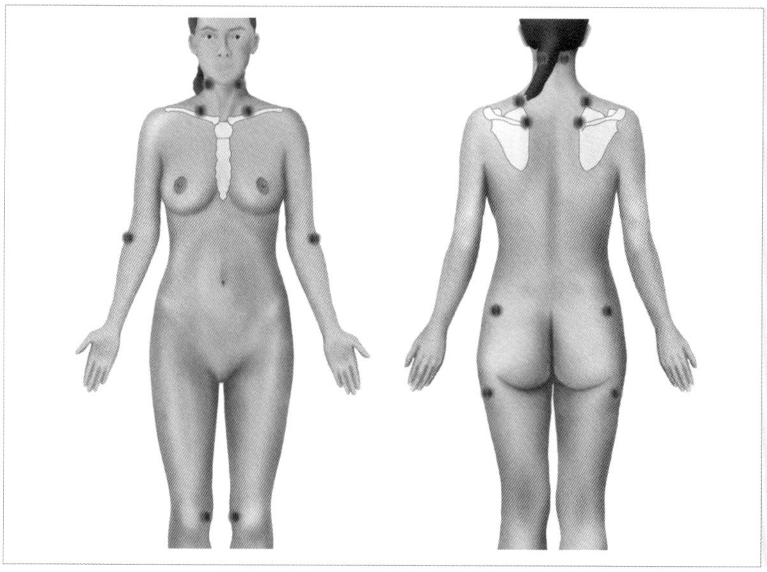

图 4.15 纤维肌痛综合征。根据 1990 ACR 标准，全身对称分布的 9 对固定点中至少有 11 个有压痛

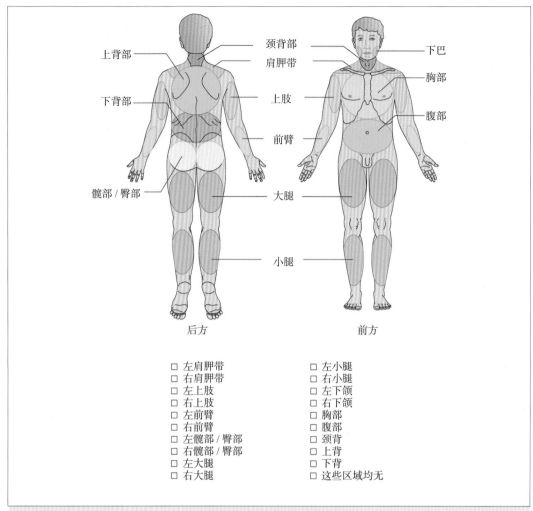

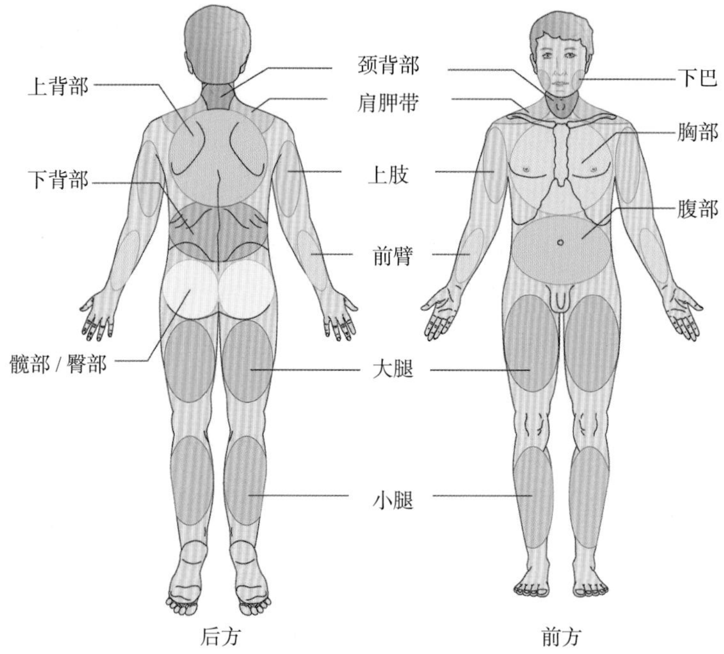

- □ 左肩胛带
- □ 右肩胛带
- □ 左上肢
- □ 右上肢
- □ 左前臂
- □ 右前臂
- □ 左髋部 / 臀部
- □ 右髋部 / 臀部
- □ 左大腿
- □ 右大腿

- □ 左小腿
- □ 右小腿
- □ 左下颌
- □ 右下颌
- □ 胸部
- □ 腹部
- □ 颈背
- □ 上背
- □ 下背
- □ 这些区域均无

图 4.16　广泛疼痛指数（WPI）。WPI 在 ACR 2010 标准中用于 FMS 的诊断。为了确定 WPI，应让患者指出过去一周身体哪个部位发生疼痛。计算的 WPI 值在 0 到 19 之间

• 排除能够充分解释这种症状的身体状况。

尽管在 ARC 2010 标准（取消触诊诊断）中，体格检查对 FMS 的诊断价值降低了，但 Gerwin（2013）强调了临床检查的重要性，尤其是对怀疑 FMS 的患者。如果机能和触诊检查不再作为诊断评估的一部分（ACR 2010 标准采用问卷），那么相关的肌筋膜发现很容易被忽视或误解。可能部分 FMS 患者主诉的包含在 WPI 中的疼痛（图 4.15）是源于活跃触发点引起的牵涉痛。许多患者的症状是由 FMS 和肌筋膜问题一起造成的：约 70% 的 FMS 患者也同时存在由触发点（Gerwin，1995；表 4.1）引发的疼痛，因此是可以治疗的（Affaitati 等，2011）。在同时有活跃触发点的 FMS 患者中，针对触发点的治疗可使疼痛减轻 22%~30%（Affaitati 等，2011）。尚不清楚针对触发点进行治疗后外周痛觉传入的减少程度，或中枢敏化的下降程度（触发点周围压力所导致的持续刺激的减少）。

注意

除了身体多个部位的慢性疼痛外，FMS 的主要症状还包括睡眠障碍、非恢复性睡眠、疲劳和易疲劳（身体和 / 或精神）。

表 4.1 肌筋膜痛与纤维肌痛综合征的临床特点。根据 ACR 1990 标准，全身对称分布的 9 对固定点中至少有 11 个有触痛（Gerwin，1995）

肌筋膜疼痛（触发点）	纤维肌痛综合征
女：男 =1：1	女：男 =4 ：1～9 ：1
局部或局限性疼痛	全身广泛性疼痛
压痛局限	压痛广泛
肌肉紧张（紧张带）	肌肉柔软
ROM 受限	活动度增加
触发点注射治疗后反应迅速	无力，对触发点注射治疗反应延迟
20% 合并纤维肌痛综合征	72% 同时有活跃触发点

病因学

FMS 病因不明，推测其发病机制是多因素、异质性的（加拿大 FMS 指南，2012；Egle 等，2011；Fitzcharles 等，2013； 德国 FMS 指南，2012；Somme 等，2012；Wolfe，2003）。FMS 可能是多种病因和病理生理机制的最终结果（Sommer 等，2012）。

血清素平衡失调似乎在其中起了重要作用。在中枢神经系统中，5－羟色胺作为神经递质发挥作用，还参与了疼痛的调节和下行抑制。血清素缺乏可导致下行性疼痛抑制减弱，随后可导致多中心的全身性慢性疼痛［慢性广泛性疼痛（CWP）。Dejung，2009；Egle 等，2011；Travell 和 Simons，1999；Van Dam 和 Pruimboom，2008］。多种因素可导致血清素平衡被破坏。

FMS 被认为是压力处理障碍。许多研究结果，特别是在健康人群的前瞻性研究结果（Gupta 等，2006；Harkness 等，2004；Kivimaki 等，2004；Nicholl 等， 2009）清楚地表明，FMS 存在明显的压力处理障碍 （Egle 等，2011）。下丘脑－垂体－肾上腺轴（HPA 轴）机能障碍在应激过程中具有重要作用，已在 FMS 中得到证实（Egle 等，2011；McLean 等，2006；Riedel 等，2002）。McEwen 在 1998 年就假设了这种联系，将 FMS 作为一个过程的终点。在这个过程中，压力的持续影响首先导致 HPA 轴机能持续亢进，然后是倦怠和反应性降低（Egle 等，2011）。

2012 年 FMS 指南可总结为：

- CWP 患者与区域和局部疼痛综合征患者不同，前者的躯体和精神症状（苦恼）较重；
- 有 FMS 的 CWP 患者（根据 ACR 1990 标准）与无 FMS 的 CWP 患者在躯体和精神症状方面也存在差异（Coster 等，2008；Hauser 等，2009；White 等，2002）；
- 压痛点是存在病变的标志（Wolfe, 1997）。

慢性疼痛的危险因素包括生物、社会和心理因素：

- 生物应激因素，如感染、创伤、吸烟、肥胖、缺乏体育锻炼；
- 心理应激因素，如焦虑、反复焦虑、低自我期望（如一个人依赖他人或个人的情境）；
- 社会压力因素，如家庭、工作场所。

生物性和社会心理性应激因素也是诱发因素。儿童时期不良的生活环境和遗传因素被认为是易感因素（Egle 等，2011；Sommer 等，2012）。

- 儿童时期不良的生活环境（如贫困、与母亲长期分居、虐待、过多的身体和 / 或精神需求、因交通事故住院等）会增加 FMS 的易感性。
- 遗传因素可能在女性 FMS 患者亚群中发挥作用。对一级亲属家族群的临床观察， 尤 其 是 女 性（Buskila 等，1996；Pellegrino 等，1989），为遗传学观点提供了支持（Egle 等，2011）。例如，对 5-羟色胺转运体基因（5-HTT）形成区域的基因分析发现，（女性）FMS 患者因缺少 44 对碱基而缩短的等位基因数量高于平均水平（Offenbächer 等，1999），可导致 5－羟色胺的神经传递减少，下行疼痛抑制受限造成疼痛敏感性增高；并且至少在一组女性 FMS 患者中，这可加速症状的发展（Egle 等，2011）。

注意

- FMS 病因不明，推测其发病机制是多因素、异质性的。
- FMS 可以理解为应激过程中的一种干扰（Egle 等，2011）。
- 社会心理压力与 FMS 风险增加有关（Sommer 等，2012）。

小结

纤维肌痛综合征（FMS）的诊断和治疗（FMS 指南，2012）

- 对身体多个部位存在慢性疼痛的患者进行初始评估时，需要进行系统的诊断评估，包括病史、体格检查和基本的实验室检查，以排除其他潜在原因。
- 只有在临床怀疑存在躯体疾病因素时才应进行影像学检查（如 X 线），而躯体疾病因素（全部或部分）可以解释症状。
- 对身体多个部位的慢性疼痛进行初步评估时，有必要增加社会心理压力和心理疾病的筛查。
- 应明确、冷静地向患者说明 FMS 的诊断，强调正常的预期寿命和自我管理的可能性。
- 治疗的目标是减轻 / 减少症状，尽量实现较高的生活质量。
- 治疗的选择应与患者协商进行，考虑合并症和患者的意愿。
- 长期治疗计划应方便患者的自我管理，包括中低强度的耐力和/或力量训练、伸展和热疗。

症状出现后，医源性、家族性和个体因素又可以促使其迁延化（Egle 等，2011）。

目前，还不清楚肌筋膜触发点作为外周伤害性刺激，在多大程度上会导致中枢敏化，以及作为一种持久性生物应激性因素，促进 FMS 形成和发展。Gerwin（2013）假定存在这种关系，发现 FMS 患者在接受针对触发点的治疗时疼痛会减轻（Affaitati 等，2011；见上文），使得这一关系的成立成为可能。因此，触发点可能是 FMS 的形成与发展过程中的一个促进因素，而不仅仅是其结果或伴随效应。至少在 FMS 患者亚组中，及时治疗肌筋膜问题可以延缓 FMS 的发展。

治疗

表 4.1 显示了典型的肌筋膜痛和 FMS 所致疼痛的区别，可将 FMS 相关的疼痛与肌筋膜疼痛区分开来（Alonso-Blanco 等，2012b；Gerwin，1995）。这一区别是很重要的，因为肌筋膜痛的治疗策略与 FMS 有根本的不同。肌筋膜综合征治疗的核心是对触发点、筋膜改变及相关因素进行治疗。相比之下，纤维肌痛综合征的治疗最重要的是通过纠正血清素缺乏（通过使用血清素－去甲肾上腺素再摄取抑制剂、肠道修复和饮食改变来调节血清素）来恢复下行疼痛抑制系统的机能。其他重要措施包括通过以患者为导向的运动疗法和心理治疗方法（包括信息材料、制定应对策略的教育和认知行为疗法）来改善患者睡眠质量并使其放松。治疗甲状腺机能减退、抑郁症和维生素 D 缺乏症等合并症也很重要（Clauw，2014；Gerwin，2013；FMS 指 南，2012，van Dam 和 Pruimboom，2008）。

治疗应采用多模式和多学科协作的方式。Egle 等（2011）提出了一个不同的观点：Cochrane 协作组（Karjalainen 等，2000）进行了一项全面的荟萃分析，表明多模式治疗方案用于FMS治疗缺乏有效性的证据，与在治疗FMS患者时采用无区别的、多模式的“一揽子交易”相矛盾。因此，在讨论治疗时有必要区分致病亚群。

- 除非能证实存在个人易感因素、社会心理触发因素、精神合并症或至少不充分的应对策略（如“灾难化”），否则心身疗法不适用。
- 如果问题是一种与明显的肌肉紧张和其他自主神经兴奋性增高相关的焦虑，那么将焦虑管理训练与放松技术（如肌电图生物反馈和渐进式肌肉放松）、物理治疗和体育训练相结合是合适的。此时，应鼓励患者积极参与活动，避免采取消极措施。
- 如果没有焦虑，则应进行疼痛减轻训练而不是焦虑管理训练。
- 如果家庭或工作场所存在人际压力或冲突，行为疗法已被证明在减轻疼痛方面是无效的（Konemann 等，1995；Turk 等，1998）。在这个FMS亚组中，作为主要症状的疼痛与躯体形态障碍有高度重叠。针对这一群体的治疗，可以采用一种群体徒手治疗理念，已被证明是非常有效的（Egle 等，2007；Nickel 和 Egle，2002）。关于疼痛和压力管理的教育阶段之后，重点是认识和改变行为模式：这些是在儿童时期形成的，是对家庭压力因素的一种反应，以满足面临危险的儿童的基本情感需求（如控制、承诺、自我价值、快乐）。随后，它们从一种避免冲突的背景演变为一种持续活跃的内部不一致（Young 等，2003；Grawe，2004）。在这个亚组中，处理和改变这些适应不良模式会使疼痛暂时缓解，许多人在接受治疗后不再出现疼痛。
- 另一个亚组以广泛性疼痛为创伤后应激障碍（PTSD）的主要症状。这些患者必须接受针对特定致病创伤的治疗。
- 那些坚持认为周围组织损伤（外周组织损伤）是其广泛疼痛的原因的患者预后最差。这种误导性的想法可能来自不适当的医疗信息（在时间顺序或符合安慰剂效应的情况下）或自助团体，但也可能是抑郁症的表现。目前，抑郁患者通常将该表现归因于中毒（Egle 等，2011）。

注意

FMS 指南

目前的FMS指南明确推荐并强调认知行为疗法与常规身体活动相结合（加拿大2012年FMS指南和德国2012年FMS指南）。

- 理想的管理需要患者积极参与健康相关的实践，并以非药物策略为中心。
- 自我效能，注意心理困扰，坚持执行全球治疗建议，认知行为疗法会强化相关策略，对结果产生有利影响。
- 应鼓励患者实现自我效能，培养良好的应对技巧，尽可能地追求正常的生活模式。
- 定期进行身体活动应成为治疗的基石：太极拳，气功和瑜伽等运动疗法，结合轻度至中等强度的耐力训练（如步行、骑自行车、舞蹈、有氧训练、水上运动、力量训练等），应每周进行2~3次，每次最少30分钟。

小结

鉴别诊断

肌筋膜痛必须与其他原因引起的疼痛相鉴别，包括关节源性、神经源性、内脏源性、风湿性、炎性血管源性、肿瘤性、心源性疼痛，以及疼痛处理机制的改变。触发点诱导的疼痛通常随肌肉负荷的变化而改变。如果在运动终末阶段出现疼痛，通常认为是由被牵伸肌肉内的触发点造成的。

5 肌筋膜疼痛的治疗

道行之而成。

——庄子

肌筋膜痛是由活跃触发点引起的，治疗的主要目的是消除这些活跃的肌筋膜触发点潜在的致痛可能。

▸ **触发点治疗作为治疗技术**

触发点治疗包括所有直接针对触发点（mTrPs）进行治疗的措施。作为一种治疗技术，触发点治疗的目的是使活跃的肌筋膜触发点失活，并逆转结缔组织的反应性改变。目前，为此已开发了若干不同的技术：手法治疗技术、侵入性治疗技术和采用工具的治疗技术等。触发点的治疗不仅会在局部导致机械性和生物化学性的改变，而且可产生全身效应（如反射性、机能性、感知性改变，以及在能量和动态效应方面的改变，见章节 5.2）。

▸ **触发点治疗作为治疗概念**

仅采用针对触发点的治疗措施来处理肌筋膜痛是远远不够的。经验表明，特别是当症状是慢性的时，可能有必要把其他因素纳入治疗方案，以求实现肌筋膜问题的持续解决。下列是必须提出、评估和解决的问题：是什么因素导致了肌筋膜触发点的形成与发展？是什么因素使触发点持续保持激活状态？是什么因素阻止活跃触发点自动失活？（见章节 4）通常，必须采取多项措施来防止肌筋膜触发点被重新激活。

从广义上来说，触发点治疗作为一个治疗概念（图 5.1），包括所有的诊断和治疗方面的考虑（临床推理），以及肌筋膜痛相关的处理措施。

注意

- 在狭义上来说，触发点治疗被认为是一种治疗技术，包括所有用于使活动性肌筋膜触发点失活的有针对性的干预策略。
- 在广义上来说，触发点治疗是关于肌筋膜痛和机能障碍诊断和治疗的治疗概念（图 5.1）：除了抑制触发点的干预措施，肌筋膜问题的处理还包括防止肌筋膜问题的形成和发展。

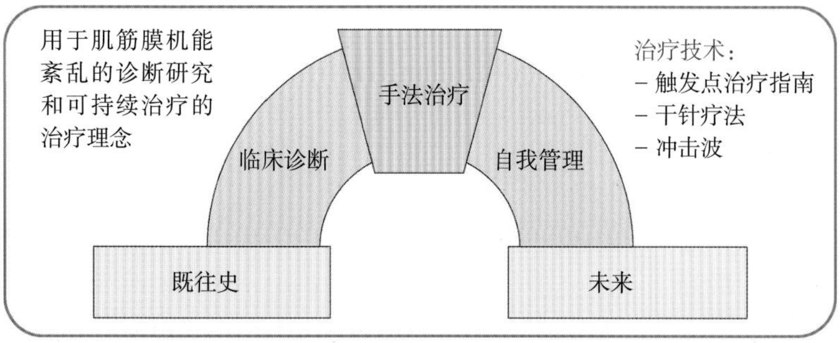

图 5.1 触发点的治疗：技术和理念

5.1 触发点的治疗

5.1.1 基础知识

- 肌筋膜痛是由活跃触发点引发的。
- 触发点的治疗是对机体通过自然行为使活跃触发点失活的选择性支持（图 2.67）。
- 肌筋膜痛的治疗目标是使引发疼痛的触发点脱敏，达到在生理负荷下不再引发症状的程度。完全消除所有肌筋膜触发点既是不现实的，也是不必要的。
- 从某种程度上来说，治疗有效是指它们可以打断导致触发点形成和发展的病理生理过程中的多个恶性循环（图 2.58）。
- 从狭义和局部角度上来说，触发点治疗的目的是消除触发点中心处的缺氧状态，并使收缩结中缩短的组织重新伸展。
- 从更广泛的意义上来说，触发点治疗作为一种治疗概念，包括各种伴随和辅助治疗措施，如姿势和运动疗法、关节和神经特异性技术、力量训练和人体工程学训练，以及压力管理、冥想、瑜伽、放松技术、整合疗法、营养等。

注意

如果治疗能够使引发肌筋膜痛的触发点失活，在生理负荷下不再引发症状，同时能够确定导致肌筋膜痛持续存在的因素并将其纳入治疗计划，那么肌筋膜痛的治疗就会获得成功。

触发点治疗的狭义目标包括：

- 打断贯穿病理生理过程的、相互交织的多个恶性循环。
- 消除触发点中心点处的缺氧状态。
- 使收缩结处缩短的组织重新伸展。

5.1.2 触发点：治疗可能性

触发点的因果疗法旨在解决潜在的病理问题。触发点形成与发展的核心因素是由于各种相互交织的因素而导致的局部能量危机（表 2.9）。图 2.58 所示的多个相互关联的恶性循环证明了这些相互关系（图 2.59）。

触发点治疗的目的是：

- 改善局部灌注；
- 破坏僵硬复合体；
- 牵伸 / 放松紧张带；
- 松解和牵伸发生反应性改变的结缔组织（如肌内胶原组织、肌筋膜和肌间胶原组织）；
- 提高肌肉和肌间活动能力；
- 降低伤害感受器活性。

目前已经开发了多种用于治疗触发点的技术（Desai 等，2013；Borg、Stein 和 Iaccarino，2014）。治疗前应对其进行检查，以确定治疗在多大程度上会实现上述目标。

手法治疗技术——概述

对肌筋膜触发点的自反影响

自反（反射）技术得到了广泛的应用，通常会产生良好的效果。一个例子是喷雾牵伸技术：在触发点表面的皮肤进行喷雾冷冻，然后牵伸肌肉。其他的例子包括肌肉松解技术，如 Levit 的等长收缩后放松、肌肉能量技术、应变 – 反应变和肌筋膜松解技术等。肌肉自反性放松能在一定程度上影响触发点，对疼痛有积极的治疗作用，但对比较明显的触发点问题效果较差。自反技术治疗慢性肌筋膜痛的效果有限，因其不能充分治疗结缔组织的变化。

影响触发点和结缔组织

除了利用其对触发点活性的自反作用外，徒

手触发点治疗还可通过手法操作直接影响触发点和结缔组织。瑞士风湿病学家 Dejung 注意到，慢性疼痛经常导致结缔组织改变，于是他开始使用手法操作技术对触发点本身和结缔组织进行治疗。为了达到这个目的，他采用了某些技术用手对组织进行深而有力的按摩（Dejung，1988）。针对收缩结（触发点）和结缔组织改变（收缩和肌内、肌间粘连）进行治疗时会采用 4 种基本的手法操作技术，目前被称为“瑞士手法”。此外，还可通过放松、牵伸和加强肌肉机能对上述手法操作进行补充（见章节 5.1.3，表 5.1）。

侵入性治疗

干针疗法

干针通过针刺触发点进行治疗，分为浅干针和深干针。

在浅干针治疗（Baldry，2004）中，治疗师只将针推进皮肤和皮下组织一小段距离（2~10 mm）。因此，这种治疗的效果主要是反射性的，这种形式的干针刺也被称为“表面传入刺激”（SAS）。

在深干针治疗（Gunn，1996）中，针可以向深面穿透更多的组织（根据肌肉的不同，可达 7 cm），针头直接穿透触发点使其失活（图 5.2）。直接针刺触发点时常发生局部抽搐反应（LTR），强刺激可能产生一系列局部抽搐反应，此时的疗效会更明显（Dejung，2009）。除了自反因素（Travell 和 Simons，1999；Srbely 等，2010 b）和局部生化环境（Shch 等，2005、2008）的影响，据推测其治疗效果主要是由病变组织的破坏（肌原纤维收缩，终板缺陷，伤害性感受器）造成的（Mense，2003a；Dejung，2009）。与浅干针刺治疗相比，深干针刺治疗的镇痛效果似乎更佳（Ceccherelli 等，2002）。深干针治疗也称为肌内刺激（IMS），由专业人士操作时十分安全。准确掌握解剖知识、适应证和禁忌证，避开危险区域，以及采取适当的消毒措施，是安全可靠地使用干针的先决条件。

虽然干针法使用针刺进行治疗，但它不是中国的针灸。针灸以中医学为基础，运用经络理论选择针刺治疗的穴位，目的是引导“气”（“生命力”或“生命能量”）的流动，从而影响机能循环（五个转变阶段，见章节 5.2.6）。相比之下，触发点的选择使用其他标准（见章节 2.1.2、章节 4）。此外，干针刺的目标涉及组织特异性治疗因素（如破坏僵硬复合体和牵伸结缔组织）和机能特异性因素（如破坏触发点的致痛可能）。

干针法可为徒手治疗提供有效支持。以结缔组织为重点的徒手治疗技术（技术Ⅱ、Ⅲ和Ⅳ，表 5.1）是治疗计划的重要内容，不能被干针刺代替，特别是在慢性疼痛的情况下。

2013 年，Kim 等的一项研究表明，与单纯局部浸润相比，（在减轻疼痛、增加压痛阈值以及通过增加运动范围改善机能主面）干针刺配合局部浸润治疗触发点效果更佳。

局部注射麻醉剂

医生经常使用局部麻醉剂（简称局麻剂，如普鲁卡因或利多卡因）浸润触发点。若干研究表明，触发点注射的效果并不取决于物质是否渗入触发点，而是由针对触发点的直接机械

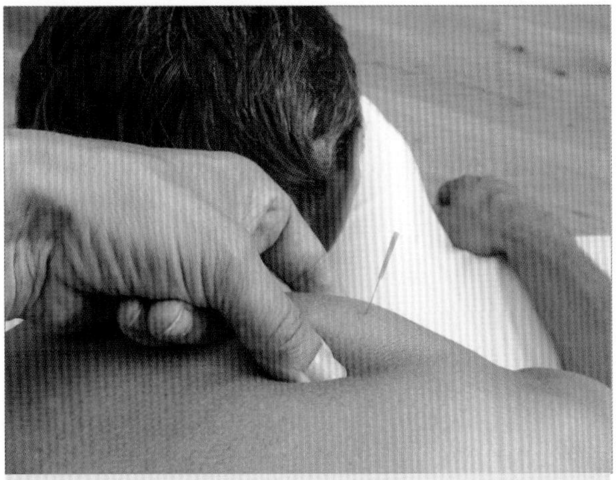

图 5.2　针刺上斜方肌

刺激引起的（Ay 等，2010；Baldry，2004；GA 等，2007；Gunn，1996；Hong，1994；Jaeger，1987；Lewit，1979；Skootsky，1987）。Dejung（2009）观察到，将针准确刺入触发点时的渗透效应将明显优于未准确刺入时。另有研究表明，利多卡因渗透治疗优于干针刺或肉毒素注射治疗（Kamanli，2005）。

注射肉毒毒素

目前，肉毒毒素用于治疗伴有肌肉过度收缩的疾病已有约 20 年的历史，神经毒素阻止神经递质乙酰胆碱在运动终板突触前释放，从而使运动终板无法工作。因此，所涉及的肌纤维被去神经化，使持续的肌肉收缩不可能发生。

肉毒毒素在止痛方面的优越性不能在随机对照试验（RCT）中得到证实。事实上，Stieger（2008 年）进行的荟萃分析显示，几乎在所有的研究（Graboski 等，2005；Ojala 等，2006；Querama 等，2006；Ferrante 等，2005）中，将肉毒毒素注射于肌筋膜触发点处确实能显著减轻疼痛。然而，这种效应与对照组的数值相同，即受试者对安慰剂（注射用生理盐水）的反应也是积极的。因此，明显的阳性结果不是昂贵的神经毒素的结果。相反，还有另一个因素，对研究组和对照组来说都很常见，它能减轻疼痛。这一因素可能是通过注射（可以用相同的方式，但更经济地，使用生理盐水）来稀释肌筋膜触发点周围的血管神经活性物质（“冲洗”），或注射针头引起的反射和机械效应。

仪器技术

电疗

低频电疗法（如 TENS）通过门控机制可在短期内减轻疼痛，从而暂时掩盖肌筋膜疼痛。这纯粹是一种症状效应，当然是受欢迎的，可以支持性地使用，但不能使特定的肌筋膜触发点失活。

超声

使用超声可在多大程度上影响活跃的和 / 或潜在的肌筋膜触发点所导致的压痛是有争议的。Mayoral del Moral 等认为，超声对触发点压痛没有积极影响。Srbely 等（2007，2008）指出，超声对肌筋膜触发点确实有抗伤害作用。超声不应作为肌筋膜触发点的唯一治疗手段，因为肌筋膜机能紊乱（僵硬复合体和筋膜改变）的核心病理生理学问题不太可能通过超声得到解决。如有必要，可与特定的触发点治疗同时使用，以帮助减轻疼痛，并作为局部代谢的非特异性刺激。

体外冲击波疗法

体外冲击波治疗可使肌筋膜触发点失活。这是一种针对深部触发点组织的选择性机械疗法。然而，使用这种方法不能充分治疗结缔组织粘连（Gleitz 和 Hornig，2012）。

激光

有证据表明激光可用于治疗肌筋膜触发点（Kannan，2012）。

物理治疗

冷疗

冷敷可以缓解疼痛（门控效应），但其本身并不能解决肌筋膜触发点。

热疗

热敷、矿泥疗法和其他形式的热疗会降低肌张力。虽然肌张力的整体降低并不能明确消除触发点的根源问题，但在很多情况下，它可以减轻肌筋膜触发点的张力，从而暂时减轻疼痛。同时，热疗可刺激灌注和代谢过程，这是徒手触发点治疗后所需要的。

小结

治疗选择

慢性肌筋膜疼痛和机能障碍通常以结缔组织改变为特征，如粘连和结缔组织短缩。仅凭反射反应（肌肉释放技术）或单纯针刺对肌筋膜触发点进行治疗（如干针疗法、冲击波疗法）不能充分解决这些变化。必须采用以结缔组织为目标的徒手治疗方法对筋膜结构进行彻底和一致的治疗。Dejung（1988）创立的徒手触发点治疗的一个特点是，在治疗中，僵硬复合体和结缔组织会同时得到处理（“瑞士手法”）。徒手触发点治疗是实现这些目标的首选方法。

5.1.3 触发点的手法治疗

触发点的手法治疗是物理治疗师和医生在不需要额外辅助的情况下治疗肌筋膜疼痛和机能障碍的一种特殊方法。它与“狭义的治疗”相对应，即治疗相关的肌筋膜结构（收缩节和发生反应性改变的结缔组织），目的是干扰肌筋膜触发点的电活动，使其持续失活。

徒手触发点治疗的目的是：

- 以一种有针对性的、永久的方式，松解肌肉中因缺血导致持续收缩（无法放松）的区域，如触发点；
- 改善局部灌注；
- 牵伸缩短的结缔组织（如肌内胶原组织、肌筋膜、肌间胶原组织）；
- 改善肌肉内和肌肉间的活动能力；
- 松解并牵伸紧张带；
- 减少痛觉感受器的活动；
- 减少交感神经活动。

下面介绍的徒手触发点治疗方法可以追溯到Dejung在20世纪80年代开发的“触发点和结缔组织治疗”，也称为“触发点治疗的瑞士手法”。治疗干预同样针对触发点本身（即肌筋膜机能紊乱部位），以及发生反应性缩短和改变的结缔组织（Dejung，1988、2009）。

徒手触发点治疗采用4种徒手技术和2种辅助措施来确保徒手治疗的成功（表5.1）：

- 技术Ⅰ：手法按压；
- 技术Ⅱ：触发点牵伸；
- 技术Ⅲ：筋膜牵伸；
- 技术Ⅳ：筋膜松解；
- 技巧Ⅴ：自我牵伸；
- 技术Ⅵ：机能训练。

手法技术——瑞士手法

但觉醒者说：身体是我的全部，没有别的了；灵魂只是身体中某个东西的名字。

——弗里德里希·尼采，《扎拉图斯特拉如是说》

技术说明

技术Ⅰ：手法按压触发点

用拇指（或另一手指）将触发点顶在坚实的背衬（如骨基质）上，从而对其进行加压。根据该区域的解剖结构，还可以使用“钳夹”技术（图5.3），用拇指和中指按压触发点。保持加压10~60秒，然后可以在短暂停顿后重复几次（技术Ⅰa）。最好实现对触发点的持续加压，直到疼痛减轻，手指下能感觉到放松。

压迫会导致局部缺血，随后出现反应性充血（海绵效应）。因此，技术Ⅰ的治疗效果包括：

- 在按压阶段通过“挤压”组织来消除水肿和“炎症汤”；
- 激活代谢（由反应性充血引起）；
- 与触发点相关的紧张带的自反性松弛，通常通过触诊可以感觉到。

在技术Ⅰ中，除了对触发点的缺血性加压外，反复激活和放松肌肉可使效果变得更佳（Ⅰb技术）。这可以是等长收缩和放松交替，也可以以缓慢的、小范围的、主动的形式进行。治疗师随动作保持与触发点的接触。只要治疗手指和肌筋膜触发点之间没有移动，这仍然被认为是技术Ⅰ。将这种技术与肌肉活动相结合的优势在于，软组织的“泵作用”可以改善淋巴运输和局部灌注。此外，通过收缩可以很清楚地识别肌肉结构。

技术Ⅱ：触发点牵伸

触发点周围组织常因水肿和致密结缔组织的存在而表现为肿胀感。在技术Ⅱ（图5.4）中，用一根手指的指尖牵伸触发点及其周围组织，指尖以持续的、强大的压力和非常缓慢的滑动使增厚的组织收缩节松解。在这一过程中，指尖始终与收缩节接触，因此移动范围较小（<1 cm）。手指反复滑过增厚的触发点区域，使收缩节连续多次受到压力和牵伸刺激，重复的次数取决于组织的易激惹性。如果触发点的酸痛感减轻，就像被“擦掉”一样，则效果会是最佳的。运动方向应遵循紧张带的纤维方向。治疗师可以在同一方向（如从远端到近端）做重复或往复运动。这个过程称为技术Ⅱa——治疗师慢慢地将治疗手指滑过触发点区域。

相反，技术Ⅱb的特点是治疗师保持手指在同一位置不变，而患者接受治疗的肌肉进行缓慢、重复的主动或被动运动，即固定端和移动端交换位置。通过肌肉的反复收缩和放松，治疗师可以很容易地触及收缩节在其手指下的往复移动。

在技术Ⅱ中，治疗与指与触发点之间总是发生相对运动。

技术Ⅱ的治疗效果与技术Ⅰ相同——去除“炎症汤”，刺激代谢，并自反性地放松与触发点相关的紧张带。此外，结缔组织粘连和肌内胶原组织的缩短区域（病理性交联）也得到松解，同时使以稳定的僵硬复合体的形式结合在一起的肌球蛋白和肌动蛋白丝实现解联。在这种有利的条件下（充血而不是缺氧），肌肉组织可以再生。

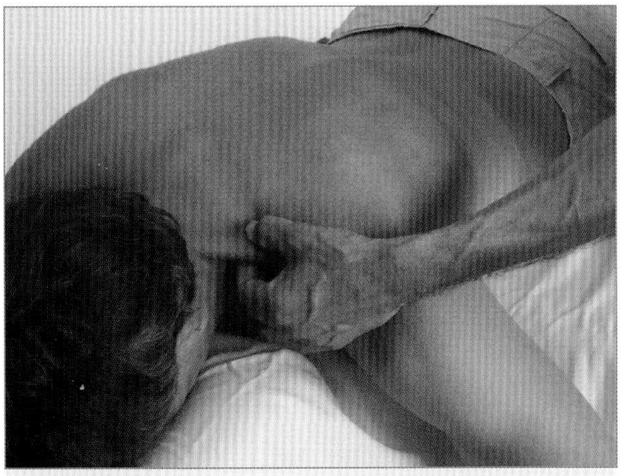

图5.3 在上斜方肌使用技术Ⅰ：触发点的手法按压

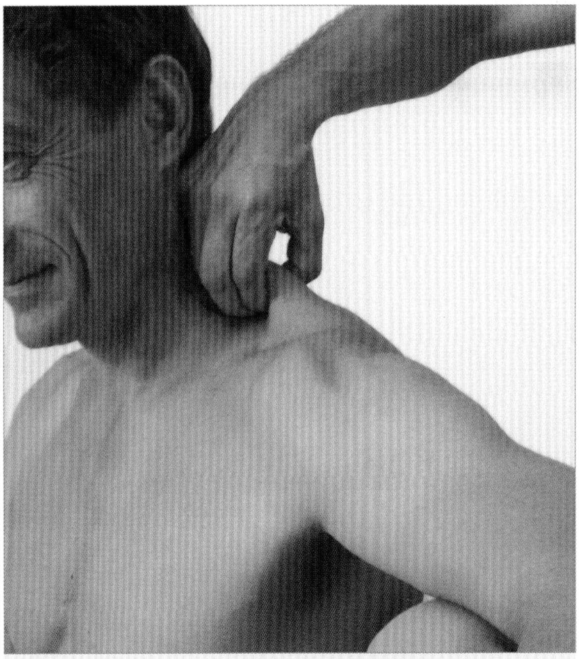

图5.4 在上、中斜方肌使用技术Ⅱ：触发点牵伸

技术Ⅲ：筋膜牵伸

手法牵伸浅、深筋膜：通过皮肤进行深而有力的按压和滑动可实现对肌肉浅筋膜的治疗（图5.5）。治疗师沿肌肉长轴从肌肉一端到另一端进行非常缓慢的滑动，方向可以是近端到远端，也可以是远端到近端，但在四肢则应始终从远端到近端，以保护静脉瓣。治疗手的滑动应该非常缓慢，这样胶原蛋白结构就可以不可逆地延伸。牵伸胶原结构需要非常缓慢、强大的力（Bogduk，2000；图5.25）。

深部结缔组织技术通过“缓慢滑动”有力地发挥作用，可使胶原纤维牵伸约5%（van Wingerden，1995）。除了肌肉浅筋膜外，因病理生理改变而收缩的肌内筋膜和结缔组织也得到了牵伸。

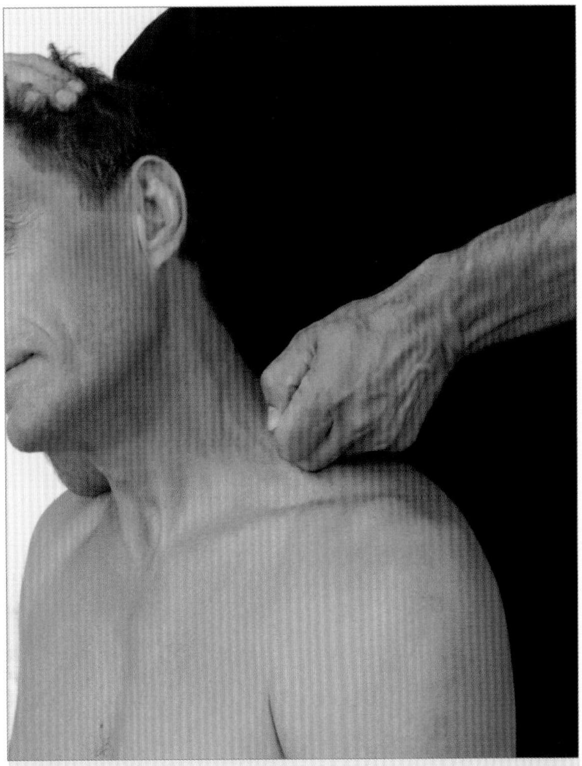

图5.5　在上斜方肌使用技术Ⅲ：牵伸浅、深筋膜

同时，强大的压力和牵伸刺激兴奋浅、深筋膜内的机械感受器（Schleip，2003；Staubesand和Li，1996）。这一动作自反性地降低了所涉及的运动单元（紧张带）的肌张力、整体静息肌张力，以及交感神经的张力（Schleip，2003）。

总体效果是“肌肉松解”，即肌肉变得更加柔软和膨胀。这不仅改善了肌肉的机能能力，还改善了其灌注和代谢活动，使肌肉重获再生能力。

筋膜牵伸可以在许多地方应用，如掌指关节或近端指间关节，甚至肘部，取决于治疗部位的形态。这项技术还可进一步简化，在最小到中等的压力强度下，技术Ⅲ的自反效应占主导地位，局部和整体的肌肉张力明显降低。患者认为这是愉快和有益的，所以在触发点治疗结束时使用这项技术效果很好。对于那些对疼痛非常敏感的患者来说，这种温和的徒手治疗技术通常是开始治疗的好方法。

相反，这种筋膜伸展技术也可以非常具体和简洁：用拇指或木制触发点工具沿肌纤维缓慢滑动，从而有选择地牵伸所涉及的紧张带（图7.17a）。此版本强调了技术Ⅲ对结缔组织的特异性作用。

如果肌肉及其筋膜能在实际治疗前伸展到位，则技术Ⅲ的效率最高（图7.38）。

激发性诊断测试：技术Ⅲ也可用于定位触发点。为了做到这一点，治疗师应使用技术Ⅲ系统地“犁过”肌肉。在此过程中，如果发现引起患者通常症状的压痛部位或点，则表明在该部位存在触发点，然后可以对其进行更仔细的检查。技术Ⅲ作为诊断工具，对被其他肌肉覆盖并位于组织（如冈上肌、旋转肌和多裂肌，以及臀中肌和臀小肌）深部的肌肉或大肌肉（如股外侧肌）特别有用。

注意

用于四肢时，应始终从远端到近端进行筋膜牵伸技术（技术Ⅲ），以保护静脉瓣。

技术Ⅳ：筋膜松解

徒手松解肌间滑动面：这种治疗的目的是机械性松解相邻肌肉间的筋膜。肌肉间粘连通常是肌肉刺激和疼痛引起的运动受限的结果。治疗师首先通过手指在两块肌肉间的深部进行缓慢的往复运动，来松解肌间反应性胶原交联，随后通过手和手指微小而缓慢的松解动作，来松解筋膜层间的粘连（图 5.6）。手和手指的位置应与治疗部位的解剖特征相适应。在许多部位（如在大圆肌和小圆肌之间，或在股二头肌和股外侧肌之间），可以通过积极主动运动（技术Ⅳb）使拮抗肌之间的滑动面得到分离。因此，治疗师的手会准确地进入肌肉之间的深部，同时交替的收缩和放松会使疗效更佳。

技术Ⅳ使相邻肌肉之间的滑动运动恢复正常。粘连筋膜的分离，尤其是相邻的拮抗肌之间的粘连得到松解时，患者常会感受到活动能力突然改善，这对自主（和无痛）运动非常重要。

注意

治疗师的工作对象是可引发最强烈痛感的人体部位。然而，这种疼痛通常是患者可以接受的，因为它与患者在日常生活中经历的疼痛相似。如果疼痛过于剧烈，也可通过让患者说“停”来停止治疗。因此，疼痛耐受程度取决于患者。

徒手触发点治疗的作用机制是多维的：除了上述局部的、组织特异性的治疗作用（表 5.1）外，还会有其他的全身作用。

技术的实施

对于患者的体位、治疗师的体位或治疗手的位置，目前还没有统一标准，取决于个案情况。

患者体位

患者最初的姿势应该是无痛的。优选待处理的肌肉处于下列情况的位置：

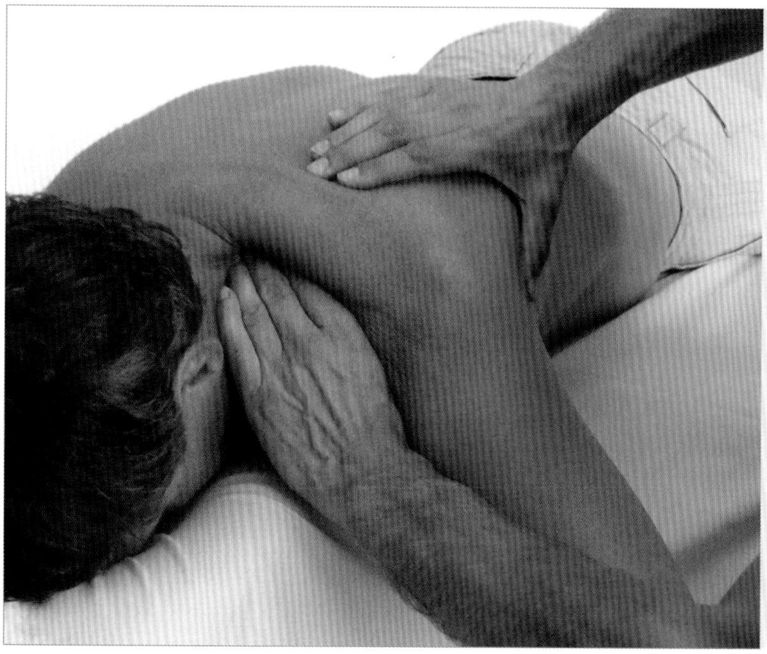

图 5.6 在上斜方肌与肩胛提肌之间使用技术Ⅳ：徒手松解肌间筋膜粘连

表 5.1　徒手触发点治疗：治疗技术

治疗方法		局部组织特异性治疗效果
技术Ⅰ	手法按压	•消除“炎症汤”和局部水肿 •缺血后反应性充血→代谢改善 •与触发点相关的紧张带的自反性放松
技术Ⅱ	触发点牵伸	•消除“炎症汤”和局部水肿 •缺血后反应性充血→代谢改善 •与触发点相关的紧张带的自反性放松 •破坏局部的僵硬复合体 •伸展结缔组织粘连（病理交联）和短缩 •改善肌内弹性和供血
技术Ⅲ	筋膜牵伸 （徒手牵伸浅、深筋膜）	•松解结缔组织粘连（病理交联）和短缩 →改善肌内活动和供血 →增强肌肉弹性 •刺激筋膜机械感受器 →与触发点相关的紧张带的自反性松弛 →交感神经活动减少，整体静息肌张力降低
技术Ⅳ	筋膜松解（徒手松解肌间筋膜粘连）	•松解相邻肌纤维间的粘连 →改善肌间活动
技术Ⅴ	牵伸 / 放松（治疗性牵伸 / 自我牵伸）	•放松 / 改善肌肉的灵活性
技术Ⅵ	机能训练 / 工程学	•生理负荷和运动支持再生过程，使肌肉更有弹性 •符合人体工程学，减少不适当的肌肉负荷

- 放松的，不需要任何静态工作的。
- 容易收缩和放松（技术Ⅰ、Ⅱ、Ⅳ）。
- 治疗师可以使其牵伸，从而更容易找到紧张带。如果事先牵伸肌肉，技术Ⅰ、Ⅱ和Ⅲ的效果会更佳。与此同时，这也使得在进行徒手治疗时触发点不会发生“漂移”。

治疗师体位

这是基于人体工程学的考虑。只要有可能，治疗师应该充分发挥重力和体重优势（图 7.179b）。与患者的眼神交流有助于治疗师感知非语言信号。

治疗手的位置

治疗师的指甲应该勤修剪，以避免伤及患者。

进行手法治疗时，治疗师的手和手指的最佳位置因不同情况而有所不同。治疗师根据想要完成的操作，同时考虑解剖形态、组织的张力状态和应激性、患者的一般情况、所选择的技术、治疗师的力量和能力等，来确定进行操作时手和手指的位置。重要的是治疗师不要拉伤自己的手指。为了防止手指负荷过大，应避免一直使用同一根手指（如右拇指）进行治疗。经验丰富的手法治疗师的两手拇指可进行同样的操作，使用指关节（掌指关节和近端指间关节）和肘部，用中指、无名指或小指施压。

当治疗师用手指施压时，必须始终注意保持手指稳定，避免指间关节过度牵伸（图 5.7a）。这种稳定可以通过主动（图 5.7b）或被动地用另一根手指支撑来实现（图 5.7c）。

如果一块肌肉可以自其下方结构被抬起，就可以用拇指和示指形成的“钳口”抓住它来进行触发点治疗，执行技术Ⅰ、Ⅱ或Ⅲ。这种方法在如胸骨锁乳突肌、上斜方肌和桡侧腕伸肌处效果

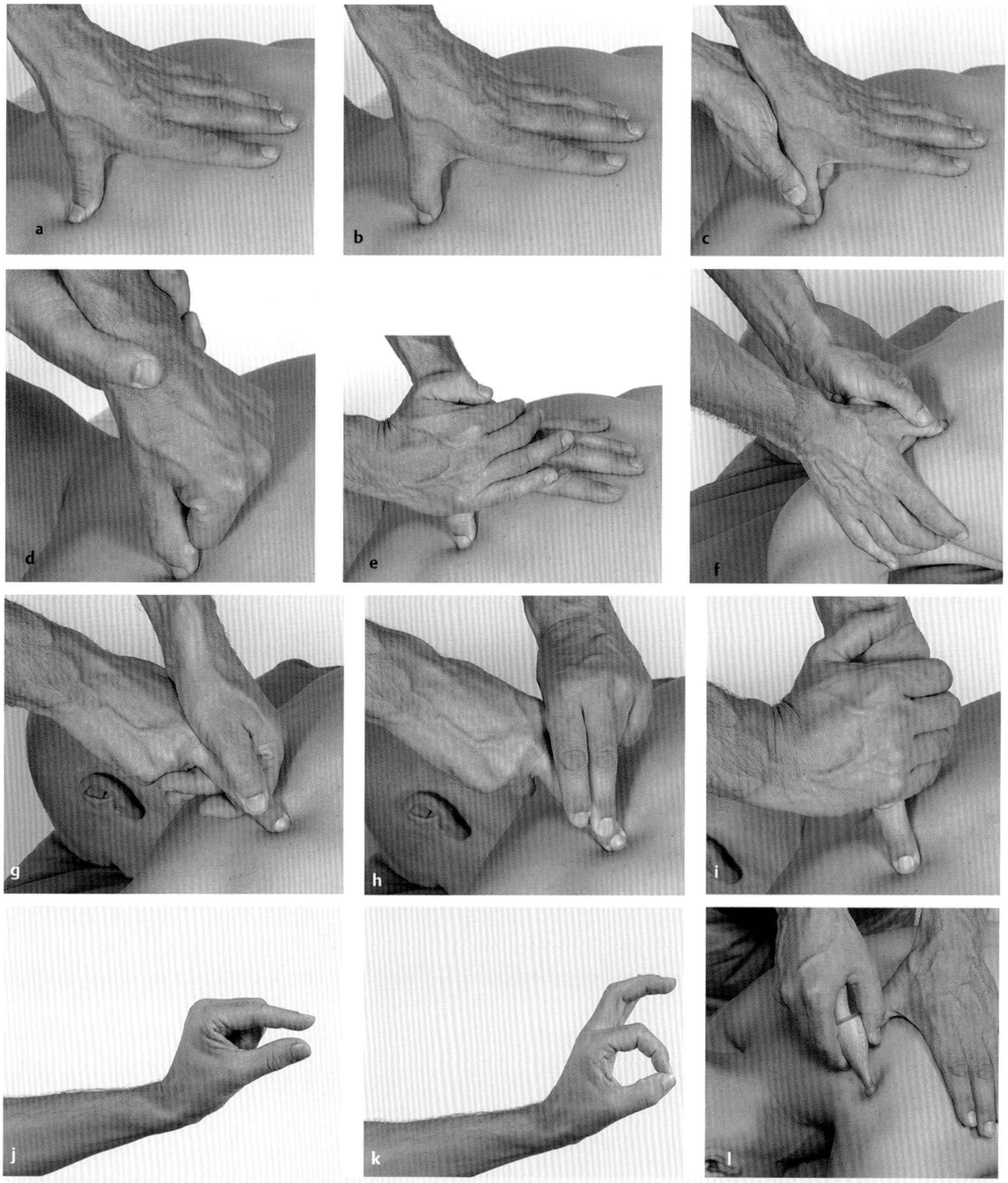

图 5.7 触发点“手印”。手指位置的变化可以缓解手指的疲劳
a. 避免过度伸展指间关节：有超负荷的危险
b. 左拇指掌指关节（MCP）和指间关节（IP）关节的主动稳定
c~e. 用不同的手指被动稳定左拇指指间关节和掌指关节
f. 用右手拇指处理相同的触发点（被动稳定）
g~i. 用中指治疗同一触发点，三种不同的被动稳定
j. 钳式抓握：适用于技术 I、II 和 / 或 III
k. 孔式抓握：适用于相邻肌肉之间的筋膜分离（技术 IV）
l. 木制触发点工具：缓解手指疲劳

良好（图 5.7j，图 5.4）。在这种情况下，“穿刺握法”可用于筋膜松解（技术Ⅳ，图 5.7k）。在钳式和孔式抓握中，可以交替使用食指与中指，左、右两侧也可以交替。

各种手指位置可以用触发点“手印”（图 5.7）的形式实现，可有效预防对治疗师手指的过度伤害。

徒手触发点治疗技术有时是比较艰苦的，需要用手指施压。治疗师应通过以下方式避免手指超负荷：

- 采用符合人体工程学的操作方法，如改变手指的位置、充分利用体重；
- 对加压手指、手、肘部和肩部肌肉的自我保护；
- 牵伸加压手指、手、肘和肩部肌肉；
- 训练加压肌肉；
- 使用辅助装置（木制触发点工具；图 5.7l，图 5.8）。

本书的实践部分针对每块肌肉列举了 1~2 种可能的患者体位，还列举了治疗师体位和适当的徒手治疗技术。图 7.93 和图 7.95 以上斜方肌为例，列举了不同的患者体位（包括仰卧位、侧卧位、俯卧位、坐位）、治疗师体位以及不同的徒手治疗技术。

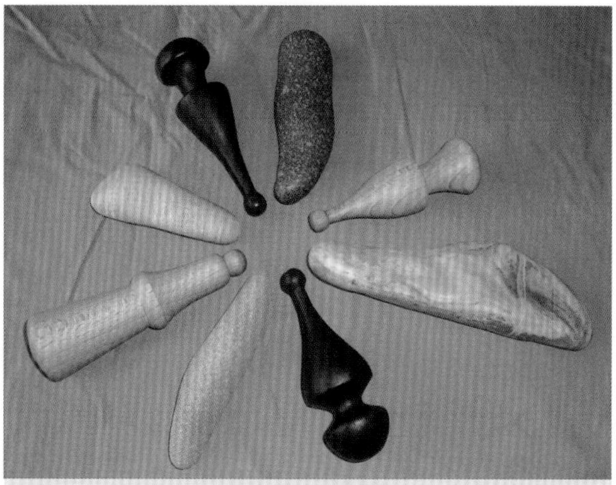

图 5.8　减轻治疗师手指压力的辅助装置：木制触发点工具或适当形状的石头

▸ **“割伤”的感觉：**患者偶尔会有“割伤”感觉（主要是在使用技术Ⅱ和Ⅲ时），感觉皮肤被刀（或指甲）划伤。这种感觉多发生在深层结缔组织按摩（CTM）时，是由皮下组织的伸展刺激引起的。在 CTM 中，这种“割伤”感觉是一种理想的反应，是有意引发的皮肤 – 内脏反射。如果发现患者不安，可在治疗期间改变手指位置或用木制工具来防止这种“割伤”感的出现。

注意

结缔组织技术（技术Ⅱ、Ⅲ和Ⅳ）操作得越慢，治疗进展就越快。

辅助设备和材料

按摩膏

肌筋膜触诊和治疗的目的是对不同深度的触发点进行精确定位和治疗。尽可能保持治疗师触诊指和患者体表之间的接触（“耦合”），是对深层组织进行选择性触诊的先决条件。接触表面的刺激程度应尽可能小。治疗师应确保皮肤表面不太干燥，以防止治疗运动变得急促、刺激和“震动”，从而导致不规则的滑行。另一方面，如果皮肤表面太滑，操作时手指又会打滑。根据治疗师和患者的皮肤状况（干燥、粗糙等），可以使用按摩膏来实现最佳的皮肤柔软度。这降低了在使用技术Ⅱ、Ⅲ和Ⅳ进行强力治疗时对皮肤造成伤害的风险；在进行筋膜伸展时，做缓慢、稳定、滑动等动作也更容易。在身体的多毛部位（如男性的腿、腋窝），按摩霜可以减少摩擦引起的不舒服和不必要的刺激。注意不要使用太多的润滑膏。进行手法操作时，手指在皮肤上的过多滑动会使治疗难以针对深层肌肉组织；手指从触发点区域滑出，特别是在使用钳夹握持技术时，会使手指无法保持在同一位置。因此，不建议使用按摩油。

注意

润滑剂可根据需要用于在治疗师的手、患者的皮肤之间实现最佳结合，取决于治疗师和患者的皮肤状况、身体位置、治疗技术和手位置的选择。使用少量的按摩膏是合适的，它能被皮肤迅速吸收，从而提供均匀滑动的能力，但同时也有适当的阻力。

触发点工具

为缓解治疗师手指的压力，可使用由木头、塑料或适当形状的石头制成的工具（图 5.71，图 5.8）。

卫生手套

出于卫生原因，在治疗某些身体部位时建议使用手套：口内治疗下颌肌肉和咀嚼肌，以及治疗腋窝和隐私部位时。对于乳胶过敏的患者，可使用无粉乙烯手套。

冷疗的应用

徒手治疗技术可以结合冷疗［如使用冰袋或液氮喷射装置（使液氮蒸发）］，提高治疗中患者的舒适度。例如，在徒手治疗前可以对相关肌肉区进行冰敷，时间不超过 15 秒（图 5.9）；进行手法治疗后可以重复冰敷。原因是寒冷导致传导疼痛的 C 纤维传输的脉冲更少。另一个原因是，用 Aδ 纤维传导的冷信号通过门控机制屏蔽痛觉。

临床提示

辅助设备和材料

- 少量使用按摩霜，可以实现手指在皮肤上的最佳滑动。
- 为了减轻治疗师手指的压力，可以使用木制工具或适当形状的石头（图 5.71，图 5.8）。
- 根据治疗部位使用卫生手套。
- 徒手技术可与冷疗相结合，如冰敷，以减轻患者的不适（图 5.9）。

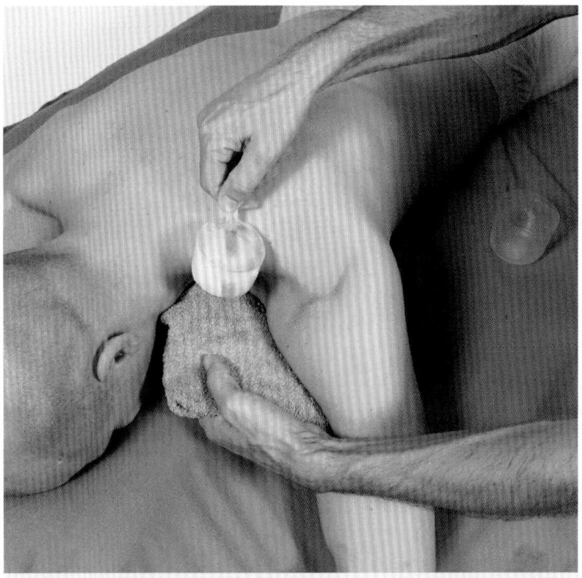

图 5.9　使用冰袋。上斜方肌的徒手触发点治疗结合使用冰袋

治疗方法

徒手技术Ⅰ～Ⅳ不需要按顺序进行，编号仅仅是为了教学。在实际治疗中，徒手技术Ⅰ～Ⅳ的执行顺序取决于具体情况。例如，对于慢性疼痛的患者，通常可以使用以下顺序：

- 采用技术Ⅲ开始治疗，缓慢而广泛地进行，以无痛为标准；
- 切换到技术Ⅰ，开始接触“痛点”；
- 然后切换到技术Ⅱ，细致彻底地对触发点进行松解；
- 然后返回技术Ⅲ，有选择地逐步提高强度，同时对肌肉进行预牵伸；
- 之后，应用技术Ⅳ；
- 完成技术Ⅲ，以中等强度在无疼痛水平结束治疗。

对肌筋膜触发点进行徒手治疗后，应该对肌肉进行牵伸（图 5.10），使肌肉反应性地“放松”，肌肉的结缔组织成分被牵伸，同时肌间筋膜的滑动能力和运动范围得以保留。同样，牵伸也抑制了病理性交联的形成，这种交联可能在徒手治疗过程中由组织损伤造成。牵伸或放松（技术Ⅴ）

可以由治疗师进行，或者在治疗师的指导下由患者自己进行（自我牵伸）。如果没有特殊限制，最好进行自我牵伸，因为这样患者就可以学习、掌握相关技术，随后在家里进行治疗。患者应该在家里和工作中定期牵伸肌肉。

作为触发点治疗的一部分，治疗师应让患者始终牢记人体工程学原则以防止复发，包括针对相关肌肉的机能训练（技术Ⅵ）。使肌肉在生理负载范围内积极参与活动，有助于受治疗组织的愈合和机能恢复。

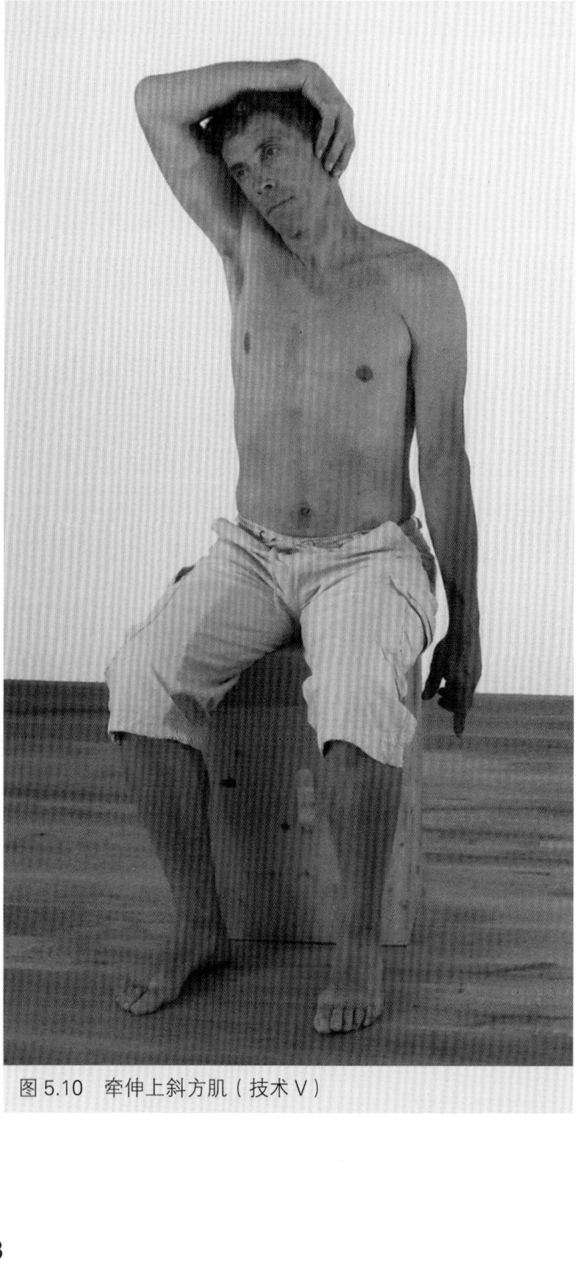

图 5.10 牵伸上斜方肌（技术Ⅴ）

注意

徒手触发点治疗（瑞士手法）是一种分为6级的系统治疗：4种徒手方法，辅以放松、伸展和机能强化（表 5.1）。

治疗后，被治疗的组织通常在 2~3 天内会发红并较敏感。如果治疗中施加的压力过大，或者结缔组织血管状况不佳，可能会出现血肿。应提前告知患者这些可能的不良反应。如剧烈疼痛持续多日，可使用非甾体抗炎药。

注意

组织的刺激性是治疗强度的权威指标。

通常，肌筋膜触发点必须接受多次治疗——直到能令人满意地解决疼痛和机能障碍问题。由于被治疗组织在治疗后是敏感的，因此至少 1 周内不应再对同一区域进行治疗。如果治疗 1~3 次后情况没有改善，则应回顾适应证和治疗策略。慢性疼痛的试验性治疗有时可能持续更长时间（见章节 5.3.4）。

组织的刺激性是治疗强度的控制因素。作为对治疗的反应，如果疼痛加重并持续超过 2 天，那么应该降低治疗强度，减小压力，延长治疗间隔时间。如果被治疗的组织是极度易激惹的，即使是最小的压力刺激也会引发严重的疼痛（异位性疼痛），那么应该首先使用技术Ⅲ，在无痛水平广泛地对组织进行几次治疗。进行预处理时，治疗师应寻找原发性触发点，因为痛觉超敏区通常位于触发点链的牵涉痛区域内，原发性触发点就位于这条链的近端。

针对触发点的徒手治疗的效果提示下进一步治疗的策略。治疗计划和设计的细节可参见章节 5.3。

注意

- 技术Ⅰ~Ⅳ不需要按顺序进行，编号仅是为了教学目的。
- 技术Ⅱ比技术Ⅰ能更有效地使触发点失活。

治疗性疼痛

手法治疗本身有时也是十分痛苦的，这就要求治疗师和患者之间保持良好的关系。在治疗过程中，治疗师应告知患者疼痛的含义和目的。患者应了解治疗引起的疼痛是解决收缩结和结缔组织变化的过程的一部分。在开始徒手治疗前，治疗师应与患者就治疗相关疼痛的程度和范围进行全面沟通。对疼痛使用数字评分量表（NRS 1~10）进行评估，医患双方应商定可接受的最大疼痛值（如 NRS 7~8 分）可能会有所帮助。事实证明，在开始治疗之前，医患双方应共同确认一个明确的信号，疼痛过于剧烈时，患者通过这一信号让治疗师立即停止操作。治疗师必须严格遵守这一协议。因此，是患者决定了疼痛治疗干预的强度和持续时间。根据经验，患者通常自愿接受这种治疗引起疼痛。他们经常说，他们很感激自己的疼痛得到了彻底的治疗。

治疗师必须处理治疗性疼痛。对于治疗师来说，要保持耐心，不要试图一次纠正所有问题，这是非常重要的。疼痛是主观的和个人的，如果患者表示已达极限，那么治疗师必须降低治疗强度。

患者配合

治疗过程中，患者的配合很重要。

- 治疗师会在诱发最剧烈疼痛的身体部位进行治疗，患者应事先得到充分的告知。患者和治疗师应同意，当疼痛过于剧烈时，可根据患者意愿随时停止治疗。因此，患者决定了疼痛耐受的极限。如果发现部分患者难以合作，治疗师可以帮助他们探索“控制点”。
- 患者可以通过执行专门为其设计的家庭计划（如协调、放松、伸展、强化和人体工程学）来进行后续治疗。

小结

触发点的手法治疗

这里介绍的触发点的手法治疗可以追溯到 Dejung 30 年前开发的“触发点和结缔组织治疗”（Dejung，1988、2009）。这一治疗方案将 Janet G. Travell（1901—1997）和 David G. Simons（1922—2010）关于肌筋膜疼痛的研究成果（Travell 和 Simons，1999）作为一种徒手治疗方法付诸实践。

这一项目采用徒手治疗技术，选择性地使触发点失活，并使发生反应性改变和短缩的结缔组织得到牵伸，尤其是慢性疼痛患者。这些 Dejung 的结缔组织技术将 Ida Rolf（1896—1979）的工作引入了触发点的手法治疗。

目前，触发点的徒手治疗已经发展为一个分 6 级的治疗系统：4 种徒手技术，辅以放松、伸展和机能强化（表 5.1）。

注意

在许多文化中，强烈而痛苦的肌肉按摩的效果自古就为人所熟悉。

此外，触发点的徒手治疗还有以下作用：

- 能够识别相关致病部位——触发点。
- 能够以物理方式特异、高效和持久地处理肌肉中持续收缩的区域（触发点），促使其愈合。
- 使发生反应性改变和短缩的结缔组织得到彻底且持续的牵伸，特别是在有慢性疼痛的情况下。
- 将疼痛的原因往往不在感觉到疼痛的地方（牵涉痛）这一事实纳入其治疗理念。

牵伸 – 放松

在对肌筋膜触发点进行手法治疗（徒手技术Ⅰ～Ⅳ）后，应对治疗后的肌肉进行牵伸。经验表明，牵伸通常可以改善触发点手法治疗的效果，因此被纳入了触发点手法治疗技术Ⅴ（表5.1）。

牵伸可以改善肌肉的运动性（Decoster等，2005）。Malliaropoulos等（2004）证明了以牵伸作为肌肉损伤后康复的一部分，有利于肌肉再生。在受伤48小时后开始定期进行静态、被动的牵伸，会促进正常ROM的恢复，并且正常活动的恢复明显加快。对触发点进行手法治疗时，用力进行操作会损伤肌肉组织，而治疗后的牵伸对肌肉再生具有支持和促进作用。

牵伸的效果

在本章中，牵伸被定义为肌肉附着点之间发生相对移动，以使彼此之间的距离最大。在此过程中，相关的各种结构都会受到牵伸应力：

- 肌肉结构：肌腹，包括收缩成分和非收缩成分，肌腱和附着部位（图5.11）。
- 关节和韧带结构：关节囊和韧带。
- 神经结构：神经和神经结构。

终末运动范围受限可能是由关节（收缩关节囊）、神经（神经传导机能障碍）和/或肌肉（缩短/粘连）造成的。以下讨论仅限于肌肉方面的牵伸，牵伸对关节和神经结构的影响请查阅相关的专业文献，有关神经动力学请参阅“卡压性神经病”部分和“神经肌肉卡压”部分。

如果患者允许治疗师进行被动牵伸，则通常可以感觉到运动终末是柔软的、有弹性的停止（有弹性的“末端感觉”）。患者还感觉到有些东西正在被不断地牵伸。在这种情况下，在日常用语中，牵伸指主观感觉某物被“牵拉”。如果在牵伸的过程中或之后，患者感觉肌肉“不再那么紧张了”“更灵活了”，或者“活动范围更大了”，但这并不意味着实际的机械“牵伸”（指形态学上结构长度的增加）已经发生。无论是主观牵伸感觉的改变，还是可测量的ROM的改善，都可以由多种因素引起（Lindel，2006；Weppler和Magnusson，2010；Zahnd，2005）：

- 结构性成分（结构特异性、生理适应性和代谢性因子）：牵伸同时影响肌纤维（收缩性）和肌肉结缔组织（非收缩性），包括肌内成分（肌外膜、肌束膜、肌内膜）和肌外成分（筋膜、肌腱）。牵伸对结缔组织的作用包括：
  - 影响弹性（黏弹性）；
  - 松解病理交联（刺激胶原酶释放）；
  - 使短缩和排列紊乱的胶原蛋白重塑。
- 自反性成分（放松）：在肌肉中，肌梭发挥感受器作用。从神经肌肉抑制的方面来说，来自肌梭和筋膜机械受体（高尔基受体）的传入会影响肌肉的紧张状态。
- 心理因素：对牵伸刺激的习惯、对疼痛耐受程度的改变等，都会造成牵伸使疼痛减轻的主观印象。

目前，临床尚无法区分结构因素发生多大程度的改变，才会使运动能力得到提高、运动终末不适感减轻，或者自反效应可在多大程度上导致肌肉松弛，或者在多大程度上仅仅是个体对牵伸的耐受性提高。当发生突然而明显的变化时，原则上应先假设自反效应或习惯化效应占主导地位。通过机械效应对肌肉和/或结缔组织成分进行治疗时，结果会表现为小幅、持续的缓慢改善，因为改变短缩的肌肉结构需要外力（手法）长时间、反复的作用。一方面，串联的肌节数量可能会增加（Freiwald等，1999）；另一方面，目的是松解肌肉内结缔组织的病理交联和短缩区域。更长时间的牵伸脉冲刺激成纤维细胞释放胶原酶（代谢适应效应），从而解除病理交联（van den Berg，2001）。体外研究表明，牵伸可刺激胶原酶的释放（Carano 和 Siciliani，1996）。

结构性成分

在分析牵伸使哪些肌肉结构受到应力作用时，用模型来确定其方向是很有帮助的（图 5.11）。正如 Hill（1938）在肌肉模型中提出的那样，肌肉被认为是肌肉的起、止点之间所有相互连接的结构，可分为收缩成分（肌球蛋白和肌动蛋白丝）和非收缩成分。非收缩组分由胶原纤维组成，具有一定的弹性，这也是它们也被称为弹性组分的原因（Hill，1938）。

- 肌腹区域由收缩成分［收缩组分（CC），即肌球蛋白和肌动蛋白丝］和非收缩成分（弹性组分）组成。非收缩成分作为收缩组分的延伸“串联”在一起，起到传递力量的作用（如肌联蛋白；图 5.11），称为肌腹内的丝状弹性组分（SECi）。肌丝作为分子性的高弹性纤维，在肌节内的 M 线和 Z 线之间传递张力（图 2.18）。另一方面，非收缩成分与收缩组分（CC）平行，与丝状弹性组分（SECi）平行；与肌内结缔组织的肌内膜、肌束膜、肌外膜相比，它们由弹性胶原纤维组成，可称为平行弹性组分（PEC；图 5.11）。
- 在肌腹外，一块肌肉完全由不可牵伸的胶原纤维组成。这些胶原纤维与肌腹串联，形成肌腱（图 5.11）。它们具有一定的弹性，称为肌腹外的系列弹性组分（SECe）。

当完整的肌肉被牵伸时，首先肌球蛋白和肌动蛋白丝彼此分开。到目前为止，尚不清楚是哪个或哪些结构形成了牵伸阻力，阻止肌肉被无限

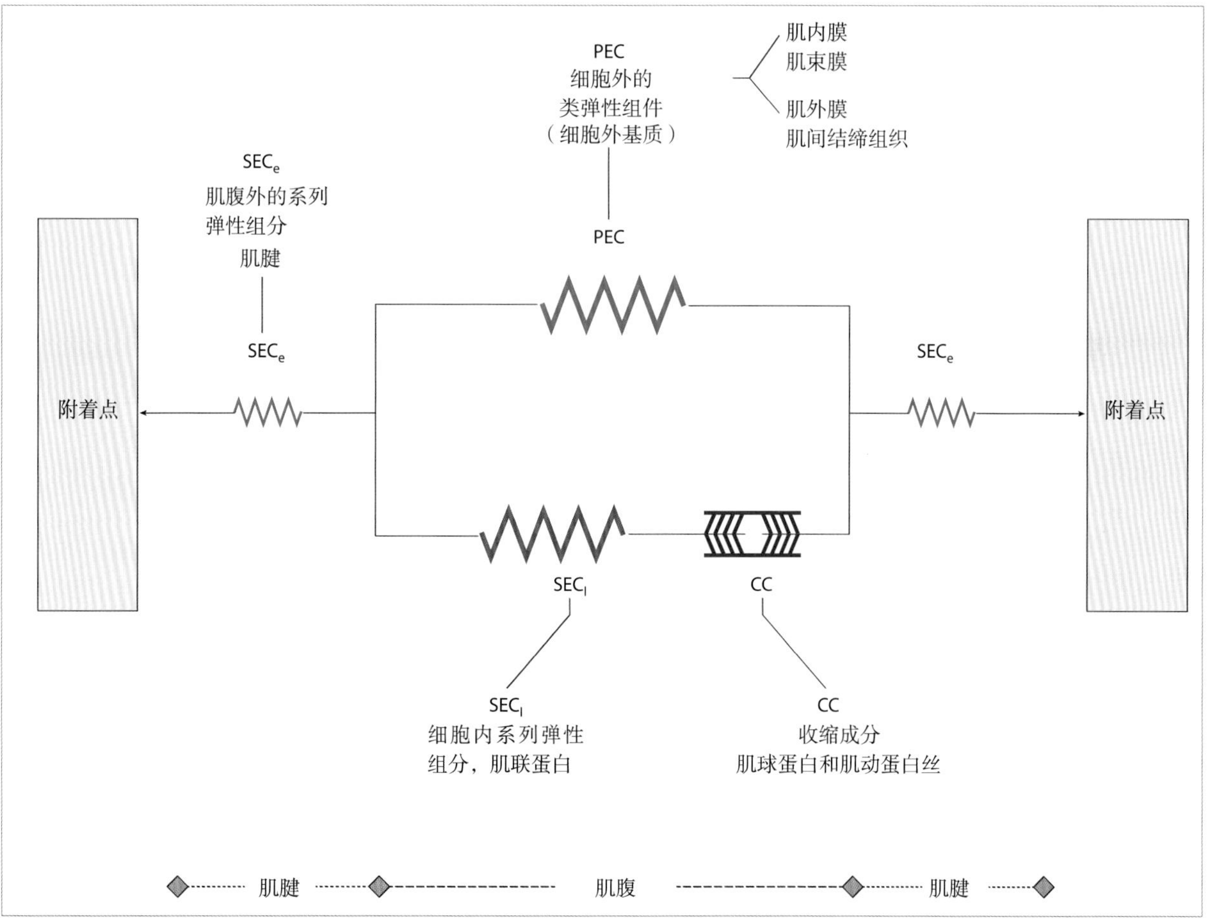

图 5.11 肌肉模型（Hill，1938）

牵伸。对此有各种观点，其中一个观点认为肌联蛋白负责形成肌肉牵伸展阻力，是牵伸能力的主要限制因素；另有观点认为发挥作用的主要是细胞外基质（ECM），包括肌内结缔组织和内膜、肌束膜和肌外膜。

注意

到目前为止，尚不清楚肌肉被牵伸时，哪些肌肉结构被牵伸，哪些结构形成了牵伸阻力。

1. 肌联蛋白限制了肌肉的伸展能力。

直到20世纪80年代发现肌联蛋白前，人们一直认为肌肉结缔组织负责抵抗牵伸（Garfin 等，1981；Johus 和 Wright，1962）。20世纪90年代，根据对肌联蛋白及其机能的研究，人们普遍认为被牵伸肌肉中的张力传递主要是由肌联蛋白完成的。结构蛋白－肌联蛋白（图2.18）像具有高度弹性的分子弹簧，在M线和Z线之间传递张力。因此，肌联蛋白负责使肌动蛋白丝之间的肌球蛋白头居中，在细胞中纵向传递力，并使肌动蛋白丝和肌球蛋白丝在肌肉伸展后恢复原来的重叠位置（Freiwald，2007）。此外，据推测，肌联蛋白负责限制肌肉的牵伸能力，因此也主要负责形成牵伸肌肉的牵伸应力（Horowits，1992；Labeit 和 Kolmerer，1995；Linke，2000；Maruyama，1994、1997）。这一概念目前很流行（Böhni，2015；Freiwald，2013；Laube，2014）。从这个角度来看，肌肉结缔组织几乎未参与牵伸应力的形成。例如，Freiwald（2013）引用了青蛙骨骼肌纤维实验，表明肌肉（外膜）的结缔组织鞘仅当肌肉开始被牵伸到极限才会有增强肌肉抵抗力的作用，而这在以正常强度牵伸时是无法达到的（Magid 和 Law，1985）。同时，同一研究确认，在生理范围内行牵伸时，完整肌肉或单束肌纤维的抗牵伸性与去除结缔组织鞘（外膜）的肌肉纤维的抗牵伸性没有区别（Magid 和 Law，1985）。在生理范围内对有剪刀状网格状结缔组织鞘的完整肌肉进行牵伸时，肌肉外鞘（外膜）对牵伸阻力的影响可忽略不计（Freiwald，2013）。因为肌肉中的肌动蛋白和肌球蛋白丝都没有被牵伸，所以可以假定肌动蛋白丝主要负责牵伸应力。

2. 细胞外基质（ECM）限制了肌肉的伸展能力。

基于新的研究方法和发现（Nakamura 等，2007；Meyer 和 Lieber，2011；Winters 等，2009），目前认为肌联蛋白只在肌肉的被动牵伸应力形成中起辅助作用，因此也限制了肌肉的牵伸能力。他们认为，细胞外基质（ECM），主要是肌内、肌周和肌外结构（尤其是肌束膜），似乎在这方面发挥了主要作用（Gillies 和 Lieber，2011；Huijing 和 Baan，2001；Mense，发表于2015年6月于 Osnabrück 召开的第11届 MuBiMed 大会；Schleip，2015年6月于 Osnabrück 召开的第11届 MuBiMed 大会上做口头交流）。

例如，对没有细胞外基质的孤立的单束肌纤维（或肌纤维群）的力学研究表明，它们对牵伸应力的响应是线性的；另一方面，整个肌纤维束（细胞外基质完好无损）则表现为非线性响应。与不含细胞外基质的肌纤维组相比，含细胞外基质的肌纤维束的固有机械强度是前者的5倍。实验表明，细胞外基质的机械弹性比肌联蛋白更高，细胞外基质在牵伸应力作用下表现非线性行为（Meyer 和 Lieber，2011）。

另一项研究显示，“去细胞化”（除细胞外基质外，肌肉中的所有东西都被移除）肌肉的生物力学特性几乎与完整肌肉的生物力学特性相同，表明细胞外基质的结构是骨骼肌生物力学特性的主要决定因素（Gillies 等，2011）。

根据当前的生物力学研究，Gillies 和 Lieber（2011）指出，综合考虑所有因素，可以认为临床上与肌肉相关的关节活动度明显受限（牵伸阻力增加）主要反映了细胞外基质的特征。

3. 肌联蛋白和细胞外基质（ECM）限制了肌肉的伸展能力。

另有研究人员认为肌联蛋白和肌动蛋白都会对肌肉牵伸形成阻力，而且肌联蛋白和细胞外基质对不同肌肉的牵伸阻力的相对贡献并不相同，并且可能是可变的（Tirrell 等，2012）。基于大鼠研究，Prado 等（2005）假设肌联蛋白对不同静息肌肉强度的贡献为 20%~80%。

注意

在完整肌肉中，肌联蛋白和细胞外基质，尤其是肌束膜，可能都会参与形成牵伸阻力，并限制肌肉的牵伸能力（Tirrell 等，2012）。

部分科学家认为肌间筋膜的力传递只发生在相邻肌纤维之间（Purslow 和 Delage，2012），但另一部分科学家认为肌肉的结缔组织基质负责将力传递到肌束和肌肉边界外。除了上述在牵伸肌肉中传递拉力的可能性外，它们还可能与周围肌肉形成了复杂的相互作用；这些肌外力量传递不仅发生在协同肌，也发生在拮抗肌（Huijing，2003、2012）。

此外，所有参与形成被动肌张力的因素都会对牵伸阻力的形成有影响。以下是已知的参与形成被动肌张力的生物物理和黏弹性参数（Laube，2014；Mense，2014）：

- 机械静息活动（无肌电活动）：静息肌肉处于静息代谢活动水平，能够在无肌电活动的情况下进行机械活动（Laube，2014；McKay 等，2004、2010；Thilmann 等，1991）。
- 肌小节的材料和结构特点（肌动蛋白，肌球蛋白，肌联蛋白）：见上文。
- 不产生力的交联桥的数量和特点：不产生力的交联桥对维持肌肉静息硬度有重要作用（Proske 和 Morgan，1999）。最小长度变化，约为肌肉长度的 2%，会导致肌肉强度急剧增加。这种短弹性组分（SREC；Hill，1968；Lännergren，1971；Whitehead 等，2001）有助于形成静息肌张力，是以节能方式保持身体姿势稳定的重要因素（Loram 等，2007）。由于产力的交联桥（Flitney 和 Hirst，1978；Howell 等，1993；Proske 和 Morgan，1999）和短弹性组分（SREC；Rack 和 Westbury，1974）的弹性特性，受神经支配的肌肉对牵伸会做出反应，表现为肌肉强度急剧增加（Laube，2014）。
- 肌纤维的代谢状况（ATP 作为软化剂）。
- 肌肉的纤维组成：肌肉的纤维组成对肌肉的弹性性能有一定影响，慢肌纤维和快肌纤维的弹性不同，慢肌纤维更硬（Pousson，1991）。
- 触变性：触变物质的静息黏度很高，但其会随运动而迅速降低，例子包括番茄酱和不起皱的油漆。只要油漆工用刷子移动油漆，它就很柔韧且容易涂抹；一旦不再涂抹，其黏度就会增加，并且不会形成滴状。20 世纪 80 年代，人们发现肌肉组织具有触变性的生物物理特性（Hagbarth 等，1985；Lakie 等，1984）。在含水量不变的情况下，肌肉在从静息状态变为活动状态发生的过程中会发生机械性改变，静止约 30 分钟后又变回原始的稳定状态。肌肉的触变行为可能与短弹性组分有关（Hagbarth 等，1985，Lännergren，1971；Mense 和 Gerwin，2010a；Walsh，1992）。如果静息肌张力触变性增高，那么 1~3 个主动或被动运动就可以使牵伸阻力明显降低。例如，静息状态下竖脊肌的黏滞性会增高，几乎仅凭竖脊肌本身就足以保持身体直立（Basmajian，1985；Masi 和 Hannon，2008），从而节能；1~2 次的脊柱弯曲运动会立即降低肌肉黏滞性，而黏滞性降低会在后续运动中实现节能。

- 间质的代谢环境。
- 结缔组织特征（肌内膜、肌束膜、肌外膜）：见上文。
- 肌腱复合物的材料特性。
- 体内应变状态（被动牵伸曲线）。
- 肌肉羽状角。
- 细胞内和细胞外液体空间的填充程度：液体平衡是形成静息肌肉张力的一个重要因素，因为血管内和血管外空间的填充程度决定了结缔组织鞘（内膜、束膜和外膜）的张力（Laube，2014）。
- 体积和供氧：肌筋膜结构的供氧本质上决定了局部肌张力（Laube，2014）。
- 温度。
- 收缩性疲劳：由于牵伸关系的改变，肌肉疲劳降低了其释放弹性能量的能力（Laube，2014）。

重要提示：有肌筋膜紊乱的肌肉的情况很可能与未受损的肌肉不同（Gillies 和 Lieber，2011）。

对存在肌筋膜紊乱的肌肉进行牵伸：从生物力学和结构特异性的角度来看，触发点综合征总是导致紧张带的形成。在触发点周围区域，肌球蛋白和肌动蛋白丝复合体保持收缩状态（“收缩结”，即图 2.34 中的僵硬复合体）。为了进行代偿，相邻肌纤维的肌节被牵伸（图 2.34）。总的来说，受影响的肌肉纤维缩短了。同时，炎症引起肌肉结缔组织发生改变［细胞外基质（ECM）］。

在受肌筋膜紊乱影响的肌肉中，细胞外基质（图 5.11 中的 PEC）以及肌动蛋白和肌球蛋白丝的收缩系统（图 5.11 中的 CC）都会发生改变，因此可推测细胞外基质（PEC）、肌联蛋白（SEC_i）、肌动蛋白和肌球蛋白丝（CC）都可能参与了受肌筋膜机能紊乱影响的肌肉牵伸阻力的形成。肌肉对牵伸的抵抗力并不是始终保持一致的，变化可以很大，取决于受影响的主要是收缩体还是肌肉的结缔组织。

注意

在受肌筋膜机能紊乱影响的肌肉中，对牵伸的抵抗可能是由细胞外基质（ECM，具有肌内膜、肌束膜和肌外膜）、收缩组分（肌动蛋白和肌球蛋白丝的僵硬复合体）或肌联蛋白区域的改变引起的。

肌纤维缩短（与周围肌肉组织相比缩短）和细胞外基质的改变，在临床上表现为形成与周围肌肉组织不同的可触及的紧张带。

紧张带（与肌筋膜触发点直接引起的疼痛和 / 或机能障碍无关）可导致一系列不良影响（见表 5.2、章节 3.2.1）。由于肌肉缩短，ROM 受限制很常见。

肌肉牵伸技术经常用于手法治疗，可松解肌肉紧张带并减轻由此产生的不良影响。

牵伸对肌纤维的影响

▸ **不利影响：**当肌肉被牵伸时，紧张带首先紧张（图 5.12c）。在此过程中，机械牵伸刺激主要影响与触发点区域直接相邻的肌纤维，其已被拉长并变弱，因而会对其形成更大的牵伸（图 5.12c）。在肌肉的这些点上——它们是导致肌纤维缩短的原因，即触发点，因为收缩节已经存在很长一段时间并形成了固定结构，牵伸并不能解决问题。

- 在最坏的情况下，如果牵伸刺激非常强烈，相邻肌节可能会受损（图 5.12c），主要在 Z 线区域（van den Berg，2001）。此外，还有促进肌腱止点病发展的危险，因为原有紧张带张力已对骨膜形成了刺激，而肌肉牵伸会进一步刺激骨膜区域。

- 如果牵伸刺激不太强烈，相应的肌纤维会在短时间内放松。在牵伸长时间持续的情况下，肌纤维可能会通过肌节再生而发生长度适应（Freiwald 等，1999；van den Berg，2001）。虽然触发点区域的紧张程度会暂时降低，症状也会暂时减轻，但实际上根本原因没有得到治疗。

▸ **有利影响：**针对因紧张带（触发点）形成而缩短的肌肉的病因学治疗，主要使用徒手技术（技术Ⅱ）或干针治疗。此外，局部结缔组织反应性改变（病理交联和缩短区域）可以被松解，使得肌肉组织对发生病理改变的部分进行重组成为可能。在重组阶段，温和、适度、无痛（或几乎无痛）的牵伸刺激是有帮助的，可为肌肉提供所需的反馈，以确定肌肉再生的长度（图 5.12d）。

牵伸对肌肉结缔组织的影响

牵伸可影响肌肉的收缩成分（肌纤维，见上文）和结缔组织，但健康肌肉的肌内结缔组织和筋膜对牵伸阻力形成的影响程度目前尚不清楚。有人认为肌联蛋白是抵抗牵伸的主要因素，肌肉结缔组织发挥辅助作用（Freiwald，2013；Bohni 等，2015）。基于最近的研究，有人强调了肌内结缔组织和细胞外基质（ECM）对牵伸阻力形成的重要性（Gillies 等，2011；Gillies 和 Lieber，2011；Meyer 和 Lieber，2011）。根据肌肉的不同，也有人假设肌联蛋白和 ECM 可能发挥不同的作用（Tirrell 等，2012）。通常认为，随着（关节活动终末端）负荷的增加，至少部分牵伸应力也可到达结缔组织（Brokmeier，2001）。

肌肉可因触发点的存在而发生改变。与健康肌肉组织相比，由于结缔组织的反应性改变和缩短，缩短的肌内胶原结构暴露在更大的张力刺激下。通常认为可以通过牵伸来增加肌肉结缔组织的弹性（Keil，2007）。牵伸刺激对肌肉的结缔组织部分有多种影响。

- 黏弹性组分：
  - 暴露于各种载荷对结缔组织黏弹性的形成很重要。为了保持结缔组织的黏弹性，从牵伸加载阶段到非牵伸加载阶段的交替是必要的。
  - 蠕变：与强作用力相关的结缔组织的长

表 5.2 肌肉紧张带及其影响

肌肉紧张带结果	影响
肌肉短缩	• 限制肌肉活动，发生肌肉机能障碍
肌内协调障碍	• 肌肉机能障碍
肌间协调障碍	• 肌肉机能障碍
肌内血管（静脉和动脉）压力增加	• 血管受压 • 局部灌注（缺血）紊乱，组织营养紊乱（→触发点）
增加肌肉外血管（尤其是静脉侧）和淋巴通道的压力	• 加重组织水肿（如通过比目鱼肌影响相应神经血管束）
当神经通路通过肌肉、肌肉紧张带与骨结构之间时，所受到的压力增加	• 神经压迫综合征（卡压性神经病），伴有神经组织代谢传导阻滞 • 神经机能障碍（味觉障碍、代谢紊乱、运动终板机能障碍）
紧张带会抑制肌肉完全收缩和放松的能力，从而降低肌肉作为“泵”的作用（“外周心脏”）	• 严重水肿

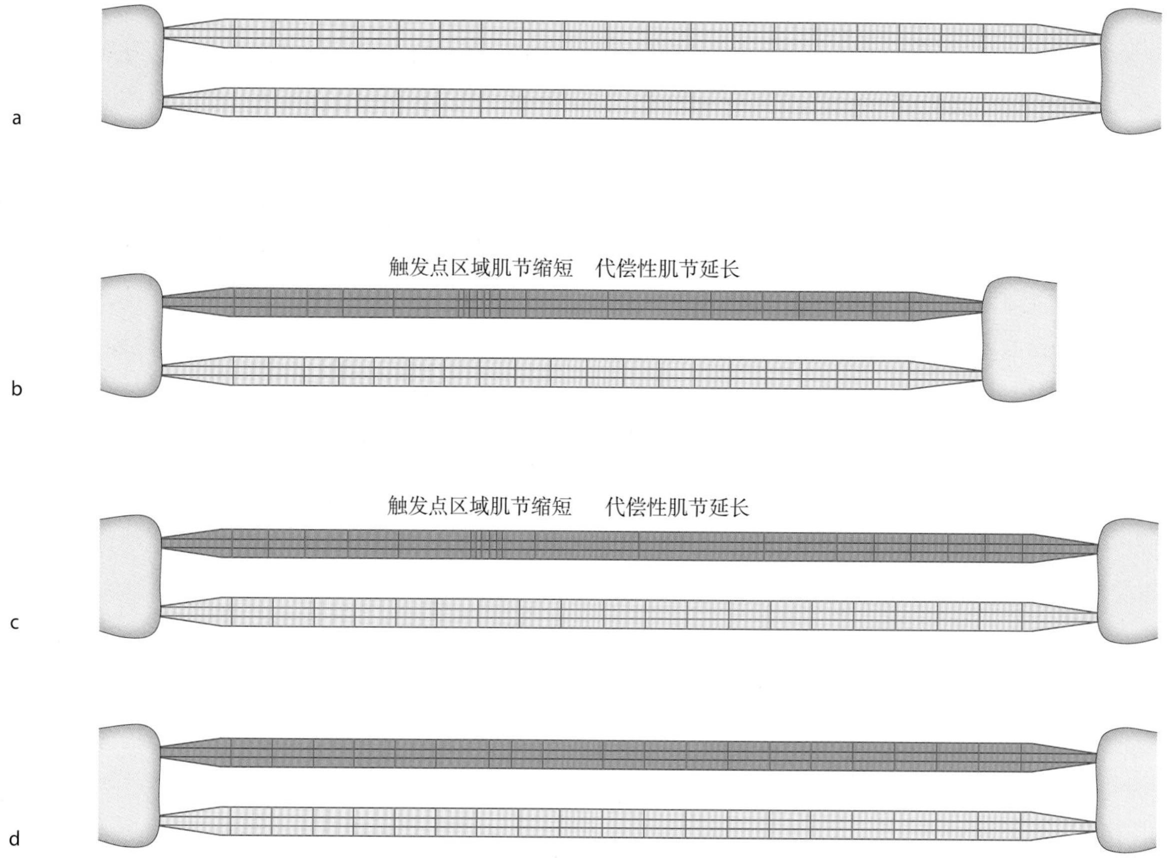

图 5.12　牵伸刺激对健康肌纤维和因触发点（紧张带）而缩短的肌纤维的影响（Gautschi，2013a）

a. 健康肌肉中的肌纤维：肌节长度相同

b. 肌束因紧张而缩短

触发点肌纤维（上图）：触发点区肌节长度缩短伴有代偿

邻近肌节延长→紧张带→整体效应导致肌纤维缩短

正常肌纤维（下图）适应短缩

c. 没有针对触发点进行预先治疗的牵伸

具有触发点综合征的肌纤维在肌筋膜区域内保持收缩（上图）。在僵硬复合体中，肌球蛋白和肌动蛋白丝不能相互分离→相邻的肌节已经被拉长，因此被削弱，进一步受损。根据不同的情况，先前完好的肌纤维片段可能会被过大的拉力破坏。

正常肌纤维恢复原来的长度（下图）

d. 实施触发点治疗后的牵伸

触发点区域被手法治疗削弱或被干针刺破坏（上图）→轻柔的牵伸刺激支持前收缩结区域的重组。相邻的肌纤维段没有受到额外的损伤——总的来说，结果接近于肌肉的生理状态。

正常肌纤维恢复原来的长度（下图）

期变形可导致持续形变（蠕变），从而导致长度增加（图 5.14，图 5.25），参见章节 5.2。

- 胶原酶的释放：重复的牵伸刺激可促使成纤维细胞释放胶原酶，后者是一种胶原分裂酶（Carano 和 Siciliani，1996）。因此，病理性交联很容易被松解；在结缔组织缩短的情况下，胶原分子的结合更容易（van den Berg，2001）。
- 含水量：筋膜张力受各种因素的影响，其中结缔组织的含水量起着重要的，也许是决定性的作用（Schleip，2006）。肌肉结缔组织的含水量受牵伸的影响（图 5.13）。在一项动物研究中（n=21），对腰部筋膜进行 15 分钟的持续牵伸，组织被伸长约 6%；在牵伸刺激后立即进行检查，结果显示结缔组织基质的含水量平均下降 11.8%（组织脱水）。充分休息后，筋膜含水量会反应性增加（再水化），30 分钟后基本达到基线（−0.2%），60 分钟后完全达到基线。随后，筋膜水含量出现过度补偿，牵伸后 2 小时时平均比基线高 2.1%，3 小时时平均比基线高 3.6%（Klingler 等，2004；图 5.13）。基质含水量的增加会使胶原组织变硬。牵伸和充分恢复之间的交替，可导致紧密结缔组织中的胶原结构变硬（Schleip，2006；Schleip 等，2012a），从而达到与蠕变相反的效果。
- 重塑：结缔组织的重塑取决于重复的牵伸负荷，后者作为形成性刺激，在很大程度上决定了结缔组织的质量和弹性（van Wingerden，1995；de Morree，2001；van den Berg，2011）。反复和持久的牵伸可使结缔组织细胞在数周至数月内重塑细胞外基质。结缔组织 I 型基质（如关节囊、韧带、筋膜、肌腱、肌内和神经内结缔组织、关节软骨）的“重建时间”持续数天（2~10 天），而胶原纤维需要 300~500 天来重塑（van Wingerden，1995；de Morree，2001；Döllken，2002；van den Berg，2011）。

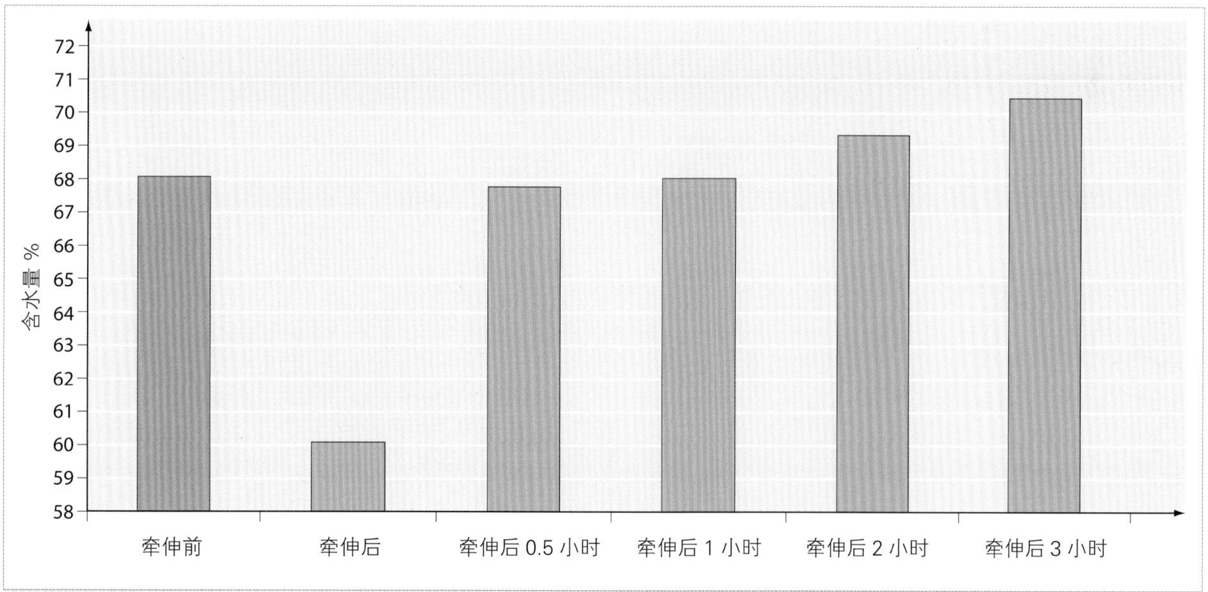

图 5.13 牵伸时含水率的变化。水分含量影响结缔组织的硬度。肌肉筋膜、肌腱或韧带的含水量越高，胶原蛋白结构的硬度就越大。通过牵伸改变结缔组织基质的含水量：等距牵伸 15 min，含水量降低约 4.4%；30 分钟后，基本恢复；3 小时后，超额补偿超过 3%（Klingler 等，2004；Lindsay 等， 2008）

当肌肉结缔组织被牵伸时，其影响并不局限于肌肉结缔组织本身。研究表明，在生长因子和细胞因子的表达及其对肌纤维的旁分泌作用的影响下，肌肉内、外筋膜结构的力学性能影响成熟肌纤维和其他细胞类型的性能（Engler 等，2006）。筋膜和肌周力传递被认为是控制肌肉适应的潜在重要因素（Jaspers 等，2012b）。

临床提示

筋膜重建

筋膜必须反复移动和负载（即牵伸）以获得和保持弹性。

以下是有益的：

- 治疗性牵伸和运动：筋膜牵伸技术（技术Ⅲ）、筋膜松解技术（技术Ⅳ）和自我牵伸（技术Ⅴ）。
- 患者的自主牵伸运动：自我牵伸（技术Ⅴ）、机能训练（技术Ⅵ）。

刺激强度的重要性

牵伸的效果取决于刺激的强度，而牵伸刺激的强度取决于作用于牵伸结构的力和牵伸刺激的持续时间。

▸ **牵伸加载力：**中等程度牵伸的结构特异性效应更明显。Warren 等（1971）通过研究证实，与施加最大牵伸力相比，对结缔组织施加最大牵伸力的一半的力所产生的牵伸延长是前者的 3 倍。最大牵伸力被定义为在不导致结缔组织破裂的情况下可施加于结缔组织的最大拉力。

- 最大牵伸力牵伸：非常大的负荷会对受作用的组织构成威胁，因为随着负荷不断增大，存在发生组织损伤的危险。在这种情况下，可以想象细胞与增加的胶原蛋白会发生反应以加强和稳定组织。组织以这种方式适应新的、增加的负荷条件。然而，在这个过程中，组织的弹性会逐渐丧失（van den Berg，2011）。
- 适度牵伸力牵伸：细胞会在不对组织形成伤害的情况下对轻到中等强度的牵伸刺激做出反应，同时释放胶原酶；这反过来又促进病理交联的松解和胶原分子的整合（Carano 和 Siciliani，1996；van den Berg，2001），总的结果是结缔组织的弹性和延展性得到了提高。这些结构的变化有助于组织逐步适应环境变化（van den Berg，2011）。

注意

中等强度的牵伸比最大强度的牵伸对结缔组织的结构特异性影响更大（Warren 等，1971）。

▸ **牵伸持续的时间：**

- 如果牵伸刺激非常短（< 3 s），那么“牵伸”的反射效应将占主导地位。在这种情况下，更恰当的说法是“放松”（见下文）。这种效果特别适用于动态（间歇性或一次性）牵伸。
- 长时间（>10 s）持续牵伸刺激，多用于静态牵伸，则主要表现结构特异性效应（见上文）：蠕变导致组织长度增加，胶原酶释放导致病理交联松解，以及含水量对筋膜张力的影响。
- 对于刺激，重复牵伸刺激是成功的关键，尤其考虑到刺激可导致胶原酶释放和组织重塑时。

自反效应

通过伸展动作使肌纤维自反性放松，可释放触发点处的张力。只要收缩结没有在结构上固定，便可很容易地自动恢复。然而，自反效应不能使在结构上表现为僵硬复合体的收缩结和结缔组织的反应性改变得到释放。自反效应在动态牵伸中占主导地位。

牵伸的一般效应

每天规律进行伸展运动有很多好处，这些好处可以是直接的、结构特异性的和牵伸的自反效应，如运动范围改善、肌肉牵伸耐力增加等。牵伸也是在针对触发点进行徒手治疗后肌肉组织再生能力得到提高的一个标志。同时，还有其他多种积极影响：

- 不对称的身体姿势和/或刻板的运动顺列得到纠正，降低了不良的肌肉负荷。
- 对其他非肌肉结构的影响（包括非特异性神经松解、血管压力变化等）。
- 躯体感觉/意识（本体感觉）的改善，自我意识的提高，疼痛减轻（本体感觉抑制痛觉）。
- 心理效应（如自我赋权、幸福感、镇定效果、镇静）。

这些牵伸的一般效应在慢性疼痛的治疗中既可取又受欢迎。

注意

紧张带的病因学治疗即针对肌肉缩短的治疗，包括使导致紧张带形成的触发点失活和反应性结缔组织改变（病理交联）的松解。

- 灭活触发点（技术Ⅰ、Ⅱ及干针）。
- 结缔组织粘连和缩短的松解（技术Ⅱ、Ⅲ、Ⅵ）。
- 牵伸受影响的肌肉（技术Ⅴ）。

各种形式的牵伸

可以以多种方式进行牵伸（表5.3），根据具体情况进行选择。

- 静态牵伸：强调肌肉和结缔组织的物理特性（图5.14，图5.15）。
- 动态牵伸：也称一次性或间歇性延伸，主要使肌肉反射性放松（图5.16）并使结缔组织适应刺激。同时，交联（可能是水溶性的），介于自反性和结构性限制之间的中间形式，可通过无痛的牵伸刺激来松解（Dolken，2002；van den Berg，2011）。由于肌肉组织具有触变性，运动降低了肌肉组织的黏滞性（触变性），也降低了被动肌张力（Hagbarth等，1985；Lakie等，1984；Laube，2014；Mense，2014）。
- 神经肌肉牵伸技术：能够通过神经肌肉抑制实现自反性放松。
- 针对特定肌肉的选择性牵伸：适用于主要受触发点影响的特定肌肉（图5.17）。
- 全面牵伸：扩展至整个肌筋膜链，适用于：
  - 相关触发点分布于不同的肌肉，通常表现为肌肉链，如腰方肌、阔筋膜张肌、臀中肌和臀小肌内的触发点（表5.3）。
  - 主要为了获得牵伸的一般性效果（如纠正不对称的身体姿势或刻板的运动序列，见上文）。
- 辅助牵伸：由治疗师进行牵伸操作（治疗性牵伸）。
- 自我牵伸：患者自己做牵伸动作。由于徒手触发点治疗和干针疗法都是用手操作的，所以只要可能，就应该指导患者学习并掌握自我牵伸，方便患者积极参与治疗。自我牵伸可以是静态的或动态的，形式是缓慢的、有节奏的、摇摆的。

如果患者在家中进行自我牵伸，则应采用以下方法：作为试验性治疗，建议在触发点治疗后指导患者进行家庭牵伸运动。在接下来的治疗过程中，治疗师应该评估患者是否能够进行锻炼及其经验。牵伸位置应适应患者的日常情况（情景牵伸；图5.19），不应使患者感到不适。这作为日常活动的一部分，可提高患者的依从性和规律进行锻炼的可能性。如果静态牵伸不舒服，则应尝试动态牵伸；反之亦然。在适当的引导下，患者可以在牵伸锻炼的帮助下改善自我感知，并学会感受身体的信号。如果患者在经过几次牵伸治疗后仍然觉得不适，那么可以放弃。

表 5.3 牵伸的形式（Gautschi，2008b）

牵伸是如何进行的	
静态牵伸	牵伸位置可以保持较短（10~20 s）或更长的时间（> 60 s）
动态牵伸（间断牵伸）	在运动的最后阶段，进行有节奏的、缓慢的、间歇的运动
神经肌肉牵伸技术	收缩后牵伸（等长收缩后放松法） 拮抗肌收缩时牵伸（使用相互抑制）
什么是牵伸	
选择性牵伸	有针对性地牵伸特定的肌肉→特定的效果
整体牵伸	整个肌肉链的伸展→主要是非特异性效应
谁做牵伸	
辅助牵伸（治疗性牵伸）	治疗师牵伸肌肉
自我牵伸（自主牵伸）	患者伸展肌肉→作为家庭训练的自我牵伸

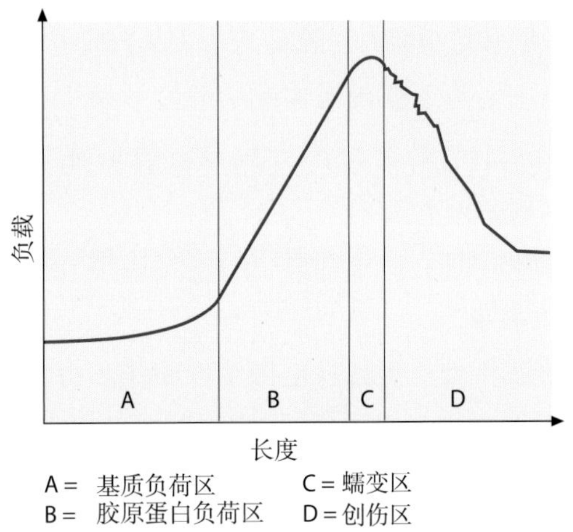

图 5.14 结缔组织长张力曲线。在基质张力区（A），胶原结构可以伸长而张力不增大。如果结构进一步伸长，胶原纤维的张力增大（胶原张力区，B），蠕变区（C）胶原纤维发生变形。如果张力进一步，将导致组织的创伤（D）（Viidik，1972；van den Berg，2001）

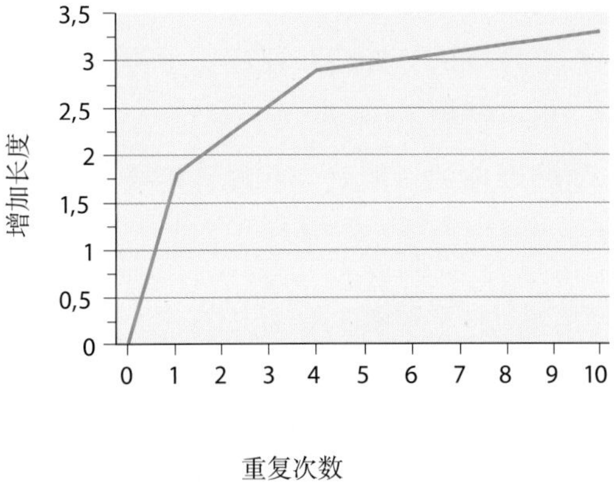

图 5.15 静态牵伸。在运动范围的末端以恒定的力量牵伸时，肌肉肌腱复合体的长度增加（Taylor，1990；见 van den Berg，2001）

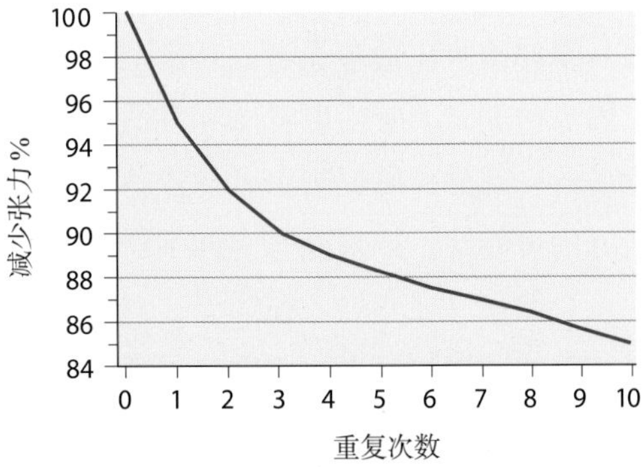

图 5.16 动态牵伸。在运动范围的末端以缓慢的、有节奏的、振幅恒定的运动重复牵伸，肌肉肌腱复合体的张力（放松）的变化（Taylor，1990；van den Berg，2001）

注意

在触发点和相关紧张带存在的情况下，应考虑进行牵伸治疗。

牵伸治疗的主要目的是选择性地松解紧张带，而不仅仅是随意或强制性地使肌肉拉长。

我们利用生化反应和自反效应来实现这一目标：

- 常规采用触发点徒手治疗技术和干针刺技术对缩短的肌纤维区（收缩结）进行治疗。
- 随后进行适度牵伸。

临床提示

牵伸

- 静态牵伸主要强调结构特异性效应，而动态牵伸主要强调牵伸－放松的自反效应。
- 如果牵伸的目的是实现结构结缔组织改变（延长），那么根据 Warren 等（1971）的研究，以中等强度而不是最大强度进行牵伸是最有效的。
- 如果目的是重塑结缔组织并刺激胶原酶的释放，那么必须进行反复、长时间的牵伸刺激。

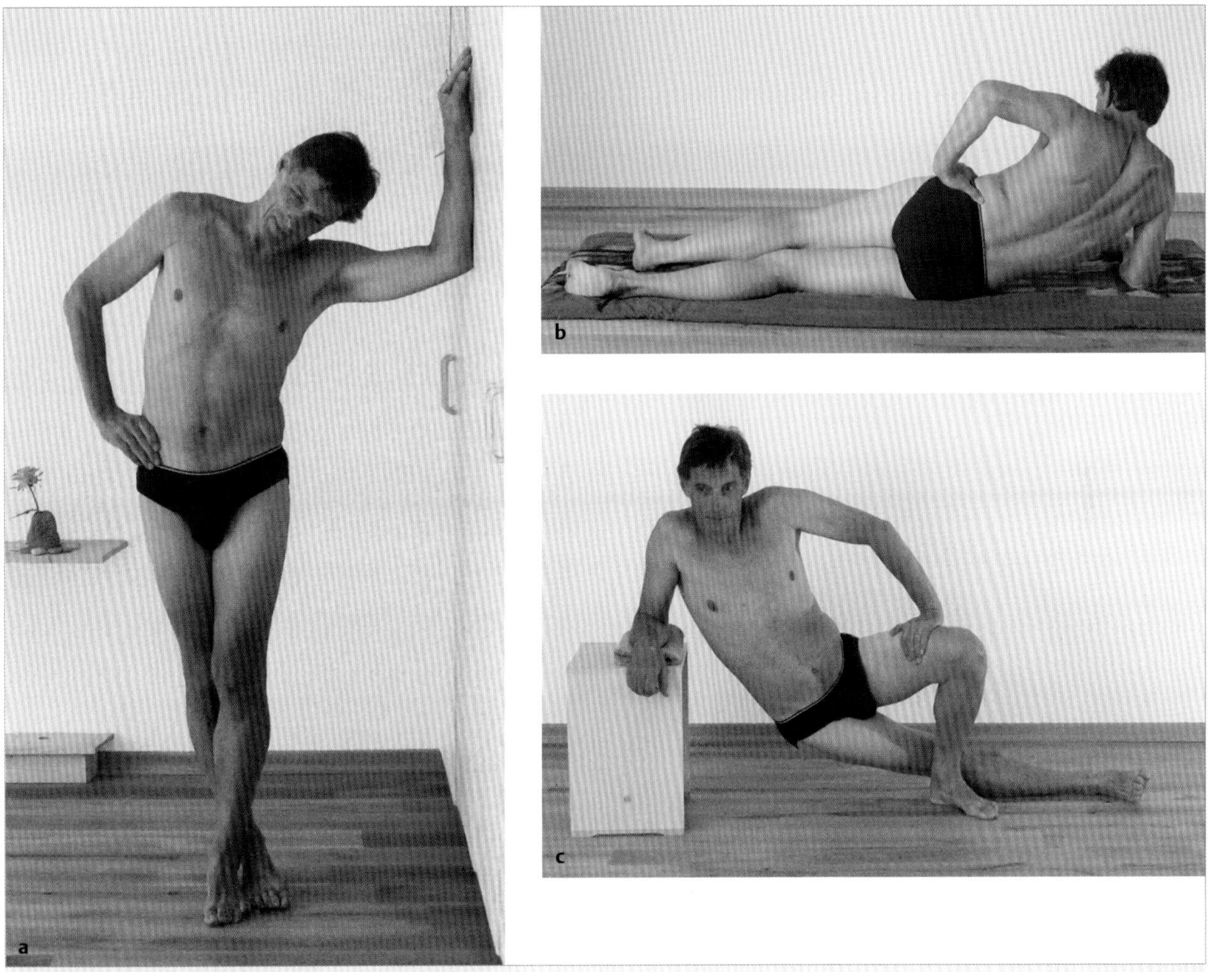

图 5.17　选择性牵伸（不同的初始位置，以腰方肌为例）
a. 站立位的日常牵伸
b. 侧卧位的日常牵伸
c. 运动时的牵伸

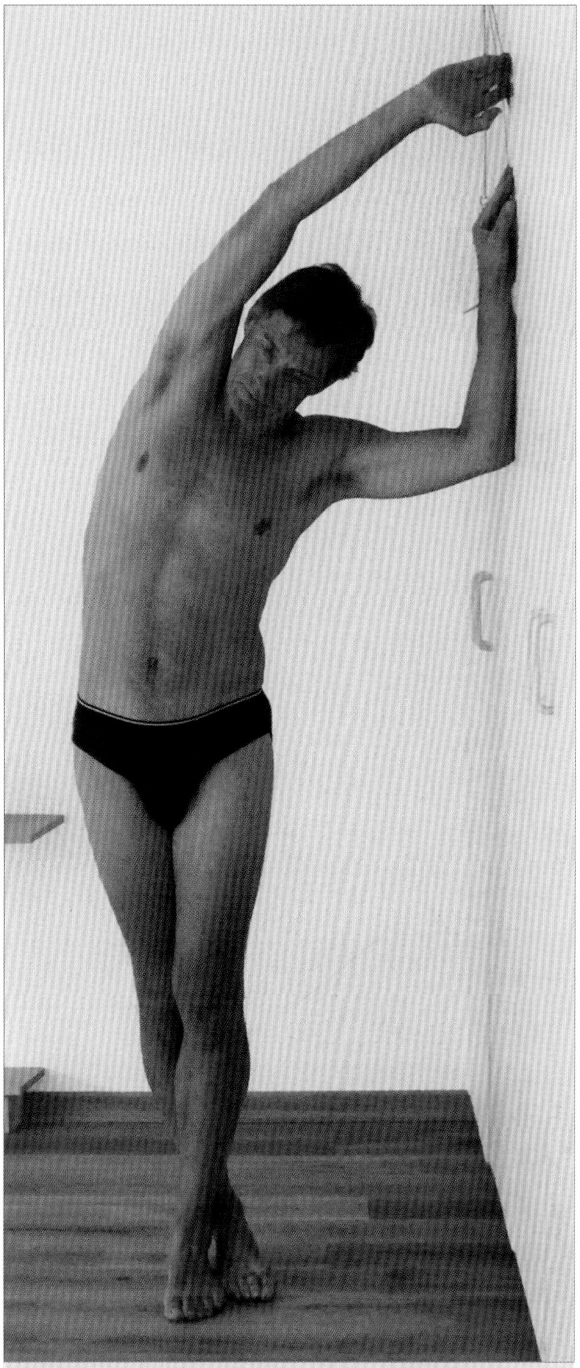

图 5.18　腰方肌、阔筋膜张肌、背阔肌的整体牵伸

小结

牵伸 / 放松

对肌肉进行徒手治疗后应进行牵伸。经验表明，牵伸通常可以提高触发点徒手治疗的效果。适度的牵伸刺激是胶原纤维再合成的信号。

康复过程得益于以下改变：

- 结构上的特殊变化（适当牵伸使肌肉结缔组织成分延长，筋膜滑动能力得到提高，预防触发点徒手治疗后病理交联的形成和/或发展）。
- 自反效应（肌肉松弛，触发点区域灌注增加）。
- 伸展动作的一般效果（反复中断非生理性工作姿势，工作间歇进行伸展），患者将牵伸锻炼纳入日常活动。

机能训练——人体工程学

急性或慢性肌肉过载是导致肌筋膜触发点形成和发展的常见原因之一。肌肉过载可定义为肌肉负载能力和负载之间的差异（图 5.20）。可能导致过载的因素包括：诱发因素（如肌肉训练条件差等）、诱发因素（如试图防止跌倒、过度训练、事故等）和持续因素（如长时间地坐或站、工作中重复的动作、不对称性训练、慢性压力）。

在下列情况下，载荷和承载能力之间的平衡可能会被打破：

- 负载太大（非物理性）；
- 承载能力降低；
- 随着负载的增加，负载能力同时降低。

通过机能训练可以提高肌肉和筋膜的承载能力，采用符合人体工程学的措施可减少错误负载（图 5.20）。

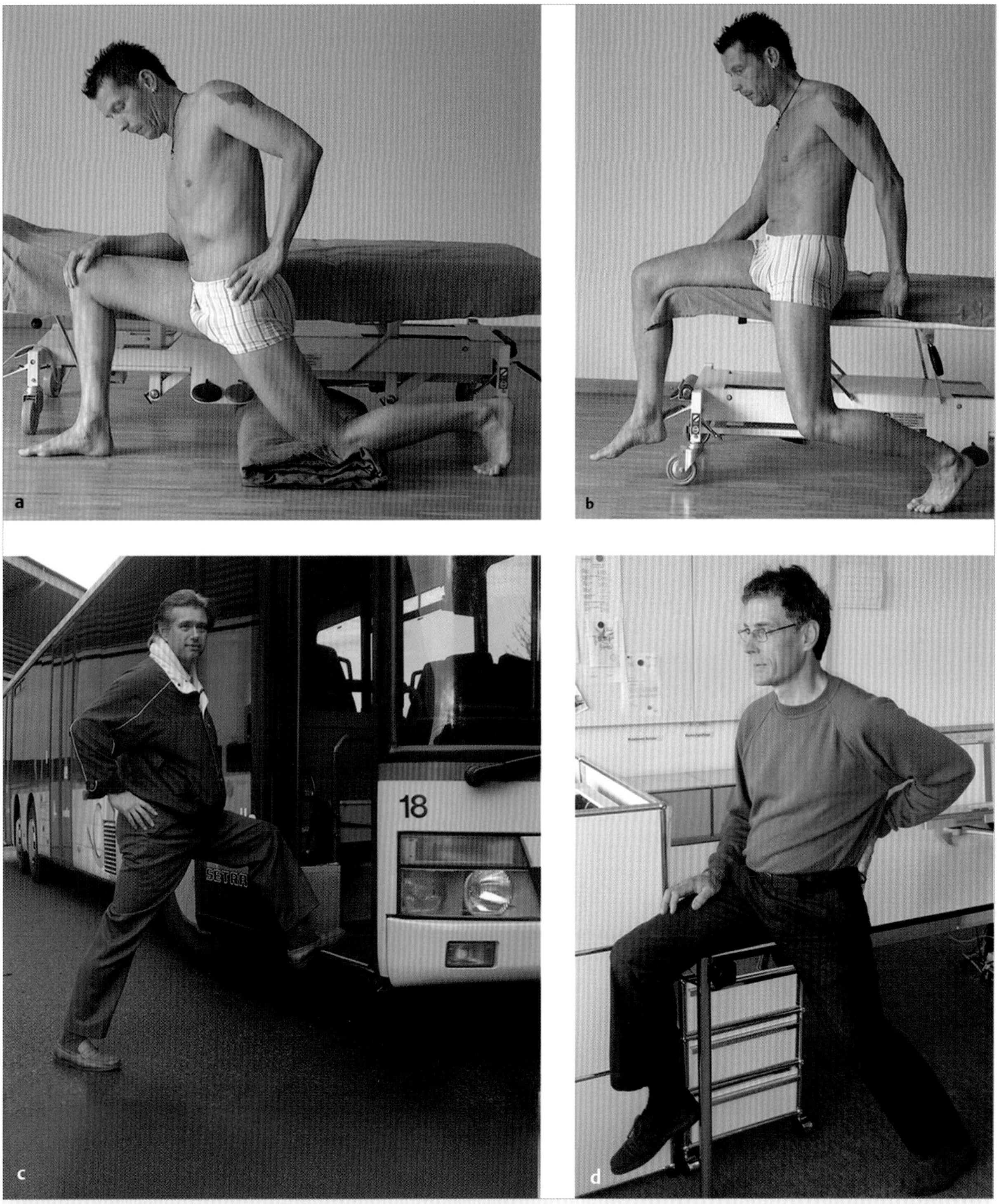

图 5.19 以髋屈肌（主要是髂腰肌）、腘绳肌和梨状肌为例进行牵伸
a. 牵伸髂腰肌；运动员、家庭主妇等的标准版
b. 完全左髋关节置换术后伸展髂腰肌
c. 卡车司机伸展髂腰肌
d. 在办公室牵伸髂腰肌

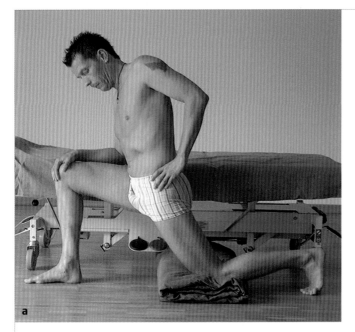

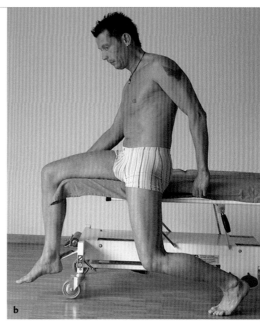

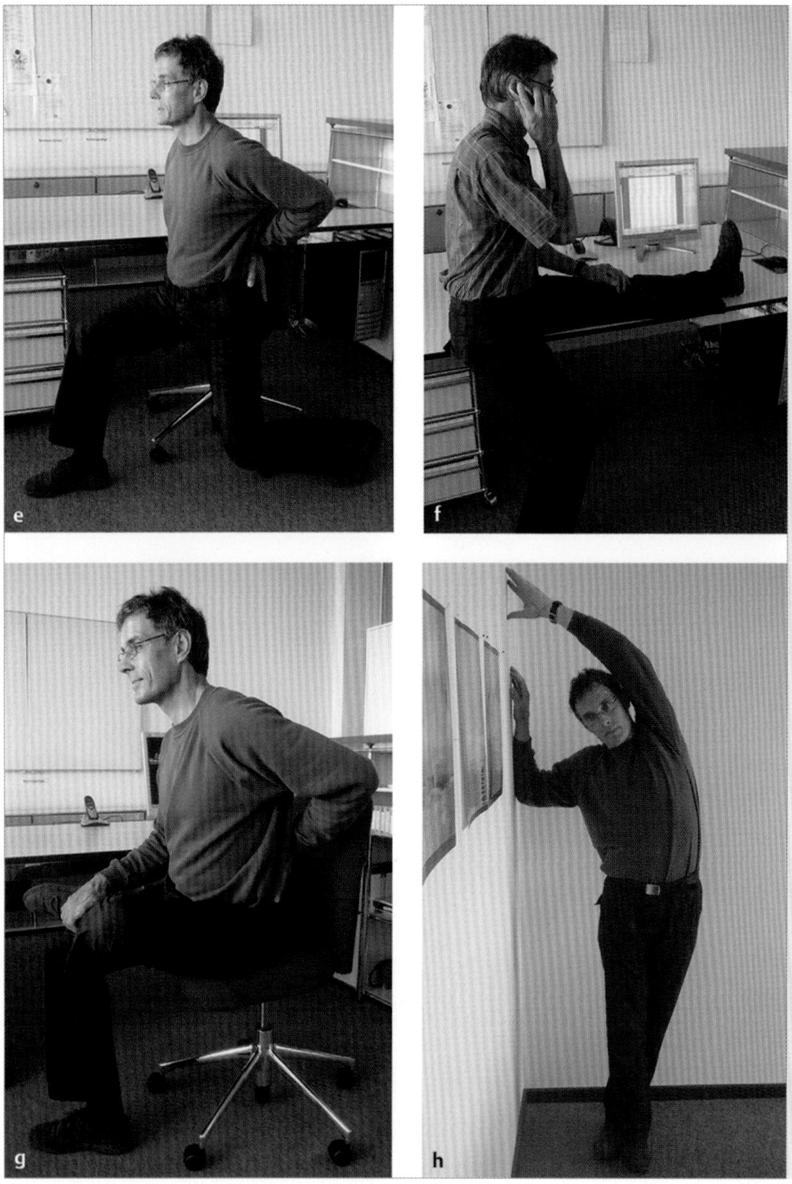

图 5.19（续）
e. 椅子上牵伸髂腰肌
f. 在办公室牵伸腘绳肌
g. 在坐姿中牵伸梨状肌
h. 在办公室牵伸阔筋膜张肌、腰方肌和背阔肌

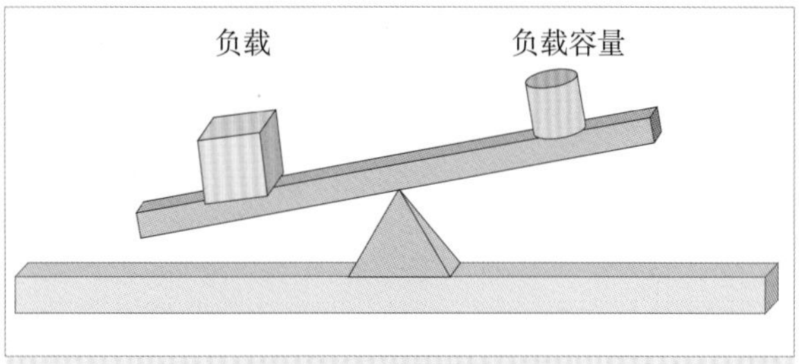

图 5.20　过载：负载与负载容量之间的差异

机能训练

- 机能训练的目的是增加肌筋膜结构的承载能力——训练有素的肌肉和弹性筋膜不易发生过载。
- 由于肌肉组织的生理需求，机能训练增加了肌肉的灌注和新陈代谢，从而促进肌肉再生。训练有素的肌肉毛细血管化程度更高。
- 通过机能训练，组织层间运动性得以保持和改善。

- 机能训练不仅对肌肉收缩组分的再生至关重要，对结缔组织的重塑也至关重要。张力改变在胶原组织成熟阶段是必要的刺激，效果可以持续长达 1 年（van den Berg，2011）。
- 机能训练可改善肌肉协调能力和灵活性、结缔组织弹性以及肌肉筋膜之间的相互作用。

肌肉缺乏运动会使肌肉的力量和灵活性降低。如果患者制动 3~8 周，肌肉强度会下降 25%~50%，肌肉直径减小约 20%，运动神经元的静息放电频率降低，运动皮质发生重组。肌肉缺乏活动也会导致与肌肉活动相关的脑皮质缩小（Audette 等，2013）。相反，机能训练将本体感觉（感觉输入）和运动（运动输出）结合起来，扩大了脑皮质相关区域的面积，因此，运动模式的分化、协调性和灵活性增加。

注意

治疗性训练不应中断。主动康复包括将肌筋膜结构拉紧到适当的程度——不要太多，也不要太少（同步）。运动（协调）的质量比数量（力量、运动范围）更重要。肌肉和筋膜的机能训练（图 5.22）是一种感觉运动训练，至少应使本体感觉（输入）与力量（输出）相当。

▸ **机能锻炼的先决条件：** 肌筋膜触发点导致肌电活动受到干扰（Travell 和 Simons，1999；Dejung，2009）。肌筋膜触发点可导致肌肉动力不足和协调性差（Arendt-Nielsen 和 Graven-Nielsen，2008；Gautschi，2007；GE 等，2012、2014；Ibarra 等，2011；Ivanichev，2007；Lucas 等，2004、2010）。

Lucas 等（2004、2010）以肩部为例，证明了触发点的存在明显改变了整个肩部肌肉的激活模式。针对相关触发点的徒手治疗可使肌肉激活模式正常化（Lucas 等，2004；Gautschi，2007；图 2.5）。

对腰背痛的研究显示，及时激活局部稳定肌（如多裂肌和腹横肌）可显著降低腰背痛的复发率（Hodges 和 Richardson，1996）。在经济激活模式下，不仅局部稳定肌（Hodges 和 Richardson，1996），整体稳定肌和动态肌肉系统（Zahnd，2005）也会全面发挥作用。这种顺序可因触发点的存在而改变。因此，在许多情况下，只有与活跃触发点的失活相结合，康复训练才能有效、协调地进行。

由于触发点可导致肌肉机能障碍，在开始主动肌肉康复前，应系统地检查相关的运动链，以确定有否触发点。如发现触发点，应在开始积极训练前适当处理。

▸ **筋膜和肌肉：** 机能训练包括肌肉收缩性组分和肌筋膜系统非收缩性组分的训练。为了实现筋膜的积极康复，有必要考虑以下训练原则（Müller 和 Schleip，2012；Slomka，2014）：

- 预备性反向运动：为了实现弹射效应，在实际做动作（如投球）前，必须进行反向运动（反向动作，如在投球前将手臂向后充分伸展）从而形成预张力，如射箭前弯弓形成的张力。肌肉活动时机的不同是必要的，如玩悠悠球，这样的运动就不是完全用肌肉力量来完成的，也可以利用筋膜的动态回弹力（Müler 和 Schleip，2012）。通过有节律的和重复的运动使肌肉收缩产生脉冲，利用肌肉 – 肌腱单元的弹性特性，以尽可能小的努力达到最大的效果。这种动作的特点是流畅、有节奏、不费力。
- 弹跃和摇摆运动：交替进行弹跃（单足跳、跳跃）和平滑的摇摆运动等节律性运动，可调节筋膜组织的负荷刺激并刺激其重塑。
- 平稳过渡：动作平稳、灵活；改变方向时动作都会减慢，改变方向后动作会平稳再加速（Müler 和 Schleip，2012），使运动变化平稳过渡。

- 动态牵伸：据推测，缓慢的动态牵伸可以对结缔组织结构产生积极影响，正确进行时可以促进筋膜组织的最佳伸展性和弹性的形成（Decoster 等，2005；Müller 和 Schleip，2012）。不同方向的缓慢牵伸运动可作用于筋膜网的不同区域（不仅仅是单块肌肉），并刺激胶原纤维的适应能力。
- 本体感受精细化：运动控制依赖整体感觉运动性能，本体感受对运动系统的效率具有决定性作用。因此，感知训练是机能训练的一个重要组成部分。肌筋膜是人体最大的感觉器官，也应该可以通过应用来训练。不同的运动刺激能够使肌筋膜本体感受精细化，比单调、均匀重复的运动更有效。这些变化的例子包括从较小的运动到较大的运动，从较快的运动到较慢的运动，改变运动方向，从较大的负载到较小的负载，以及从跳跃到摆动的运动。本体感受输入可以抑制伤害性输入；专注于身体知觉和感官知觉的运动训练项目可以同时起到抑制疼痛的作用——本体感受抑制伤害性感受（Lewit，2006）。
- 休止期：胶原蛋白的再生和修复需要从负载阶段进入恢复阶段。
  - 胶原修复：机体负重后，成纤维细胞刺激胶原合成和降解过程加快，降解过程主要发生在组织刺激后的 1~2 天。随后，胶原蛋白合成（图 5.21），肌腱、筋膜组织恢复弹性（Magnusson 等，2010 年）占优势。
  - 水合和再生：筋膜组织主要由自由水或结合水组成。在因牵伸而受压缩的筋膜区域，水被“挤出”（像海绵一样；Schleip 和 Klinger，2007；Schleip 等，2012a）。在随后的吸收阶段，压力消失后，压缩区域充满来自邻近组织、血管和淋巴管的新鲜液体（Müller 和 Schleip，2012）。因此，对于治疗师来说，让患者负载和放松阶段之间充分休息是很重要的。根据牵伸或加载的持续时间，建议进行几分钟或更长时间的重复短暂休息（图 5.13），以便恢复和再水化（Müller 和 Schleip，2012）。
- 重复的力量：训练应定期、规律进行。据推测，每周进行 1~2 次的运动就足以重塑胶原（图 5.21）。因为在 1 年内，一半胶原纤维将被替换（Neuberger 和 Slack，1953），但胶原重塑可能需要 6 个月到 2 年的时间。在此期间，运动应继续进行（Müller 和 Schleip，2012）。

注意

机能训练的重点在身体感知和身体意识：

- 改善和区分本体感觉
- 通过负荷刺激的多样性促进筋膜重塑
- 减轻疼痛，因为本体感受输入可抑制肌筋膜伤害因子（Schleip 等，2012b），本体感受可抑制伤害性感受（Lewit，2006）

适当的负载可诱导筋膜的重塑。肌腱组织（致密结缔组织）需要反复的强化负载（>70% 的最大可能负荷）来刺激成纤维细胞启动适应过程（Arampatzis 等，2010）。获得肌腱训练效果的刺激阈值远高于肌纤维（Arampatzis 等，2007）——需要一个短而强大的加速阶段。跳跃运动会诱发“胶原蛋白训练”，训练时注意避免过载。然而，对于肌内结缔组织（松散结缔组织），即使中等强度的负荷（最大负荷的 30%~50%）也足以刺激重塑过程（Schleip 等，2012b）。

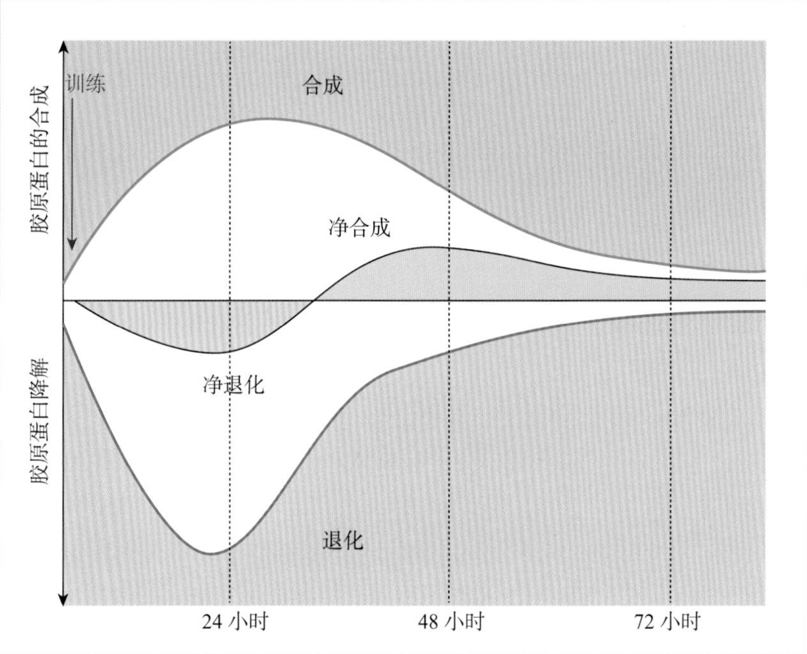

图 5.21 运动后胶原蛋白的恢复，以肌腱胶原蛋白的翻转为例（Magnusson 等，2010）。加载胶原组织后，胶原合成增加（绿线）；同时，训练通过刺激成纤维细胞（蓝线）增加胶原的降解。在运动后的 1~2 天，胶原蛋白降解超过胶原蛋白合成，导致胶原蛋白净损失（蓝色区域）；之后情况逆转，新的合成占优势（绿色区域）。因此，为了增强胶原组织，训练应该每周只进行 1 或 2 次（Müller 和 Schleip，2012）

注意

有效的力量和协调训练通常只有在使目标触发点失活的同时才可能有效。

人体工程学

人体工程学有助于减少机体的不良负载。以日常生活活动（ADL）作为机能训练的一部分（正确的坐、站立、行走、弯曲等），使用人体工程学和整形辅助设备，可明显减少不良负载（图 4.8）。

因此，在制订肌筋膜治疗计划时必须考虑人体工程学和机能性肌肉训练。尽管在狭义上人体工程学和机能训练不被认为是触发点手法治疗的一部分，但作为治疗技术，它们确实有助于触发点手法治疗获得成功，因此应将其融入触发点治疗手法技术的治疗技术Ⅵ（表 5.1）。

认识到人体工程学和运动系统主动康复的重要性，是物理治疗师的核心能力之一。每位治疗师都应将其所熟悉的有效方法融入触发点徒手治疗技术。力量训练应始终：

- 按部就班地进行
- 适当考虑机能性和协调性方面
- 同时兼顾感觉（接受能力：感觉、知觉）和运动机能（活动）
- 成为愉快的经历
- 配合治疗可能导致力量减弱或缺乏协调性的肌筋膜触发点

注意

机能训练：生理负荷和运动

- 促进肌肉灌注和代谢
- 支持组织再生
- 保护和改善组织流动性
- 提高肌肉的承载能力

人体工程学

- 减少不良负载

临床提示

机能训练

复发性踝关节反转扭伤需要：

- 针对腓骨长、短肌和胫前肌筋膜触发点的治疗。
- 用不稳定的平面来训练肌肉保持踝关节稳定；肌肉训练反应性地发生，强调协调，如使用折叠的垫子或毯子（图 5.22）、有摇臂的平衡板（“倾斜板”，图 5.22b）、粗绳（图 5.22c）或“摆动板”（图 5.22d）。

另见踝关节扭伤部分。

小结

机能性训练 / 人体工程学

许多情况下，在局部治疗肌筋膜疼痛的同时，针对引起慢性肌肉过载的其他因素进行治疗，治疗才能获得成功；否则，复发是不可避免的。必须从人体工程学和肌肉机能训练（技术Ⅵ）的角度出发，找到相关诱发因素和使其持续存在的因素，并将其列入触发点手法治疗技术。

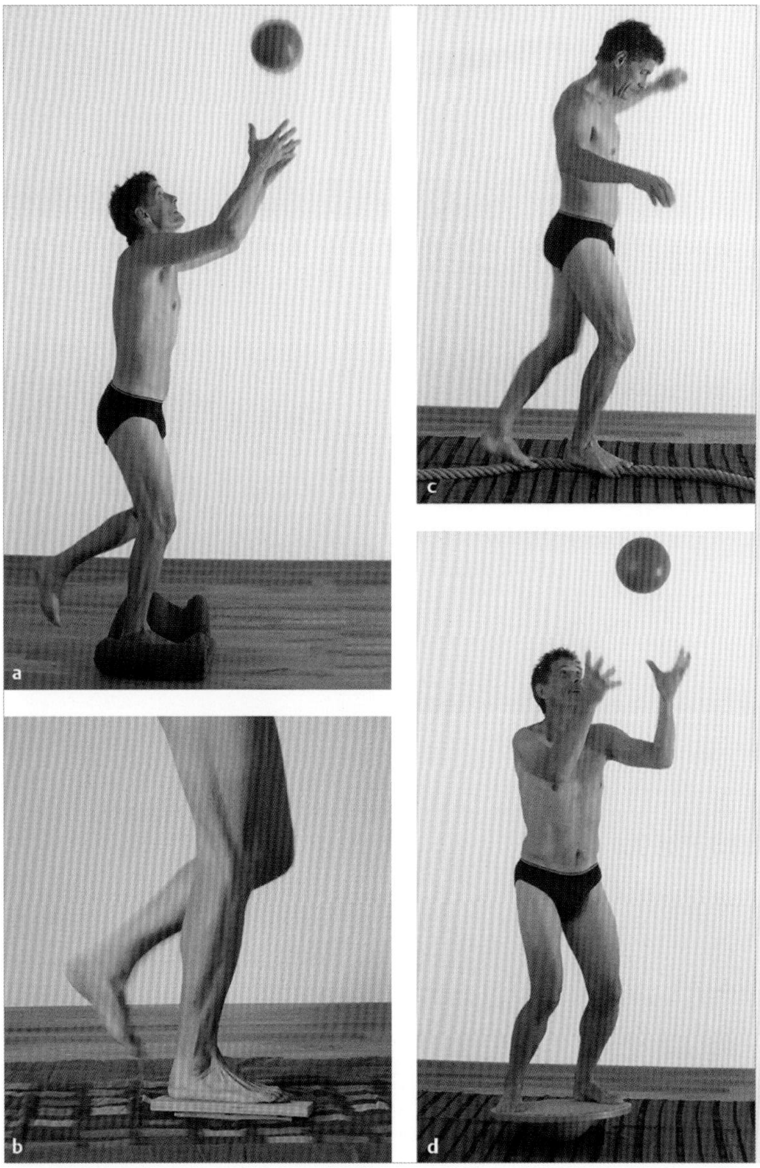

图 5.22　机能训练（技术 VI）：足踝是根据力量和灵巧来训练的，基底不稳定会导致肌肉的反应性激活

a. 放在折叠的垫子或毯子上

b. 在摇臂平衡板（倾斜板）上

c. 在一根粗绳子上

d. 在“摇摆板”上

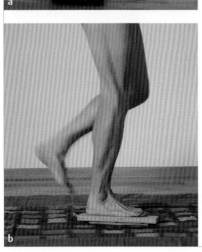

其他治疗方法

为了使肌筋膜疼痛的疗效持续保持，通常需要将触发点手法治疗与其他治疗方法、技术相结合。根据具体情况可选择下列治疗技术与肌筋膜触发点手法治疗配合使用：机能导向运动治疗、力量训练、关节特异性手法治疗、神经动力学、使用弹力绷带（“Kinesio 胶带”）、身体意识训练 / 身体心理学形式的学习、降低肌张力的方法，缓解疼痛的方法、刺激内啡肽释放的措施、冷敷、热疗、治疗浴、电疗法、营养等。相关内容，可参见章节 5.3。

注意

根据具体情况，触发点手法治疗非常适合与其他治疗方法、技术配合使用。

5.1.4 有效性

基础研究

科学研究表明，触发点的手法治疗对肌筋膜疼痛和机能障碍均有明显效果。

Shah 等（2005）在体内证明了触发点手法治疗明显改变了局部生化环境。干针刺触发 LTR 后，疼痛和炎症介质［如 P 物质和降钙素基因相关肽（CGRP）］显著减少（图 5.27，图 5.28），同时 pH 升高（图 5.29）。疼痛介质和炎症介质的减少以及 pH 升高，降低了外周敏感性，减轻了外周伤害造成的影响。干针刺治疗不仅会在触发点附近形成这些局部效应，同时也会引发节段性抗伤害效应（Srbely 等，2010b）。

Lucas 等（2004）以肩为例，证明触发点可引起肌筋膜机能障碍，而触发点的手法治疗可纠正这些机能障碍。以肌电图检查为依据规范化干针刺和被动牵伸治疗，治疗后肩部肌肉组织的活动模式较干预前发生明显改变（图 2.5；Gautschi，2007）。

研究现状

虽然迄今为止尚无关于触发点手法治疗的研究文献发表于高水平循证医学杂志，但多数研究都明确指出了触发点手法治疗的疗效，主要包括触发点的手法治疗（Dejung，2009，综述）和干针疗法（Dommerholt 等，2006a；Dommerholt 和 Huijbregts，2011；Dommerholt 和 fernandez-de-ras-penas，2013，综述）。临床经验也印证了这些发现。

干针治疗

2005 年，Cochrane 小组计划对干针刺治疗腰背痛的疗效进行回顾，但没有找到足够的高质量、随机、对照、双盲研究作为结论性判断的基础，而这要求在更大的队列中进行更多高质量的研究（Furlan 等，2005）。但是，许多个案研究已经表明，无论是浅刺还是深刺，干针法显然是有效的（Cagnie 等，2015；Clewley 等，2014；Dommerholt 等，2006a；Fogelman 和 Kent，2014；France 等，2014；Gerber 等，2015；Hsieh 等，2007；Kietrys 等，2013；Mejuto-Vázquez 等，2014；Tekin 等，2014；Tsai 等，2010；Unverzagt 等，2015；Vulfsons 等，2012；Ziaeifar 等，2014）。例如，Dilorenzo 等（2004）对 101 例急性脑血管损伤伴偏瘫的肩痛患者进行了前瞻性随机研究，证明了对肩部肌肉的干针深刺可使疼痛强度明显降低，同时缩短其持续时间，由此可减少镇痛剂用量，提高康复计划的依从性。在 Salommoreno 等（2014）的研究中，痉挛性和整体压力敏感性也有所降低。在一项随机、双盲研究中，Kovacs 等（1997）证明了在触发点附近皮下置入小的金属装置，对慢性腰背痛患者有明显的治疗效果。在之前的另一项随机研究中，Gunn（1980）证明了对触发点进行干针治疗可有效缓解慢性腰背痛并且疗效持久。ITоh 等（2012）观察到，对触发点进行干针治疗后，颞下颌关节机能紊乱患者的疼痛明显减轻。Koppenhaver 等的研究（2015）初步表明，在腰背痛患者中，干针治疗对腰背痛和腰椎多裂肌机能障碍都有明显效果。

Kim 等的研究（2013）表明，采用局部渗透和触发点手法治疗相结合的方法处理触发点，比仅采用局部渗透的方法更有效，表现在疼痛减轻、压痛阈值增加和运动范围增加等方面的改善。这种观察很可能也适用于干针治疗。

触发点手法治疗

还有一系列关于触发点手法治疗的研究。例如，Hou 等（2002 年）探讨了在触发点手法治疗中，缺血压迫的持续时间和强度等因素对上斜方肌的疼痛、疼痛阈值、疼痛耐受性以及活动性的影响（RCT，随机对照研究）。他们还研究了触发点手法治疗技术与其他治疗措施相结合的效果，包括热疗、主动运动、TENS、喷雾和牵伸、干扰电流电疗法和肌筋膜释放技术等。研究发现，徒手治疗中的压迫应在短时间（30 s）内施加高压，或在较长时间（90 s）内施加最小压力，与其他治疗措施结合使用，可进一步提高机体的活动性。

慢性腰背痛研究

Dejung（1999）的一项关于慢性腰背痛患者的研究也显示了触发点手法治疗的有效性：83 例患者有 6 个月至 30 年的疼痛史（平均 4.4 年），仅采用触发点手法治疗。治疗开始时，患者的疼痛评估在数值模拟量表上平均为 6.60（0 = 无疼痛，10 = 最大疼痛），治疗后平均仅为 3.37；在治疗结束后 1~2 年的随访调查中（平均 1.5 年），此值为 3.67，并且约三分之一的患者基本无痛（图 5.23）。上述结果表明，部分慢性腰背痛患者存在原发性肌肉疼痛，触发点手法治疗可有效减轻或消除此类疼痛（Dejung，1999）。

注意

用触发点手法治疗所谓的“非特异性”腰背痛，常能使疼痛明显、持续地减轻。

术后肩部康复研究

在一项双盲、随机、对照的研究中，Speck 研究了触发点手法治疗对术后肩部康复的效果，并与标准治疗进行了比较（Speck，2011，硕士论文）。

所有患者（*n*=29）在接受肩胛下间隙翻修（有或没有可能的冈上肌腱损伤）后，采用了外科医师推荐的术后治疗方案，后者经十余年的实践被证明是有效的。该项目包括平均 18 次 25 分钟的物理治疗，4 周被动运动，术后第 4 周开始主动运动，术后第 2 周内强化内收肌和伸肌锻炼，持续进行肩关节被动活动，直至完成屈曲、外展和外旋达到 ROM。一半患者（*n*=15）接受了治疗师（*n*=4）的治疗，他们都完成了 IMTT 批准的触发点手法治疗研究生培训计划（16 天），

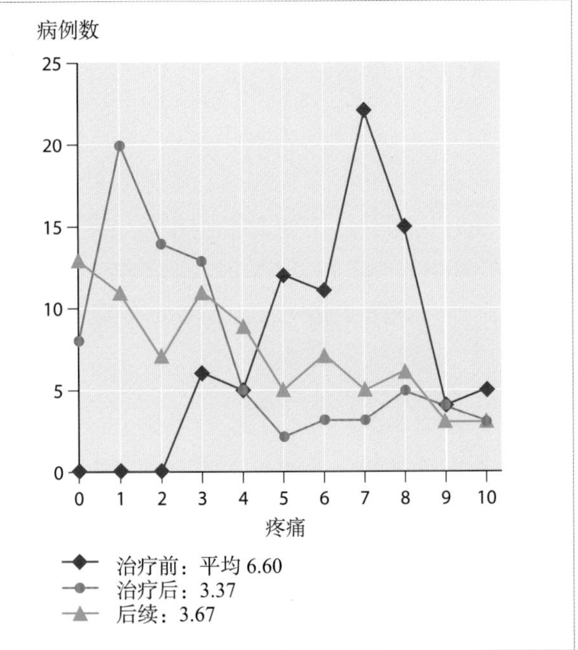

图 5.23 慢性腰背痛的触发点手法治疗（Dejung，1999）

并通过了课后测试。除了常规的标准程序外，还要求他们在适当的时候将肌筋膜治疗内容纳入术后康复计划。另一方面，对照组（n=14）的患者仅由经验丰富的治疗师（n=8）按照该医院通常的术后护理计划进行治疗。研究发现，与对照组相比，术后第一周时治疗组表现中度到明显的差异［疼痛减轻（肌筋膜触发点组 −53.13%，对照组 −25.41%），肩部运动更好，日常活动限制更少］。

与对照组相比，术后 8 周时在常规治疗的基础上辅以徒手触发点治疗的患者表现如下：

- 疼痛减轻［采用视觉模拟量表（VAS）测定］：治疗组平均为 95.53%，对照组为 71.05%，治疗组的疼痛减轻程度比对照组高 24.48%（P=0.018）。
- 用药情况：无明显差异。
- 被动屈曲 ROM（P=0.026）、外展 ROM（P=0.069）和外旋 ROM（P=0.54）均有显著改善。
- DASH 评分显著提高（臂肩、手残疾）：治疗组 DASH 评分平均提高 22.12 分，至 17.89 分（±9.11 分）；对照组提高 16.01 分，至 31.43 分（±16.84 分）；差异有统计学意义（P=0.02）（得分越高，说明残疾程度越高）。治疗组的 DASH 评分比对照组低 13.54 分。与接受标准治疗的对照组相比，触发点手法治疗组的限制性 ADLs 明显减少。

时间更短的治疗也可出现类似的持续性改善。术后治疗次数由对照组平均 18.07 次减至触发点手法治疗组的平均 15.00 次，即下降 17%（P<0.05）。

注意

因肩峰下撞击行肩关节手术后，如果将触发点手法治疗纳入术后康复方案，其效果明显优于常规术后康复方案，疼痛更轻，ROM 更大，日常活动的限制更少，疗程更短。

其他研究

许多其他研究探讨了触发点手法治疗在减轻疼痛和改善机能方面的有效性（Aguilera 等，2009；Alonso Blanco 等，2012a；Bodes Pardo 等，2013；Bron，2011；Bron 等，2011；Cagnie 等，2013；Cagnie 等，2015；Fernandez de las Penas 等，2006a；Fitzgerald 等，2009；Fryer 和 Hodgson，2005；Grieve 等，2011、2013；Hains 和 Hains，2010；Hains 等，2010a、2010b；Hanten 等，2000；Hou 等，2002；Hsieh 等，2002；Kostopoulos 等，2008；Nagrale 等，2010；Oliveira Campelo 等，2013；Paz 等，2014；Takamoto 等，2015），并证明这种方法效果明显。Wiedemeier 和 Ernst 在 2013 年的另一项研究表明，这种方法的效果中等。所有其他研究的共同点是触发点手法治疗仅采用“缺血性压迫”，通常与被动牵伸或运动等其他措施结合使用。缺血性压迫，在这本书中称为“手法按压”（技术Ⅰ），是一种有价值的治疗方法，用于处理触发点处的肌电活动干扰。然而，根据我们的经验，它显然比技术Ⅱ（触发点牵伸）效率低——对肌筋膜病变仅造成轻微的“缺血性压迫”，或根本无影响。因此，作者认为上述研究未能充分阐述触发点手法治疗的效果。此外，在每个病例中，作者预先确定了需要检查哪些肌肉是否存在活动性触发点，而这不是本书（见章节 4.2、9.1）推荐的方法。检查并确定哪些肌肉有活动性触发点，需要一个逻辑性很强的结构化临床推理过程。尽管存在这些缺点，但上述研究显示，触发点手法治疗的效果在统计学上有明显差异。因此，可以预期的是通过改进相关手法治疗技术可获得明显更好的结果。一个问题可以通过不同的方式进行检查，可以根据这些发现对相应的肌群进行有针对性的治疗（而不是简单地基于对所有研究对象“标准化”的预定公式，如在不同的情况下对相同的三块肩部肌肉进行治疗）。除了技术Ⅰ

（手法按压），还可以使用其他技术：触发点牵伸（技术Ⅱ）、筋膜牵伸和筋膜松解技术（技术Ⅲ ~ Ⅳ）。

进一步研究建议

从总体上来看，目前有关触发点治疗的研究，特别是触发点手法治疗的研究现状表明，科学、定性、高质量的研究是可行的，也是迫切需要的。鉴于物理治疗的学术性越来越强，希望在触发点手法治疗领域开展进一步的研究工作，尤其是针对临床研究的需求。然而，在大学层面，科研几乎只集中于对现有研究的分析。这些研究也很重要，但同时令人遗憾的是，宝贵的时间和财政资源分布不均。此外，迄今为止的审查都得出结论，认为目前分析的研究有许多缺点，多数情况下其作用是有限的。作者希望鼓励进行临床研究，可以是小的、中等的、简单的现场测试，以在实际的科学工作中收集经验。例如，Lucas 等的研究（2004、2010）可作为进一步研究的基础，包括对同一肩部肌肉影响的比较、分析性研究，并与其他肩部肌肉或躯干肌肉进行了比较。研究治疗效果的持续时间，或其他治疗干预是否也能实现肌肉激活模式的正常化，也会很有趣（Gautschi，2007）。

以 RCT（随机、双盲、对照试验）的形式使用最高标准的循证医学进行实地研究无疑是可取的，但实际上几乎是不可能的。例如，干针治疗无法实现双盲，触发点手法治疗也是如此。尽管如此，尽力去做还是很重要的。

结论是，研究不仅要正式，而且要在内容上满足最低标准。为了避免在今后的科学研究中重复出现同样的缺点，应注意以下几点：

- 触发点的诊断应始终结合临床，使用明确定义的诊断标准，诊断人员必须经过培训和经验丰富。例如，一项针对预定触发点的研究［如在 Travell 和 Simons（1999）的疼痛模式图中斜方肌触发点 2，即图中标记有黑色“x”的“触发点 2”标记点］注定是失败的。此类研究不应针对任何预定触发点，而应根据明确的定义，结合实际情况进行临床鉴别来确认触发点，否则不会获得任何关于触发点手法治疗的正确信息。不幸的是，即使是最新的研究也不能避免这种错误，从而得出过时的结果。例如，Jahr 等（2007）通过 Fisher 手强度测定法测量定点压痛（Travel 和 Simons：胸肌 1、斜方肌 2/3 和冈上肌 1）！因此，如省略对每一个触发点进行临床鉴别这一步，而实际上所检查的多数肌肉组织可能无触发点，因此导致研究的“发现”和结论与日常实践中的经验相差甚远。
- 触发点的治疗必须符合专业标准规范。关于触发点手法治疗有效性的声明，如本书中所理解和介绍的，只能在使用触发点手法治疗技术Ⅰ ~ Ⅳ的情况下得出。
  - 由此可知，根据本文所提出的徒手触发点治疗方法的有效性判定标准，仅用缺血压迫治疗肌筋膜触发点的研究的有效性有限（包括：Alonso Blanco 等，2012a；Bron，2011；Bron 等，2011；Cagnie 等，2013；Cagnie 等，2015；Fernandez de las Penas 等，2006a；Fitzgerald 等，2009；Fryer 和 Hodgson，2005；Grieve 等，2011、2013；Hains 和 Hains，2010；Hains 等，2010a、2010b；Hanten 等，2000；Hou 等，2002；Hsieh 等，2002；Kostopoulos 等，2008；Nagrale 等，2010；Oliveira Campelo 等，2013）。这些研究描述了单独使用技术Ⅰ而不使用肌肉交替收缩和放松的效果，因此仅呈现了触发点手法治疗的一个方面。根据我们的经验，技术Ⅰ联合肌肉交替等长收缩和放松以

及技术Ⅱ，在使活动性触发点手法方面比单独使用技术Ⅰ更有效。需要反复强调的是，也必须同时治疗结缔组织反应性改变（技术Ⅱ、Ⅲ和Ⅳ）。同样，包括多种治疗可能性（止痛药、非甾体消炎药、弱阿片类药物、手法治疗、TEN和针刺）的研究，如 Fleckenstein 等于 2010 年所进行的研究，其有效性也有限。

 - 在特定临床模式（如肩痛）下，治疗预定肌肉的研究的有效性有限［如 Hains 等（2010）对肩痛患者的三块肌肉（冈上肌、冈下肌和三角肌）的整体治疗效果的研究］。这种方法与肌筋膜问题的临床鉴别诊断研究和治疗的实际情况不符。
 - 同样，仅采用筋膜疗法（技术Ⅲ）治疗肌筋膜病变的研究的有效性也有限。肌筋膜手法治疗技术是非常有价值的治疗方法，常会有明显的疗效，但应针对引起或维持筋膜机能障碍的活动性触发点进行治疗。

- 研究中纳入哪些患者在很大程度上决定了预期的结果。定义的纳入标准和排除标准越精确，结果就越具有诊断上的确定性。对肌筋膜疼痛的研究必须认识到机能障碍、非肌筋膜引起的问题，并将其排除在研究之外。采用触发点手法治疗技术治疗纤维肌痛综合征，获得成功的概率与将其用于治疗阑尾炎、花粉症或腰椎间盘突出引起的神经根痛一样低。

目前对此类临床研究的需求非常大，作者愿意支持和参与此类项目。

应当指出的是，治疗建议往往过于强调科学证据（外部证据），很少注意到治疗师的专业知识（内部证据）和患者的偏好同样重要（Sackett，1998；Schindler 和 Hellmann，2015；图 5.31）。

注意

如果在内容方面不满足以下最低标准，任何研究可能无法得出任何有意义的结果：

- 必须在临床上对单个触发点进行确诊。明确定义的诊断标准和训练有素、经验丰富的研究人员，是保证测试人员间和测试人员内可靠性良好的必要条件。
- 触发点的手法治疗必须包括所有 4 种手法治疗技术，以彻底治疗触发点和相关结缔组织病变。
- 纳入和排除标准越精确，诊断结果越具有确定性。

5.2 触发点手法治疗的效果

触发点手法治疗的效果是多方面的，对其作用机制只有一个初步的科学解释。除了单纯的局部组织特异性反应（表 5.1），触发点治疗对疼痛处理（躯体、情感和认知方面）和疼痛输出机制（交感神经系统、内源性疼痛抑制）也有持续的影响。以下内容从机械、生化、机能、认知行为、能量和全动态等方面介绍了触发点手法治疗的潜在有效性。

注意

触发点手法治疗的有效性来源于这样一个事实：它不仅能治疗周围病变的病理基础——触发点和短缩的结缔组织，以及中枢疼痛机制和输出疼痛机制，并且对运动机能也具有持续影响（Gautschi，2008）。

5.2.1 机械效应

触发点手法治疗的机械效应可作用于各种结构。

对肌纤维的影响

松解僵硬复合体

徒手牵伸触发点区域（技术Ⅱ）的目的是通过机械撕裂来释放收缩结，并破坏无法松解的僵硬复合体中的结节，是否会使收缩的纤维断裂还没有得到证实。Danneskiod-Samsoe 等（1983、1986）发现，在痛性深部按摩后，血清肌红蛋白水平显著升高，提示有可能发生了这一过程。

肌红蛋白只存在于哺乳动物心脏和骨骼肌，浓度较高（人类正常值：女性最高 35 μg/L；男性最高 55 μg/L），使肌肉组织呈现红色。在肌细胞内，它负责将氧气从细胞膜传输到线粒体。肌肉受损（如发伤、极限运动、癫痫发作等）时，血清肌红蛋白浓度会升高，因此可用于心肌梗死的诊断。肌红蛋白的血清半衰期平均只有 10~20 分钟，因其可通过肾小球滤过迅速排出。发生心肌梗死时，肌红蛋白会在 1~2 小时后升高，4~6 小时后达到峰值，12~24 小时内再次下降到正常范围。Danneskiold-Samsoe 等（1983、1986）在有肌肉紧张和疼痛（活跃的肌筋膜触发点）患者中，通过强力痛性深部按摩来治疗肌筋膜结构病变。他们测量了按摩后血清肌红蛋白的水平，发现其短暂升高到基线值的 10 倍；而在没有触发点的健康肌肉中，同样的按摩没有使血清肌红蛋白升高。反复治疗患病肌肉后，肌红蛋白尿的浓度、收缩结的疼痛程度和硬度均降低。10 次治疗后可达到完全疗效，血清肌红蛋白水平保持正常（图 5.24）。Simons（1997）和 Dejung（2009）假设认为，治疗师施加的压力破坏了僵硬复合体（Dejung，2009）或相关神经肌肉终板（Simons，1997），僵硬复合体附近的刚性结构被破坏，从破裂的细胞中释放肌红蛋白。另一方面，健康组织可以因其柔韧性而避开或者通过弹性吸收压力，这样细胞就不会破裂，也就不会释放肌红蛋白。因此，挛缩将得到有效的解决，并消除伴随而来的能量危机。由于肌肉组织中存在卫星细胞（图 2.31），发生治疗性损伤的肌纤维可完全再生。

局部愈合过程需要启动组织损伤引起的局部炎症反应，另见下文。

再生能力是维持肌肉健康的基本要求。肌肉不断地“受伤”，如肌肉细胞在每次肌肉收缩时都会被破坏——这些微损伤对于肌肉生长和更新（再生）是必要的。触发点手法治疗通过引发一定的肌肉损伤和破坏，激发肌肉的再生能力，并将其用于治疗目的（卫星细胞；图 2.30）。

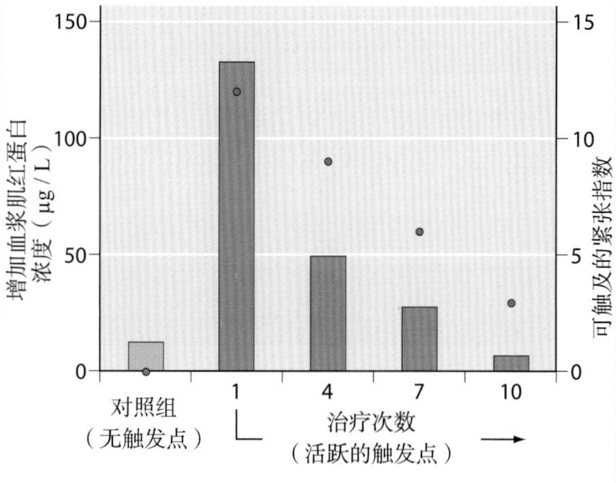

图 5.24 血清肌红蛋白浓度。对存在活动性触发点（红色）的肌肉进行反复深部按摩可引起肌红蛋白水平升高，而对健康肌肉（不含肌筋膜触发点）进行相同的治疗干预不会引起任何变化。反复深部按摩会导致反应减弱，直到 10 次治疗后，肌红蛋白浓度没有增加。与肌红蛋白反应的降低平行，肌肉（黑点）的可触知张力状态也降低（Danneskiodsamsoe 等，1983）

对肌肉结缔组织的影响

触发点手法治疗的目的是通过机械刺激来放松和伸展肌间和肌内结缔组织粘连（病理性交联）和短缩的肌纤维。

黏弹性

如果牵伸使结缔组织变形但未超出弹性极限（图 5.25a），组织的黏弹性会使其恢复原来的形状。如果结缔组织长时间承受超过弹性极限的机械牵伸应力，会因其黏性而变形——以黏性的方式“蠕动”（即蠕变）。当结缔组织在恒定负荷下随着时间延长时，就会发生蠕变（van den berg，2001）。如果蠕变负荷使组织进一步延长，则结缔组织会因过度牵伸而受损（图 5.14）。

采用徒手技术Ⅱ～Ⅳ以及牵伸技术（技术Ⅴ）治疗结缔组织病变的有效强度高于胶原组织的弹性极限，但低于引发创伤的水平。由于“蠕变区”的牵伸载荷，胶原组织将不再恢复原来的形状，仍然保持变形状态（图 5.25b），表现为一种持久的、需要治疗的长度增长。实现持久变形的决定性因素有两个：首先，施加的力必须足够大，但不能太大；其次，时间因素起着决定性的作用，超出弹性极限时间越长，变形越持久。因此，想要成功治疗结缔组织改变，治疗刺激不能太短。因此，在徒手牵伸触发点区域（技术Ⅱ）和筋膜（技术Ⅲ）时，移动必须非常缓慢。在触发点手法治疗中是否会出现蠕变，以及如果出现蠕变，那么蠕变程度如何，尚未得到证实。

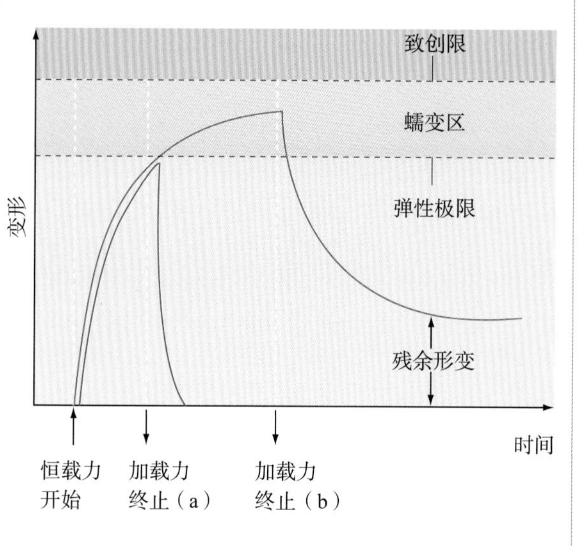

图 5.25 胶原组织的变形曲线

a. 弹性极限内的变形：胶原结构恢复原来的形态

b. 弹性极限外的变形：当长期持续暴露于致变形力作用下时，胶原结构的长度变化缓慢，蠕变导致持久变形（Bogduk，2000；Meert，2006）

注意

当结缔组织被长时间持续牵伸时会发生蠕变，从而长度增加。

刺激胶原酶的释放

成纤维细胞除主要产生胶原蛋白和弹性纤维，还可产生和释放少量胶原酶。胶原酶是一种可分解肽键的酶，因此可以分解胶原蛋白。这是旧胶原分子分解的重要前提，以允许它们被新分子取代。胶原酶能够溶解结缔组织内部的各种稳定连接，如氢键和胶原分子之间以及胶原分子内部的共价键（van den Berg，2011）。

牵伸：在牵伸过程中，作用于结缔组织的机械力通过非胶原性蛋白整合素从基质及其与细胞（成纤维细胞）的连接处传递（Jones 等，1991；van den Berg，2001）。整合素永久地锚定并穿透细胞膜，因此被认为是跨膜蛋白。这样，牵伸刺激（如技术Ⅱ～Ⅳ通过牵伸 / 放松作用于肌肉结缔组织）被传递到结缔组织细胞。

体外研究表明，成纤维细胞对延长牵伸刺激的反应与胶原酶的释放增加有关（Carano 和 Siciliani，1996），结缔组织细胞的总长度增加了约 7%，结果如下：

- 反复交替的牵伸和休息（在这个实验中，牵伸 3 分钟后休息 3 分钟）会明显刺激胶原酶的释放。

  ○ 经过 4 天不断重复的牵伸 – 休息循环，与没有牵伸刺激的对照组相比，胶原酶释放增高 200%（图 5.26a）；
  ○ 与持续牵伸相比，反复牵伸 – 休息（各 3 分钟）循环导致胶原酶的释放增加 2 倍以上（图 5.26b）。
- 如果静态牵伸持续超过 10~15 分钟，胶原酶的产量下降约 50%。

胶原酶作为一种胶原分解酶，可分解胶原，病理交联因此可以被分解，从而改善了 ROM。此外，这允许更多的胶原分子被纳入现有胶原结构，发生串联，从而导致结缔组织延长（Brand，1985）。

总的来说，胶原酶水平的提高使结缔组织得以延长，并再次变得更具活动性，有助于恢复最佳 ROM。

基于迄今为止的研究，我们仍然无法回答以下问题：牵伸刺激的最佳持续时间是多长？牵伸加载应重复多少次，间隔多长时间？如何有选择地（用技术Ⅱ、Ⅲ和Ⅳ进行局部治疗）或全方位地（牵伸）应用牵伸刺激以达到最佳效果？这些问题在物理治疗师的日常工作中非常重要，但到目前为止尚未完全明确（van den Berg，2011）。然而，根据迄今为止所进行的研究，可以推断如果想要达到释放胶原酶的预期效果，结缔组织应按以下方式牵伸：

- 静态（如超过 15 秒）；
- 连续（牵伸 – 休息循环反复交替徒手技术和自我牵伸的重复次数为 3~8 次）；
- 一天内多次（作为家庭自我牵伸计划的一部分）；
- 长时间（周至月）。

慢滑动压力：以基质金属蛋白酶 1（MMP1）为代表的间质胶原酶，能分解Ⅰ ~ Ⅲ型、Ⅶ型和Ⅹ型胶原，有助于病理交联的降解。间质胶原酶 MMP1 的释放可由缓慢的滑动压力刺激引发，该压力已知会产生流体剪切应力（FSS），极小的流体剪切力（6 dyn/cm^2 或 60 μ n/cm^2）即可增加 MMP1 的表达（Zhen 等，2012）。治疗师施加于组织的压力应尽可能小，并应非常缓

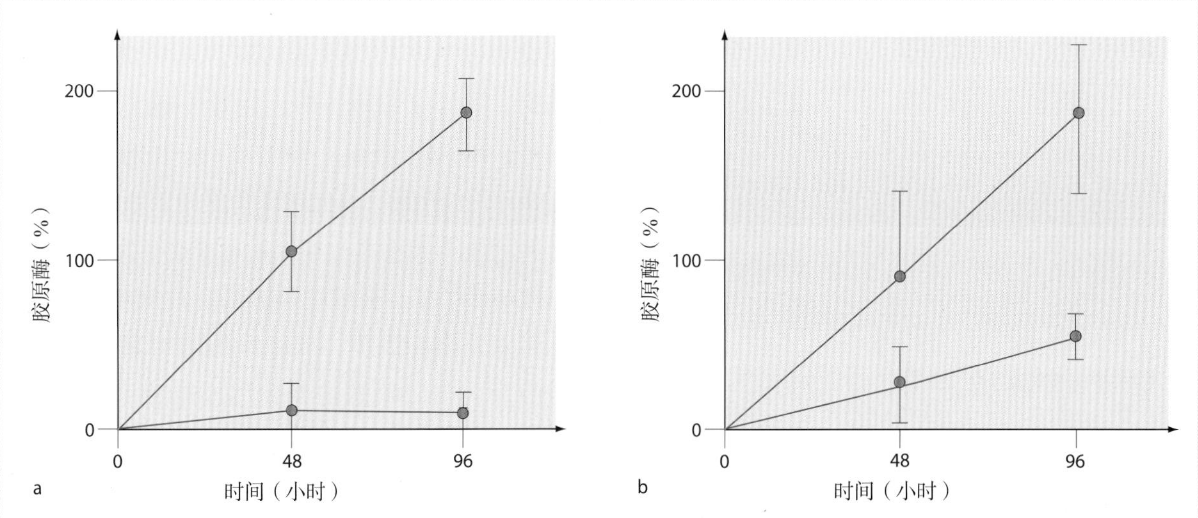

图 5.26　牵伸结缔组织促使人成肌纤维细胞释放胶原酶（Carano 和 Siciliani，1996）

a. 与没有牵伸刺激的对照组（蓝色）相比，反复牵伸（每次牵伸持续 3 分钟，然后暂停 3 分钟）可使胶原酶的释放量（红色）增加约 200%

b. 与持续牵伸的对照组（蓝色）相比，重复牵伸（每次牵伸持续 3 分钟，然后暂停 3 分钟）可使胶原酶释放量增加 1 倍以上（红色）

慢（1 cm/min；Schleip，2015，口头交流）。几乎所有的脊椎动物细胞都有一个单一的“初级纤毛”，与主动移动的次级纤毛相反，通常只能被动移动（Satir 等，2010），在细胞发育和再生中发挥重要作用（Christensen 等，2013）。成纤维细胞的初级纤毛可能是其感受器，可以感受温和的机械刺激。因此，即使是轻微缓慢的滑动压力也可能会导致病理交联的降解。

注意

重复的、时间更长的牵伸和最小强度的缓慢的滑动压力，可诱发结缔组织细胞释放胶原酶；胶原酶可以分解胶原结构，从而使病理交联被分解，恢复最大 ROM。

含水量的影响

结缔组织的基质含水量也受牵伸刺激的影响（Klingler 等，2004）。在牵伸阶段，水被挤出胶原组织基质，静力牵伸后的胶原蛋白组织，含水量减少超过 4%（图 5.13）；在随后的恢复阶段（无牵伸刺激），基质含水量再次增加（“海绵效应”，1987）。如果牵伸刺激足够密集和随后的复苏阶段的时间足够长，牵伸后结缔组织的基质含水量会比牵伸阶段上升到一个更高的水平（牵伸后的前 3 个小时内，结缔组织含水量的增加超过 3%；图 5.13）。基质含水量高的会导致结缔组织在硬度、弹性和滑动能力方面发生明显变化。在致密结缔组织（肌腱和韧带），含水量的增加会增加刚度（应变硬化）；但在疏松结缔组织，影响可能相反（Schleip，2009，口头交流）：高含水量的基质可以使病态交联从坚硬的结缔组织、固化的形状（阻碍运动），变得更加灵活，促进运动和放松（Lindsay，2008）。

局部营养效应

“炎性汤”

治疗过程中的密集压力可将触发点内的高浓度血管神经活性物质压入周围组织（Mense 和 Simons，2003），使伤害感受器致敏并形成局部水肿。

淋巴系统

局部压力（技术Ⅰ和Ⅱ）和表浅的滑动压力（Ⅲ）会形成泵样作用，可促进淋巴液体循环，从而促进局部水肿、“炎性汤”和组织破坏残留物的吸收（van den Berg，2001）。

局部灌注

治疗后（机械和生化效应）出现反应性灌注增加（充血）。

5.2.2 生化效应

Shah 等（2005，2008a）研究了触发点附近的生物化学环境，并开发了一种特殊的微透析方法。在受试者活跃的触发点、潜在的触发点或无肌筋膜触发点处分别记录当时组织环境中 P 物质、CGRP、缓激肽、5- 羟色胺、去甲肾上腺素、TNF-α、IL-1、IL-6 和 pH，还记录了特定肌筋膜综合征治疗过程中的反应（干针治疗，见下文）。

疼痛介质（P 物质和 CGRP）的调节

在连续、实时测量的辅助下进行的体内微透析研究表明，经常在触发点手法治疗和干针治疗中观察到的 LTR 对局部生化环境有明显影响。例如，在有活动性触发点的肌肉中，疼痛介质 P 物质和 CGRP 的浓度明显偏离正常值（与无触发点的肌肉相比）。LTR 后，这些差别（持续 2~3 分钟）会变得更加明显。随后，P 物质和 CGRP 的测量值有明显的逆转，因此生化参数和生化环境在 LTR 后 5~7 分钟发生显著变化，并且水平接近正常生理值（Shah 等，2005、2008a；图 5.27，图 5.28）。研究证实，通过干针治疗可减少疼痛物质的产生（Shah 等，

2005、2008a），手法治疗肌筋膜综合征的机制可能类似。

在2项原理验证性研究中，Moraska等（2014）证明可以使用微透析导管测量徒手加压治疗（技术Ⅰ）期间发生的局部灌注和代谢变化，发现灌注和乳酸浓度的反应性增加，但需要进一步的研究来解释这些测量结果。

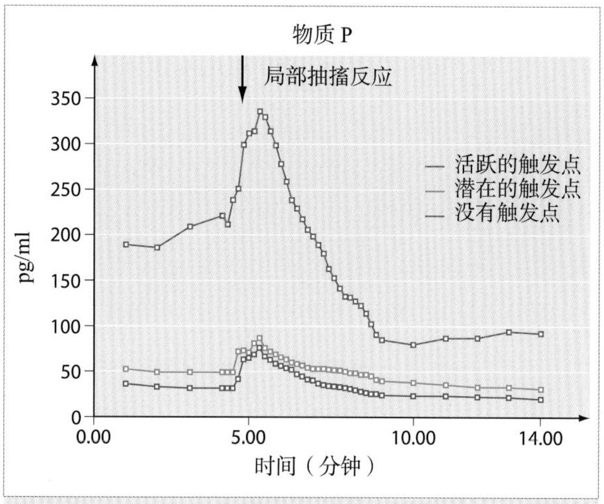

图5.27　干针治疗引发LTR时的P物质浓度变化。P物质浓度在最初的5分钟内增加，随后显著降低（Shah等，2005）

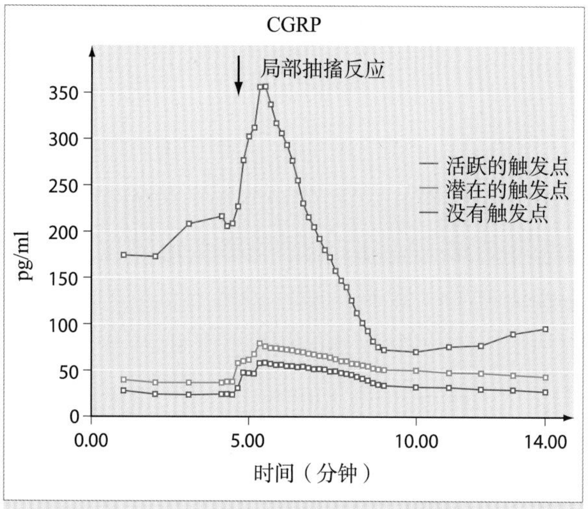

图5.28　干针治疗引发LTR时的CGRP浓度变化。CGRP治疗在最初增加后5分钟显著降低（Shah等，2005）

pH的变化

微透析研究显示，干预前活动性触发点处于酸性环境（pH 5.4）。LTR启动后，随着刺激增加，pH会短暂下降到4.3，然后最终调整到接近生理值（LTR后10分钟，pH=6）（Shah等，2005、2008a；图5.29）。可以推测，徒手治疗触发点后也会有类似效果。

炎症介质释放

根据van den Berg（2011）的研究，强力按摩的机械刺激会刺激肥大细胞释放组胺。组胺是一种炎症介质，有使血管舒张的作用，同时会增加毛细血管通透性。这也就解释了为什么在按摩时皮肤会发红。按摩后20~30分钟，组胺就会降解，从而失去作用。因此，组胺释放的效果较短。长时间的强烈机械刺激也会导致组织释放其他血管活性物质，如磷脂酶A2。磷脂酶的释放可导致前列腺素E2等强炎症介质和B4、C4、D3等炎性白三烯的形成（van den Berg，2011）。这些物质通常在受伤后被释入组织中，参与形成伤口愈合的第一个阶段——炎症阶段。炎症阶段（以及炎症介质）是成功愈合伤口所必需的。如果因使用消炎药、长时间冰敷或其他因素导致炎症反应不足，受伤后伤口将无法正常愈合。随后，因为这些部位的组织弹性较差，所以容易形成触发点。密集的触发点手法治疗可选择性地促进炎症介质（如前列腺素E2、组胺、白三烯B4等）在这些部位的释放，引起局部灌注增加，形成组织愈合所需的炎症阶段。从本质上来说，这是一种"顺势疗法"：触发点手法治疗通过造成（微小）伤害来治愈（更大的）伤害。微透析研究证实，LTR（只能由触发点触发）发生后炎症介质缓激肽的水平升高（Shah等，2005、2008a；图5.30）。

内啡肽释放

Nagata 和 Tsujii 练习过一种充满活力和痛苦的肌肉按摩，这可以追溯到一个古老的日本传统。他们认为这种按摩会通过释放内源性阿片类物质（内啡肽）来减轻疼痛。其他神经肽也会被分泌，从而开始愈合过程（Nagata 和 Tsujii，1997）。Van den Berg（2011）指出，与按摩有关的内啡肽释放也被许多作者提及（Holey 和 Cook，1998；Yates，1999）。Bauer（2007）报告观察到内源性阿片类药物释放的显著增加。Zusman 和 Moog（2008）参考了 Basbaum 和 Fields（1984）、LeBars 等（1992）的工作并得出结论，通过内源性阿片类物质生理性激活抑制系统的最佳方法是激活高阈值的细传入神经纤维（A δ 纤维）。这在痛性触发点治疗中是明确的，内啡肽会在脊髓水平集中抑制疼痛的传播（Bowsher，1992）。McPartland（2008）也研究了内源性大麻素系统对成纤维细胞和肌筋膜结构的影响，证明内啡肽能减轻疼痛和炎症，并在筋膜结构重组中发挥作用。

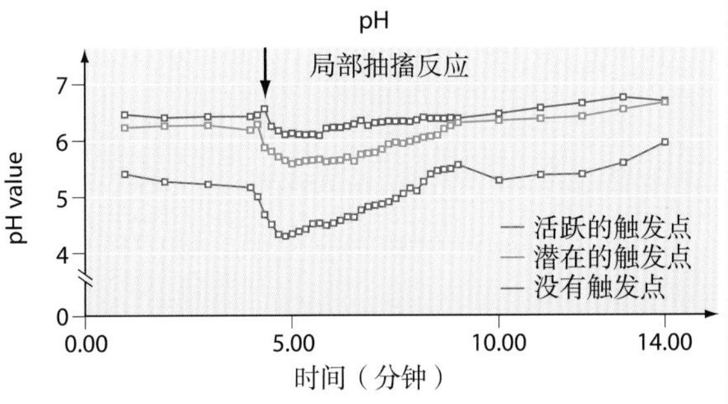

图 5.29　干针刺引起 LTR 时 pH 的变化。pH 在开始下降后 10 分钟内显著升高（Shah 等，2005）

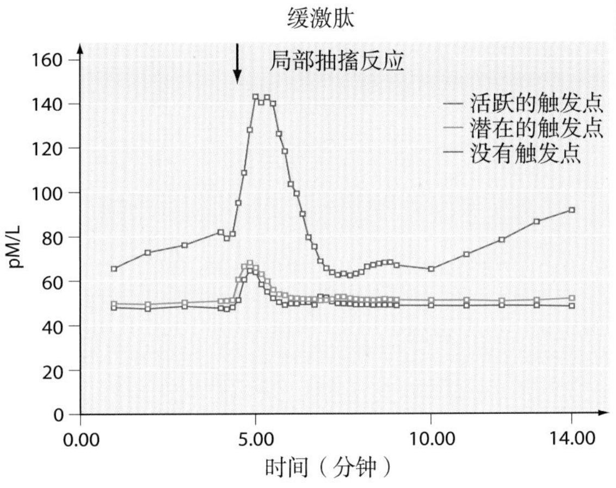

图 5.30　干针刺引起 LTR 时缓激肽的浓度变化。最初，缓激肽的浓度会增高，随后在 4 分钟内显著下降，然后再次增加。在进针 10 分钟后（触发 LTR），该值达到比干预前更高的水平（Shah 等，2005）

5.2.3　反射性效应

调节张力

刺激肌肉（肌梭）和肌肉筋膜结构（表 2.6）中的机械敏感受体，会引起触发点所在紧张带的反射性放松——在进行触发点手法治疗期间或治疗后，通常容易触及这种效应（紧张带松解）。除了这种仅限于紧张带的效应外，还经常观察到肌张力的改变。肌肉的反射性张力由网状结构（RF）控制，并通过 γ 纤维系统传送至肌梭。降低肌张力的效果可以追溯到治疗期间肌梭的节律性牵伸（van den berg，2001）和感觉输入的刺激（触摸、压力、治疗师手的温暖等）。因为感觉传入神经的会聚、选择和整合发生在右前区（RF），所以感觉传入神经可以影响静息肌张力（Glaser，1993）。反射性呼吸疗法（Brüne，1983），见于 Schmitt 的《Atemheil Kunst 呼吸疗法》（2003）一书，也是针对深层肌肉和结缔组织层，并系统性地利用了肌张力的自反效应。

对灌注的影响

对机械敏感结构的刺激，特别是血管外膜的游离神经末梢（无髓鞘Ⅳ型纤维），对局部灌注有反射作用，可导致血管舒张（Schleip，2003）。

对结缔组织黏度的影响

除了引起局部灌注增加外，对间质受体的强大机械刺激还导致血清自反性地从血管中进入基质增加（Kruger，1987）。触发点手法治疗的强大刺激使治疗组织的流动性反射性增加，结缔组织局部的基质含水量也增加（Schleip，2003）。

疼痛抑制作用

▸ **门控机制**：如果疼痛不是中枢致敏性的，可以通过门控机制来抑制（Melzack，1989）。触觉和压力觉（Aβ 纤维）、冷刺激（Aδ 纤维）和肌梭的传入（Ⅰa 纤维），即大直径和低阈值水平的选择性刺激传入，由于可抑制疼痛传导的广动力神经元（WDR 神经元）的存在，从而抑制了后角的传导。然而，如果是慢性中枢敏化性疼痛，则采用门控机制进行治疗无效。由于 WDR 神经元因致敏而发生变化，疼痛脉冲到达后角形成的所有脉冲（甚至是通过 β 和 δ 纤维传导的脉冲）都将被集中传递（痛觉异常）。

▸ **反刺激**：疼痛可以减轻疼痛，这种被称为“反刺激”的现象有助于减轻疼痛中枢敏化，甚至是慢性疼痛。通过强化治疗刺激缓解疼痛的神经机制是多维的。Zusman 和 Moog（2008）总结了三种可能的解释模型：强烈的致痛强度的治疗激活伤害性途径，如激发高阈值、髓鞘薄的周围传入神经（Aδ 纤维）。

- 在脊髓水平，这些伤害性输入通过一个分段抑制性前馈途径来减轻疼痛，类似门控机制（Basbaum 和 Fields，1984；Zusman 和 Moog，2008）。研究表明，触发点的干针治疗可产生节段性抗伤害作用（Srbely 等，2010b）。
- 在脊髓上水平，这些输入起自中央（导水管周围）灰质和其他脑干中心薄髓鞘传入区。此处的抑制系统延伸到所有脊髓节段的下行路径（图 2.53b）。在脊髓层面，这些系统可以抑制后角疼痛传导神经元，这主要通过与许多受体、神经递质和神经调质形成相互作用的中间神经元来完成（Basbaum 和 Fields，1994；Ren 等，2000；Sluka 等，1999；Zusman 和 Moog，2008）。简而言之，疼痛在中枢神经系统的传播可以通过下行疼痛抑制机制来抑制。Zusman 和 Moog（2008）指出，可以通过对薄髓鞘痛觉传入神经施加密集的局部刺激来缓解疼痛，尤其是神经肌肉性疼痛。中枢神经系统其他区域（如边缘系统、丘脑、下丘脑、网状结构）的冲动也能够激活位于脑干的中枢抑制系统，从而抑制疼痛下行传导途径（Bowsher，1992；Melzack，1991；van den berg，2011）。
- 治疗性疼痛刺激对慢性疼痛的抑制作用可通过弥漫性伤害抑制控制模型（DNIC；Lebars 和 Villaneuva，1988；Lebars 等，1992；Zusman 和 Moog，2008）来解释：如果治疗刺激的紧迫性和重要性大于临床疼痛，那么疼痛下行传导路径会受到抑制，但与上述路径不同（Zusman 和 Moog，2008）。由触发点手法治疗引起并通过 δ 纤维传导的疼痛，可以抑制通过 C 纤维传导的慢性临床疼痛。

疼痛抑制的程度，特别是在累积性刺激下，在很大程度上决定了来自 WDR 神经元的伤害性传入是否会被集中传递（图 6.2b）。

交感神经系统的抑制作用

交感神经系统也会影响痛伤害和疼痛的感知。如果交感神经长时间持续兴奋，周围伤害感受器会敏化，疼痛感知会受到中央调节（Jänig，2008）。当周围刺激作用于身体时，交感反射活动会短暂上升；刺激停止后，交感神经反射活动急剧下降，最终低于原水平。如果重复刺激，交感神经反射活动会缓慢而均匀地降低。据 van den Berg（2001）所述，这种交感抑制作用的前提是在原髓鞘神经通路（Aβ 和 Aδ 纤维）上的内向刺激。疼痛（通过薄的、无髓鞘的 C 纤维传导）会导致交感反射活动增加。尽管这一说法通常是正确的，但值得注意的是，许多患者在经历痛苦的触发点手法治疗后会感到释然和放松。他们报告说治疗确实很痛苦，但是他们欣然接受，因其有助于恢复——事实上，患者通常将其称为“好的疼痛”。在这些情况下，除了周围疼痛机制，中枢疼痛机制也可能发挥了作用。因此，可以做出以下假设并需要进一步研究：在生物体将到达的刺激分类为需要的和无威胁（不依赖于纤维类型）的情况下，交感反射活性会降低。对于没有“好的疼痛”体验的患者，在疼痛治疗后，通过在无痛强度下采用技术Ⅲ、无痛地活动关节或神经、按摩来降低交感反射张力是有用的。

刺激鲁非尼小体可额外降低交感神经兴奋性（Schleip，2003），通过使用徒手筋膜伸展技术（技术Ⅲ），以极慢的滑行运动，可以刺激这些对切向负载特别敏感的筋膜机械感受器（Schleip，2003；表 2.6）。

Takamoto 等（2009）的研究证明，触发点手法治疗可引发副交感神经效应，导致舒张压和收缩压降低，心律失常减少，呼吸加深，受治疗肢体疲劳感减弱。

对免疫系统的影响

按摩对免疫系统有积极的影响，这一点已为系列研究所证实（vandenberg，2001、2008）。由于白细胞、单核细胞、血小板和肥大细胞的产生增多和活性增高，非特异性免疫防御得到了改善。Ironson 的研究表明，按摩显著降低了体内皮质醇和儿茶酚胺水平（Ironson 等，1996）。应激激素如皮质醇和肾上腺素水平的降低，是神经免疫内分泌系统活性增加的表现，并意味着免疫系统机能的改善（van den Berg，2001）。按摩可以使患者放松，疼痛减轻，交感神经反射活动减少，对免疫系统有积极作用（Schedlowski，1996）。

节段性反射效应

皮肤小体、肌原体、巩膜小体和内脏小体相互连接，每种组织结构（皮肤、肌肉、骨骼 / 关节和内脏）对这些节段关系具有相互反射作用。因此，触发点手法治疗甚至可以影响内脏。

对牵涉痛区域的影响

疼痛，也包括代谢紊乱，会以牵涉痛的方式持续存在。如果有可能降低触发点的活性，那么疼痛就会减轻，新陈代谢也会恢复正常。

5.2.4 机能性效应

肌筋膜综合征可直接（通过触发点的活动）或间接（通过紧张带和 / 或结缔组织粘连）引发关节、肌肉和 / 或神经机能障碍，从而干扰运动机能。触发点治疗能够针对这些干扰原因进行治疗，为机能康复奠定基础。

关节生物力学紊乱

生物力学障碍如运动能力低下的关节机能障碍，可能是肌源性损害的结果（Sachse，1998；Weissmann，2000；Travell 和 Simons，1999；Lewit，2006、2007；Dejung，2009），触发点的手法治疗可以消除这种影响。

运动范围（ROM）受限

触发点的手法治疗对肌肉和结缔组织造成的机械和反射效应（见上文）表现在 ROM 的明显改善。

肌力下降

肌力降低通常是一种触发点相关的病理表现，应主要从因果角度（触发点手法治疗）来解决，而不是以补偿方式（仅通过强化力量训练）进行治疗（Ge 等，2012）。

本体感觉与协调

本体感觉和协调障碍通常由触发点引起（Arendt Nielsen 和 Graven Nielsen，2008；Ge 等，2014；Ivanichev，2007；Lucas 等，2004、2010；Travell 和 Simons，1999）。针对相应的触发点进行治疗，是治疗获得成功的先决条件。

临床提示

踝扭伤

经常性的踝关节外侧损伤常伴有腓骨肌的活动性触发点形成，同时本体感觉障碍导致反应能力下降。在临界负荷阶段，踝关节不能很快得到稳定，可导致反复创伤。

针对腓骨肌和胫骨前肌触发点进行治疗，是及时、可靠地稳定踝关节的先决条件。与触发点的手法治疗平行进行的是通过训练积极稳定踝部肌肉，以协调性训练为主。灵活性训练主要在不稳定的平面上进行（如在“摆动板”或摇杆平衡板上；图 5.22）。

腓骨肌的触发点通常表现为链状：阔筋膜张肌 – 股外侧肌 – 腓骨肌。因此，应检查这些肌肉是否存在活动性触发点，必要时可一同进行治疗。

神经动力学

如果神经动力学紊乱是由肌肉收缩和 / 或筋膜组织改变引起的，则机械层面（即肌筋膜结构）（见章节 8）的治疗可有效改善神经动力学紊乱（见章节 6.1.3）。

5.2.5 认知行为效应

昨天是历史，明天是个谜，今天呢？
今天是一份礼物。所以我们称之为现在。

——Babatunde Oletunji

思维导图

多数患者对触发点的治疗很感兴趣和好奇，想知道治疗过程中发生了什么。例如，当他们感到肩关节本身疼痛时，会好奇为什么要在肩胛骨（冈下肌）后面进行治疗。重要的是向患者解释放射痛的现象是普遍存在的，对其进行治疗是切实可行的。同时，必须告知他们治疗性疼痛的意义和目的。如果患者对疼痛的概念一致，认可对疼痛及其治疗作用的解释性模型，可以为愈合过程提供持续的支持（Zusman 和 Moog，2008）。

当许多患者意识到这些症状只是由“肌肉”引起，而不是由“神经受挤压”或磨损的“椎间盘”引起的时，他们会感到轻松。有时，患者对可能引起疼痛的原因比疼痛本身更恐惧。对可能发生的事情的恐惧，如对残疾的恐惧，经常困扰患者的日常生活，至少和痛苦本身一样多。传递准确信息和澄清是必要的——通常会使患者对现有条件形成新的解释（绘制新的“思维导图”）。

临床提示

慢性腰背痛

经历多年的腰背痛并且之前治疗失败的患者多是抑郁和沮丧的。如果髂腰肌（前部）触发点的手法治疗诱发了患者已知的（腰背部）疼痛，这对患者来说不仅是身体上的体验，更是一种深刻的情感和认知体验。他会认为疼痛是不可解决的和致残的。应促使患者改变想法，认为过去的一切是因为没有找出腰背痛的原因。这种对疼痛周围环境的认知和情感重构，对慢性疼痛的治疗是相当重要的。

注意

知识也是治疗。

疼痛

触发点治疗是痛苦的，对患者和治疗师来说，疼痛的治疗是具有挑战性的。

一方面，患者对疼痛的耐受性较低，可能会出现焦虑、拒绝和退出。治疗过于激进也会造成危险。

另一方面，痛苦治疗带来的刺激也可能提供机会。因此，针对每个案例都应该解决以下问题：

- 有否疼痛治疗有效（或必要）的征象？
- 在治疗过程中，疼痛是否仅是一种折磨，还是可以用于特殊治疗目的？

根据广泛的经验和上述作用机制，对第一个问题的回答是明确的“是”（这些作用机制包括对收缩结和结缔组织的机械作用、炎症和疼痛介质的释放、内啡肽神经刺激，以及疼痛和交感神经系统抑制的调节作用）。对于适当的适应证（肌筋膜综合征），治疗性疼痛是合适的，而且通常是必然的，因为在治疗中只有当患者愿意接受所涉及的疼痛时，痛苦才能减轻。

在治疗过程中，手法操作造成的疼痛仅仅是一种必然的而且必须被接受的痛苦吗？或者，在特定治疗过程中的疼痛是否有医疗价值（超出其所能产生的机械和反射效应）呢？下面，我们将从一个更广泛的心理学角度来探讨治疗性疼痛的某些方面。

如果有人不小心被车压到了踇趾，或者被锤子砸到了拇指，那真的很痛！当前的痛苦能使我们集中精力于现在。它挑战我们的反应：改变环境（“请不要踩我的脚！”），或者改变我们自己的行为（改变位置或者更小心地进行“瞄准”），或者大声尖叫，或者屏住呼吸忍受疼痛。

手法治疗引发的疼痛也能让患者专注于当下，它是具体而新鲜的。最好的情况是，它引起了人们的好奇：治疗引起的疼痛是局部的还是弥散的？治疗性疼痛和临床疼痛是相同的还是不同的？有多少疼痛是合理的？如果患者成功耐受了治疗引起的疼痛，这对治疗有一系列的积极影响：

- 存在感：治疗引起的疼痛是一种强烈的刺激，让你专注于当下。患者不再关注之前的痛苦记忆、长期的困扰，或疼痛预期、担心，以及将来要避免什么——所有这些习惯记忆、恐惧和消极的期望都会被暂时搁置，治疗性疼痛使患者关注此时此地正在发生什么。
- 疼痛感知的区别：患者应当了解疼痛可以改变，有不同的含义和机能，可以被影响和改变。疼痛感知的这种区别与通常观察到的灾难性倾向相反——如果疼痛仍然是临床焦点，这种灾难性倾向可能会继续发展。由于当前对治疗性疼痛的不同感知，慢性临床疼痛在新的参照系中被感知和相对化。如此，传统的感知模式就被打破了——支持重新定位和治疗准备。
- 脱敏：将感觉集中于治疗性疼痛的特定方面，使与临床疼痛（焦虑痛苦等）相关的习惯性生理和情感反应与当前的疼痛体验分离。通过这种方式（通过与具体情况沟通），疼痛可以被脱敏（Hasenbring，2000）。

- 患者体验到，在某些情况下，疼痛是值得的，也是有益的。因此，疼痛可成为治疗的“盟友”。因此，疼痛回避行为得到调节：疼痛并非在所有情况下都是坏的，也不应该在所有情况下都被避免——通过一种建设性的方式与疼痛进行互动。
- 当患者接受治疗性疼痛时，下行疼痛抑制机制被激活。

患者根据需要通过说“停”或“少”来确定治疗性疼痛的强度。经验表明，许多患者在说“停”的时候是矛盾的，多数慢性疼痛患者说“停”说得太晚而不是太早。事实上，他们承受了过多的治疗性疼痛可能有多种原因：他们可能没有感觉到生理上可感知的极限，或者他们确实感觉到极限，想说“停”但没有。有些人认为他们可以承受任何事情，或者是由治疗师来做正确的事情。另一些人则相信，更多的疼痛会产生更好的治疗效果，或者治疗师有责任为正确的疼痛量负责（治疗师知道什么对患者有好处）等。简而言之，日常压力下的信念和行为模式都是显而易见的，并且作为诱发和持久因素，从生理、情感和精神方面促进了由过载引起的疼痛的发展和慢性化。例如，许多慢性疼痛患者在日常生活中不断地给自己增加过多的负载却很难设定限制，从而导致慢性过载。因此，患者应该在正确的时间说“停”，会因此获得以下优点：

- 有了身体上的经验后，患者会意识到，应该是由他而不是医生或理疗师来决定他自己承受疼痛的量。这种患者授权——对自己负责，包括接受后果——在治疗过程中受到了考验。如果有必要，患者和治疗师可以试验患者是否对自己的治疗负责。虽然触发点治疗初看似乎是对患者的“被动”治疗，但通过使患者积极参与治疗过程，慢性疼痛患者经常外化的控制点因此可以内化（Hengeveld，2008）。
- 治疗过程中会出现生理范围内的压力（负载）和调整的信息必须得到明确传递，无论是口头和非口头沟通。与此同时，这意味着不仅在治疗中，而且在工作环境和身体活动中都必须尊重生理限制。
- 找到“合适的”压力，既不要太少也不要太多，在二级预防中起着核心作用。
- 治疗师和患者合作来找到这个最佳水平。
- 疼痛是这个过程的向导和盟友。
- 身体用它的反应指明方向：治疗师和患者都必须保持警觉，关注当前的情况，学会感知身体的状况，并进行相应的调整。
- 把这些能力和敏感性转移到日常生活中是很自然的。当患者在治疗中学会在正确的时刻说“停”，他在日常生活中就更容易设定限制，这在二级预防中非常重要。在治疗结束后的最终评估中，患者偶尔会表示慢性腰背痛实际上已经消失了，他们可以自由活动；然而，最有价值的是能够在需要时说“停”。
- 打破模式：在治疗过程中，患者可能会意识到在日常生活中重复出现的下意识的感知模式和行为，从而打破习惯性的、导致疾病的模式，建立新的、促进健康的感知和行为模式。

因此，对触发点的治疗不仅仅是对物理结构（肌肉和结缔组织）的治疗。此外，治疗性疼痛刺激的强度也激活了潜在的“主题”，如根深蒂固的行为模式。治疗师通过治疗以及在治疗过程中对患者的引导和陪伴，有意与无意地影响这个“主题”。如果治疗师故意这样做，物理治疗也可以作为行为治疗——一种短期的、面向解决方案的治疗，提高了治疗的有效性和可持续性。肌筋膜疼痛综合征的有效治疗包括针对这些心理因素的治疗。

对已经感到疼痛的患者施加额外的疼痛有意义吗？答案是“是的”，但应该是适量的。触发点的治疗应遵循顺势疗法的基本原则，“类病类治”。慢性临床疼痛的治疗应是分级治疗。

小结

触发点治疗是刺激性的

- 身体和情绪刺激：引发治疗性疼痛。
- 精神刺激：疼痛的起源和出现的位置常不相同（牵涉痛）。
- 以行为为中心的刺激：
  - 对内部控制点的激发：引导患者成为疼痛的掌握者。
  - 疼痛回避行为的激发：治疗过程中的疼痛是有益的。

5.2.6 能量效应

疼痛是组织对能量流的呼喊。

——Dr. med. Voll，《充满活力的工作理念与指导原则》

根据有着几千年历史的传统中医（TCM）的概念，一个微妙的能量流系统覆盖并控制着机体。生命能量（气）循环的引导系统称为经络系统。从这个角度看，生命力量（气）在身体组织中的节律性流动决定了人体健康和疾病，疼痛和机能障碍被认为是气过多（满）或过少（空）的结果。“气机充盈”或“气机亏损”不仅影响一个孤立的器官，也会影响整个机能循环，包括能量引导系统（如肝经和胆经）、器官（如胆囊和肝作为器官、肌腱和韧带的器官系统以及相应经络供应区的肌肉组织）、精神（如愤怒、狂暴、暴怒）和其他属性，如一天中的时间、味道、气味和其他。它们被组合在一起，并被指定为某一“元素”，如“木”。与元素相关的主要机能圈有5个：木、火、土、金和水，它们相互影响。中医的治疗方法包括药茶混用的内服、饮食措施、针灸、穴位按摩、经络按摩、艾灸、拔罐、太极、气功等外治法。这些方法旨在纠正能量流的干扰，从而影响整个机能圈。中医的诊断方法和治疗方法都基于一个充满活力的宇宙观。

触发点的手法治疗采取了另一种观点。诊断和治疗点的选择，不是从宇宙能量的角度出发的，而是从组织特异性角度出发的；治疗也主要基于组织特异性因素：实现局部活动性肌筋膜触发点的失活。

如果原则上接受生命力和生命能量（气）的存在，那么针对每个触发点的治疗也会引发能量效应，不管是有意还是无意的。熟悉这两种观点的人可以从反射点和能量的观点来解释触发点手法治疗中的许多现象。

各种因素都会引起能量流的扰动。瘢痕、关节机能障碍和肌肉触发点可导致能量流脱轨，从而导致病理性“气机充盈”或“气机亏损”。从能量的角度来看，如果能够纠正触发点处能量流的干扰，那么整体治疗就会获得成功。

牵涉痛模式多遵循已知的经络路径。例如，阔筋膜张肌和臀小肌的牵涉痛一般与足少阳胆经相对应。触发点的定位常与经典穴位的定位重合。1977年，Melzack等检查了48个已知的触发点，发现其与针灸穴位和肌筋膜触发点100%对应，与临床疼痛模式71%对应（Melzack等，1977）。Dorsher比较了Travell和Simons（1999）描述的所有255个触发点与361个“经典”穴位、386个“新”穴位，并发现超过90%的位置对应，疼痛症状对应率约80%（Dorsher，2006）。然而，这些结果应该受到严格审查。

- 研究假设肌肉触发点存在“标准位置”。Travell 和 Simons（1999）对常见触发点用“x”标记并编号。但在实际应用中，这带来的是阻滞而不是自由；人们很容易想到“上斜方肌中的触发点 4”，认为触发点必须且仅位于标记和编号的位置。这是误导！为实现触发点的有效治疗，对每个实际病例都必须通过触诊来识别紧张带、最大压痛点和症状再现点。为实现触发点可见于肌肉的任何部位，取决于主要病因和个体。因此，假设一个“标准位置”，然后将这个（不存在的）区域与确定的穴位联系起来是不切实际的。
- 对于治疗，精确定位和治疗触发点至关重要（即精确到毫米级）。在实践中，令人惊讶的是，肌肉中的相关区域是那么小和清晰（1~2 mm），对其进行刺激即可重现患者已知的临床疼痛模式。有效的触发点治疗能够定位和灭活这些点。然而，Dorsher（2013）认为针灸穴位和触发点之间相距 2 cm 以内，则存在“对应关系”。因此，不能保证临界灵敏度。
- 肌筋膜牵涉痛在肌肉内部和体内可能会发生变化，这使得触发点和穴位之间的对应关系变得复杂。
- 根据 Heine（1987 年）的研究，多数穴位（约 82%）位于肌肉中穿孔三联体（神经、动脉和静脉血管；图 3.2）穿过肌肉表面筋膜的位置。
- 根据 Langevin 的研究，穴位大部分（约 80%）位于两个肌间隔（筋膜组）交汇处（Langevin 等，2002）

5.2.7 全息动力学效应

小即大，大即小。

——炼金术的指导原则

全息术是由 D.Gabor 于 1948 年开发的一种方法，使用相干光（激光）记录和回放影像，从而能够存储和再现具有三维结构的影像。如果存储这种影像（全息图）的底片被分成多个小部分，从一个这样的小部分不仅可以看到原始图像的一部分（如同照片幻灯片那样），甚至还可以看见整个图像，但从小部分再现的整体影像不像从整个底片再现的影像那样清晰。

因此，根据全息动力学的观点（Capra，1997；Wilber，1990），整体包含于每个部分中，部分可显示整体，因此整体（整体的每个部分）可以受部分的影响。

从全息动力学的角度来看，触发点代表“部分”，“整体”在此以简洁的形式被编码。以精简的方式，动态失控是可见的和有形的，基于更深层的潜在的节律紊乱。以下生理节律被破坏：

- 摄取和释放（代谢：缺血、缺氧）；
- 收缩和放松［收缩模式中的肌丝在结构上被束缚（肌纤蛋白联结体）］；
- 主动和被动（慢性过载）；
- 行动和结果；
- 联系和区别。

这种差异在不同层次上表现为僵硬和灵活性缺失：

- 物理方面：触发点作为收缩结（肌纤蛋白联结体），使内、外结缔组织粘连；身体姿势和动作模式导致了触发点的形成和发展。
- 情感方面：抑制兴奋，僵硬（如缺乏对负载极限的感知等）。
- 认知方面：坚定的信念和内化学说（如相

信个人可以或必须处理一切等）。

在治疗触发点时，效果从触发点局部扩展到整体：在“有序”和“紊乱”之间，生命和发育的过程以最佳方式得以展现。如果系统失去活力，形成一种过于僵硬的形式，就会发生疾病。作为治疗的一部分，这种僵硬必须被辨别和松解。

同时被激活的全息影像碎片越多，恢复的影像就越清晰。同样，在不同层面（身体 - 心理 - 精神）以多种方式（口头，非言语）进行治疗时，治疗会更有效。

在触发点治疗中，我们把注意力集中于收缩结，意识到“部分”与“整体”有联系。

注意

在不同层面（身体 - 心理 - 精神）以多种方式（口头，非言语）进行治疗，可提高治疗效果（全息动力学方法）。

小结

触发点手法治疗的效果

- 触发点手法治疗结合了机械、反射、生化、能量、机能、认知、情感和行为等，是多模式物理疗法。
- 触发点手法治疗不仅影响周围伤害性疼痛，同时也影响疼痛处理和输出机制。
- 根据主要的疼痛机制，经验丰富的治疗师会将治疗重点放在潜在的疼痛周围化或向心化。例如，某患者可因顽固的触发点和结缔组织反应性改变使疼痛周围化占主导地位，则对该患者而言，手法治疗的重点在于机械、生化和反射方面；相反，另一患者的中枢性疼痛处理机制可能使疼痛向心化持续存在，此时治疗师强调认知和情绪方面，着重从行为相关的触发点手法治疗。

5.3 肌筋膜痛的处理

触发点的选择性失活（通过手法和干针刺）和结缔组织粘连的松解（通过手法），在肌筋膜疼痛治疗方法中起着关键作用，也是狭义上触发点治疗的中心任务（见章节 5.1）。治疗应以结构化、目标导向的方式进行规划、组织和实施，并应以流程为导向（见章节 5.3.1）。

同时，重要的是不要变得过于狭隘：仅针对触发点进行松解对于肌筋膜痛是不够的。经验表明，尤其是针对慢性症状，必须将其他方面的治疗包括在内才能解决问题。必须重视导致肌肉过载的慢性因素，否则复发是不可避免的。同时，必须认识到诱发因素和持续因素，并将其纳入治疗计划（见章节 2.3.3）。因此，触发点疗法应被理解为一种治疗概念，可以整合其他治疗措施；也可以与其他治疗方法结合使用（见章节 5.3.2）。根据具体情况，可以结合各种形式的力量训练和运动疗法，如关节和神经技术、认知行为干预、压力管理策略、营养方面等。因此，触发点手法治疗应为多模式综合物理治疗。

如果治疗后情况没有改善或改善不佳，随后应采取的措施见章节 5.3.4。来自日常实践的指南补充了有关触发点链、潜在的与机能障碍相关的触发点以及触发点治疗的信息。

▸ **“明智的行动”**：与其他所有干预治疗一样，肌筋膜痛治疗的成功（或失败）取决于多种因素。合理的治疗方法由四个支柱组成，被 Jones（2000，2008）称为“明智的行动”：通过科学知识的现状（“最佳科学”支柱）、个人、治疗师的跨学科能力（如沟通能力、信念等）和最适合当前病例的特定治疗技术（“最佳治疗”支柱），激活所有的资源来解决问题（图 5.31）。

毫无疑问，治疗师的专业知识是治疗肌筋膜疼痛的关键因素，但不是唯一因素。除了治疗

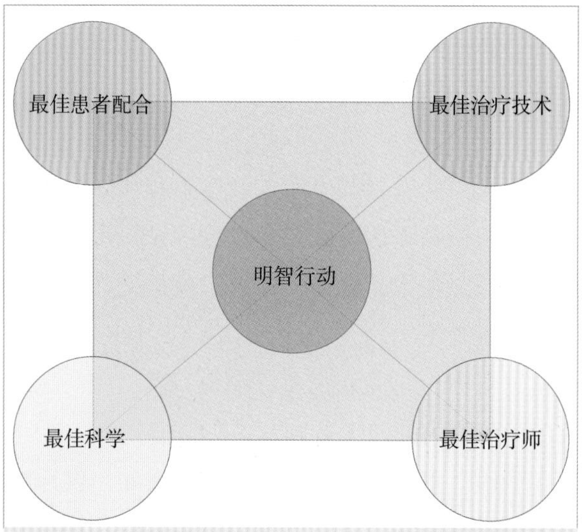

图 5.31 "明智之举"（Jones，2008）。明智的治疗方法结合了最佳的科学知识和最佳的治疗策略，利用治疗师的跨学科能力，并调用了可供患者使用的所有资源

师的专业知识和技能外，许多其他因素对治疗过程和结果也有重要影响，包括治疗师和患者的个性、信念、期望和忧虑、沟通能力、合作意愿以及动机。尽管这些相互关系在慢性（肌筋膜）疼痛的治疗中是重要的，并且作为限制因素可能会影响治疗成功，但这种情况下，关注这一方面与治疗无关。理想情况下，有效的物理治疗结合了最好的专业知识和技能，以及患者和治疗师个人资源并使其得到最佳利用（图 5.31）。

即使本书随后的内容（与本书的目的相对应）主要针对治疗师所需要掌握的专业技能进行介绍，但应牢记的是，治疗的结果（成功和失败）还在一定程度上取决于其他因素。

5.3.1 制订治疗计划

个人因“你”的存在而成为“我”。

——马丁·布伯，《对话原则》

初步处理

第一次会诊的目的是了解患者的问题。病史（见章节 4.2.1）和临床发现（见章节 4.2.2）起着重要的作用。通过结构清晰的临床推理，经验丰富的治疗师通常可以在 10~15 分钟内对目前的情况进行可靠的粗略评估，然后做出初步假设，并在随后的治疗过程中进行测试和调整。图 5.32 总结了如何在初始治疗阶段进行临床推理（另见图 4.13）。

首次进行触发点手法治疗（见章节 4.2.4）前，应明确告知患者治疗可能会很痛苦，并且患者应在疼痛变得无法耐受时主动示意中断治疗，同时告知患者疼痛的位置可能与感觉不一致。通过这种方式，患者可以理解为什么对于腰背痛，治疗师还检查和治疗身体的前部，如腹肌和髂腰肌。

治疗后重新进行评估，以判断是否有改善（见章节 4.2.5）。

在患者回家前，应告知治疗区域可能有点发红，1~2 天内有点发软，或感觉像瘀伤、肌肉酸痛。如果治疗后疼痛过于剧烈，患者可使用温和的止痛药来减轻疼痛。告知患者注意可能的反应，并在随后的治疗中向治疗师报告。

后续治疗

应在每次后续治疗开始时进行简短的重新评估（见章节 4.2.5），仔细记录对先前治疗的反应。此过程是决定下一步治疗的基础。

在临床推理过程中，解释触发点手法治疗后可能发生的反应是有帮助的（见下文）。

疼痛的解释

如果疼痛减轻、机能改善，则可确定是“肌筋膜引起的问题”。治疗建议包括：

- 对于持续时间较短的问题，应再次处理相同的位置，直到获得满意的结果；
- 由于慢性疼痛通常由多块肌肉持续存在触发点引起，因此治疗师应注意查找协同肌和拮抗肌的活动性触发点；
- 同时，治疗师应寻找并减少持续因素。

临床推理

病史 5~7 分钟

1. 开放式问题　　倾听（3 分钟）
2. 半结构化病史　　询问
   → 继续收集信息，直到解决 4 个基本问题：
   - 哪里受伤了？
   - 疼痛是什么时间开始的？
   - 什么可以缓解疼痛（或更糟）？（从日常生活中获取参考参数）
   - 什么可以引起疼痛？（患者观点）
3. 补充资料（年龄，职业，自由活动，抗凝血剂，其他药物，X 线 / CT / MRI，工作能力，社会历史等）
   解释信息：
   - 什么表明可能存在肌筋膜问题？
   - 什么表明这可能是非肌筋膜问题？
   哪些肌肉可能会受到影响？基于：
   - 疼痛模式（转诊疼痛→疼痛指南）
   - 首次出现疼痛　　→发展因素
   - 疼痛加剧　　→持续因素
   - 疼痛减轻

► 肌肉选择 1

发现 5~8 分钟

1. 检查
   - 患者的习惯性运动
   - 站立 / 坐姿 / 步行 / 屈曲
   →哪些肌肉可能会受影响？
2. 运动范围（筛选试验）
   2.1 主动
   2.2 被动
   →活动或伸展的肌肉群受影响了吗？
   →哪些肌肉可能会受影响？
3. 力量（筛选测试）
   3.1 阻力测试→哪些肌肉可能受影响？
   3.2 日常生活中的参考参数→哪些肌肉可能受影响？

► 肌肉选择 2

4. 触诊 / 刺激

工作假设

在病史采集和体格检查中不断发展
→什么提示肌筋膜问题存在与否？
→哪些肌肉可能会受影响？

试行治疗 5 分钟

► 选择肌肉选择 1、2 的交叉肌肉

重新评估 3 分钟

图 5.32　临床推理：初始治疗的检查表

如果疼痛加剧，治疗师应区分治疗部位的反应（“治疗性疼痛”）和患者在日常生活中经历的疼痛（“临床疼痛”）。这种区分通常是可能的，因为经历疼痛的部位（临床疼痛）不同于致痛源所在部位（治疗部位发生的治疗性疼痛）很常见。

治疗性疼痛

在治疗部位经常会发生短暂的、局部的痛觉敏感度增加。如果疼痛敏感度适中，持续时间最长为 2 天，从治疗的角度来看没有异常。如果患者可以耐受这种不适，则可以类似的刺激强度进行后续治疗。如果患者的治疗反应过于剧烈，则后续治疗不应太剧烈。

如果在治疗部位发生自发性疼痛或痛觉过敏超过 2 天，则证明先前的治疗过于剧烈，必须降低后续治疗的强度，同时在较短的时间段内对同一治疗部位施加较小强度的压力。

治疗师应该询问患者在之前的治疗期间是否有过度疼痛的经历，是否有想喊暂停但出于某种原因却没有的情况。许多患者证实了这一点，并表示没有喊暂停是因为：

- 希望尽一切可能减轻潜在的痛苦；
- 确信在治疗中使用尽可能高的强度效果会更好；
- 认为“有破坏才会有帮助”；
- 认为治疗师最了解患者，知道什么、怎样才是对患者最好的。

通过这种互动，可以修正患者的基本看法，从而开启这些信念的可能性。这些信念通常有利于慢性症状的治疗，可以在治疗中加入和修改（见章节 5.2.5）。在随后的治疗过程中，鼓励患者并在他们说“停止”时采取相应的行动。

如果患者确信在治疗期间几乎没有任何感觉而治疗师可能已经使用了更大的压力，或即使他们对治疗有反应，在治疗部位的剧烈疼痛已经持续数天，都会使患者产生疑问。这种情况提示针对潜在破坏性威胁或过载的身体报警系统机能不正常。这些患者需要意识到每个个体都有生理负载限制，尊重这些限制对健康至关重要。在生理和情感两个层面上，必须能够识别何时达到生理负载极限。缺乏这种能力，很有可能导致反复过载，而过载是导致肌筋膜问题持续存在的一个重要风险因素。因此，提高患者自身的预警能力也是肌筋膜问题因果治疗的一部分。触发点手法治疗很好地将这方面的治疗纳入了其总体计划。在随后的治疗过程中，治疗师会反复让患者意识到身体的体征，如非随意的面部反应、呼吸变化和肌肉保护，这些都可能是过载的信号。如果没有明显的此类信号，可以在接下来的治疗过程中，当患者感觉刺激约为其所能承受最大值的 60% 时喊“停”。根据患者的反应，可以找到合适的刺激水平。

治疗部位偶尔会出现血肿，是一种不希望出现的副作用。为了避免再次造成该情况，此时应适当降低治疗强度。

临床疼痛

总的来说，触发点治疗后的临床疼痛模式可能有三种：患者的临床疼痛可能加重、减轻或保持不变。

如果临床疼痛减轻（图 5.33a），则证实了工作假设，继续采用相同的治疗策略是有意义的。

- 如果疼痛只存在很短的时间，则应治疗相同的肌肉，直到达到满意的结果或没有进一步的积极效果出现（见下文）。
- 如果每增加一次触发点手法治疗后效果会降低，则表明正在治疗的触发点可能是继发性触发点，请参阅“临床提示：寻找原发性触发点（1）”。然而，这也可能是一个迹象，提示这甚至不是原发性而是继发性的肌筋膜问题。
- 如果触发点治疗的效果能带来短期缓解（如半小时内没有疼痛），并且如果对同一肌肉重复治疗，每次积极效果的时间窗变大（如第二次治疗后 2 小时无，第三次治疗后一整天无痛），随后应继续针对同一肌肉的触发点进行治疗直到平台期。得到满意的结果后，治疗就可以结束。除此外，治疗师不仅要在协同肌和 / 或拮抗肌中寻找其他肌筋膜问题，而且还要针对病因进行处理。

- 慢性疼痛通常由多块肌肉的活动性触发点引起。此时，即使治疗特定的肌肉可以缓解疼痛，可每次针对某一特定肌肉或某肌群进行治疗。通过 4~5 个疗程来治疗不同的肌肉或肌群，来对各肌肉的触发点的影响有一个大体了解。几个疗程过后，此种方法会提示治疗哪些肌肉可以获得最显著的效果，而哪些肌肉与目前的问题几乎无关。此方法还可明确原发触发点的位置。同时，应探寻病因并进行有针对性的治疗。

如果疼痛加重，则表明治疗师遇到了与目前问题相关的结构。

临床提示

寻找原发性触发点（1）

例如，在对左侧臀中肌进行触发点治疗后，患者可能会报告在一年多的时间内首次能在无痛的情况下左侧卧 2 小时，并希望重复治疗。当同一区域再次接受治疗时，患者可以再次左侧侧卧而不感到疼痛，但时间缩短内只有 1 小时；再次重复治疗，患者可以在左侧无痛侧卧半小时。此时，每次治疗的效果都降低。这表明治疗针对的不是原发性触发点，而是继发性（或周围性）触发点，有必要查找、确定和治疗原发性触发点。此时，有必要考虑阔筋膜张肌（协同肌）、大收肌（拮抗肌）和腰方肌的触发点。

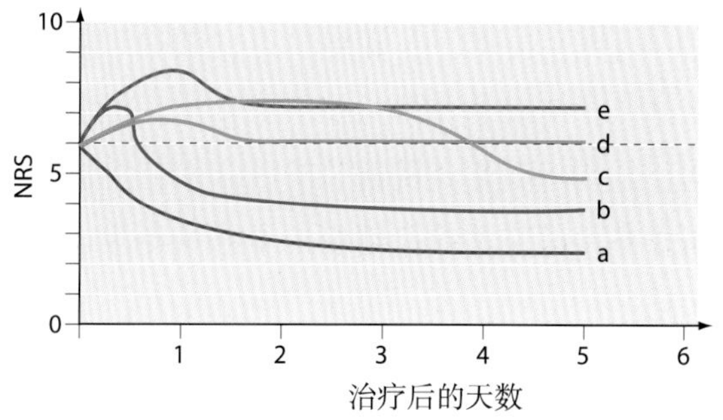

图 5.33 临床疼痛：触发点手法治疗后不同的疼痛。治疗前临床疼痛水平位于 NRS 6；文中给出了对不同疼痛曲线的解释
a. 治疗后疼痛立即缓解
b. 疼痛短期（<2 天）加重后减轻
c. 疼痛加重较长时间（>2 天）后减轻
d. 疼痛短暂加重，但总体没有变化
e. 疼痛加剧超过 5 天

- 如果疼痛加重在 1~2 天内消退，并且疼痛水平在 3~4 天后保持比最后一次治疗前更低的水平，可解释为比较好的迹象（图 5.33b）。如果总体的疼痛平衡是积极的，多数患者愿意接受疼痛的短暂加重。在随后的治疗中，对不能耐受疼痛短暂加重的患者应降低治疗强度，也可以相同的强度继续治疗。
- 如果疼痛持续加重超过 2 天，但随后又自发降低，降至初始水平以下（图 5.33c），提示治疗强度与兴奋性和组织反应相关。因此，后续治疗应以较低的强度和较短的时间进行。
- 如果疼痛短暂加重又恢复治疗前水平（图 5.33d），提示治疗区域是相关触发点而不是原发性触发点，后续治疗应侧重于查找原发性触发点和对当前工作假设的调整。也有可能是继发性肌筋膜综合征，此时的首要任务是识别和治疗潜在的非肌筋膜问题（见章节 4.3）。
- 如果疼痛加重并保持在较高水平（图 5.33e），提示很有可能为周围性触发点。

这些周围触发点位于原发性触发点的疼痛区域，由于原发性触发点的影响导致血供和营养减少，因此在手法治疗后无法充分再生。因此，在随后的治疗中应注意查找并治疗通常位于近端的原发性触发点［参见“临床提示：寻找原发性触发点（2）”］。然而，非肌肉原因（可能是关节炎或成神经源性、炎症性、内脏性、心理性因素）也可能导致触发点的形成与发展，并且治疗增加了伤害输入的总和，使疼痛处理系统过载。

临床提示

寻找原发性触发点（2）

肘外侧疼痛多由肱桡肌、桡侧腕长伸肌和桡侧腕短伸肌触发点引起，并可于此处触发患者已知的疼痛。如果这些触发点在治疗开始时就被治疗，则会经常使外上髁疼痛加重。此时，则极有可能治疗的是肱桡肌、桡侧腕长伸肌和桡侧腕短伸肌的周围触发点。因此，治疗师随后应该注意查找位于近端的原发性触发点，其疼痛区域延伸至肘外侧，可能位于肩胛下肌、冈上肌、冈下肌、小圆肌、前锯肌或斜角肌（图 9.43）。如果仍有必要，只有使原发性触发点失活后，治疗疼痛部位附近的上述肌肉才是合理和有效的。

如果疼痛保持不变，并且治疗是以适当的强度进行的，则表明：

- 治疗的肌筋膜结构与目前的问题无关，提示在随后的治疗中应注意查找其他可疑肌肉的触发点，并进行有针对性的治疗。
- 如果对根据病史和体格检查得出的所有肌肉都经过了试验治疗（图 4.13）并且没有反应（症状没有改善或恶化），提示问题很可能并非源于肌筋膜，触发点手法治疗可以作为一种排除诊断工具。即使患者没有从这种治疗中直接受益，所获得的信息对于临床推理过程也是非常有价值的，有助于确定问题的主要原因。
- 在极少数情况下，这可能也意味着尽管问题主要来自肌筋膜，但已达到极限，任何进一步的治疗都不会产生积极影响。
- 许多其他因素可导致治疗效果反弹（见章节 5.3.4）。

注意

- 在解释疼痛时，必须区分“治疗性疼痛”部位和“临床疼痛”部位的反应。
- 治疗区域经常出现短暂的、局部的疼痛敏感性增加。

治疗暂停

如果通过手法操作对触发点进行了彻底治疗，治疗后的组织需要保护和相对休息。接受深度治疗的肌肉区域不应在 7~10 天内再次接受治疗。过早恢复治疗会适得其反，因为治疗会干扰修复过程。

某些过于热切的患者期望（有时会要求）仅在 2 天后对同一区域再次进行治疗。在此，需要提醒的是，医生和治疗师都从没真正治愈过任何人。 医学专业人士有一句格言恰当地表达了这个问题：“治疗靠医生，康复靠自然”。对触发点进行手法治疗时，我们通过刺激、震动、放松和部分破坏僵硬的肌肉组织，从而为肌肉和结缔组织更好地再生创造最佳环境（更好的血供，更多的氧气）。手法治疗期间，应为组织再生留出充分的时间和空间。只有这样，触发点的手法治疗才能发挥其全部作用。

再生过程需要分级牵伸，轻度主动运动和本体感觉输入。

当然，治疗也没有必要等待 2 周后再开始，甚至在第二天、第三天就可以继续治疗（如果是住院患者），但此时不应该治疗肌肉的相同区域（如冈下肌横束），而是肌肉先前未治疗的区域（如冈下肌外侧束）或相邻肌肉（如小圆肌）。如果各个疗程之间的间隔非常短（少于 3 天），由于时间不够，个别疗程中不同肌肉治疗的具体反应不能用于临床推理。特别是在复杂的慢性病例中，建议每次治疗仅治疗一个肌群（如肩外旋肌群），并留出足够的时间（5~7 天）直到下一个疗程，以便尽可能清楚地解释反应。

家庭治疗计划

在治疗过程中，治疗师与患者一起制订家庭治疗计划，使患者能够自己支持已启动的肌肉再生过程，防止复发；如有必要，在正式治疗结束后独立地继续治疗（见章节 5.3.3）。

牵伸

如果已明确哪块肌肉或哪个肌群与目前的问题有关，则应向患者展示与所述肌肉有关的牵伸技术。这些技术应在家中和工作中定期进行 2~4 次。

机能训练

针对所讨论的肌群，启动相应的机能训练计划。肌肉再生和结缔组织重塑需要：

- 时间（结缔组织半衰期为 1 年）；
- 运动；
- 本体感觉输入。

日常生活活动（ADL）

应将日常活动（坐，站立，行走，躺下，弯腰，举重，负重等）纳入训练计划并定期练习，以尽可能小的压力获得持续改善。

自我治疗

患者可以对肌肉触发点进行自我治疗。例如，患者可以通过用拇指或其他手指施压，以技术Ⅰ~Ⅲ直接消除肌肉［如腰方肌（图 7.188，7.108）、颞肌和股四头肌］触发点的影响。患者也可以用手指钳住肌肉如胸锁乳突肌（图 7.108）、上斜方肌、胸大肌和背阔肌等肌肉进行治疗。

辅助设备通常很有帮助：

- 木制触发点工具有助于自我治疗足底肌肉（跟骨刺痛）、股四头肌、阔筋膜张肌等。
- 网球可用于治疗髋外展肌（图 5.34a）、臀部和背部肌肉、股外侧肌、腘绳肌、小腿肌肉（图 7.311）以及足部肌肉（图 5.34b）。
- 弯曲的特殊触发点工具（Thera Cane）可用于背部触发点的治疗（图 5.34c）。

完成治疗

健康是疾病的程度，允许我从事必要的活动。

——弗里德里希·尼采

一旦达到约定的治疗目标，治疗就完成了。

- 经过 5~9 次治疗后，疼痛通常会大幅（80%~90%）减轻，许多患者此时决定不再就医。此时可以停止治疗，因为根据经验，遗留症状通常会在 6 个月内完全消退。
- 鼓励患者继续进行为他们定制的 3~6 个月的家庭计划是合理的，而且非常重要！可有效避免或减少疾病复发和持续。
- 有时尽管患者在日常生活中已经无痛，治疗时的较大压力仍然可刺激触发点引发先前已知的临床疼痛，会使患者感到焦虑。此时，下面的解释通常是有帮助的（图 5.35）：触发点最初是活跃的，通过治疗使其脱敏，从而不再会对日常生活造成干扰。这些触发点目前处于潜伏状态，在较大的压力刺激下仍可被激活，从而再现已知的疼痛。因此，治疗的目的是为患者的日常活动实现足够大的负荷耐受性。

总之，治疗是一个交互过程。病史采集、身体检查和试验治疗都有助于收集信息。可通过一个假设来理解这些信息，即问题的主导因素可能是什么，治疗师根据工作假设进行治疗。通过这种方式，治疗师试图找到问题（非语言）的答案。同时，治疗干预（如触发点手法治疗）以非语言的方式向患者的身体提出问题，然后得到一个非语言的物理反应形式的答案。治疗师“阅读”并解释这个问题－回答游戏。当治疗师“处理”（治疗）患者时会采用患者选择的语言（肢体语言）。每一个反应，无论是口头的还是非口头的，都被观察并得到解释。治疗师应是一个合格的“跟踪者”、伴侣（“治疗师”这个词可以追溯到古希腊语“therapeuin”，意思是“参加或陪伴的人”）：一旦你踏上治疗之路，他就会出现。

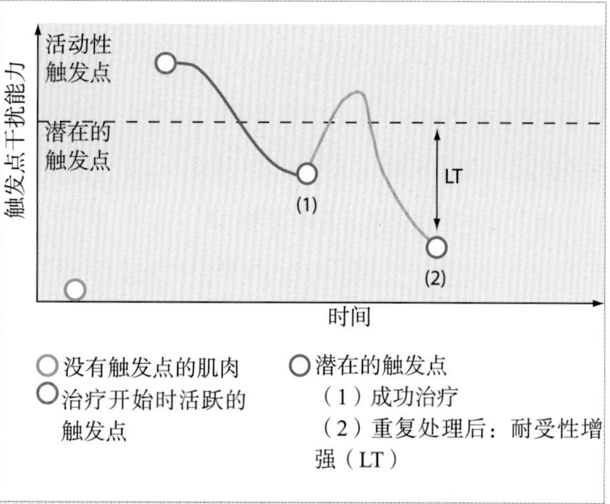

图 5.35　治疗：将活跃的触发点失活至潜在的触发点。目标是为患者的日常活动获得足够大的负荷耐受性

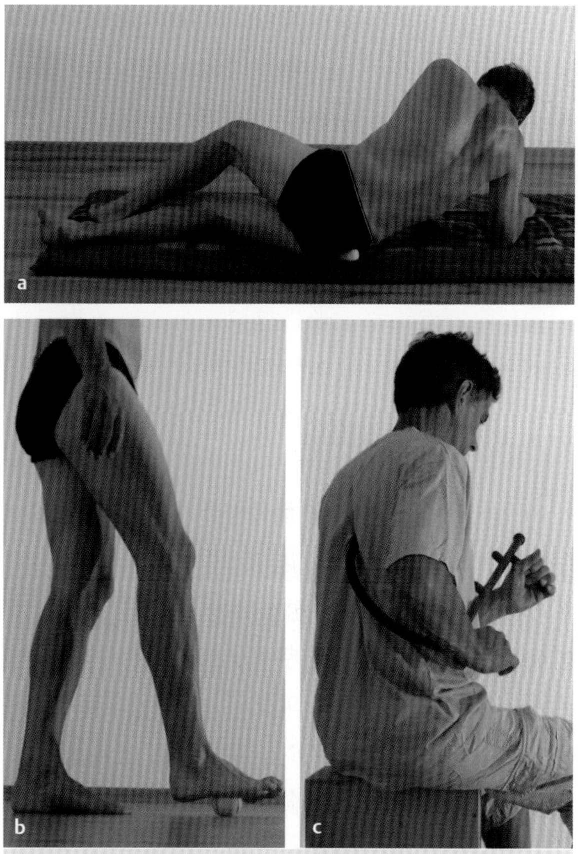

图 5.34　辅助装置－触发点的自我治疗
a. 用网球自我治疗髋外展肌的触发点
b. 用网球自我治疗足底筋膜和足底短肌
c. 使用弯曲的特殊触发点工具对背部肌肉进行自我治疗

小结

治疗计划和安排

治疗计划和安排是过程导向性的。

- 在初始治疗阶段，为接下来的 5 个治疗阶段制订有效的计划，然后期望坚决执行。这是不现实的。
- 根据病史和结果，构建初步工作假设，作为当前治疗干预的基础（如触发点手法治疗）。
- 通过治疗作用，给予引起机体（患者）反应的刺激。
- 在重新评估期间，有选择地收集患者的“答案”，包括口头和非口头方面（组织反应，疼痛和机能发展）。
- 治疗师精心收集每一条信息并对其进行分析，根据自己的专业知识对其进行解释，并据此来判断是否应对工作假设进行调整。在病情发展过程中，每次治疗时治疗师都会重新决定在当前疗程该做什么，不该做什么。

5.3.2 触发点手法治疗与其他治疗方法相结合

在许多情况下，在局部治疗触发点的同时需要考虑导致慢性肌肉过载的影响，针对肌筋膜疼痛的手法治疗才能获得长期成功，否则，复发是不可避免的。也就是说，必须确认根本因素并将其纳入治疗计划。

显而易见的是，采取措施减轻疼痛有助于减轻外周伤害，也可通过实现其中一个治疗目标来支持触发点治疗。

因此，为了对肌筋膜综合征进行有效和持续的治疗，将触发点的手法治疗与其他治疗方法相结合通常是有用的。针对慢性疼痛和刺激总和问题，多模式治疗方法已经在实践中得到证实。Weber–Geiger（2015）在 1 例慢性颈部疼痛患者的报告中证明了这一点，Jayaseelan 等（2014）报告在腘绳肌腱有问题的运动员中也证明了这一点。

机能性运动疗法

机能导向的运动疗法有助于识别和改变可导致肌肉过载的不良姿势和运动模式习惯，如坐、站、走、弯腰等。应尽可能分析和纠正工作和体育活动中的不良位置和动作顺序，并有针对性地加以处理，否则肌筋膜痛会复发。必须纠正肌肉不对称的重复活动，以及在缩短位置长时间激活肌肉（家庭计划），另见“机能训练”部分。

力量训练

与训练不足的肌肉相比，训练有素的肌肉更不易发生过载，因此不容易形成触发点。力量训练应适度分级（节奏）并纳入机能协调方面，而且应富有乐趣。触发点可导致力量不足和协调性差（ArendtNielsen 和 Graven–Nielsen，2008；Ge 等，2012、2014；Ibarra 等，2011；Ivanichev，2007；Lucas 等，2004、2010；Travell 和 Simons，1999；另见图 2.4，2.5）。在开始训练计划之前，无论是基于肌肉平衡、机能动力学（Klein–Vogelbach）、医学训练疗法还是体育活动的概念，都应该认识到触发点的存在，并在必要时通过选择性治疗来处理。

关节和神经特异性手法治疗

肌肉、关节和神经构成一个机能单元，手法治疗技术可能集中于肌肉（触发点）、关节（Kaltenborn 和 Maitland 关节松动术，Cyriax 系统，骨关节病，脊椎按摩等）或神经（神经动力学）。关节机能障碍和神经动力学紊乱可能与触发点直接或间接相关。因此，在进行初步检查后，治疗神经肌肉骨骼疼痛的医师，应根据适应证治疗软组织和 / 或关节机能障碍、神经动力学问题。肌肉、关节和神经特异性手法治疗技术是肌筋膜疼痛综合征治疗的一部分（Fernandez–de–Las–Penas，2009）。

触发点对身体受累区域的关节有很大影响，多伴有疼痛、韧带紧张、力量减弱和运动范围受限。根据 Dejung（1994，2009）和 Lewit（2007）的研究，多数脊柱机能障碍都是从触发点问题开始的，关节活动度降低通常是次要的。Sachse（1998）还指出，关节活动度的异常增加可能是由肌肉改变引起的。以腰椎为例，Weissmann（2000）证明了由肌肉触发的诊断结果如何被解释为“关节征”：关节特异性手法治疗可以引起肌肉反射性地放松，从而暂时缓解触发点的影响；但在慢性的结缔组织紊乱中，由于结缔组织成分不能被反射性地影响，关节特异性技术的效果不能持久保持。因此，在慢性神经肌肉骨骼疼痛中，Lewit（Jena，2000）和 Dejung（2009）建议采用以下治疗顺序：

- 首先是结缔组织；

- 然后是肌肉；
- 如有必要，还可以包括关节。

肌肉效贴扎

多种治疗措施，如肌肉效贴扎，可通过调节本体感受输入（促进贴法）来改变肌肉运动模式和负荷模式，适用于触发点治疗。随着肌肉募集模式的改变，贴扎可使紧张的有活动性触发点的肌肉群暂时放松。其支持手法触发点治疗后的再生阶段，有助于患者再次找到正确的运动模式。

身体意识训练 / 学习躯体心理学

由于压力和焦虑等心理因素对触发点活动有直接影响（Mc Nulty，1994；图 2.66），在治疗肌筋膜痛时有意识和有选择性地纳入心理治疗是值得支持的。不同方法的共同点是注重身体意识训练和躯体心理学学习，包括：Alexander 技术和 Feldenkrais 方法，Gerda Alexander 安乐死，Glaser 的精神病学，TaKeTiNa 节奏疗法，Middendorf 的呼吸疗法，协调治疗，太极拳，气功，瑜伽（Sharan 等，2014）等。

降低肌张力的措施

所有降低肌张力的措施都有助于肌筋膜疼痛的治疗，很受欢迎。可以使用多种放松技术来帮助减轻压力，如自体训练、Jakobson 渐进式放松和瑜伽（Sharan 等，2014）。非特定措施，如桑拿、土耳其浴或其他热疗方法（见下文）也是放松肌肉的好方法，其他简单的日常活动如听音乐会、钓鱼、徒步旅行、与朋友保持联系、冥想等也是如此。例如，减少自体训练（Banks 等，1998；图 5.36）会显著增加活动性触发点的活性（图 2.7）。

减轻疼痛的措施

可以使用各种措施减轻疼痛：

- 通过刺激内啡肽释放（见下文）和激活疼痛下行传导抑制机制，兴奋身体自身的疼痛控制系统；
- 通过不同的方法利用门控机制，如低频电疗法（TENS）或冷疗、运动（本体感觉信号）和触摸（触觉信号）等，能在一定程度上屏蔽周围疼痛刺激；
- 用药物减轻疼痛。

应根据具体情况利用这些措施。外周疼痛降低得越彻底，使活动性触发点失活的可能性越大。

刺激内啡肽释放的措施

体内天然阿片类药物支持内源性疼痛抑制。当微笑、拥抱、大笑、仔细聆听和惊讶，以及参与体育活动时，特别是做有节律的动作，如散步、游泳、慢跑（跑步者的愉悦感）、跳舞、唱歌或演奏乐器时，体内内啡肽释放增加。

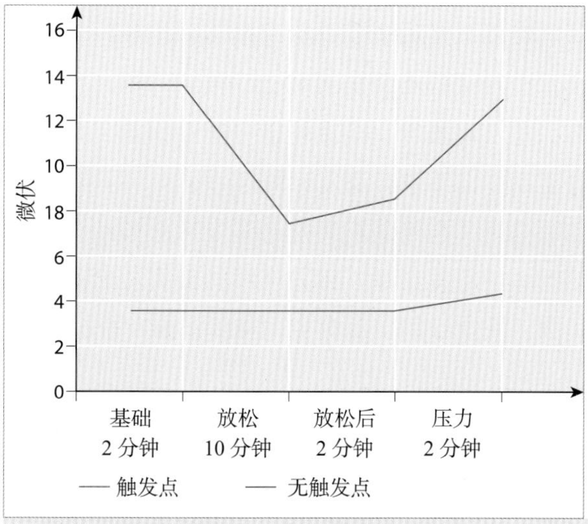

图 5.36 自体训练期间活跃的肌筋膜触发点的肌电活动（Banks 等，1998）

冷疗

触发点手法治疗可结合使用冰（图 5.9）或汽化液氮的治疗，因为治疗没有那么痛苦（门控机制）。

热疗

热敷、温泉泥治疗、热敷袋等可降低肌张力，即使不能纠正触发点问题，但也确实可使疼痛暂时减轻。同时，热辐射和代谢增强也是触发点手法治疗后所期望得到的结果。

因为热疗能使肌张力降低，所以建议对肌张力高的患者在触发点治疗前进行热疗。通过热疗，肌肉等组织可以反射性地放松，从而使治疗更容易。紧张的韧带很少或根本不受热辐射影响，使得更容易触诊，也更易定位触发点。

治疗浴

触发点治疗后，强烈建议使用治疗浴或热浴（如果可用）。除了热疗的积极作用（张力降低、灌注刺激和新陈代谢），水的触觉刺激会形成显著的 Aβ 刺激，使疼痛减轻（门控机制）。同时，在温水中，相对负重减少的无痛运动有助于肌肉再生。肌肉筋膜层之间的滑动利用了触发点手法治疗获得额外“摆动空间”，并抑制新的筋膜粘连的发展。

电疗

低频电疗（如 TENS）可通过门控效应来缓解疼痛。应该注意的是，TENS 对触发点没有直接影响。

营养

Travell 和 Simons（1999）多次指出，对许多肌筋膜疼痛患者，必须考虑营养因素，才能确保疼痛缓解的效果持久（Travell 和 Simons，1999；van Dam 和 Pruimboom，2008；Lindsay 等，2008）。

注意

- 肌筋膜疼痛的直接治疗目标是使活动性触发点失活，最有效的方法是手法和干针治疗。
- 对于慢性肌筋膜疼痛综合征的持续治疗，必须查找病因并将其纳入治疗计划。因此，将触发点手法治疗与其他治疗方法相结合通常是有益的。

5.3.3 自我管理

授人以鱼，不如授人以渔。

——老子

患者自己可以做些什么来解决肌筋膜问题，或者防止症状再次出现呢？

有时，有人反对触发点疗法，认为患者将受到治疗师和触发点手法治疗（实际操作）的约束，患者会因此否认自己对康复过程的影响，并拒绝成为治疗的积极参与者。同时，患者的期望值会因此增加：患者会确信其他人会负责解决他们的问题，这在慢性疼痛患者中很常见。

在本书的各章中反复提到并明确指出，患者的积极参与是必不可少的，并且通常是触发点治疗成功或失败的决定因素：

- 停止规则：参见治疗性疼痛、患者合作，疼痛，初始治疗时间，后续治疗；
- 自我治疗；
- 牵伸 / 放松；
- 机能训练；
- 人体工程学；
- 减少持续性因素，另见肌筋膜疼痛的治疗；
- 家庭计划，另见患者的合作。

这里介绍的触发点治疗并不仅限于使活动性触发点失活的治疗技术，更明确地说是一种对肌筋膜问题进行分析和持续治疗的治疗概念（图 5.1），将患者的活动也纳入治疗计划。

以下展示了可影响肌筋膜疼痛和机能障碍的各种患者自身的可能性。

四叶草

肌筋膜问题的自我管理包括 4 个方面——可以与四叶草进行比较（图 5.37）：

- 触发点和筋膜疼痛的自我治疗；
- 牵伸 / 放松；
- 机能训练；
- 减少持续因素。

作为触发点治疗的一部分（理解为治疗概念），针对患者的实际问题和可能性，治疗师和患者一起制订肌筋膜自我治疗（myST）计划，并且激活自我管理的四个细分的内容。这种细分是必要的（并且可行的），有助于患者目前问题得到解决。

下面的内容重点概述了四个方面：自我治疗，牵伸 / 放松，机能训练和减少持续因素。以下是本书中可以找到有关各个细分的详细信息：

- 自我治疗。
  - ◦ 手动技术说明。
  - ◦ 治疗方法。
- 牵伸 / 放松。
  - ◦ 影响。
  - ◦ 牵伸形式。
- 机能训练。
  - ◦ 重要性。
  - ◦ 前提条件。
  - ◦ 筋膜和肌肉。
  - ◦ 实施（表 5.6）。
- 减少持续因素。
  - ◦ 减少不适当的负载：人体工程学、ADL 等
  - ◦ 通过有节奏的工作过程阻断不对称负荷，牵伸的非特异性影响等。
  - ◦ 增加身体运动。
  - ◦ 慢性压力：尽可能减少压力，并建立无压力区域，如瑜伽、冥想、自体训练（图 5.36）等。
  - ◦ 减少其他肌肉的触发点活动：
    - – 机能链：发现和治疗机能障碍相关的触发点；
    - – 触发点链：查找和处理原发性触发点。
  - ◦ 包含其他机能循环：
    - – 关节；
    - – 神经；
    - – 内脏。
  - ◦ 考虑辅助因素：充足的睡眠、营养等。

自我治疗

触发点自我治疗的目标是：

- 减轻疼痛（与疼痛相关的触发点的自我治疗）；
- 能够再次发挥肌肉机能（自我治疗疼痛和机能障碍相关的触发点）。

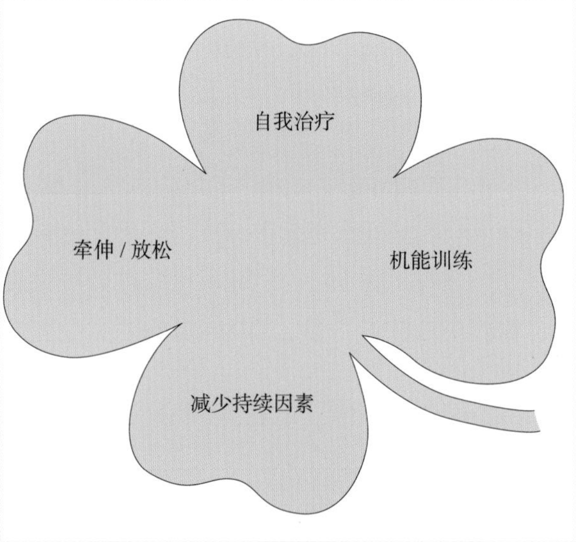

图 5.37　肌筋膜问题的自我管理。肌筋膜自我疗法（myST）包括 4 个方面：①自我治疗，②牵伸 / 放松，③机能训练，④减少持续因素

自我治疗和治疗师治疗一样，必须精确地定位和处理触发点（僵硬点）、大面积筋膜改变，因为僵硬复合体（触发点）和筋膜变化通常与肌筋膜的慢性疼痛和机能障碍有关，与肌筋膜紊乱的病理生理学相对应。因此，应根据实际情况，主要针对“要点”（结节）治疗1次，针对“表面”（筋膜）治疗1次，第三次同时治疗两者。

触发点治疗的主要挑战之一是找到引发肌筋膜问题的触发点和筋膜变化（表5.7）。在治疗中，一旦确定了主要的筋膜变化和原发性触发点，有时必须重复治疗一段时间。患者通常可以自己去做。必须适当地向患者介绍治疗方法并指导其掌握相关技术，指导患者如何以及用什么剂量通过手指或辅助装置治疗触发点和筋膜变化。

与治疗师进行的手法触发点治疗相同的基本准则也适用于自我治疗：

- 治疗不应过于激进：在自我治疗中，应该注意痛阈；当自我治疗的压力引发患者通常的临床症状并且所形成的疼痛仍在“舒适区”（可接受－通常被称为“好的疼痛”－不应引起血肿）内时，剂量是最佳的。
- 应尽可能精确：必须精确地治疗活跃的触发点——通常毫米级的差距决定了（自我）治疗的成败。
- 应尽可能长时间缓慢地进行：在触发点或筋膜改变区域长时间（8~15次呼吸）缓慢地进行治疗，效果将会更佳。手动牵伸触发点区域（技术Ⅱ）时，应尽可能缓慢地进行筋膜牵伸（技术Ⅲ）和筋膜分离（技术Ⅳ）操作（技术Ⅱ中的小范围）。
- 治疗“点”和“区”：治疗结节（点）和筋膜（区）。在慢性疼痛中，对筋膜的治疗往往是决定性的。
- 治疗暂停：自我治疗后，如果接受了彻底治疗，治疗区域不应再进行1周的强化治疗。然而，在第二天可对同一肌肉或不同肌肉的其他触发点进行自我治疗。

为了避免手指过度发力，辅助装置通常有助于实现对深层组织（如足底肌肉；图5.38a）的治疗，能够在较宽的区域（如髂胫束；图5.38b）产生足够的压力对筋膜治疗或背部肌肉进行治疗（如肩后侧肌肉，图5.38c；背部深部和浅部肌肉，图5.34c）。表5.4列出了可供自我治疗的肌肉，并在书中用照片加以说明。

治疗技术和各种辅助装置的效应因类别而异：

- 反射－结构特异性效应；
- 点的治疗（结节）－区域（筋膜）效应；
- 浅层－深层效应。

表5.5概述了各种技术或辅助设备的主要效果，有助于确定在特定情况下使用哪种技术或辅助设备效果最佳。

牵伸－放松

肌肉只能主动收缩。在收缩阶段，肌肉压力升高，肌肉组织灌注不良（Järvholm等，1988）。为了保持机能，肌肉必须放松（与收缩交替），并且肌肉必须由收缩伸展到其原始长度。肌肉活动（收缩）阶段必须与肌肉松弛（伸展）阶段交替。

许多肌筋膜问题的发生或持续存在是因为某些肌肉或肌群长期处于收缩状态。例如，不良的姿势、不对称的工作活动或压力导致肌肉的放松（牵伸）阶段缺失（持续收缩）。因此，由于肌肉中的筋膜部分依赖重复的牵伸作为重塑刺激，定期进行伸展运动对许多患者有帮助。

伸展的效应是多样的：

- 结构特异性效应→牵伸。
  - 对肌肉/肌纤维收缩部位的影响；
  - 对肌肉结缔组织的影响。
- 反射效应→放松。
- 非特异性效应。

表 5.4　自我治疗：自我治疗的肌肉列表（由使用的辅助设备构成）

自我治疗	肌肉	
手法	胸锁乳突肌	图 7.108
	腰方肌	图 7.188
	髂腰肌	图 7.198
	膈	图 7.212
	旋后肌	图 7.398
	拇收肌	图 7.426
使用木制触发点工具	足底肌肉	图 5.38a
使用网球	髋外展肌	图 5.34a
	竖脊肌	图 7.180
	腘绳肌	图 7.311
	小腿肌肉	图 7.311
	足底肌肉	图 5.34b，7.347
使用弯曲的特殊触发点工具（Thera 手杖）	竖脊肌	图 5.34c
	冈下肌	图 5.38c
	位于肩胛间的肌肉	图 5.38c
使用泡沫轴	髂胫束	图 5.38b
	股外侧肌筋膜	图 5.38b

表 5.5　自我治疗：各种技术和辅助设备的效果

治疗技术	辅助设备	效果			
		反射	特异性结构		
			结节	结缔组织	
				深（肌肉）	浅层
手法按压（技术Ⅰ）		++	+	+	+
触发点牵伸（技术Ⅱ）		++	+++	+++	+++
筋膜牵伸（技术Ⅲ）		+++	–	+	+++
筋膜松解（技术Ⅳ）		++	–	+	+++
	手指	+++	+++	++	+++
	木制触发点工具	+++	+++	++	+++
	弯曲的特殊触发点工具	+++	+++	++	++
	泡沫轴	+++	+	+	++
	网球	+++	+	+	++
	尖刺状按摩球	+++	+	+	++
	热疗（热袋或毛巾）	+++	–	–	–
	冷疗	+++	–	–	–

合理的自我牵伸（自我伸展）应考虑以下内容：

- 分级牵伸：刺激强度决定效果。
  - 牵伸负荷强度：中等强度牵伸相比最大强度牵伸效果更好。
  - 牵伸负荷持续时间。
    - 短（<3 秒）：以反射效应为主；
    - 长（>10 秒）：以结构特异性效应为主（牵伸）。
  - 重复牵伸刺激对于以下方面至关重要：
    - 刺激胶原酶释放；
    - 筋膜重塑效应；
    - 牵伸的非特异性效应。
- 牵伸类型和形式：根据现有症状，应以各种方式进行牵伸。
  - 自我牵伸的类型（表 5.3）：
    - 静态牵伸→以结构特定性效应为主；
    - 动态（间歇）牵伸→以反射效应（放松）和非特异性效应为主；
    - 神经肌肉牵伸技术→以反射效应为主。
  - 自我牵伸的形式（表 5.3）：
    - 选择性牵伸；
    - 整体或全面牵伸；
    - 适合日常使用：如果锻炼简单且接近日常生活活动，则患者进行自我牵伸的依从性高（图 5.19）。

第 7 章中介绍了单独的肌肉，并展示了自我牵伸的可能性，此处不再赘述。

机能训练

运动是肌肉保持健康的灵丹妙药——收缩和放松的交替循环是必不可少的。肌肉只有经常使用才能保持健康。因此，肌肉的机能性使用是肌肉康复的基石之一。

机能训练是值得的，因为：

- 肌肉负载能力得到改善：与训练不良的肌肉相比，训练有素的肌肉不容易发生过载，因此不太容易受到触发点的影响。
- 肌肉灌注和新陈代谢得到改善，支持肌肉再生。
- 维持或改善结缔组织层的滑动能力（肌内、肌间以及沿肌肉与神经之间的机械界面），从而防止结缔组织粘连。
- 合适的组织使用和负载对于肌肉再生至关重要，不仅对肌肉的收缩成分，对筋膜成分的重塑也是如此。
- 改善运动控制能力（灵活性，协调性）。

在进行机能训练时，应牢记以下几点：

- 稳定性强化先于动态强化：短而深的局部稳定肌（“运动抑制剂”）通常在运动控制机能障碍中发挥了关键作用，会导致体表的全身稳定肌过载（局部稳定肌和“运动肌”过载：全身稳定肌包含疼痛相关的触发点，图 5.48）。只有局部稳定肌充分发挥作用时，才有可能解决问题（注意局部稳定肌中与机能障碍相关的触发点）。基本准则是：首先要训练局部稳定肌（先

> **注意**
>
> **肌筋膜问题的牵伸治疗**
>
> - 牵伸不是解决肌筋膜结构问题的方法。
>   - 对于结构上短缩的肌纤维（僵硬复合体和结缔组织变化）进行选择性“牵伸”，需要对病变肌纤维段进行精确、缓慢、有力的手法治疗（技术Ⅱ）。
>   - 肌肉的整体牵伸（技术Ⅴ）不足以完成这一点。如果牵伸过于剧烈，可能会导致僵硬复合体附近的肌节过载，从而对已经减弱的肌肉区域造成损伤（图 5.12，2.34）。
> - 当“剂量”合适时，牵伸/放松有助于肌筋膜问题的解决；在再生阶段，牵伸提供重要的刺激，有助于肌筋膜组织重塑。

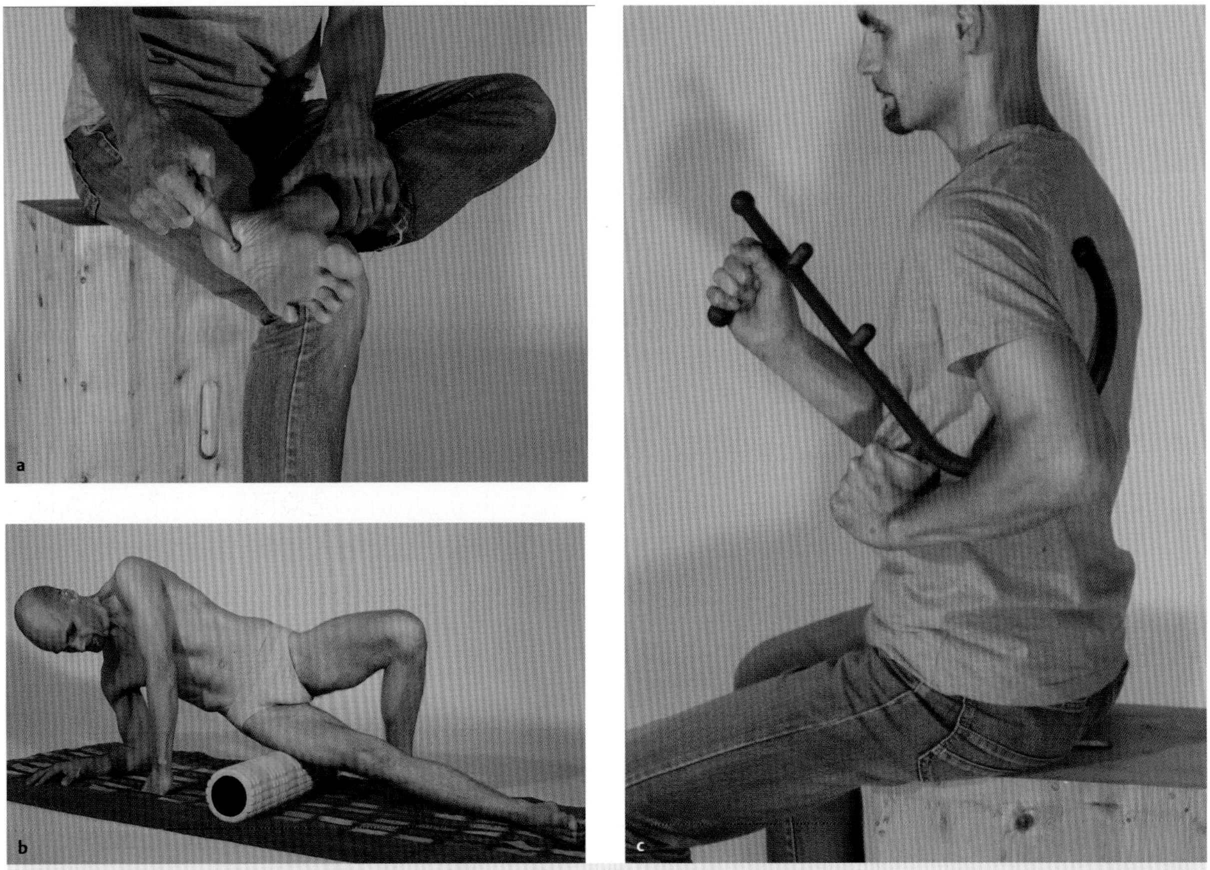

图 5.38　自我治疗：各种辅助设备可以提供有价值的帮助
a. 使用木制触发点工具（技术 I，II 和 III）对足底肌肉进行自我治疗
b. 在治疗性泡沫轴的帮助下进行筋膜的自我治疗（髂胫束和股外侧肌筋膜）（技术 III）
c. 使用弯曲的特殊触发点工具（技术 I 和 II）对冈下肌的触发点进行自我治疗（同样的技术可用于肩胛间肌肉的触发点）

治疗局部稳定肌的触发点），然后训练整体肌肉（整体稳定肌和运动肌）。

- 协调先于力量：运动和力量的质量（协调，运动控制）比肌肉力量（最大力量）更重要。
- 感觉和运动系统：肌肉和结缔组织的再生需要高质量的本体感觉输入，机能训练始终是感觉运动训练。
- 与机能障碍相关的触发点：与机能障碍相关的、阻碍机能训练的触发点可能是与疼痛相关的潜在触发点（见图 2.4，2.5，5.33，5.48），优先考虑对这些机能障碍相关触发点进行（自我）治疗。
- 机能性：主要进行肌肉机能训练（稳定机能 – 动态向心机能 – 动态离心机能），这是患者日常生活和职业活动所必需的。
- 剂量：治疗刺激（训练）的“剂量”在很大程度上决定了能否康复。“少即多”原则：训练往往过于雄心勃勃和过于积极；尤其是运动员，必须清楚地避免复发（调整节奏）；应缓慢增加负载刺激。
- 定期和重复：只有定期和重复地进行训练，才会得到预期的效果。因此，需根据具体情况制订训练计划，患者可以每天进行几次或每周进行 4~6 次训练。
- 现实生活：机能训练应尽可能融入患者的日常活动，以便在不花费大量时间和精力（辅助设备、距离等）的情况下进行。

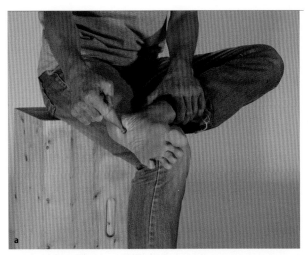

• 乐趣：训练要有乐趣。

主动运动康复有多种不同形式。物理治疗师的核心能力之一是了解这些概念中的一个或多个，并在此基础上设计能充分满足患者需求的机能训练计划。本书在不同的地方描述了一些简单的基本练习，可以帮助许多背部、头部、颈部、肩部、肘部、手、下颌、小腿和足疼痛的患者，简要总结见表 5.6。

表 5.6 机能训练：本书所示的各种肌群的基本练习

机能训练	
躯干肌肉（稳定肌）	
• 后侧 • 前侧	图 7.119 b 图 7.119 c
肩胛稳定肌	
• 游戏和支持机能 • 支持机能 • 桥接机能	图 7.72 图 7.63 图 7.77
前臂、手和手指肌肉	图 7.427
颞下颌关节和肌肉	图 7.157
小腿和足的肌肉	图 5.22 图 7.336 图 7.349

减少持续因素

许多因素可以使肌筋膜问题长期持续存在。找到肌筋膜问题的持续因素并将其纳入（自我）管理计划，对可持续治疗至关重要。如果不这样做，复发或形成慢性疼痛是不可避免的。

“病因学”一章中的结构化列表展示了频繁出现的持续因素，由此可以推导出以下针对肌筋膜问题的（自我）管理措施：

- 人机工程学：减少不良负载。
  - 改善不良的身体姿势（如坐着）：必须识别导致不良姿势的原因。
    - 习惯；
    - 结构特征（独特的姿势特征，如长短腿、脊柱侧弯）；
    - 不合适的辅助设备（如双光眼镜）。
  - 优化运动顺序［日常生活活动（ADL）］。
  - 适当调整家具（座椅高度、电脑屏幕位置、工作面高度等）。
  - 使用辅助设备（电话用耳机、办公桌、动态坐球、驾驶时的巡航控制等）。
- 使负载阶段节律化：分解不对称负载。
  - 改变工作姿势：坐着工作 – 站着工作。
  - 通过自我锻炼计划，中断单调的工作姿势和活动（牵伸，机能力量训练）。
- 促使身体活动：身体缺乏活动不仅是引发肌筋膜问题的危险因素，常常也是维持其持续存在的因素。游泳、慢跑、散步、太极、瑜伽和舞蹈等非特定运动提供了一种治疗方法，伸展运动和机能训练也是如此。
- 压力。
  - 尽可能地减轻压力。
  - 建立无压区（恢复阶段）。
- 减少其他肌肉的活动性触发点的活动。
  - 查找和治疗原发性触发点（自我治疗）。
  - 查找和治疗机能障碍相关的触发点（自我治疗）。
- 包含其他机能圈。
  - 关节（如骶髂关节、腓骨或桡骨头等的自我松动技术）。
  - 神经［如提高神经滑动能力的运动（滑块）］。另见神经肌肉卡压。
  - 内脏（如肝包膜等）。
  - 代谢和内分泌机能障碍（如甲状腺机能减退、高尿酸血症和低血糖）、慢性感染、螺旋体病和单纯疱疹感染等，应接受治疗。
- 考虑辅助因素。
  - 营养：必要时治疗维生素和矿物质缺乏症（维生素 B_1、B_6、B_{12} 和叶酸缺乏症，维生素 C 和 D 缺乏症，肌酸和铁缺乏症，钙、钾、镁供应不足等）。

◦ 充足的睡眠等。

对持续因素应优先进行治疗，特别是治疗慢性病时。首先，应解释是否涉及持续因素；如果涉及，需要明确是哪些因素，有助于区分是否存在原发性或继发性肌筋膜综合征。存在继发性肌筋膜问题时，应尽可能纠正主要问题（永久性因素）。如果由于某种原因（如工作压力、战争创伤引起的焦虑状态，以及强直性脊柱炎的结构性改变）或不需要这样做（见“临床提示：髋关节病”），那么有必要从“四叶草”图中的其他部分确定哪些措施有助于缓解症状（见下文）。

对于持续因素，不仅要关注，而且还应进行分析：

- 可以改变的因素（如家具、其他肌肉的触发点活动、习惯性姿势、缺乏身体活动等）；
- 无法改变或不易改变的因素（如天气、结构特征、应力模式），另参见“临床提示：髋关节病”。

对于可以改变的持续因素，治疗的部分工作（和责任）是明确患者能改变的持续因素并对其进行改变（如调整家具，使用适当的辅助装置，优化姿势和运动模式等）。

对于无法改变的持续因素，则有必要确定哪些方法和措施可以减少特定持续因素的不利影响。例如，如果肩部和手臂疼痛的患者每天必须在计算机或车床前工作 8 小时，通常不可能缩短工作时间。然而在单调的工作姿势下，也有可能在白天多次短时间中断持久的不良肌肉负载，偶尔（如每天 3 次，持续 2 分钟）在符合人体工程学的最佳位置工作，并需每周进行 2 次某种娱乐运动。

认识和影响持续性因素是自我管理的重要支柱。

注意

认识并适当地治疗持续因素，往往是治疗慢性疼痛的关键。

肌筋膜问题的自我治疗（myST）

在治疗过程中，治疗师和患者应共同探讨和阐明如何根据患者的需要，调整肌筋膜自我治疗计划，以及如何实施。从上述 4 个自我管理因素（“四叶草”图，包括自我治疗、伸展 / 放松、机能训练和减少持续因素）中，确定针对哪个因素进行治疗对特定患者效果最佳。集中精力很重要。一方面，需要分析哪些因素对患者最重要（这是确定哪些措施可产生明显效果的基础），另一方面要实事求是，尽可能地去做。

慢性肌筋膜问题常由慢性过载引起的，而过载是由于负载和负载能力之间的不平衡造成的（图 5.20）。因此，在慢性肌筋膜问题的（自我）管理中，有两个主要问题需要处理：①减少不当负载；②提高负载能力。

减少不当负载

- 分析持续因素：首先，应该分析不当负载为何反复发生，以及能否和如何减少不当负载。
- 列出持续因素：对持续因素进行分析，生成有助于减少不当负载措施的列表。
- 减少不当负荷的措施：从列表中选择一个或最多两个减少不当负载的具体措施，并作为自我治疗的第一部分与患者讨论。患者应该清楚地知道他可以通过参与这个计划积极影响引发问题的病因，并且这个过程对于解决慢性问题至关重要。同样，患者应意识到，这是他自己能够做出的关键贡献，他的决定（和责任）是参与或不参与试验所讨论的练习或措施。

提高负载能力

- 为机能训练创造有利条件：综上所述，在日常实践中通过识别和减少不当负载开始治疗被证明是有益的，而不是如患者（以及医生）所愿从立即尝试增加负载开始。这是因为开始治疗时，力量训练所需的条件往往不存在，必须纠正疼痛和/或机能障碍相关触发点导致的运动控制不足。因此，应首先通过减少不当负载和使导致伤害性刺激的活动性触发点失活来减轻疼痛，并通过使与机能障碍相关的活动性触发点失活来改善机能。此外，还可以制订一个谨慎评估、机能性强、以协调训练为主的治疗计划。通过这种方法，首先创造机能训练所需的最佳条件，从而提高负载能力。活动性触发点不仅会引起疼痛，还会引起肌肉协调障碍和无力；缓解疼痛和提高机能的触发点手法治疗为支持机能训练提供了必要条件，以提高负载能力。

- 提高负载能力：一旦肌肉的机能得到改善，其负载能力往往会自动提高。患者可以再次进行日常活动，如步行、坐、清洁等。
  - 有时无须特定或额外的训练计划，患者在工作和娱乐活动中即可自发进行“训练”。
  - 如果患者在日常活动中缺乏足够的运动，意识到这一点并积极纠正是很重要的。自我治疗计划包含机能训练和伸展运动（另参阅“牵伸的非特异效果”）。
  - 如果患者的职业和日常运动需要特定的肌肉活动，那么机能训练是自我治疗计划的一个重要组成部分。在这些患者中，将针对这些紧张肌肉的选择性伸展运动整合到家庭训练计划中是必要的。
  - 对触发点进行手法治疗后，牵伸练习通常被纳入自我治疗计划，从而支持和促进肌肉的再生，提高其有效性和负载能力。

减轻疼痛的自我治疗

如果在治疗过程中对触发点的治疗（或试验治疗）成功地减轻了疼痛和机能障碍，那么，在接受适当的指导（见上文自我治疗）后，患者自行对受影响的肌肉触发点进行治疗仍有必要。

预防复发

治疗师完成触发点手法治疗后，患者可根据情况继续进行自我治疗，防止复发。

- 减少不当负载：在任何情况下，应该继续采取措施来减少不当负载（ADL，人体工程学等），否则很可能复发。
- 如果受影响的肌肉属于患者日常生活中长时间处于短缩位置的肌群，则应在治疗结束后继续进行伸展运动。
- 机能训练：如果患者在日常生活活动中（职业和娱乐）没有充分运动和训练，那么应该执行定制的机能训练计划。训练有素的肌肉血供更好，更有弹性，不会轻易发生过载，因此很少出现触发点。
- 自我治疗：如果患者的工作环境导致某些肌群反复过载，或长时间处于缩短的姿势，则应让患者开始实施触发点的自我治疗计划。牙医、理发师、数据录入工人、音乐家、舞蹈演员和运动员等出现过负载的风险都很高。患者可以在治疗后，疼痛再次发作前治疗关键肌肉，从而防止疼痛复发。

注意

在制订肌筋膜自我治疗计划时，以下几点至关重要：

- 持续性因素分析：在确定自我治疗计划的组成部分时，应分析不当负载的发生情况：发生的位置，是否以及通过什么方式可以减少不良负载→持续因素分析。
- 制作可以有助于减少不当负载的措施列表。
- 选择一个或最多两个特定措施，以减少不当负载。

之后，必要时可以添加以下措施：

- 减轻疼痛（触发点的自我治疗）。
- 预防复发。

个体化自我治疗计划

以下示例（临床提示：A~F）说明了在制订个体化自我治疗计划中，如何根据患者的实际情况对自我管理的4个因素进行匹配。除了减少不当负载外，部分个案可能更多地强调机能训练，而其他案例则会强调自我治疗。目前的专业文献中的案例报告说明了这些措施的具体内容（Weber-Geiger，2015）。

临床提示

肌筋膜自我治疗，例A

一名35岁的汽车修理工，诊断为“肌筋膜综合征，反复发作非特异性腰背痛，主要在左侧”，在左侧腰方肌和髂肋肌（胸腰段）有活动性触发点。

自我治疗计划：

- 减少不当负载：
  - ADL：背部适当屈曲。汽车修理工最初描述，在拆卸或安装汽车蓄电池时背部不能适当屈曲。他在更换轮胎（每天10次）时背部可以屈曲，但在更换汽车电池（每天3次，每天以其他方式屈曲几次不成问题）时不能做到。
  - 持续使用辅助装置（电动螺丝刀）
- 牵伸/放松：腰方肌（图7.189）、髂肋肌（图7.181；1天2次）。
- 机能训练：不是特别必要的，因为患者在空闲时会踢足球和慢跑。
- 自我治疗：自我治疗腰方肌（图7.189）和髂肋肌（图5.34c）活跃的触发点，每周一次。

肌筋膜自我治疗，实例B

45岁卡车司机，诊断为“有右背部、臀部和腿部慢性疼痛的肌筋膜综合征”；右髂腰肌、臀大肌和梨状肌有活动性触发点。

自我治疗计划：

- 减少不当负载：
  - ADL：交替使用至少两种不同的坐姿（如使用或没有使用腰部支撑）。
  - 在长途驾驶中，每隔一个半小时至少停一次，在此期间需要牵伸髂腰肌和梨状肌。
  - 使用辅助设备（驾驶带巡航控制的卡车）。
- 牵伸/放松：驾驶休息期间牵伸髂腰肌（图5.19 c）、梨状肌（图7.233）。
- 机能训练：现在没有具体的任务。工作时间不规律，偶尔徒步旅行和骑自行车。
- 自我治疗：治疗髂腰肌（图7.197）和梨状肌的触发点，每周一次。

肌筋膜自我治疗，实例C

52岁，秘书，诊断为“肩、颈、头疼痛，右侧更为明显”；右侧斜方肌（所有部位）、肩胛提肌、头夹肌、上后锯肌、冈上肌和冈下肌中有活动性触发点。

自我治疗计划：

- 减少不当负载：
  - “摇摆”（坐位骨盆倾斜，7~10组）和“搭积木”（使骨盆、胸部和头部的重量垂直重叠，并保持此直立位置1~2分钟；图7.119），上午3组，下午3组，以消除慢性不良负载（从不利坐姿），训练良好的坐姿。
  - 日常生活：
    - 交替使用3种不同的坐姿(→动态坐姿)。
    - 每天调整头部相对于计算机屏幕的位置3次（通过旋转办公椅来调整颈椎的位置）。
  - 使用辅助设备（如打电话时使用耳机、办公桌）。

- 牵伸/放松：上斜方肌（图7.96）、胸大肌（图7.46）→牵伸的非特异性效果，每天2次。
- 机能训练：训练躯干稳定肌，每天1次（图7.119）；太极拳和以舞蹈为代表的娱乐活动（根据患者的喜好）。
- 自我治疗：肩胛提肌（肩胛骨上角处的止点附近）、上后锯肌和冈下肌（图5.38c）的触发点，每周1次。

肌筋膜自我治疗，实例D

42岁，牙医，被诊断为“右颈部支气管综合征”，右侧斜方肌、肩胛提肌、冈上肌和冈下肌有活动性触发点。

自我治疗计划：

- 减少不良负载：由于工作条件原因，较难改变；多利用人体工程学。
- 牵伸/放松：冈上肌（图7.13），每天数次；上斜方肌（图7.96）和肩胛提肌（图7.102），每天1次。
- 机能训练：步行，每周2次。
- 自我治疗：斜方肌上部、肩胛提肌和冈上肌的触发点，每周1次。

肌筋膜自我治疗，实例E

57岁，牙医，诊断为“来源不明的小腿和足部痛，右跟腱疼痛”，右腓肠肌、比目鱼肌、胫骨后肌、胫骨前肌、趾长伸肌、腓骨长肌和腓骨短肌有活动性触发点。

自我治疗计划：

- 减少不良负载：不再用右脚启动钻头的控制踏板；相反，20%~30%的时间用左脚（简单的工作）。
- 牵伸/放松：腓肠肌、比目鱼肌（图7.305）和胫骨前肌，上、下午各1次，睡前1次。
- 机能训练：患者希望能够再次慢跑→有节律的训练计划。
- 自我治疗：小腿肌肉触发点，每周1次（图7.311）。

肌筋膜自我治疗，实例F

35岁，家庭主妇，诊断为“颞下颌机能障碍（CMD），怀疑右侧椎间盘前移”，右侧咬肌、颞肌和翼外肌有活动性触发点。

自我治疗计划：

- 减少不良负载：每天下颌运动Ⅰ~Ⅲ 3次（图7.157 a~d；表7.1）→中断下颌和咀嚼肌的持续张力。
- 牵伸/放松：每天下颌练习Ⅰ~Ⅲ 3次（图7.157 a~d；表7.1）。
- 机能训练：下颌练习Ⅰ~Ⅲ，+变化B和C，每天3次（图7.157 a~d；表7.1）。
- 自我治疗：每周进行触发点自我治疗1次。

注意

肌筋膜的自我治疗（myST）

- 并非所有患者都需要自我治疗。如果肌筋膜问题由急性过载、急性过度拉伤或急性创伤（急性原发性肌筋膜综合征）引起，那么只要没有持续因素导致其慢性化，一般治疗通常就足够了。
- 存在慢性肌筋膜问题时，适合患者情况的自我治疗计划对于实现长期改善至关重要。

5.3.4 治疗耐受

如果治疗后情况没有改善或改善不佳，那么随后应该怎么做呢？当对治疗有抵抗时，应该重新回顾诊断和工作假设。为了获得清晰的分析，可能需要在临床推理过程中引入更多的信息（如补充检查，澄清额外的信息、心理社会因素等），以帮助评估。这些额外的信息应使我们能够更清楚地了解在特定情况下触发点在多大程度上是致病因素，或者非肌筋膜因素才是罪魁祸首。上述评估决定了正在进行的治疗。

触发点可能只是其他潜在疾病的一种表现，如继发性肌筋膜综合征；或许以中枢和输出性疼痛机制为主并阻碍了治疗；或许可能存在刺激累积问题（见章节 6.1.3）。通常发现疼痛多由纤维肌痛综合征而不是肌筋膜问题（见章节 4.3）引起。某些情况下，触发点链或复合疼痛模式的存在使情况更复杂；或由于潜在的触发点（机能障碍）或其他持续因素导致肌肉和关节过载，可能导致治疗失败。

实践提示

日常实践中的一些“提示”在表 5.7 中列出，这在治疗有抵抗的情况下是有用的。

表 5.7　清单：治疗耐受。实践提示：当肌筋膜疼痛治疗不成功时，该怎么办？

触发点特异性问题	
触发点是治疗耐受的直接或间接原因	干预
忽略触发点？	→ 彻底检查
缺乏精确的治疗？	→ 仔细而精确的处理 → 如有必要，增加干针刺
适当的治疗强度？ • 压力太大或太小？ • 压力施加时间过长或过短？ • 疼痛太大（治疗期间或治疗后）？	→ 调整压力强度
治疗间隔？	→ 调整治疗间隔
治疗持续时间？	→ 延长
复合疼痛模式？	→ 搜索并处理相应的触发点
继发性及周围性触发点链	→ 搜索并处理原发性触发点
触发点引起的机能障碍？	→ 如有必要，还应处理潜在触发点
被忽视的诱因？	→ 神经肌肉卡压的治疗
是否存在持续性因素？	→ 可能有，减少；否则去弥补
周围组织？	→ 彻底治疗结缔组织
触发点的非特异性问题	
治疗耐受的原因不是由触发点引起的	干预
继发性肌筋膜综合征？ 主要问题： • 关节炎 • 神经源性 • 生理性 • 心理	→ 尽可能治疗主要问题；必要时，治疗触发点以减轻症状
心理因素？	→ 解释整体情况
再次（不正常）获得？	→ 解释整体情况
交感神经系统，压力？	→ 压力管理
全身因素，营养不良？	→ 补充 / 改善营养
中枢性疼痛	→ 疼痛管理

触发点的特异性问题

如果重新评估后发现潜在问题可能是由活动性触发点引起的，则应重新评估触发点治疗的疗效：是否遵守了制定的专业标准规范呢？

仔细检查受累的肌肉，以确保治疗精确彻底地进行，通常是有用的。某些情况下，通过干针治疗使活动性触发点精确失活是有用的。

通过重新评估开始下一个疗程，简要更新病史和物理检查，向治疗师提供治疗强度是否合适的信息。在触发点手法治疗中，手指的压力强度和持续时间需要根据当前的情况和耐受度进行调整。

回顾治疗过程，如果疗程之间的停顿时间太长，那么应该安排得更紧密；如果疗程之间的距离太近，那么疗程之间的停顿应该延长。

慢性疼痛问题需要适当的治疗持续时间，并且需要极大的耐心。针对结缔组织的持续因素的治疗经常需要多次进行。为实现这一目标，往往需要坚持。

如果进行手法触发点治疗后，疗效只是暂时的，并且疼痛反复出现，则应重新评估检查：

- 触发点链（见下文）：目前治疗的触发点可能并非原发性触发点而仅与其有关；
- 存在复合或复杂疼痛模式（见下文）；
- 忽视了持续性因素；
- 压迫损伤再生的周围神经；
- 触发点潜在地改变了肌肉活动和运动模式，对某些肌肉和关节造成不良负载；
- 导致治疗抵抗的原因不是特定触发点（见下文）。

触发点的非特异性问题

在继发性肌筋膜疼痛综合征中，应尽可能针对主要问题进行治疗，可能是关节源性、神经源性、内脏源性或心理源性的。如果无法做到这一点，那么为缓解疼痛进行触发点手法治疗是合理的（参见临床技巧）。显而易见的是，疾病的复发会使治疗丧失对患者的吸引力，那么治疗是否成功是值得怀疑的。只有当恢复变得明显，并且患者对恢复的需求可以通过与疾病无关的策略得到满足时，才有持续改善的可能。

社会心理因素有时会在疾病形成过程中占据主导地位，包括：关系危机、工作情况、移民背景或战争创伤——这些都是不能通过肌筋膜治疗得到解决的。

慢性应激诱发的交感神经系统活动可促进触发点活动（图 2.66），因此可能阻碍触发点治疗的反应。

系统性因素（如维生素 B_1、B_6、B_{12}、叶酸、维生素 C 和 D，以及矿物质铁、钙、钾和镁的缺乏）或营养不良也会阻碍治疗获得成功，需要采取适当措施，如改变饮食等。

如果存在中枢性疼痛慢性化过程，则需要适当的疼痛管理。

注意

当遇到治疗耐受时，最基本的方法是回顾诊断，并将其他因素纳入临床推理中，重新评估临床情况。如果确定肌筋膜疼痛，则应检查触发点治疗的疗效，看是否遵守专业标准规范。

复合和复杂疼痛模式

▶ **复合疼痛模式：** 疼痛通常不是由单块肌肉的触发点活动引起的。不同肌肉多个触发点的疼痛模式可以相互叠加，形成“复合疼痛模式”（Travell 和 Simons，1999）。例如，腰背痛（图 5.39）、头痛（图 5.40）和腹股沟痛（图 5.41）通常是一种复合疼痛模式，因为它们并非仅由一块肌肉的触发点活动引起的。以这种方式形成的疼痛需要治疗协同肌的触发点。使用触发点诊断标准，“通过机械刺激再现患者已知症状”，在这种情况下，不会引出完整的临床疼痛，而只会引出部分症状。

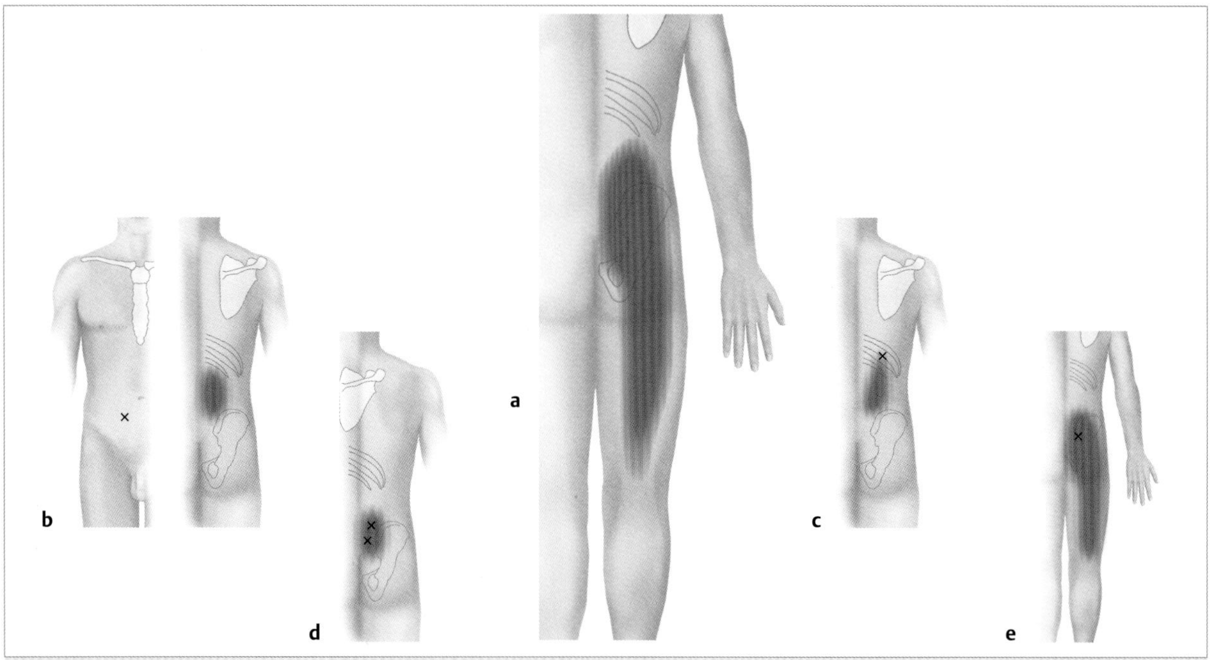

图 5.39　复合疼痛模式：腰背痛。肌肉中某些触发点（x）的特异性疼痛模式，可将疼痛传递到腰骶部，从而形成复合疼痛模式
a. 腰背痛的临床表现，由以下触发点的疼痛模式组成：
b. 腰大肌
c. 胸髂肋肌
d. 多裂肌（L3 水平）
e. 臀大肌

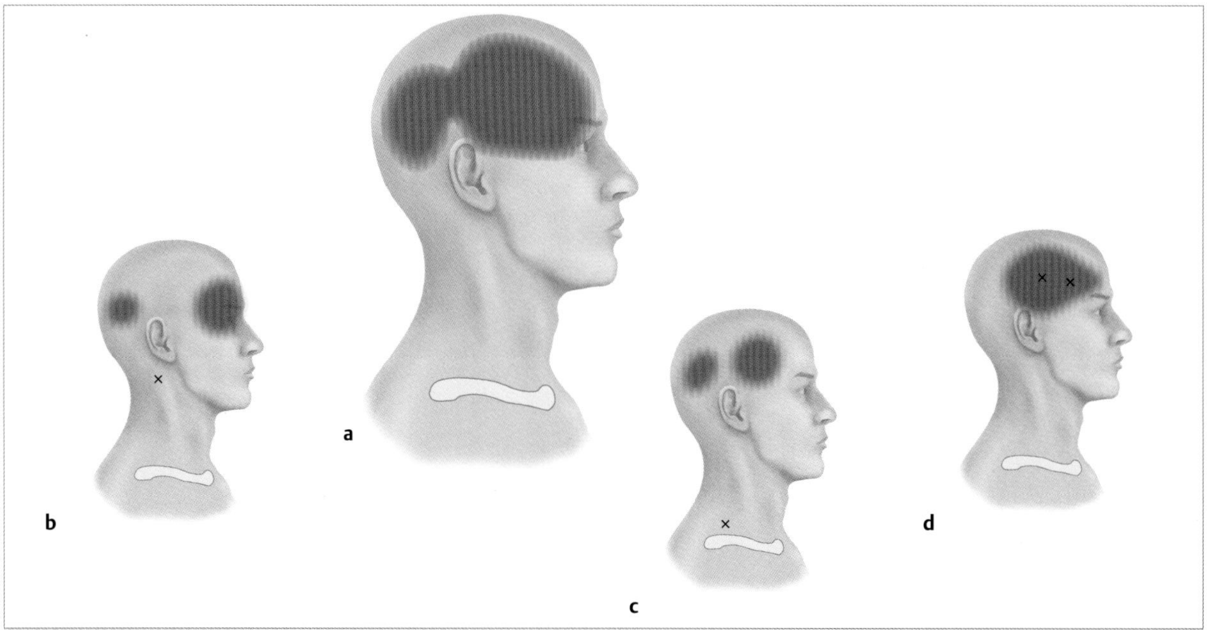

图 5.40　复合疼痛模式：头痛。肌肉中某些触发点（x）的特异性疼痛模式，可将疼痛传递到头部，从而形成复合疼痛模式
a. 头痛的临床表现，由以下触发点的疼痛模式组成：
b. 胸锁乳突肌
c. 斜方肌上束
d. 颞肌

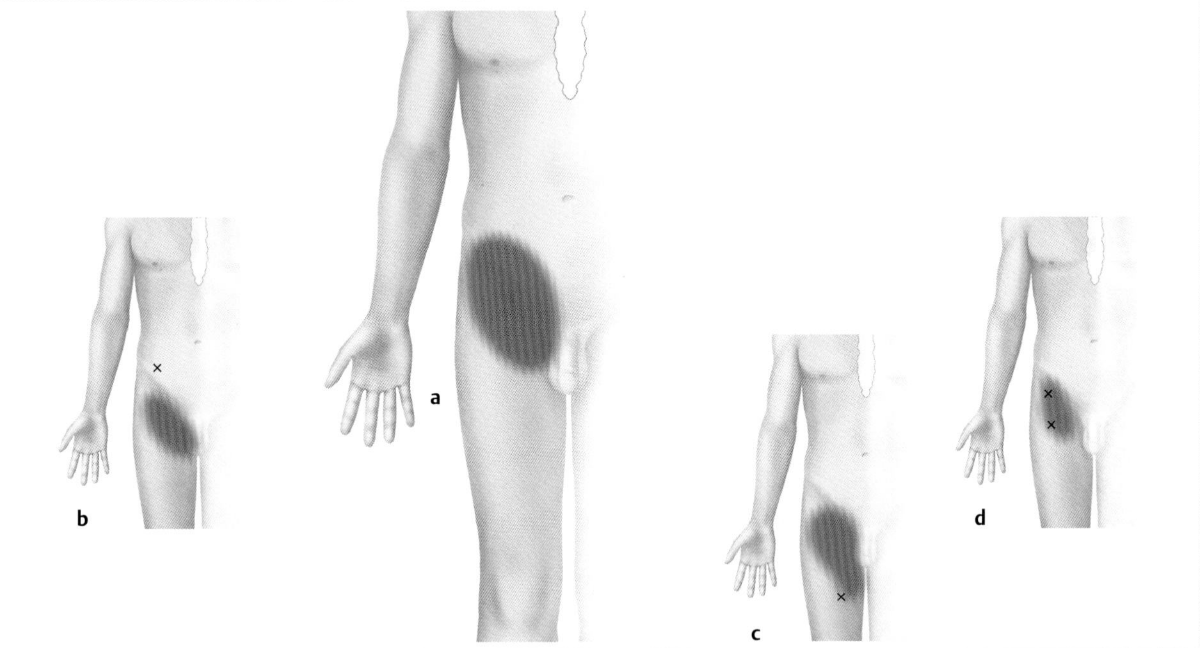

图 5.41 复合疼痛模式：腹股沟痛。肌肉中某些触发点（X）的特异性疼痛模式，可将疼痛传递至腹股沟区，从而形成复合疼痛模式。
a. 腹股沟痛的临床表现，由以下触发点的疼痛模式组成：
b. 腹内斜肌
c. 长收肌
d. 髂腰肌

▶ **复杂疼痛模式：**当复合疼痛模式与疼痛相关触发点链（见下文）、机能障碍相关机能链（见下文）一起出现时，就会出现复杂疼痛模式。

链

如果肌筋膜问题长期存在，不论是原发性的还是继发性的，很可能会蔓延，以链的方式“发展”和“影响”其他结构。这种发展可能以各种方式发生。阐明相互关系，通常有助于区分不同类型的链：

- 机能（动力学）链；
- 结构链；
- 触发点链。

机能（动力学）链

运动从来不是单个肌肉的单独表现，机能整合和协作肌群的相互作用是运动的特征。力和能量以协调的方式通过动力链传递，通过这个过程实现了合理的运动（“肌肉吊索”概念，Tittel，2003）。例如，投球或掷矛从反向运动开始（“后摆”）。在这种反向运动中，在投掷动作中活跃的肌肉首先被牵伸，以使肌肉具有最佳的收缩力，以便随后加速投掷物体（如球、矛等）。在后摆和随后的投掷动作中，伸展和收缩的不是单一肌肉而是整条肌肉链：左脚在地面上受到的阻力（“植物”），从地面穿过左脚肌肉和小腿肌肉，穿过大腿的股四头肌 – 腹股沟的髂腰肌和阔筋膜张肌 – 躯干的左内斜肌和右外斜肌 – 胸大肌和胸小肌、喙肱肌和右肩的肱二头肌 – 右上臂和下臂的屈肌群到右手，加速并投掷球或矛（图 5.42）。

这样的机能链就像相互连接的阿尔卑斯山“攀登绳索团队”：这条链上的一环（组分）出现机能障碍会导致不良负载和代偿，而在这条链的其余部分可能会失代偿。

肌肉与筋膜的相互作用在运动链中起着重要

作用。因此，筋膜机能紊乱与肌肉可收缩部分的机能紊乱一样，也可引起损伤。肌肉的收缩部分充当脉冲发生器，负责肌肉与筋膜的相互作用和整个运动的最佳顺序。

触发点活动导致运动机能障碍，不仅会在局部导致机能紊乱和不良负载，由于机能相互关系和相互作用，在整个动力链中也是如此。

例如，肩胛骨无法稳定会导致整个上肢出现问题。与机能障碍相关的触发点通常在神经肌肉骨骼问题的持续存在中发挥作用，作为因果和/或持续因素。机能障碍相关的触发点可能与疼痛有关。

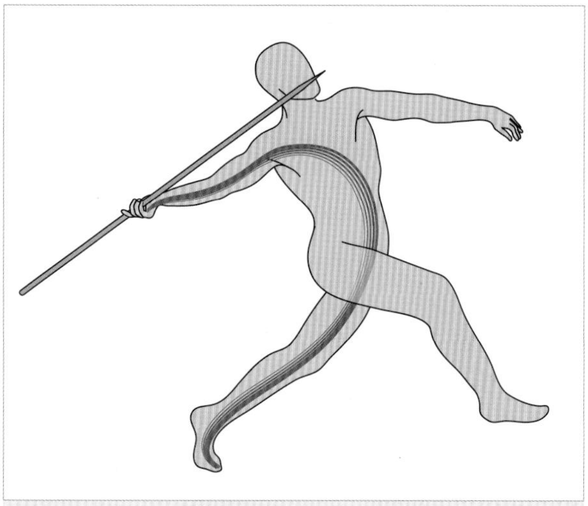

图 5.42　掷矛运动的机能链（Tittel，2003）

结构链

肌筋膜系统构成一个结构单元，筋膜确保结构连续性（Myers，2014）。肌筋膜问题也以这种特定的结构方式传播，结缔组织变化将其机能障碍传递给相邻结构。例如，股二头肌长头的相当一部分纤维不会止于坐骨结节，而是连接至骶髂韧带（Stecco，2015；Vleeming 等，2007），这意味着腘绳肌纤维会无缝地进入骶髂韧带（图 7.246b），然后延伸至竖脊肌筋膜（图 5.43）。结构链发生问题，是疼痛和机能障碍传播和持续存在的潜在原因（在此病例中是腰背痛）。

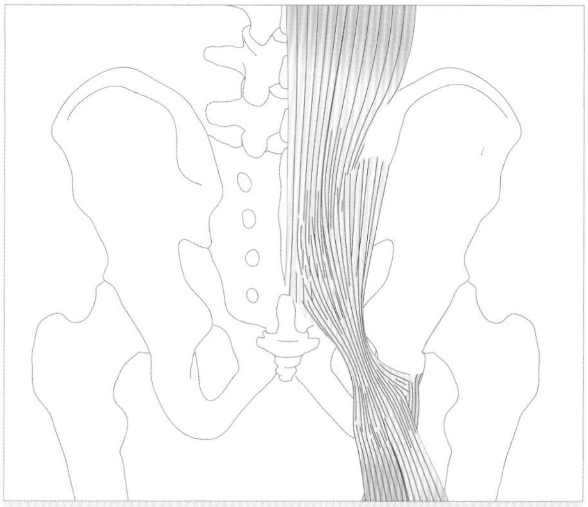

图 5.43　结构链。腘绳肌筋膜部分无缝连接骶髂韧带，至竖脊肌筋膜部分（Myers，2014）

触发点链

肌筋膜问题的传播可以按原发性触发点→周围触发点，和/或原发性触发点→继发性触发点的顺序进行（图 5.44）。

周围（卫星）触发点

在触发点的牵涉痛区可出现疼痛、营养紊乱，可能是交感神经反射活动的结果（Travell 和 Simons，1999）。这会降低这些区域内的肌肉组织的再生能力，从而使肌肉更快地达到负载阈值，导致触发点的形成、发展以及潜在触发点的激活。因此，在原发性触发点的牵涉痛区内会出现周围触发点。周围触发点的活动可以通过处理原发性触发点得以抑制（Hsih 等，2007）。然而，根据

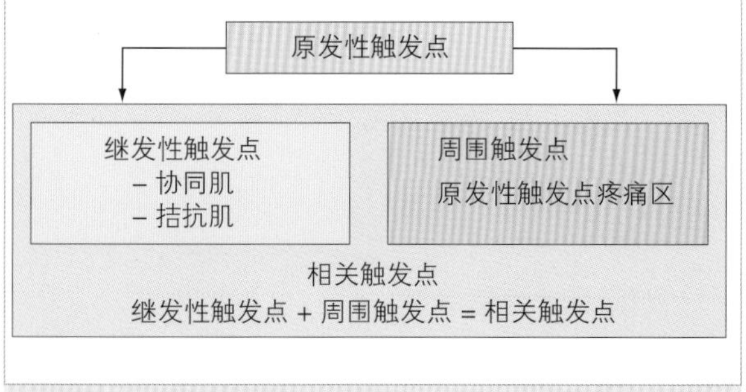

图 5.44　原发性触发点、继发性触发点、周围性触发点、相关触发点及其相互之间的关系

经验，出现慢性症状时，通常需要同时治疗原发性触发点和周围触发点。

继发性触发点

协同肌和 / 或拮抗肌的触发点可因另一块肌肉的触发点活动而形成，称为继发性触发点。

协同肌的继发性触发点：触发点引起所在肌肉疼痛，使其肌性成分被反射性抑制（Le Pera 等，2001；Letchuman 和 Deusinger，1993；Lund 等，1991；Mense 等，2001；Mense，2013、2014）。因此，除了疼痛，活动性触发点也能引起肌肉机能障碍，包含触发点的肌群力量被反射性抑制［也可能与疼痛直接相关（Lucas 等，2004、2010）］，并且肌肉的紧张带阻碍肌肉的协调和合理活动，相关机能协同肌代偿并承担部分活动。因此，协同肌注定会有继发性触发点形成和发展。

拮抗肌的继发性触发点：由于紧张带和结缔组织的改变限制了关节活动度，常迫使原本受触发点影响的肌肉的拮抗肌对抗更大的阻力活动。慢性疼痛肌肉的兴奋性伤害感受器也会影响较高级的运动中枢，因此，虽然疼痛肌肉（主动肌）因触发点的存在而被反射性抑制，但拮抗肌却会因此被激活（Lund 等，1991、2014）。由于这种额外的活动，拮抗肌也可能会有继发性触发点形成与发展。

肌外筋膜力量传递发生在协同肌和拮抗肌之间（Huijing，2003、2012），筋膜机能障碍可阻碍力的最佳传递，从而使协同肌和拮抗肌都出现继发性触发点的形成与发展。

相关触发点

继发性触发点和周围触发点一起被称为相关触发点。一块肌肉中触发点的活动，可导致另一块肌肉中继发性触发点的形成与发展。原发性、继发性、周围和相关触发点的关系如图 5.44 所示。

▸ **触发点链**：随着慢性疾病中继发性触发点和周围触发点的形成与发展，疼痛可能以触发点链的形式传播：触发点可以像杂草一样增殖（见“临床提示：腰方肌中的原发性触发点和寻找原发性触发点”）。在如此复杂的情况下定位原发性触发点是一种挑战，但治疗的成功取决于寻找和治疗原发性触发点（图 5.45，5.46）。遗憾的是，无论是原发性触发点、继发性触发点还是周围触发点，无法通过触诊区分，这种鉴别只能在治疗过程中进行，观察并解释其对试验治疗的反应。因为多数触发点的疼痛是从近端到远端的，所以原发性触发点通常位于周围触发点的近端。发现继发性触发点时，可在协同肌和拮抗肌中寻找原发性触发点（参见“临床提示：寻找原发性触发点”）。

如果能识别原发性触发点，治疗通常会获得成功。出现肌筋膜问题时，通常需要在治疗原发性触发点后分别治疗相关的触发点。

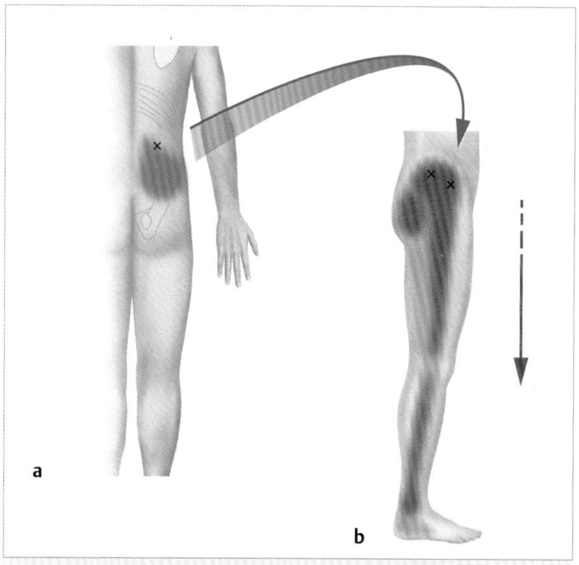

图 5.45 触发点链：以腰背痛并放射到腿部为例
a. 腰方肌中的原发性触发点（x）导致腰方肌牵涉痛区域（蓝色）的肌肉的营养机能障碍
b. 臀中肌和小肌（x）的周围触发点的形成，伴牵涉痛（红色）

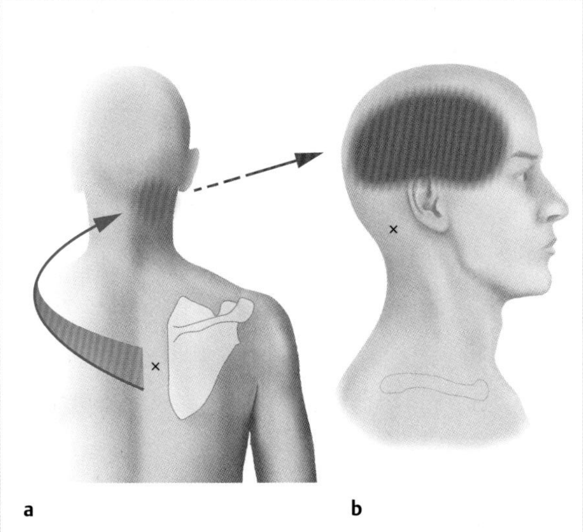

图 5.46 触发点链：以颈部疼痛和头痛为例
a. 斜方肌下束（×）的原发性触发点，斜方肌下束（枕下区）的牵涉痛区域（蓝色）有营养机能障碍
b. 枕下肌（x）的周围触发点的形成，伴牵涉痛（红色）

注意

原发性触发点通常位于：
- 试验治疗无效的触发点（周围触发点）的近端；
- 在与试验治疗无效的触发点（继发性触发点）的相反区域，对应关系多为内－外和前－后。

实践提示：根据经验，原发性触发点通常位于肌肉，如表 5.8 所示（另见章节 9.2）。

表 5.8 原发性触发点的定位

临床症状	原发性触发点通常位于
头痛	胸锁乳突肌，斜方肌（斜方肌下束，前锯肌）
肩痛	肩胛下肌、前锯肌、上后锯肌、斜方肌下束、斜角肌
肘痛	肩胛下肌、冈上肌、冈下肌、肱三头肌（内侧头、外侧上髁与鹰嘴之间）、旋后肌
肩胛间痛	斜角肌、前锯肌、肩胛下肌
腰背痛	腰方肌、髂腰肌、竖脊肌、腹外斜肌

临床提示

继发性触发点和周围触发点

在射门时，一名手球队员被对手挡住了投掷臂，造成了严重的肌肉过载，肩胛下肌出现轻微损伤。运动员继续比赛，没有在赛后给自己留出适当的时间恢复。协同肌（大圆肌、背阔肌和胸大肌）试图代偿肩胛下肌的内旋和内收机能，后者最初因疼痛受到抑制，随后来又因触发点的存在而受到反射性抑制。因此，在这些协同肌（继发性触发点）中形成触发点的风险更大。内旋肌因触发点相关的紧张带的存在而缩短，外旋肌必须对抗阻力的增加，从而促进冈下肌和小圆肌中触发点的形成和激活（继发性触发点）。随着时间的推移，运动员不仅会有肩部疼痛，而且还会不断蔓延：他还出现了肘部和前臂疼痛，并且肘部力量下降。肩胛下肌疼痛区域（图 7.24）（如腕长伸肌和腕短伸肌、肱桡肌、指长伸肌和旋后肌）的触发点激活使问题持续存在（周围触发点）。

如果在这种情况下，从肘部开始对肘部疼痛进行治疗，那么症状往往会变得更严重——因为位于肩胛下肌附近的触发点会导致代谢紊乱，并阻碍肘部治疗区域的组织再生。在这种情况下，必须治疗位于肩胛下肌附近的原发性触发点。

治疗潜在触发点

通常治疗应针对活动性触发点而不是潜在触发点。

多数患者会因某些伤病寻求物理治疗。因此，在日常临床实践中，重点是找到能够重现患者已知临床疼痛的触发点，并且这些肌肉中的活动性触发点需要重点治疗。

如果对活动性触发点的试验治疗仅使症状短期改善，而且症状还反复发作，则必须查找持续因素。以下应被视为可能的持续因素：

- 工作和休闲活动中的不良负载（如在缩短的位置长时间激活肌肉和单调重复的动作）；
- 由原发性关节炎、神经源性或内脏性原因引起的继发性肌肉过载（参见“继发性肌筋膜综合征”）；
- 心理压力（压力，焦虑和抑郁）；
- 其他肌肉的触发点活动。

触发点活动除了沿触发点链传播，也可通过其他肌肉导致肌筋膜痛的形成和发展。潜在触发点的特点是，表现活动性触发点的所有临床特征，但患者的临床疼痛通常不能再现。然而，这种疼痛相关的潜在触发点可导致运动障碍。一方面，紧张带和结缔组织的改变破坏了合理的运动模式；另一方面，肌肉激活模式受到反射性干扰（Arendt Nielsen 和 Graven Nielsen，2008；Gautschi，2007；GE 等，2014；Ibarra 等，2011；Lucas 等，2004、2010；Travell 和 Simons，1999）。Lucas 等（2004）指出这些受神经支配的运动机能变化不限于受潜在触发点影响的局部肌肉，而是会造成整个肌肉激活链的机能障碍（“机能性”或“动力学”链）。对潜在触发点的成功治疗会使肌肉激活模式再次正常化，不仅在局部，而且在整个肌肉链区域（图 2.5）。

注意

与疼痛相关的潜在触发点可能与机能障碍有关。

当治疗效果不佳时，对这些机能障碍相关的触发点也应进行治疗。

通过引起肌肉激活和运动模式的改变，潜在触发点可以引起位于同一机能链的其他肌肉的代偿性过载，后者又表现为自身触发点的激活。在这种情况下，治疗包括对疼痛相关潜在触发点的治疗，也包括对机能障碍相关活跃触发点的治疗。

根据这里提出的关系，可以区分触发点的活动状态。在疼痛和 / 或机能障碍方面，触发点可以是活跃的或潜在的。因此，理论上有 4 种可能性（图 5.47）：

- 在疼痛和机能障碍方面都是潜在的触发点；
- 在疼痛和机能障碍方面都是活跃的触发点；
- 在疼痛方面是潜在的，但在机能障碍方面是活跃的触发点；
- 在疼痛方面是活跃的，但在机能障碍方面是潜在的触发点。

目前尚不清楚这 4 种情况是否都会出现。可以肯定的是，一方面，能导致疼痛和机能障碍的都是活跃的触发点；另一方面，存在在疼痛方面是潜在的，但在机能障碍方面是活跃的触发点。因此，在处理复杂肌筋膜综合征时，某些情况下应将在疼痛方面是潜在的，但在肌肉机能障碍方面是活跃的触发点纳入治疗策略（见“临床提示：腰痛和挥鞭损伤”）。

在日常临床实践中，下列两种情况关系密切：

- 肩胛骨在胸廓上的稳定性对于上肢的协调运动是至关重要的。因此，在治疗难治性肩、臂、肘和手问题时，针对肩胛稳定肌的触发点进行治疗是有意义的。这些触发点在疼痛方面则是“潜在的”。针对这种机能障碍相关的触发点治疗能使肩胛骨达到最佳稳定状态，从而保证整个上肢动力链的协调和机能发挥。
- 将肌肉系统分为局部和整体（Bergmark，1989；Hamilton，2002；Richardson 等，2004）可以强调以下联系：局部稳定肌的机能障碍可由在疼痛方面是潜在的，但在机能障碍方面是活跃的触发点引起。为了代偿，整体稳定肌和整体运动肌试图接手关节的局部稳定。因为整体稳定肌的作用

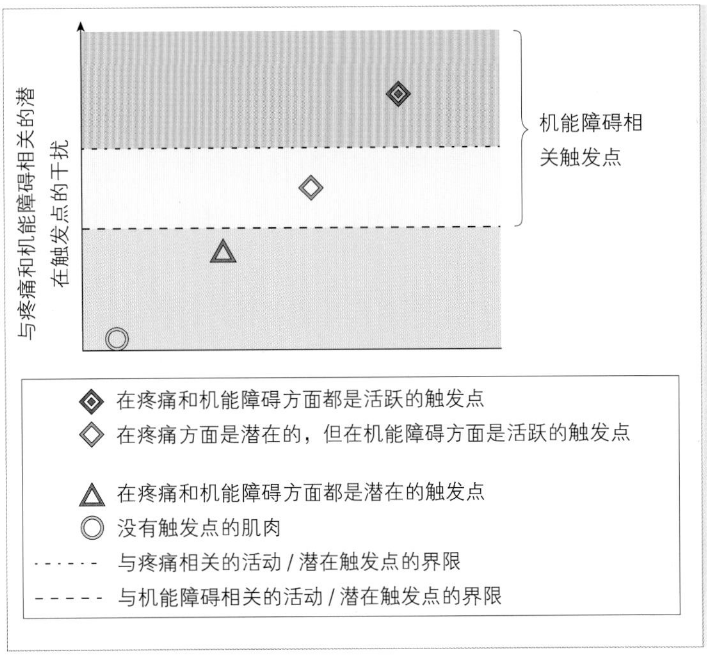

图 5.47　活跃和潜在的触发点：在疼痛和机能障碍方面的差异

不是为了这个目的，因此会使其发生过载，导致触发点形成或被激活。这种触发点是因其他肌肉触发点的活动而形成的。如果对整体稳定肌和整体运动肌的触发点治疗效果不佳，则应治疗局部稳定肌的“潜在”触发点。更准确地说，与疼痛相关的潜在触发点可导致运动控制的中断。对这些导致机能障碍（和潜在疼痛）的活跃触发点也应该进行治疗。

注意

肌肉骨骼症状与局部稳定肌的抑制密切相关。

因此，不仅仅是疼痛导致了局部稳定肌的抑制；即使没有疼痛，局部稳定肌中与机能障碍相关的触发点也能抑制肌肉并干扰其机能（图 5.48）。这增加了整体稳定肌为代偿而发生过载的可能性，导致触发点的形成并持续存在（图 5.48）。由整体稳定肌中的触发点引起的疼痛进一步抑制了局部稳定肌，从而形成了典型的恶性循环（图 5.48）。

注意

肌肉系统分为：

- 局部稳定肌；
- 整体稳定肌；
- 整体运动肌。

如果对整体稳定肌或整体运动肌的触发点治疗效果不佳，应针对局部稳定肌中潜在的触发点进行治疗。

临床提示

挥鞭伤

颈椎加速 – 减速损伤后不能自行恢复（挥鞭伤——幸运的是，多数人恢复良好），损伤后 6 个月后仍有症状者，很可能在胸骨锁乳突肌出现了活动性触发点。多数患者会有的头痛症状通常可通过刺激这些触发点得以重现。针对这些触发点进行治疗，通常会有明显的改善，但有时情况会再次恶化，或者症状会在短期消失后复发。挥鞭伤会造成颈前肌、颈后深层肌的严重过载、过度牵伸和损伤，而颈前肌、颈

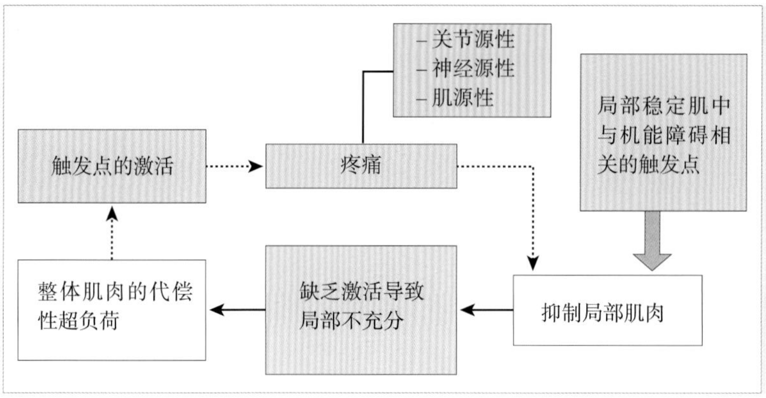

图 5.48　通过机能障碍相关触发点抑制局部稳定肌

后肌主要起稳定颈部的作用。触发点多出现在枕下肌、竖脊肌（回旋肌和多裂肌）以及颈长肌和头长肌前部。尤其是颈部深层肌肉，常有触发点（尽管触发点不是疼痛的直接原因）形成，导致颈长肌和头长肌力量减弱。因此，这些触发点在疼痛方面是潜在的，但在机能障碍方面是活跃的。由于触发点活动，如果颈部深层稳定肌不能充分发挥作用，则其他较浅且主要是整体稳定肌或整体运动肌的肌肉会试图通过代替局部稳定肌来进行代偿，胸锁乳突肌就是其中之一。作为代偿性肌肉逐步填补这一空白，并不符合肌肉本身的生理要求，因为这不是其正常生理机能，从而造成其发生过载。因此，在挥鞭伤后，触发点常在胸锁乳突肌中持续存在。

因此，在治疗胸锁乳突肌的触发点时，需要记住两件事：首先（存在治疗耐受时），治疗颈长肌和头长肌的触发点，即使上述触发点在疼痛方面是潜在的；其次，在使颈长肌系统和胸锁乳突肌的触发点失活的同时，有必要将强化锻炼整合到康复计划中来，目的是激活深层稳定肌。在这种训练计划中，应利用 Klein-Vogelbach 机能动力学背景下的肌肉平衡概念或治疗性运动等方法，重点关注肌肉的协调和耐力。

除了干扰肌肉的激活模式，在疼痛方面是潜在的触发点也可以直接导致关节活动受限。这种运动受限可以改变运动模式，从而引起关节和/或肌筋膜问题，或使其持续。关于针对疼痛潜在触发点的治疗可以改善活动度，Grieve 等（2011，2013）进行了调查并通过 Oliveira Campelo 等（2013）的例子记录了这一点。对颈椎活动度也是如此。

临床提示

腰背痛

根据 Hodges 和 Richardson（1996），腰背痛提示腰椎局部稳定肌（腹横肌、多裂肌和腰大肌）的激活延迟。为了进行代偿，整体肌肉系统（腹直肌、腹外斜肌、腰方肌、最长肌和髂肋肌）开始承担起稳定机能，从而发生过载，导致触发点的形成和发展。因此，对所有慢性腰背痛病例，建议不仅要治疗疼痛相关的触发点（如腰方肌和臀部肌肉），还要治疗腰椎深层稳定肌中在疼痛方面是潜在的，在机能障碍方面是活跃的触发点。

注意

在治疗复杂肌筋膜疼痛综合征时，可能有必要将在疼痛方面是潜在的，但在机能障碍方面是活跃的触发点纳入治疗策略。

小结

治疗在疼痛方面潜在的，但在机能障碍方面是活跃的触发点

在疼痛方面是潜在的触发点会引起肌肉活动和运动模式的改变。因此，位于同一机能链上的肌肉在试图进行代偿时会发生过载，可能导致触发点激活。治疗包括运动链中在疼痛方面潜在，但在机能障碍方面是活跃的触发点。这种触发点可称为疼痛潜在、机能障碍相关的触发点。

机能障碍相关触发点通常出现在运动链近端的肌肉，这些肌肉主要起稳定作用，如肩胛稳定肌［前锯肌和胸小肌、斜方肌（上、中、下束）、肩胛提肌和菱形肌］、颈部稳定肌（颈长肌和头长肌，多裂肌、回旋肌和枕下肌）以及腰部稳定肌（腰大肌、腹横肌和多裂肌）。

触发点治疗的局限性

与其他治疗方式一样，触发点治疗也有其局限性。触发点手法治疗的特异性和局限性越明显，其效率就越高。

- **适应证的质量：** 触发点手法治疗具有工具特点。例如，刀的作用是切面包、肉或蛋糕，汤匙的作用是帮助喝汤，用刀喝汤不比用汤匙来切洋葱更适合。触发点手法治疗的目的是使活动性触发点失活，不适合治疗纤维肌痛综合征或花粉症、炎性疼痛或由中枢疼痛机制引起的疼痛。如果诊断错误，“工具”（手法触发点治疗）则无法胜任该工作。触发点手法治疗需要适当的（“高质量”）适应证，才能发挥其全部作用。
- **持续因素：** 有些情况下，人们确实意识到了持续因素，但物理疗法的影响有限。例如，与经济萧条导致的失业危机、战争创伤、家庭破裂和长期压力有关的肌筋膜问题。在这些情况下，必须认识到触发点治疗的局限性，并明确触发点手法治疗能在多大程度上实现缓解。
- **临界点：** 慢性周围肌筋膜痛患者会发生结构变化，特别是结缔组织，并且结缔组织改变明显不再是可逆的——有一个“临界点”。验证是否到达病程临界点的方法是进行彻底的试验治疗。
- **疼痛耐受度：** 有些患者的疼痛耐受程度极低。治疗师可以使用冷敷、药物或转移策略（讲故事等）暂时减轻治疗性疼痛，从而可以进行手法治疗。偶尔，可因患者对疼痛耐受度低而无法进行触发点手法治疗（很少见）。
- **患者与治疗师的关系：** 尽管肌筋膜疼痛的治疗，特别是在处理慢性疼痛问题时，需要采用一种结构化的、目标导向的方法（见章节 5.3.1），但同时需要“保持双眼睁开”。一种狭隘的治疗观点会将治疗局限于并且仅限于组织的特定结构（肌肉、关节或神经）或单一的疼痛机制，会妨碍整体治疗的进行。当治疗不成功时，应探讨支持合理治疗 4 个因素中的其他方面的可能。治疗师必须与患者建立以相互尊重和信任为特征的可持续治疗关系，以便进行任何有意义的治疗。无论出于何种原因，治疗师都无法与患者“连接”（“不合作的患者”）时，最好不要尝试进行触发点手法治疗。

小结

肌筋膜痛的治疗

任何一种治疗方法，如果不能将肌筋膜引起的疼痛和机能障碍（特别是广泛存在的牵涉痛和结缔组织改变引起的慢性外周痛）纳入其诊断和治疗策略，既不能识别也不能治疗实际的病因，那么只会促进慢性疼痛的发展。

6 适应证与禁忌证

6.1 适应证

如果由触发点引起的疼痛和/或机能障碍(见章节3)阻碍了患者独立完成日常生活活动(见章节4.1，图4.2)，则存在触发点手法治疗的适应证。

6.1.1 肌筋膜综合征

活动性触发点会导致各种症状，最常见的是疼痛，通常是急性或慢性疼痛，促使患者就医。然而，运动系统机能障碍(活动度受限、肌力弱和协调性差)和自主神经系统问题(血管机能障碍、出汗和睡眠障碍)也可能是由活动性触发点导致的。

触发点会直接(见章节3.1)或间接造成一系列机能障碍(如活动度受限、强度降低、关节机能障碍、神经肌肉问题、灌注障碍等；见章节3.2)。

所有由触发点和筋膜机能紊乱直接或间接引起的症状统称为“肌筋膜综合征”(MFS)。术语“肌筋膜疼痛综合征”(MPS)、“肌筋膜机能障碍综合征”和“肌筋膜疼痛和机能障碍综合征”是同义词。

注意

术语“肌筋膜综合征”(MFS)是指由触发点和筋膜机能紊乱直接或间接引起的所有症状。

肌筋膜综合征可分为原发性和继发性肌筋膜综合征以及急性和慢性肌筋膜综合征。因此，在实践中可以看到急性原发性肌筋膜综合征、慢性原发性肌筋膜综合征、急性继发性肌筋膜综合征和慢性继发性肌筋膜综合征。

原发性肌筋膜综合征

在这种情况下，促使触发点形成和发展原因在肌肉本身，因此进行因果治疗是可能的。如果同时认识到触发因素和持续因素并将其纳入治疗计划，则消除疼痛和机能障碍的长期预后较好。

原发性肌筋膜综合征的实例：

- 头痛；
- 伴或不伴头痛的颈椎综合征；
- 斜颈；
- 颅下颌机能障碍(CMD)；
- 肩部疼痛；
- 手和手指疼痛；
- 伴或不伴腿痛的腰椎综合征；
- 腹股沟疼痛；
- 臀部疼痛；
- 膝关节疼痛；
- 跟腱痛；
- 足痛。

继发性肌筋膜综合征

当肌肉外部因素导致肌肉紧张和触发点激活时，发生继发性肌筋膜综合征。在这里，肌筋膜疼痛是另一种潜在的机能紊乱结果，可能是关节炎、神经源性因素，内脏因素或心理因素，此时不可能进行因果治疗。原发性和继发性肌筋膜综征通常较易区分，但有时也并不是那么简单，只能在试验治疗后才能区分。

如果不能采用其他保守措施治疗根本原因

（如髋关节骨关节病、神经根病变、偏瘫痉挛），则有必要将减轻肌筋膜疼痛作为治疗目标。此时，治疗成功可能只是暂时的。治疗师应向患者和转诊医生（以及保险公司，如有必要）澄清这一点。

临床提示

髋关节病

一位55岁患者因髋关节骨关节病（髋关节炎）出现疼痛和活动受限。患者太年轻而不愿进行髋关节置换。在这种情况下，对受影响肌肉的触发点进行治疗，使受累肌肉张力降低，既可以暂时减轻疼痛，也可以改善髋关节的活动度。尽管这些措施不能取得持久的疗效，但治疗仍然是有意义的：由于关节活动度增加和疼痛减轻，肌张力降低，关节内压力降低，从而延缓关节病的进展。同时，肌力得到了保持——这也有利于患者随后接受全髋关节置换。

偏瘫的触发点治疗

患有弛缓性或痉挛性麻痹的偏瘫患者可以从触发点手法治疗中获益。

- 触发点治疗的效果是减轻疼痛和提高对主动康复的依从性（Dilorenzo 等，2004）。
- 重要的是，要注意瘫痪患者可能会有感觉异常，治疗师不能用“疼痛－停止”的方法来控制治疗的强度。因此，开始治疗时治疗师应选择低于疼痛阈值的治疗强度（最好使用技术Ⅲ），然后逐渐增加——应避免引发疼痛和相关反应。
- 触发点治疗不应只集中在偏瘫侧（痉挛模式导致的触发点），健侧也应该经常接受治疗，因为健侧肌肉在代偿时很容易发生过载，从而出现触发点。

急性肌筋膜综合征

急性肌筋膜疼痛的病例往往很简单：只有单块肌肉受累，诱发因素已知，病史较短。诊断通常较容易。在许多情况下，一个或几个疗程足以永久缓解疼痛（Travell 和 Simons，1999；Dejung，2009）。

慢性肌筋膜综合征

慢性肌筋膜综合征通常由多种因素造成，包括易感因素（如负荷能力或营养缺乏导致的身体状况不佳）、诱发因素（如急性超负荷）和持续因素（如不良的日常和工作姿势、关节和神经机能障碍、协同肌或拮抗肌的触发点活性等；见章节 2.3）。

由于以下原因，肌筋膜疼痛综合征可能转成慢性：

- 外周慢性化过程；
- 向心慢性化过程；
- 外周慢性化和向心慢性化的组合。

外周慢性化

主要记住这两点：

- 通常涉及多个触发点。原发性触发点持续保持活跃有利于继发性触发点和周围触发点的激活。随着整个触发点链的激活，情况变得越来越复杂。在这些病例中，治疗挑战包括检查，使用“测试和治疗”方法来识别原发性触发点然后治疗（另见“临床提示：腰方肌中的原发性触发点、寻找原发性触发点，以及继发性和周围性触发点”）。
- 在持续性肌筋膜疼痛中，结缔组织发生反应性改变并附着于僵硬复合体，从而在结构上固定结缔组织。这是外周慢性化的第一步（Dejung，2009）。结缔组织挛缩（见图 2.38~2.42）和病理性交联（见图 2.37）

限制了肌肉机能。临床上，肌肉挛缩、肌间和肌内协调障碍变得明显。如果相邻拮抗肌之间的筋膜发生粘连，则导致活动受限和运动模式改变（如肩肱节律紊乱）。这种机能性破坏导致协同肌和/或拮抗肌群的联合运动紊乱和不良负载。因此，这种结缔组织变化通常与疼痛的外周慢性化有关（图 6.1）。

在运动系统慢性疼痛的治疗中，以下治疗顺序被证明是有效的：首先是结缔组织，其次是肌肉，最后是（如果仍然需要）关节（Lewit，2000；Dejung，2009）。

向心慢性化

如果向心慢性化过程占主导，则需要进行适当的多模式或跨学科治疗。在这种情况下，触发点手法治疗可以与其他疗法联用，主要通过触发点疗法治疗疼痛和交感神经抑制，并强调认知－行为－治疗方面的治疗。

外周慢性化和向心慢性化

在慢性疼痛中，外周慢性化和向心慢性化的疼痛机制经常同时存在。作为多模式治疗计划的一部分，触发点手法治疗非常适合处理外周伤害机制、疼痛和疼痛输出机制（见章节 5.2）。

小结

触发点治疗在慢性疼痛中的意义

慢性疼痛有多种潜在原因。根据不同的致痛机制和疼痛模式，有 4 种可能的疼痛来源（Gifford，2000；Gautschi，2008）：

- 周围伤害性疼痛；
- 周围神经源性疼痛；
- 中枢疼痛机制（疼痛处理）；
- 疼痛输出机制（如交感神经兴奋）。

开始治疗前，治疗师应该解释在这种特殊情况下，哪种疼痛机制占主导，以便针对这一原因进行治疗。当然，主要由疼痛处理机制问题（躯体、情感和/或认知水平）导致的疼痛的治疗策略，与主要由外周伤害性原因引起的疼痛的治疗策略有很大的不同。

慢性疼痛可以通过破坏疼痛处理机制和疼痛输出机制来形成。同时，应该强调的是，许多慢性疼痛是由周围疼痛机制引起并持续存在的。进行触发点手法治疗时主要需要考虑两个因素：

- 如果在慢性疼痛的诊断和治疗中没有考虑牵涉痛（即牵涉痛，疼痛感觉点与起源点不相同），那么很多情况下引起周围疼痛的实际原因将会被忽略，从而导致疼痛慢性化。
- 在外周慢性化中，结缔组织反应性改变常见（图 6.1）。只有针对结缔组织改变进行持续治疗，才能结束外周慢性化病程。

结论：触发点对慢性疼痛发展和持续的重要性往往被低估或尚未被认识到。

如果肌筋膜成分被认为是慢性疼痛发生的主要致病因素，那么可以通过针对特定病因的选择性触发点手法治疗来处理，也有助于在鉴别诊断中明确触发点和筋膜机能紊乱在多大程度上导致了疼痛的发生。除了病史和体格检查外，通常还需要 3~6 次的试验性治疗来明确这个问题。

为了在治疗慢性肌筋膜疼痛时获得可持续的疗效，治疗师必须明确持续性因素并将其纳入治疗计划；此外，还要通过使活动性触发点失活和处理结缔组织改变来对局部触发点进行治疗。

注意

在治疗神经肌肉骨骼系统慢性疼痛时，用任何与诊断和治疗策略不一致的药物来处理疼痛时，往往会掩盖问题的真正原因，从而导致疼痛慢性化。

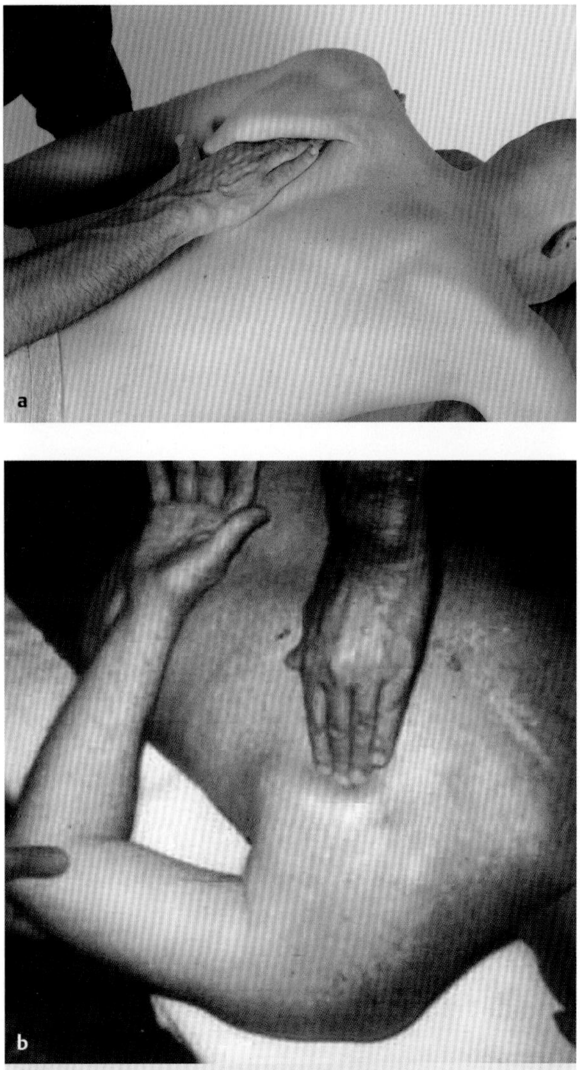

图 6.1　作为外周慢性化因素的结缔组织改变
a. 生理状况
b. 慢性疼痛患者：由于炎症反应和结缔组织挛缩的发生，肩胛区筋膜粘连（Beat Dejung 提供）

6.1.2　刺激总和问题

许多慢性疼痛并非仅由单一结构或单一机能圈的问题引起。刺激总和问题经常发生，即来自不同结构（皮肤、肌肉和结缔组织、关节、神经、内脏）的刺激总和导致疼痛的发生（图 6.2 a，见图 2.51，2.52）；另见“刺激总和”。

慢性神经肌肉骨骼问题的病因通常采用简单的因果分类，因为通常以线性思维表达［直接从原发性（原因）转到继发性（结果）；Gautschi 和 Böhni，2014］。经常——特别是如果问题已经存在一段时间了——不能清楚地确定什么是主要问题，什么是次要问题。问题之间通常存在相互联系。例如，可能继发于早期关节炎的亚临床关节机能障碍可导致肌肉负载不良，后者也是亚临床的（潜在触发点）；与潜在触发点相关的紧张带导致亚临床神经肌肉问题，使肌肉、神经以及肌肉感觉运动机能紊乱。因此，肌筋膜问题恶化可加重关节病变，进而又加剧了肌筋膜机能紊乱和神经系统机能紊乱。（阈下）伤害性刺激的总和，最终导致神经肌肉骨骼系统的失代偿，出现的疼痛可能是关节、肌筋膜和 / 或神经。形成刺激总和的基础是一个综合机能关系网络（图 6.2a，见图 2.52）。在这种情况下，首先针对关节、肌肉或神经进行治疗，通常不是一个明确的选择——因为涉及关节、肌肉和神经的各种机能圈都与问题的形成有关，此时无法形成一个明确的、线性的因果关系。此时，可以采用几种不同方法进行处理。在评估和临床推理的基础上，治疗应从一个看似合理的点开始，同时应意识到没有一个单一的、正确的选择。通过定期重新评估来检查所选治疗计划是否（以及持续时间）对整个网络产生积极影响，以及当前治疗方法在多大程度上可以缓解整体刺激总和问题（图 6.2b）。结合使用各种形式的治疗通常是合适的（也是必要的）。

肌肉，包括筋膜，构成了人体最大的感觉器官，大量的信息通过神经元传入中枢神经系统（Mense，2007）。因此，肌筋膜机能紊乱往往对刺激总和有显著影响。因此，从肌筋膜开始进行治疗对多数刺激总和问题有一定效果。为了明确这种方法对持续结果的必要性和有效性，最简单和最可靠的方法是通过适当的随访来评价治疗试验的结果。

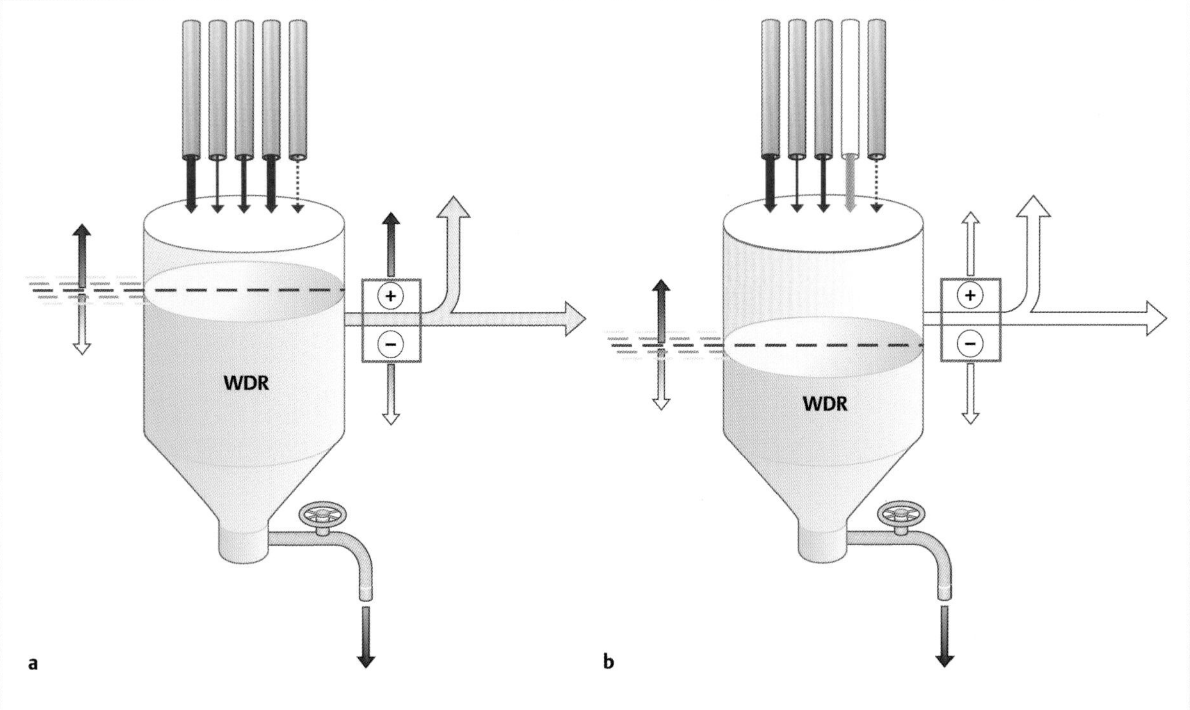

图 6.2　刺激总和的“桶”模型（böhni 等，2012）
a. 各种伤害性传入神经（红色箭头）聚集在 WDR 神经元（绿色），形成刺激总和。如果超过阈值，刺激通过侧支轴突（淡蓝色箭头，运动和交感神经系统激活）集中和传递。阈值可以通过敏化下移（+/－）。抑制神经元导致刺激总和减少（紫色箭头）
b. 治疗诱发的伤害性刺激的下降可以使传入的总和低于阈值水平

存在刺激总和问题时，由于多种原因，从肌筋膜开始治疗是合适的。触发点治疗是：

- 简单。
- 安全。
- 有效：由于肌筋膜受体数量多，肌筋膜疗法对感觉刺激产生极大的影响。
- 去灾难化：若认为是刺激总和问题且治疗首先集中于肌筋膜，多数患者会感到如释重负。在患者的思想里，肌肉原因“仅”导致疼痛，而神经和关节原因则是“危险的”，会导致抑郁和焦虑。当在影响中枢疼痛机制方面有选择时，优先考虑针对治疗计划中对患者没有威胁的结构（肌肉）进行治疗是有意义的。

注意

针对肌筋膜（活跃的触发点、潜在的触发点、筋膜反应性变化）进行治疗可能会对许多刺激总和问题产生不利影响，因为肌筋膜治疗往往对刺激总和有显著影响。

6.1.3　神经卡压

神经对机械压迫和牵伸应变反应灵敏。肌肉紧张带和结缔组织改变如与触发点一起发生，可导致神经敏化和神经机能障碍（触发点间接诱发的问题，见章节 3.2）。

- 神经卡压机能障碍：如果神经因在紧张的肌纤维束之间或在紧张带和骨之间通过而

长时间受压，会引起神经激惹和机能障碍。

- 神经滑动机能障碍：无痛运动都要求神经能够适应与运动相关的移位和长度变化。神经结构相对于周围组织（机械界面）不受阻碍的滑动能力在这方面起着重要作用，是神经机能正常发挥的重要前提。如因结缔组织粘连损害神经术时周围（肌肉）组织滑动的能力时，可引起周围神经的激惹和机能障碍。

神经系统适应身体运动的能力称为神经动力学（Shacklock，1995）。由于周围神经系统主要支配肌肉系统，所以触发点引起的紧张带和结缔组织改变可导致神经动力学紊乱。

注意

触发点诱发的紧张带和结缔组织改变可导致神经动力学紊乱。

临床方面

周围神经卡压综合征（嵌压性神经病）是由神经结构的机械刺激（卡压性和牵伸性应变）引起的。机械刺激可累及神经根及其前后支、神经丛和神经的周围部分。由于运动纤维、感觉纤维和营养纤维都从前、后根向远端走行，故可见以下三种表现：

- 感觉障碍（特别是感觉减退和迟钝）；
- 肌肉无力；
- 营养症状和再生能力下降。

周围神经损伤

卡压可引起周围神经损伤。结合 Seddon 的分类（1943）、临床表现和解剖结构，可将周围神经损伤可分为三类：

- 神经失用：是周围神经损伤中最温和的一类，为暂时性的周围神经机能障碍（“暂时性阻滞”），不会破坏神经结构的连续性。由于膜或髓鞘损伤，脉冲传导受损阻，导致神经机能障碍。压力、拉力或暂时性缺血通常是造成损伤的原因。临床症状是轻度感觉（主要表现为由受影响的神经结构支配区域的麻木、刺痛、疼痛和感觉过敏）和运动障碍（特别是肌肉无力）。肌肉神经兴奋性保持，即肌电图未显示去神经支配电位，肌肉没有发生萎缩。根据神经失用的程度，神经传导速度测试通常（但不总是）为阳性，即通过神经肌电图测量的肌电活动减弱。即使神经的传导速度并不总是能完全恢复（Mumenthaler，1997），当压力减轻时通常机能会完全恢复，症状通常在数小时到数周内完全消退。“睡眠麻痹”是神经失用的一个实例。
- 轴索断裂：特征是轴索受损但包膜完好。损伤远端发生沃勒变性：轴索和髓鞘解体并通过吞噬去除，施万细胞和结缔组织成分存活，前述内皮包膜结构（神经内膜）引导轴索从近端到远端再生。最初的临床表现是周围神经麻痹，伴有迟缓瘫、萎缩和感觉缺失，如明显的腕管综合征。在有利条件下，完全再生是可能的。卡压持续时间过长会导致神经周围结构不可逆的纤维化，轴突发芽在没有引导的情况下可以沿神经内膜到达目标组织。受影响结构的再神经化证实了这种再生。结果通常令人满意，恢复时间为数周至数月。
- 神经断裂：轴索和包膜组织都被破坏。可能发生于严重的神经丛牵拉损伤，造成神经的突然分离或断裂。神经连续性断裂处远端发生沃勒变性。然而，在这种情况下，神经内膜破坏，并且轴突发芽在没有引导的条件下无法到达靶器官。由于异位刺激常导致慢性神经源性疼痛，并形成创伤性神经瘤。临床表现为周围神经病变，感觉缺乏，萎缩和弛缓性轻瘫。无法自主恢复。应尽可能尝试通过手术将分离的神经末端缝合在一起。如果神经内膜包膜结构足够靠近，轴突发芽能够到达神经通路的远端，则再生是可能的。术后恢复时间为数周至数月。

轴索受伤后，新的轴突从神经细胞生长到外周，再生速度约为每天 1 mm 或每月约 3 cm。不破坏神经包膜结构连续性的神经损伤（轴突断裂），或切断周围神经（神经断裂）的手术缝合，如果解剖条件较有利，神经可发生再支配。临床发现和肌电图测量报告有改善的迹象。只有在 1~2 年后才可能对再生程度做出决定性评估。

注意

如果压力或拉力损伤神经周围髓鞘但轴索存在连续性，会导致神经暂时丧失传导能力，这种情况称为神经失用症。

肌肉相关卡压性神经病变

肌肉卡压引起的卡压性神经病变可导致神经结构的敏化和髓鞘损伤，或代谢传导阻滞引起的机能障碍（见下文），是神经失用的另一种形式（见上文），也是周围神经病变最温和的形式。Sunderland（1978）通过在轴突断裂和神经断裂之间增加两个损伤分级，扩展了 Seddon 对周围神经损伤的分类。根据 Sunderland 的分类，与卡压性神经病变相关的瞬时传导阻滞符合 I 类损伤。

肌肉引起的神经卡压的表现包括：

- 感觉障碍：受影响神经分布区域的感觉过敏，感觉迟钝（敏感性降低和麻木感）或感觉异常（麻刺感）。
- 运动障碍：神经支配的肌肉变弱。
- 自主神经紊乱：肌肉再生能力降低，从而促进触发点的形成和发展（这可能造成典型的恶性循环：肌筋膜问题导致神经问题，而神经问题反过来又强化了肌筋膜问题）。
- 疼痛：患者经常抱怨疼痛（主要是钝痛），类似受影响肌肉触发点引起的疼痛，或受神经支配组织的非特异性疼痛敏感，是外周敏化的表现（逆向冲动传导，见下文）。

在实践中，许多患者的神经病变表现明显较轻，代表“前神经失用”状态：即使神经传导速度没有可测量的变化（并且因此可能在神经系统检查中未被检测到），以这种方式致敏的神经可能导致持续的神经肌肉骨骼问题。

病理生理学

神经结构对压力或张力等机械刺激反应灵敏，表现为：

- 神经血供改变；
- 轴浆运输受损；
- 神经炎症；
- 离子泵或屏障机能障碍；
- 神经束膜结缔组织神经支配的紊乱；
- 异位神经冲动发生；
- 逆向脉冲传导。

灌注

神经组织是人体内灌注最佳的组织。虽然仅占身体总物质的 2%，但神经组织的灌注量却占血液循环的 20%~30%（Lundborg，1988；van den Berg，2011）。神经对氧气和营养物质的需求高于机体平均水平。纵向和横向血管系统都穿过神经的结缔组织层，从而保持良好灌注（图 6.3，6.6）。神经不仅仅是一根“铜线”，简单地传导电脉冲，而且是一个非常重要的器官，由神经鞘血管灌注，并由神经鞘神经支配（图 6.4）。

为了保持良好的神经灌注，必须维持小动脉压力（PA）、毛细血管压力（PC）、筋膜压力（PF）、小静脉压力（PV）和血管通道压力（PT）之间的压力梯度，PA>PC>PF>PV>PT 的压力梯度是保护神经灌注和充分发挥机能所必需的（图 6.5）。

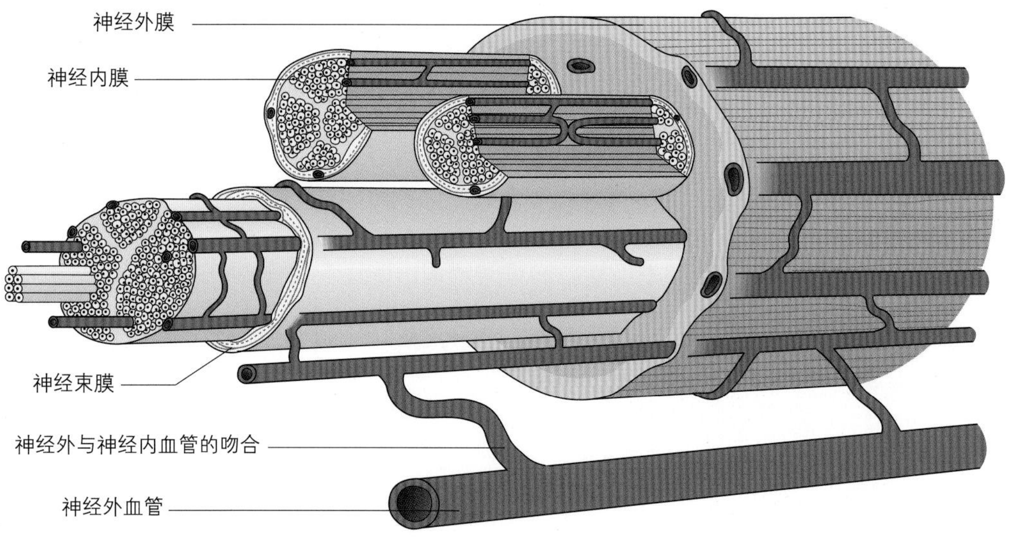

图 6.3　神经的血供。神经外和神经内血管及其吻合口（van den Berg，2011）

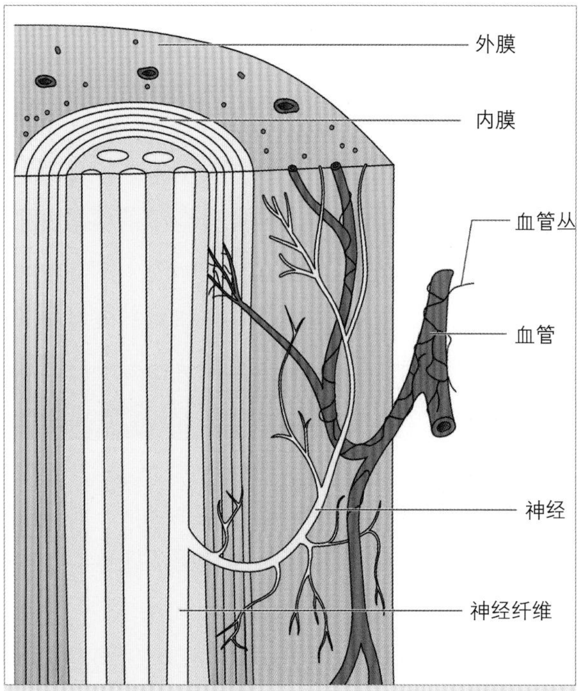

图 6.4　神经结缔组织神经支配（van den Berg，2011）

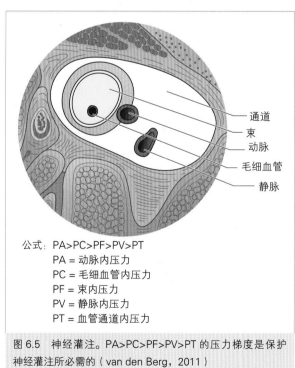

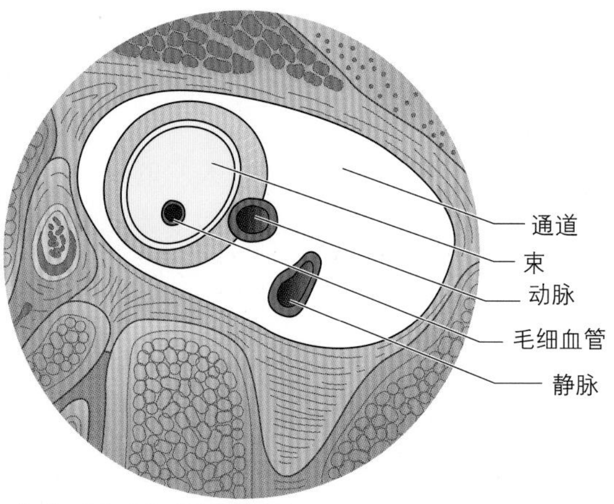

公式：PA>PC>PF>PV>PT
PA = 动脉内压力
PC = 毛细血管内压力
PF = 束内压力
PV = 静脉内压力
PT = 血管通道内压力

图 6.5　神经灌注。PA>PC>PF>PV>PT 的压力梯度是保护神经灌注所必需的（van den Berg，2011）

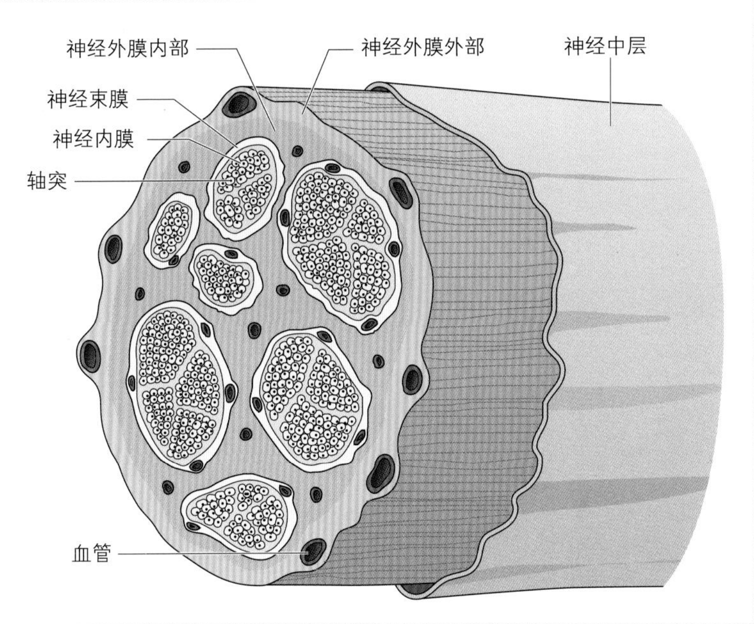

图 6.6 周围神经结缔组织（van den Berg，2011，修改引自 Butler）

神经内的压力增高可能会使神经灌注减少（神经内陷），可通过两种方式发生：直接卡压神经（图 6.6, 6.8）或纵向牵伸神经组织（图 6.7）。

- 对神经的压力：为神经纤维提供合适的血供所需的临界值很低。即使最小的 30~50 mmHg 的压力也会妨碍静脉引流和灌注（Gelberman 等，1983），导致静脉淤滞和局部水肿。由于血管通道空间有限（图 6.5），血管通道内的压力升高导致动脉血管受压（神经内陷）。60~80 mmHg 的压力足以阻断动脉灌注并造成神经内缺血（Gelberman 等，1983；Ogata 和 Naito，1986；Lundborg 和 Dahlin，1996；Butler，2000；van den Berg，2011）。这一现象称为嵌压性神经病，是嵌压病理学的核心问题。神经内水肿和神经内壁缺血的后果可能是神经内炎症，造成脱髓鞘改变和冲动传导不良（van den Berg，2011）。神经卡压可以是椎间盘突出、骨、韧带或肌筋膜造成的（表 6.1）。

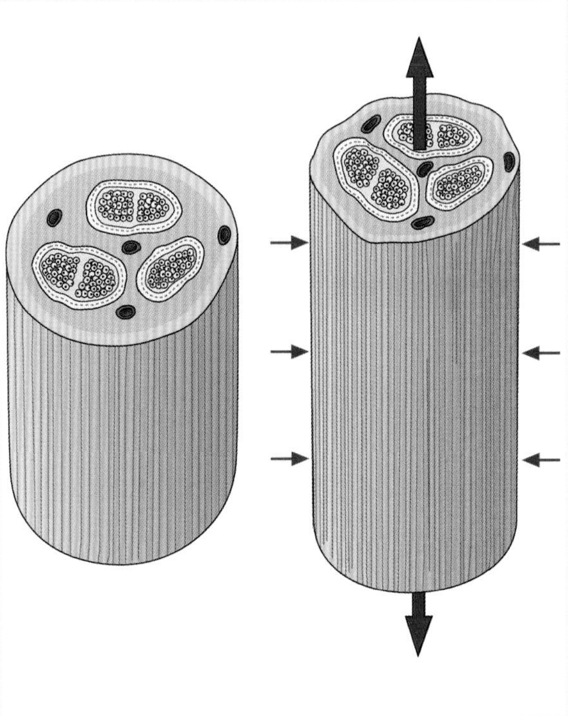

图 6.7 牵伸引起的神经内血管压力增加（van den Berg，2011）

表 6.1　不同形式的机械界面可形成神经外膜卡压。神经外膜卡压与神经内膜卡压，临床上呈相关性

神经外压迫	实例	临床模式
○椎间盘性	椎间盘突出	→神经根症状
○骨性	脊椎滑脱	→神经根症状
○韧带	屈肌支持带	→ CTS
○肌性 －紧张带 －结缔组织变化	神经卡压机能障碍 神经滑动机能障碍	→周围神经症状

- 神经组织的纵向牵伸：纵向牵伸神经结构会导致其内压力增加，从而导致神经内灌注不足（图 6.7）。周围神经纤维延长 8% 会阻塞静脉灌注，延长 15% 会阻塞动脉，导致缺氧（Lundborg 和 Rydevik，1973；Ogata 和 Naito，1986）。神经牵伸可导致神经灌注不足，并且随着压力的增加可能会导致神经水肿、神经炎症、脱髓鞘和冲动传导不良（van den Berg，2011）。存在机能失调的神经滑动（神经内和 / 或神经与周围结缔组织之间）能力降低会增加神经的张力负荷，会更早达到灌注减少和 / 或神经内狭窄的临界值。

外力如何才能触发上述神经组织改变，取决于外力强度、神经中结缔组织的比例以及作用于神经的压力持续时间。

- 持续时间：作用于神经的外力持续时间越长，后果越严重。
- 压力强度和结缔组织的比例：外力必须达到触发所述变化所需临界强度才能引发神经组织改变，这不仅取决于外力的强度，还取决于周围神经中结缔组织的比例。结缔组织对神经有机械性保护作用（图 6.6）：神经外膜包围整个神经，将其与周围组织隔离（但也连接到周围组织）。神经外膜在外部包裹神经作为保护膜，而神经外膜内部的结缔组织填充于神经纤维束之间。神经纤维束由若干单独的神经纤维组成，为神经束膜包裹，神经内结缔组织包裹着多条神经纤维束。神经外膜形成神经的缓冲，保护轴突免受过大的压力（Shacklock，2005）。

如果各条神经纤维束之间的结缔组织比例很高，则整个神经可以承受更多的外力，因为神经外膜内部的结缔组织可以抵消部分外力（图 6.8a）。通常远端周围神经的结缔组织比例比近端更大，因为周围神经远端的神经束较少，所以此处吸收压力的神经结缔组织较少。因此，在远端区域，神经对外部压力更敏感，并且会更早达到临界值（图 6.8b）。

神经刺激的程度因压力持续时间和强度的变化而不同。

- 代谢性传导阻滞：持续的压力不仅干扰神经内微循环，而且影响轴浆运输（见下文）。总的结果是代谢性传导阻滞，神经机能紊乱。临床主要表现为感觉障碍，压力消失后感觉障碍会相对迅速地消退（几小时到几天）。
- 神经失用症：如果神经束内压力长时间保持高水平，则会出现缺氧，血管壁的渗透性随着缺氧而增高。随着炎症的发生，出现神经水肿（Sunderland，1976）。水肿会使由于压力增高而已经不存在的静脉瘀血加重，神经内血管低灌注使其进一步加重。如果压力持续升高，除神经内灌注减少外，神经细胞由于轴浆运输受阻而受

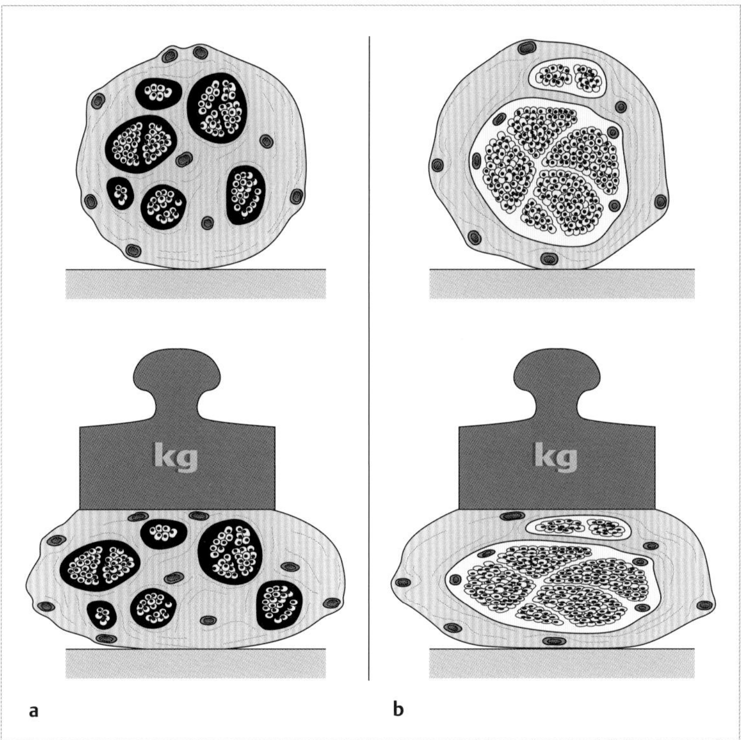

图 6.8 周围神经对压力的机械敏感性，以及压力引起的神经内灌注减少（van den Berg，2011）

损（见下文）。任何压力的增高都可能导致施万细胞发生脱髓鞘改变（van den Berg，2011）。这种神经机能障碍的增加表达被称为神经失用症（Seddon，1943；Mumenthaler 等，2003），主要表现为受影响神经支配区域感觉过敏、感觉迟钝和感觉障碍（敏感性增加或减少、麻木感、刺痛）。随着时间的推移，前述症状会加重，包括疼痛和运动障碍（无力和再运动能力下降）。压力降低时，神经症状通常会在几天至几周内消失。然而，也可能造成永久性损伤；神经传导速度有时不能完全恢复（Mumenthaler，1997）。

注意

外力长时间作用于神经，会使神经内的血供减少，影响轴浆运输，最终导致代谢传导阻滞。

轴突运输

物质必须在每个细胞的细胞质内运输。在这方面，神经元（轴突）的细胞质与其他细胞没有区别。然而，轴突的长度可能超过 1 m，需要特殊的运输系统。更重要的是，因为轴突中的液体是糖浆样物质，黏稠度比水高 5 倍。实现最佳神经机能，需要在背根神经节中持续合成分子结构单元，并通过轴浆运输将其传递至靶组织（图 6.9）。因此，神经元不仅传导电脉冲，同时神经元作为多种物质（酶、糖蛋白、细胞骨架物质、神经递质和神经肽，如 P 物质和 CGRP 物质）的运输系统发挥作用，这些物质对神经生理机能的实现是必不可少的。

轴浆运输机制比较复杂。运输是主动过程，需要能量。因此，其依赖于神经灌注。轴突运输是双向的（Butler，1991；van den Berg，2011）：

- 从细胞体到目标组织（顺向运输）：

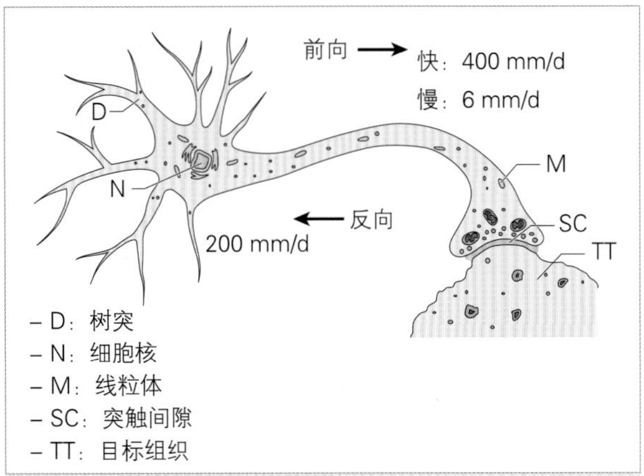

图 6.9　神经元的轴突运输

  ◦ 用于突触脉冲传播的物质（神经递质，酶，糖蛋白，囊泡）通过快速运输系统（50~400 mm /d）进行运输；
  ◦ 较慢的运输（1~6 mm /d）携带细胞骨架物质，这些元素主要用于再生（损伤后愈合）。
- 从目标组织返回细胞体（逆向运输）：逆向运输以可变速率（1~2 mm/d 至 300 mm/d）进行。例如，运输神经生长因子时，由于是逆向运输，细胞体不断地接收神经内、外的信息。

30~50 mmHg 的外力就可抑制轴浆运输（Gelberman 等，1983；Ogata 和 Naito，1986；Lundborg 和 Dahlin，1996；Butler，1991）。因此，对神经的持续卡压会导致轴浆运输机能障碍，神经的应激性和易损性增加，常发生在神经的远端，但有时也发生在近端。

▸ **多发性神经卡压：**如果神经结构在连续多个狭窄点被卡压从而致敏（双重挤压或多重挤压综合征），可能会促进神经应激性的发展（Moghtaderi 和 Izadi，2008；Morgan 和 Wilbourn，1998；Schmid 和 Coppiters，2011；Upton 和 McComas，1973）。例如，正中神经（或通向正中神经的近端神经）在 C5/6–T1 神经根区域、斜角肌裂孔、锁骨下通道、胸小肌和喙突之间（图 8.3）、尺骨和旋前圆肌的肱骨小头之间（图 8.10）、腕管（Wicki，2001；Dejung，2009）等处可能受到刺激。多数腕管综合征（CTS）患者在正中神经近端也表现刺激的临床表现：在 115 例腕管综合征患者中，81 例患者同时出现颈部损伤的临床症状（Upton 和 McComas，1973；Butler，1991）。腕管综合征患者也常有颈神经根病变（5%~18%）（Moghtaderi 和 Izadi，2008；Morgan 和 Wilbourn，1998），而一般人群的患病率低于 1%（Radhakrishnan 等，1994）。

神经炎

对周围神经的机械刺激可引起神经炎（Sunderland，1991）。

炎症过程与神经内水肿有关，可能由多种因素引起：

- 存在卡压时，神经内水肿是由于静脉回流受阻和顽固性缺血（化学病因）造成的；
- 神经滑动机能失调时，机械刺激可直接导致炎症和水肿形成。

神经周围筋膜层的伤害感受器可由潜在有害影响激活，如摩擦增强或持续卡压（缺血），引起 CGRP 和 P 物质的释放。降钙素和 P 物质是很强的血管活性物质，导致神经局部炎症反应（Shacklock，2005）。

神经内水肿为成纤维细胞增殖提供了理想的环境。神经结缔组织中的相关瘢痕形成，导致痛性神经滑动减少（Shacklock，2005）。

离子泵或屏障机能障碍

离子泵机能受损：机械压力会干扰离子通道的开关循环，导致离子泵机能障碍，形成神经机能紊乱（Butler，2000）。

屏障机能受损：发达的神经外膜和神经内膜血管系统保证了神经的血供。血管穿透各层结缔组织，为细胞提供氧气和营养物质（图 6.3）。周围神经和毛细血管的内皮细胞一起形成血 – 神经屏障（Yayama 等，2010）。与血 – 脑屏障类似，血－神经屏障的作用是使部分物质远离神经系统。卡压、神经内缺血（Yayama 等，2010）以及免疫细胞在神经内的激活（Spies 等，1995），可导致局部血－神经屏障渗透性增高（Coppiters 和 Nee，2012）。

周围神经支配障碍

感觉神经由周围神经结缔组织（神经束膜）包绕（hromada，1963；图 6.4），接受痛觉和本体感觉信息。因此，外部刺激如肌肉压力，可对神经形成激惹，引起神经结缔组织层放电（神经干疼痛；Hall 和 Elvey，1999）。考虑到神经的结缔组织含量可高达 50%，其外层在许多区域与肌肉组织相连，因此很有可能形成明显的相互作用；更重要的是，肌肉是神经系统最大的靶器官。

异常冲动传导（AIGS）

压力对神经的刺激可导致异位起搏点产生神经冲动。例如，撞击尺骨鹰嘴会刺激尺神经，导致肘关节局部疼痛和从手臂到手、小指的闪电样疼痛。另一个例子是 L4/5 水平的椎间盘突出，可引起相关皮肤部位的疼痛。但是，即使是机械刺激（特别是如果压力持续很长时间，如肌肉卡压），也可能导致异常冲动传导（AIGS）。

不仅机械因素（压力或拉力）、代谢因素（缺血）、免疫系统影响（细胞因子）或压力（肾上腺素）也可以刺激异常神经冲动的形成。

即使有阈下冲动刺激，异常冲动也能通过刺激伤害性 C 纤维中的逆向传导来触发神经肽的释放，如降钙素和 P 物质，后者可导致神经源性炎症和外周敏化。

逆向脉冲传导

一旦形成异常冲动传导，逆向冲动传导（即与传入脉冲的生理方向相反）可以引发外周组织（甚至在肌肉组织中）的炎症过程。如果炎症仍处于亚临床状态，那么肌肉组织会形成“敏感点”，是局部外周敏化的表现。这可以导致触发点的形成和持续存在，从而将神经系统改变与肌筋膜病变联系起来。例如，颈丛的压迫和刺激（见章节 8.2.1）可能导致上髁痛或腕管综合征形成和发展。

> **注意**
>
> 肌肉和神经系统动态相互作用。肌肉病变（紧张带和结缔组织改变）可引起（亚临床）神经问题，神经问题（亚临床）也可导致肌筋膜病变。

病因学

上述以肌肉卡压性神经病为特征的病理生理学改变通常由以下原因引起：

- 与触发点同时出现的紧张带。紧张的肌纤维可直接引起卡压性神经机能障碍，也可由挛缩的肌肉施加于骨的张力间接引起（如肋锁通道，图 8.3）。
- 触发点相关的结缔组织改变，降低了神经组织相对于肌筋膜结构（机械界面）滑动的能力。
- 浅筋膜机能失调。
- 正常解剖变异：在身体多处，神经走行改变导致肌肉卡压，包括：
  - 部分坐骨神经（腓总神经），或整个坐骨神经穿过梨状肌（图 8.40）。
  - 正中神经相对旋前圆肌的走行改变（图 8.11，8.10）。
  - 桡神经浅支通常在穿过桡侧腕短伸肌（ECRB）筋膜桥前，由桡神经深支发出（图 8.20）。然而，有时桡神经前支从桡侧腕短伸肌筋膜桥远端与运动支分离（图 8.21）。
  - 颊神经通常位于翼外肌上、下部之间，偶尔也穿过翼外肌上部。
- 肌肉的张力和营养变化：
  - 姿势紧张模式；

- 与运动相关的张力模式（动力链）；
- 中枢影响：肌肉的静息张力受中枢调节；因此，中枢和输出机制是互相协调的（焦虑、压力等）。

值得注意的是，神经内卡压病变（见上文）并非仅见于神经肌肉系统受限区域。任何类型的机械压迫都可能引发神经外卡压（表 6.1），随后导致神经内卡压。

> **注意**
>
> 神经外卡压与其导致神经内卡压的程度相关。

诊断检查

病史和查体能提示可能会引发神经肌肉骨骼症状的神经结构。

病史

如果有神经组织直接（事故、手术等）或间接受损的病史，如有紧张带或使用夹板、石膏造成持续的神经张力或卡压，则应将神经刺激视为问题的源头。在临床推理过程中，对治疗反应迟缓和不满意也可以解释为神经成分可能发挥作用。只要没有从运动、感觉和自主的角度对肌肉进行最佳调节，无论是通过触发点手法治疗还是积极的训练，肌肉康复都不可能成功。神经肌肉单元内的动态相互作用必须保持正常。

检查：神经动力学测试

▸ **神经动力学：** 神经系统从大脑、脊髓，到四肢，再到手指和足趾，形成一个连续体。神经结构需要有足够的活动性，以便在运动过程中发挥机能和保持无痛。例如，在脊柱运动过程中，从枕骨大孔到 S1，椎管在最大屈曲时会延长至 6~9 cm（Breig，1978）。神经结构必须适应这种延长，这通过以下几种方法的结合来实现：通过轻微牵伸、脊膜相互滑动以及相邻组织相互滑动（如硬膜与椎间盘或周围神经与周围结构，如结缔组织、肌肉和骨结构）。神经系统适应身体运动的能力被称为神经动力学（Shacklock，1995）。即使是周围神经，也必须能够适应长度的变化，但这也有限制。周围神经纤维延长 8% 会使其引流静脉阻塞，延长 15% 会使其供血动脉阻塞，导致神经组织缺氧（Lundborg 和 Rydevik，1973；Ogata 和 Naito，1986）。

神经动力学的概念检验了神经系统的结构力学（病理学）和生理学（病理生理学）及其相互关系（Shacklock，1995、2006）。为此，发展了一系列测试方法来检验神经结构的应激性并进行治疗。

▸ **基本测试：** 在实践中，有一系列基本测试来测试神经系统的机械敏感性和（病理）结构力学，对初步评估很有帮助。Shacklock（1995）和 Butler（1991、2000）在其神经动力学研究中开发了新的测试方法，目前可以通过这些测试来检查广泛的神经区域（见章节 8）。

- 上肢神经动力学测试（ULNT）：颈 / 臂丛，重点是正中神经（图 8.12~8.14）、桡神经（图 8.22）、尺神经（图 8.27）；
- 直腿抬高试验（SLR）：胫神经、腓神经、坐骨神经、腰骶后根、硬膜和脊髓（图 8.41~8.43）；
- Slump 试验：坐骨神经、硬膜和脊髓（图 8.44）；
- 俯卧屈膝（PKB）：股神经、中上段腰神经根、脑膜和脊髓（图 8.32，8.3）；
- 颈部被动弯曲：枕大神经、脊髓、脑膜和脑桥（图 8.51）。

作为一项基本原则，神经动力学测试应始终以精确的力量进行，因为对神经结构的过度牵伸会损害神经传导能力并导致神经激惹。神经动力测试应注意以下预防措施和禁忌证（Butler，1991）：

- 最近出现或加重的神经症状；
- 明显的开放性损伤或异常（如不稳定骨折、新鲜肌肉损伤等）；
- 炎症和感染（如格林－巴利综合征、莱姆病等）；
- 检查期间或检查后剧烈疼痛。

神经动力学的概念表明，一系列参数（图6.10）对基础测试有影响。总之，相关参数提供了关于被检查神经的情况和应激性的有用信息。临床推理有助于我们评估哪些局部因素（张力增加、压力增加、滑动减少、神经内灌注减少、炎症、机械敏感性增加）是决定性的，以及阳性测试结果在多大程度上可导致临床症状。同时，这些测试作为可重复的参数，有助于评估治疗前、后的应激性的改变。由于血管收缩、过度活动可导致神经灌注减少，因此部分测试可能是阳性的。

关于临床干扰的神经动力学测试的敏感性和特异性的研究很少（Shacklock，2005）。已有的研究表明，通过标准神经动力学测试评估腕管综合征患者的臂丛神经机械敏感性，重点是正中神经（ULNT 1），敏感性为82%，特异性为75%，阳性预测值为93%（Coveney等，1997）。Selvaratnam等的研究（1997）显示了类似的结果。因此，就敏感性和特异性而言，神经动力学测试功效较好。

迄今为止，对上肢神经的机械敏感性测试，可信度是中等的，直接刺激触诊神经（正中神经、桡神经和尺神经）获得了很好的可信度评分

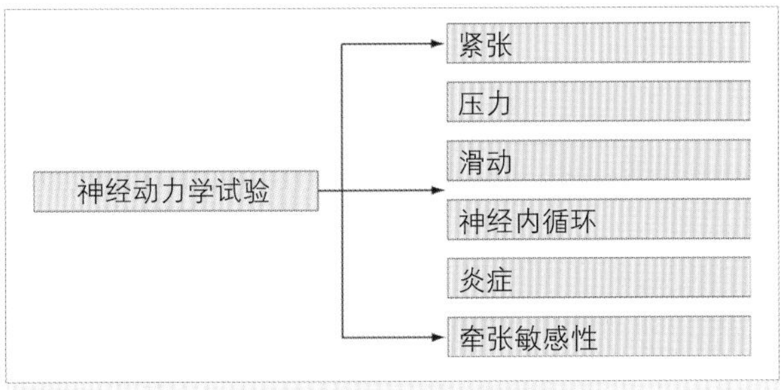

图6.10　神经动力测试中起作用的局部机制（Shacklock，2006）

（*k*=0.59）；通过ULNT进行的测试显示了中等的一致性（*k*=0.45）（Schmid等，2009）。

▸ **神经传导试验－神经动力学试验：**在常见的神经技术—结构研究方法的框架内，神经传导速度异常通常被视为神经病变的明确证据。然而，即使神经动力学测试的结果为阳性，神经传导测试结果也经常是阴性的。可能的原因如下：

- 症状发生在肌筋膜结构（而不是神经结构）。
- 病理变化局限于神经结缔组织（而非传导成分）。
- 神经病变单独发生在每一条神经束，因此神经传导测试不够具体，只测试了一条"好"的神经束，漏诊了病变。
- 无法记录双发或多发性神经病（多发性卡压问题）。
- 与神经动力学测试相反，神经传导测试是在神经不受牵伸应力的情况下进行的，而神经动力学测试通过纵向牵伸有目的地激发神经。因此，神经传导测试不能确定日常运动中的神经机能性紊乱。

神经动力学测试会刺激神经结构。神经近端和远端距离会变远，不仅导致神经内部的张力增加，而且还引起神经相对于周围组织的移动，形成所谓的"机械界面"（Shacklock，1995；Butler，1991）。神经动力障碍可能源于神经器官本身或周围机械界面。由触发点引起的紧张带和结缔组织粘连导致机械界面紊乱，还会刺激神经。这并不少见，因为肌肉与神经之间有巨大的机械界面。在这种情况下，触发点治疗能针对病因进行处理。

注意

神经动力学基础测试支持临床决策，并提供可以遵循的可重复的参数。

发现：神经结构的触诊和手法刺激

神经结构是否敏感也可以通过直接检查来确认，通过触诊直接刺激神经（正中神经、桡神经和尺神经）获得可靠的结果（*k*=0.59）（Schmid 等，2009）。

神经和肌肉通常相邻。因此，当组织受到卡压引发症状（疼痛）时，有时很难区分是哪种结构（神经或肌筋膜）引起的。以下建议有助于了解此问题：

- **解剖学：**
  - 首先，必须对神经和肌肉解剖有非常好的了解，并具备良好的触诊能力。如臂丛与前斜角肌、中斜角肌位置相近，触诊时前斜角肌与中斜角肌间稍有凹陷，神经丛恰好位于此处——斜角肌裂孔。如果要求患者采用胸式呼吸进行深呼吸，则斜角肌作为辅助呼吸肌的机能被激活，变得容易触诊；而神经组织的张力状态不会因深呼吸而改变。
  - 对治疗师来说，持续观察周围神经支配区域也很重要：他必须能够将神经触诊刺激引发的症状严格地分配到两个区域之一：被刺激的神经支配的区域（感觉纤维→感觉异常、感觉异常）或神经支配的对应肌肉（运动纤维→无力感）。本书中关于临床诱发的部分（见章节 8）展示了每条周围神经对应的运动和感觉神经支配。相比之下，由触发点产生放射的痛因人而异，因为与感觉神经支配相反，其在解剖学上没有明确定义，在机能上表现为肌筋膜机能紊乱，并且在分布区域和症状方面也表现多样。
- **临床模式：**
  - 仅凭对所触发症状性质的描述（疼痛质量、痛感、形状、沉重感或虚弱感等）无法确定症状来源于肌筋膜还是神经（另见“触发点诱发的干扰”）。
  - 症状定位，包括感觉和运动，必须符合激发神经结构的支配区域（见上文）。疼痛被描述为来自一个点或有明确的边界不符合神经模式。
- 潜伏期：用手指触诊和刺激神经结构时，一定要缓慢加压而不是突然加压。缓慢加压时，卡压导致的神经症状的发生会延迟，可达数秒。当释放压力时，起初症状会持续几秒钟，然后逐渐慢慢消失。症状出现和消失形成的潜伏期取决于病变：随着压力的增加而出现的低灌注需要时间来发展，而去除压力后灌注恢复正常也需要时间。从临床角度来看，这意味着：
  - 如果患者的临床症状在压力刺激下立即出现，或去除压力后症状立即消失，则症状可能源于肌筋膜而不是神经。
  - 如果这些症状在施加压力几秒钟后首次出现，并在压力释放后持续几秒钟，然后逐渐消失，那么可能是由神经或肌筋膜原因引起的。
    - 神经卡压问题的出现和消失总表现潜伏期。
    - 与压力刺激相关的疼痛现象通常会立即发生，但也可能在长达 20 秒的潜伏期内发生。有时，当去除压力后疼痛会立即消失，但在其他情况下可能会延迟长达 10 秒。
- 压力刺激或试验治疗期间的反应：
  - 如果在压力刺激（与技术Ⅰ相对应）或在使用技术Ⅱ手动治疗触发点期间症状缓解，则可确定没有卡压问题，病因可能是肌筋膜（持续压力刺激会使神经问题严重）。
  - 如果在压力刺激（技术Ⅰ）或使用技术Ⅱ进行治疗期间症状加重，病因可能是神经或肌筋膜。
  - 如果症状随着压力的增加而立即出现，当压力释放时又迅速消退，那么病因可能不是神经性的（见上文），很可能源于肌筋膜。
  - 如果出现潜伏期（在压力刺激下）、释放延迟或缓慢减弱，则可能存在神经和/或肌筋膜问题（见上文）。
- 试验治疗后反应：
  - 在重新评估时，如果治疗后临床症状立即减轻，则排除神经卡压病因（缺乏潜伏期）。
  - 如果症状在一段时间内（几天或几周内）逐渐缓解，则可能涉及神经成分。

临床提示

冷疗

神经卡压患者会感觉疼痛区域的冷敷是令人舒服的，而对肌筋膜疼痛患者进行冷敷通常会引起不适，反而是热敷会缓解疼痛（Travell 和 Simons，1999）。

治疗

如果神经动力学测试表明神经结构应激性增高，在许多情况下，可能是由于：

- 紧张带持续卡压神经（随后出现代谢传导阻滞和神经失用）；
- 神经相对机械界面滑动能力障碍；这也可由紧张带和/或结缔组织粘连以及触发点引起。

适当的病因学治疗包括使用徒手技术针对结缔组织变化进行牵伸，以及治疗引起紧张带的触发点，可以降低神经张力，减轻神经所受压力，代谢传导阻滞症状往往在几分钟或几小时内消失；卡压较严重（神经失用）时，恢复可能需要几天、几周或几个月（Travell 和 Simons，1999）。

注意

触发点手法治疗是作用于神经－肌肉界面的一种治疗方法，可用于治疗肌肉相关的卡压性神经病变引起的神经动力学紊乱。

▸ **卡压性机能障碍：**使用技术Ⅰ和Ⅱ，通过手法治疗触发点治疗神经卡压区域的紧张带。手法治疗应针对神经肌肉卡压部位，而不是引起紧张带的触发点位置。

▸ **滑动机能障碍：**神经滑动能力降低可能由神经周围和/或神经内原因引起。

- 神经周围滑动机能障碍：问题是机械界面（在我们的例子中是肌筋膜结构）和神经结构之间的滑动能力降低。多采用技术Ⅳ（将肌筋膜与神经周围结缔组织之间的筋膜分离）进行治疗。在技术Ⅳ a 中，治疗师在肌肉和神经之间移动手指，从而松解筋膜粘连；在技术Ⅳ b 中，夹持肌肉和/或神经作为“滑块”主动或被动移动（见下文）。
- 神经内滑动机能障碍：治疗以触诊神经和手指温柔的局部平移（对应于离散、局部压力和平移刺激）或滑动的形式进行（见下文）。

神经动力学专家明确建议，对机能失调的神经也可以通过人工加压刺激的方式直接进行治疗（Hugo Stamm，2014，口头交流），沿神经的走行交替增加和/或减少压力，并通过缓慢的、小范围的运动促进神经内水肿消退，提高神经内滑动能力。

治疗部位

基本上，对卡压性神经病变应在神经根、神经丛和周围神经处进行治疗。

▸ **神经根：**Gunn（1996）指出，神经根附近的神经肌肉卡压在慢性疼痛的发生中起了重要作用。Gunn 认为，收紧和短缩的多裂肌和旋转肌可以使脊神经在神经根区域持续受压（图 6.11）。因此，远端神经可能会出现机能失调，由此所造成的问题只有当原因被纠正后才会消失。例如，多裂肌和旋转肌因触发点而紧张被纠正者才会消失。因此，针对上面的例子，Gunn 建议治疗包括手臂区域（包括肩膀、肘部和手）、椎旁肌肉深层（图 6.12），主要为干针治疗（Gunn，1996）。

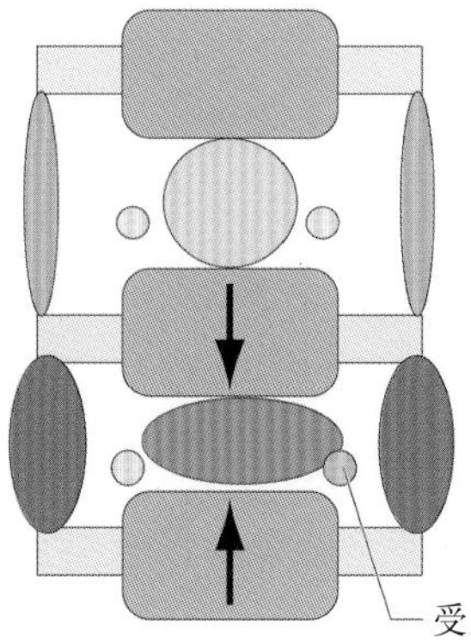

图 6.11　神经根附近的神经肌肉卡压（Gunn，1996）

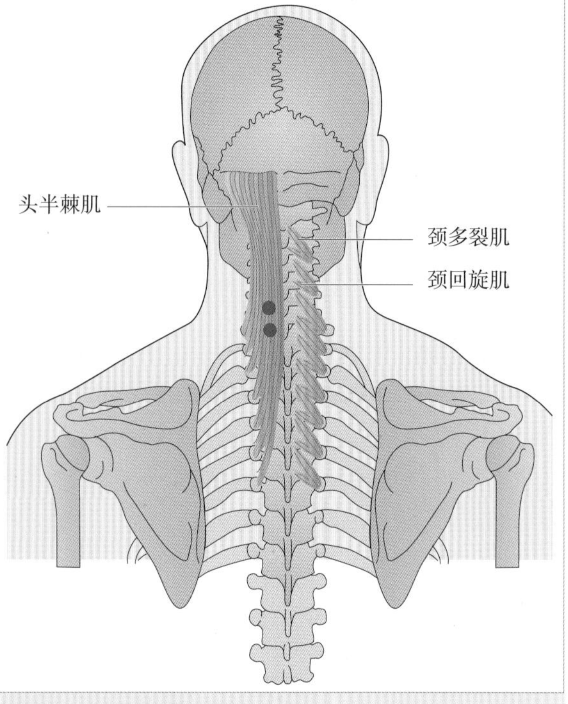

图 6.12　由于后颈部深层肌肉紧张，颈椎神经根附近的神经肌肉卡压（Gunn，1996）

▸ **神经丛和周围神经：**紧张带会刺激神经丛和周围神经。Travell、Simons（1999）和 Dejung（2009）在这方面记录了 30 多块肌肉。常见神经肌肉卡压部位见表 6.2（见章节 8）。

▸ **神经远端通过肌肉浅筋膜处：**神经肌筋膜卡压可能发生在神经远端穿过发生机能障碍的肌肉浅筋膜处，从而限制神经和肌肉的最佳机能的实现（见图 3.2；见章节 8.4.3）。

治疗方法

发生肌肉相关的神经动力学紊乱时，建议采用能够逐渐提高治疗强度的方法。

首先，治疗神经肌肉卡压部位来减少对神经的压力（见章节 8），提高神经自由滑动的能力（表 6.3）；随后，采用牵伸 / 放松技术治疗肌肉确保已经实现的治疗效果，并且引起轻微的神经滑动，同时保护受刺激的神经结构。此后，针对神经及其与肌肉的界面，患者应该学习并进行神经结构的（滑动）活动练习以改善灌注，保持和改善结缔组织层的滑动性，Butler 等（2005）描述了一系列这样的练习，对患者来说很容易学习。在神经敏化得到显著改善前，不适合通过伸展来增强神经结构（张紧器）的张力耐受性。

活动神经结构时，注意和禁忌事项与神经动力测验时相同。

临床相关神经肌肉卡压的手法治疗见章节 8。

注意

放松肌肉紧张带和手法治疗结缔组织，可以改善神经灌注和轴浆运输，以及可能的机能失调的神经滑动，都有助于减轻神经敏化。

表 6.2 临床上经常发生神经肌肉卡压的重要部位

肌肉	神经
前、中斜角肌	臂丛神经
锁骨	臂丛神经
胸小肌	臂丛神经
喙肱肌	肌皮神经
肱三头肌外侧头	桡神经
腕骨	桡神经
旋后肌	桡神经深支
桡侧腕短伸肌	桡神经深支，偶尔也有浅支
旋前圆肌	正中神经
指浅屈肌	正中神经
尺侧腕屈肌	尺神经
指浅屈肌	尺神经
指深屈肌	尺神经
小指对掌肌	尺神经
骨间肌	尺神经 / 正中神经
腰大肌	腰丛
髂腰肌	股神经
缝匠肌	股外侧皮神经
闭孔内、外肌	闭孔神经
梨状肌	坐骨神经
股二头肌长头腱	坐骨神经
比目鱼肌	胫骨神经
拇展肌	胫神经（足底内侧神经）
腓骨长肌	腓总神经和腓浅神经
趾长伸肌	腓深神经

表 6.3 神经肌肉卡压的治疗方法

神经肌肉卡压的治疗→卡压部位的松解		
	直接	在接触部位局部治疗神经 / 肌肉→使用结缔组织技术治疗机械界面［技术Ⅱ、Ⅲ和Ⅳ（肌肉和神经之间）］
	间接	治疗触发点（通常远离实际卡压部位）、紧张带导致的卡压（技术Ⅰ和Ⅱ）和紧张带本身（技术Ⅲ）→紧张带的松解
牵伸 / 放松受影响的肌肉		
	动态	→对肌肉的反射效果
	静态	→对肌肉的机械 / 结构影响
神经结构活动→改善神经动力学		
	滑动	温和、省力（当组织受到强烈刺激时使用）：在没有疼痛刺激的情况下，多次反复滑动神经结构
	张力	刺激性（当组织受到轻微刺激时使用）：增加近端和远端的张力来刺激张力

小结

神经肌肉卡压

以肌紧张带形成和结缔组织变化为代表的肌筋膜问题，可引起神经结构改变和神经机能障碍（如代谢传导阻滞、神经失能）。

临床表现为受神经支配组织的感觉过敏、感觉迟钝、痛觉过敏，和/或肌肉无力、肌肉再生能力降低（反过来又刺激了触发点病变的形成和持续存在）。

触发点治疗技术能对这种干扰进行因果治疗，可提高神经活动性，并处理复杂问题。

在肌筋膜治疗前、后进行评估和重新评估时，神经动力学检查结果可提示肌筋膜系统引起神经症状的程度信息，以及肌肉和结缔组织的治疗效果。通过这种方式，神经动力学检查为临床推理过程提供了重要的信息。

6.1.4 结缔组织瘢痕和其他变化

伤疤（瘢痕组织）通常是由意外事故、手术、烧伤等造成的。瘢痕组织收缩，触发点手法治疗技术（技术Ⅱ，Ⅲ和Ⅳ）对这种收缩组织有效。触发点手法治疗也可用于治疗其他类型的结缔组织变化，如先天性斜颈或足底改变。

6.2 禁忌证

6.2.1 绝对禁忌证

应注意以下禁忌证：

▸ **PT-INR>3 或 Quick 检验 <20 的凝血机能障碍或抗凝治疗：** 如果有凝血异常，PT-INR>3 或 Quick 试验 <20，则禁止行触发点手法治疗；

小结

适应证

触发点手法治疗适用于：

- 肌筋膜痛和机能障碍（即直接由触发点引起）；
- 刺激总和问题；
- 由触发点引起的肌肉紧张带、结缔组织改变引起的神经肌肉卡压及其他问题，如灌注紊乱、继发性关节机能障碍等（由触发点间接引起）；
- 与触发点无关的结缔组织变化、筋膜粘连和/或骨骼肌结缔组织变化(瘢痕、烧伤等)。

对于干针治疗，极限值为 PT-INR>1.8 或 Quick 试验 <25。

PT-INR（凝血酶原时间国际标准化比值）是凝血酶原时间（PT）的国际标准化形式。这种血液凝固时间的测量在国际上通用。PT-INR 值与实验室无关，因此在世界任何地方都是可比的。PT-INR 的正常值为 1，较高的 PT-INR 值提示凝血时间延长。

▸ **放疗后的组织：** 腋部进行放疗后，直到放射反应消退（大约 1 年）前不能进行手法治疗，因为会有剧烈反应，在手臂可能会出现疼痛和淋巴水肿，额外增加淋巴系统的负荷，超出了已受损的淋巴引流系统的运载能力。

6.2.2 相对禁忌证

在以下情况使用触发点疗法时必须小心谨慎，治疗师需要依据不同的具体情况来做出决定，是否能够和应该如何使用触发点手法治疗。

▸ **不稳定性骨折 / 大面积急性肌肉损伤：** 显然，触发点手法治疗不能用于治疗邻近不稳定性骨折或有血肿形成的大面积急性肌肉损伤的区域，必须等到组织愈合后才可以进行。针对邻近的、未受伤身体区域的肌筋膜结构进行治疗是没有问题的。

▸ **PT-INR 1.5~3 或 Quick 检验 25~20 的凝血机能障碍或抗凝治疗：**如果 PT-INR（见上文）为 1.5~3，或者 Quick 试验（均用于监测香豆素治疗）为 20~25，则可以小心地使用技术Ⅲ进行治疗，然后根据治疗的反应来指导进一步的治疗。

新的抗凝剂：如果口服抗凝药（DOACS）或新口服抗凝药（NOAC），建议触发点治疗与服用凝血抑制药物的时间同步：

- 利伐沙班（Rivaroxaban，商品名 Xarelto）：每日服用一次固定剂量→每天有一个较高的峰值，具有很强的凝血抑制作用（2~4 小时内达到血浆峰值，7~11 小时内降低一半）→服药后至少 12 小时内不应进行触发点疗法治疗，最好等到临近下次服药时（因为此时凝血效果最弱）进行治疗。
- 阿哌沙班（Apixaban，商品名 Eliquis）和达比加群酯（dabigatran etexilate，商品名 Pradaxa）：一天服用两次→每天有两个较低峰值，其凝血抑制作用不如利伐沙班（阿哌沙班和达比加群酯的血浆半衰期为 9~14 小时）→可在任何时间进行触发点疗法，最好在临近下次服药时进行治疗。
- 乙酰水杨酸（阿司匹林）：乙酰水杨酸是一种血小板聚集抑制剂（“抗血小板剂”），广泛用于预防血栓形成。达到抗凝效果只需要非常小的剂量，因此通常一天只服用一次低剂量的药物即可。除了具有抗凝作用外，还具有镇痛和抗炎作用，抑制血小板凝结的作用持续约 1 周。药物的作用可以简单地描述为：“它来了，改变发生了；它离开了，但改变仍然存在。”乙酰水杨酸不可逆地阻断了血小板环氧合酶，结果是效果的持续时间不依赖于药物本身的血浆半衰期，而是取决于血小板的自然寿命。对此，触发点手法治疗可以随时进行，但应小心谨慎，不应采用太大的强度，特别是对深层肌肉。

▸ **局部 / 全身循环障碍或局部 / 全身皮肤损害：**发现这些情况时，需要保持高度警惕。如有疑问，应从远离损伤区域或在损伤区域附近以最小的强度（技术Ⅲ）开始治疗，根据患者对治疗的反应来决定下一步的治疗。

▸ **局部炎症：**如果治疗部位出现局部炎症，应在炎症消退后再进行治疗。

▸ **骨质疏松：**当存在骨质疏松时，手法治疗胸部区域的触发点时要谨慎，因为存在引发肋骨骨折的风险。

▸ **恶性肿瘤：**由于存在肿瘤转移的风险，不应在恶性肿瘤附近进行手法治疗。然而，在恶性肿瘤的终末期，如果患者需要，手法治疗可用于缓解症状。在腋部进行放疗（放射线）后（图 7.26），直到放射反应消退前（大约 1 年），禁止从外侧治疗肩胛下肌，因为可能会发生剧烈反应，伴有上肢疼痛和淋巴水肿。

▸ **感染或炎症：**如果由于感染或炎症而使患者身体的一般状况下降，那么在开始进行触发点手法治疗前应先治愈该疾病。

▸ **治疗期间或之后的疼痛反应不足：**因为疼痛提示我们即将发生损害，如果患者在触发点手法治疗期间经历不适当的疼痛，则应降低刺激的强度，在必要时停止治疗。

▸ **患者不合作：**无论出于任何原因，如果患者不愿意接受触发点疗法，必须绝对尊重。

7 肌肉的手法治疗

本章详细介绍了全身肌肉牵涉痛区以及触发点和筋膜的手法治疗。

将按以下模式描述每块肌肉：

- 首先会简要概述解剖学（起点、止点、神经支配）及其机能，并在图中予以呈现。各身体区域（肩部、颈部等，章节 7.1~7.9）的概述图介绍了肌肉各个部分并显示肌肉间的关系。为了能够通过触诊区分肌肉，有必要保持内部结构完整。
- 对于牵涉痛模式的描述主要基于 Travell 和 Simons（1999）、Dejung（2009）、Baldry（2004）、Irnich（2013）以及本人超过 25 年的临床经验。最容易受到疼痛辐射的区域用深红色标记，而不那么容易受到辐射的区域则用浅红色标记。颜色本身和疼痛的强度并没有直接关系。对于多数人来说，疼痛的模式与此相符，但要注意也存在着明显的个体差异，而且从现象学的角度来说，患者（以及他或她的感受）总是正确的。每幅图中的“x”表示的是依照经验触发点的常见位置。但是，临床实践时必须结合基本的诊断标准（如肌肉的紧张带、最大压痛点以及引发患者已知的各种临床症状）特异性地识别触发点。
- “临床表现”提供了触发点的干扰作用如何特异性地影响日常生活的实例——这种影响通常表现为特征性的疼痛和机能障碍。
- “诱发因素”，描述了导致触发点形成或激活的常见因素。这些示例绝不是可触发触发点的所有可能情况，它们只是一种选择，旨在提醒治疗师特别关注病史中的肌筋膜问题。
- 需要特别注意相应的肌肉可能造成神经肌肉卡压。了解肌肉和神经系统这方面的知识，并在日常治疗实践中予以使用是非常宝贵的（见章节 6.1.2、章节 8）
- “治疗建议”这一部分来自临床实践的经验总结。
- 在“建议患者”中，指出了患者如何促进自身肌筋膜康复和防止复发。
- 接下来的示意图则展示了如何使用技术Ⅳ（技术Ⅴ可用于家庭康复）和自我牵伸进行触发点和筋膜的手法治疗。这些图仅仅作为范例——诸如患者的体位、（治疗师）手的位置以及如何抓住患者正在接受评价的身体部位，取决于具体情况，可以有相应的变化。

7.1 肩

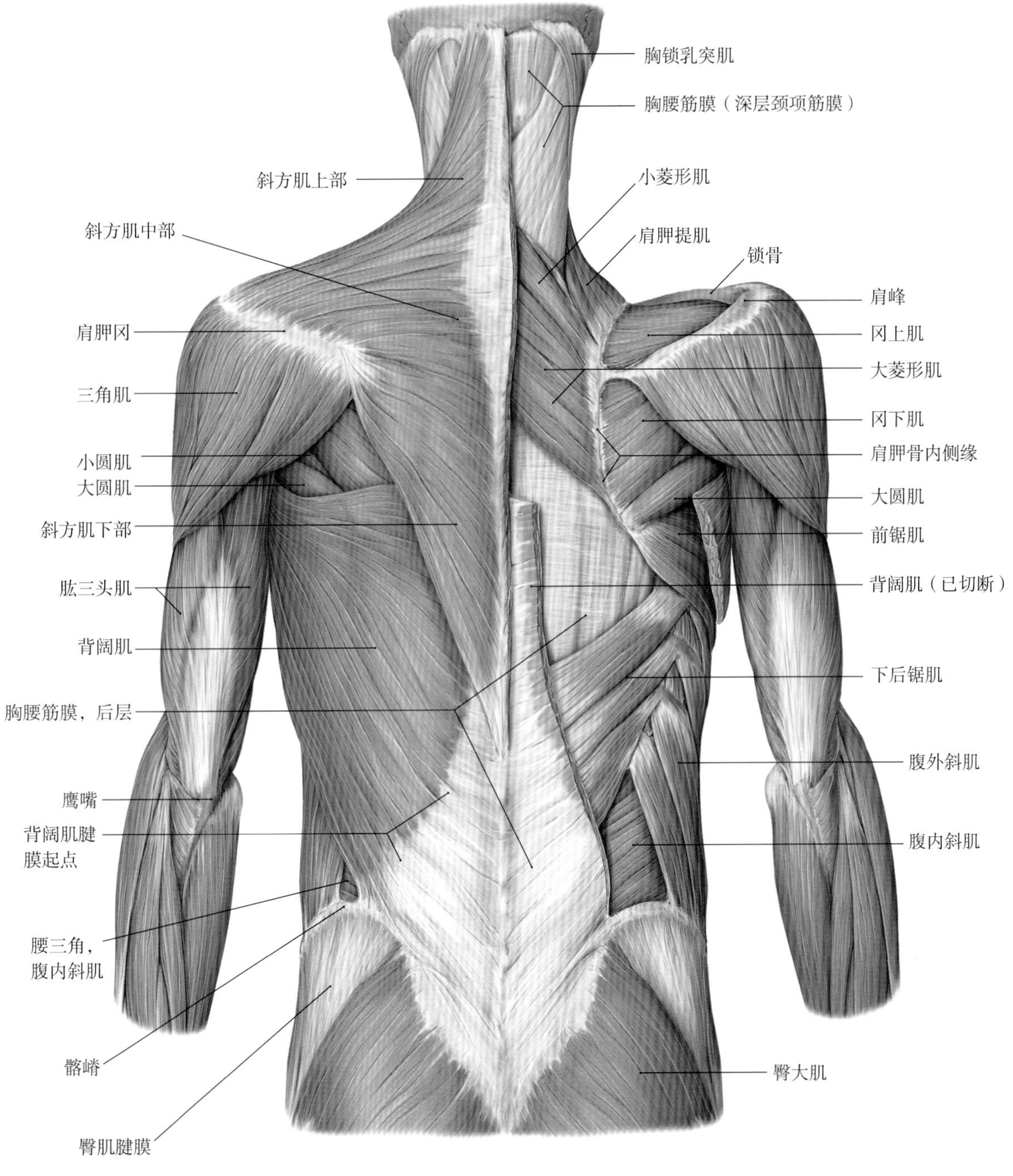

图 7.1 背部、肩与臂肌肉：后面观（引自 Schuenke M, Schulte E, Schumacher U. THIEME Atlas of Anatomy. General Anatomy and Musculoskeletal System. Illustrations by Voll M and Wesker K. Second Edition. New York: Thieme Medical Publishers; 2014）

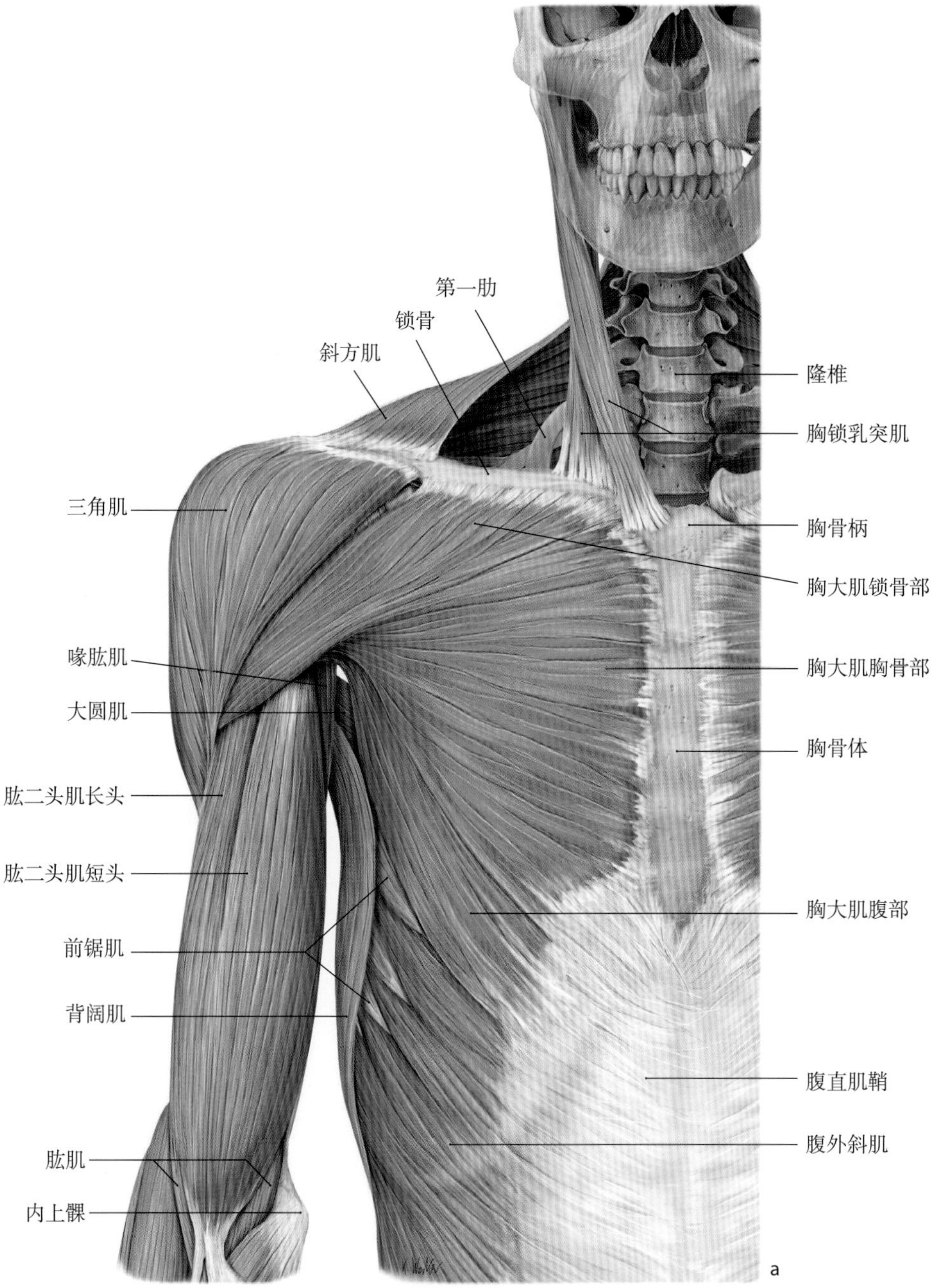

图 7.2　肩与臂肌肉：前面观。a. 浅层（引自 Schuenke M, Schulte E, Schumacher U. THIEME Atlas of Anatomy. General Anatomy and Musculoskeletal System. Illustrations by Voll M and Wesker K. Second Edition. New York: Thieme Medical Publishers; 2014）

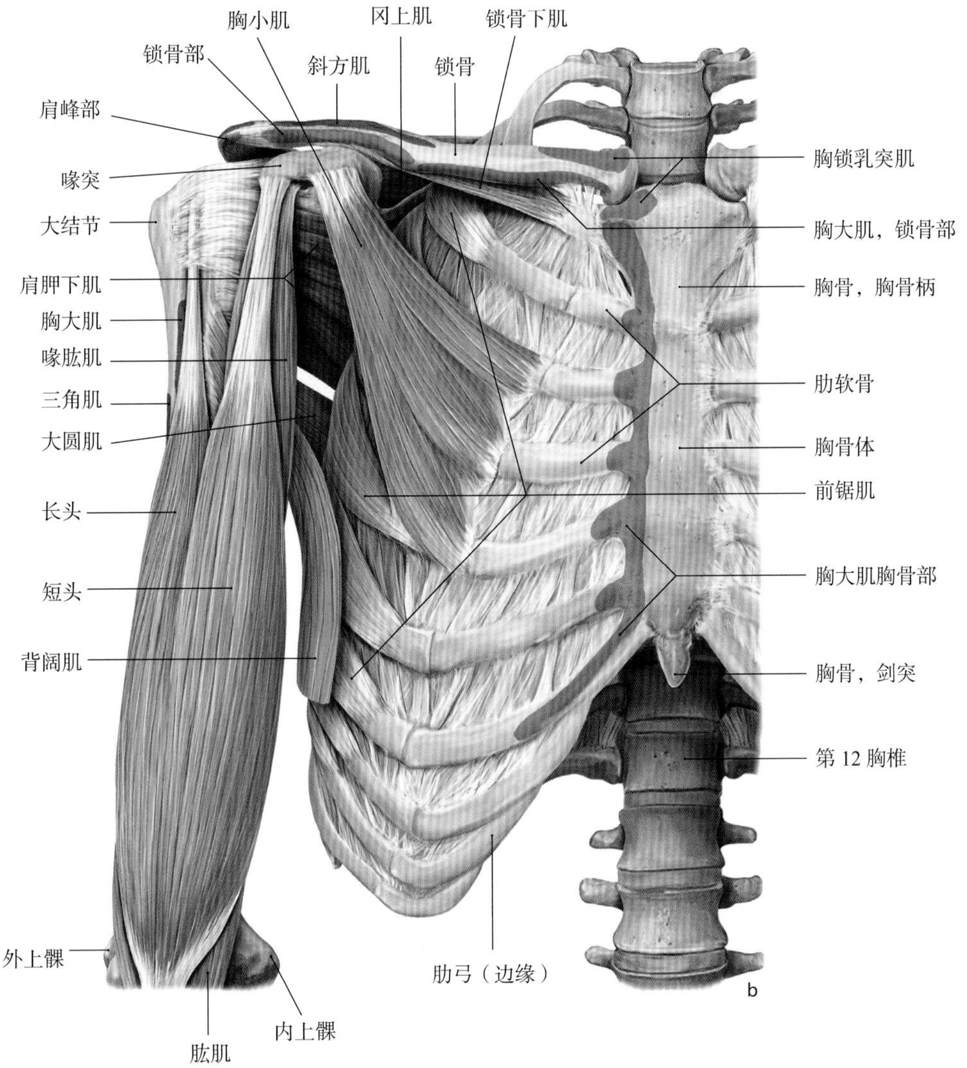

图 7.2（续） b. 深层（引自 Schuenke M, Schulte E, Schumacher U. THIEME Atlas of Anatomy. General Anatomy and Musculoskeletal System. Illustrations by Voll M and Wesker K. Second Edition. New York: Thieme Medical Publishers; 2014）

7.1.1 三角肌

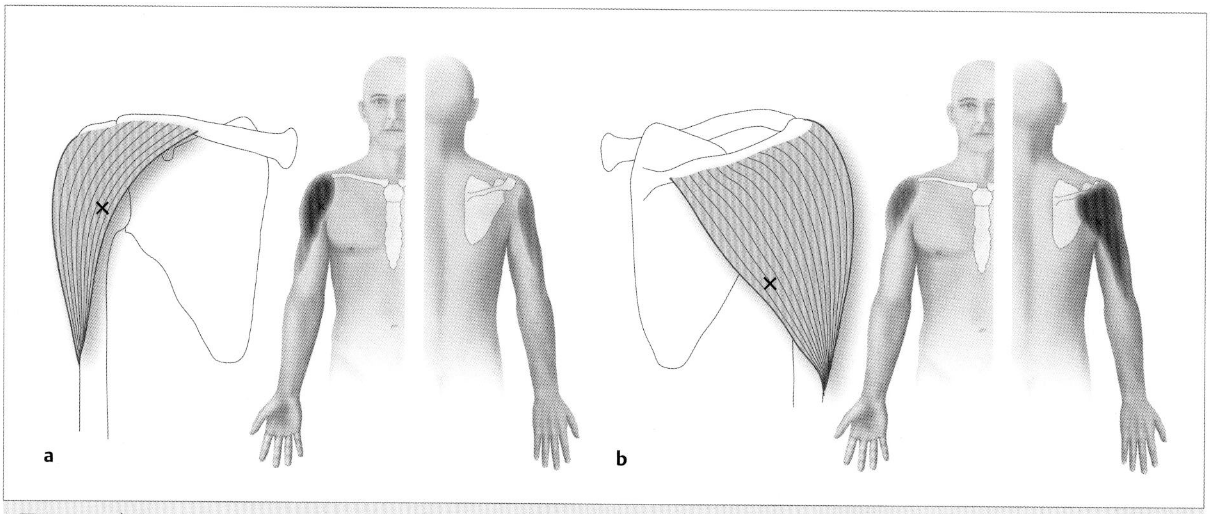

图 7.3 三角肌

解剖 （图 7.1，图 7.2a）	起点	• 前部（锁骨部）：起于锁骨外 1/3 处 • 外侧部（肩峰部）：起于肩峰 • 后部（肩胛冈部）：起于肩胛冈内侧缘
	止点	• 肱骨的三角肌粗隆 • 三角肌下囊位于肱骨大结节区域的三角肌下方
	神经支配	• 腋神经（C5–C6）；另有胸肌支（C4~C6）支配锁骨部
机能	• 三角肌的三个部分具有部分协同与部分拮抗的作用 • 如果三个部分同时收缩：盂肱关节外展（从外展的初始阶段到完全外展） • 前部和后部分别收缩时，互为拮抗肌	
	前部	• 水平内收（前倾） • 屈曲 • 内旋（未经肌电图证实）
	后部	• 水平外展（后倾） • 伸展 • 外旋（未经肌电图证实）
	• 当上肢下垂时，三角肌（以及冈上肌和喙肱肌）可防止肱骨头下滑	
牵涉痛 （图 7.3）	• 主要为局部	
临床表现	疼痛	• 主要在上肢运动时发生（休息时很少疼痛）
	机能障碍	• 无力：上肢很难从水平位上举 • ROM 受限 ○水平内收（当后部受影响时） ○水平外展和手背后（当前部受影响时）

（续表）

诱发因素	直接创伤	• 很少会有其他肌肉像三角肌一样经受强烈的撞击，此种撞击将三角肌直接压在下方的骨上，如撞到门框、体育运动等
	过载	• 急性：承受或预防跌倒 • 慢性： ○ 体育运动（强度）过度（如越野滑雪、游泳） ○ 长期从事重复举手过头的工作（如与肩等高处握住电动工具） ○ 键盘过高 ○ 把信投入与肩等高的邮箱里等
	其他肌肉的触发点	• 三角肌前部位于冈上肌、冈下肌及肩胛下肌的牵涉痛区域内→三角肌卫星触发点
治疗建议	• （三角肌）是频繁出现触发点的肌肉之一 • 手法治疗的合适体位：侧卧位（外侧部和后部，图 7.4），仰卧位（前部；图 7.5），俯卧位（后部），坐位（所有区域） • 多数触发点接近肌肉前部或后部边缘，即位于胸大肌（前部）和肱三头肌长头腱在三角肌下方通过的地方→此时适用筋膜松解技术（图 7.6） • 肱骨止点处（三角肌粗隆）也应当治疗 • 通常牵涉痛区域很小→触发点通常都在相关的疼痛区域内 • 必要的话，需要对冈上肌、冈下肌和肩胛下肌的触发点进行治疗，原因在于三角肌的触发点很可能是这些触发点的卫星触发点	
建议患者	• 避免诱发和持续因素 • 通过自身另一只手或者一个网球（后部）进行自我治疗 • 牵伸（家庭训练项目；图 7.7）	

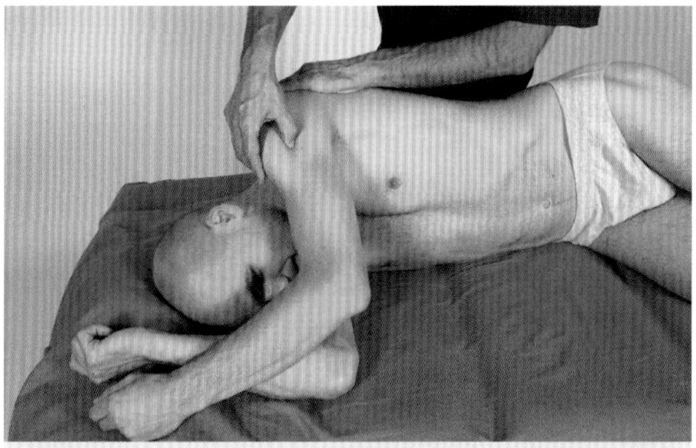

图 7.4 手法按压（技术 I）和触发点牵伸 （技术 II）：三角肌后部

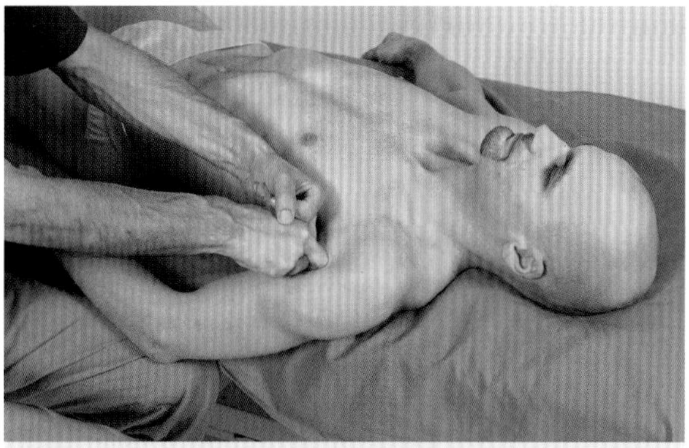

图 7.5 对三角肌前部纤维束进行筋膜牵伸（技术 III）

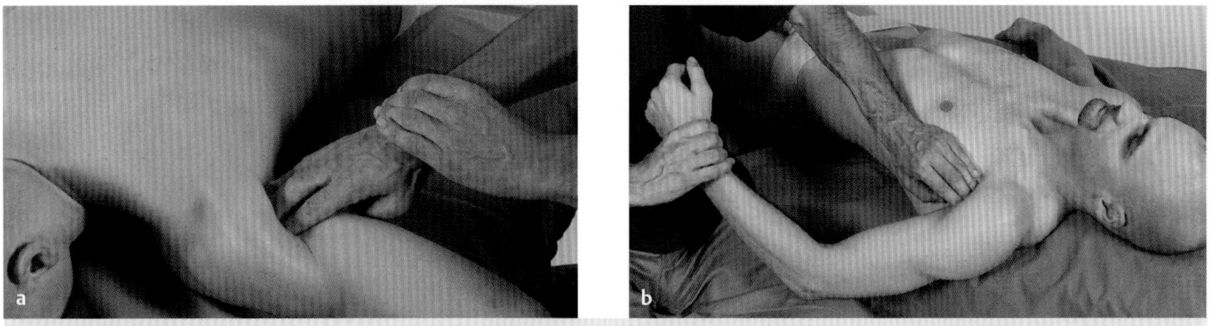

图 7.6　筋膜松解（技术 IV）
a. 对三角肌（后部）和肱三头肌长头腱应用筋膜松解技术
b. 对三角肌（前部）和胸大肌应用筋膜松解技术

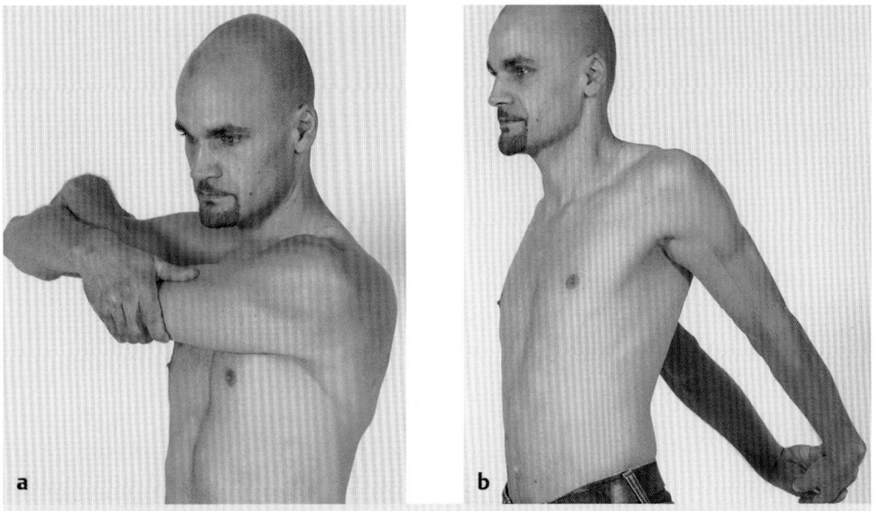

图 7.7　三角肌自我牵伸（技术 V）
a. 后部自我牵伸
b. 前部自我牵伸

7.1.2 冈上肌

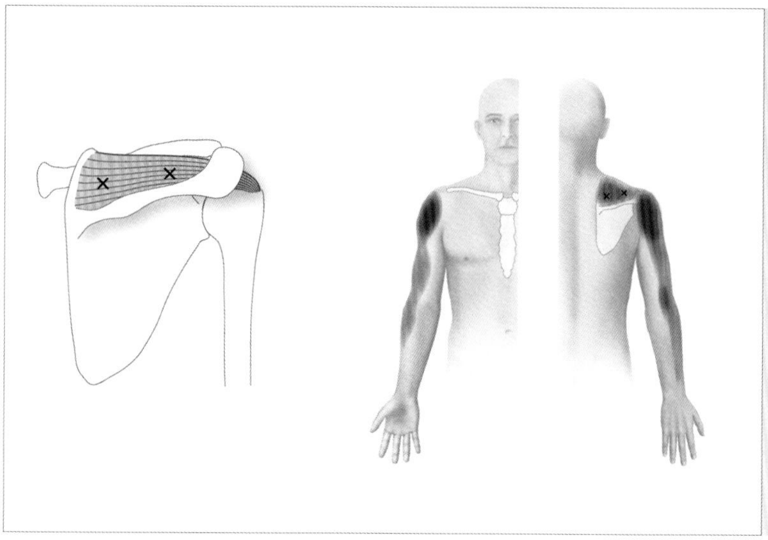

图 7.8 冈上肌

解剖（图 7.1，图 7.350）	起点	• 冈上窝，冈上肌筋膜
	止点	• 肱骨大结节（近侧面） • 参与形成肩袖
	神经支配	• 肩胛上神经（C4~C6）
机能	盂肱关节（肩关节）	• 外展 • 将肱骨头稳定于关节盂中心并收紧关节囊 • 当上肢自由落下时，将肱骨头稳定于关节窝内
牵涉痛（图 7.8）	• 与三角肌区域类似（前部、外侧部和后部） • 远端辐射：沿上臂向肘部（外上髁）放射，很少延伸到腕部	
临床表现	疼痛	• 肩前部、外侧部和后部疼痛，“关节深部” • 外展时疼痛加剧 • 休息时会有隐痛，晚上如果压住患侧肩也会痛 • 手背后时会产生疼痛 • 可有撞击症状 • 与三角肌滑囊炎相似 • 上髁
	机能障碍	• 患者梳头、刷牙、修面或进行体育运动（如打网球）等时会受影响 • 由于肱骨头位置不良导致肩部出现弹响

（续表）

诱发因素	过载	●急性：肩部外伤（如坠物砸肩） ●慢性： ○单侧上肢下垂提重物（行李箱：销售人员或工人） ○肩外展综合征 ○在肌肉近端位置重复活动，如长时间从事举手过头的工作（如画家、电工） ○过多从事计算机工作 ○遛狗时反复拉紧皮带
	原发性触发点	斜方肌下部
治疗建议	●通常通过斜方肌进行治疗 →斜方肌应当放松到手指可以探触到深层（图 7.9） →可使用木制触发点工具（图 7.10，图 7.11） ●前部纤维可以直接予以治疗：从前方在斜方肌上部前缘和冈上肌之间使用技术 IV 进行治疗。斜方肌上部纤维应当放松，手指可由此探触深层（图 7.12） ●手法治疗的合适体位：俯卧位、侧卧位和坐位 ●对于冈上肌、冈下肌和小圆肌的触发点来说，一定要通过大结节检查其韧带和骨膜区域的触发点，如果有就要予以治疗 ●伴有撞击征	
建议患者	●避免诱发和持续因素 ○避免长期从事举手过头工作 ○不要在上臂下垂体位提重物（利用有轮子的手提箱） ○采取放松姿势，如将手放进夹克口袋，将手放在桌子或椅背上 ●自我治疗（另一只手的手指可以“勾住”肌肉） ●有规律地牵伸肌肉（向后背手，图 7.13）	

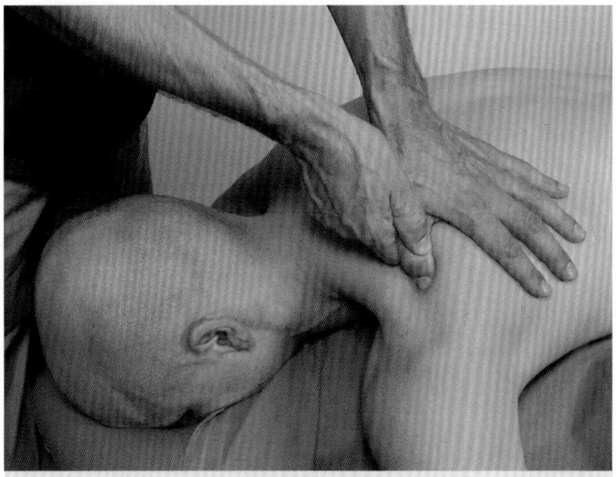

图 7.9　通过斜方肌上部实施手法按压（技术 I）

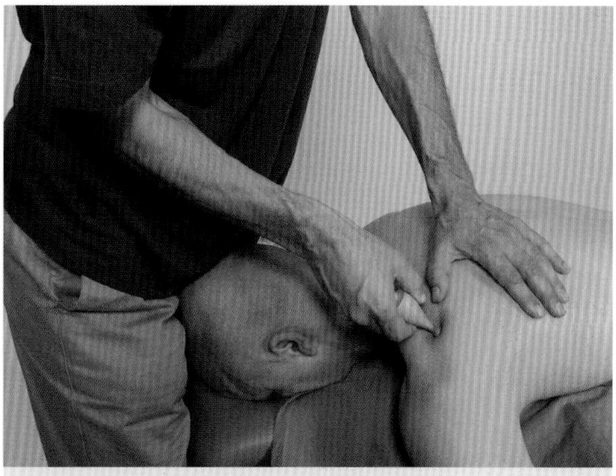

图 7.10　通过斜方肌对触发点区域予以牵伸（技术 II）；木制触发点工具使得治疗师手指放松

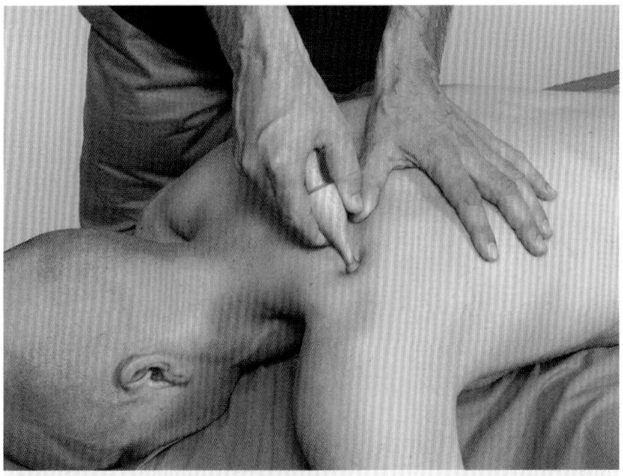

图 7.11 通过斜方肌实施筋膜牵伸手法（技术 III）

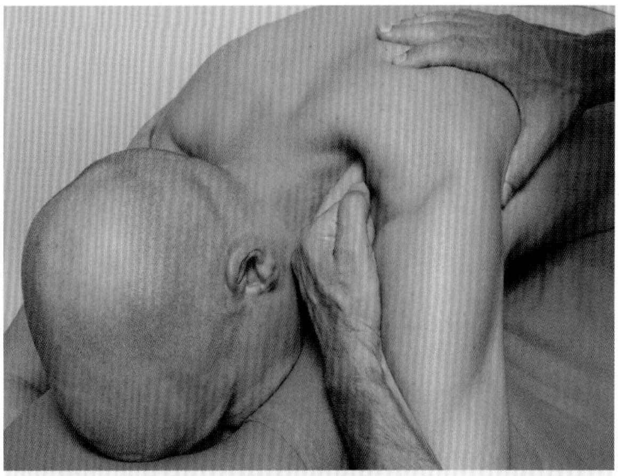

图 7.12 对冈上肌和斜方肌实施筋膜松解（技术 IV）；可对冈上肌前部纤维直接进行治疗（技术 I 和 Ⅲ）

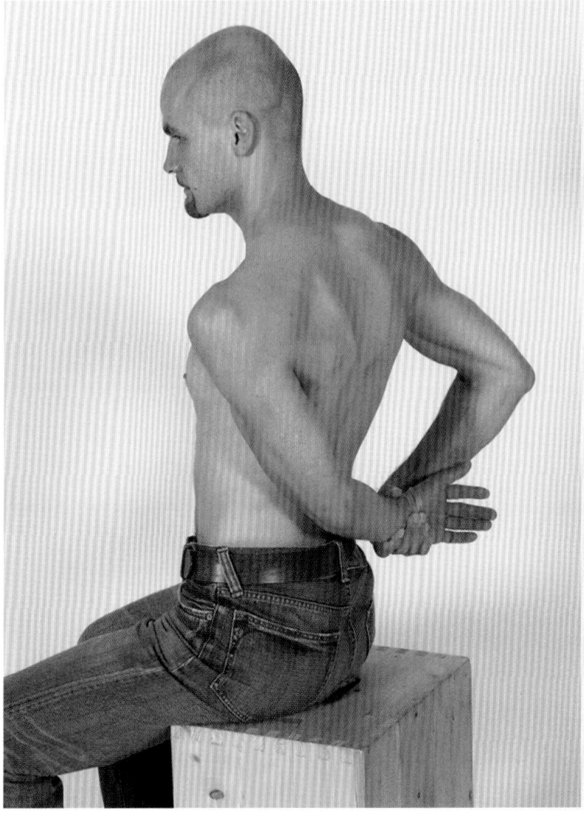

图 7.13 通过手背后的动作对冈上肌实施自我牵伸（技术 V）

7.1.3 冈下肌

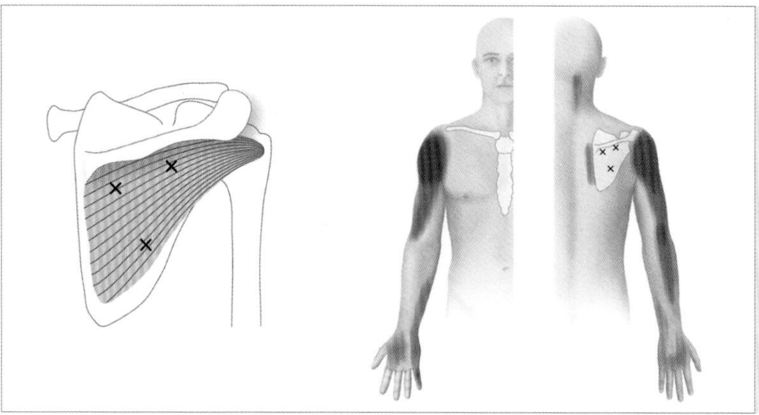

图 7.14 冈下肌

解剖 （图 7.1，图 7.350）	起点	• 冈下窝
	止点	• 肱骨大结节（侧面） • 参与形成肩袖
	神经支配	肩胛上神经（C5–C6）
机能	盂肱关节 （肩关节）	• 肩关节外旋（上臂所有体位下） • 肩关节内收（外侧肌纤维，上臂外展时） • 将肱骨头稳定在关节窝内（肩袖的一部分）
牵涉痛 （图 7.14）	• 肩关节前方 • 肩关节深部 • 向远端辐射到上臂远端前外侧和前臂（包括肘部、桡侧），以及手与手指的桡侧和尺侧	
临床表现	疼痛	• 肩关节区域：肩关节前方和深层；肱二头肌腱疼痛 • 侧卧时，患侧上肢无论被压与否都会痛
	机能障碍	• 限制上肢后伸能力（女士难扣内衣扣子；不能从后方拉上衣服；无法从后方口袋取钱包；手无法插入上衣兜里） • 肩关节外旋无力
诱发因素	过载	• 急性：肩关节外伤（如在台阶上滑倒前够栏杆，打网球挥拍时挥空） • 慢性： ○重复后伸（如系安全带，始终同一条手臂伸进夹克） ○滑雪时使用滑雪杆 ○在肌肉收缩时长时间活动，触发点，进行使用计算机、打字机、收银机等的工作
	其他肌肉的触发点	• 肩胛下肌触发点通常会导致在冈下肌中形成相关的触发点
治疗建议	• 肌肉收缩时长时间活动会导致触发点的形成（如在计算机前工作等），询问病史时要特别注意 • 手法治疗的合适体位：俯卧位（图 7.15~18）或侧卧位 • 为减轻（治疗师）手指的压力，治疗师需要把手指稳定住，并不时更换——不要总是用拇指按压（图 7.15，7.16，7.17a，5.7）。如果需要的话，可使用木制工具 • 筋膜牵伸（技术Ⅲ）可牵伸与触发点相关的紧张带（图 7.17a），或牵伸相关肌肉的浅筋膜区域 • 对于冈上肌、冈下肌和小圆肌的触发点来说，一定要检查大结节上方止点区域是否存在韧带和骨膜的触发点；如果存在则要治疗 • 必要情况下，治疗肩胛下肌的触发点（常见）	
建议患者	• 避免诱发和持续因素 ○打破长时间、单调的工作（如操作计算机） • 工作中经常牵伸肌肉（图 7.19） • 使用网球进行触发点的自我治疗（靠墙或躺在地上）	

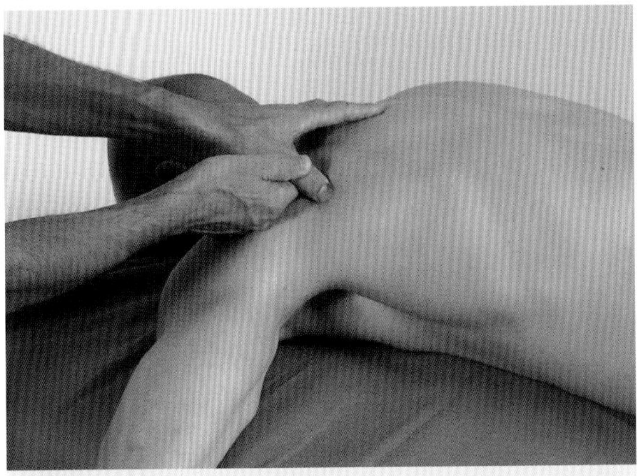

图 7.15　手法按压（技术 I）

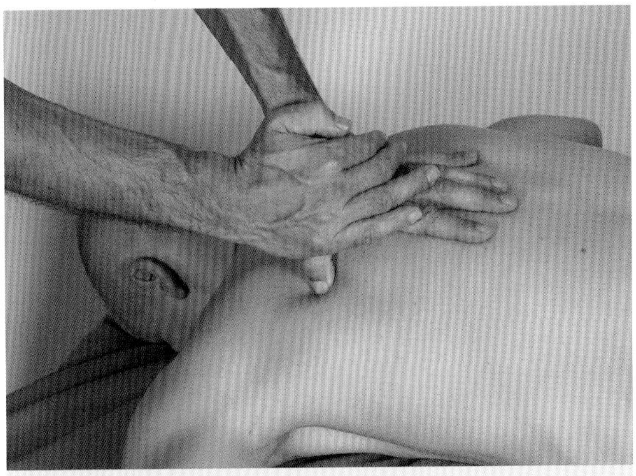

图 7.16　触发点牵伸（技术 II）

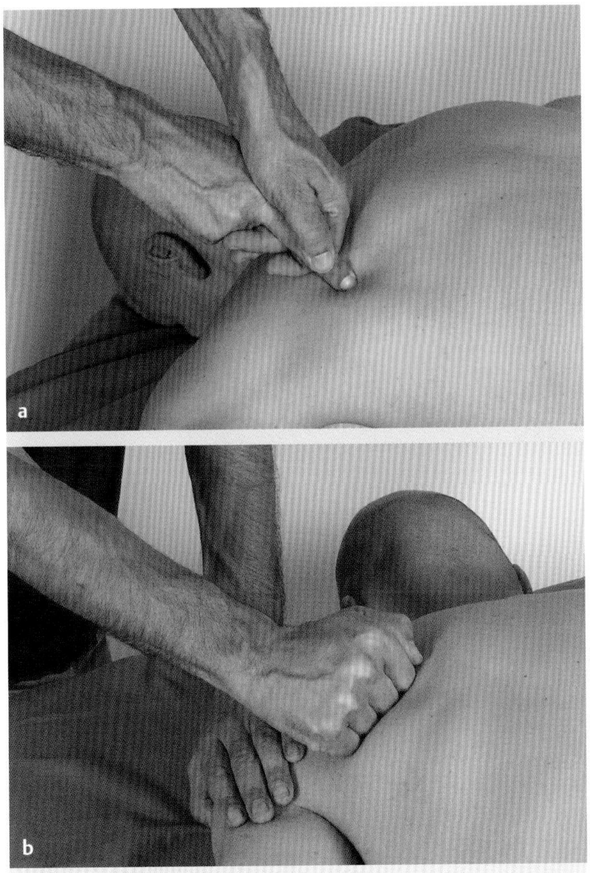

图 7.17　筋膜牵伸（技术 III）
a. 触发点牵伸相关区域的紧张带
b. 冈下肌纤维的大面积牵伸

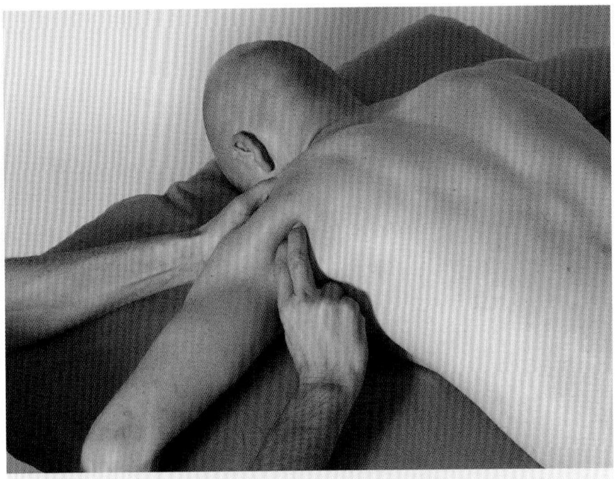

图 7.18　对冈下肌和三角肌后部（肩胛冈部）进行筋膜松解（技术 IV）

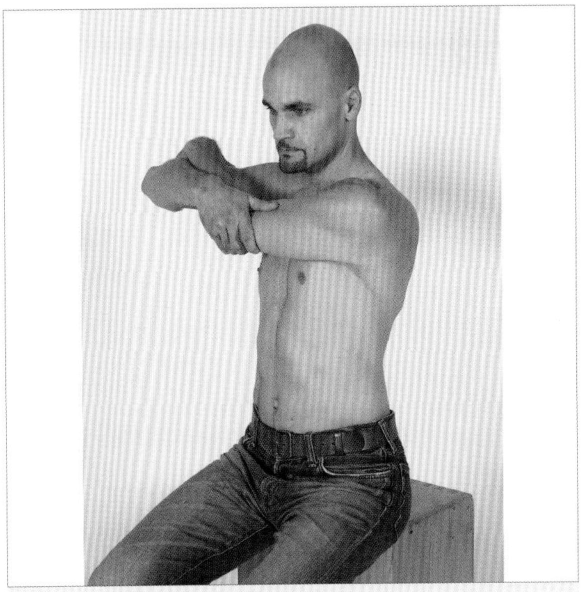

图 7.19　自我牵伸（技术 V）

7.1.4 小圆肌

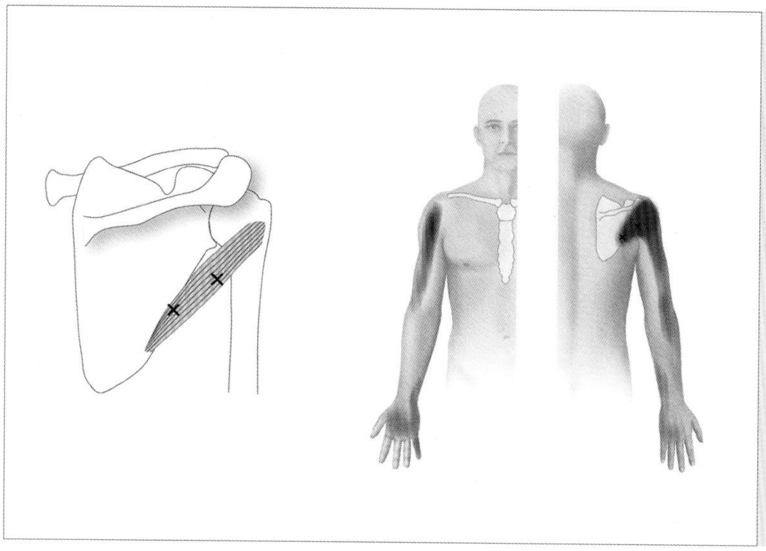

图 7.20 小圆肌

解剖 （图7.1，图7.350）	起点	• 肩胛冈外侧缘（大圆肌上部） • 腱膜将其与冈下肌和大圆肌分开
	止点	• 肱骨大结节（远端） • 参与形成肩袖
	神经支配	• 腋神经（C5–C6）
机能	盂肱关节 （肩关节）	• 肩关节外旋（高度旋转） • 肩关节内收（由上臂外展位置） • 作为肩袖的一部分，参与稳定肱骨头
牵涉痛 （图 7.20）	• 肩前部和后部，明显远离肩峰下滑囊 • 由上臂和前臂的后外侧（包括肘部）向远端辐射	
临床表现	疼痛	• 肩关节和上臂区域，偶尔肘部疼痛
	机能障碍	• 限制上肢后伸（女士难扣内衣扣子；不能从后方拉上衣服；无法从后方口袋取钱包；手无法插入上衣兜里）
诱发因素	过载（与冈下肌相同）	• 急性： ○在台阶上滑倒前够栏杆 ○打网球挥拍时挥空 • 慢性： ○重复向后伸展（如经常从后方口袋拿钱包，总是把同一只手插进夹克里） ○滑雪时使用滑雪杆 ○在肌肉收缩时长时间活动，触发点，从事使用计算机、打字机、收银机等的工作

（续表）

治疗建议	• 肌肉收缩时长时间活动会导致触发点的形成（如在计算机前工作等），询问病史时要特别注意 • 手法治疗的合适体位：俯卧位（图 7.21~7.23）或侧卧位 • 重要的是使用手法筋膜松解技术（技术Ⅴ）对大圆肌和小圆肌进行分离（对于肩关节旋转动作来说，二者互为拮抗） • 小圆肌通常和冈下肌“融合”，有时通过触诊几乎无法区分 • 当触发点出现在冈上肌、冈下肌、小圆肌时，一定要检查肌肉位于肱骨大结节附近止点的韧带和骨膜触发点，如果存在就要治疗
建议患者	• 避免诱发和持续因素 　○ 打破长时间、单调的工作（如电脑） • 用网球对触发点进行自我治疗 • 有规律地牵伸肌肉；和冈下肌一起牵伸（图 7.19）

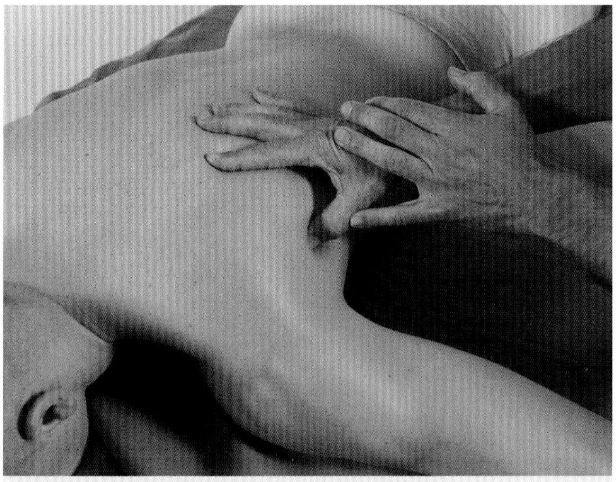

图 7.21　手法按压（技术 I）或触发点牵伸（技术 II）

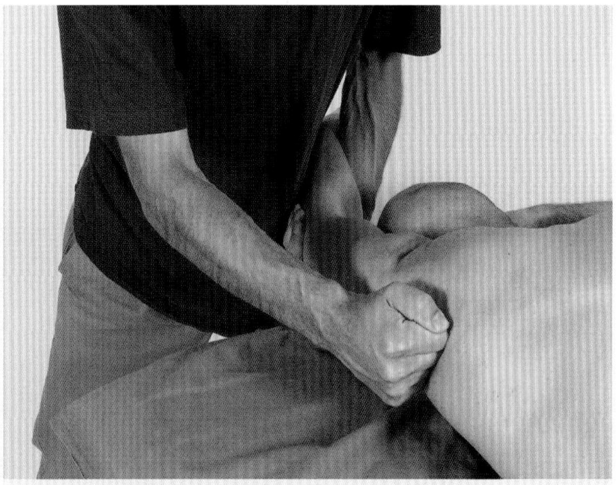

图 7.22　筋膜牵伸（技术 III）

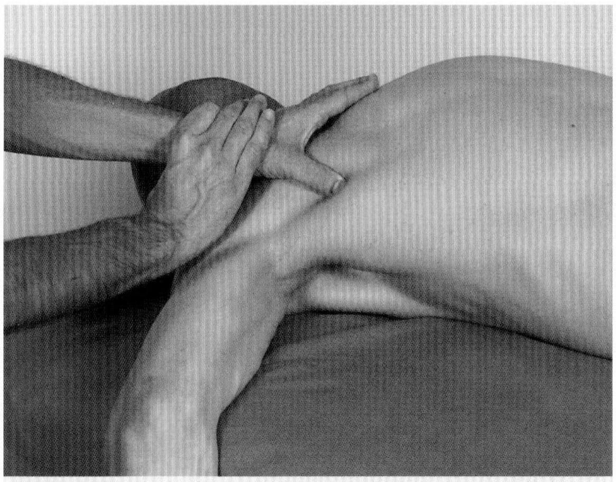

图 7.23　对大圆肌和小圆肌进行筋膜松解（技术 IV）

7.1.5 肩胛下肌

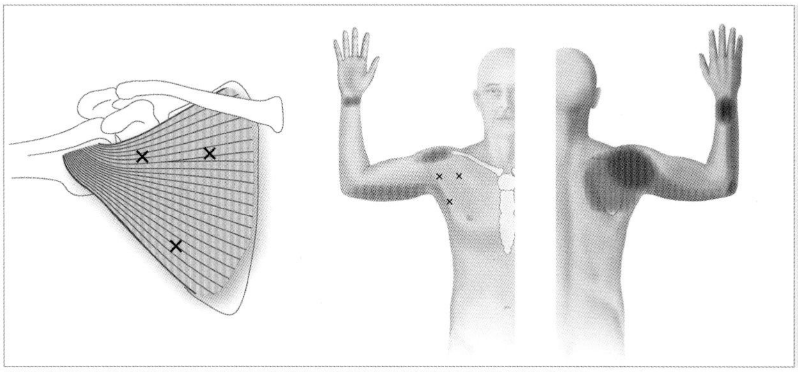

图 7.24 肩胛下肌

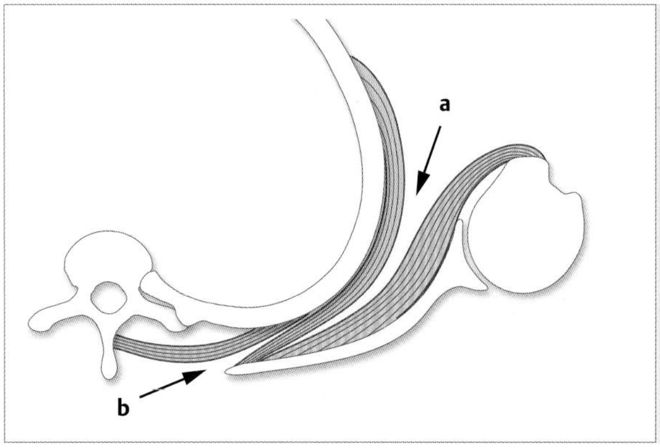

图 7.25 肩胛下肌入路

a. 从肩胛骨外侧缘侧向入路：首先，使用筋膜松解技术（技术 Ⅳ）对肩胛下肌（褐色）和前锯肌（绿色）筋膜的粘连进行松解。只有这样，才能采用技术 Ⅰ、Ⅱ、Ⅲ 对肩胛下肌的触发点直接进行手法治疗（图 7.26，7.27）。只有远端区域才能直接进行治疗（图 7.28）

b. 肩胛骨内侧缘后方入路：通过斜方肌、菱形肌和前锯肌进行治疗（图 7.29）

解剖 （图7.2b，图7.351）	起点	• 肩胛下窝：肩胛骨前面
	止点	• 肱骨小结节，小结节嵴近端 • 延伸至关节囊前部 • 参与构成肩袖
	神经支配	• 肩胛下神经（C5–C6）
机能	盂肱关节 （肩关节）	• 内旋（内旋初期） • 内收 • 使肱骨头在关节盂内居中 • 外展时将肱骨头下拉 • 收紧关节囊：外展时，对应于运动方向的垂直向量，三角肌将肱骨头自关节盂拉出并向上至肩峰。外展期间，肩胛下肌的下拉是抵抗上述上移的主要力量。肩胛下肌此种稳定机制可在外展期间通过肩胛上皮肤肌电活动予以检测，0°~ 9° 时增加，9°~ 13° 时保持恒定，13° ~ 18° 时迅速减小，此时三角肌不再提供向上的力（Travell 和 Simons， 1999）
牵涉痛 （图 7.24）	• 肩后区域（三角肌和冈下肌后部） • 向远端辐射：沿上臂向后，常经肘部到达腕部（“CTS”），偶尔到手指，特别是小指	
临床表现	疼痛	• 牵涉痛区域在休息和运动时都会有剧烈疼痛 • 整个手臂都可能出现感觉障碍（“沉睡”，刺痛，沉重感）
	机能障碍	• ROM 受限 ○ 外旋与外展在运动终末受影响，最初主要影响外旋（投掷运动时收回手臂阶段），晚期外展动作也受影响；肩周炎（难以清洗腋窝） ○ 由于肩胛下肌和前锯肌之间的筋膜粘连，肩胛胸壁滑动空间、ROM 受限，肩肱节律紊乱 • 盂肱关节运动障碍：运动末端滑动不利，导致撞击综合征

（续表）

诱发因素	过载	●急性： ○摔倒同时伸手抓自己 ○伴有肩关节脱位 ○体育：如手球运动员被投球的手臂阻挡 ●慢性： ○反复劳累（如爬行） ○长时间工作（如画家、电工） ○与上肢骨折相关（肱骨、肘部、桡骨） ○随着时间推移，为缓解慢性肩痛采用的一种止痛姿势（内旋 / 内收）会导致触发点形成 ○痉挛：偏瘫肩
	过度牵伸	●手术或放射检查过程中过度伸展（如对乳腺癌的检查或治疗）
治疗建议	●对于慢性肩痛来说，肩胛下肌是主要肌肉（Dejung，2009） ●ROM 受限： ○外展，肩胛下肌侧向纤维负主要责任 ○内旋，横向纤维负主要责任 ●前锯肌筋膜松解技术（技术Ⅳ）对肩胸关节滑动空间活动受限很重要 ●肩胛下肌和前锯肌相互诱导形成触发点 ●可以利用以下方法定位肩胛下肌： ○外侧：从肩胛骨外侧边缘（在肩胛骨和胸腔之间）接近，使用筋膜松解技术（技术Ⅳ）松解肩胛下肌和前锯肌的粘连（通常十分突出）。只有这样，肩胛下肌的触发点才能通过技术Ⅰ、Ⅱ、Ⅲ进行直接手法治疗（图 7.26，7.27）。在肩胛下肌远端区域，可以直接进行治疗（图 7.28）而不必事先利用技术Ⅳ松解前锯肌（图 7.25） ○内侧：后方，从肩胛骨内侧缘开始，通过斜方肌、菱形肌和前锯肌进行治疗（图 7.29，7.82~7.84） ●手法治疗的合适体位： ○外侧：仰卧位（图 7.26，7.27），侧卧位 ○内侧：侧卧位（图 7.29a，c；7.84），俯卧位（图 7.29，7.82） ●直到辐射反应消退（约 1 年）之前都不能由外侧到达腋部（辐射纤维），否则可能出现严重反应，导致整个上臂的疼痛和淋巴水肿。原因可能在于操作造成的额外的淋巴负荷超过了已经受损的淋巴系统的运载能力。加压治疗后可检测到肌红蛋白水平升高（图 5.24） ●在针对运动旋转受限（肩周炎）进行治疗时，手法治疗后有规律的连续牵伸非常重要（图 7.30） ●如果肱骨小结节上的止点区域触诊存在疼痛，也应该予以治疗 ●肩胛下肌的手法治疗必须结合肩胛胸壁滑动空间的运动：抬起（“空出”）肩胛骨（图 7.82~7.86） ●肩胛下肌的触发点会导致肱骨外上髁疼痛 ●肩胛下肌的原发性触发点常导致其他相关区域触发点的发生： ○协同肌（大圆肌，背阔肌，胸大肌）和拮抗肌（冈下肌，小圆肌，冈上肌和三角肌）的继发触发点 ○伴随有三角肌（后部）、肱三头肌和肘肌的触发点	
建议患者	●避免诱发和持续因素 ●有规律的连续牵伸肌肉（图 7.30） ●机能治疗：定期对盂肱关节进行居中练习	

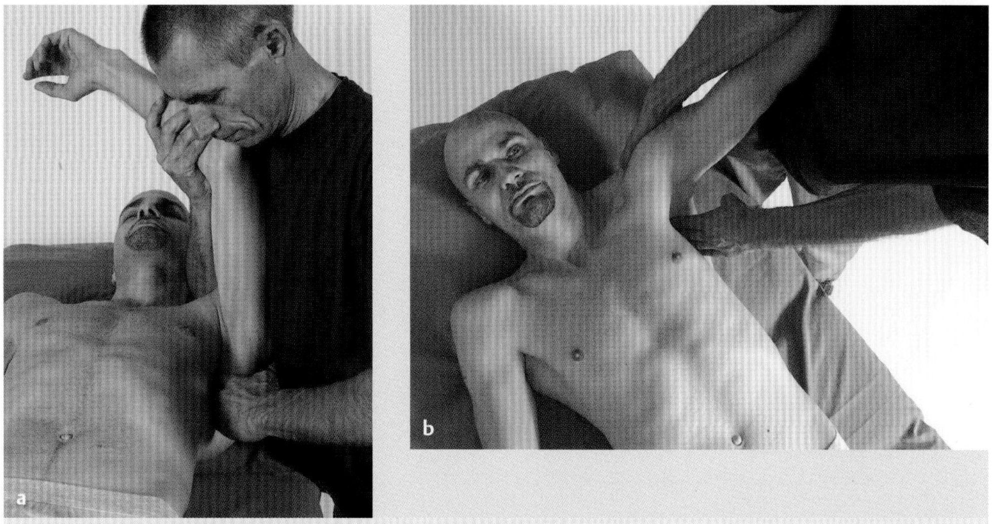

图 7.26　外侧入路实施手法按压技术（技术 I）、触发点牵伸（技术 II）以及筋膜牵伸技术（技术 III）：仅在对肩胛下肌和前锯肌进行筋膜松解（技术 IV）后才能进行

a. 治疗师手法治疗可以（在治疗师右肘上）升降肩胛骨，并使其前后移动。同时，还能通过治疗师的右手使患者肱骨内外旋

b. 存在肩痛时，治疗师可在患者肩胛骨上方平坦位置带动其向前移动

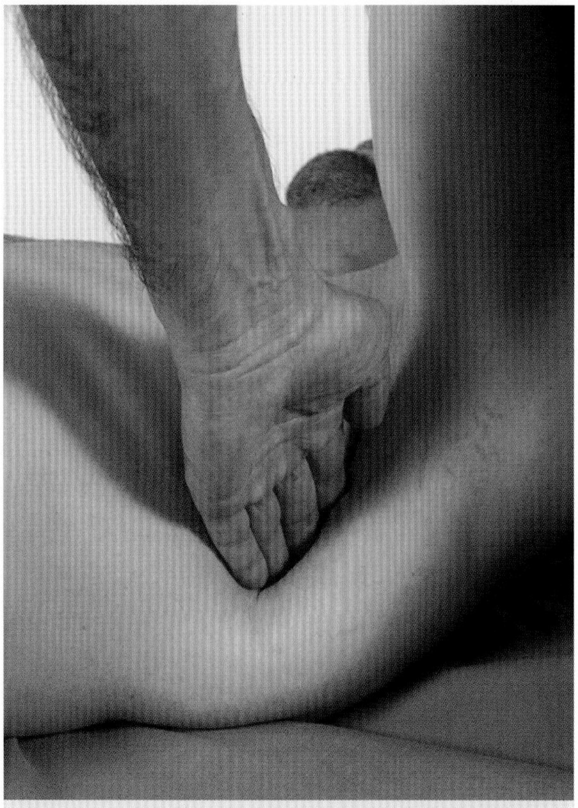

图 7.27　从外侧对肩胛下肌和前锯肌进行筋膜松解（技术 IV）

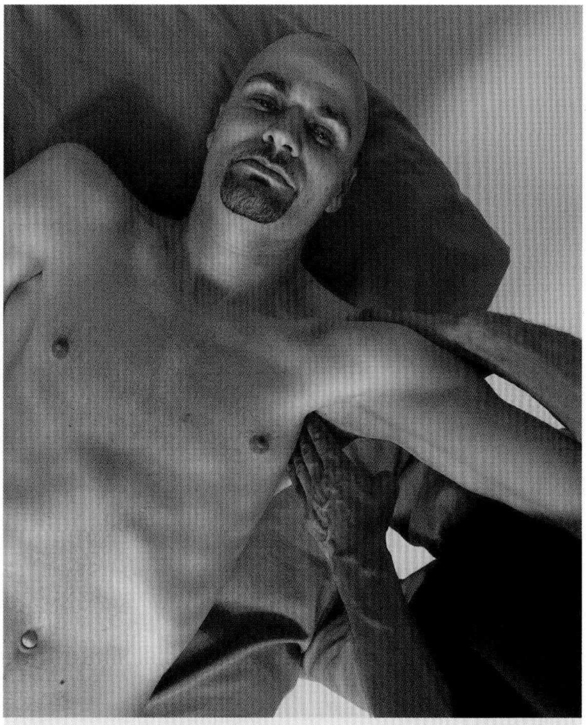

图 7.28　远端区域肩胛下肌未被覆盖（图 7.25），其中一小部分肌肉可通过手法按压技术（技术 I）或触发点区域牵伸技术（技术 II）直接进行治疗（因此该区域无须对肩胛下肌和前锯肌使用筋膜松解技术进行预处理）

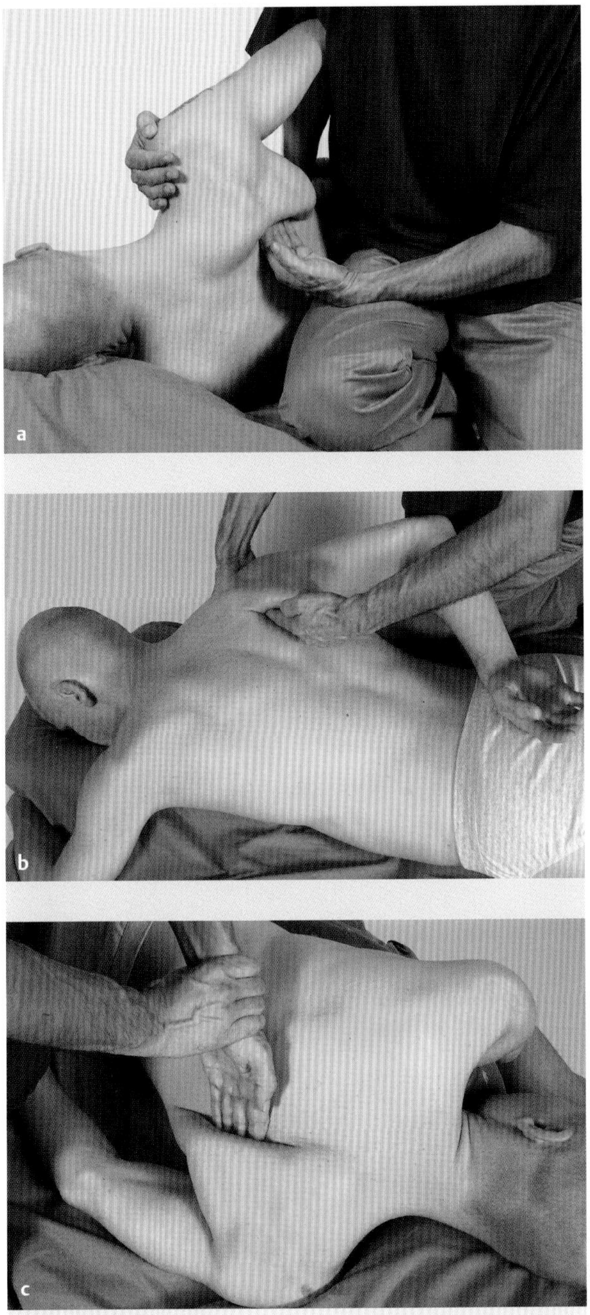

图 7.29 在外侧入路区域实施手法按压技术（技术 I），触发点区域牵伸（技术 II）以及筋膜牵伸技术（技术 III）：通过斜方肌、菱形肌和前锯肌纤维层对肩胛下肌进行治疗

a. 侧卧位治疗，患侧向上

b. 俯卧位治疗

c. 侧卧位治疗，患侧向下

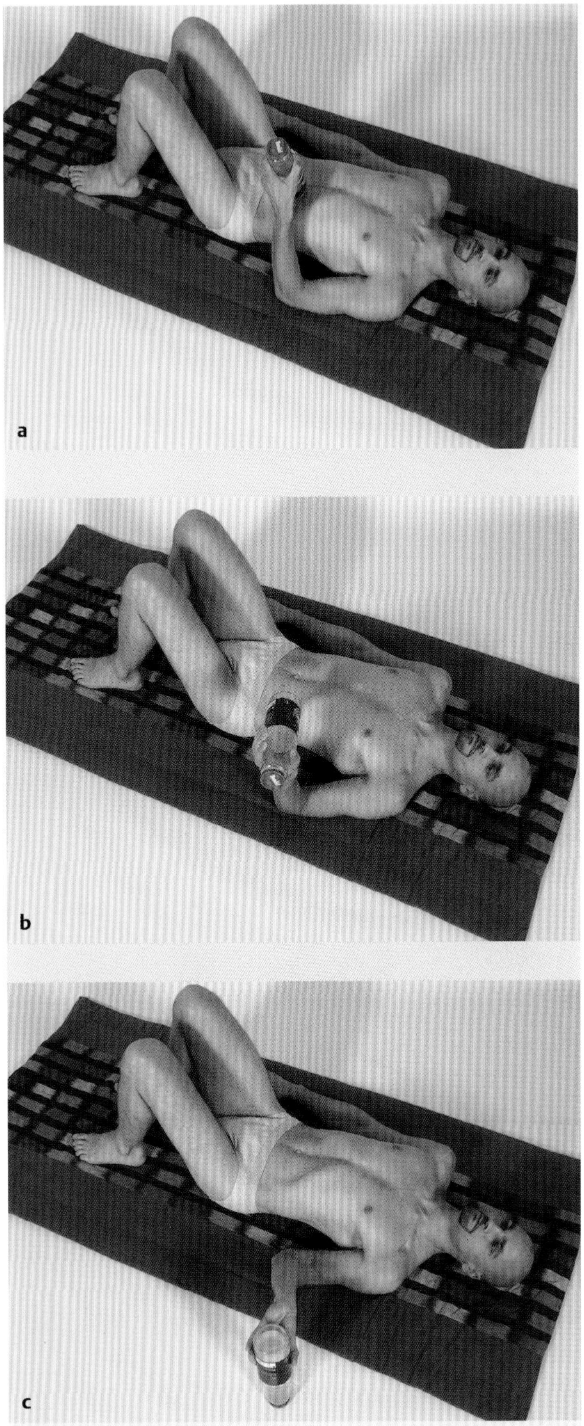

图 7.30 自我牵伸（技术 V）

a. 初始位置

b. 中间位置

c. 末端位置

7.1.6 大圆肌

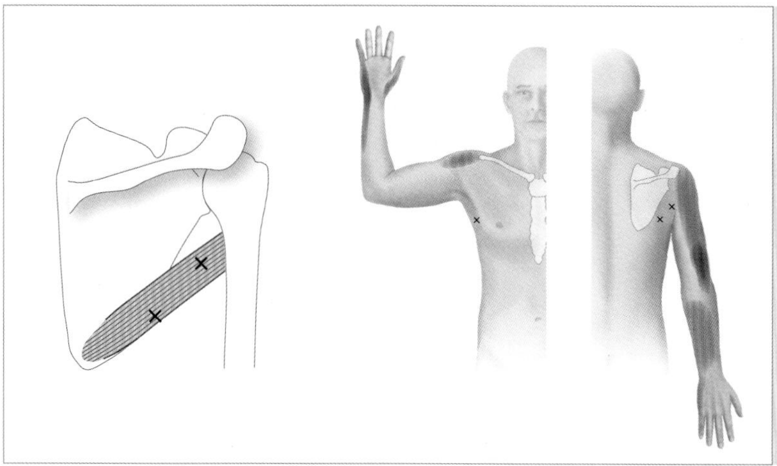

图 7.31 大圆肌

解剖（图 7.1，图 7.350）	起点	• 肩胛下角和肩胛骨外侧缘相邻部分
	止点	• 小结节嵴（与背阔肌交织并融合）
	神经支配	• 肩胛下神经（C5~C8）（Travell 和 Simosns，1999；Adam，1999） • 胸背神经（C6~C8）（Platzer，2005；Prometheus，2005）
机能	盂肱关节（肩关节）	• 内旋 • 内收 • 伸展 • 下拉肱骨头：使肱骨头在关节盂内居中
牵涉痛（图 7.31）	• 肩部后外侧区域（至三角肌后部） • 向远端辐射至上臂后面（肱三头肌长头区域）、肘部，沿前臂至手	
临床表现	疼痛	• 疼痛在疼痛区域内伴随运动而发生 • 通常由以下情况导致症状的出现： ○牵伸诱发（屈曲末段和外旋） ○抗阻诱发（内旋肌群的抗阻试验）
	机能障碍	• 很难单独造成 ROM 受限 • 肩肱节律紊乱 • 外展时肱骨头下滑受阻 • 小圆肌和 / 或肱三头肌（长头）筋膜粘连可能导致： ○ROM 受限（导致上臂最大外展受限，从而使上臂够不到耳；图 9.13） ○肩肱节律紊乱
诱发因素	过载	• 主要是慢性的：如清洁、体育运动（游泳、越野滑雪）、攀岩、驾驶没有助力转向装置的重型汽车
	原发性触发点	• 协同肌（肩胛下肌，背阔肌，胸大肌） • 拮抗肌（冈下肌，小圆肌，冈上肌，三角肌）
治疗建议	• 如果患者主动将手放在下背部后面时出现疼痛，但被动完成时不会疼痛，需要找到大圆肌和 / 或肩胛下肌的触发点 • 触诊：抗阻内旋时，大圆肌非常突出，此时与小圆肌区别明显；反之，在抗阻外旋时，小圆肌亦然 • 手法治疗的合适体位：俯卧位（图 7.32~7.35），侧卧位（图 7.38）或仰卧位（图 7.33a） • 可以有针对性地（图 7.34a），也可以广泛（图 7.22，7.38）地使用筋膜牵伸技术（技术Ⅲ） • 在 ROM 受限（外展）和肩肱节律紊乱的病例中，手法技术Ⅳ（肌间筋膜松解技术）对于小圆肌（旋转的拮抗肌）和肱三头肌（长头）非常重要	
建议患者	• 避免诱发和持续因素 • 自我治疗（网球或夹钳） • 沿肩胛下肌（图 7.30）和背阔肌（图 7.40）牵伸肌肉	

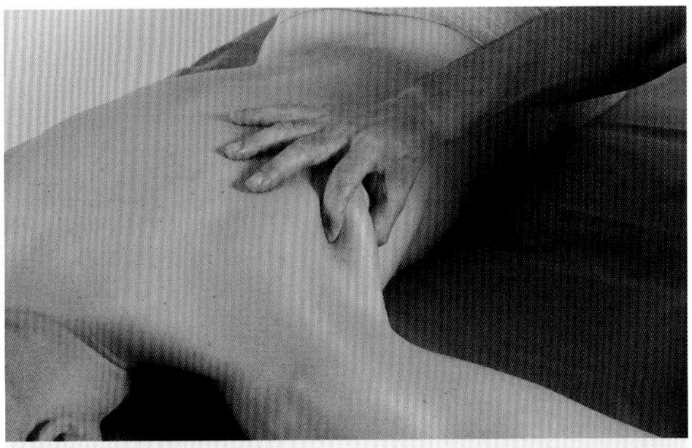

图 7.32 手法按压（技术 I）

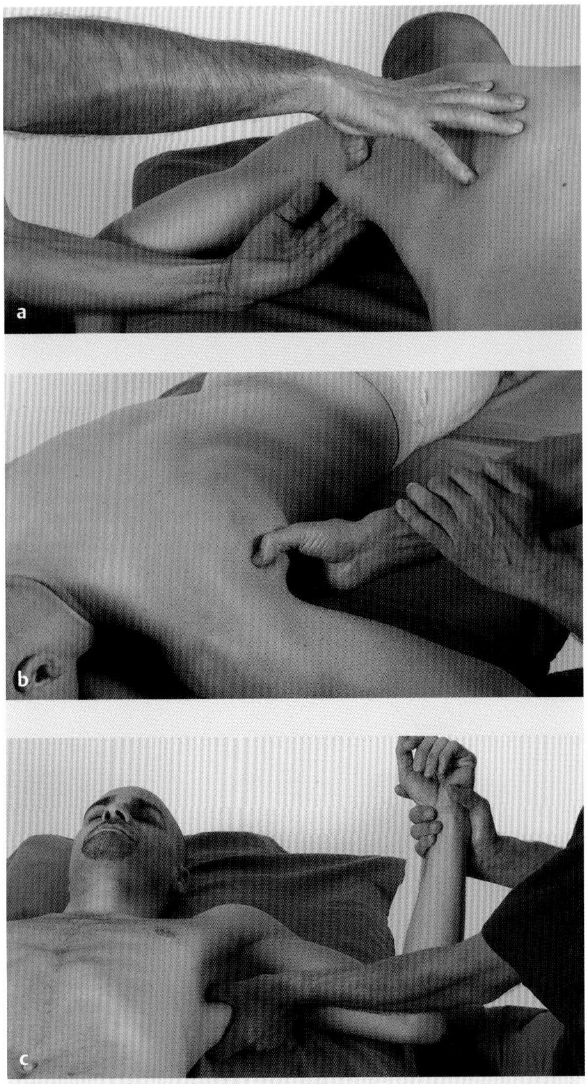

图 7.33 触发点区域牵伸（技术 II）的不同方法和患者体位：实现手法治疗的操作

a. 拇指按压技术（俯卧位）

b. 钳夹技术（俯卧位）

c. 钳夹技术（仰卧位）

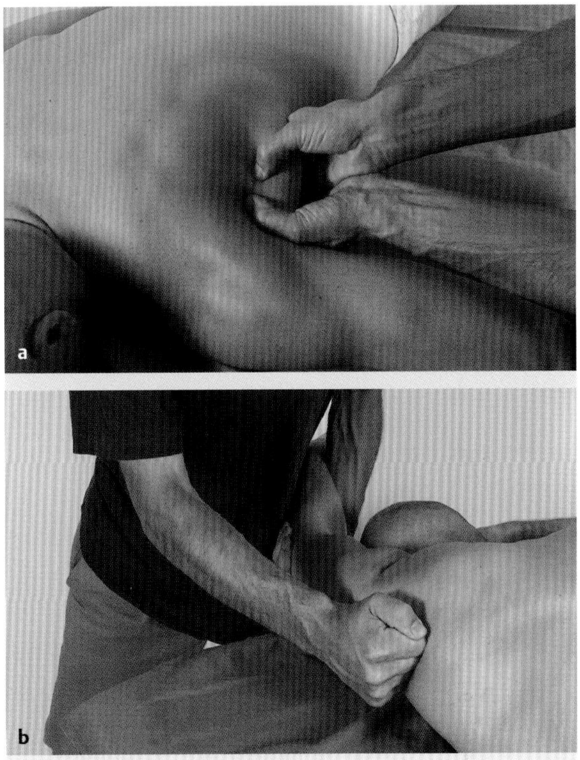

图 7.34 筋膜牵伸（技术 III）

a. 有针对性地牵伸触发点区域的紧张带

b. 广泛牵伸大圆肌和背阔肌的肌纤维

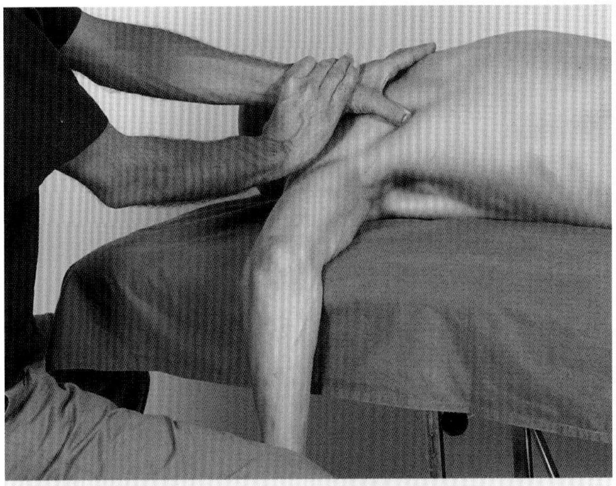

图 7.35 对大圆肌和小圆肌实施筋膜松解技术（技术 IV）

7.1.7 背阔肌

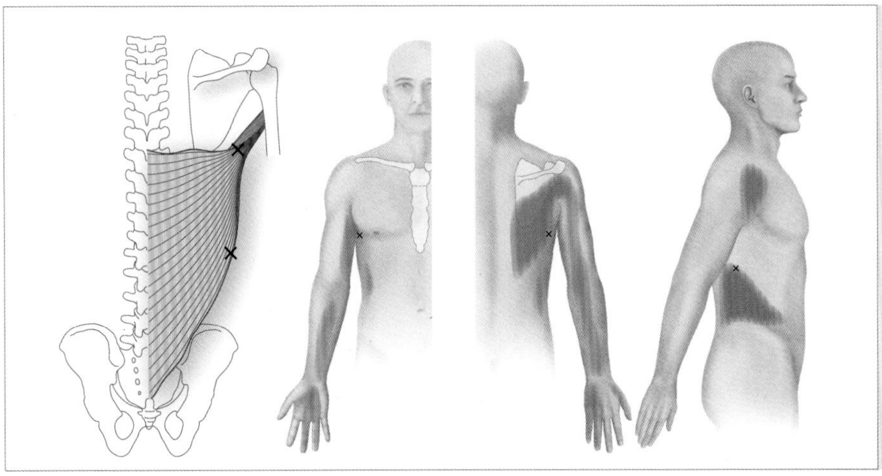

图 7.36 背阔肌

解剖 （图 7.1）	起点	• 椎体部：T7~T12（棘上韧带）棘突，胸腰腱膜以及 L1~L5 直到 S1 棘突 • 髂部：髂嵴后侧 1/3 • 肋部：第 9~12 肋 • 肩胛部：肩胛下角（小部分）
	止点	• 肱骨小结节嵴（与大圆肌纤维相交织并止于其近端）
	神经支配	胸背神经（C6~C8）
机能	盂肱关节 （肩关节）	• 内收 • 伸展 • 内旋 • 下拉肱骨头
牵涉痛 （图 7.36）	• 胸壁后外侧，肩胛下角附近 • 沿上肢后面或内侧，经肘部到前臂直达手指（小指侧）	
临床表现	疼痛	• 疼痛区域随运动而产生疼痛
	机能障碍	• 不会单独造成 ROM 受限 • 胸腰筋膜紊乱，腰背痛

诱发因素	过载	• 主要为慢性疼痛，如：
		  ○ 砍伐，园林工作（挖掘、修建篱笆）
		  ○ 体育运动（游泳、越野滑雪、攀岩、力量训练等）

	外伤	• 肋骨骨折
	原发性触发点	• 大圆肌
治疗建议	• 就表层而言，背阔肌是机体最大肌肉，构成腋窝后襞 • 肩肱关节外旋、外展、屈曲等 ROM 受限并不是由于背阔肌的问题造成的 • 手法治疗的合适体位：侧卧位（图 7.37）、俯卧位或坐位 • 应用夹钳技术治疗肌肉外侧区域（腋后襞）的触发点（图 7.37），预先牵伸肌肉后，直接对剩余肌肉区域予以按压 • 预牵伸肌肉后可应用筋膜牵伸技术（技术Ⅲ）进行治疗 • 将背阔肌保持在相对短缩（收缩）的位置，对肱三头肌长头应用筋膜松解技术（技术Ⅳ）进行治疗（图 7.39） • 牵伸几乎不会引起症状 • 胸腰筋膜紊乱引起下背痛（见章节 7.4.9） • 虽然很多疾病会用到诸如支气管镜检查、冠状动脉造影、骨髓造影或 CT 等检查，但（对背阔肌而言）没有发现任何问题，也没有任何治疗失败的历史记录 • 存在顽固性胸背痛	

（续表）

建议患者	• 避免诱发和持续因素 • 利用夹钳技术或网球进行自我治疗 • 有规律地连续牵伸肌肉（图 7.40）

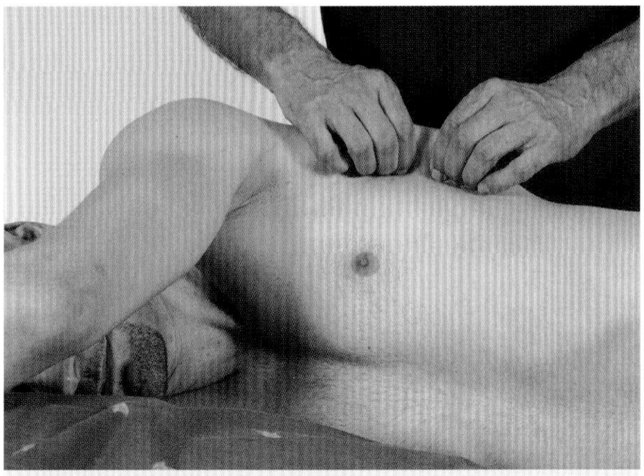
图 7.37　手法按压（技术 I）或触发点牵伸（技术 II）

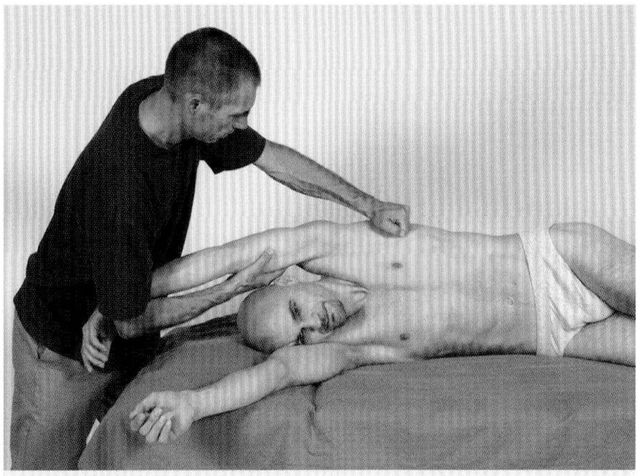
图 7.38　筋膜牵伸（技术 III）

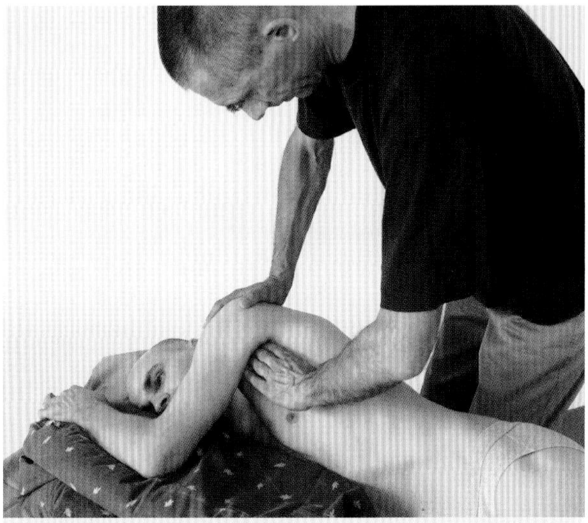
图 7.39　对背阔肌和肱三头肌长头进行筋膜松解（技术 IV）

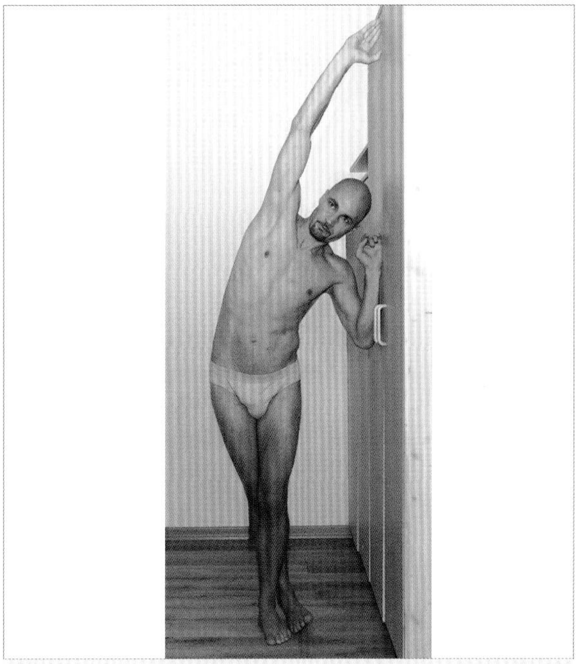
图 7.40　自我牵伸（技术 IV）

7.1.8 胸大肌

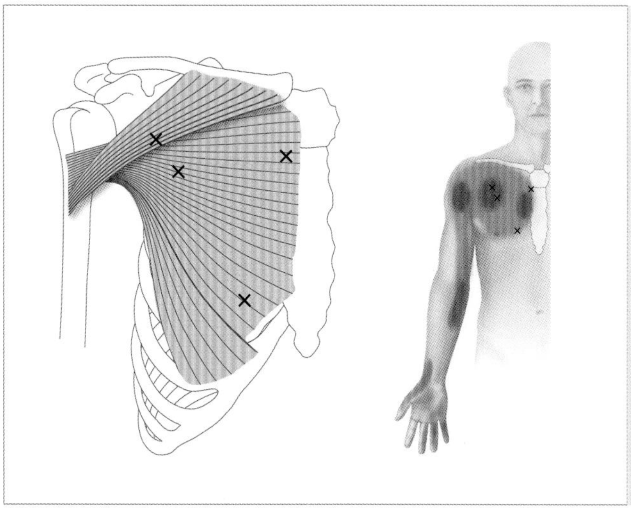

图 7.41 胸大肌

解剖 （图 7.2a）	起点	• 锁骨部：起自锁骨内侧半 • 胸肋部：起自胸骨柄和第 2~7 肋软骨 • 腹部：起自腹直肌鞘前层
	止点	• 肱骨大结节嵴（结节间沟外侧缘，肱二头肌腱走行其间） • 胸大肌纤维彼此交叉： ○起于最上方起点的肌纤维（如锁骨部）向远端止于最远处 ○起于最下方起点的肌纤维（如胸肋部和腹部）向近端止于最远处 • 锁骨部纤维位于最前层，胸肋部和腹部纤维构成最远端的后层
	神经支配	胸神经（C5~T1）
机能	盂肱关节 （肩关节）	• 内收 • 内旋 • 水平内收（上肢横向移动时）
牵涉痛 （图 7.41）	• 锁骨部：三角肌前部；主要为局部 • 胸肋部：胸前疼痛；整条上臂内侧疼痛 • 腹部：乳房疼痛，乳头感觉过敏	
临床表现	疼痛	• 牵涉痛区域 • 休息时也可能疼痛，以及夜间痛、睡眠障碍 • 肋骨区域约束感（如果发生在左边，症状类似冠状动脉供血不足） • 类似心肺疾病
	机能障碍	• 躯体反应：室上性心动过速、室上性或室性早搏（Travell 和 Simons，1999）
诱发因素	直接外伤	• 如车祸中安全带扣环压伤
	过载	• 急性：过度外展跌倒 • 慢性： ○身前举起重物 ○上臂过度内收（使用篱笆钳，力量训练） ○在不改变位置的情况下长时间在身前拿东西（如使用电锯或推儿童车）
	激活机制	• 上臂固定于内收位置（上臂固定于吊带或石膏中） • 高强度运动后（游泳） • 肩向内拉的姿势（焦虑，抑郁），胸大肌收缩，导致触发点激活 • 由于牵涉痛，故而心肺疾病也可激活触发点

（续表）

治疗建议	• 胸大肌构成腋窝前襞 • 触发点不仅位于锁骨部（图 7.42）和胸肋部的侧面区域，在这里可以很容易地通过夹钳技术来到达，也可以位于靠近胸肋关节和第 5~7 肋骨处的胸肋部止点（图 7.43b） • 牵伸筋膜（技术Ⅲ）的同时对肌肉进行预牵伸（图 7.44） • 对胸大肌和以下肌肉可进行筋膜松解（技术Ⅳ）： ○三角肌前部（图 7.45a） ○喙肱肌（7.45b） ○胸小肌（图 7.45c） • 手法治疗的合适体位：仰卧位（图 7.42~7.45）、侧卧位 • 如果出现类似心绞痛的症状（放射到上臂的劳累性胸痛和胸部有紧缩感），开始治疗前有必要咨询医生 • 由于淋巴管收缩，乳房可能发生水肿
建议患者	• 避免诱发和持续因素 ○正确的坐和站立姿势 ○工作场所人体工程学分析 • 自主治疗（利用肋骨加压或夹钳技术） • 有规律地连续牵伸肌肉（图 7.46）

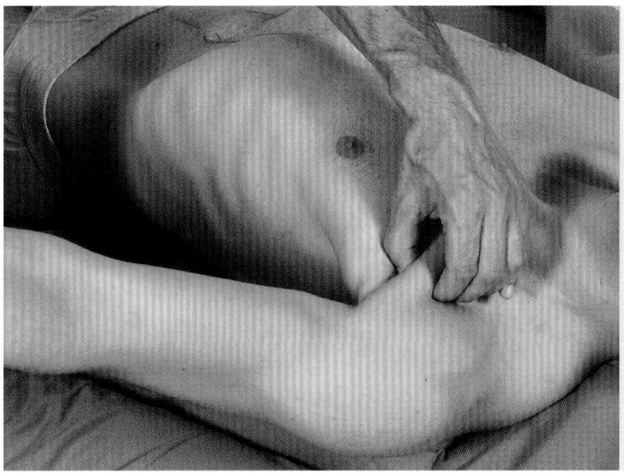

图 7.42　手法按压技术（技术 I）——锁骨部

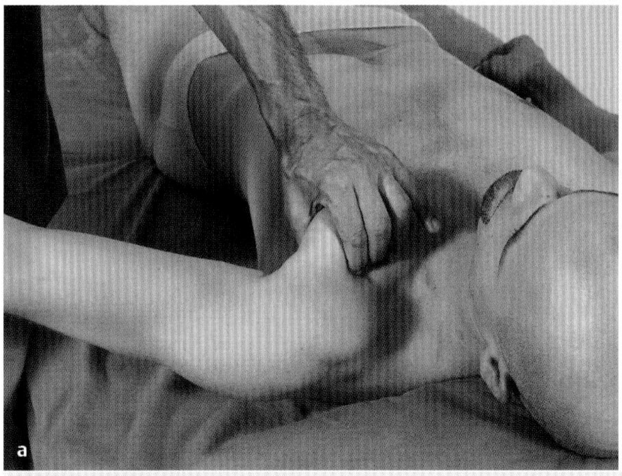

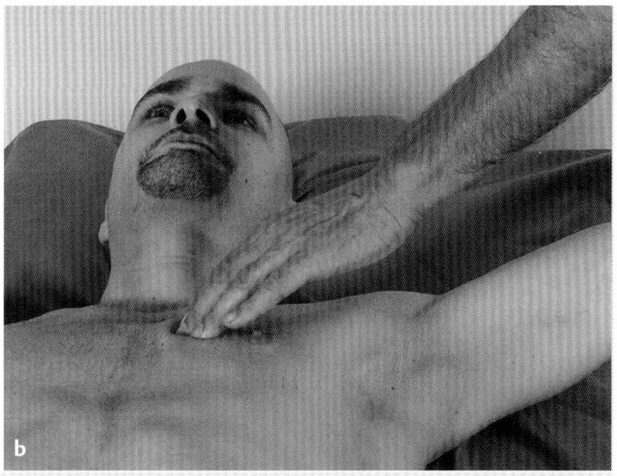

图 7.43　触发点牵伸（技术 II）
a. 胸肋部利用夹钳技术进行治疗
b. 对胸肋部接近胸骨止点处进行治疗

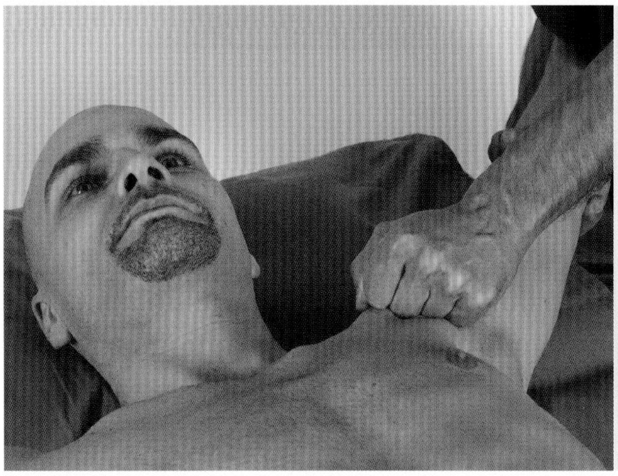

图 7.44　筋膜牵伸（技术 III）

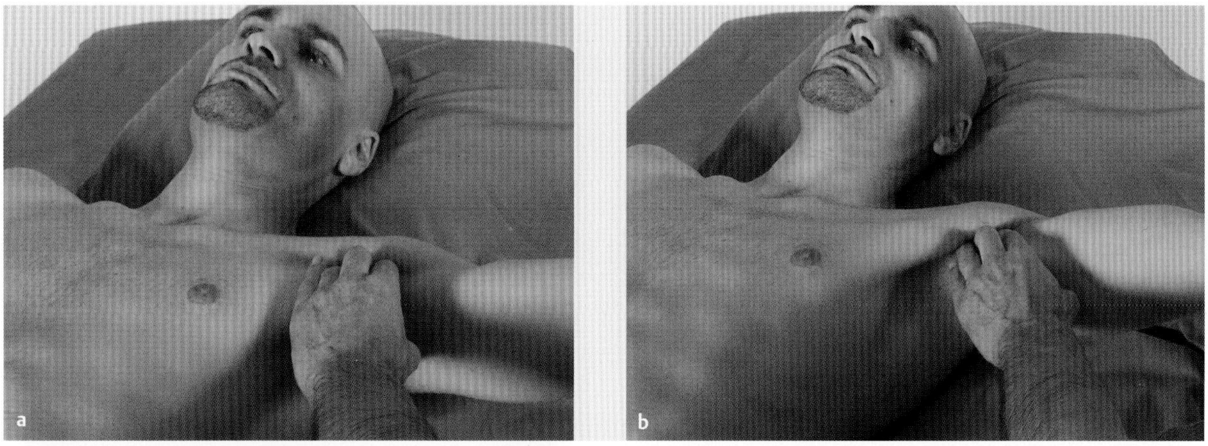

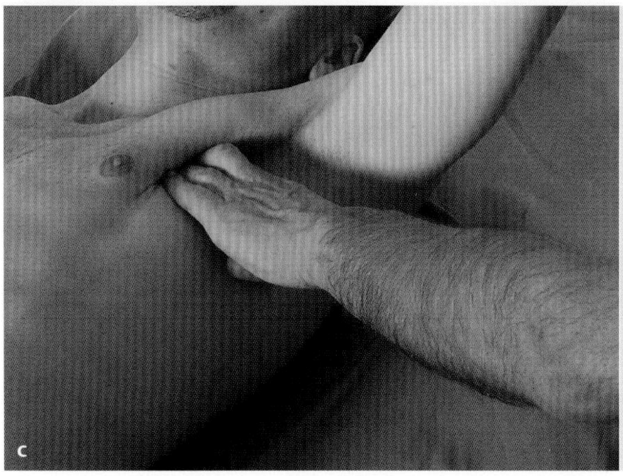

图 7.45　筋膜松解（技术 IV）
a. 对胸大肌和三角肌进行筋膜松解
b. 对胸大肌和喙肱肌进行筋膜松解
c. 对胸大肌和胸小肌进行筋膜松解

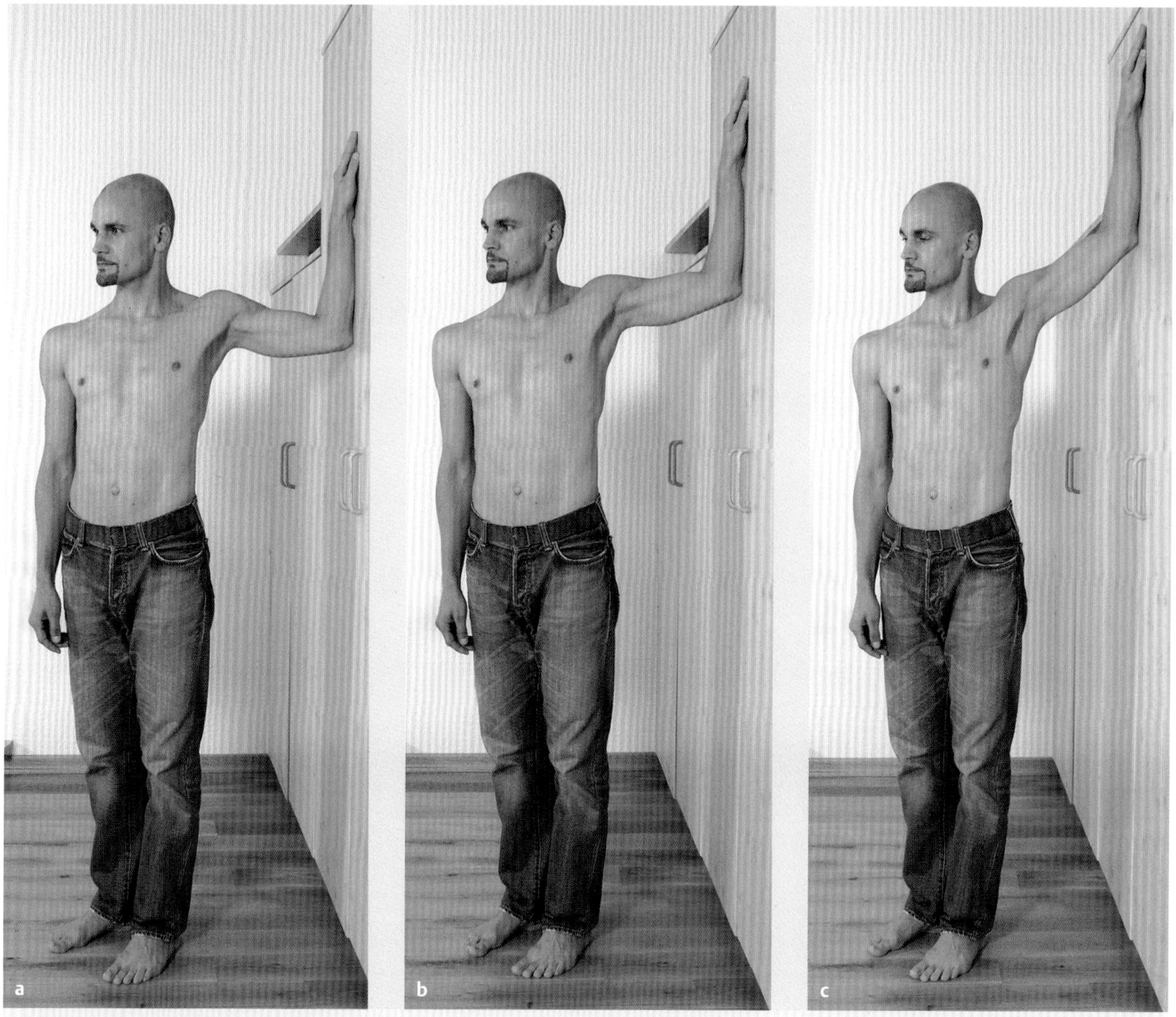

图 7.46 胸大肌自我牵伸（技术 V）
a. 横向纤维自我牵伸（锁骨部）
b. 中部，纵向纤维自我牵伸（胸肋部）
c. 最外侧，纵向纤维自我牵伸（胸肋部和腹部）

7.1.9 喙肱肌

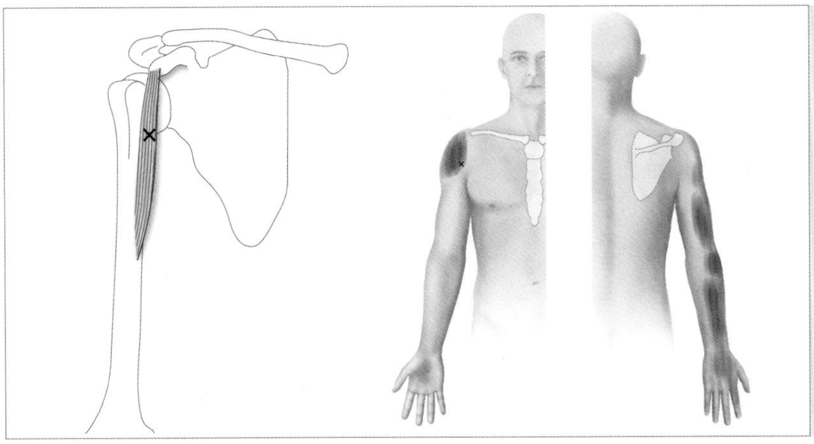

图 7.47 喙肱肌

解剖 （图7.2b, 图7.351）	起点	• 喙突顶点（与肱二头肌短头一起）
	止点	• 肱骨远端小结节嵴的内侧面（三角肌粗隆水平）
	神经支配	肌皮神经（C6–C7）
机能	盂肱关节 （肩关节）	• 动态 ○内收 ○屈曲（弱） ○旋转（由内旋、外旋位拉回到自然解剖位） ○水平内收 • 静态 ○保持肱骨头在关节盂内居中 ○当上臂自由下落时，防止肱骨头下滑
牵涉痛 （图 7.47）	• 三角肌前部区域 • 上臂和前臂的后侧 • 手背	
临床表现	疼痛	• 肩关节和上臂疼痛（见“牵涉痛”） • 手伸向背后时疼痛加剧
	机能障碍	• 由于喙肱肌引起肌皮神经嵌顿导致屈肘力量减弱，从而导致肱二头肌损伤，肌力减弱
卡压	肌皮神经	• 肌皮神经穿过喙肱肌（图 8.5） ○由于肱二头肌和肱肌受到影响，屈肘力量减弱 ○前臂桡侧皮肤感觉减弱 ○由于肌皮神经支配肘关节区域，肱骨外上髁可能存在疼痛
诱发因素	过载	• 急性：仰卧推举，互动，超负荷 • 慢性：上臂放下时长时间反复搬举重物（如搬工具箱、携带沉重的文件资料）
	原发性触发点	• 协同肌或拮抗肌的触发点导致喙肱肌出现继发性触发点
治疗建议	• 如果患者肩胛带的触发点消失后三角肌前部疼痛仍然存在，必须治疗喙肱肌的触发点 • 手法治疗的合适体位：仰卧位（图 7.48~7.50） • 对胸大肌和喙肱肌实施筋膜松解技术（技术Ⅳ），从而可以对喙肱肌远至喙突部分进行治疗	
建议患者	• 避免诱发和持续因素 • 尝试将胸大肌胸骨部和喙肱肌一起牵伸（图 7.46）	

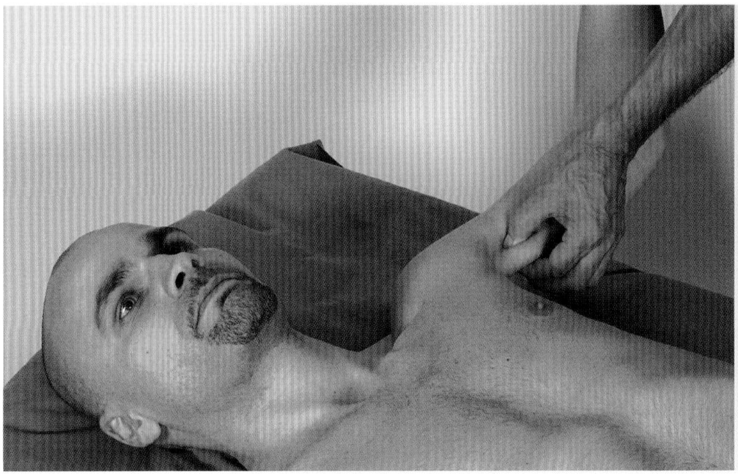

图 7.48 手法按压（技术 I）

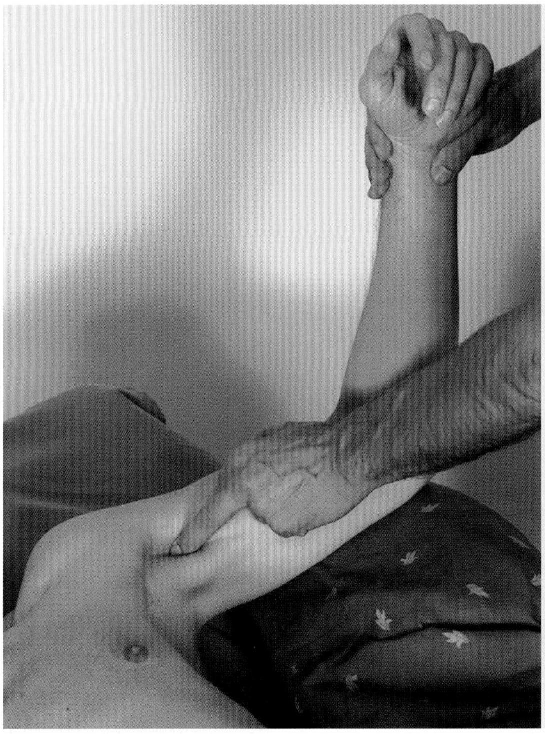

图 7.49 触发点牵伸（技术 II）以及筋膜牵伸（技术 III）

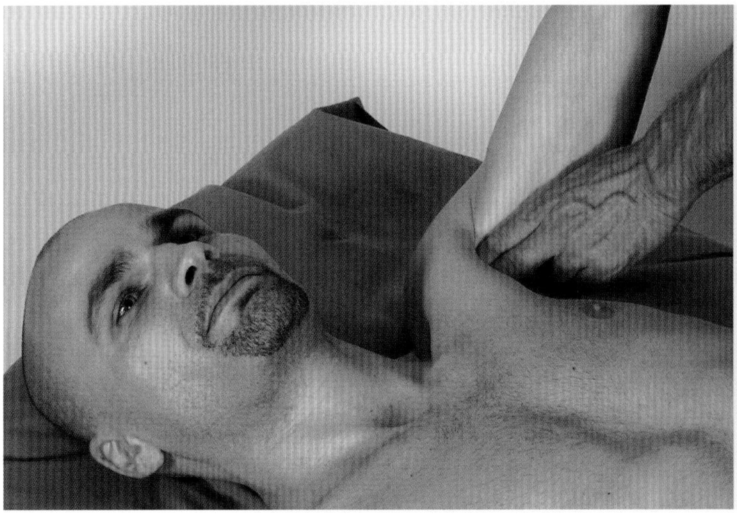

图 7.50 对喙肱肌和胸大肌应用筋膜松解技术（技术 IV），可对喙肱肌远至喙突部分进行治疗

7.1.10 胸小肌

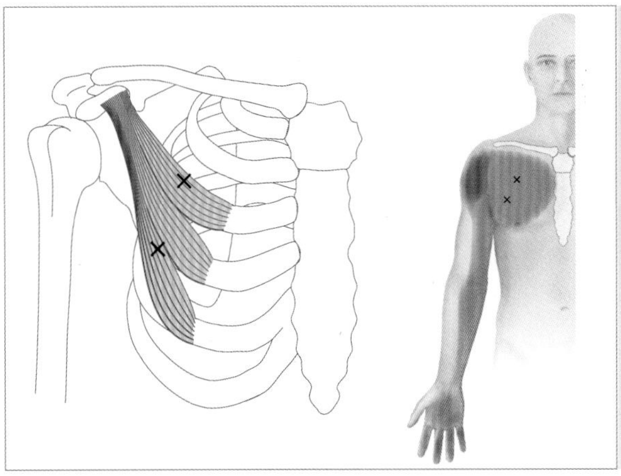

图 7.51 胸小肌

解剖 （图 7.2b）	起点	• 第 3~5（或第 2~6）肋软骨（变异：胸小肌起自第 1 肋，导致胸廓出口综合征） • 相对应的肋间肌筋膜
	止点	• 喙突顶内侧面（通常为喙肱肌和肱二头肌短头止点；变异：越过喙突延伸至临近的喙肱肌和肱二头肌肌腱或肱骨大结节）
	神经支配	• 胸内神经和胸外神经（C6~T1）
机能	肩胸关节	• 上臂向下用力时保持肩胛骨稳定（支撑：用手杖或登山杖行走；艺术体操，霹雳舞；击打：钉木桩，砍伐等） • 将肩胛骨向下、向内、向前推 → 肩胛下角抬离胸壁 → 肩胛下角突出，提示胸小肌可能短缩 • 辅助吸气，通过上斜方肌和肩胛提肌在冠状面的拉动稳定肩胛骨
牵涉痛 （图 7.51）	• 由三角肌前部（“二头肌腱疼痛”）、冈下肌，整个胸壁，经上臂尺侧、肘部、前臂、手到第 3~5 指 • 实际上与胸大肌牵涉痛区域相同	
临床表现	疼痛	• 肩、乳房、上臂疼痛，与胸大肌症状类似 • 肘中部疼痛（“高尔夫球肘”），类似 CTS 的疼痛 • 疼痛和心肌缺血极相似 • 与心梗后残留症状相似
	机能障碍	• 肩胛稳定机能受损，导致整个上臂机能障碍 • ROM 受限：肩胸关节活动后受限（上臂上举或平举困难，上臂难以伸向背后） • 胸廓出口综合征（见“卡压”），导致神经血管症状
卡压	臂丛神经	• 胸小肌短缩可能导致臂丛神经紧缩，一般发生在两个地方：一处是胸小肌和喙突之间；另一处在肋锁通道，最终可导致胸廓出口综合征（见章节 8.2.1）
诱发因素	过载	• 急性：摔倒时伸手支撑 • 慢性： ○ 不良姿势引发的肌肉短缩，导致触发点的形成与发展 ○ 支撑：拄手杖或登山杖，艺术体操，霹雳舞 ○ 撞击：夯实土地，劈柴等 ○ 内脏躯体反射关系：心肌梗死
	外伤	• 肋骨骨折，经胸手术，枪伤 • 交通事故中汽车方向盘或仪表盘撞击
	原发性触发点	• 胸大肌和斜角肌
治疗建议	• 如果肩胛下角抬离胸壁，可能是因为胸小肌短缩 • 斜方肌下部减弱，前锯肌（后部）和胸小肌（前部）缩短，通常导致肩胛骨在胸壁上的位置不良 • 手法治疗的合适体位：仰卧位（图 7.53~7.55a）或侧卧位（图 7.52，7.55b） • 仰卧位下，通过放松胸大肌间接治疗触发点（图 7.54） • 在仰卧位或侧卧位下，通过主动下压肩胛骨，很容易扪及胸小肌的肌纤维，从而直接治疗胸大肌下方的触发点（图 7.52，7.53） • 如果出现疑似心绞痛的症状（胸痛并向手臂放射以及左侧胸闷），开始治疗前一定要咨询医生	

（续表）

建议患者	• 避免诱发和持续因素 ○ 正确的坐、站姿势 ○ 半俯卧位睡姿有助于防止胸小肌短缩（图 7.84） ○ 工作符合人体工程学 • 牵伸肌肉（图 7.56）；可以通过肩胛胸壁滑动空间的自主运动来牵伸（图 7.86），或和胸大肌一起牵伸（图 7.46）

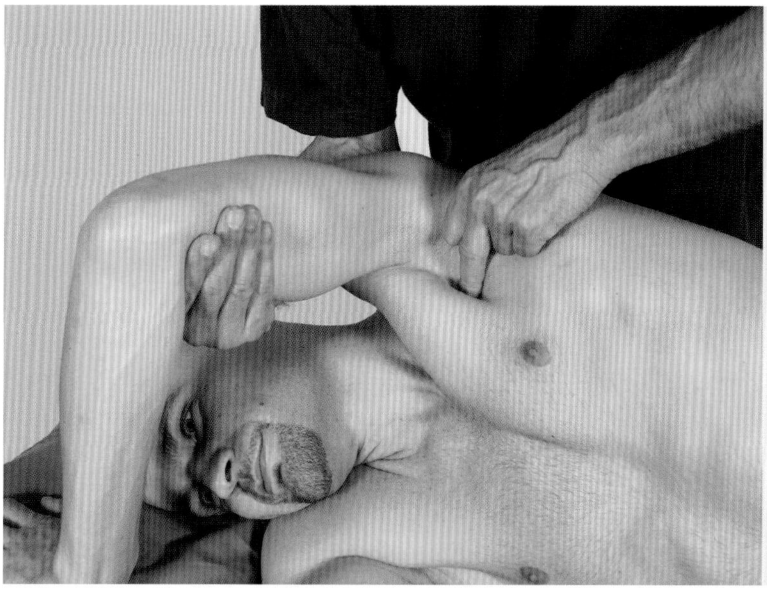

图 7.52　手法按压（技术 I）

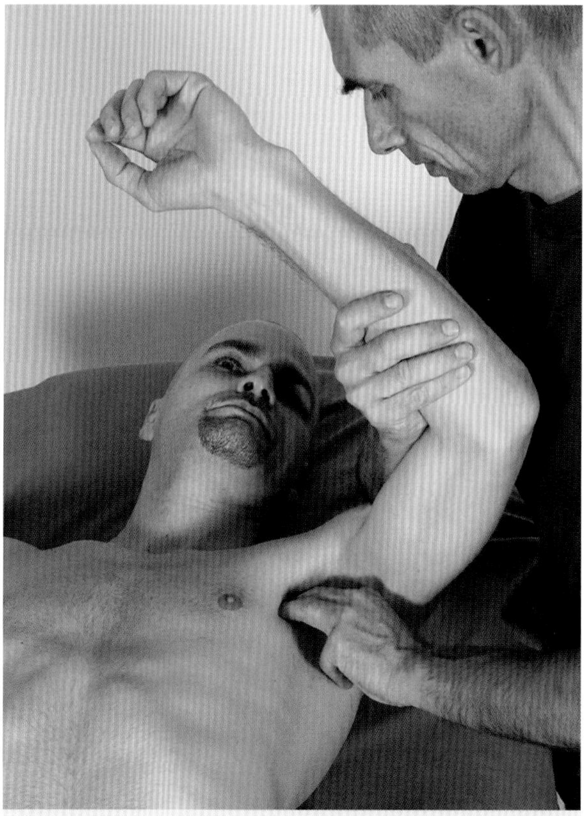

图 7.53　触发点牵伸（技术 II）

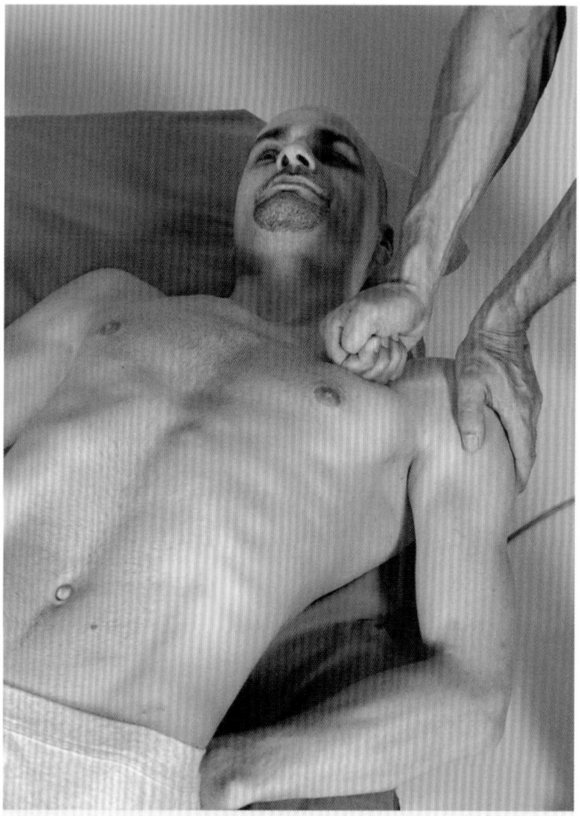

图 7.54　通过放松胸大肌对胸小肌进行筋膜牵伸（技术 III）

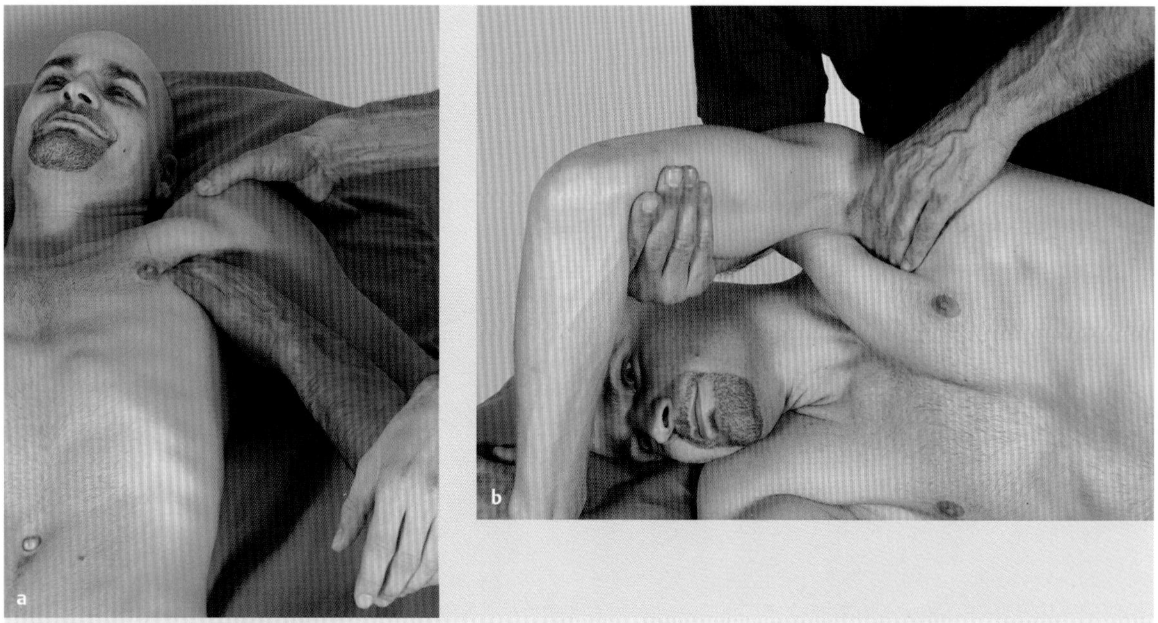

图 7.55　对胸大肌和胸小肌进行筋膜松解（技术 IV）
a. 仰卧位下应用筋膜松解技术
b. 侧卧位下应用筋膜松解技术

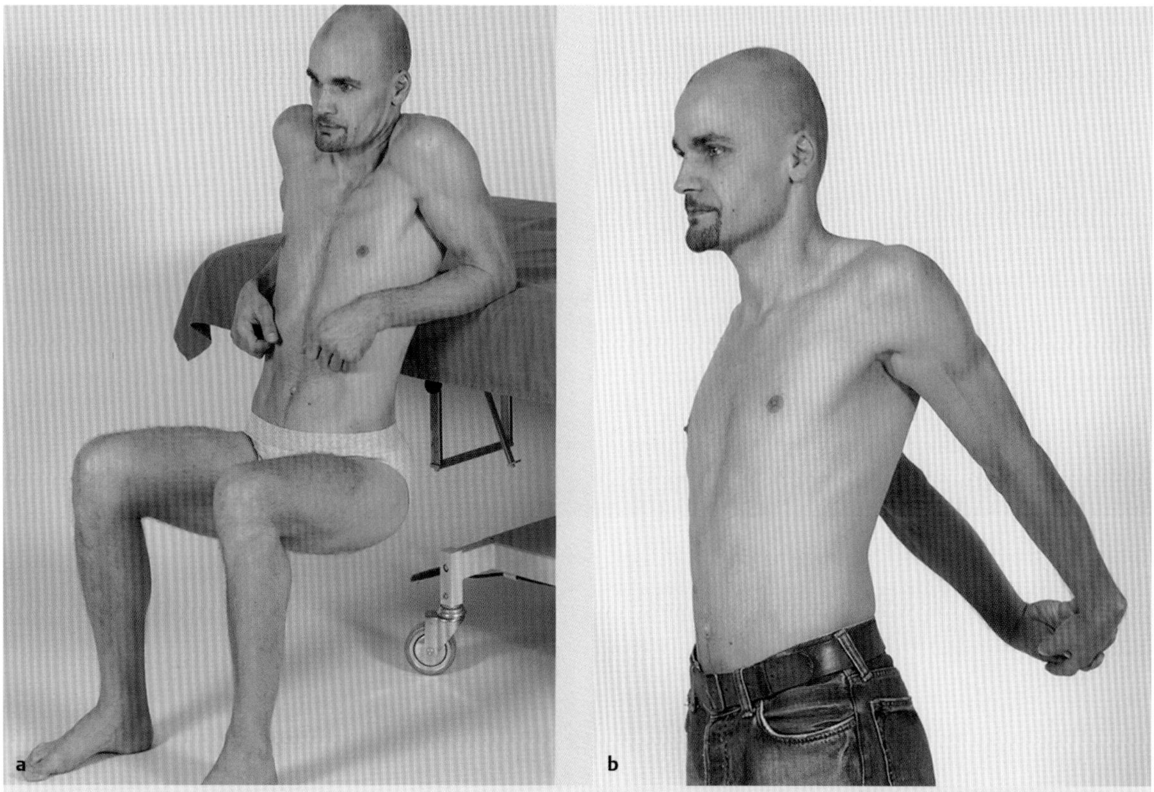

图 7.56　自我牵伸（技术 V）
a. 变化 1，重点在于抬高肩胛骨
b. 变化 2，重点在于肩胛骨后倾

7.1.11 前锯肌

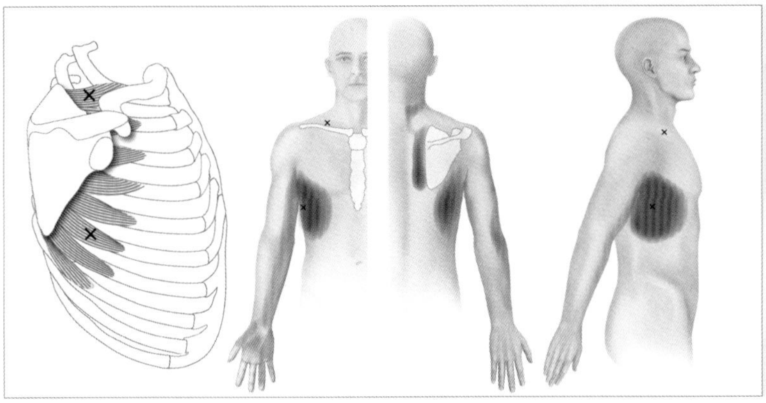

图 7.57 前锯肌

解剖 （图7.2, 图7.25）	起点	• 分 10 条（自第 2 肋开始，一条延伸到肩胛上角，而另一条延伸到肩胛骨内侧缘。因此，有两条延伸到肩胛上角，一条来自第 1 肋，另一条来自第 2 肋）起于第 1~9 肋
	止点	• 肩胛骨内侧缘 ○ 上部：最上方第两条止于肩胛上角 ○ 中部：第 3~4 条止于肩胛骨内侧缘 ○ 下部：下放 5 条止于肩胛下角和内侧缘
	神经支配	• 胸长神经（C5~C7）
机能	肩胸关节	• 动态 ○ 肩胛骨前伸（如向前推物） ○ 旋转：下部推动肩胛下角向外、向上，从而使关节盂向上（辅助上臂抬高） ○ 肩胛带固定时，前锯肌帮助抬高肋骨（辅助呼吸肌） • 静态 ○ 将肩胛骨（内侧缘）固定在胸壁上（与菱形肌和斜方肌下部共同配合） ○ 使肋骨和肩胛骨相对固定（俯卧撑、引体向上）
牵涉痛 （图 7.57）	• 胸部区域：外侧和后部，后内侧到肩胛下角 • 通过上臂和前臂尺侧向手以及环指、小指辐射 • 偶尔有颈后部疼痛	
临床表现	疼痛	• 上述区域运动时疼痛 • 跑步时侧面“缝合感”：患者会抱怨无法深呼吸 • 当触发点非常活跃时，即使休息状态下也会疼痛（夜间疼痛导致睡眠障碍） • 类似心肌梗死的疼痛（症状发生在左边时） • 整条手臂可能会有感觉异常（蚁行感，沉重感）
	机能障碍	• 无力：肩胛稳定性丧失 ○ 肩肱节律紊乱 ○ 可能涉及整个手臂区域的机能障碍 ○ 肩胛骨抬起（“翼状肩”——肩胛骨特别是肩胛下角不能稳定在胸壁上） • 肌肉短缩导致肩胛骨内侧缘外移（图 4.9）
诱发因素	过载	• 急性：跌倒（滑雪或自行车事故）时吸收撞击 • 慢性 ○ 长时间或快速跑 ○ 过头举重物 ○ 过度力量训练（如俯卧撑） ○ 心理因素

（续表）

	其他肌肉的触发点	• 肩胛下肌和前锯肌的触发点可相互诱发 • 胸长神经损伤（肋骨骨折，胸外侧接受放疗等）导致前锯肌减弱，从而导致触发点形成和发展
治疗建议	• 肩胛骨内侧缘外移提示前锯肌短缩 • 前锯肌无力导致翼状肩，特别是肩胛下角不能稳定于胸壁上 • 牵伸很少引起症状，相反，抗阻（强力抗阻）偶尔会引发症状 • 手法治疗的合适体位： ○侧卧位（图 7.58a；7.59a；7.60a） ○仰卧位用于治疗上部并松解与肩胛下肌之间形成的筋膜粘连（图 7.59a；7.61） ○俯卧位（内侧入路；图 7.60b） ○坐位 • 触发点位于肩胛骨下方暴露的肌肉（图 7.58） • 重要的是治疗位于上部肌肉的触发点，因其通常会引起第一和第二肋的问题（Dejung，2009） • 对肩胛骨后方的前锯肌采用内侧入路治疗（图 7.60），外侧入路不能触及肌肉 • 慢性肩痛，肩胛胸壁滑动空间通常有结缔组织发生粘连。此时，对于肩关节机能至关重要的肩胛下肌与前锯肌之间的滑动空间就需要用技术Ⅳ逐步松解（见章节 7.1.16）。唯有如此之后，才可对肩胛骨覆盖的前锯肌使用技术Ⅰ和技术Ⅱ进行治疗（图 7.60~61） • 前锯肌的触发点有时是导致颈后疼痛效果不佳的原因（Dejung，2009）。当前锯肌机能失调时，肩胛骨不能稳定于胸壁上，为了弥补，肩胛提肌（和斜方肌上部）就代偿性地将其固定于颈椎（和头部），由此肩胛提肌和斜方肌上部负荷过重，导致头部和颈后部疼痛 • 前锯肌的触发点通常不会引起肩胛间的疼痛，但是，对前锯肌进行治疗却可以使肩胛间疼痛消失（Dejung，2009）。由此可推测，相对于疼痛来说，治疗触发点对机能障碍的恢复更积极 • 怀疑患者存在骨质疏松时，手法治疗一定要注意防止肋骨骨折 • 腋窝和肋骨外侧（辐射纤维）接受放疗后，禁止对胸廓外侧区域进行治疗，因为可能导致严重反应，使整个手臂出现疼痛和淋巴水肿。这可能是由于额外的淋巴负荷超过了受损淋巴系统的运载能力。加压治疗后可检测到肌红蛋白水平升高（图 5.24）	
建议患者	• 避免诱发和持续因素 • 牵伸肌肉（家庭锻炼，图 7.62） • 牵伸训练：适当肩胛骨位置下的支撑性训练，可以是闭链运动（手臂支撑机能，图 7.63a，c，d 示例为右肩）或开链运动（上臂自由运动，图 7.63b，d 示例为右肩）	

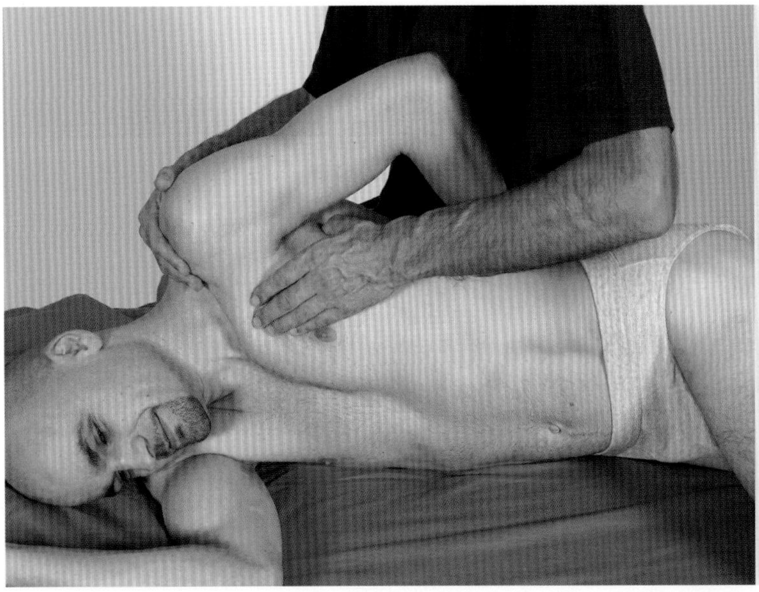

图 7.58　手法按压（技术 I）、触发点区域牵伸（技术 II）以及筋膜牵伸（技术 III）：肩胛骨后倾可使前锯肌略微伸展，从而帮助治疗师更轻松地感受紧张的肌束；与此同时，除非是被肩胛骨覆盖，肌肉区域均可扪及并予以治疗

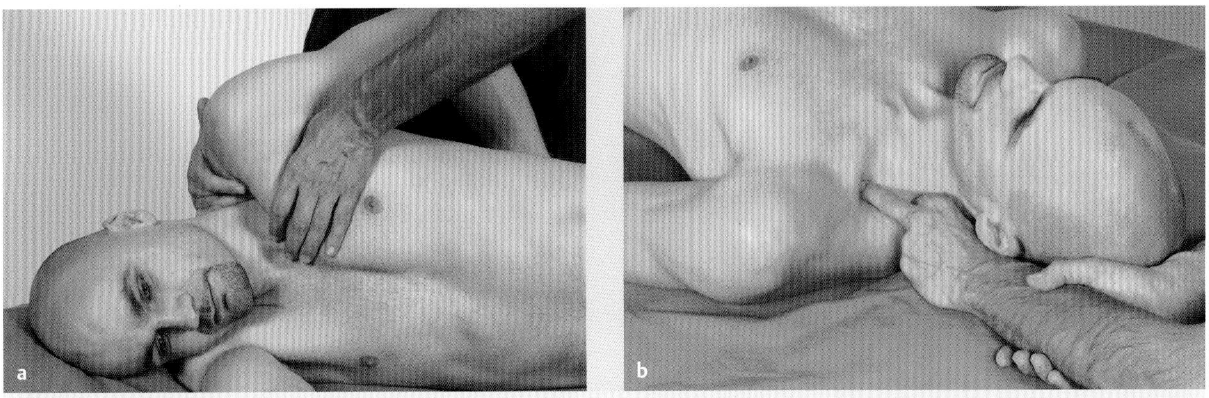

图 7.59 前锯肌上部入路
a. 侧卧位：治疗师用左手拇指，在腋窝内的胸腔面向第一肋和第二肋上移。患者的肩胛骨处于抬高的位置。此时治疗师右手中指尖从后方延伸到肩胛骨顶端
b. 仰卧位：于锁骨前方、斜方肌上部的前面和第一肋末端，治疗师可扪及前锯肌最上部的肌束，此处通常也是前锯肌主要触发点所在之处

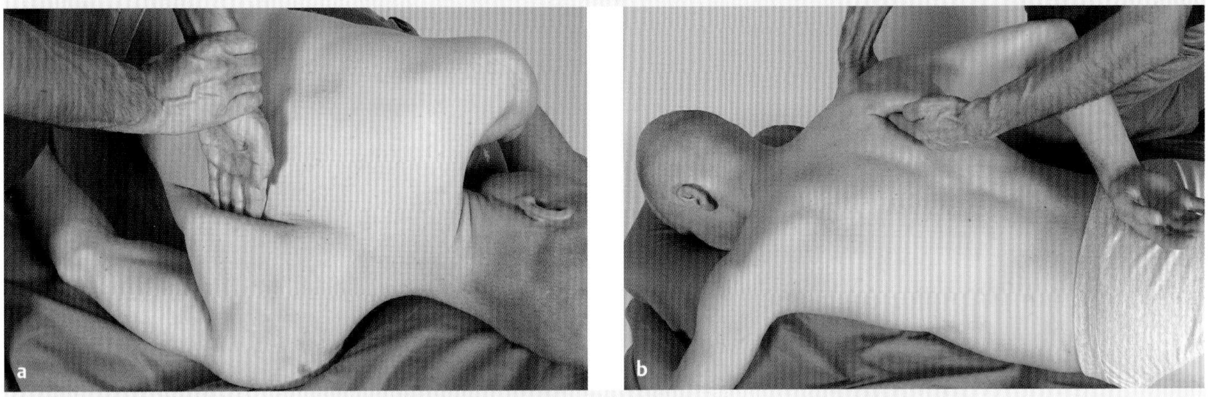

图 7.60 前锯肌内侧缘入路：通过斜方肌和菱形肌予以治疗（另见图 7.29）
a. 侧卧位下治疗
b. 俯卧位下治疗

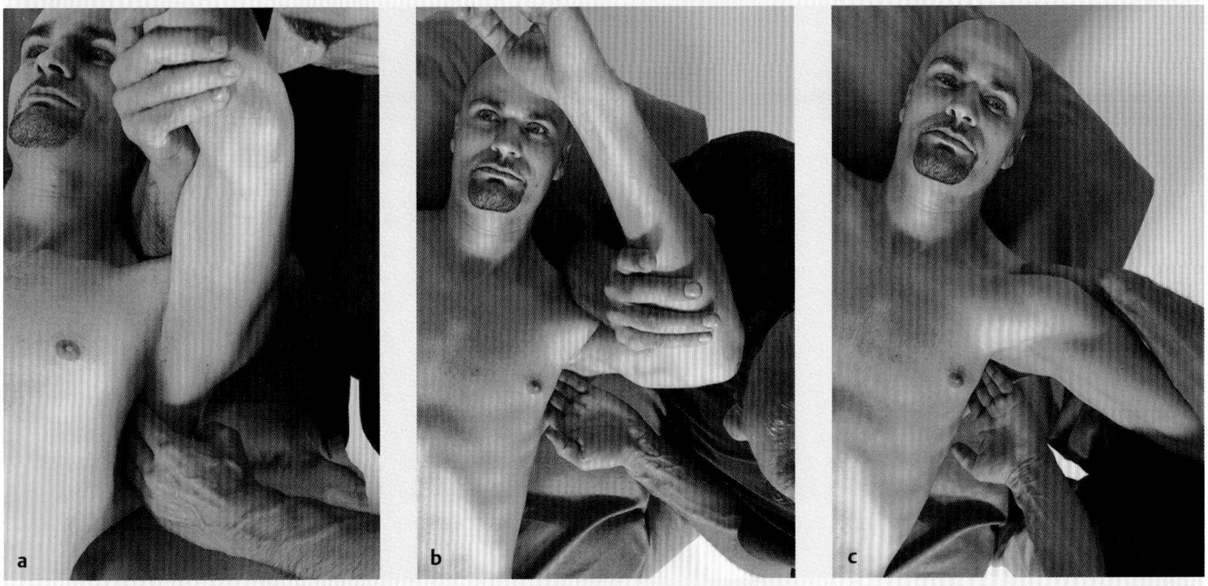

图 7.61 仰卧位下对前锯肌和肩胛下肌应用筋膜松解技术（技术 IV）进行治疗
a. 治疗师左手手指转向肩胛下肌，此时治疗师可以上下 / 前后移动患者肩胛骨
b. 手部位置如 a 图所示，但治疗师的手指应该朝向前锯肌
c. 有肩部疼痛和激惹表现时手的位置：此时，治疗师用左手手指置于肩胛骨和胸廓，用右手在左手手指上方拉动患侧肩关节（而不是上臂）

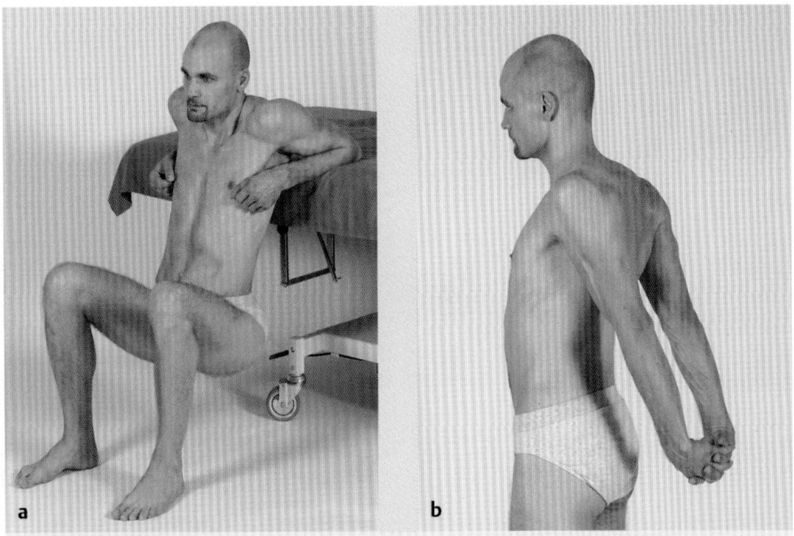

图 7.62　自我牵伸（技术 V）
a. 自我牵伸后侧纤维
b. 自我牵伸内侧和上方纤维

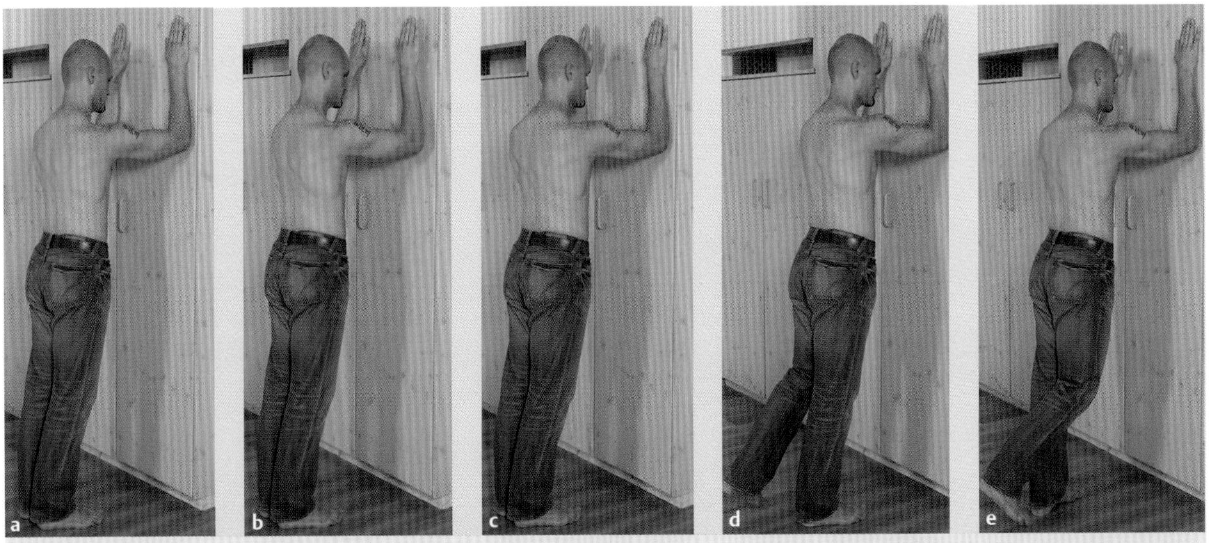

图 7.63　肩胛稳定肌群（前锯肌、菱形肌、斜方肌中下部）的机能训练（技术 VI），包括闭链运动（上臂支撑机能）和开链运动（自由上臂）
a. 起始位置：足距离墙壁（或柜子）约 1 英尺（约 0.3 m），用肘部、前臂和双手支撑在墙（或柜子）上
b. 将右肘、前臂和手移离墙壁约 5 cm
c. 将左肘、前臂和手移离墙壁约 5 cm
d. 将右肘、前臂和手移离墙壁约 5 cm，与其同时抬起左脚
e. 将左肘、前臂和手移离墙壁约 5 cm，与此同时抬起右脚

7.1.12　大菱形肌和小菱形肌

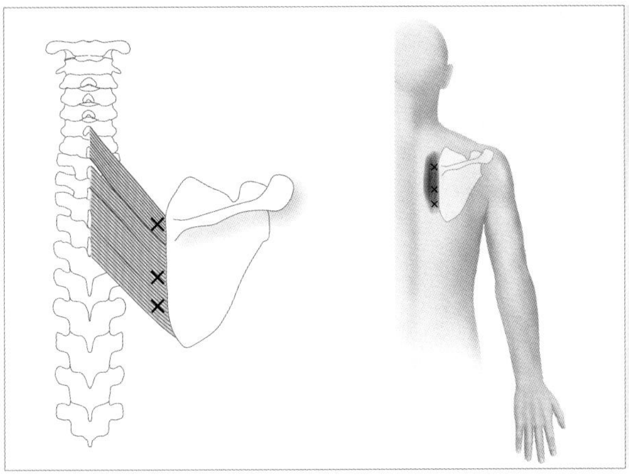

图 7.64　大菱形肌和小菱形肌

解剖 （图 7.1）	起点	• 小菱形肌：颈部韧带和 C6–C7 棘突 • 大菱形肌：T1~T5 的棘突
	止点	• 小菱形肌：肩胛骨内侧缘［靠近肩胛冈底部（棘突三角）］ • 大菱形肌：肩胛骨内侧缘（棘突三角和肩胛下角之间）
	神经支配	• 肩胛背神经（C4–C5）
机能	肩胸关节	• 静态机能（与前锯肌和斜方肌下部一起） ○（作为“张力带”）将肩胛骨固定于胸壁；上臂运动时和前锯肌和斜方肌下部一起稳定肩胛骨 ○（俯卧撑时）将肩胛骨固定于肋弓 • 动态 ○ 肩胛骨 – 牵拉、抬高肩胛骨 – 旋转肩胛骨，使得关节盂向下以支持盂肱关节内收和伸展 ○ 胸椎棘突 –（肩胛骨固定）使胸椎向对侧旋转 –（双侧收缩）使胸椎棘突伸展
牵涉痛 （图 7.64）	• 局部：沿肩胛骨内侧缘的疼痛	
临床表现	疼痛	• 休息时肩胛骨内侧区域出现和运动不相关的浅表性疼痛
	机能障碍	• 肩胛骨内侧缘可能出现无力（翼状肩） • 协调障碍：肩肱节律失调 • 肩胛骨活动时，肩关节出现与疼痛无关的异响
诱发因素	过载	• 慢性：姿势不良（工作时肩膀过度前伸，如书写、缝纫、操作计算机等）
	其他肌肉的触发点	• 胸小肌和 / 或前锯肌短缩——菱形肌不良负载 • 肌肉中的触发点辐射至肩胛间区域（如斜角肌，参见疼痛指南）——卫星触发点
治疗建议	• 前 – 后问题：胸肌短缩所造成的不良姿势（图 4.8a）会导致菱形肌不良负载，甚至过载 • 牵伸很少引起症状 • 手法治疗的合适体位：俯卧位（图 7.65，7.66）或侧卧位（图 7.83，7.84）	
建议患者	• 避免诱发和持续因素 • 需要帮助患者建立符合人体工程学姿势的意识并进行训练 • 使用枕头（或类似物品）对腰部予以支撑，保证坐位腰椎前凸（开车、办公室等），有助于防止不良姿势，减少不良负载 • 仰卧位下利用网球或坐位下利用特制触发点工具针对触发点进行自我治疗 • 作为家庭训练一个项目，对菱形肌（图 7.67）以及可能短缩的胸肌（图 7.46，7.56）进行牵伸 • 牵伸训练：肩胛位置适当的情况下进行支撑训练（图 7.63）或“桥接”训练（图 7.72）	

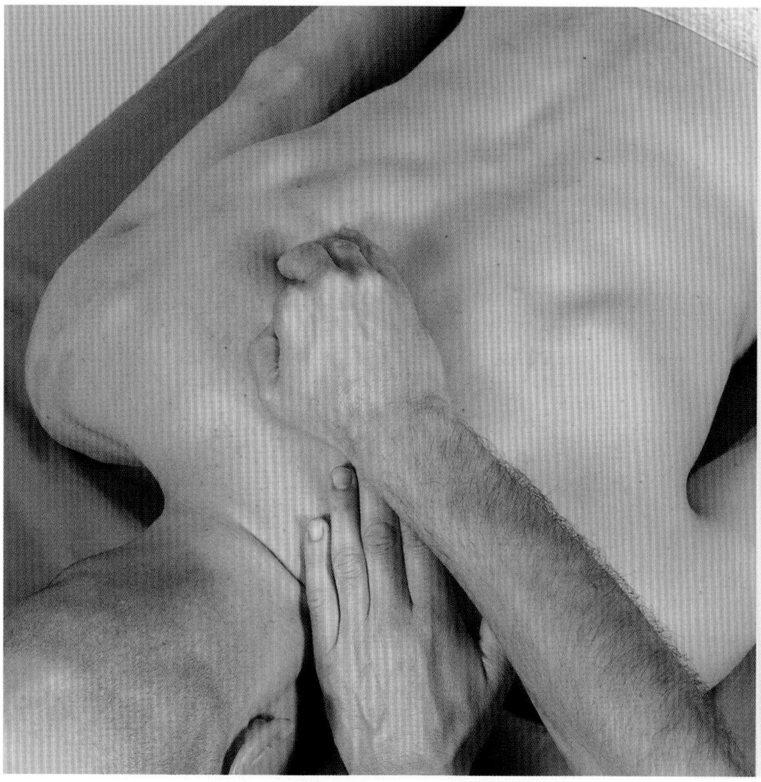

图 7.65 手法按压（技术 I）或触发点牵伸（技术 II）：根据肌纤维走行方向及肌肉所处深度，可将中层肌纤维斜向走行的菱形肌与浅层肌纤维横向走行的斜方肌以及深层肌纤维纵向走行的腰最长肌和髂肋肌相区分。仅凭借触诊，很难区分菱形肌和前锯肌上部，原因在于二者纤维走向相似

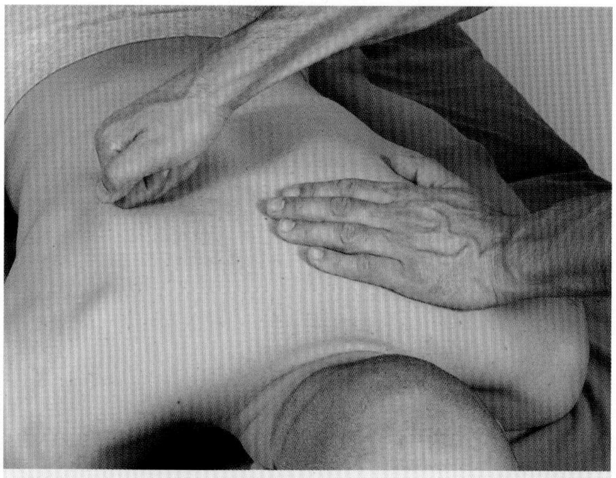

图 7.66 筋膜牵伸（技术 III）

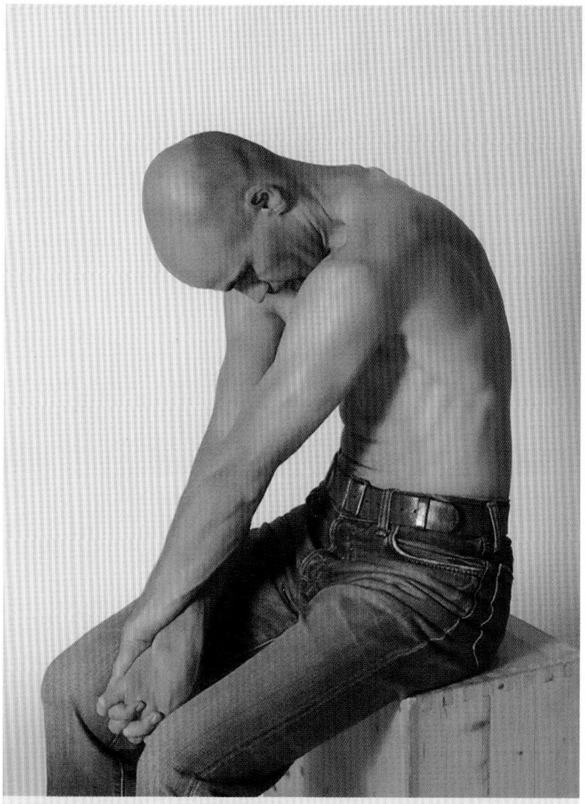

图 7.67 自我牵伸（技术 V）

7.1.13 斜方肌中部

注意：斜方肌中部（书中亦称中斜方肌）即为斜方肌横向部分；斜方肌上部（也就是斜方肌降部，书中亦称上斜方肌）见章节 7.2.1，斜方肌下部（也就是斜方肌升部，书中亦称下斜方肌）见章节 7.1.14。

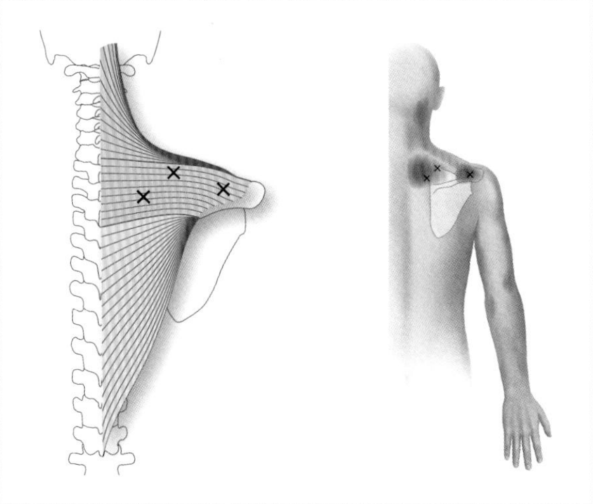

图 7.68 斜方肌中部

解剖（图 7.1）	起点	• C6~T3 椎体的棘突和棘间韧带
	止点	• 肩胛冈上缘和肩峰
	神经支配	• 副神经（CN Ⅺ）
机能	肩胸关节	• 动态肌肉活动 ○单侧收缩 – 肩胛骨后倾（即向中线移动） – （和斜方肌上部一起）上提肩胛骨 • 静态机能 ○将肩胛骨固定于胸壁 ○存在致旋转力量时，稳定肩部：在 13 种投掷运动中，EMG 检查表明左侧斜方肌中下部活动时发生的左侧偏转与作为投掷侧的右侧一样大（Travell 和 Simons，1999）
牵涉痛（图 7.68）	• 枕骨下方，靠近乳突 • 肩颈交界区 • 肩峰 • 肩胛骨内侧缘，肩胛间 • 上臂、肘（偶尔）	
临床表现	疼痛	• 在牵涉痛区域内，主要为局部疼痛 ○肩峰周围（类似肩锁关节炎症状） ○肩颈交界区 ○枕骨下方
	机能障碍	• 肩胸节律紊乱
诱发因素	过载	• 急性：在台阶上跌倒，滑冰，滑雪，骑马 • 慢性（比创伤更常见）：肩胛骨长时间固定于胸壁上的运动 ○在键盘过高或缺乏前臂、后背的支持下打字或使用计算机 ○缝合时肘部缺乏支撑 ○演奏长笛或小提琴等 ○压力 / 焦虑：与“使人振作”相关的习惯性肌肉紧张应激反应模式

（续表）

治疗建议	• 斜方肌中部的触发点通常不能通过量表测试来诊断——需要进行触诊 • 伴随斜方肌中部慢性触发点问题同时出现的是斜方肌上部水肿，整个肌肉在触诊时存在疼痛 • 手法治疗的合适体位：俯卧位（图 7.69，7.70）、侧卧位或坐位（图 5.38）
建议患者	• 避免诱发和持续因素 • 利用网球（图 7.180）或特制触发点工具（图 5.38）进行自我治疗（Thera Cane） • 牵伸（家庭训练项目，图 7.71） • 牵伸训练：肩胛骨处于合适位置时的支撑训练（图 7.63）和“桥接”训练（图 7.72）

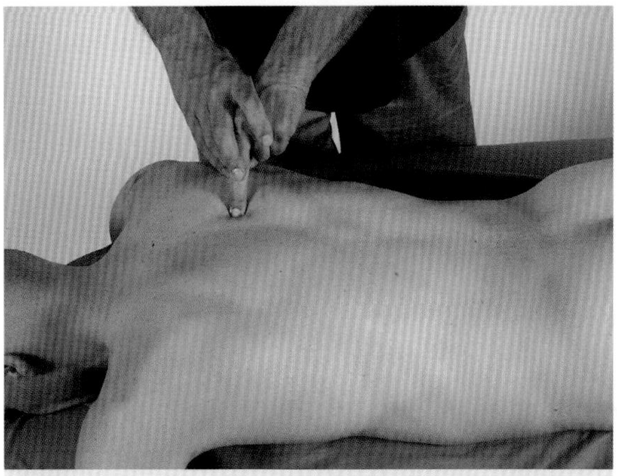

图 7.69　手法按压（技术 I）或触发点区域牵伸（技术 II）

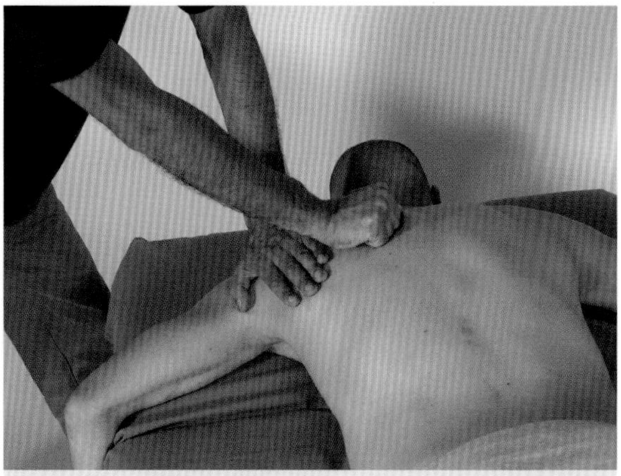

图 7.70　筋膜牵伸（技术 III）

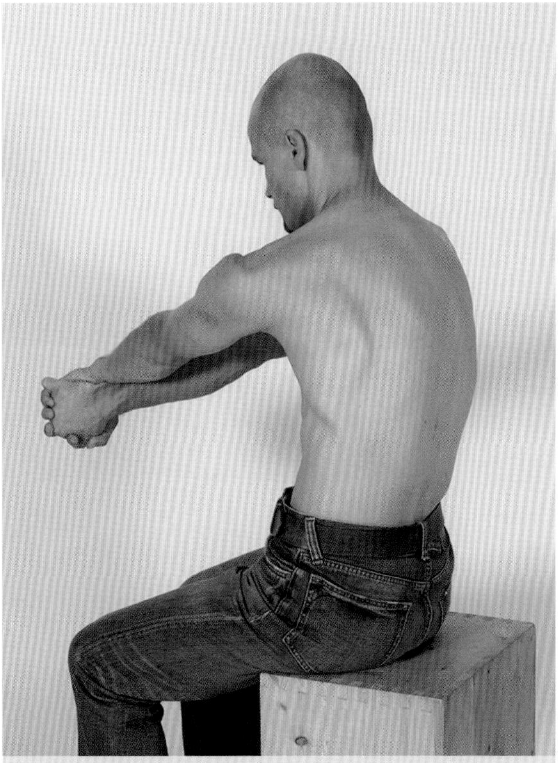

图 7.71　自我牵伸（技术 V）

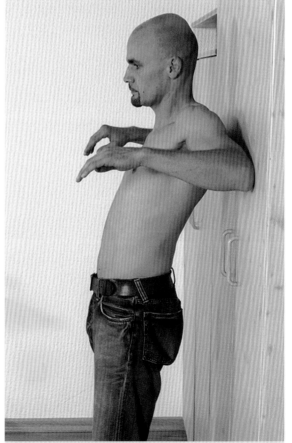

图 7.72　“桥接“机能训练（技术 VI）

7.1.14 斜方肌下部

注意：斜方肌下部也叫斜方肌升部；斜方肌上部（也称斜方肌降部）见章节 7.2.1，斜方肌中部（也称斜方肌横部）见章节 7.1.13。

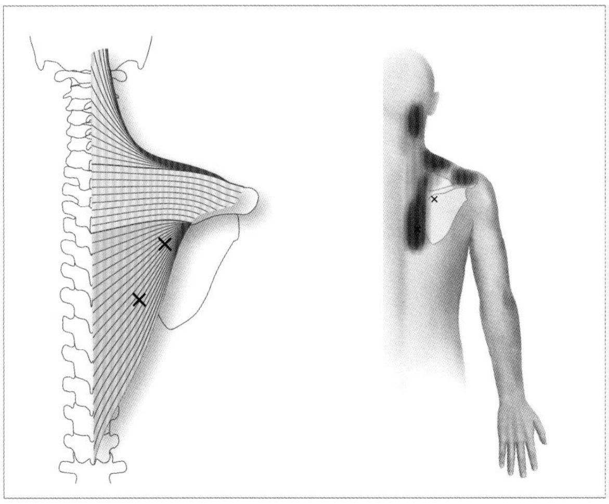

图 7.73 斜方肌下部

解剖（图 7.1）	起点	• T4~T12 的棘突和棘间韧带
	止点	• 肩胛骨底部和内侧缘
	神经支配	• 副神经（CN Ⅺ）
机能	肩胸关节	• 动态肌肉活动 ○ 单侧收缩 – 旋转肩胛骨——关节盂向上转动，在盂肱关节处支持屈曲 / 外展 – 肩胛骨后倾（向中线移动） – 肩胛骨下沉 ○ 双侧收缩：胸椎伸展 • 静态机能 ○ 将肩胛骨固定于胸壁 ○ 存在致旋转力量时，稳定肩部：在 13 种投掷运动中，EMG 检查表明左侧斜方肌中下部活动时发生的左侧偏转与作为投掷侧的右侧一样大（Travell 和 Simons，1999）
牵涉痛（图 7.73）	• 枕骨下方，靠近乳突 • 肩颈交界区 • 肩峰 • 肩胛骨内侧缘，肩胛间 • 上臂，肘（偶尔）	
临床表现	疼痛	• 主要位于牵涉痛区域 ○ 肩峰周围（类似肩锁关节炎症状） ○ 肩颈交界区 ○ 枕骨下方
	机能障碍	• 肩胛骨稳定性丧失 • 肩胸节律紊乱
诱发因素	过载	• 急性：挥鞭伤，在楼梯上摔倒，滑冰，滑雪，骑马等 • 慢性：需要将肩胛骨长时间固定于胸壁的运动 ○ 在键盘过高或缺乏前臂、后背的支持下打字或使用计算机 ○ 缝合时肘部缺乏支撑 ○ 演奏小提琴、大提琴或长笛

（续表）

治疗建议	• 引起疼痛和 / 或机能障碍的触发点通常位于斜方肌下部 • 有肩部、颈后部和头部慢性疼痛时，原发性触发点一般位于斜方肌下部——应首先针对斜方肌下部触发点予以治疗，然后针对冈上肌、肩胛提肌、斜方肌中部和上部以及深层颈后肌群触发点的治疗才能奏效 • 通常与挥鞭伤相关。枕骨下方症状只有在斜方肌下部触发点成功消除后才能有所改善（图 5.46） • 相关触发点在前锯肌和斜方肌上部也很常见 • 上背部和颈后部存在顽固性疼痛时，斜方肌下部通常存在触发点 • 通常不能通过筛查试验诊断斜方肌（中）下部的触发点——需要进行触诊 • 手法治疗的合适体位：侧卧位通常可以使用夹钳技术抬起斜方肌下部从而选择性地予以治疗（图 7.74），也可以在预牵伸肌肉时牵伸筋膜（技术Ⅲ）（图 7.75）；俯卧位
建议患者	• 避免诱发和持续因素 • 利用网球进行自我治疗 • 牵伸（家庭训练项目；图 7.76，7.77a） • 力量训练（图 7.77b）

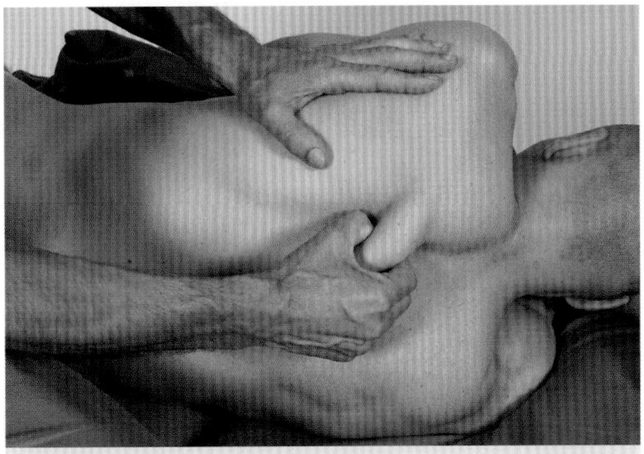

图 7.74　手法按压（技术 I）或触发点牵伸区域（技术 II）

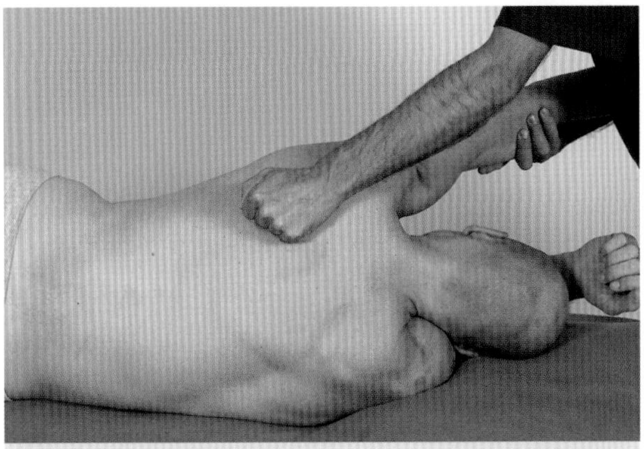

图 7.75　筋膜牵伸（技术 III）

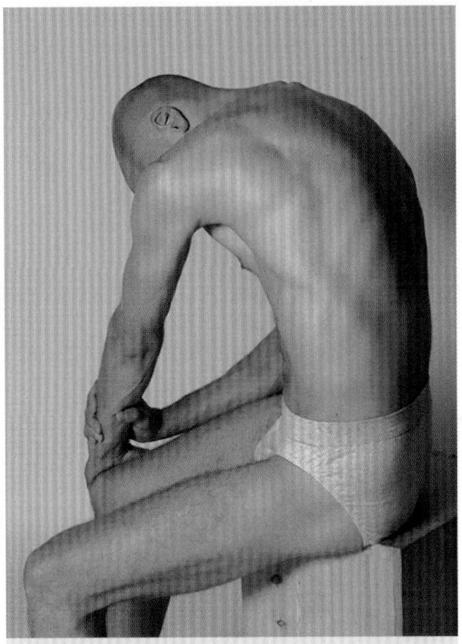

图 7.76　自我牵伸（技术 V）：使肩关节上提和前倾，可以牵伸斜方肌下部

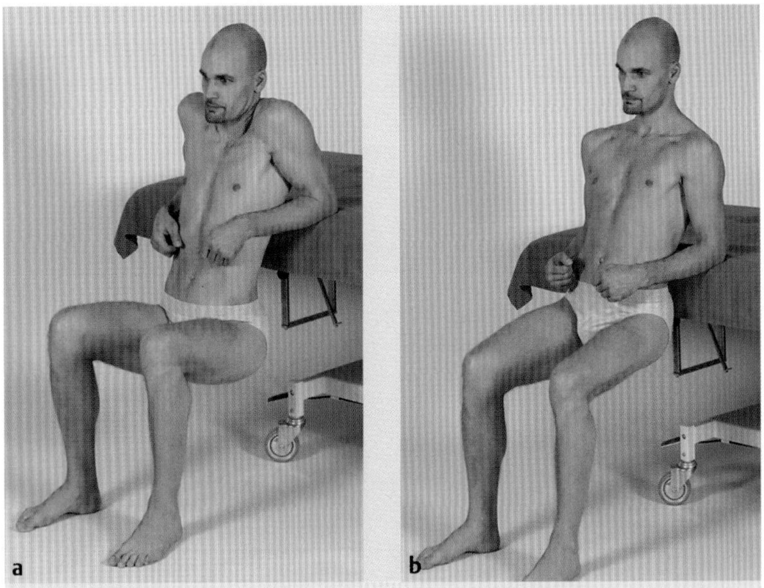

图 7.77　家庭训练

a. 自我牵伸——变异动作（技术 V）

b. 机能训练（技术 VI）

7.1.15 锁骨下肌

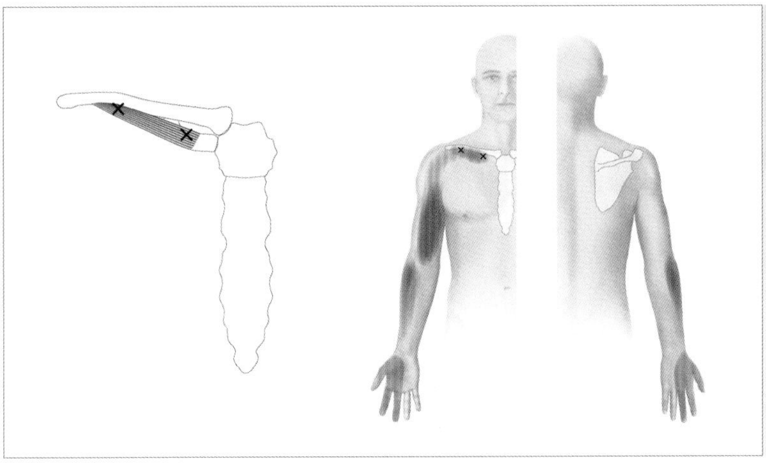

图 7.78 锁骨下肌

解剖（图 7.2b）	起点	• 第 1 肋（肋软骨连接处）
	止点	• 锁骨下方（外侧 1/3）
	神经支配	• 锁骨下神经（C5–C6）
机能	肩胛带到胸部	• 将锁骨拉向胸骨，从而固定胸锁关节 • 通过前后方向拉动锁骨来支持肩关节前后伸缩 • 由于锁骨下肌将锁骨的肩峰端下拉，有助于间接稳定肩胛骨
牵涉痛（图 7.78）	• 肩前部 • 上臂前部 • 肘部桡侧 • 前臂桡侧 • 手部桡侧半，包括掌侧和背侧，拇指到中指的 3 根手指	
临床表现	疼痛	• 针对胸肌触发点进行治疗后仍遗留肩部和上臂疼痛
	机能障碍	• 可能造成胸廓出口综合征——神经血管症状（见章节 8.2.1）
卡压	臂丛神经	• 短缩的锁骨下肌将锁骨往下拉，从而使锁骨和第一肋之间的空间缩小（关闭锁肋通道）——臂丛神经压迫
诱发因素	过载	• 急性：肩部着地摔倒，伴或不伴锁骨骨折 • 慢性 ○过度咳嗽或打喷嚏 ○长时间持续呼吸道阻塞，胸腔吸气位置
	原发性触发点	• 胸肌和 / 或斜角肌
治疗建议	• 手法治疗的合适体位：仰卧位（图 7.79，7.81）和侧卧位（图 7.80） • 在锁骨下窝（三角肌前缘、锁骨和胸大肌锁骨部边界）周围直接在锁骨下肌外侧进行治疗；通过胸大肌锁骨部间接治疗锁骨下肌中部 • 肩部主动伸展 / 回缩的同时从足端或头端进行“钩握”治疗（图 7.79） • 通过锁骨周围穿刺握法进行治疗：肩关节前伸，同时上提 / 下压肩胛骨（图 7.80）	
建议患者	• 避免诱发和持续因素 • 和胸部肌群一起牵伸（图 7.46，7.56） • 自我治疗	

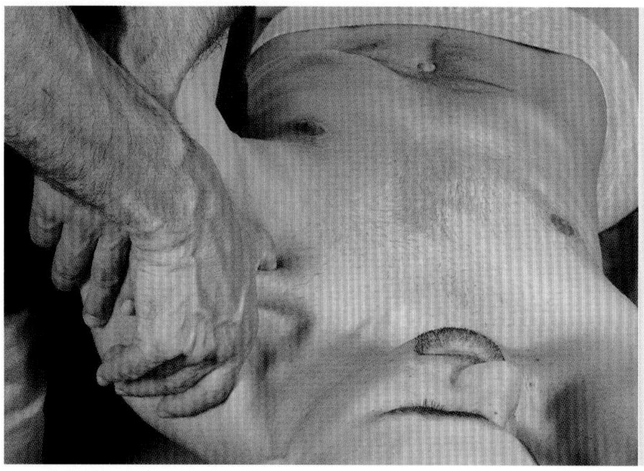

图 7.79　手法按压（技术 I）或“钩握”触发点牵伸（技术 II）

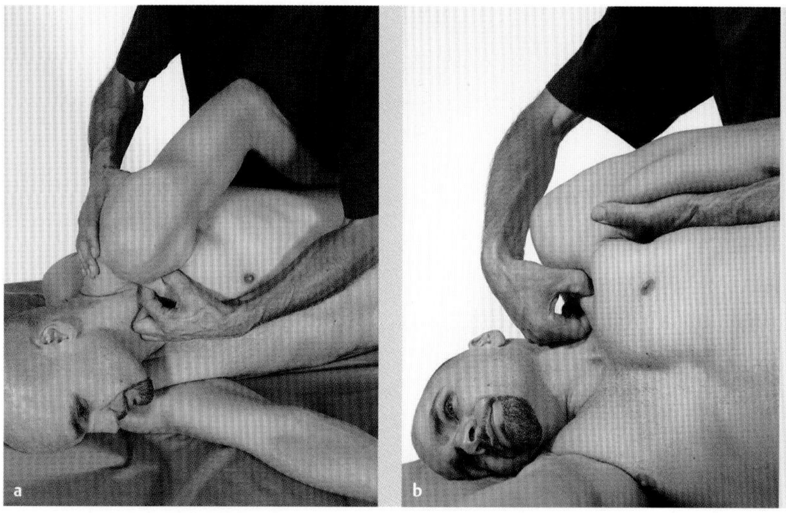

图 7.80　手法按压（技术 I）或围绕锁骨使用钳夹技术对触发点区域进行牵伸（技术 II）

a. 前上面观

b. 前下面观

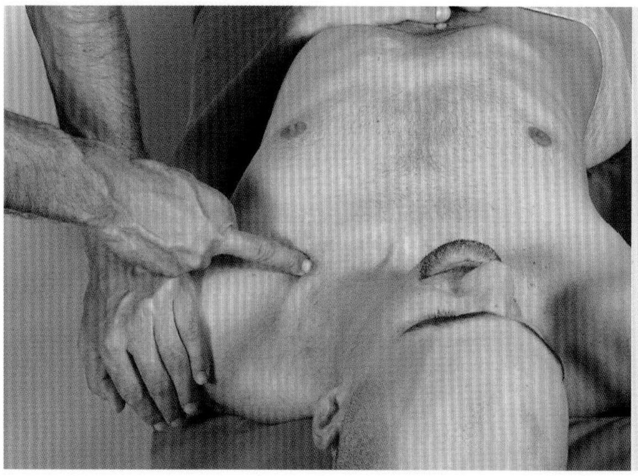

图 7.81　筋膜牵伸（技术 III）

7.1.16 肩胛胸壁滑动空间

解剖	• 位于肩胛骨和胸壁之间（图 7.25）
机能	• 肩胛胸壁滑动空间对肩关节进行自由活动十分重要（图 7.25）；从经济角度来看，对整个上肢的自由运动也是十分重要的
临床表现	• 肩胛稳定肌群短缩（由触发点引起的张力带导致）和（前锯肌、肩胛下肌之间）筋膜粘连： ○肩胛胸壁滑动空间 ROM 活动受限 ○肩肱节律紊乱 ○常导致肩 - 上臂失衡以及慢性疼痛
诱发因素	• 触发点病理学改变主要见于肩胛下肌和前锯肌，可造成肌肉缺血性坏死，引发炎症反应，最终导致结缔组织改变和粘连。 • 伴有血肿（机变等）的创伤可引起肩胛下方滑动空间粘连 • 肩部相关疼痛或术后固定可引起肩胛胸壁滑动空间粘连
治疗建议	• 手法治疗的合适体位：俯卧位（图 7.82）；侧卧位，患侧在上（图 7.83）；半俯卧位，患侧在下（图 7.84）；仰卧位（图 7.85） • 治疗重点：前锯肌和肩胛下肌（图 7.84b，7.85）；斜方肌中部和菱形肌（图 7.84a） • 在俯卧位（图 7.82c）或侧卧位（图 7.83b）下，将肩胛骨抬离胸壁
建议患者	• 避免诱发和持续因素 • 肩胛胸壁滑动空间的自主运动（图 7.86，7.56，7.62，7.71）

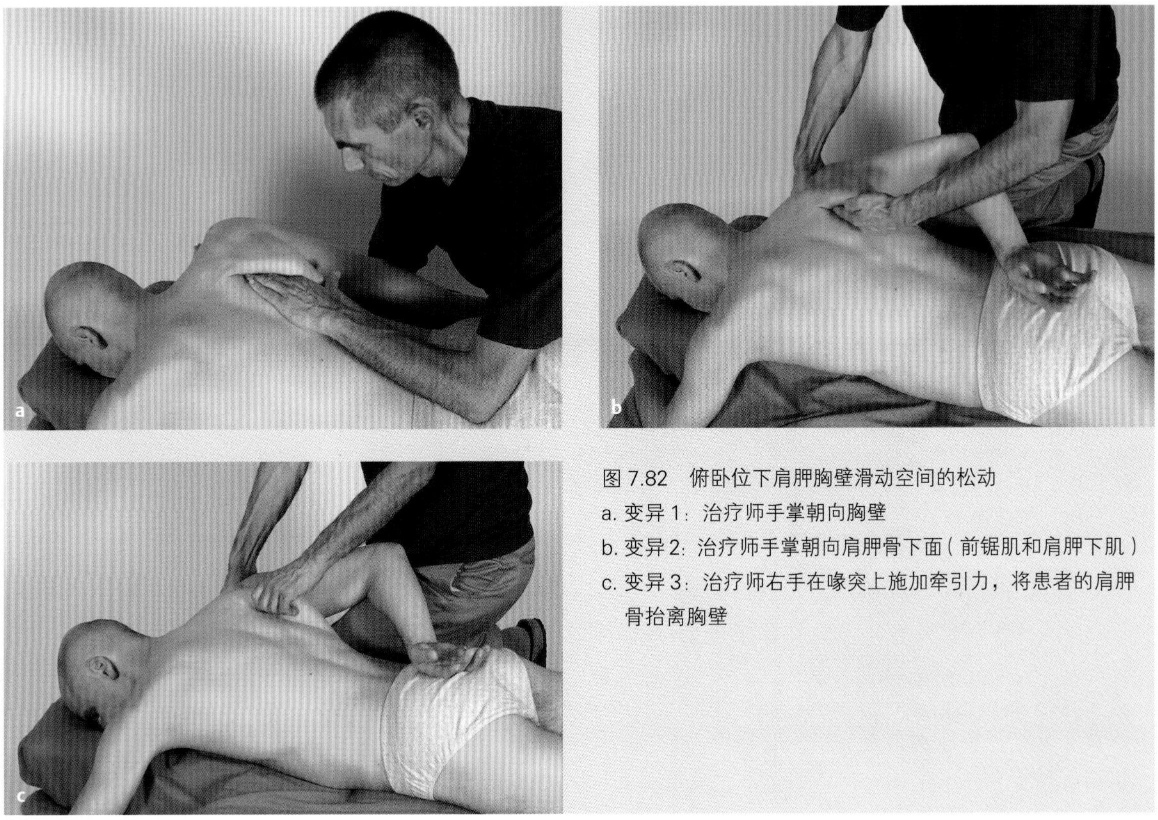

图 7.82　俯卧位下肩胛胸壁滑动空间的松动

a. 变异 1：治疗师手掌朝向胸壁

b. 变异 2：治疗师手掌朝向肩胛骨下面（前锯肌和肩胛下肌）

c. 变异 3：治疗师右手在喙突上施加牵引力，将患者的肩胛骨抬离胸壁

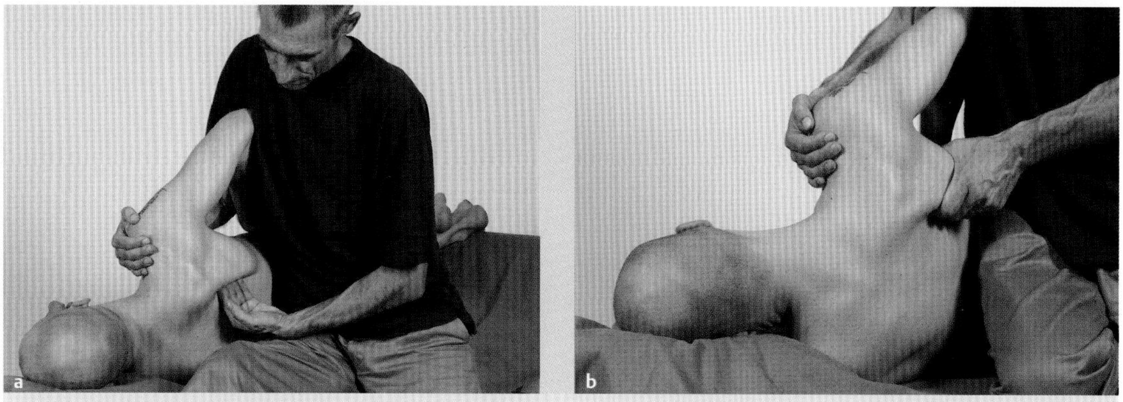

图 7.83　侧卧位下肩胛胸壁滑动空间的松动
a. 将患者肩胛骨内侧缘抬离胸壁
b. 将患者肩胛下角抬离胸壁

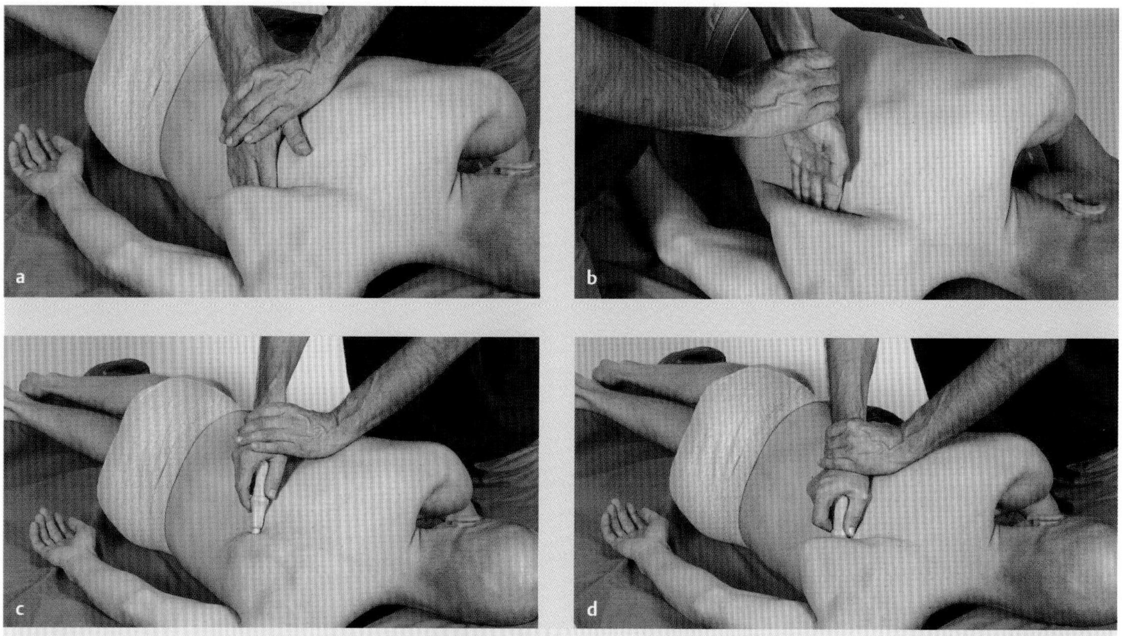

图 7.84　患侧在下的半俯卧位下肩胛胸壁滑动空间的松动
a. 变异 1：治疗师手掌朝向胸壁
b. 变异 2：治疗师手掌朝向肩胛骨下方（前锯肌和肩胛下肌）
c. 变异 3：利用木质触发点工具进行治疗，起始阶段
d. 变异 3：利用木质触发点工具进行治疗，有效阶段

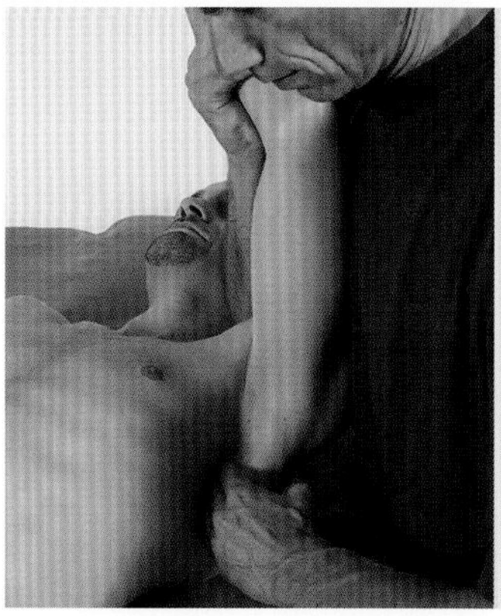

图 7.85　仰卧位下肩胛胸壁滑动空间的松动：对肩胛下肌和前锯肌进行筋膜牵伸

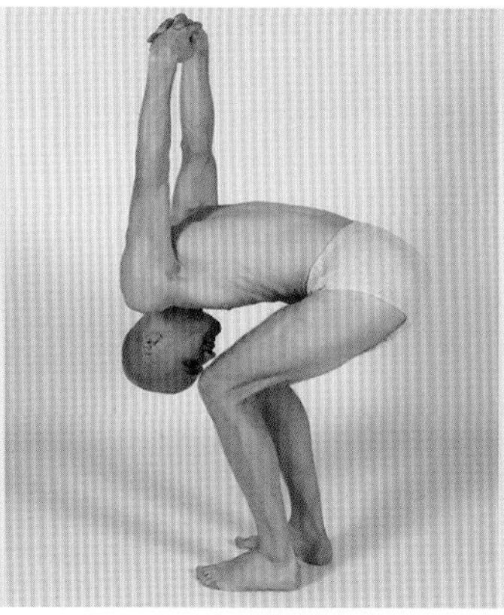

图 7.86　通过自我牵伸对肩胛胸壁滑动空间进行松动

7.2 颈部

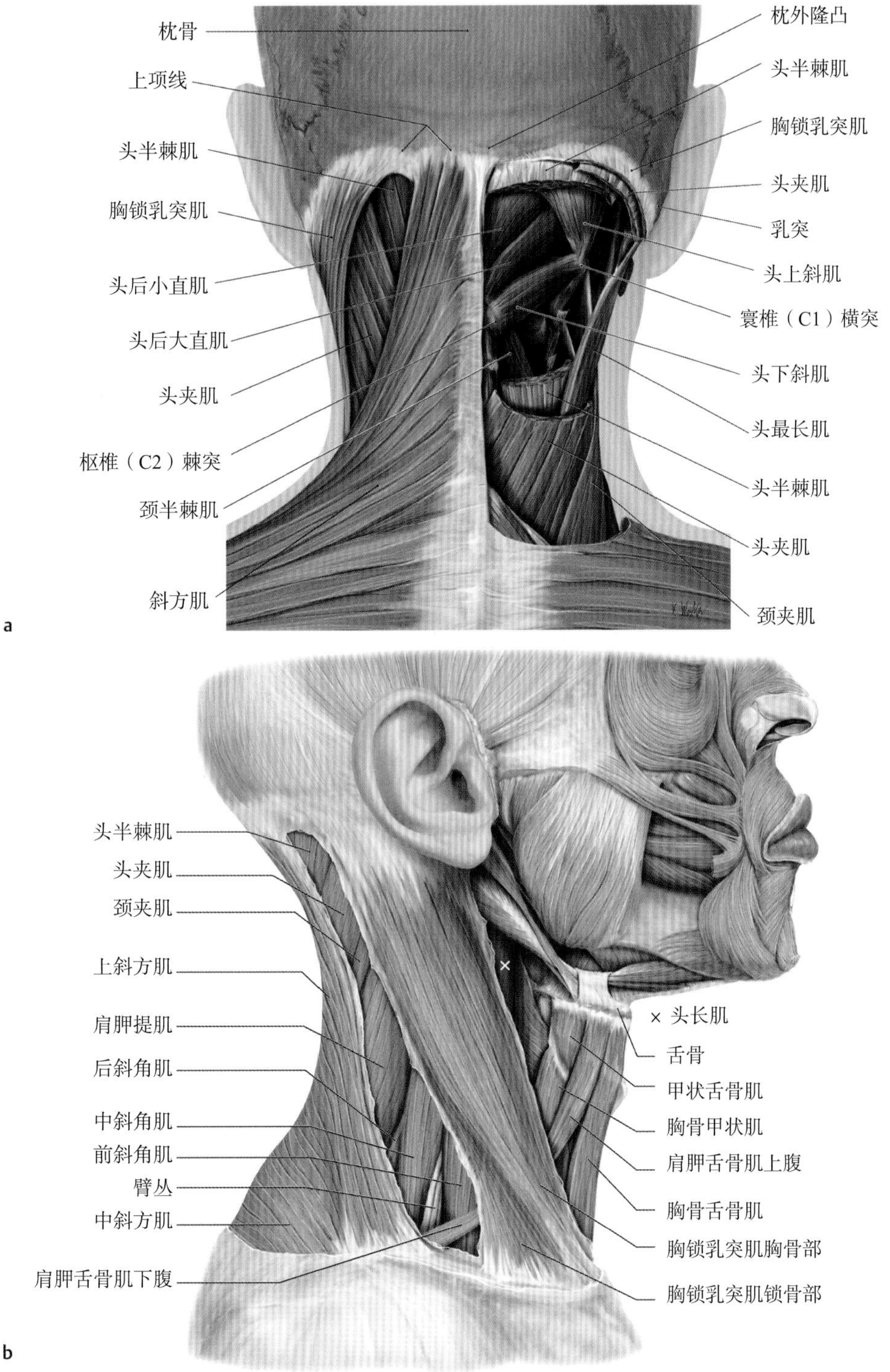

图 7.87 颈部肌群。a. 后视图；b. 侧视图（引自 Schuenke M, Schulte E, Schumacher U. THIEME Atlas of Anatomy. General Anatomy and Musculoskeletal System. Illustrations by Voll M and Wesker K. Second Edition. New York: Thieme Medical Publishers; 2014）

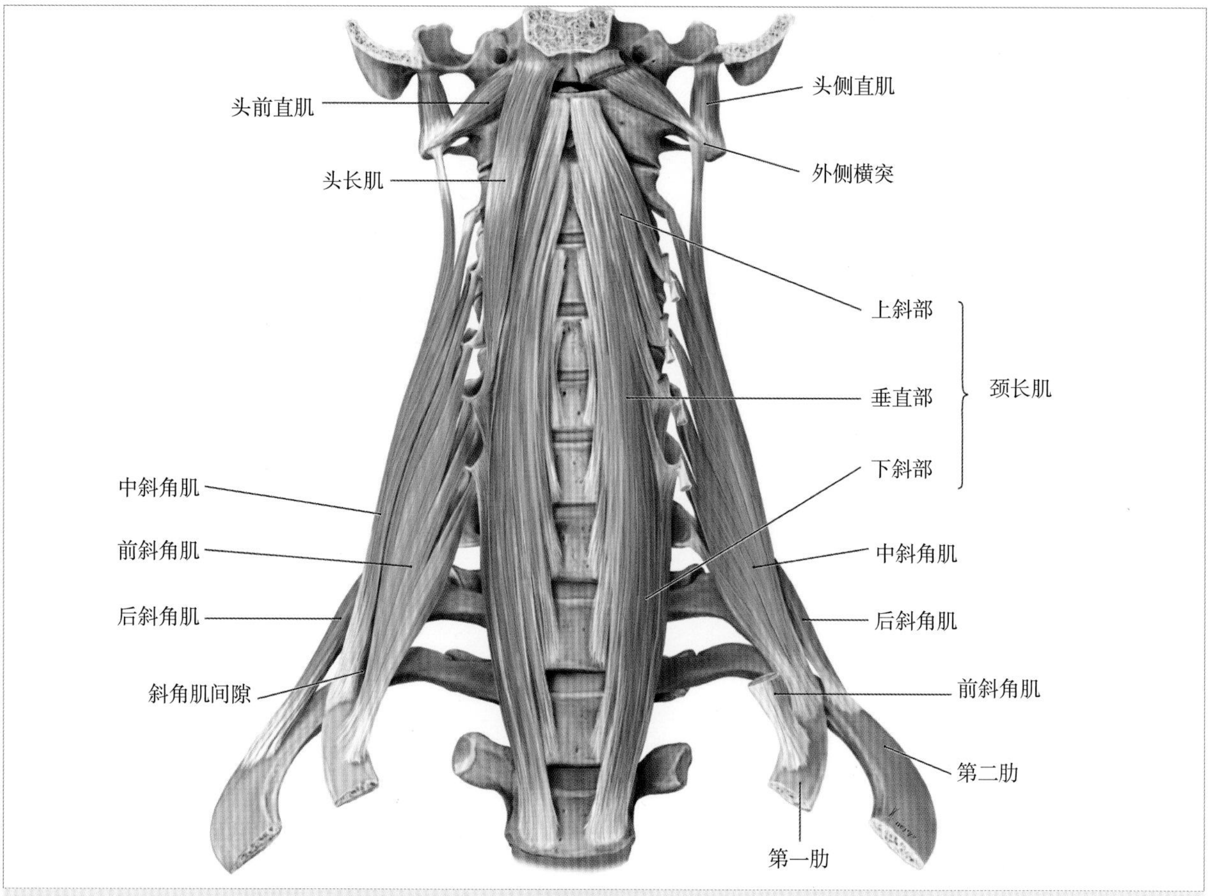

图 7.88　颈部椎骨前方和深部的外侧肌肉：前视图（引自 Schuenke M, Schulte E, Schumacher U. THIEME Atlas of Anatomy. General Anatomy and Musculoskeletal System. Illustrations by Voll M and Wesker K. Second Edition. New York: Thieme Medical Publishers; 2014）

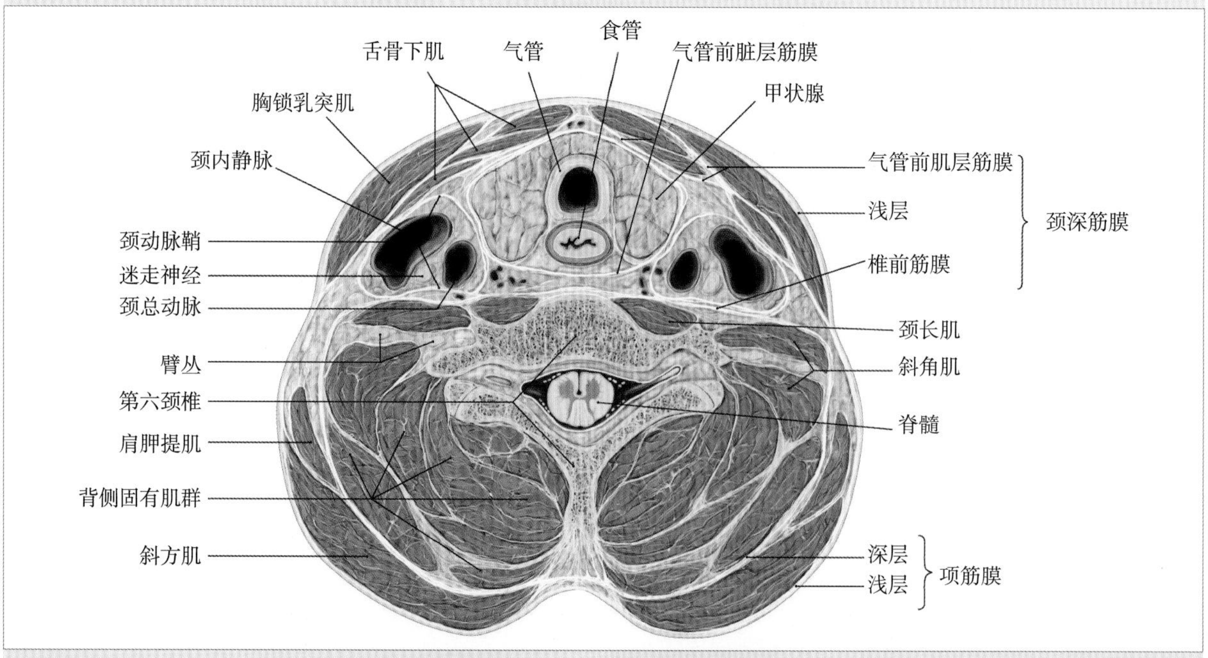

图 7.89　第 6 颈椎水平颈部横断面：上视图（引自 Schuenke M, Schulte E, Schumacher U. THIEME Atlas of Anatomy. General Anatomy and Musculoskeletal System. Illustrations by Voll M and Wesker K. Second Edition. New York: Thieme Medical Publishers; 2014）

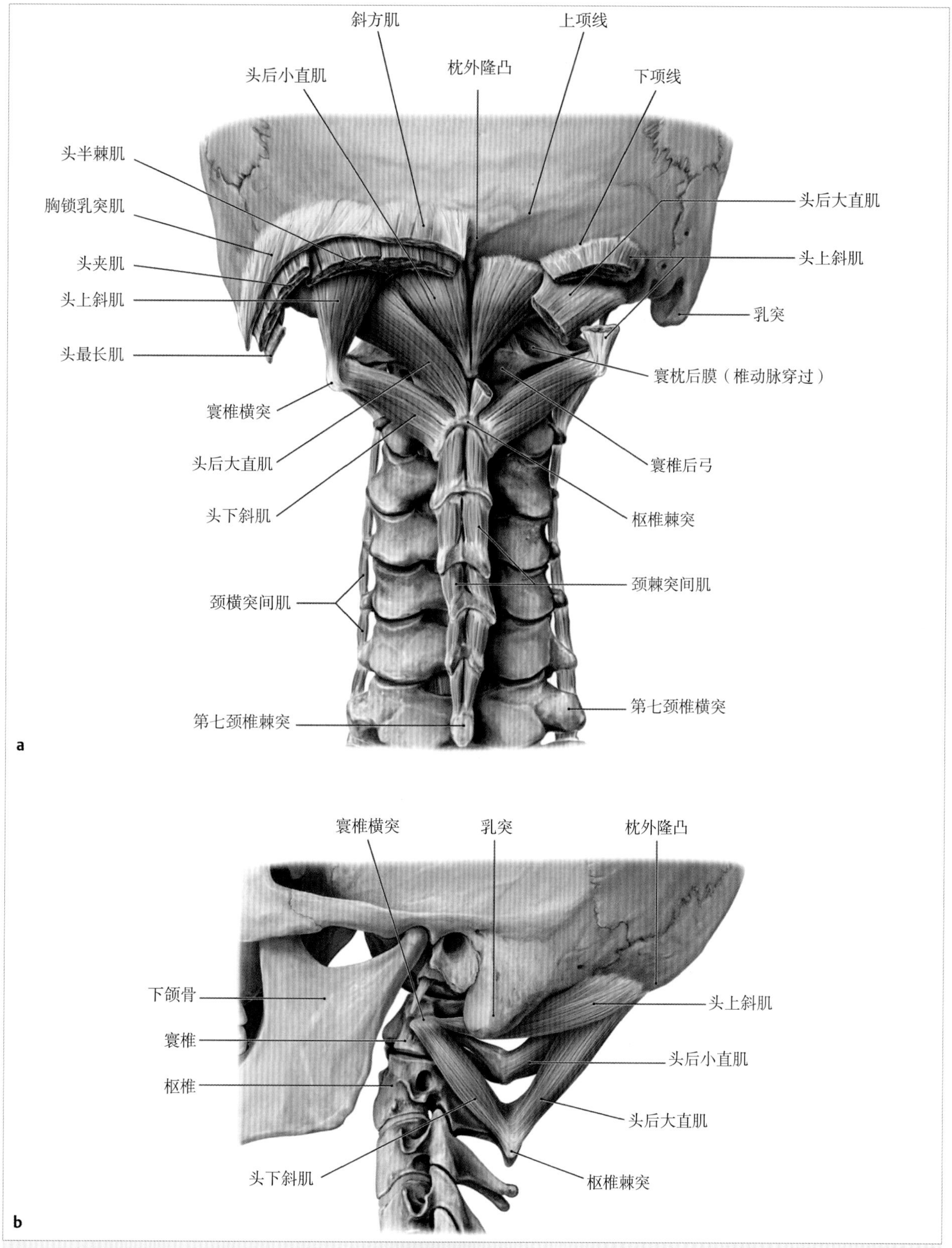

图 7.90　颈后短肌群。a. 后视图；b. 侧视图（引自 Schuenke M, Schulte E, Schumacher U. THIEME Atlas of Anatomy. General Anatomy and Musculoskeletal System. Illustrations by Voll M and Wesker K. Second Edition. New York: Thieme Medical Publishers; 2014）

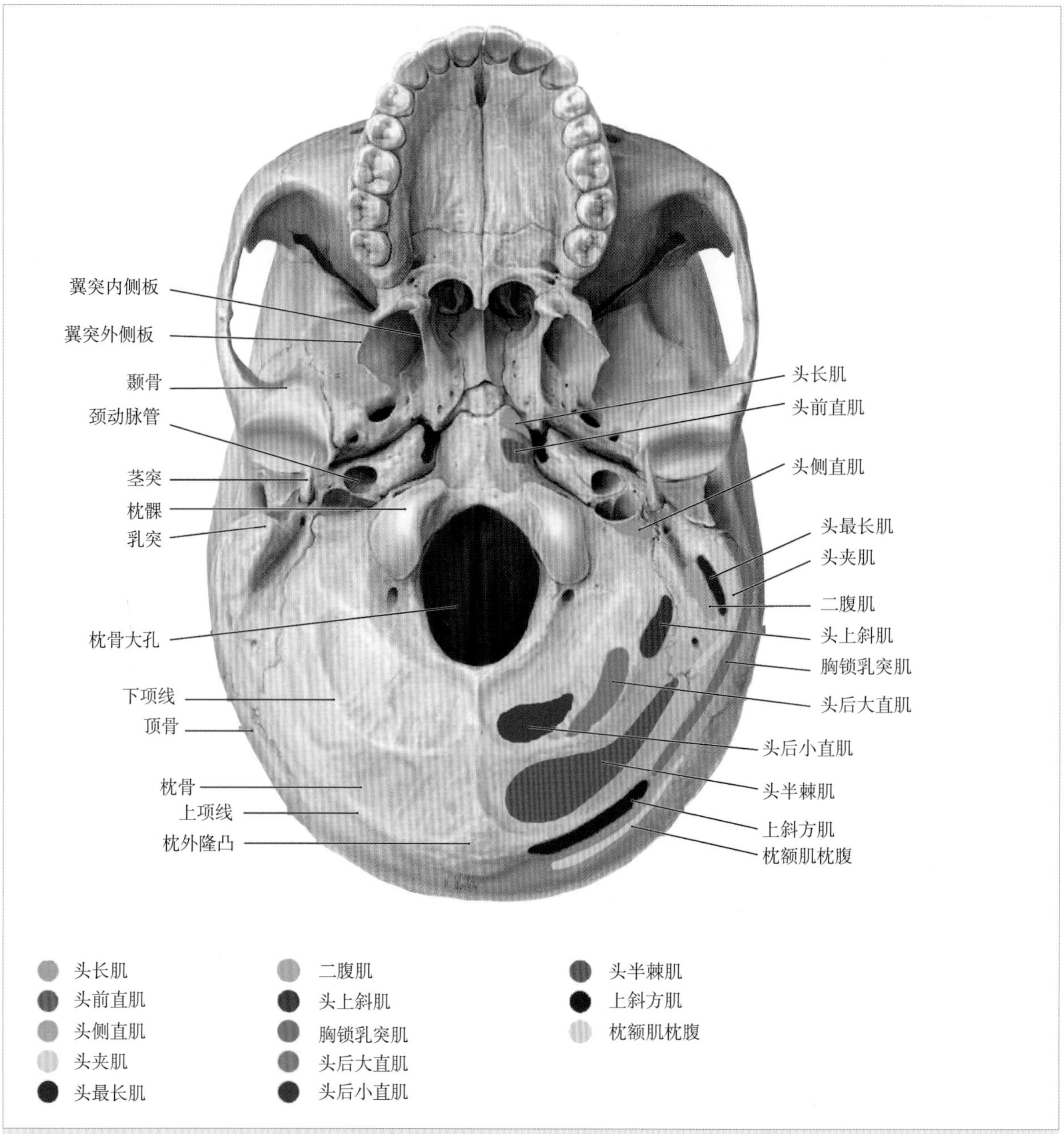

图 7.91 颅底肌肉附着位置：下视图。左侧颅底，用颜色标记肌肉的附着位置（引自 Schuenke M, Schulte E, Schumacher U. THIEME Atlas of Anatomy. General Anatomy and Musculoskeletal System. Illustrations by Voll M and Wesker K. Second Edition. New York: Thieme Medical Publishers; 2014）

7.2.1 斜方肌上部

注意：斜方肌上部也称斜方肌降部；斜方肌中部（也称斜方肌横部）见章节 7.1.13，下斜方肌（也称斜方肌升部）见章节 7.1.14。

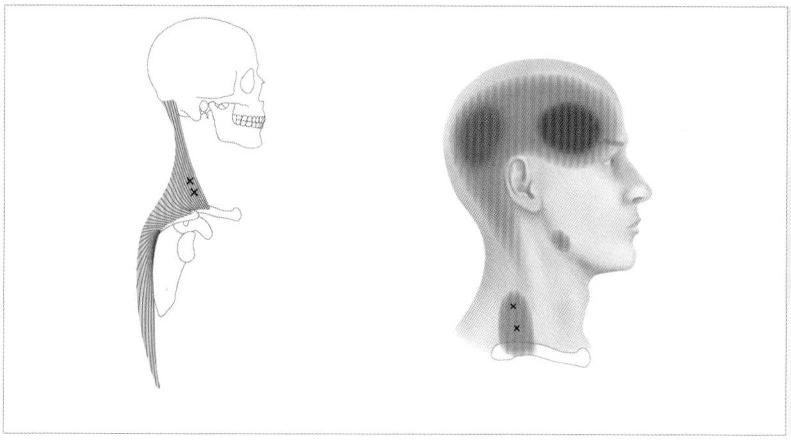

图 7.92 斜方肌上部

解剖学（图 7.1，图 7.87）	起点	• 颅侧：上项线内侧三分之一 • 内侧：项韧带和 C1~C6 棘突
	止点	• 锁骨外侧三分之一
	神经支配	• 副神经（CN Ⅺ）和颈丛（C2~C4）
机能	单侧收缩	• 上颈椎侧屈 • 头向对侧旋转 • 提肩 • 稳定肩胛骨（特别是在肩肱关节运动时）
	双侧收缩	• 上颈椎伸展 • 提肩 • 稳定肩胛骨（特别是在肩肱关节运动时）
牵涉痛（图 7.92）	• 头痛：颞部、枕部和下颌 • 颈后部疼痛	
临床表现	疼痛	• 紧张性头痛，后颈部疼痛 • 颅下颌痛综合征
	机能障碍	• 活动受限，颈部僵硬 • 头晕，恶心
诱发因素	急性过度牵伸损伤	• 挥鞭样损伤

（续表）

	过载	• 急性期：如在滑雪、单板滑雪、骑马等运动中跌倒，同时伴有挥鞭样损伤 • 慢性（比创伤性原因更常见） ○工作姿势：从事打字和计算机工作时没有前臂支撑，键盘太高，缺少背部支撑，容易疲劳 ○使用电话（用肩膀夹话筒） ○没有手肘支撑的缝纫，拉小提琴等 ○单肩背包 ○拐杖过长 ○胸部大而重，胸罩带太窄 ○臂外展综合征 ○俯卧位睡觉，头总是朝向同一方向 ○压力 / 焦虑：习惯性耸肩的恐惧反应模式（图 2.65）
治疗建议	• 某块肌肉经常出现活跃的触发点 • 斜方肌上部触发点是头痛的常见原因 • 斜方肌上部有慢性触发点问题，肌肉（以及中斜方肌的颅骨纤维）常水肿、肿胀，整块肌肉都难以触诊 • 手法治疗的合适体位： ○卧姿（图 7.93~7.95） ○侧卧位（图 7.93b，7.94b） ○仰卧位（图 7.93） ○坐位（图 7.93d，e，7.94c；7.93b，c）：注意：治疗斜方肌上部时偶尔会出现头晕、恶心 • 对肩胛提肌而言，筋膜分离技术（技术Ⅳ）很重要（图 7.95） • 由于在 45% 的病例中神经穿过上斜方肌（Travell 和 Simons，1999），故枕大神经（枕区主要感觉神经）可能被卡压	
建议患者	• 避免诱发和持续因素 ○检查习惯性头部姿势：姿势识别与训练 ○工作场所的人体工程学分析 ○使用宽肩带的胸罩 ○经常保持放松的姿势 • 用另一只手自我治疗触发点 • 牵伸（家庭计划；图 7.96）	

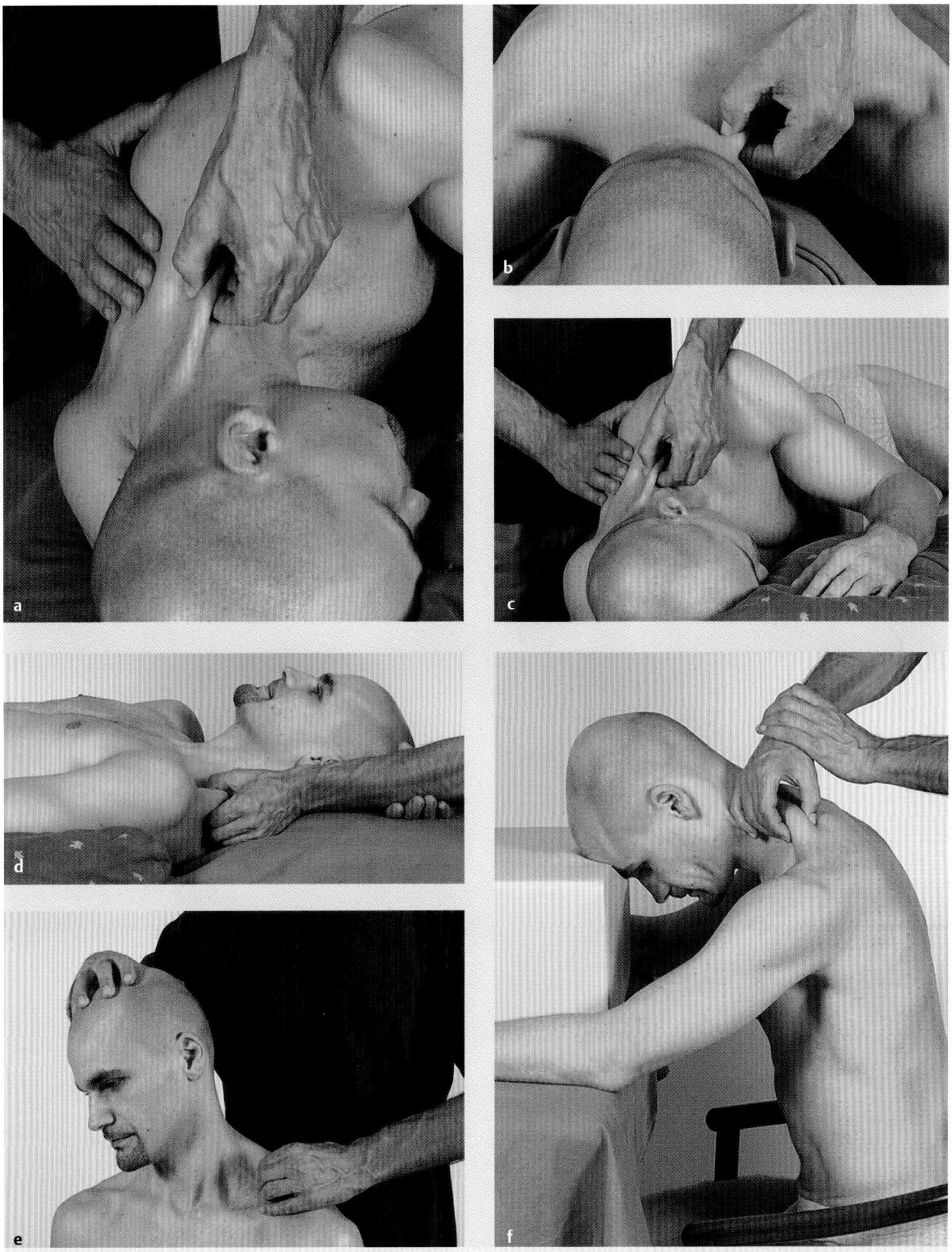

图 7.93
a. 患者在不同的体位下，对斜方肌上部进行手法按压（技术 I）或触发点牵伸（技术 II）
b. 俯卧位治疗
c. 侧卧位治疗
d. 仰卧位治疗
e. 坐位治疗（直立）
f. 坐位治疗（减轻头部重量）

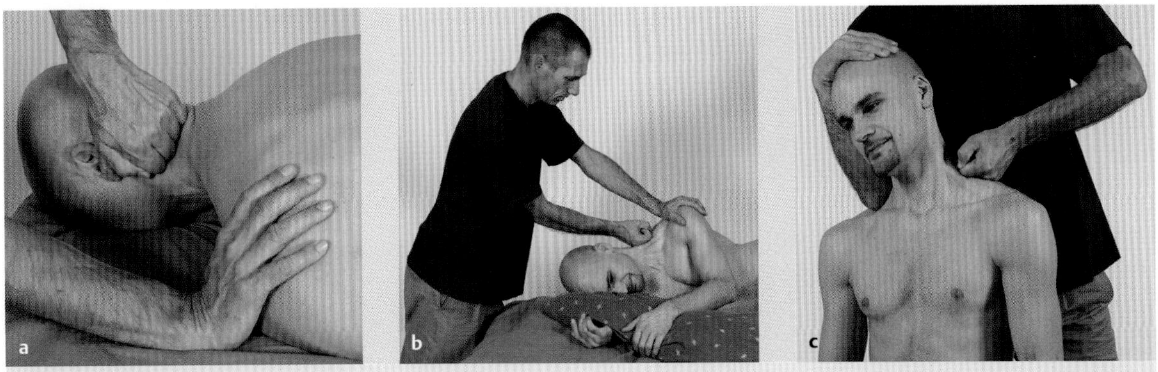

图 7.94　不同体位下的筋膜牵伸技术（技术 III）
a. 俯卧位筋膜牵伸技术
b. 侧卧位筋膜牵伸技术
c. 坐位筋膜牵伸技术

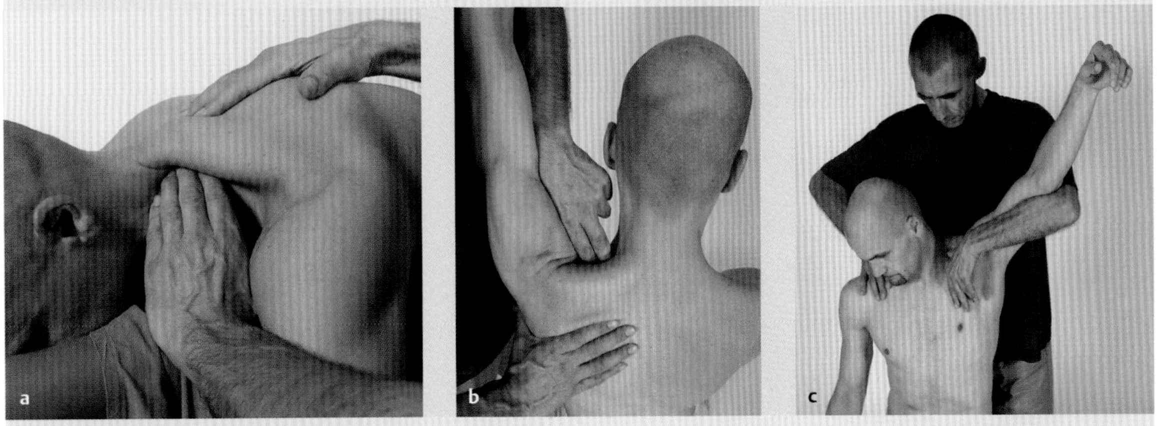

图 7.95　斜方肌上部与肩胛提肌筋膜松解（技术 IV）
a. 俯卧位筋膜松解技术
b. 坐位筋膜松解技术：后视图
c. 坐位筋膜松解技术：前视图

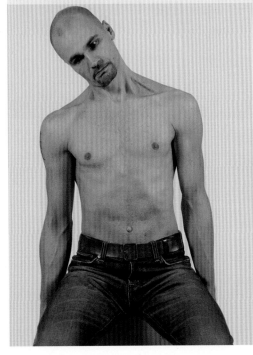

图 7.96　自我牵伸（技术 V）：向右侧屈，同时左肩主动下沉（左手伸向地面）

7.2.2　肩胛提肌

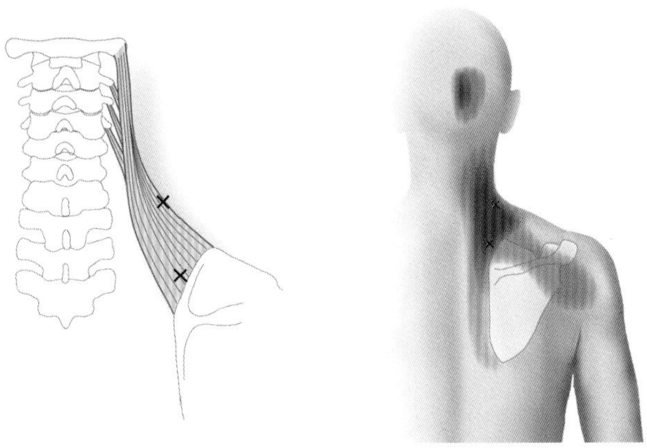

图 7.97　肩胛提肌

解剖 （图 7.1，图 7.87）	起点	• C1~C4 横突
	止点	• 肩胛骨上角和肩胛冈基底部 • 肩胛提肌绕自身旋转：C1 发出的纤维向下延伸最远处，C4 发出的纤维向上延伸至最远处
	神经支配	• 部分来自肩胛背神经（C4–C5），另一部分直接来自颈丛（C3–C4）
机能	固定端：后颈部	• 开始：肩胛骨旋转，肩盂转向足端 • 随后：整个肩胛骨升高（或防止肩胛骨下降），如在搬运重物时 • 参与稳定肩胛骨
	固定端：肩胛骨	• 颈椎侧屈（单侧运动） • 限制颈椎旋转（单侧运动） • 颈椎伸展（双侧运动）
牵涉痛 （图 7.97）	• 肩颈交界区 • 肩胛骨内侧缘 • 肩 • 枕部痛	
临床表现	疼痛	• 疼痛位于牵涉性痛区域 • 休息时可能会有剧烈疼痛
	机能障碍	• 颈部僵硬：肩胛提肌的触发点长期存在，伴有斜方肌上部、颈夹肌和斜角肌的筋膜粘连，通常导致颈椎旋转关节活动度明显受限 • 肩胛提肌收缩可引起肩胛旋转，肩胛盂也发生相似的旋转导致症状加重 • 肩肱节律紊乱

（续表）

诱发因素	过载	• 急性 ○头部转动的正面撞击 ○坠落（滑雪、滑雪板、骑马等） • 慢性（比创伤更常见） ○姿势性压迫 – 用肩把电话听筒靠在耳朵上 – 单肩背包 – 不适宜的工作姿势（从事打字或计算机工作时没有前臂支撑或键盘太高） – 以一种缩短的、收缩的姿势睡觉（在沙发上、火车上、飞机上等） ○心理压力情境，防御姿态（图 2.65）
	其他肌肉的触发点	• 如果与肩胸关节囊稳定相关的触发点（前锯肌、下斜方肌、菱形肌、胸小肌）影响了肩胛骨在胸壁上的稳定，作为代偿，肩胛骨固定于颈椎（而不是胸壁），肩胛提肌形成触发点
	激活机制	• 受凉
治疗建议	• 某块肌肉经常出现活跃的触发点 • 如果存在活跃的触发点，休息时可有明显的疼痛 • 缩短的肩胛提肌张力增高，导致肩胛骨旋转，肩胛盂转向下方，使撞击症状加重 • 手法治疗的合适体位：俯卧位（图 7.98 a，b；7.99；7.100 a）、侧卧位（图 7.98 c，图 7.100 b）、仰卧位（图 7.95 b）或坐位（图 7.101） • 肩胛提肌位置较远，但与脊柱大致平行：其颅侧纤维延伸至寰椎横突，较易触诊 • 触发点常见于肩胛提肌： ○肩胛提肌与斜方肌上部前缘交叉的位置（图 7.98） ○肩胛上角附近的肌 – 腱交界区，可通过斜方肌中部直接或间接得到治疗。直接治疗要求首先在斜方肌上部前缘与肩胛提肌之间进行筋膜分离（技术Ⅳ）；治疗师使肩胛骨抬高，放松斜方肌上部，从而触诊肩胛骨上角，并直接治疗肩胛提肌的附着位置（图 7.100） • 颈椎旋转活动度受限（斜颈）的原因是： ○肩胛提肌紧张 / 缩短 ○筋膜与邻近肌肉的粘连→筋膜分离（技术Ⅳ）对于肩胛提肌、斜方肌上部和颈夹肌（图 7.123），以及肩胛提肌、斜方肌上部和斜角肌之间是很重要的（图 7.101） • 斜颈：相关的触发点主要位于颈夹肌	
建议患者	• 避免诱发和持续因素 ○工作场所的人体工程学分析 ○避免着凉（晚上用围巾） • 用另一只手或网球自我治疗触发点 • 牵伸（图 7.102） • 训练：促进肩胛骨稳定 / 肩胸节律协调运动（肩胛骨运动控制）	

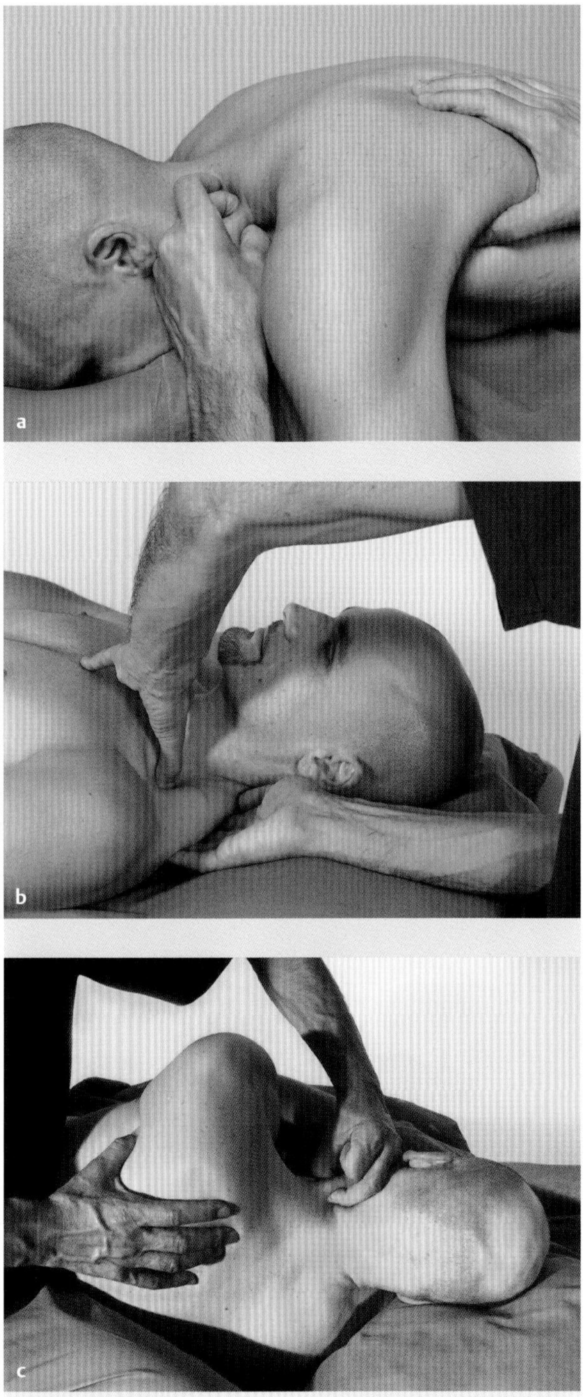

图 7.98 手法按压（技术 I）或触发点牵伸（技术 II）
a. 俯卧位治疗
b. 仰卧位治疗
c. 侧卧位治疗

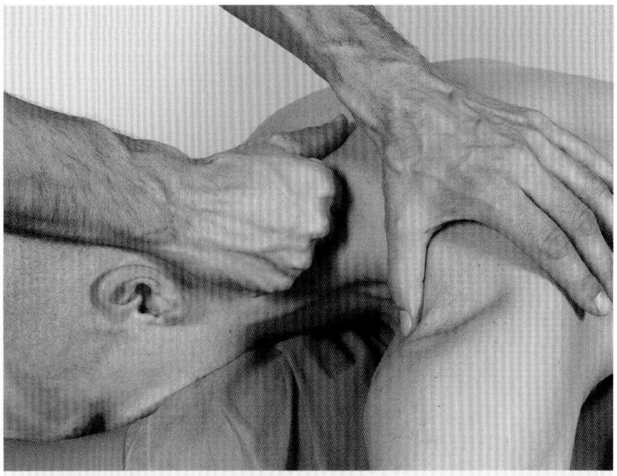

图 7.99 筋膜牵伸（技术 III）

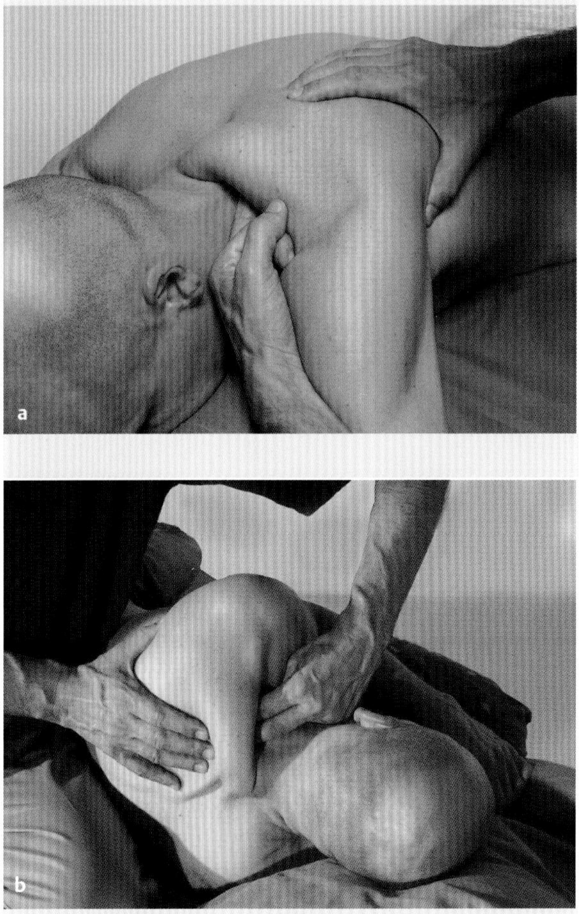

图 7.100 筋膜松解（技术 IV）治疗斜方肌上部与肩胛提肌；在肩胛骨上角附近的肌腱附着处牵伸触发点（技术 II）
a. 俯卧位治疗
b. 仰卧位治疗

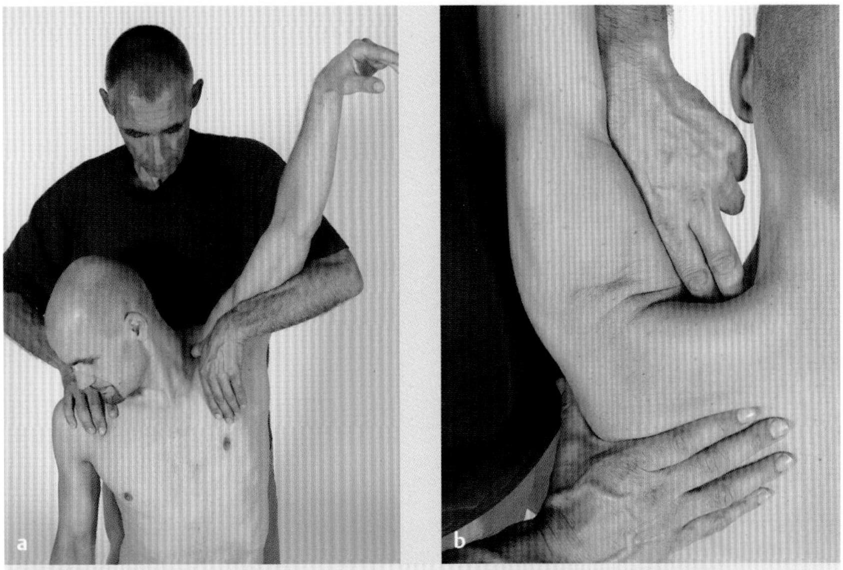

图 7.101　筋膜松解（技术 IV）治疗肩胛提肌、斜方肌上部和斜角肌（图 7.87b）
a. 拇指筋膜松解技术：前视图
b. 食指和中指筋膜松解技术：后视图

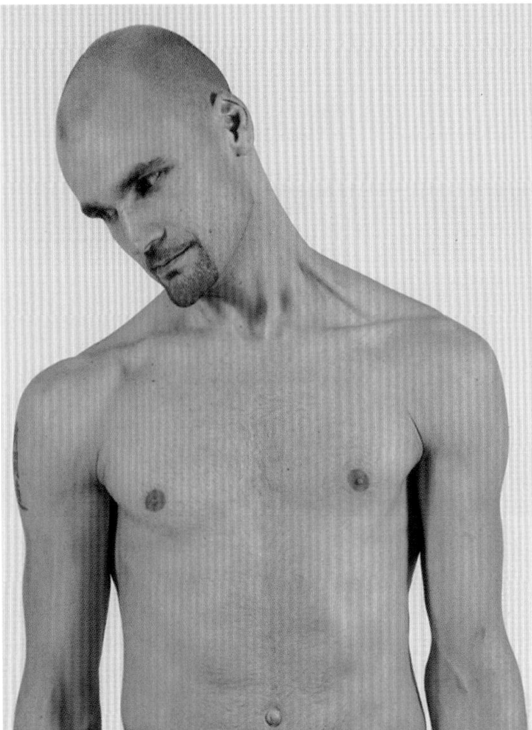

图 7.102　左侧肩胛提肌自我牵伸（技术 V），颈椎侧屈、屈曲、反方向旋转，肩胛骨同时下降（手朝向地面伸展）

7.2.3 胸锁乳突肌

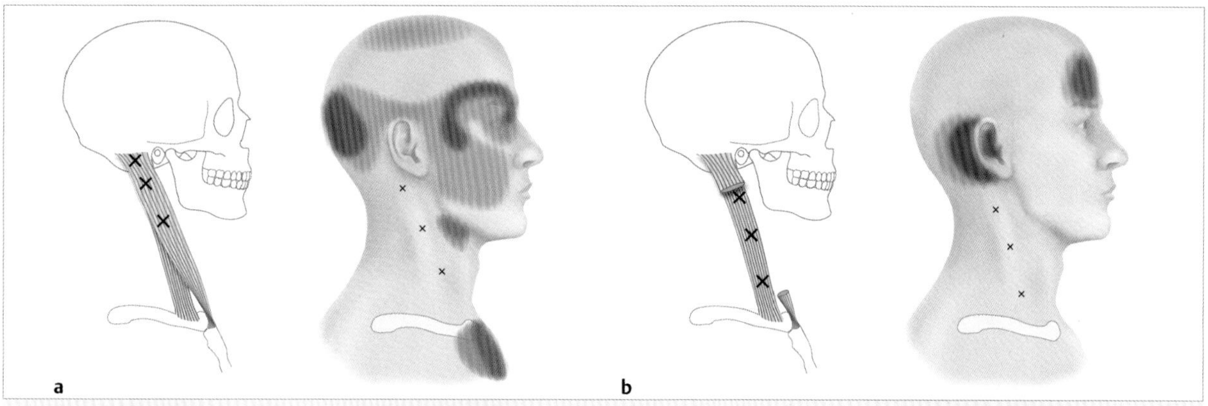

图 7.103 胸锁乳突肌
a. 浅头（胸骨部）
b. 深头（锁骨部）

解剖 （图 7.2b， 图 7.87）	起点 （两头）	• 浅头：胸骨（胸骨柄） • 深头：锁骨（内侧三分之一）
	止点	• 乳突和上项线（外侧半至三分之二）
	神经支配	• 副神经（CN XI）和颈丛分支（C1–C2）；迷走神经、锥束和内侧纵束直接发支支配，协调头和眼睛运动
机能	颈椎及头	• 动力学 ○ 单侧运动 – 旋转：头和颈椎向相反方向转动 – 侧屈：头和颈椎向同方向倾斜 ○ 双侧运动： – 伸展（上颈椎）：头 / 上颈椎向后屈曲 – 屈曲（下颈椎）：头 / 下颈椎向前屈曲 – 前移：将头向前拉 • 稳定：下颌运动：说话，咀嚼（图 9.33）
	其他机能	• 辅助呼吸肌：在强迫吸气时激活（运动员），但不能有效地增加呼吸 • 参与空间定向、平衡感知和运动协调 • 在猴子实验中，C1~C3 的感觉输入被破坏，导致空间定向障碍、平衡失调和运动失调（Travell 和 Simons，1999）
牵涉痛 （图 7.103）	• 主要在头部：前额，颞部，头顶，眼周和眼后，耳内和耳后，枕部，面颊	
临床表现	疼痛	• 三叉神经区头痛（牵涉区）：非典型三叉神经痛
	机能障碍支配	• 眼睛症状：流泪、结膜发红、上睑下垂、视力障碍（视力模糊、混浊） • 头晕，平衡和协调障碍 • 恶心，癔病 • 听力下降
诱发因素	过载	• 急症：如在车祸中挥鞭样损伤，在台阶上跌倒，滑雪，单板滑雪，骑马 • 慢性： ○ 仰头工作：粉刷天花板，挂墙纸，在黑板上写字，挂窗帘 ○ 将头部保持前移的姿势：骑低车把自行车；不将头浸入水中的蛙泳；坐在电影院、剧院或音乐会的前排，观看有一较高的舞台；佩戴远近两用眼镜用电脑工作等 ○ 仰卧起坐训练腹肌力量（前段稳定性不足） ○ 长时间保持头部旋转的姿势：电脑屏幕放在侧面，看书时躺在床上，灯在侧面 ○ 不停地左右转动头部（在火车上望着窗外，自由泳）

（续表）

	激活机制	● 着凉
	其他肌肉的触发点	● 如果颈椎的局部稳定肌（颈深前肌和颈深后肌）因活跃触发点的存在而不能发挥稳定机能，那么整体稳定肌和整体运动肌，如胸锁乳突肌，将试图代偿达到稳定，由此引发肌肉过载，引发活跃触发点形成或失控
治疗建议	● 经常出现活跃的触发点的肌肉之一 ● 胸锁乳突肌触发点是最常见的头痛原因之一（Dejung，2009） ● 头部前移提示胸锁乳突肌缩短，常与活跃的触发点有关 ● 挥鞭样损伤的关键肌肉 ● 手法治疗的合适体位：由于对触发点施加强压力时可出现短暂的头晕和自主神经症状（恶心），治疗期间患者最好仰卧（图 7.104，7.107）或侧卧（图 7.106b） ● 在治疗挥鞭样损伤（也包括所有其他头和颈部疼痛的患者）时，胸锁乳突肌触发点治疗通常与颈深前肌的治疗和节段稳定肌的训练相结合 ● 指导患者自我治疗（图 7.108） ● 从进化的角度看，胸锁乳突肌和斜方肌关系密切。面部、喉部、咽部肌肉都来自鳃弓和内脏弓的间质（内脏肌肉）；与躯干和四肢的其余肌肉相比，上述肌肉是由原始分段体节（躯体肌肉）的肌节发育而来的。当胸锁乳突肌出现触发点时，斜方肌上部也较易受到影响（反之亦然）	
建议患者	● 消除诱发和持续因素 ○ 减少习惯性的头向前平移：感觉训练；骨盆的位置是头平衡的基础（积木塔） ○ 工作场所的人体工程学分析 ○ 避免示范 ● 另一只手的触发点自我治疗（图 7.108） ● 伸展：伸展胸锁乳突肌 ○ 通过头后移、下颈椎伸展、收紧下颏（上颈椎屈曲/倾斜），反向侧压并向同一方向旋转（这并不容易做到） ○ 患者用手钳夹胸锁乳突肌同时扭转，从而预先牵伸该肌肉；然后，患者将头和颈椎旋转至同侧，使肌肉得到牵伸（这种牵伸变化对大多数患者来说更容易进行；图 7.108）	

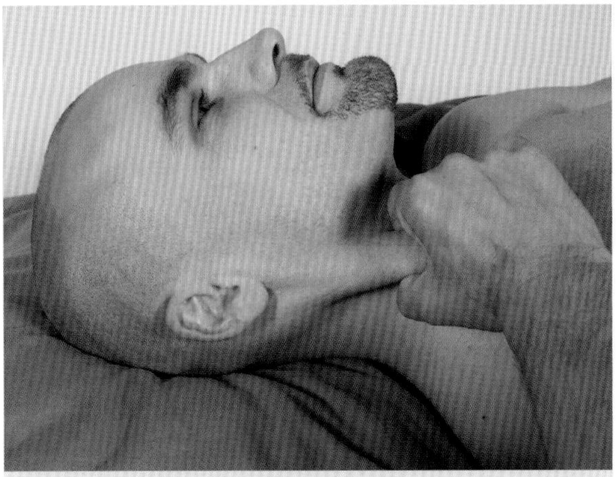

图 7.104　用钳夹式手法进行按压（技术 I）

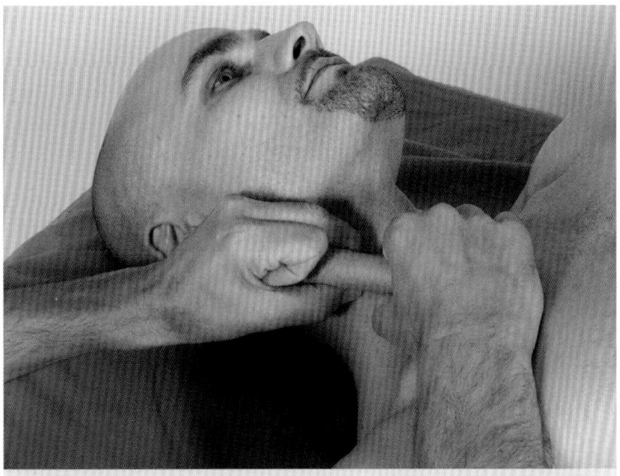

图 7.105　牵伸触发点（技术 II）。治疗师用左手将胸锁乳突肌从斜方肌上拉开（技术 IV），从而实现预牵伸。绷紧的肌肉更容易触诊，且在治疗时用手钳夹时不太可能滑出。头部从一侧到另一侧轻微旋转会导致触发点在治疗师的手指下轻微地前后移动（技术 IIb）

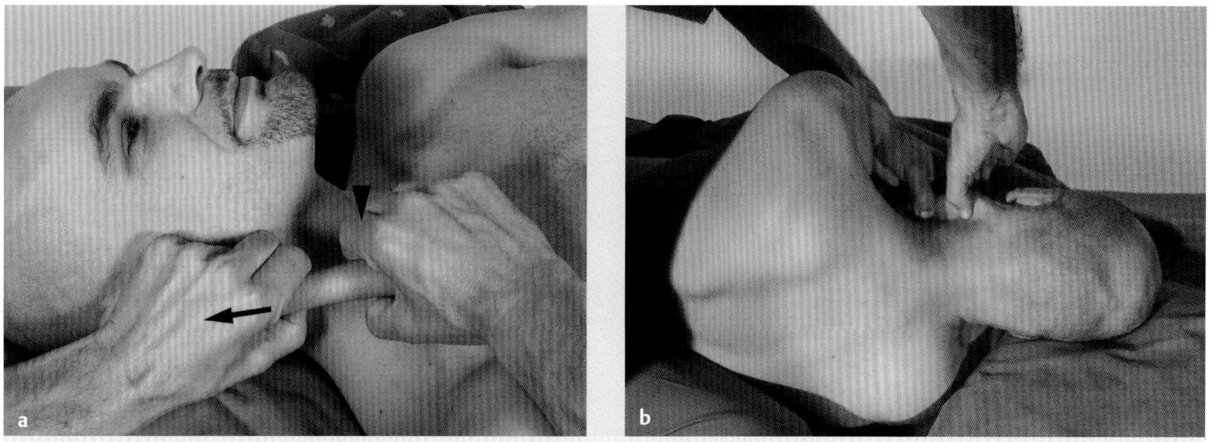

图 7.106　筋膜牵伸（技术 III）：治疗师用一只手（这里是右手）固定胸锁乳突肌，同时用另一只手（左手）的手指向肌肉施加完全的压力，同时将肌肉从固定的手中抽出。这使得治疗师能够对胸锁乳突肌进行细致、系统的牵伸（如同挤牙膏）

a. 仰卧位治疗

b. 侧卧位治疗

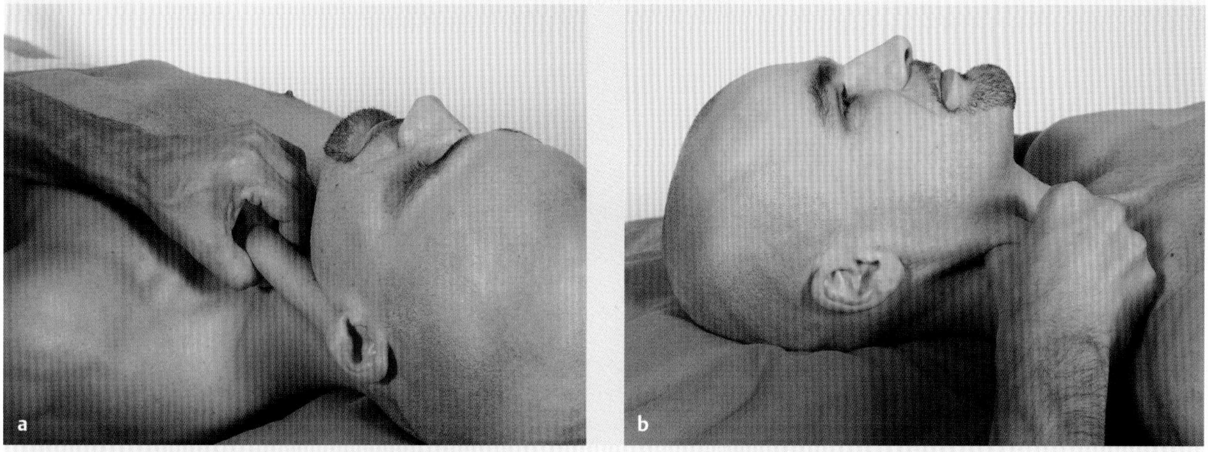

图 7.107　胸锁乳突肌和斜方肌之间的筋膜分离（技术 IV）

a. “握把”

b. 握紧点火钥匙：治疗师用手钳住胸锁乳突肌并使其与下方的斜角肌分离，同时旋转（图中为顺时针方向），就像转动点火钥匙一样

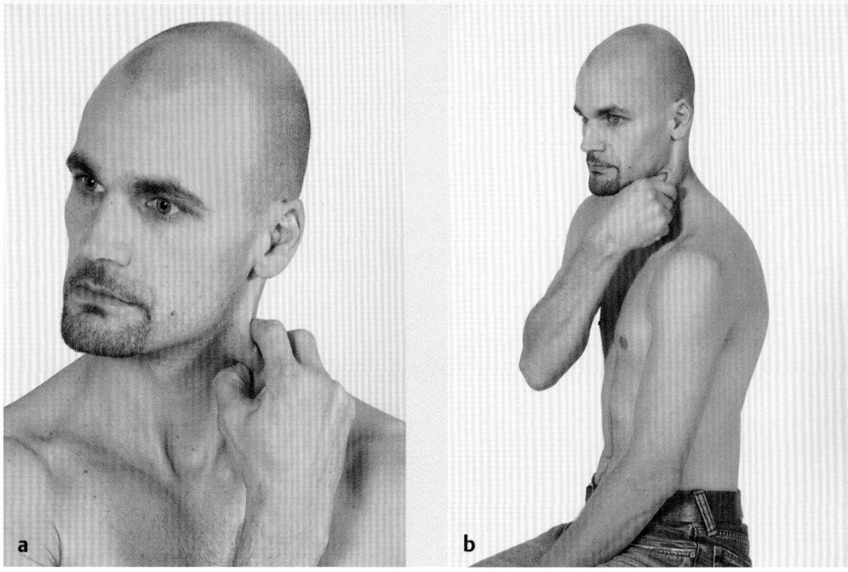

图 7.108　自我治疗与牵伸

a. 自我治疗：患者用手钳住胸锁乳突肌，将其与下方的斜角肌分离（技术 IV）。因此触发点很容易治疗（技术 I 和技术 II）

b. 自我牵伸：患者扭转胸锁乳突肌，就像用点火钥匙发动汽车一样，从而使胸锁乳突肌预牵伸；接着头部向同侧旋转，然后牵伸肌肉

7.2.4 斜角肌

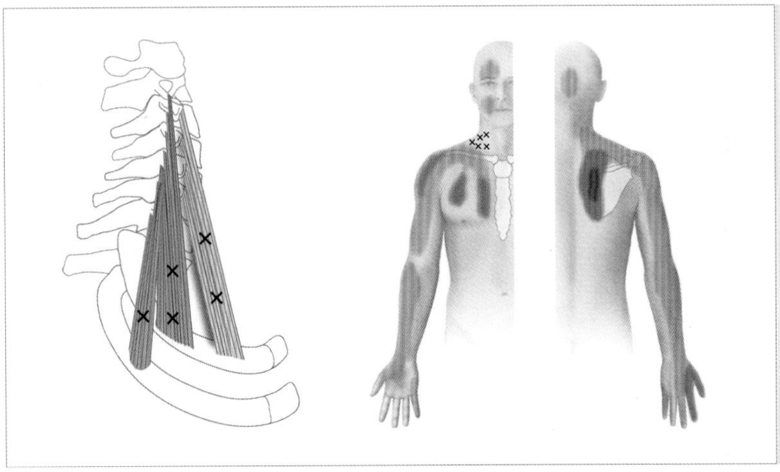

图 7.109 斜角肌

解剖（图 7.87~7.89）	•前斜角肌	
	起点	•C3~C6 横突（前结节）
	止点	•第一肋
	•中斜角肌	
	起点	•C2~C7 横突（后结节）
	止点	•第 1 肋
	•后斜角肌	
	起点	•C5~C7 横突（后结节）
	止点	•第 2 肋（有时也止于第 3 肋）
	斜角肌可理解为肋间肌向颅侧的延伸。臂丛和锁骨下动脉穿过位于前、中斜角肌间的斜角肌间隙（斜角肌间隙或斜角三角形；图 7.87 b，参见图 8.3）	
	神经支配	•脊神经 C2~C7 前支，直接来自臂丛
机能	固定端：肋骨	•颈椎侧屈（主要为中斜角肌：颈椎侧屈的主要肌肉） •颈椎旋转 ○对侧的：前斜角肌 ○同侧的：后斜角肌 •颈椎屈曲（双侧前斜角肌收缩）
	固定端：颈椎	•升起第一和第二肋骨（用力吸气）
牵涉痛（图 7.109）	•前方：至胸腔（如果在左边，类似心绞痛） •侧方：至手臂（上臂肘部前臂手指） •后方：肩胛骨内侧缘 / 肩胛骨区域（常见） •上方：头痛（脸、前额）	
临床表现	疼痛	•肩胛骨内侧缘，肩胛下和肩胛间，胸腔 •肩部，整个手臂辐射到手指，桡侧和 / 或尺侧 •偶尔头痛（脸或前额） •心绞痛样疼痛（如左侧）

（续表）

	机能障碍	• 以下运动颈椎活动相对受限 ○侧屈 ○旋转 ○伸展 • 斜角肌综合征 ○由神经肌肉卡压引起（胸廓出口综合征）：通过前、中斜角肌间的斜角肌间隙和肋锁通道的神经血管束受压（臂丛和锁骨下动脉、静脉和淋巴管卡压，见章节 8.2.1；图 8.3） ○触发点引起的肌筋膜问题（疼痛、营养紊乱） ○症状：感觉运动和血管运动障碍，表现为麻木、感觉异常、疼痛、前臂和手无力感、手水肿 • 第 1 肋处反复出现触发点
卡压	臂丛	• 斜角肌综合征（胸廓出口综合征）：走行于斜角肌裂孔和肋锁通道（臂丛、锁骨下动脉以及静脉和淋巴通道）的神经血管受压（见章节 8.2.1；图 8.3）
诱发因素	过载	• 急性：创伤性过载，如侧方施加外力的挥鞭样损伤 • 慢性： ○用手拉、举、拖（遛狗、骑马、航海等） ○电话听筒夹在肩和耳之间 ○斜颈（习惯性或由于腿长差异） ○腹肌训练，前段不稳的仰卧起坐 ○不合适的睡姿（枕头） ○颈椎间盘突出 ○异常呼吸模式（反常呼吸、慢性咳嗽、哮喘，运动：短跑、游泳等）
治疗建议	• 肩胛骨内侧和下方疼痛，80% 以上可通过刺激斜角肌触发点而引发。因此，出现肩胛内侧疼痛时，应触诊斜角肌 • 如对肩胛骨区域触发点（胸椎区域的竖脊棘肌、后上锯肌、菱形肌、斜方肌）的治疗没有达到预期效果，则可能存在潜在触发点，通过触诊检查斜方肌 • 胸部出口综合征可由以下原因引起： ○臂丛在斜角肌间隙处的卡压 ○肋锁下通道卡压：紧张和缩短的斜角肌抬高了第一肋，压迫臂丛神经，锁骨下动脉、静脉及淋巴 • 若肩、臂症状不明确或为弥漫性，应治疗斜角肌 • 手法治疗的合适体位：仰卧位（图 7.110~7.114）、侧卧位或坐位 • 前斜角肌通常位于容易触及的斜角肌间隙内侧（可通过锁骨下动脉搏动来确定），并在很大程度上与胸锁乳突肌重叠。在胸锁乳突肌外侧缘（图 7.110，7.111a）、胸骨和头颈部或胸锁乳突肌内侧缘（图 7.111b）可触及前斜角肌 • 中斜角肌位于斜角肌裂孔的外侧（图 7.112）。吸气时其纤维束可被触及 • 后斜角肌（图 7.113）通常与中斜角肌难以鉴别。其构成斜角肌的最后部分，位于肩胛提肌前方。 • 斜方肌和胸锁乳突肌间的筋膜分离（技术Ⅳ）是重要的（图 7.107，7.108）；若颈椎旋转受限，还应在后斜角肌、肩胛提肌和上斜方肌之间进行筋膜分离（图 7.101）	
建议患者	• 避免诱发和持续因素 ○体态训练 ○呼吸技巧 ○如果需要，矫正双下肢长度的差异 • 触发点的自我治疗 • 牵伸（图 7.115） • 训练：颈椎节段稳定性的练习	

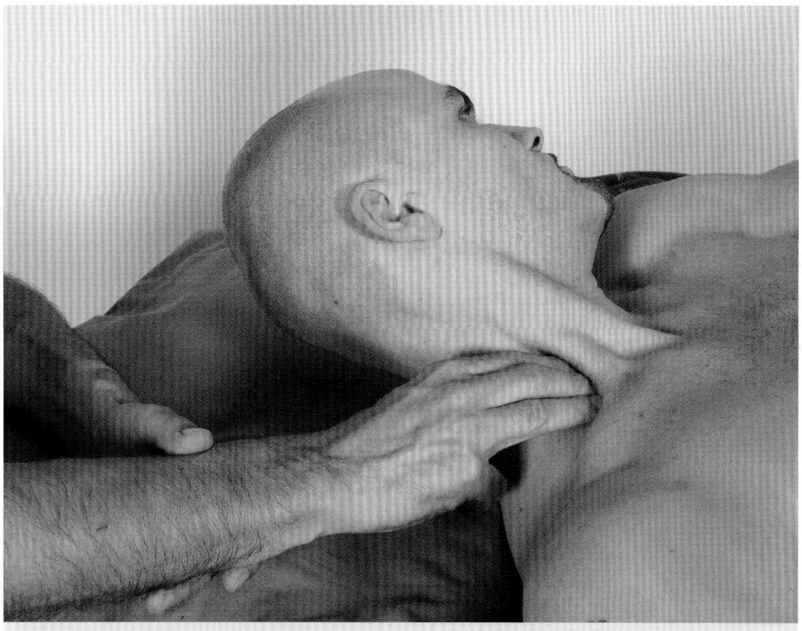

图 7.110　触诊前斜角肌和筋膜（技术 IV）：位于胸锁乳突肌后缘，抬头时较明显。前斜角肌部分被胸锁乳突肌覆盖。若治疗师首先在胸锁乳突肌使用筋膜松解技术，或将其推到一边，此区域才可治疗（图 7.111）

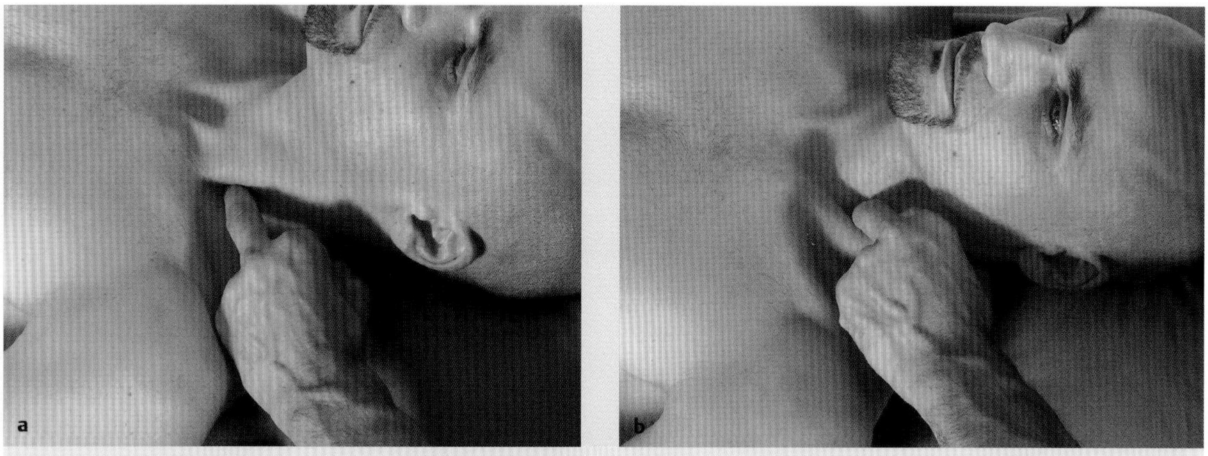

图 7.111　前斜角肌：手法按压（技术 I）和牵伸前斜角肌的触发点（技术 II）。前斜角肌部分为胸锁乳突肌覆盖，在此处，可直接治疗胸锁乳突肌。当患者深呼吸时，通常可较容易地感受到斜角肌张力变化

a. 从胸锁乳突肌外侧缘开始治疗

b. 从胸锁乳突肌内侧缘开始治疗。把胸锁乳突肌推向外侧，前斜角肌在胸锁乳突肌下方

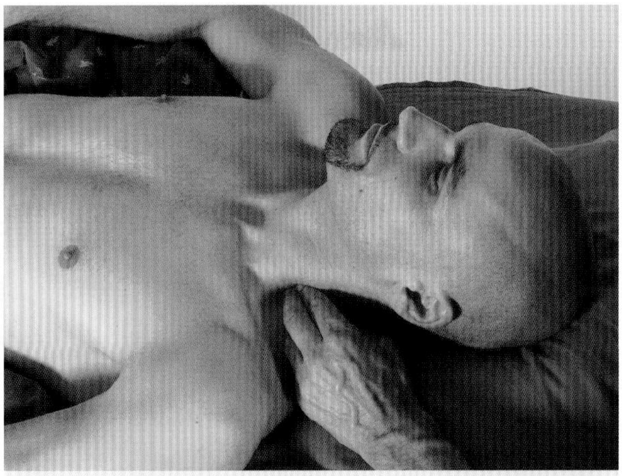

图 7.112 中斜角肌：手法按压（技术 I）。头部和颈椎轻微旋转，先转向一侧，然后转向另一侧，牵伸触发点区域（技术 IIb）

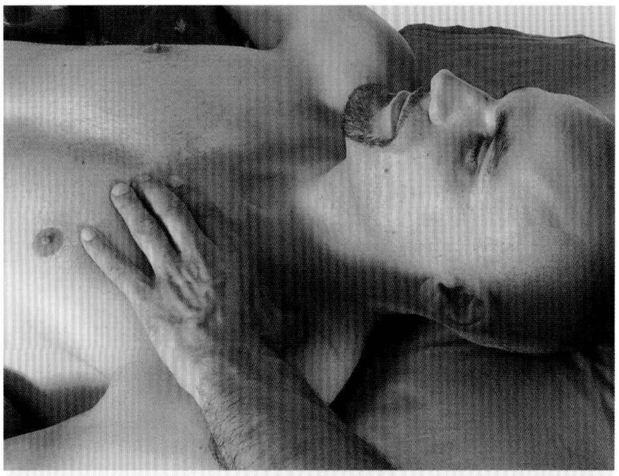

图 7.113 后斜角肌：手法按压（技术 I）、牵伸伸触发点区域（技术 II），无法准确触诊中、与后斜角肌的边界。肩胛提肌与后斜角肌的后部相邻

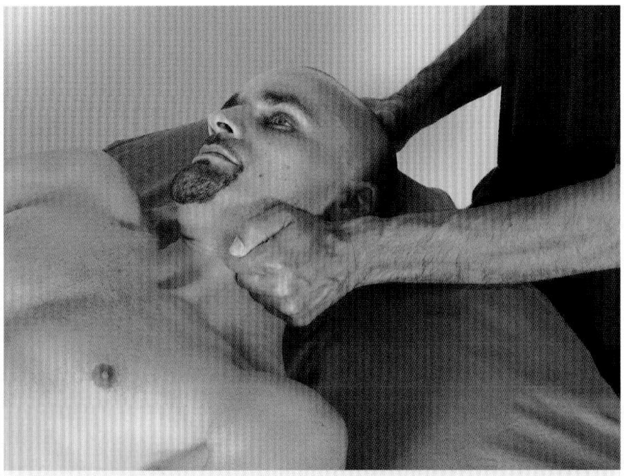

图 7.114 筋膜牵伸（技术 III）：治疗师用关节沿肌肉从颅端向足端缓慢滑动，同时患者将头部缓慢地转向另一侧

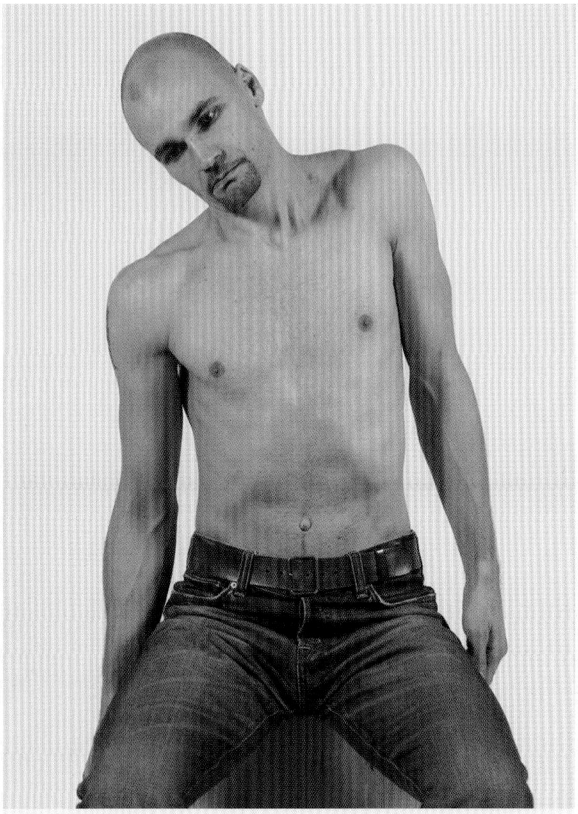

图 7.115 自我牵伸（技术 V）：抬起左肩，使左侧斜方肌上部放松，肌肉处于无张力状态。此时，斜方肌上部下面的斜角肌被侧弯的颈椎牵伸

7.2.5 深层椎前肌：颈长肌、头长肌、头前直肌、头外侧直肌

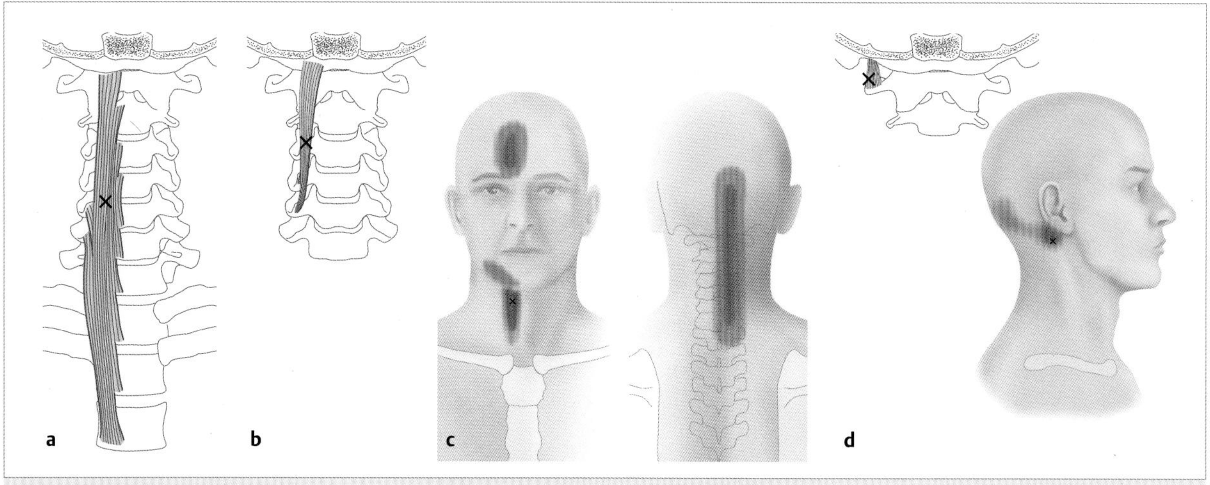

图 7.116 椎前肌：深层

a. 颈长肌

b. 头长肌

c. 颈长肌和头长肌的牵涉痛区

d. 头外侧直肌

解剖（图 7.87b，7.88，7.89）	• 颈长肌	
	起点	• 垂直部：T5~C3 前 • 上斜部：C3~C5 横突（前结节） • 下斜部：T1~T3 前
	止点	• 垂直部：C2~C4 前 • 上斜部：寰椎（前结节） • 下斜部：C5–C6 横突（前结节）
	• 头长肌	
	起点	• C3~C6 横突（前结节）
	止点	• 枕骨（基底部）
	• 头前直肌	
	起点	• 寰椎横突（侧块）
	止点	• 颅底（枕骨基底部，枕骨大孔前）
	• 头外侧直肌	
	起点	• 寰椎横突（侧块）
	止点	• 枕骨基底部（枕髁外侧）
	神经支配	• 颈长 / 头长肌：颈丛的直接分支（C1~C6） • 头前直肌 / 外侧直肌：C1 前支
机能	颈椎稳定性	• 主要机能是运动控制：局部稳定
	颈椎运动性	• 颈椎和头部屈曲（双侧活动） • 颈椎侧屈（单侧收缩）
牵涉痛（图 7.116）	• 颈椎前方深部痛 • 后颈痛 • 头痛	

（续表）

临床表现	疼痛	• 牵涉痛区域疼痛，休息和运动时都会疼痛 • 整个手臂可能会有感觉异常（“酸软无力”，刺痛）
	机能障碍	• 深层稳定性肌群无力，不能稳定颈椎 ○ 感觉无法保持头部稳定 ○ 斜角肌和胸锁乳突肌被迫代偿（保持稳定）——持续过载，从而在斜角肌和胸锁乳突肌导致触发点的形成和持续存在 • 颈椎伸展受限 • 头晕（见下文）
诱发因素	过载	• 急性：颈椎挥鞭样损伤 • 慢性：头部位置不佳的（工作）姿势，如仰头工作（油漆工、电工等）
	过伸	• 急性：颈椎挥鞭样损伤
治疗建议	• 颈深屈肌的主要机能是维持稳定 ○ 颈前肌的触发点会影响其稳定颈椎的能力，从而导致斜角肌和胸锁乳突肌代偿性过载 ○ 潜伏期触发点的治疗：颈前深肌触发点常无疼痛，但与机能障碍相关；出于机能的考虑和相互联系，为了颈椎局部稳定，有必要对潜伏（相对于疼痛）触发点进行治疗 • 本体感觉机能：颈（后、前）深层肌具有重要的本体感觉机能；如果该机能异常，就会导致头晕 • 手法治疗的合适体位：仰卧位（图 7.117）或侧卧位 • 颈长肌和头长肌可用以下方法触诊： ○ 颈椎正中前方：首先，于胸锁乳突肌内侧触诊颈动脉，把整个咽喉部推向对侧（图 7.117a），可使触诊颈动脉的轻度压力减小。然后手指于近乎垂直的角度在颈动脉和咽道之间进行深部触诊（图 7.89），直到手指触及坚硬感（图 7.117b）：用手指轻微的上下移动，椎体和椎间盘很容易触诊（竹节样）。椎骨前肌群不是在中间的位置而是稍偏外侧（图 7.117c）。若颈后垫枕，做轻微的点头动作时可感觉到深层颈前肌的张力变化 ○ 颈椎横突毗邻胸锁乳突肌后缘——外侧为颈动脉（图 7.89 b）。从此处开始，治疗师可触诊和治疗颈椎前内侧深层较广泛区域的肌肉。微点头动作有助于识别肌肉 • 颈长肌、头长肌和头前直肌不能通过触诊或机能来区分 • 对于颈长肌、头长肌和头前直肌，可以在颈部微屈 / 倾斜和颈部微伸 / 下垂的情况下，通过技术Ⅰ或谨慎的技术Ⅱ进行治疗（图 7.117c） • 不要压迫喉和颈动脉 • 触诊头外侧直肌：触诊乳突，寰椎横突在其前方。触诊手指朝向茎突并稍向后转，保持在胸锁乳突肌前；当患者主动向同侧侧屈颈椎时，可通过触诊感受深层肌肉的收缩。治疗时应谨慎，并应仔细考虑对该区域造成明显的刺激（头晕、恶心、疼痛）。对邻近的三条脑神经（副神经、舌咽神经和迷走神经）和椎动脉的刺激，可能引发上述症状。头外侧直肌是重要的深部，作用不容忽视，否则颈椎过载可导致触发点持续存在，引发机能障碍 • 同时强化颈部深部稳定肌是非常重要的（图 7.119）	
建议患者	• 避免诱发和持续因素 ○ 姿势检查与训练（检查习惯性头部姿势） ○ 工作场所的人体工程学分析 • 轻柔牵伸（图 7.118） • 局部稳定肌的训练（图 7.119）	

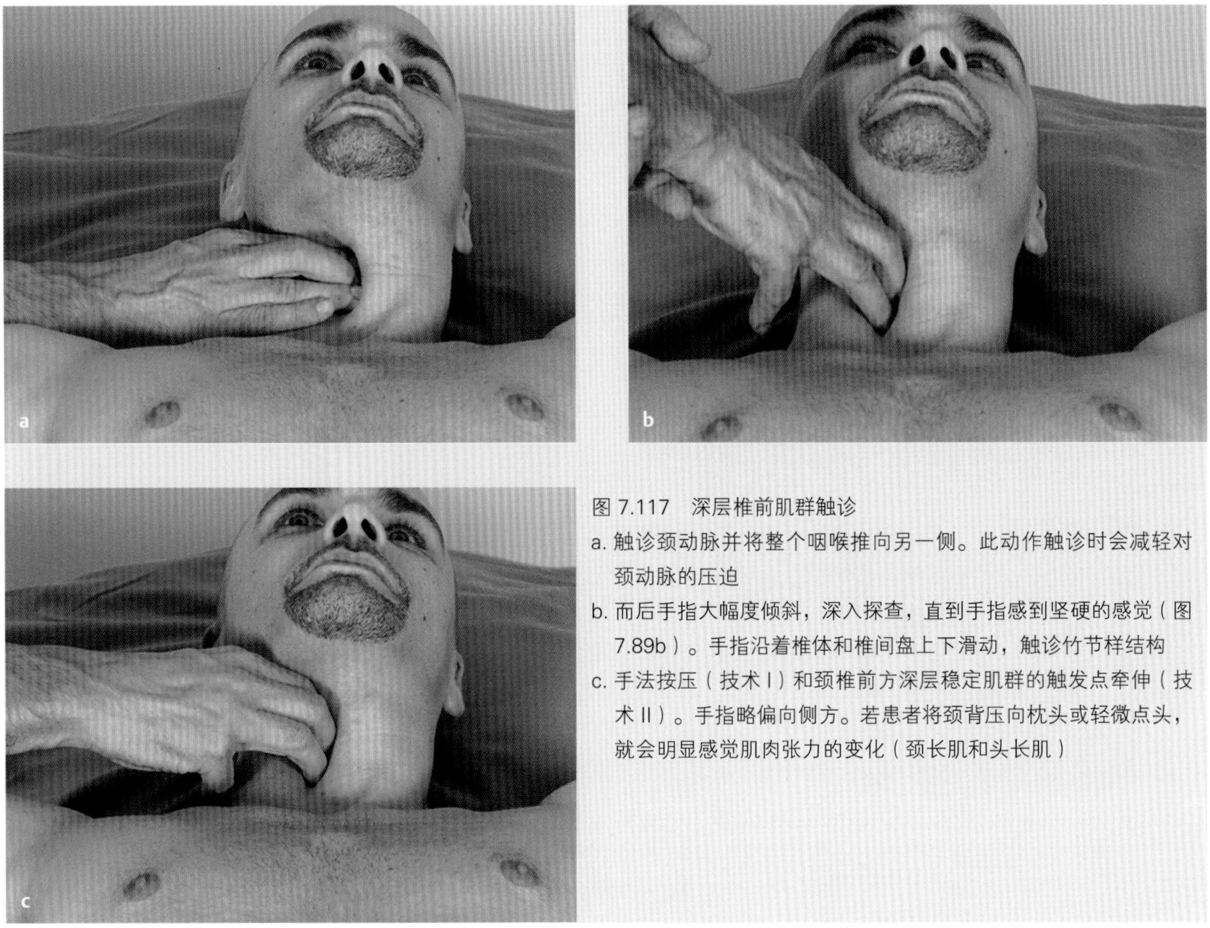

图 7.117　深层椎前肌群触诊

a. 触诊颈动脉并将整个咽喉推向另一侧。此动作触诊时会减轻对颈动脉的压迫

b. 而后手指大幅度倾斜，深入探查，直到手指感到坚硬的感觉（图 7.89b）。手指沿着椎体和椎间盘上下滑动，触诊竹节样结构

c. 手法按压（技术 I）和颈椎前方深层稳定肌群的触发点牵伸（技术 II）。手指略偏向侧方。若患者将颈背压向枕头或轻微点头，就会明显感觉肌肉张力的变化（颈长肌和头长肌）

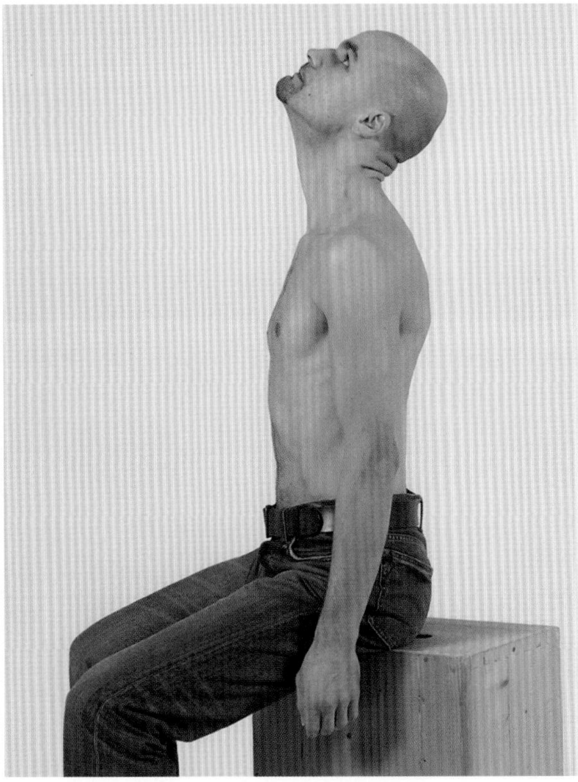

图 7.118　自我牵伸（技术 V）

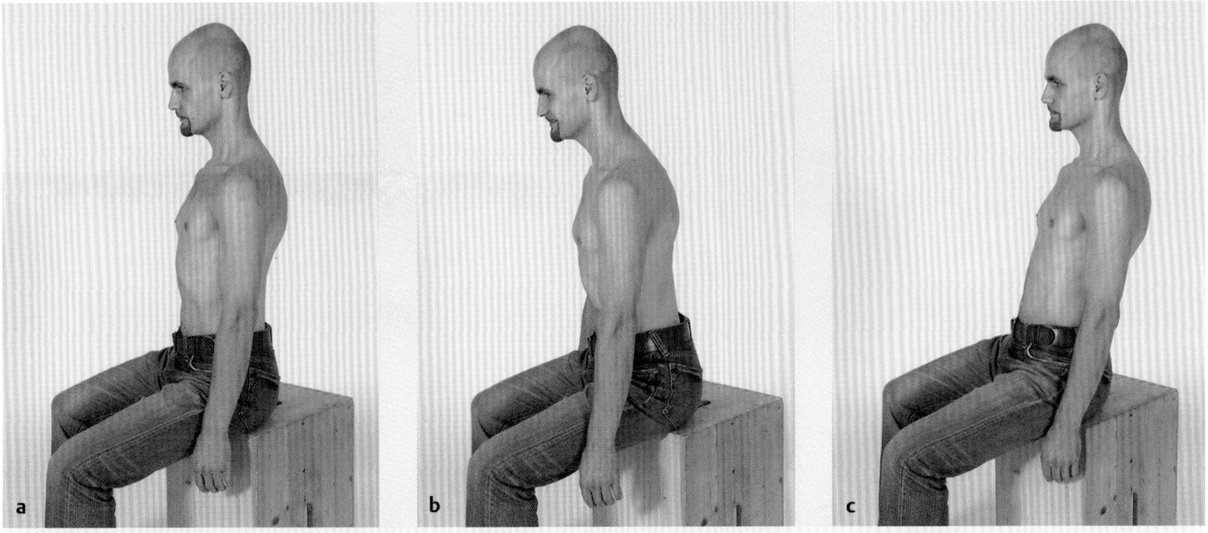

图 7.119　颈深肌群和躯干稳定性机能训练（技术 VI）
a. 起始姿势：患者坐直，背部如"积木"直立
b. 身体轴向前倾会激活颈椎和躯干后方肌群。前屈越小，对局部深处肌群稳定性的刺激越明显
c. 身体轴向后倾，激活颈椎和躯干前方的肌肉。后倾角应保持至位于浅层的整体肌肉（胸锁乳突肌、舌骨上肌、舌骨下肌和前斜角肌）未被激活的位置，确保稳定性是由深层肌肉维持的。深层肌肉作为低负荷肌肉，即使在最小负荷下也能被激活

7.2.6 头夹肌和颈夹肌

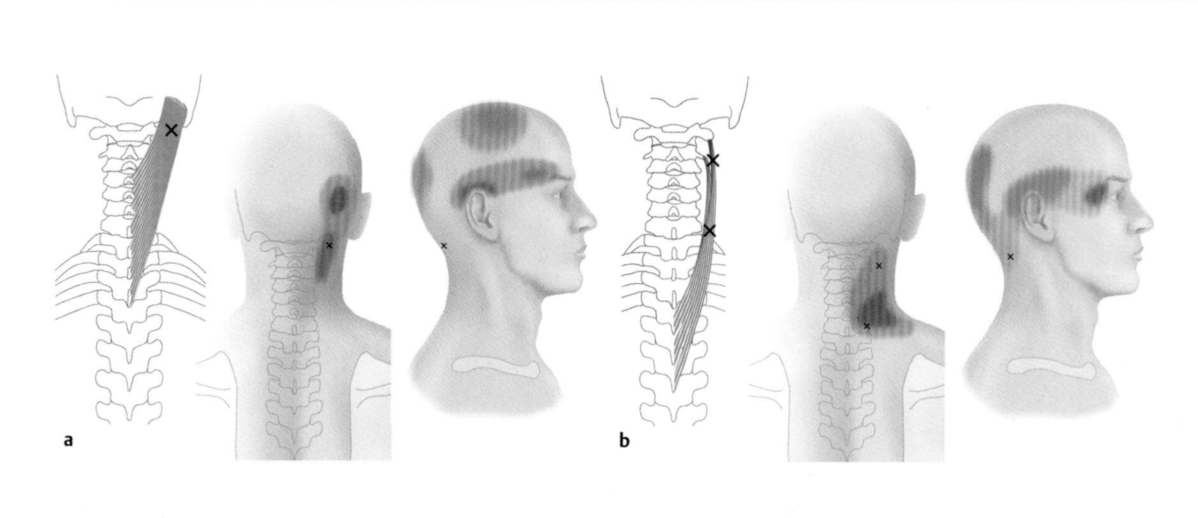

图 7.120 夹肌
a. 头夹肌
b. 颈夹肌

解剖（图 7.87，图 7.90）	• 头夹肌	
	起点	• C4~T3 棘突
	止点	• 乳突（图 7.87）
	• 颈夹肌	
	起点	• 棘突 T3~T6
	止点	• 横突 C1–C2
	神经支配	• C1~C6 后支
机能	• 动态	
	• 单侧运动	• 同侧头与颈椎旋转 • 侧屈（肌电图未证实）
	• 双侧运动	• 颈椎伸展
	• 静态	• 稳定（即阻止头、颈椎屈曲和转动）
牵涉痛（图 7.120）	头夹肌	• 顶、枕、颞等区域疼痛
	颈夹肌	• 头部弥漫性疼痛，尤其集中在眼后 • 颈后部疼痛（如肩胛提肌）
临床表现	疼痛	• 顶、枕、颞等区域疼痛（头夹肌） • 颈部、颅骨和眼部疼痛（颈夹肌）
	机能障碍	• 颈部僵硬、斜颈（颈椎向相反方向旋转受限） • 近视、视觉模糊

（续表）

诱发因素	过载	• 急性：颈椎挥鞭样损伤 • 主要是慢性 ○长时间保持头部前倾或前伸（电脑操作、远视近视两用眼镜、手风琴演奏等） ○不断地左右转动头部（在火车上看窗外、爬行等）或长时间保持头部旋转
	过伸	• 看电视时间过长
	激活机制	• 着凉
治疗建议	• 头夹肌是薄的扁平肌 ○头夹肌仅可在其中段（在斜方肌上部前缘和胸锁乳突肌后缘之间）直接触诊和治疗（图 7.87） ○通过斜方肌上部治疗肌肉下部 ○治疗胸锁乳突肌下方的头夹肌上部（图 7.121） • 颈夹肌上部可直接治疗，下部只能通过斜方肌上、中部间接治疗 • 手法治疗的合适体位：俯卧位（图 7.121，7.123）、侧卧位或坐位（图 7.122） • 若颈椎旋转受限，以下筋膜分离（技术Ⅳ）是重要的： ○斜方肌上部和头夹肌 / 颈夹肌（图 7.123） ○斜方肌上部和肩胛提肌（图 7.101） • 斜颈 ○ 治疗头夹肌和肩胛提肌的触发点 ○ 肩膜分离（技术Ⅳ）很重要（图 7.123，7.101）	
建议患者	• 避免诱发和持续因素 ○姿势检查与训练（检查习惯性头部姿势） ○工作场所的人体工程学分析 ○避免着凉；戴围巾（睡觉也戴围巾） ○考虑用老花镜代替双焦眼镜 • 触发点的自我治疗 • 牵伸肌肉（在淋浴时用热水冲洗颈部，图 7.124）	

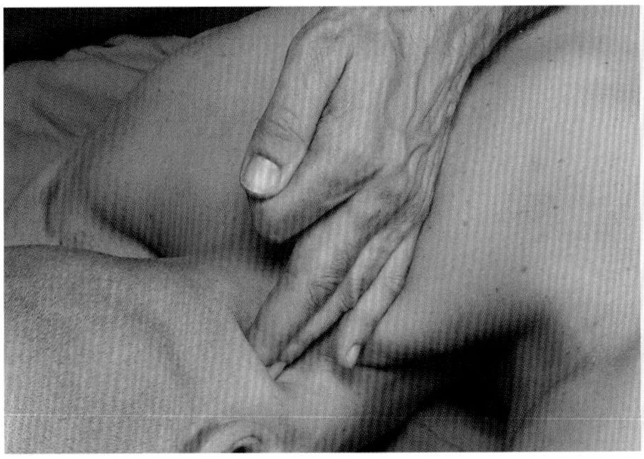

图 7.121　采用技术 I（手法按压）或技术 II（触发点牵伸）治疗头夹肌上部

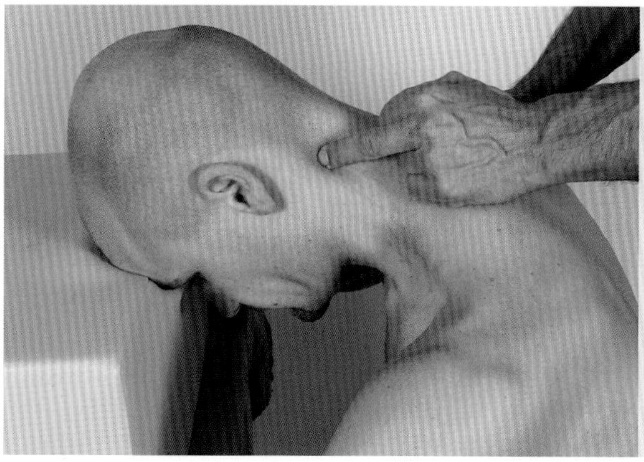

图 7.122　筋膜牵伸（技术 III）

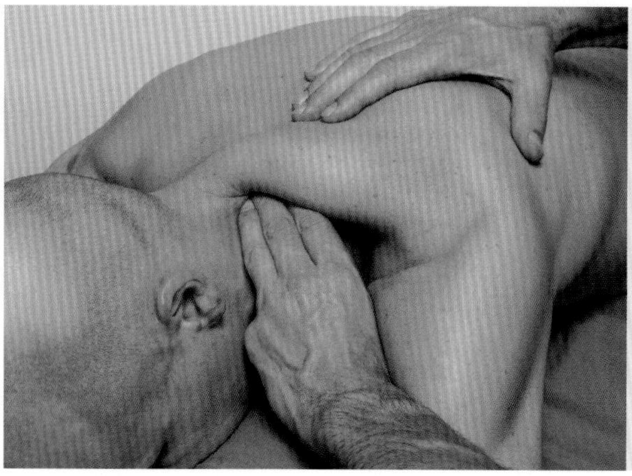

图 7.123　颈夹肌、斜方肌上部和肩胛提肌的筋膜松解（技术 IV）

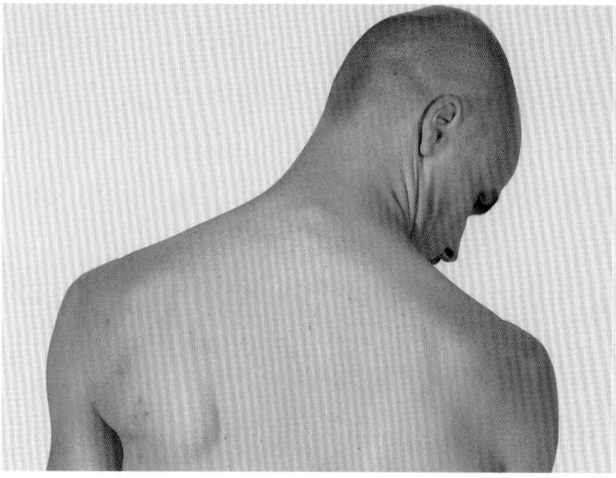

图 7.124　左侧夹肌自我牵伸（技术 V），伴颈椎旋转、屈曲、侧屈

7.2.7 颈竖脊肌：头半棘肌、颈半棘肌、头最长肌、颈最长肌、多裂肌、回旋肌

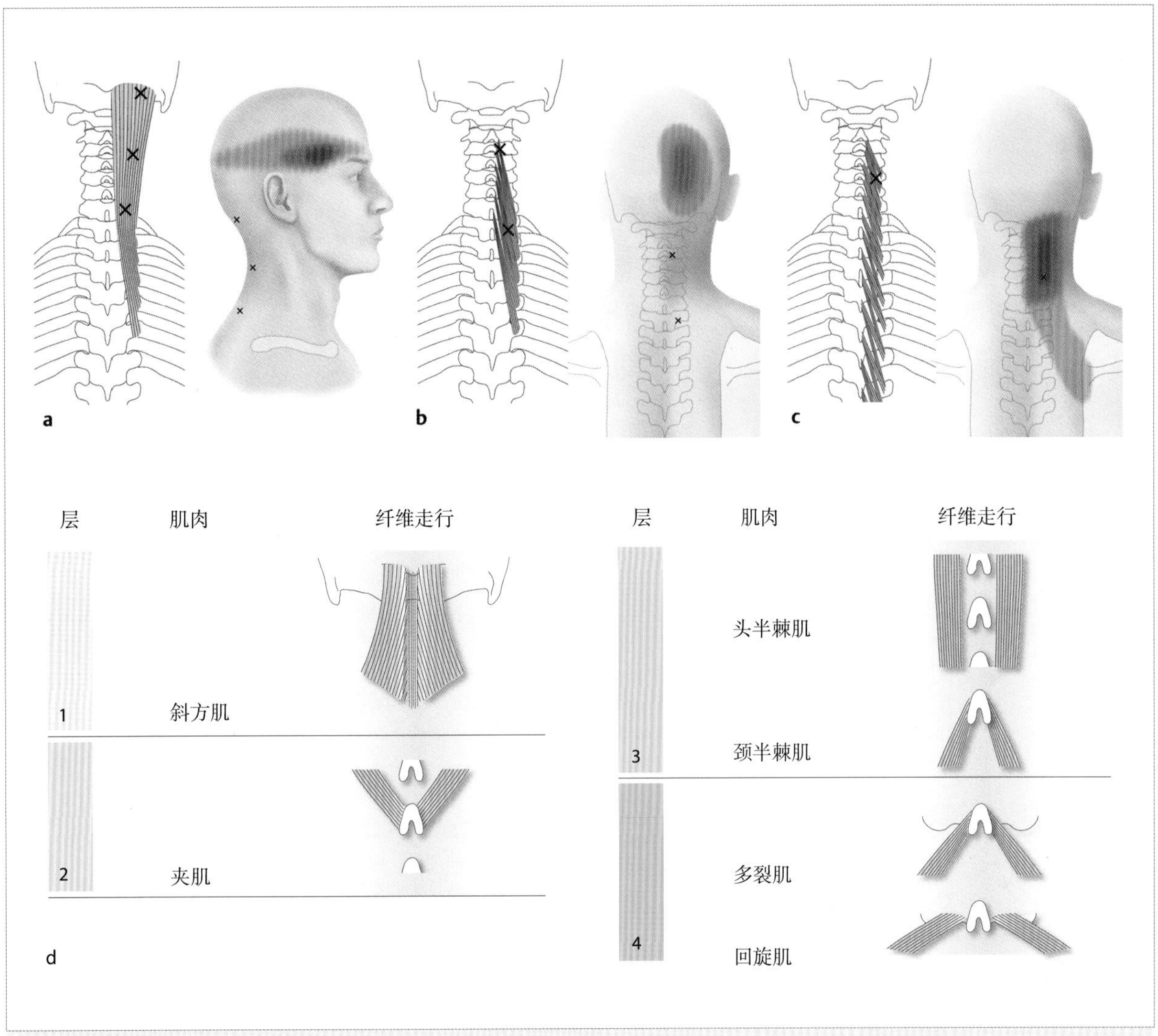

图 7.125 颈竖脊肌

a. 头半棘肌

b. 颈半棘肌

c. 颈多裂肌和回旋肌

d. 纤维方向和颈后肌层的深度。颈后肌的四层结构及其肌纤维的方向不同。第一层最浅表，第四层最深

解剖 （图 7.87，7.89，7.90a）	• 头半棘肌	
	起点	• T1~C6 横突
	止点	• 枕骨，上项线和下项线
	• 颈半棘肌	
	起点	• T1~T6 横突
	止点	• C2~C5 棘突
	• 头最长肌	
	起点	• C7–T1 横突
	止点	• 乳突
	• 颈最长肌	
	起点	• C7~T1 横突
	止点	• C2~C5 横突
	• 颈多裂肌	
	起点	• C4~C7 关节突（下关节突）
	止点	• C2~C5 棘突 • 多裂肌纤维跨越 2~4 节椎骨
	• 颈回旋肌	
	起点	• C3~C7 关节突（下关节突）
	止点	• C2~C6 棘突 • 短回旋肌纤维连接相邻椎骨；长回旋肌延伸至相邻椎体，继续连接下方椎体
	神经支配	• 脊神经后支（C1~C8）
机能	稳定性	• 稳定：阻止头和颈椎屈曲和旋转
	运动	• 双侧运动：头部和颈椎伸展 • 单侧运动 ○颈椎旋转（对侧） ○侧屈（颈半棘肌 / 头半棘肌）
牵涉痛 （图 7.125）	• 颞区，额头 • 枕部 • 颈部（前后） • 肩胛骨内侧缘	
临床表现	疼痛	• 头痛（颞、额、枕） • 颈后疼痛
	机能障碍	• 颈部僵硬（颈椎屈曲严重受限，颈椎旋转受限程度较小） • 头晕，见颈部感受器部分 • 枕大神经穿入头半棘肌（和上斜方肌）处的卡压引起枕部同侧头皮（枕神经痛）感觉减退和感觉异常
卡压	• 枕大神经（主要是感觉纤维），穿入头半棘肌 →枕神经痛、伴枕部头皮麻木、刺痛和烧灼痛	
诱发因素	过载	• 急性：颈椎挥鞭样损伤 • 主要是慢性的，例如： ○长时间保持头部弯曲或向前伸展，如从事计算机工作、观鸟（坐着时使用望远镜）、骑自行车（赛车）、弹吉他 ○常见诱因：眼镜不良、胸小肌缩短、胸大肌缩短（胸后凸增多）
	过伸	• 看着电视机睡着了→ 一夜之间症状就显现出来了

（续表）

治疗建议	• 在对颈后部肌肉进行触诊时，需要记住两个重要信息：肌层深度和肌纤维的方向（图 7.125 d） • 从触诊角度看，颈后肌可分为 4 层： ○ 由浅到深分别为（图 7.125 d）： – 上斜方肌（见章节 7.2.1） – 头夹肌 / 颈夹肌（见章节 7.2.6） – 头半棘肌 / 颈半棘肌和头最长肌 / 颈最长肌 – 颈多裂肌和长、短回旋肌 ○ 头半棘肌和颈半棘肌、头最长肌和颈最长肌位于第三层，多裂肌和回旋肌位于第 4 层 ○ 枕骨下短肌连接枕骨和上两块颈椎，位于第 4 层（见章节 7.2.8） • 肌肉离支点越近，其稳定性就越强（同理，抑制运动）。随着其与支点距离的增加，其运动机能也越强。机能为： →颈部肌肉越深，其稳定作用就越明显；肌肉位置越浅，其运动机能就越明显 →多裂肌和回旋肌主要起局部稳定作用 • 瑞士关节组治疗师将多裂肌和回旋肌“刺激区”称为触发点（Dejung，2009） • 颈竖脊肌的触发点是导致头部和颈部疼痛的常见原因（章节 9.3.1） • 手法治疗的合适体位：俯卧位（图 7.126，7.129）、侧卧位、坐位（图 7.122）或仰卧位（图 7.132） • 颈椎横突后方和棘突外侧的头半棘肌和颈半棘肌（图 7.126）位于第三层，上述肌肉可以在较深的位置被抓住，并用拇指和食指提起 • 头最长肌入路最可靠的触诊是侧方触诊：先识别肩胛提肌，从肩胛提肌的后缘往后触诊，沿着可触及的纤维束始终向上至肩胛提肌止点处：通向上颈段横突的紧张条带为颈夹肌，通向后枕骨的为头最长肌（图 7.127） • 多裂肌（图 7.128）和回旋肌（图 7.129）属于第 4 层，也是最深的一层 ○ 可从后外侧（图 7.128b）或外侧（图 7.128a）触诊多裂肌 ○ 旋转肌只能通过上面覆盖的肌层间接触诊（图 7.129）
建议患者	• 避免诱发和持续因素 ○ 姿势检查与训练头部位置平衡（以骨盆位置为基础） ○ 工作场所的人体工程学分析 ○ 骑自行车时，使用直立姿势（至少在家用健身自行车上） ○ 睡觉使用颈垫来支撑颈部，保持自然的生理弯曲 ○ 避免着凉（开窗睡觉，或汽车或办公室等有空调的地方睡觉） ○ 用老花镜代替双焦眼镜 • 触发点的自我治疗 • 牵伸（图 7.130，7.137）

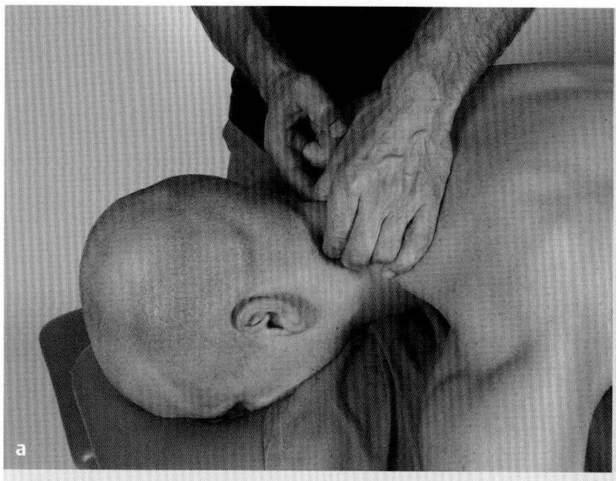
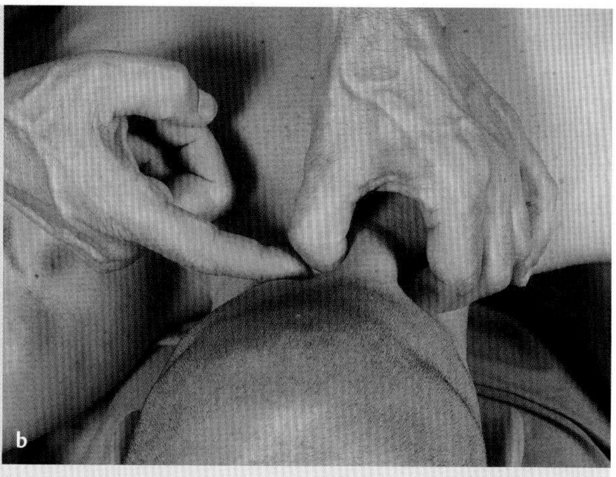

图 7.126　头半棘肌和颈半棘肌。颈后肌层位于棘突和横突之间，斜方肌上部和夹肌下方，可用拇指和示指（一侧或两侧）抓住并提起半棘肌
a. 手法按压（技术 I）
b. 触发点牵伸（技术 II）

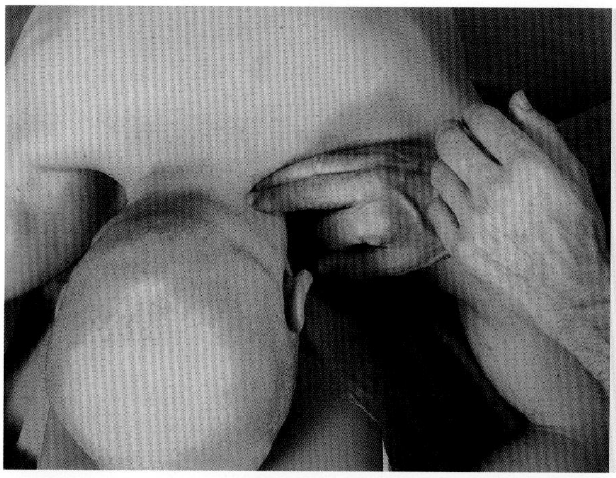

图 7.127　头最长肌。手法按压（技术 I）和触发点牵伸（技术 II）

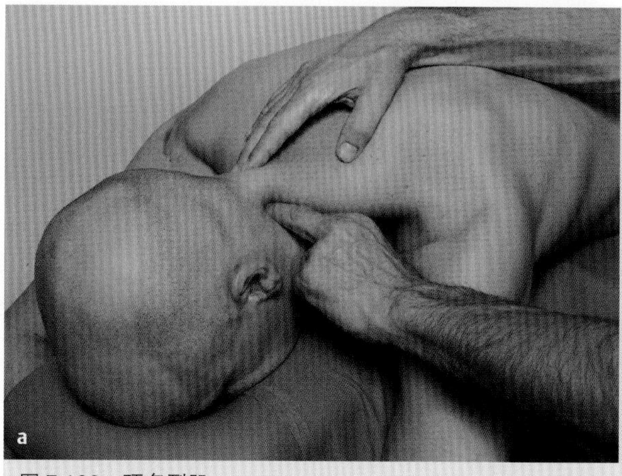
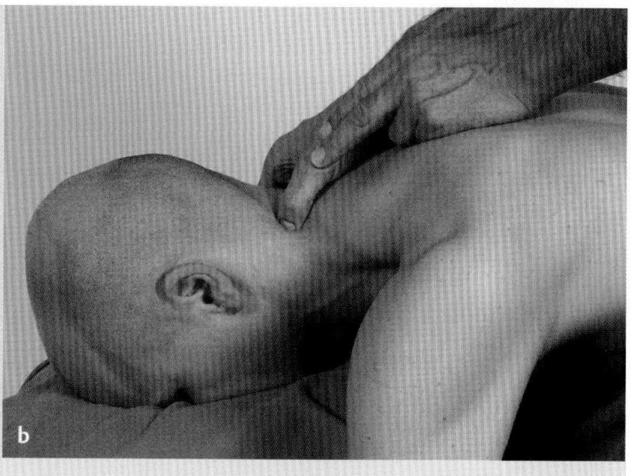

图 7.128　颈多裂肌
a. 横向触诊：于颈半棘肌和多裂肌之间应用筋膜松解技术（IV）（治疗师预定方向为左手中指由颈半棘肌前方至后方的颈椎横突），然后用手法按压（技术 I）和牵伸触发点（技术 II）治疗
b. 后方触诊：手法按压（技术 I），通过上面覆盖的肌层进行触发点牵伸（技术 II）

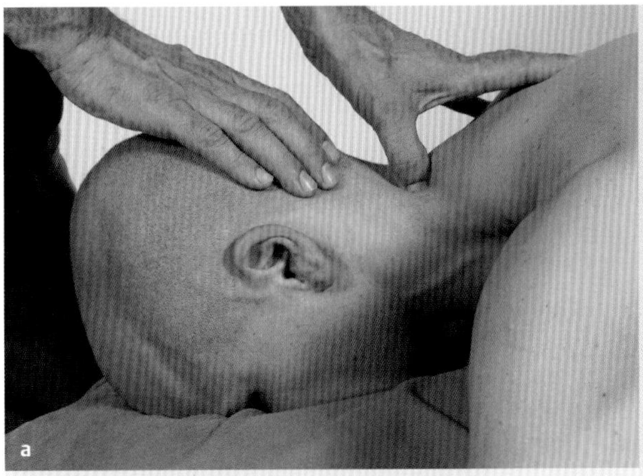

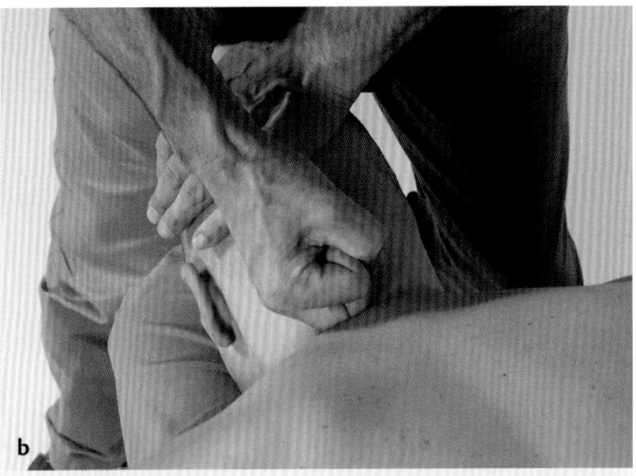

图 7.129 将颈部竖脊肌作为一个单元进行治疗

a. 应用手法按压（技术 I）和触发点牵伸（技术 II）对竖脊肌和上面覆盖的所有肌肉（上斜方肌、头夹肌、头半棘肌和颈半棘肌、颈多裂肌、颈短回旋肌和颈长回旋肌）进行治疗

b. 应用筋膜牵伸（技术 III）对构成竖脊肌和上面覆盖的所有肌肉进行治疗

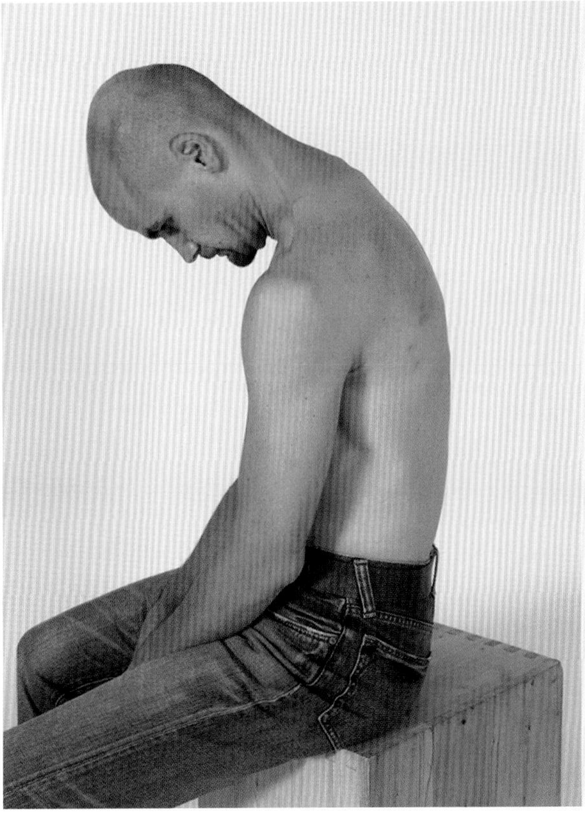

图 7.130 颈部竖脊肌自我牵伸（技术 V）

7.2.8　枕骨下肌：头大 / 小直肌，头上 / 下斜肌

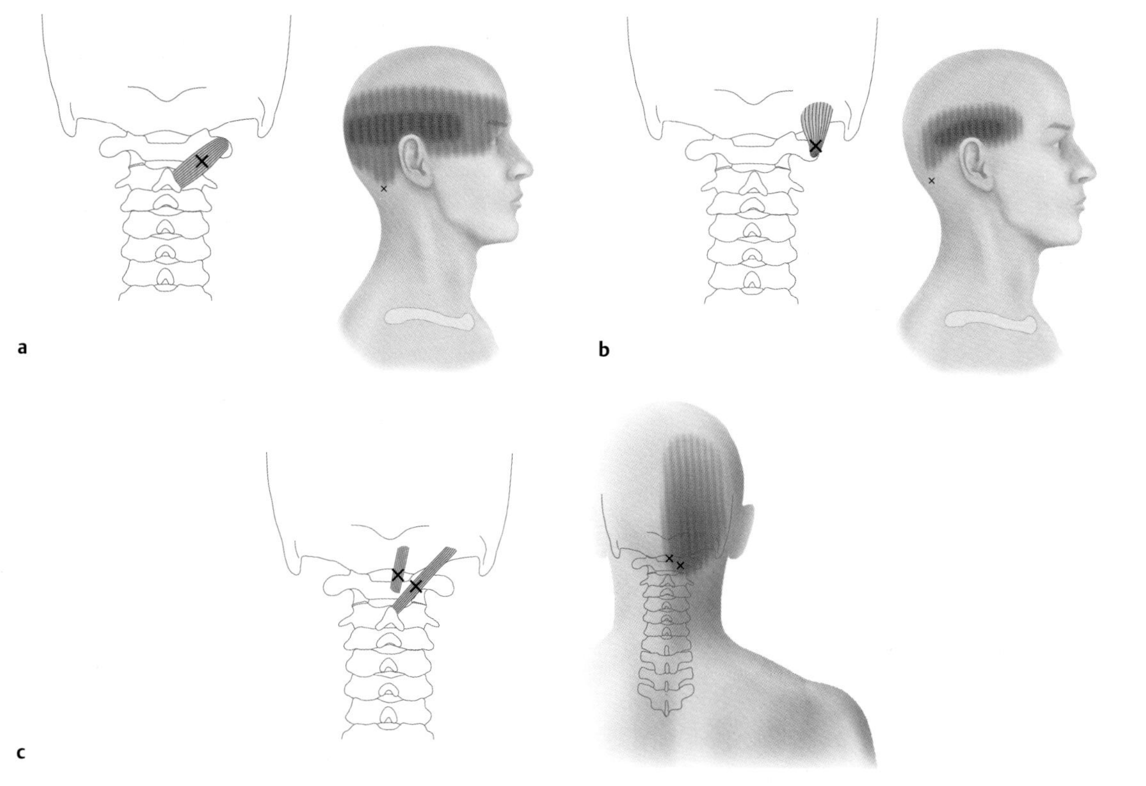

图 7.131　枕骨下肌
a. 头下斜肌
b. 头上斜肌
c. 头大 / 小直肌

解剖（图 7.87a，图 7.90）	• 头后小直肌	
	起点	• C1 后结节
	止点	• 下项线内侧
	• 头后大直肌	
	起点	• C2 棘突
	止点	• 下项线（外侧至头后小直肌）
	• 头上斜肌	
	起点	• C1 横突
	止点	• 枕骨，至头后大直肌上内侧
	• 头下斜肌	
	起点	• C2 棘突
	止点	• C1 横突
	枕骨下短肌连接枕骨和上两块颈椎，属于后颈部肌肉的第 4 层（最深）	
	神经支配	• 枕下神经 C1 后支

（续表）

机能	稳定	• 主要机能：限制颈部屈曲、侧屈、旋转等动作（说话和咀嚼也需要主动平衡）
	运动	• C0–C1 水平：伸展 / 倾斜（10° ~ 25° ）（直肌：双侧运动） • C0–C2 水平：侧弯（单侧运动） • C1–C2 水平：旋转（同侧，单侧头下斜肌收缩）
	• 枕骨下肌在机能上均为直肌系统的一部分，但头下斜肌属于棘横肌系统	
牵涉痛（图 7.131）	• 局部不舒服，深度的、迟钝的（无实体的）头痛	
临床表现	疼痛	• 头痛入骨；主要发生在夜间，尤其在枕枕头时
	机能障碍	• 上颈椎屈曲和旋转关节活动度受限 • 头晕目眩，步态不稳
诱发因素	过载	• 急性：颈椎挥鞭样损伤 • 慢性：姿势压力。枕骨下伸肌具有类似缰绳的机能，由于持续前屈和 / 或头部靠前，使枕骨下伸肌承受过大的压力。例如，由于视觉障碍或习惯性的不对称姿势向一侧工作，计算机屏幕在一侧，太高或太低；趴在书桌上看书或写作；客户或顾客总是站在右边或左边等
	过伸	• 急性：颈椎挥鞭样损伤
	原发性触发点	• 中斜方肌、下斜方肌（见图 5.46）和其他颈部肌肉
治疗建议	• 深而短的颈后肌群有高密度的受体，有许多本体感受器连接于三叉神经。枕下区域的肌梭密度比人体其他任何地方都要高。在四肢肌肉中，每克肌肉组织约有 30 个肌梭，但枕骨下肌群每克肌肉组织包含 312 个肌梭（Christ，1993；Voss，1971）。因此，枕下肌群的肌梭密度约是四肢肌肉的 10 倍。从本质上讲，颈部感受器使颈后部肌肉组织成为一个感觉器官，感受平衡觉和空间定位觉。颈深部伸肌的触发点可导致头晕和步态不稳 • 枕骨下肌的触发点是创伤后头痛的常见原因 • 枕骨下肌的触发点常与上颈椎节段性机能障碍共同发生 • 枕骨下肌处往往会形成卫星触发点，主要由斜方肌下部和其他颈部肌肉引起 • 手法治疗的合适体位：俯卧位（图 7.132）、侧卧位（图 7.135）、仰卧位（图 7.136）或坐位（图 7.133 a，b）。 • 头下斜肌通过触诊较易鉴别。以 C2 棘突和寰椎横突作为触诊参照点（图 7.132a），属于棘横系统（和夹肌一样），若存在触发点，于头下斜肌较易触及紧张带 • 头上斜肌在其止点附近较易触诊（图 7.133），并可沿其走行触诊 • 手指按压头后大、小直肌可引起疼痛（图 7.134 a，b）；通常可区分疼痛的来源（肌肉、关节、韧带）（图 7.134）： ○利用结构特异性区别（肌肉、关节、韧带）（图 7.134d） ○利用肌肉区别（浅层或深层肌肉；图 7.134c） • 颈椎轻度伸展（近似于颈椎伸肌的浅层），于侧位偶尔可触诊后小直肌（图 7.135）	
建议患者	• 避免诱发和持续因素 ○姿势检查与训练头部位置平衡（以骨盆位置为基础） ○考虑用老花镜代替双焦眼镜 ○工作场所的人体工程学分析 • 触发点的自我治疗 • 牵伸（其他颈深伸肌；图 7.130，7.137）	

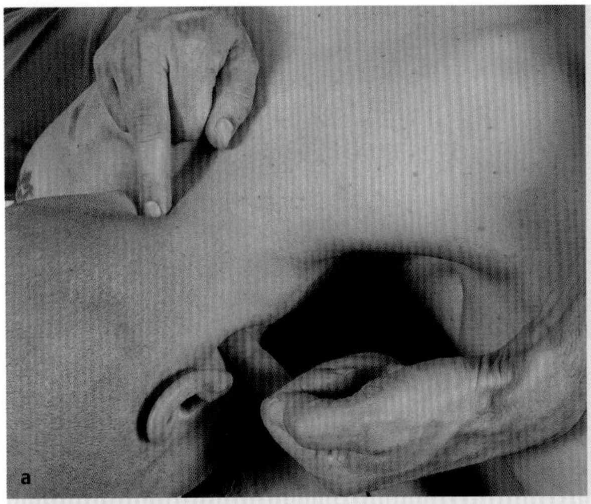

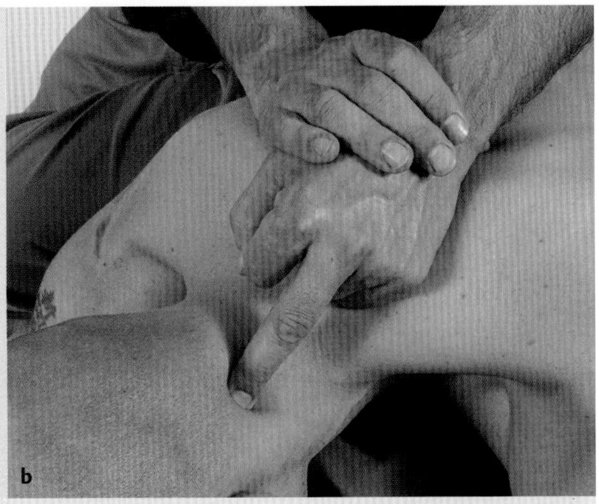

图 7.132　头下斜肌
a. 参照点触诊：C2 棘突、C1 横突
b. 手法按压（技术 I）和触发点牵伸（技术 II）

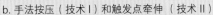

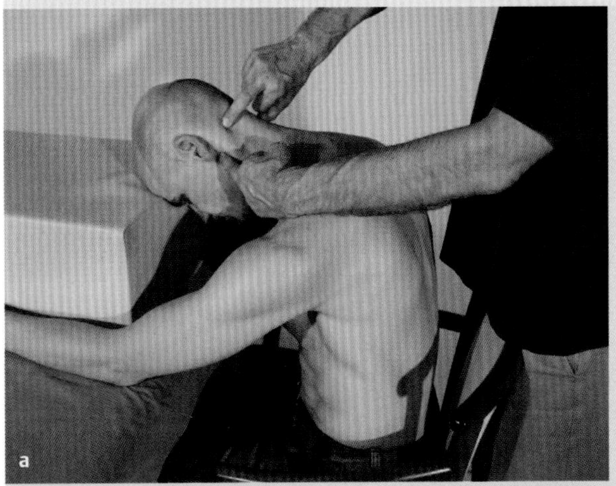

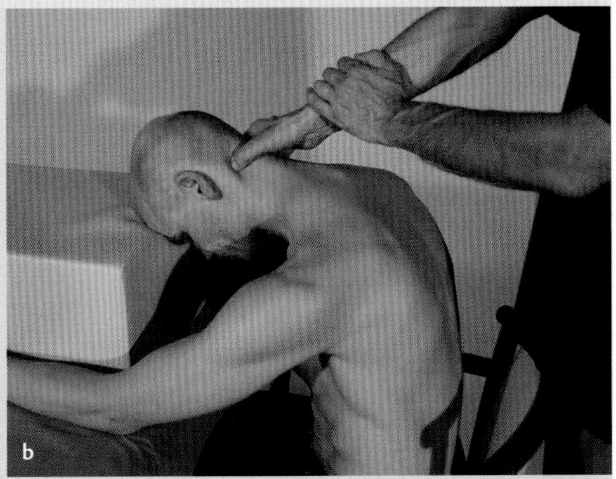

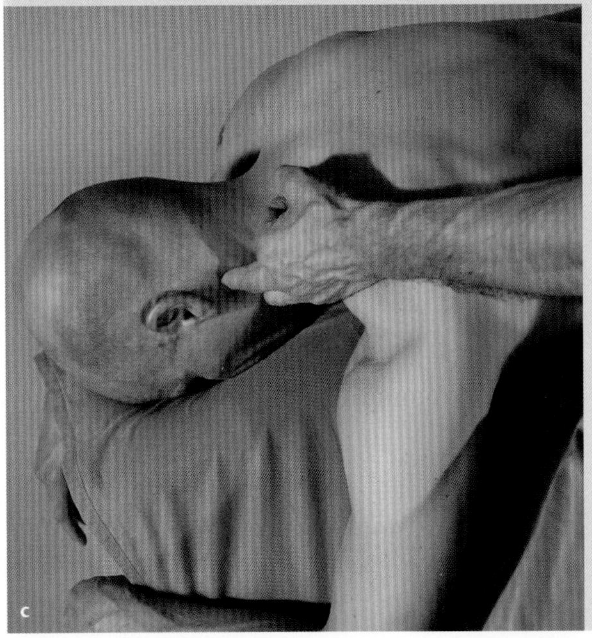

图 7.133　头上斜肌
a. 参照点触诊：C1 横突及枕后（下项线后方附着点；见图 7.91）
b. 手法按压（技术 I）和牵伸枕骨（位于下项线）附着处的触发点区域（技术 II）（位于下项线），至乳突后方
c. 针对寰椎横突附着点附近的触发点的手法按压（技术 I）和牵伸（技术 II）

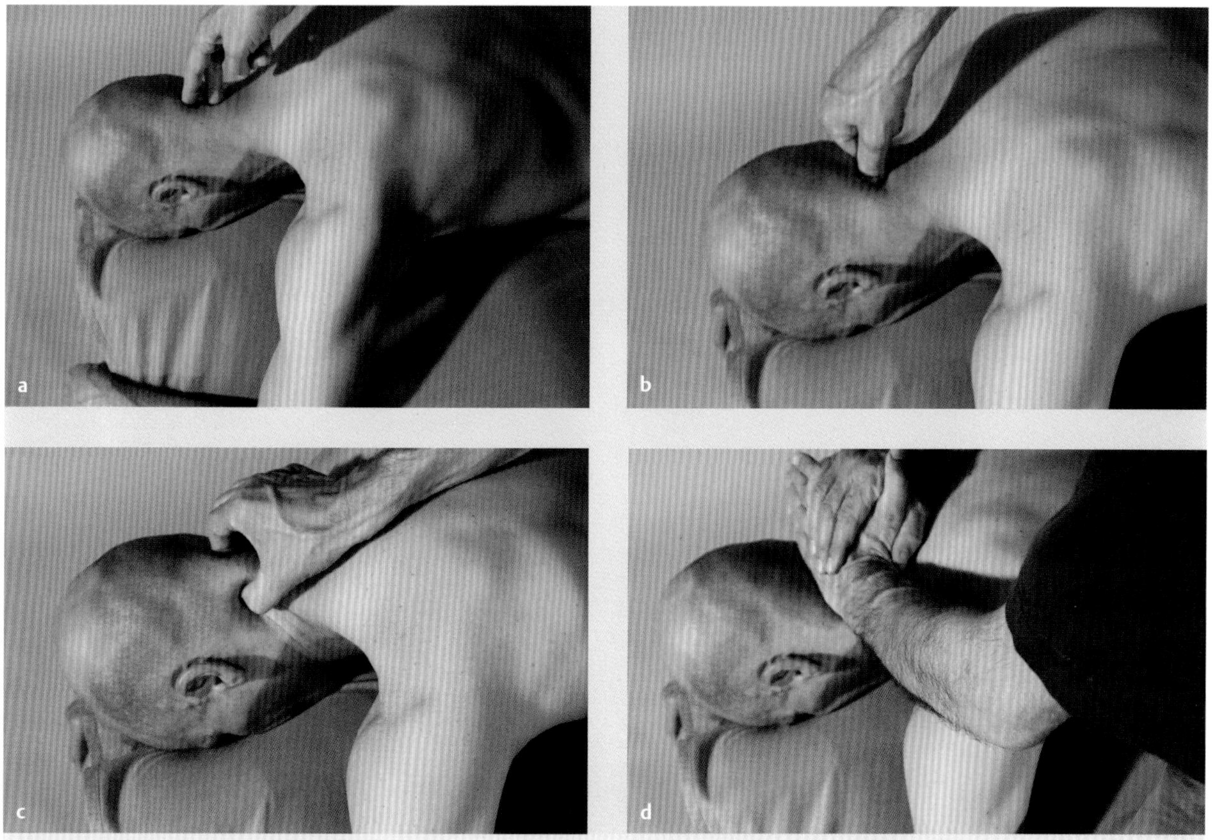

图 7.134 头后大、小直肌。俯卧位检查与治疗

a. 参照点触诊：C2 棘突及枕骨处附着点（见图 7.91）
- 头后大直肌：下项线内侧三分之一
- 头后小直肌：下项线内侧三分之一

b. 通过手法按压（技术 I）和牵伸（技术 II）治疗浅层肌肉（上斜方肌和头半棘肌）的触发点

c. 特定肌肉的区别：用拇指和示指夹住表浅的肌肉（上斜方肌和头半棘肌），刺激触发点
- 如果此动作引起的疼痛与（b）相同，那么触发点并不位于枕骨下肌（头后大、小直肌），而是位于较表浅的肌肉
- 如果与患者已知的临床疼痛模式不同，则触发点位于枕骨下肌（或疼痛可能是由韧带或关节结构的压力引起的）

d. 特定结构的区别：肌肉与关节。用平手面方法（方向和运动幅度相同）对相同脊椎节段进行松解
- 如果此动作引起的疼痛与（b）相同，那么疼痛的来源很可能不是肌肉，而是关节和 / 或韧带结构
- 如果与患者已知的临床疼痛模式不同，局部操作上引发的疼痛很可能是由肌肉（枕骨下肌或颈后肌浅层）的触发点引起，应行进一步测试（c）

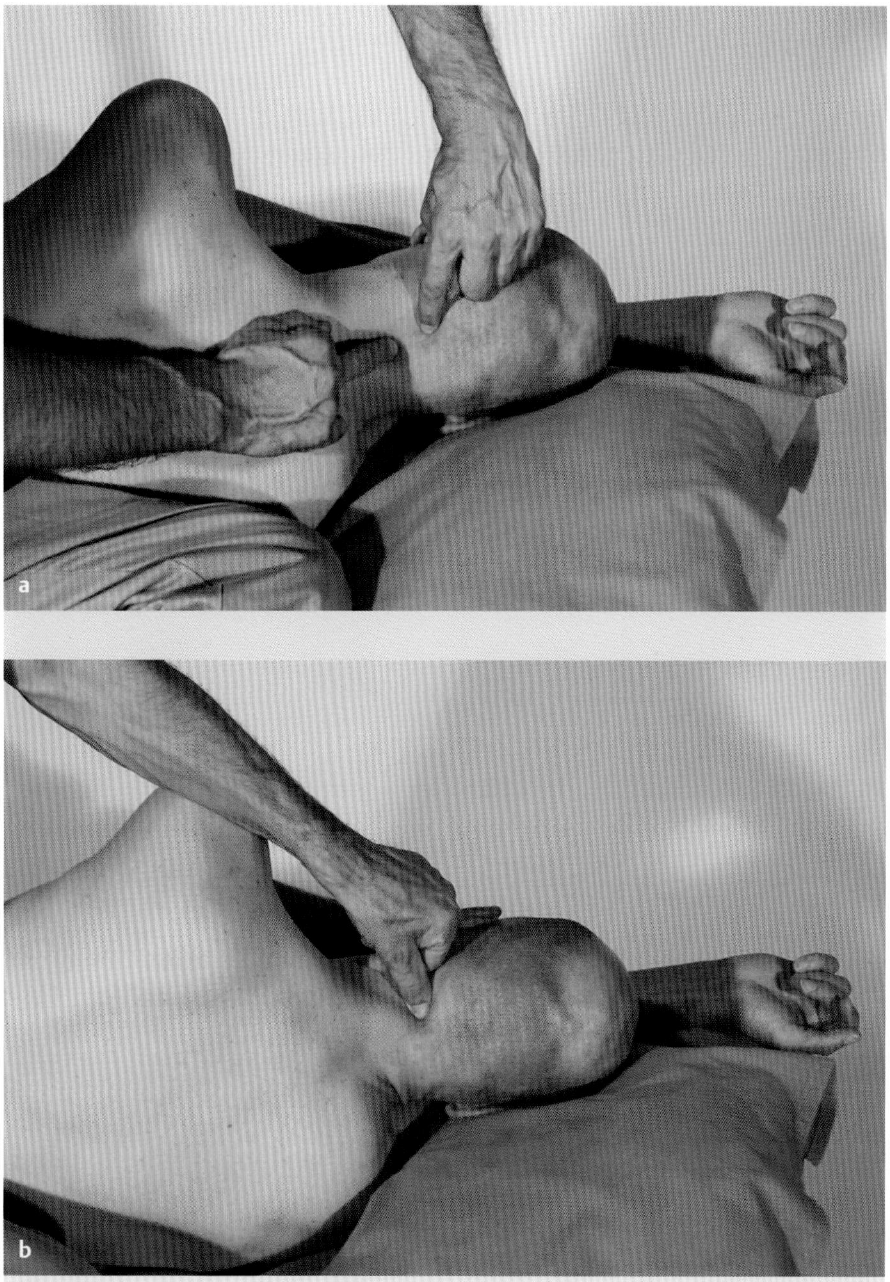

图 7.135　头后小直肌。侧位检查与治疗

a. 头后小直肌参照点触诊：位于 C2 棘突上方（寰椎后结节位置较深，不能直接触诊）；下项线内侧三分之一枕骨附着点（见图 7.91）

b. 触诊头后小直肌紧张带，图中还分别显示了手法按压（技术 I）和触发点牵伸（技术 II）。头后小直肌斜向走行［由寰椎后结节（不能直接触诊）向后上方至枕骨（参见图 7.90 b）］，偶尔可通过上面覆盖的肌肉（上斜方肌和头半棘肌）触诊

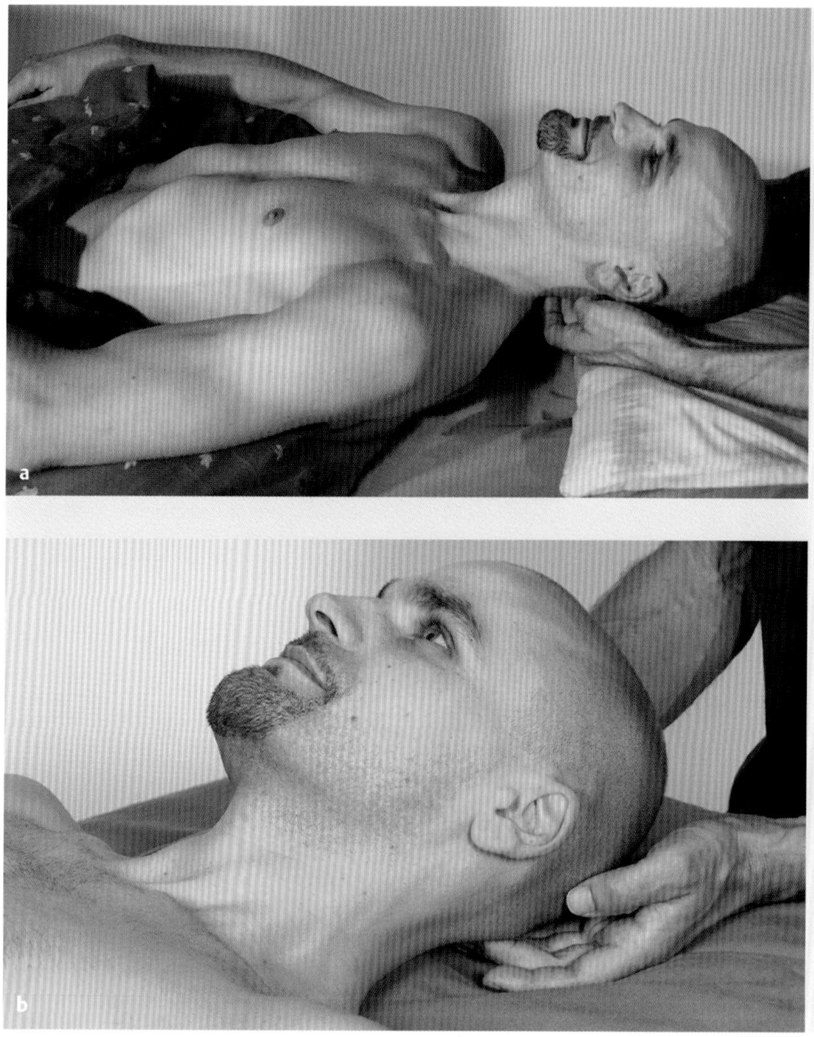

图 7.136 枕骨下肌：仰卧位治疗
a. 手法按压（技术 I）和触发点牵伸（技术 II）
b. 沿下项线肌肉附着点治疗（图 7.91）

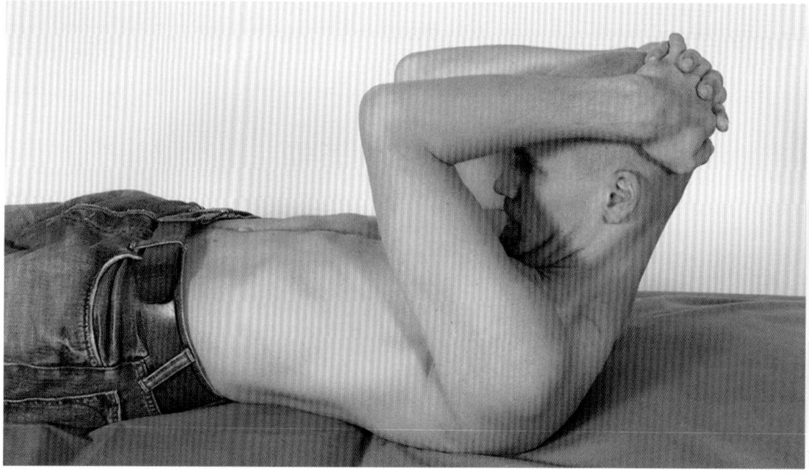

图 7.137 枕骨下肌和颈竖脊肌的自我牵伸（技术 V）

7.3 下颌和头

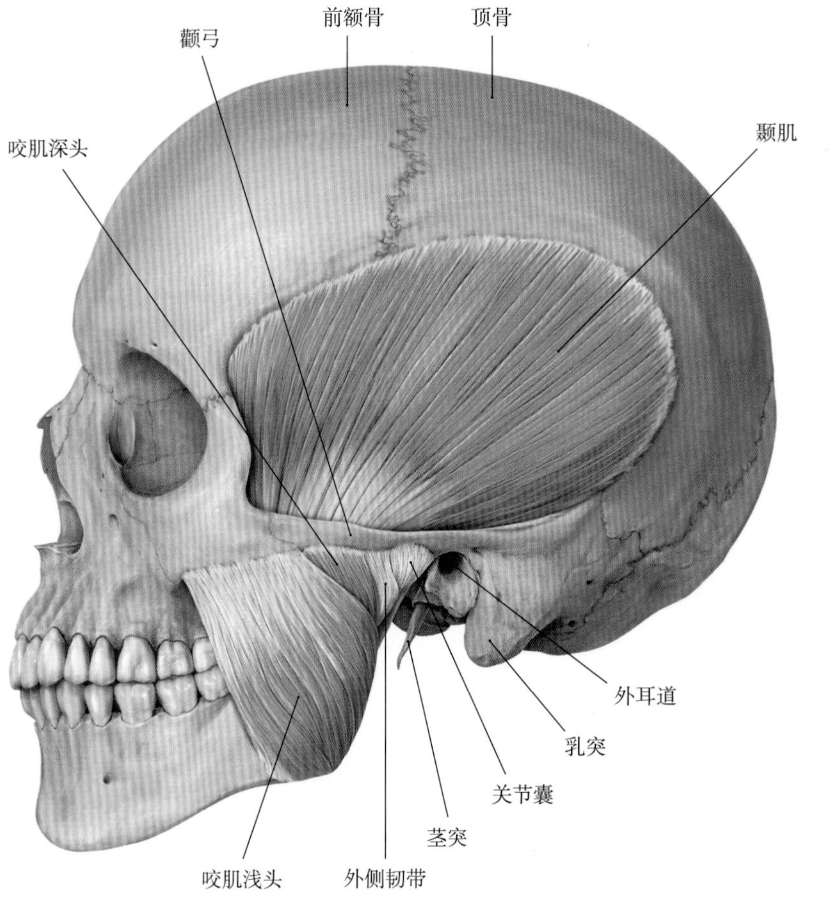

图 7.138 咀嚼的浅表肌肉：侧面观

a. 咬肌（引自 Schuenke M, Schulte E, Schumacher U. THIEME Atlas of Anatomy. General Anatomy and Musculoskeletal System. Illustrations by Voll M and Wesker K. Second Edition. New York: Thieme Medical Publishers; 2014）

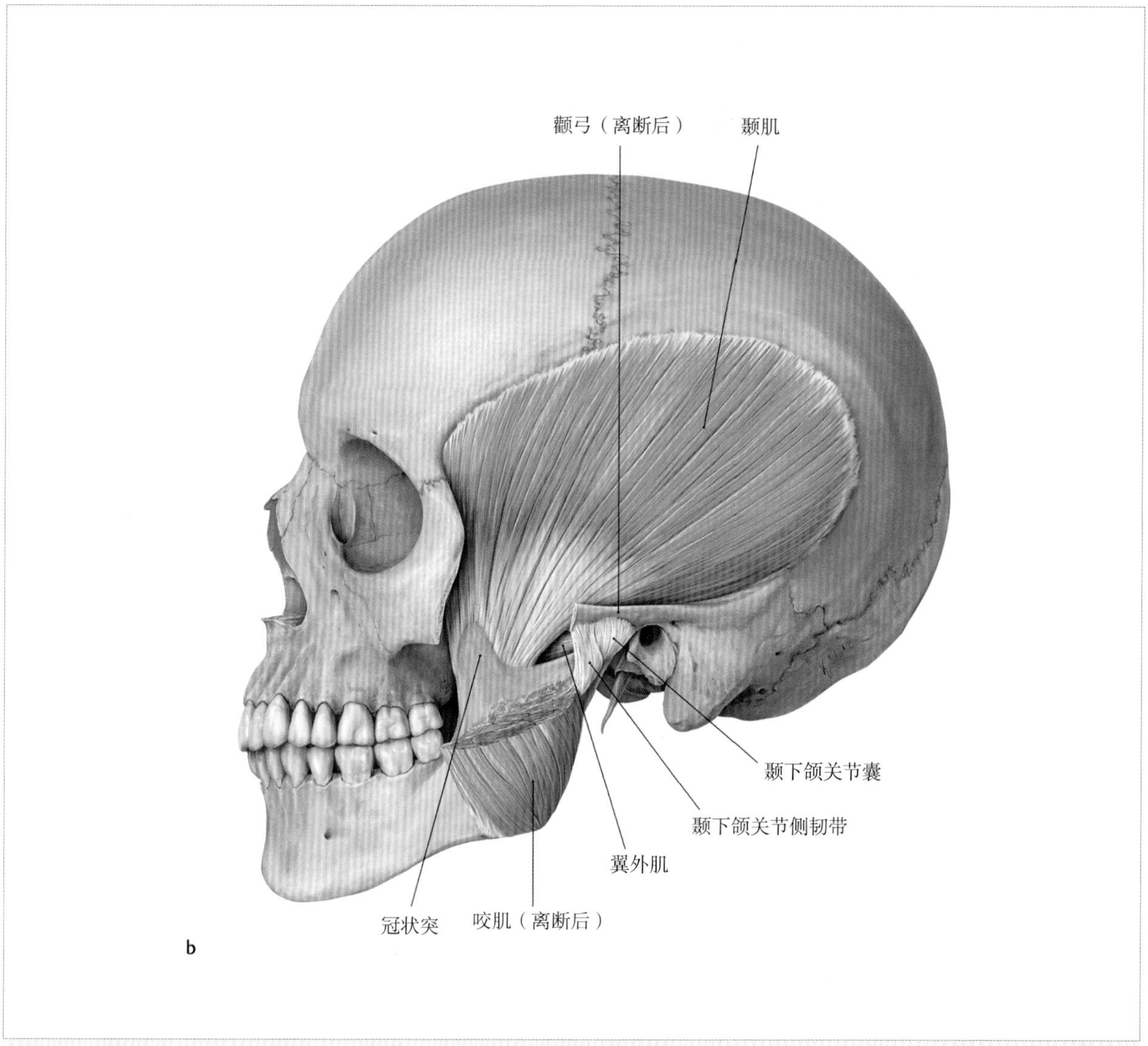

图 7.138（续）

b. 颞肌（引自 Schuenke M, Schulte E, Schumacher U. THIEME Atlas of Anatomy. General Anatomy and Musculoskeletal System. Illustrations by Voll M and Wesker K. Second Edition. New York: Thieme Medical Publishers; 2014）

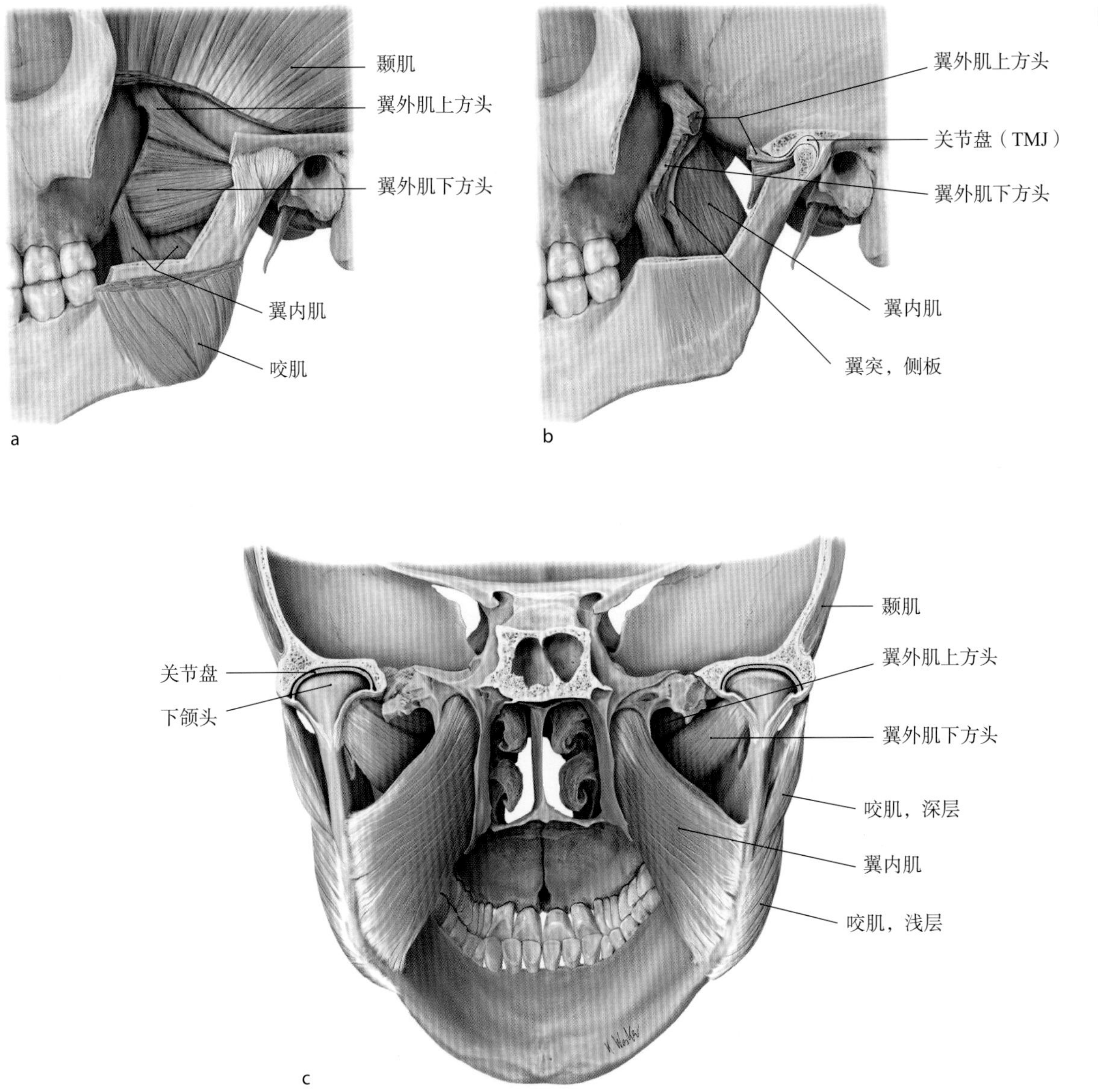

图 7.139　深层的咀嚼肌：翼状肌

a. 翼外肌：侧面观

b. 翼内肌：侧面观

c. 咀嚼肌吊索（咬肌和翼内肌）：后面观（引自 Schuenke M, Schulte E, Schumacher U. THIEME Atlas of Anatomy. General Anatomy and Musculoskeletal System. Illustrations by Voll M and Wesker K. Second Edition. New York: Thieme Medical Publishers; 2014）

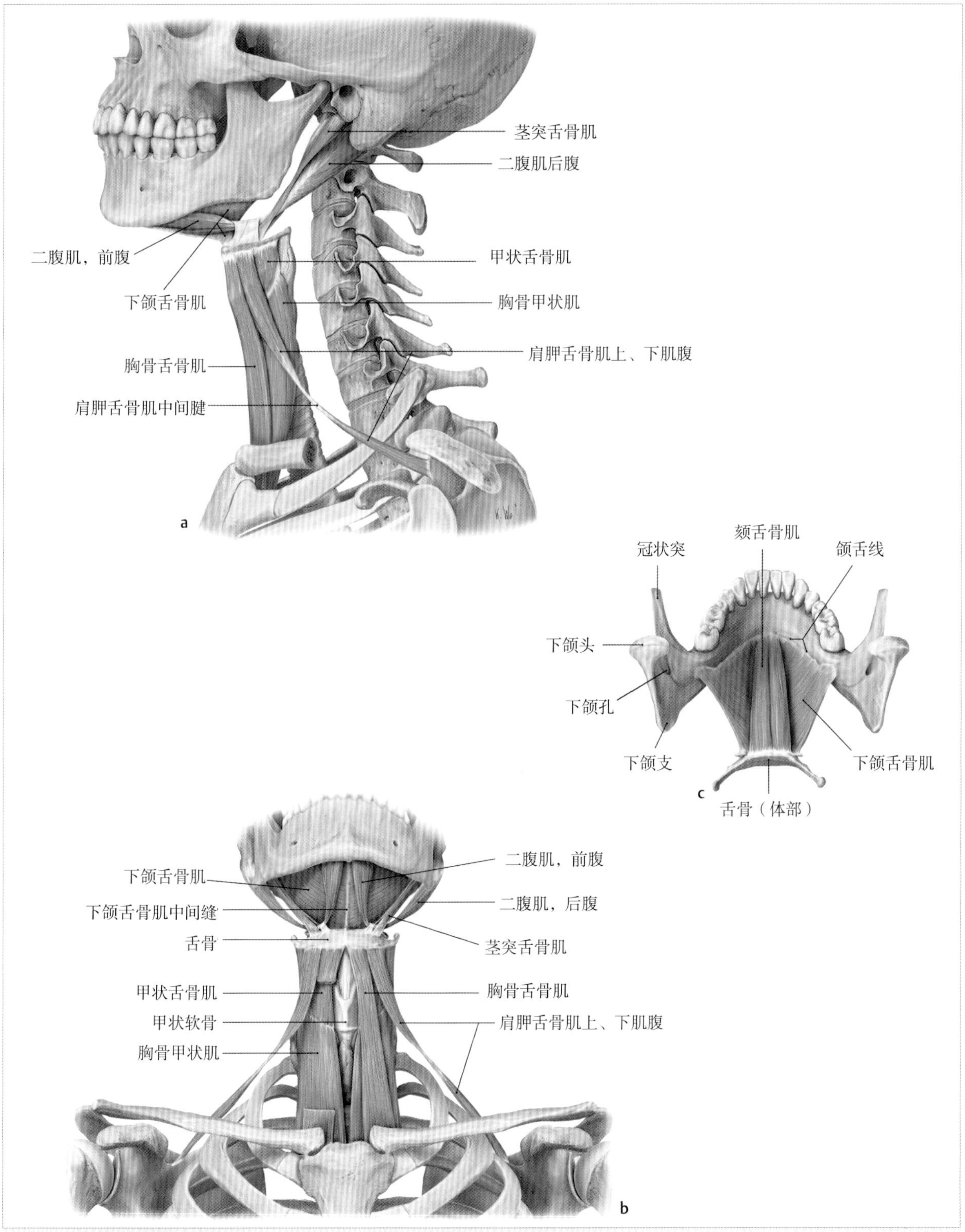

图 7.140　舌骨上下肌

a. 侧面观

b. 前面观

c. 下颌舌骨肌与颏舌骨肌：后上面观（引自 Schuenke M, Schulte E, Schumacher U. THIEME Atlas of Anatomy. General Anatomy and Musculoskeletal System. Illustrations by Voll M and Wesker K. Second Edition. New York: Thieme Medical Publishers; 2014）

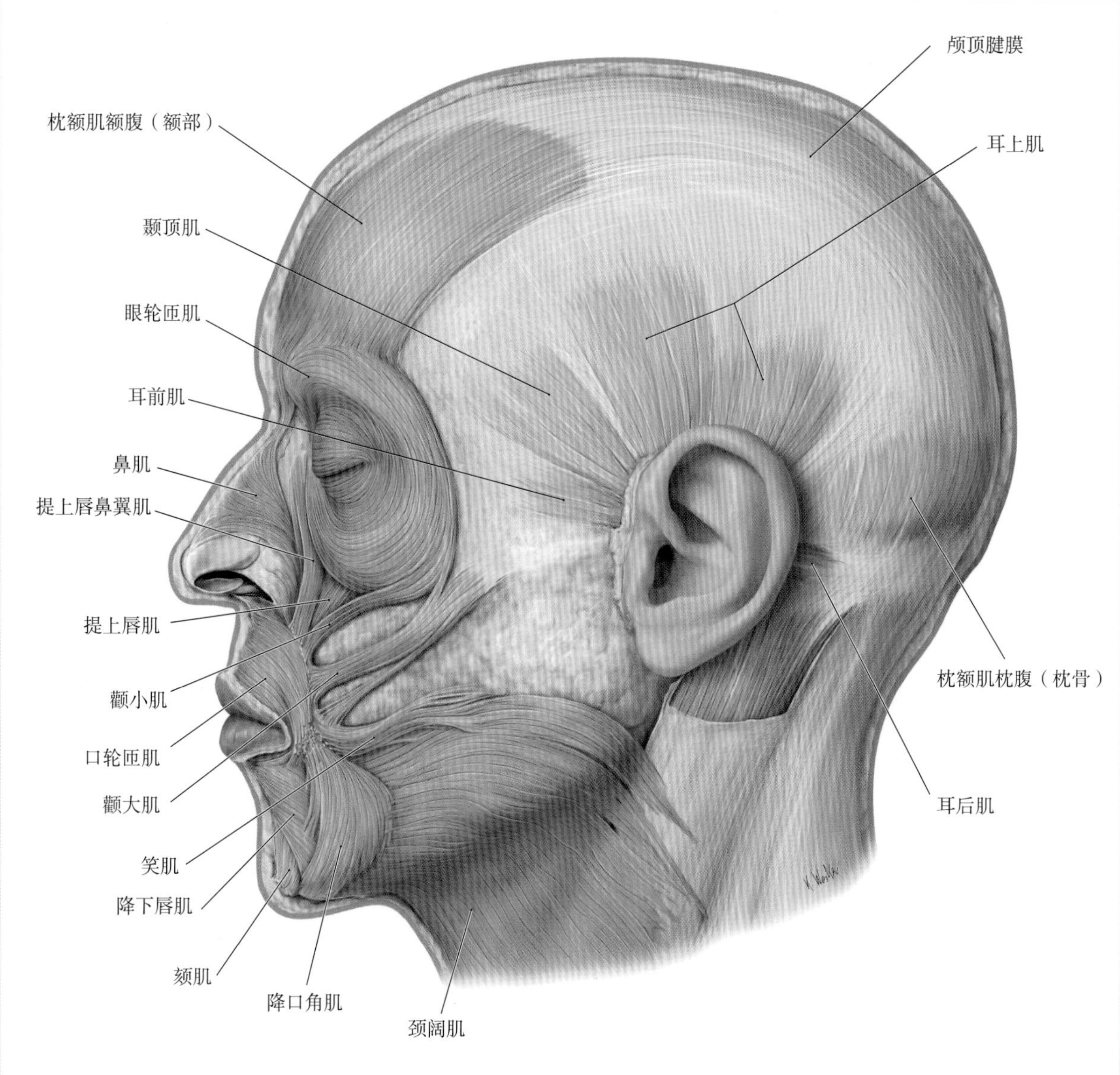

图 7.141　面部肌肉：侧面观（引自 Schuenke M, Schulte E, Schumacher U. THIEME Atlas of Anatomy. General Anatomy and Musculoskeletal System. Illustrations by Voll M and Wesker K. Second Edition. New York: Thieme Medical Publishers; 2014）

7.3.1　咬肌

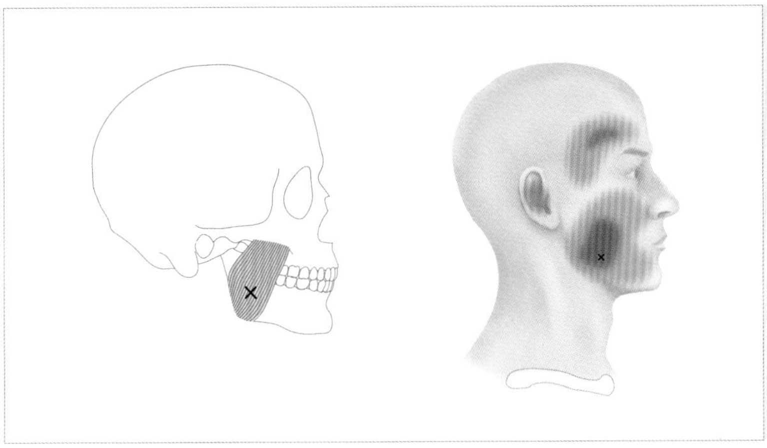

图 7.142　咬肌

解剖 （图 7.138a）	• 浅层	
	起点	• 颧弓（前三分之二，下缘）
	止点	• 下颌角（下颌骨外表面和下颌支下半部）
	• 深层	
	起点	• 颧弓（后三分之一，内表面）
	止点	• 下颌支（外表面）和髁突（侧表面）
	神经支配	咬肌神经［起源于下颌神经前支，是三叉神经（CN Ⅴ）的第 3 支］
机能	颞下颌关节	• 主动咬合，闭嘴；特别是当需要用力时，如当主动咬合时（不仅仅是嘴的简单移动） • 下颌骨前突
牵涉痛 （图 7.142）	• 面颊，下颌骨、上颌骨 • 牙龈和磨牙（两个前磨牙和第三磨牙，即“磨床”） • 上颌窦 • 眉毛、前额 • 耳深处	
临床表现	疼痛	• 局部，咬肌附近 • 前额部头疼痛（尤其是在浅层） • 牙痛，牙龈痛，窦性痛 • 通过增加牙齿对压力、热、冷和敲击的敏感性增加来传递敏感性 • 耳痛（无耳聋，主要当深部受累时） • 单侧耳鸣（主要是深部耳鸣）
	机能障碍	• ROM 受限：下颌骨张开受限（牙关紧闭症）→双关节试验（图 9.28b） • 颞下颌关节机能障碍：单侧肌张力增高导致机能障碍
诱发因素	过载	• 急性：事故（面部跌落），挥鞭样损伤 • 慢性： ○机能过载→夜间过度咬牙（夜间磨牙症） 习惯性地嚼口香糖，咬紧牙，咬住管，反复用力咬（如咬开坚果、嚼指甲），说话不动嘴，用手支撑下巴等 ○由于牙齿不齐、牙齿缺失、接触不良（如使用牙科假体、牙冠或填充物）而造成的闭塞障碍 ○固定（如颌部手术后） ○焦虑、情感窘迫、消极

（续表）

	过度牵拉	• 牙科治疗中“解锁”下颌骨
	原发性触发点	• 胸锁乳突，上斜方肌（咀嚼肌中的卫星触发点）
治疗建议	• 咬肌是可在情绪、压力下发生反应增强的肌肉之一（其他还有斜方肌部和枕额肌） • 单侧咬肌肥大 • “在许多情况下，‘颞下颌关节’症状与咀嚼肌协调不良和”痉挛“（紧张）有关，而不是关节本身紊乱”（Travell 和 Simons，1999） • 治疗可以在口外（图 7.143）和口内进行（图 7.144） • 手法治疗的合适体位：（图 7.143，7.144）或侧卧位	
建议患者	• 避免诱发和持续因素 ○ 提高对可能引起下颌肌肉持续紧张的来源的警惕：作为家庭计划的一部分，可以在办公室、厨房、汽车等墙上贴上彩色贴纸，以提醒→释放紧张感！（表 7.1，图 7.157） ○ 口香糖一旦失去了味道，就吐掉 ○ 避免只在嘴的一侧咀嚼 ○ 由合适的齿科专家来处理任何可能出现的咬合问题；可适时使用口腔护理器 • 触发点的自我治疗 • “颌部运动”作为家庭计划的一部分：放松和协调练习来伸牵伸和放松肌肉，进行机能训练（表 7.1，图 7.157） • 用温暖的毛巾进行温热治疗 • 压力管理：找到培养积极心态的方法	

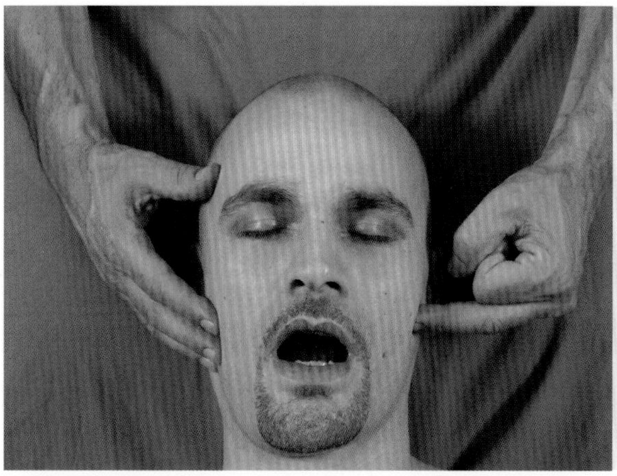

图 7.143　手法按压（技术 I）、触发点牵伸（技术 II）与筋膜牵伸（技术 III）：在治疗前稍微张口（在无疼痛区）使咬肌紧张部分拉长。治疗师的另一只手置于头部另一侧，以对抗治疗时产生致旋转的分力

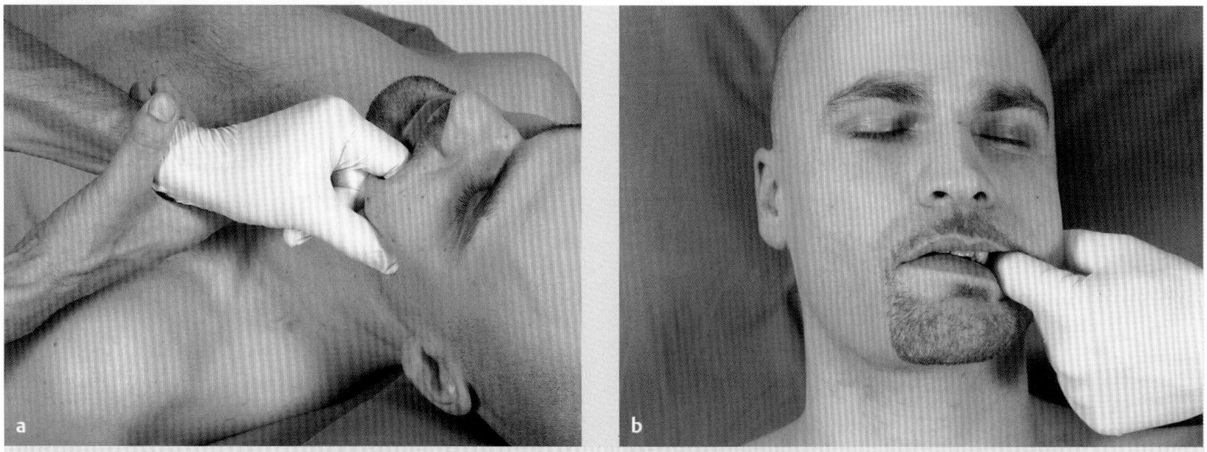

图 7.144　口内治疗：钳子柄；用手法按压（技术 I）、触发点牵伸（技术 II）和筋膜牵伸（技术 III）
a. 上外侧观
b. 前侧观

7.3.2 颞肌

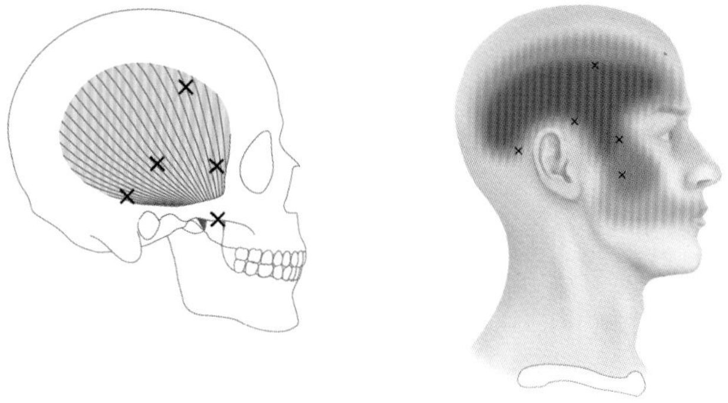

图 7.145 颞肌

解剖 （图 7.138）	起点	•颞窝（由颞骨、顶骨、额骨和颧骨组成）和颞筋膜
	止点	•下颌骨冠突（尖端和内侧区）和下颌支内侧角附近，最远到后磨牙
	神经支配	•颞深神经的前、后支［来自下颌神经的前支，即三叉神经（CN V）的第 3 支］
机能	颞下颌关节	•抬高下颌骨，进行咬合（主要是前部纤维，几乎垂直运动） •下颌回缩（后移）（主要是后部纤维，近乎水平运动）
		•特征 ○纤维呈扇形走行，所有纤维长度相同 – 前部纤维几乎垂直走行 – 中部纤维斜向走行 – 后部纤维几乎水平走行 →这些纤维具有三种不同的机能 ○冠突腱膜以最佳方式传递单束纤维的力 ○即使在没有很大的力（如在说话时关节运动很活跃）和下颌活动极小（如提升）的情况下也很活跃 ○颞肌是下颌骨提升的主要肌肉，约提供 45% 的下颌闭合力量
牵涉痛 （图 7.145）	•颞区（向前至眉毛和眼后；由此向上和向后延伸） •所有上方的牙齿 •上颌骨 •颞下颌关节	
临床表现	疼痛	•头痛：放射到前额、太阳穴和眼后 •上牙痛，伴痛觉过敏
	机能障碍	•ROM 受限：张口受限制（牙关紧闭），患者通常很难意识到这种限制 •TMJ 机能障碍（如患者可能会说“我的牙齿咬合不齐”）

（续表）

诱发因素	过载	• 急性 ○在事故中：坠落、车祸等 ○与挥鞭伤相关：下颌向前移动→横向纤维经常急剧超负荷（并且过度牵伸） • 慢性（比创伤更常见） ○机能异常导致的机能过载 – 晚上磨牙（磨牙症） – 习惯性地嚼口香糖 – 咬紧牙齿以固定管柄 – 反复咬硬物（如咬开坚果、咬指甲） ○说话时不移动嘴巴 ○由于以下原因引起的咬合紊乱： – 牙齿错位 – 缺牙 – 接触缺陷（如使用假牙、牙冠或填充物） ○固定（如下颌手术后） ○焦虑，情绪困扰，对生活感到郁闷 ○使用风扇、空调或打开窗户
	过度牵伸	• 长期牙科的治疗；在颈部受伤期间（见上文）
	创伤	• 偶尔，头部侧面创伤引发触发点
	原发性触发点	• 斜方肌上部，胸锁乳突肌
	激活机制	• 寒冷（逆风时骑自行车、滑雪或乘坐敞篷车等） • 佩戴头盔对潜在触发点的压迫（如建筑工人、骑自行车、滑雪、骑马）
治疗建议	• 经常导致紧张性头痛 • 通过触诊可以区分肌腹的前部、中部和后部 • 预防性治疗咬肌，促使创伤性积血从通过咬肌的区域静脉排出，防止血肿形成（Travell 和 Simons，1999） • 不仅要处理创伤区域（图 7.146），还要处理远端纤维和冠状突止点处（图 7.147） • 也可以对远端纤维部分和冠状突的止点经口进行手法治疗（图 7.148，7.149） • 必要时，治疗斜方肌上部和 / 或胸锁乳突肌的原发性触发点 • “许多情况下，‘颞下颌关节’症状与咀嚼肌的协调性差和痉挛（张力增加）而不是关节本身的紊乱有关”（Travell 和 Simons，1999） • 手法治疗的合适体位：仰卧位（图 7.146~7.148）或侧卧位	
建议患者	• 避免诱发和持续因素 ○对可能引起下颌肌肉持续紧张的原因保持警惕：作为家庭计划的一部分，用丰富多彩的贴纸贴在办公室和厨房的墙上或车里等，作为提醒→缓解紧张！（表 7.1，图 7.157） ○口香糖一旦失去味道，就吐出 ○避免单侧咀嚼 ○由适当的牙科专家处理任何可能的咬合问题；如果合适的话，可以用护口器 • 触发点的自我治疗 • “下颌运动”作为家庭计划的一部分：松弛和协调运动，以牵伸和放松肌肉；机能训练（表 7.1，图 7.157） • 用热毛巾进行热处理 • 压力管理：找到培养积极心态的方法	

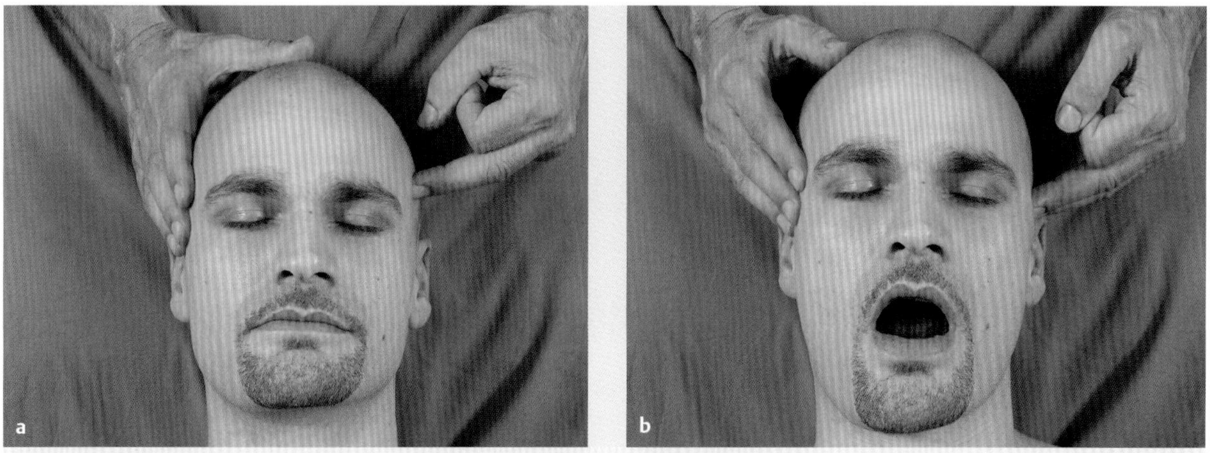

图 7.146　手法按压（技术 I），触发点牵伸（技术 II）和筋膜牵伸（技术 III）

a. 治疗颞肌的前侧纤维

b. 治疗颞肌后侧，水平走行的纤维：张开嘴并向前推动下颌骨，预留颞肌的后纤维

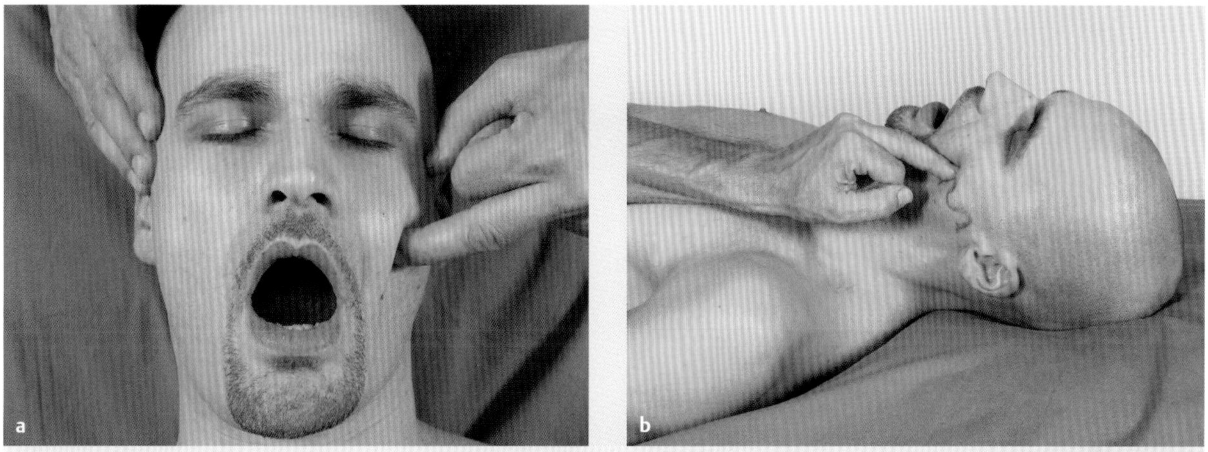

图 7.147　治疗颞肌最远端部分的纤维（张口位容易触及）和位于下颌骨冠状突上的部位，触诊很容易发现

a. 前面观

b. 侧面观

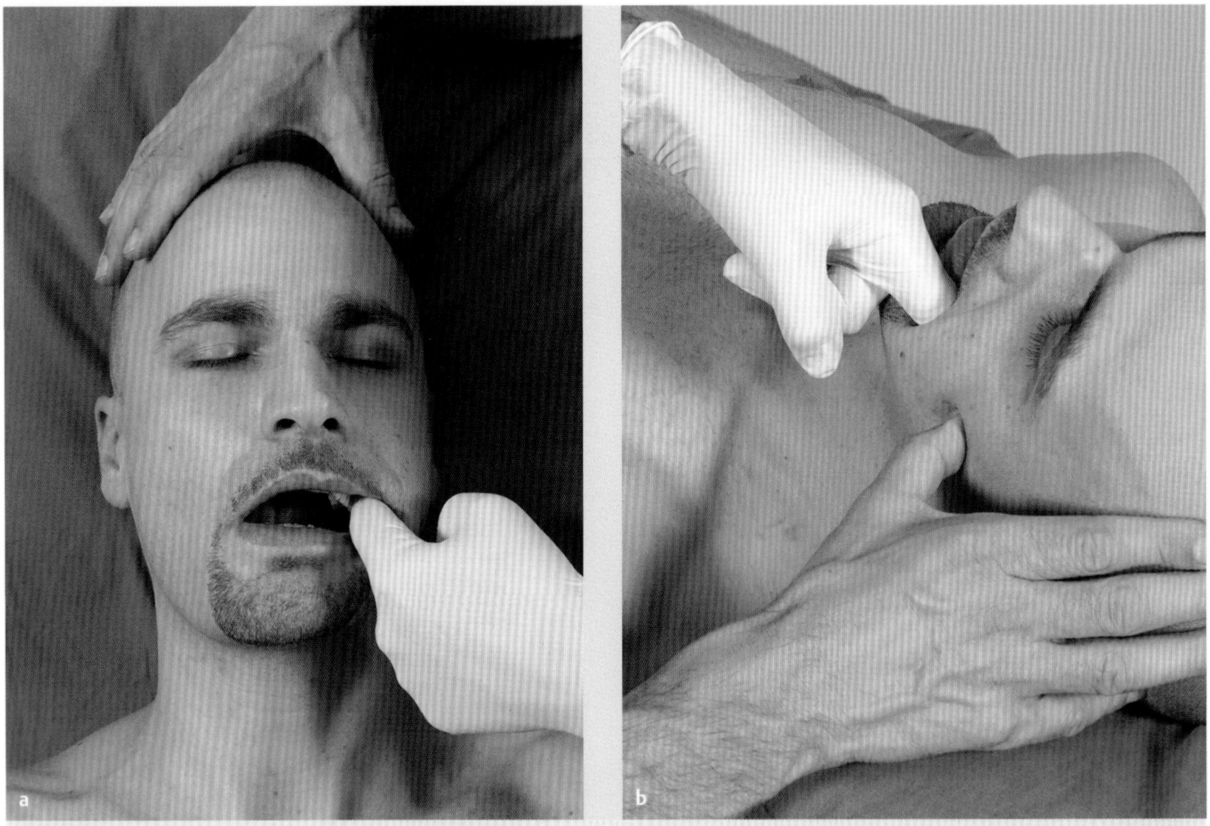

图 7.148　经口治疗颞肌最远端纤维和下颌骨冠状突止点处，触诊很容易发现。将下颌骨向外侧面推（向后突出），使得下颌骨的内侧能够被治疗，否则将无法进入
a. 前面观
b. 上外侧观

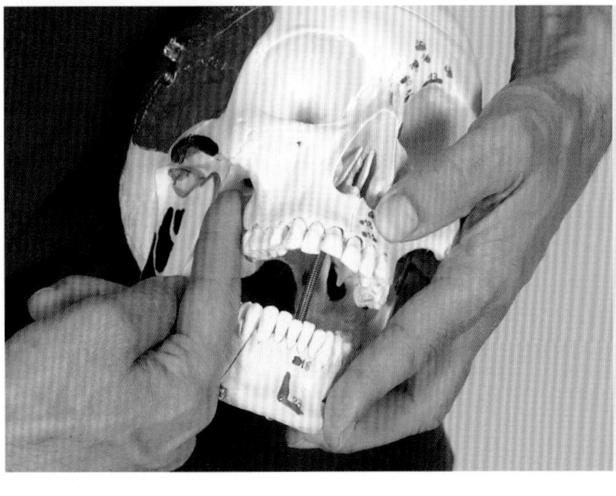

图 7.149　颞肌（红色）：在模型上触诊颞肌的止点处（位于冠状突）和远端。打开下颌并推向外侧有利于触诊

7.3.3 翼内肌

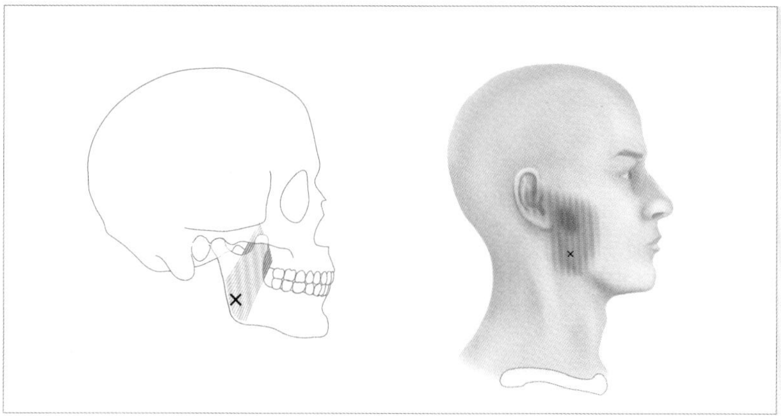

图 7.150 翼内肌

解剖（图 7.139）	起点	• 蝶骨翼状窝 • 翼突：外侧板的内侧面（大部分）和外侧面（小部分），直至腭骨 • 上颌粗隆（少量纤维）
	止点	• 下颌骨（下颌角和下颌支的内侧面）
	纤维平行于咬肌走行	
	神经分布	• 内侧（或内部）翼神经［来自下颌神经，是三叉神经（CN Ⅴ）的第 3 分支］
机能	颞下颌关节	• 抬起下颌，咬合 • 向前突出（因为其在下颌角上的肌肉纤维是由后向前走行的） • 向中间突出（相当于侧向突出到对侧），因为其在下颌角上的肌肉纤维是由外到内走行的
牵涉痛（图 7.150）	• 口腔和鼻咽腔：舌、喉、腭在颞下颌关节的下面和后面，在耳深处	
临床表现	疼痛	• 口腔和鼻咽腔的局部不适、疼痛 • 咀嚼咬合（咬）、吞咽会使疼痛加剧 • 喉部过敏
	机能障碍	• 牙关紧闭（开口能力下降） • 听力下降
诱发因素	过载（与咬肌相同）	• 急性：发生事故 • 慢性 ○ 机能性过载：夜间咬牙（磨牙症），习惯性地嚼口香糖，咬紧牙齿以固定吸管，反复咬硬物（如坚果、指甲），说话时不动嘴，用手托住下巴等 ○ 牙齿错位、缺牙、接触关系不良（如使用假牙、牙冠或填充物）导致咬合紊乱 ○ 固定（如颌骨手术后） ○ 焦虑症、情绪困扰、多愁善感
	过度牵拉	• 牙科治疗期间长时间“解锁”下颌；面部下拉等
	原发性触发点	• 翼外肌

（续表）

治疗建议	• 翼内肌和咬肌一起形成悬带，以承载下颌角 • 由于解剖结构的原因，只有肌肉的止点处适合手法治疗 • 治疗 ○ 口外：从下颌角内侧开始（图 7.151） ○ 口内： – 用食指沿下颌骨体内侧尽量向下进行口内触诊，然后向后慢慢触诊下颌角（图 7.152） – 沿口内下排牙齿滑动食指，直到翼突内侧 • 手法治疗的合适体位：仰卧位（图 7.151，7.152）或侧卧位
建议患者	• 避免诱发和持续因素 ○ 对可能引起下颌肌肉持续紧张的因素保持警惕：作为家庭计划的一部分，将彩色贴纸放在办公室、厨房、车内等的壁上，作为提醒→缓解紧张！（表 7.1，图 7.157） ○ 口香糖一旦失去味道，就吐出 ○ 避免单侧咀嚼 ○ 由合适的牙科专家处理任何可能存在的咬合问题；如果需要，可以使用护口器 • 触发点的自我治疗 • “下颌运动”作为家庭计划的一部分：松弛和协调运动，以牵伸和放松肌肉；机能训练（表 7.1，图 7.157） • 压力管理：找到培养积极心态的方法

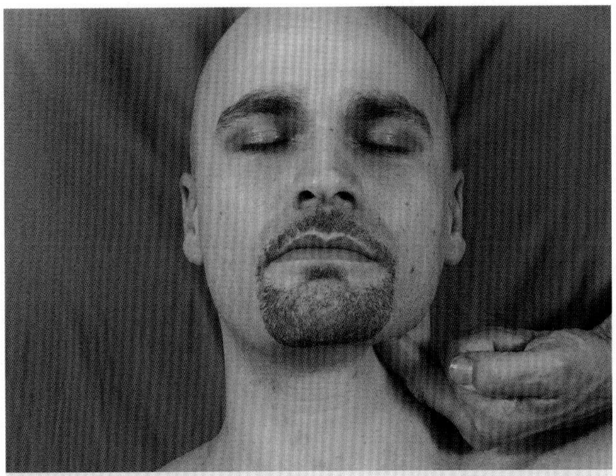

图 7.151　手法按压（技术 I）和触发点牵伸（技术 II）

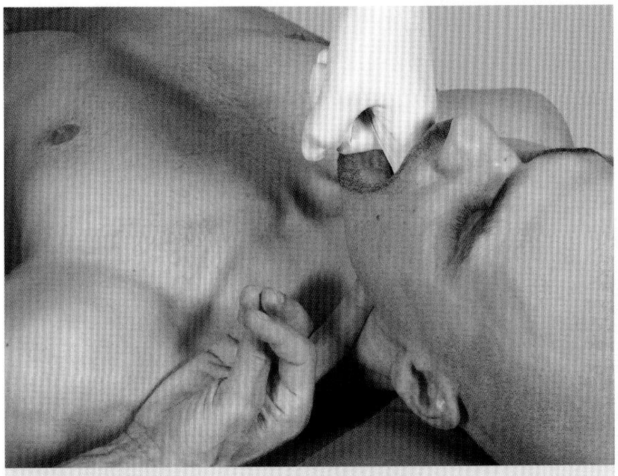

图 7.152　翼内肌的口内治疗

7.3.4 翼外肌

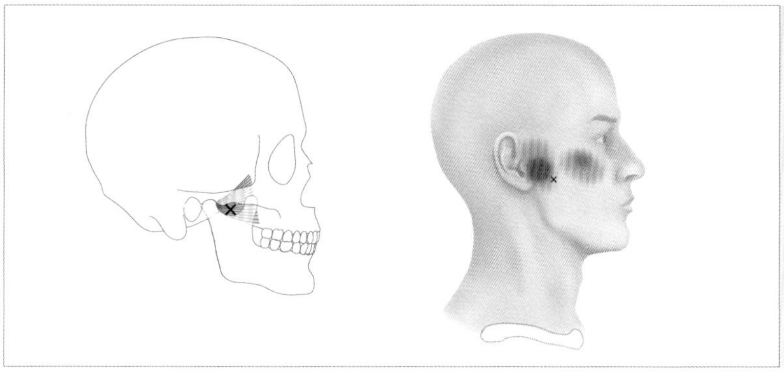

图 7.153 翼外肌

解剖 （图 7.139）	• 上头	
	起点	• 颞骨（颞下表面和嵴） • 蝶窦（蝶骨大翼）
	止点	• 关节盘，或者更具体地说，是双层区域（关节盘后部固定于颅底和下颌骨） • 关节囊（前内侧部分） • 翼状凹的上缘
	纤维走向：倾斜向上，向鼻根走行	
	• 下头	
	起点	• 蝶骨，翼状突（侧板外表面）
	止点	• 下颌骨，下颌骨上的髁突（下颌骨上的翼状窝，髁突的颈部和支骨）
	纤维取向：倾斜向下，对角向切牙走行	
	神经支配	• 外侧（或外部）翼神经［来自下颌神经前支，是三叉神经（CN Ⅴ）的第 3 支］
机能	• 翼外肌的上、下头在机能和解剖学上应该被认为是两块截然不同但相互依存的肌肉	
	上头	• 使关节盘前移
	下头	• 张嘴 • 突出：下颌前移（双侧协作） • 髁突向中间移动：下颌骨向相反方向移位（单侧激活）
牵涉痛 （图 7.153）	• 颞下颌关节深处 • 上颌窦 • 牙齿无放射痛	
临床表现	疼痛	• 颞下颌关节区域 • 咀嚼、咬合（咬）、吞咽会使疼痛加剧 • 疼痛与上颌窦炎相似
	机能障碍	• 关节盘前位：翼外上方过度活动（或 TrP 相关的肌肉缩短）使关节盘前移并阻止其在闭合时滑回其正常位置 • TMJ 机能障碍→继发性关节问题 • 摩擦音 • ROM 轻度受限
卡压	颊神经	• 有时，颊神经可能穿过外侧翼上头（通常在上下头之间穿过） • 症状："脸颊奇怪的刺痛"即脸颊、口腔黏膜以及牙龈部分的感觉异常

（续表）

诱发因素	过载	• 急性：发生意外（如摔倒时脸着地） • 慢性 ○机能性过载（如演奏木管乐器时下颌长时间向前伸展，磨牙症，说话时不动嘴，用手托住下巴） ○由于牙齿错位、牙齿缺失、接触关系缺陷（如使用假体、牙冠或填充物）引起的咬合紊乱 ○固定（如下颌手术后） ○焦虑，情绪困扰，郁闷的生活观
	过度牵拉	• 睡觉时头部处于侧卧位→枕头的压力会导致下颌骨向对侧偏离
	原发性触发点	• 胸锁乳突肌（翼外肌的触发点）
治疗建议	• 最重要的肌筋膜疼痛原因与 TMJ 关节机能紊乱有关 • TMJ 的主导肌肉→治疗机能障碍相关的触发点是必要的 • 不伴张口受限的 TMJ 疼痛和机能障碍，原因常是翼外肌的触发点 • 治疗 ○口外，稍微张嘴 – 肌肉的收缩区：触诊下颌切迹（在冠状突和下颌骨的髁突之间；图 7.154 b，7.15b）；通过咬肌进行手法治疗（上、下头，图 7.154b，155a） – 双层区（关节盘的后方）：上头的止点位于关节盘后方（图 7.155 c） ○由于空间有限，用小指在下颌骨最大侧方移位的情况下进行口内治疗（图 7.154 c，7.156） • 原发性 TMJ 机能障碍并不常见——只有 4.1％的机能障碍相关紊乱患者有原发性关节问题（Jäger 等，1987） • 手法治疗的合适体位：仰卧位（图 7.155，图 7.156）或侧卧位	
建议患者	• 避免诱发和持续因素 ○对可能引起下颌肌肉持续紧张的原因保持警惕：作为家庭计划的一部分，将彩色贴纸放在办公室、厨房、车内等的壁上，作为提醒→缓解紧张！（表 7.1，图 7.157） ○口香糖一旦失去味道，就吐出 ○避免单侧咀嚼 ○由合适的牙科专家处理任何可能存在的咬合问题；如果需要，可以使用护口器 • 触发点的自我治疗 • “下颌运动”作为家庭计划的一部分：松弛和协调运动，以牵伸和放松肌肉；机能训练（表 7.1，图 7.157） • 压力管理：找到培养积极心态的方法	

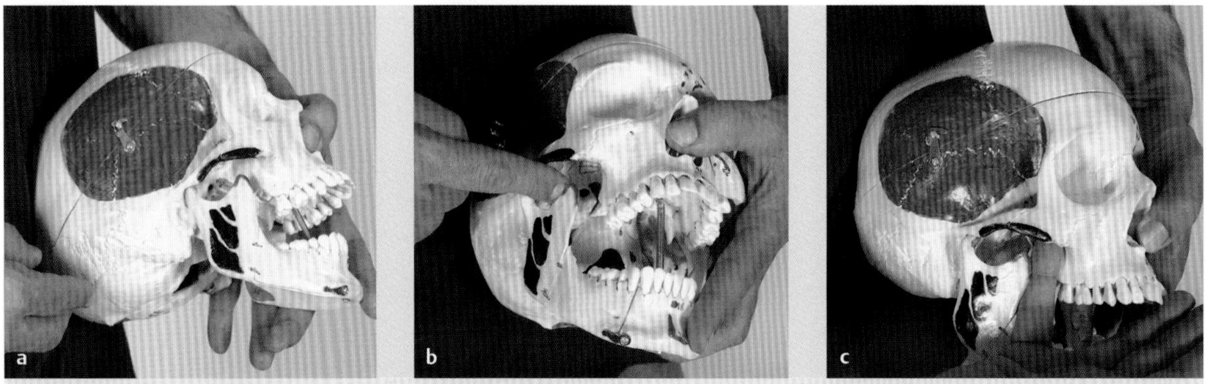

图 7.154　模型上的咀嚼肌

a. 咬肌（黑色），颞肌（红色），翼内肌（蓝色）和翼外肌（绿色）

b. 通过咬肌（黑色）下颧骨与下颌骨切迹之间进行翼外肌（绿色）的口外触诊

c. 翼外肌的口内触诊（绿色）

表 7.1 下颌练习：松弛和协调练习，以牵伸和放松肌肉，并进行下颌肌肉的机能训练

分期	锻炼	执行
A	I II III	闭 / 张口（图 7.157a） 向侧方突出 – 向中间突出（图 7.157 b，c） 突出 – 后移（图 7.157d）
B	重复 A + 变化	在不同张口程度的情况下练习Ⅱ和Ⅲ（图 7.157 e）
C	重复 B + 变化	抗阻力练习Ⅰ、Ⅱ和Ⅲ（图 7.157 f 和 g）
D	重复 C + 变化	练习Ⅰ和Ⅱ的反转动作 ［下颌骨固定——下颌尖端固定，头的其余部分移动→发生的运动主要是颈椎伸展、屈曲（练习Ⅰ；图 7.157h 和 i）和旋转（练习Ⅱ）］
E	重复 D + 变化	练习Ⅲ反转动作 （下颌骨——固定，头的其余部分移动→主要运动是头部前后平移，而下颌尖端保持于原位）
F	+ 舌头	所有练习与舌头的活动相结合 如舌抵于上、下门牙以及上唇和上牙之间，或在口腔内画圈
注意	练习应该缓慢进行，不应该强迫，并且应该没有疼痛。主要目标是： • 下颌咀嚼系统的神经肌肉骨骼单元和颈椎的感觉运动训练 • 身体感知训练： ○ 当你做练习时，能否感觉到动作平滑或生涩？ ○ 你能说出习惯性发生紧张的时间和地点吗？ • 释放下颌、颈部和舌部的肌肉的习惯性张力 • 温和地伸展和放松下巴、颈部和舌部的肌肉 • 打破可导致肌肉和关节的单侧负载（和过载）的习惯性刻板运动 • 运动差异化：采用新的、无痛的运动模式	

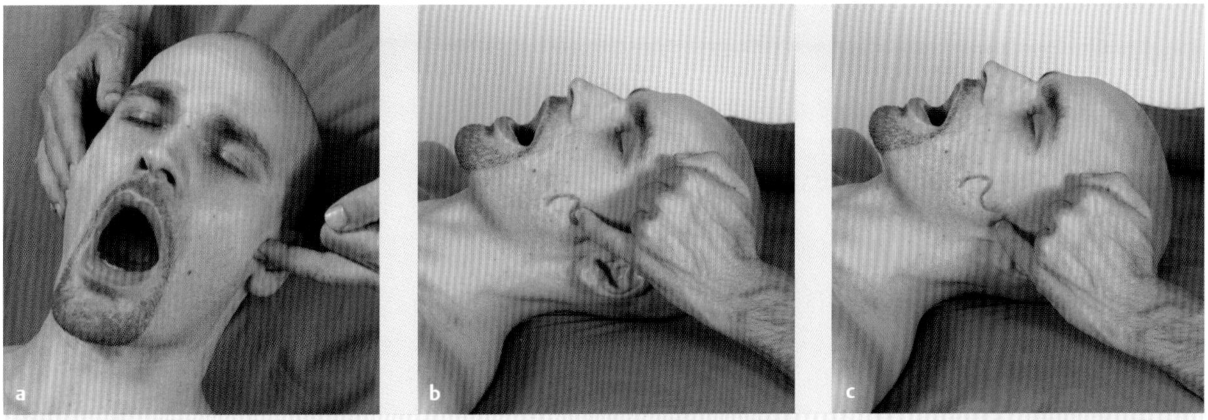

图 7.155 翼外肌

a. 对下头与部分上头之间的触发点区域进行手法按压（技术 I）与牵伸（技术 II）

b. 于冠突后和下颌骨髁突前通过咬肌对上、下头部分进行治疗。张口会使颧弓和下颌切迹之间的“进入窗口”增大。然而，如果张口力量过大，被牵伸的咬肌可能会干扰深部翼状肌的治疗

c. 治疗上头在关节后的止点区域：张口可使下颌前滑，易于对关节后区域进行手法治疗。由于空间有限，通常会用小指进行治疗

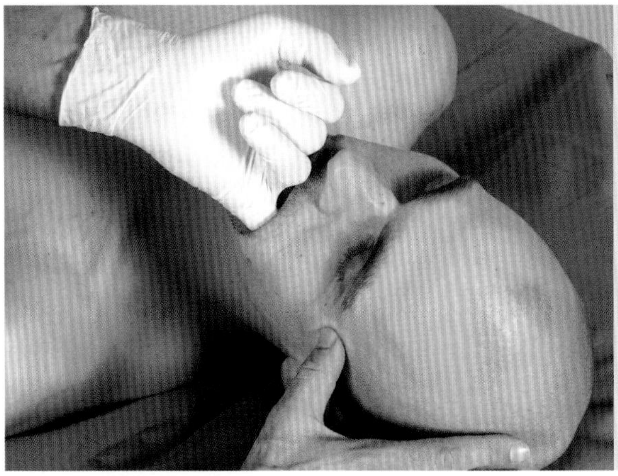

图 7.156　翼外肌下头和上头的口内治疗。 最大限度侧移有利于触诊。 由于空间不足，多用小指进行治疗

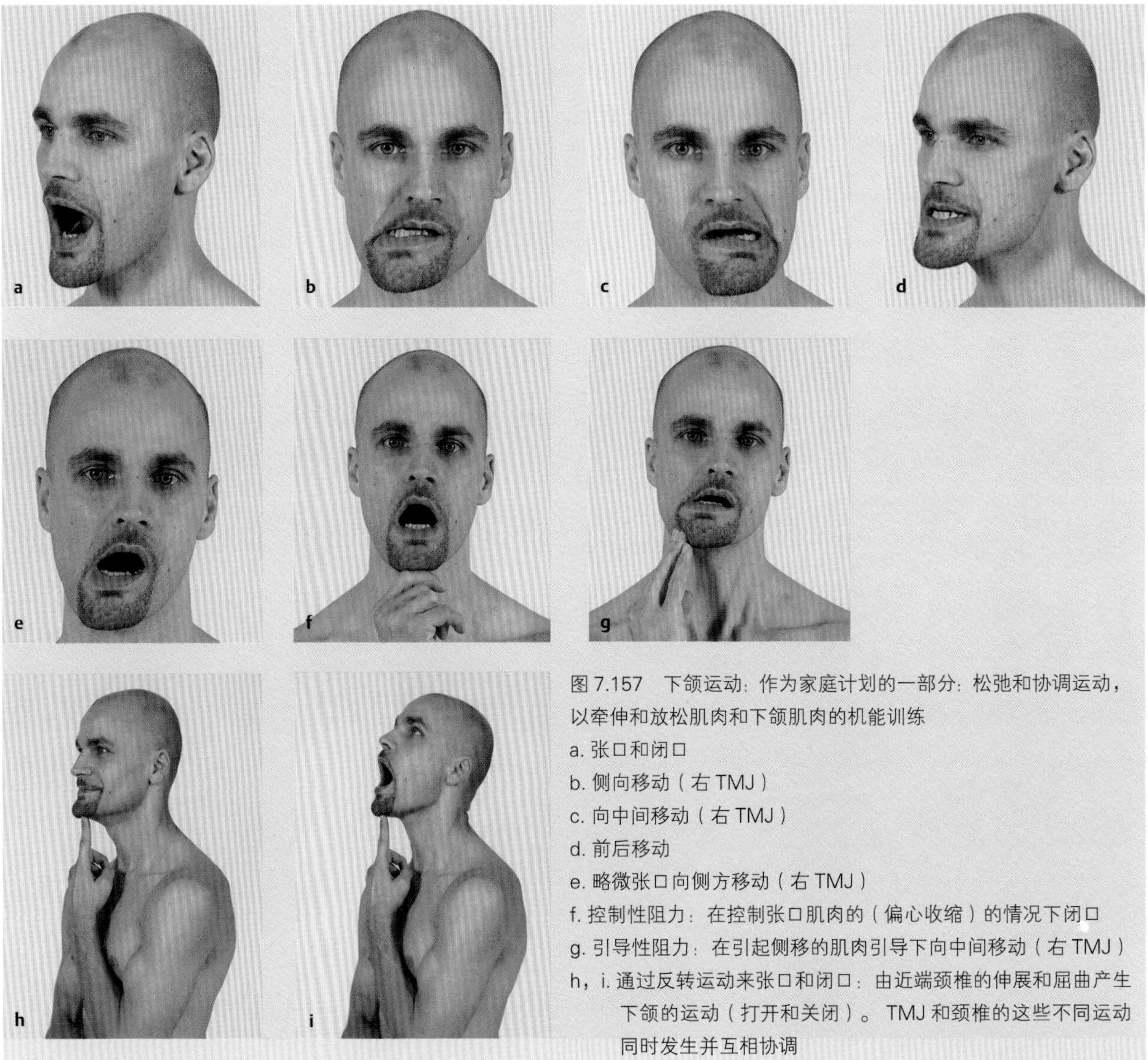

图 7.157　下颌运动：作为家庭计划的一部分：松弛和协调运动，以牵伸和放松肌肉和下颌肌肉的机能训练

a. 张口和闭口

b. 侧向移动（右 TMJ）

c. 向中间移动（右 TMJ）

d. 前后移动

e. 略微张口向侧方移动（右 TMJ）

f. 控制性阻力：在控制张口肌肉的（偏心收缩）的情况下闭口

g. 引导性阻力：在引起侧移的肌肉引导下向中间移动（右 TMJ）

h，i. 通过反转运动来张口和闭口：由近端颈椎的伸展和屈曲产生下颌的运动（打开和关闭）。 TMJ 和颈椎的这些不同运动同时发生并互相协调

7.3.5 舌骨上肌：二腹肌、茎突舌骨肌、下颌舌骨肌、颏舌肌

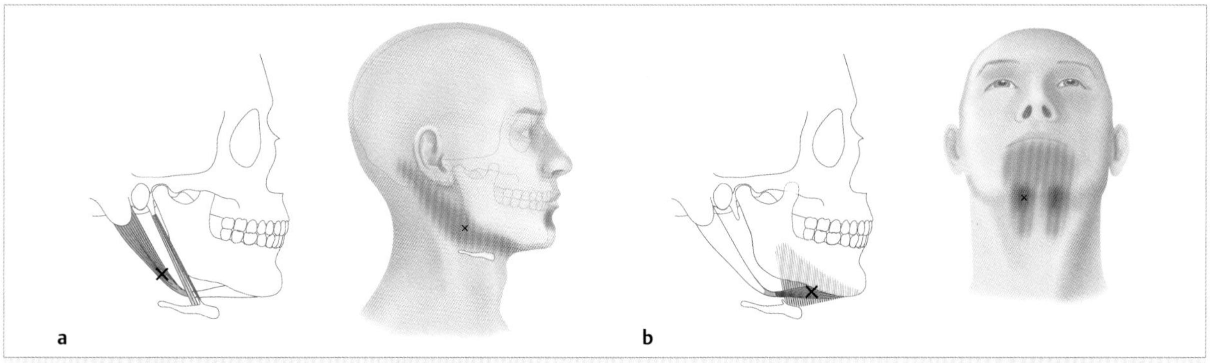

图 7.158 舌骨上肌
a. 二腹肌（后腹）和茎突舌骨肌
b. 二腹肌（前腹），下颌舌骨肌和颏舌肌

解剖（图 7.140）	• 二腹肌	
	起点	• 后腹（作为两部分肌肉的起点）：乳突，胸锁乳突肌、头夹肌和头最长肌的止点深面
	止点	• 前腹（作为两部分肌肉的止点）：下颌骨下缘，靠近中线
	中间腱带连接二腹肌的前腹和后腹；纤维带（由茎突舌骨形成）在中间腱处形成吊带，并止于舌骨（因此舌骨为二腹肌的两部分的“机能性止点”）	
	• 茎突舌骨肌	
	起点	• 颞骨茎突
	止点	• 舌骨外侧缘
	在止于舌骨之前，该肌肉包围二腹肌的中间肌腱，将其固定于舌骨	
	• 下颌舌骨肌	
	起点	• 下颌骨内表面（下颌舌骨线）
	止点	• 舌骨上缘
	来自两侧的肌纤维交织在一起，形成内侧插入腱（下颌舌骨嵴），从下颌骨延伸至舌骨。以这种方式，左、右两侧的下颌舌骨肌一起形成口底肌层	
	• 颏舌肌	
	起点	• 下颌骨的中间嵴
	止点	• 舌骨前表面
	神经支配	• 面神经（CN Ⅶ） ○二腹肌后腹 ○茎突舌骨肌 • 三叉神经（CN Ⅴ） ○二腹肌前腹部（下颌神经） ○下颌舌骨肌（下颌神经） • 前支，C1－C2 ○颏舌肌［舌下神经（CN Ⅻ）］

（续表）

机能	●张口：舌骨固定，下拉下颌骨 ○二腹肌 ○下颌舌骨肌 ○颏舌肌	
	●向后移位：舌骨固定，后拉下颌骨 ○二腹肌	
	●侧向突出：使下颌骨向同侧偏斜 ○二腹肌	
	●在吞咽、咳嗽和说话时，咀嚼肌固定下颌骨，上拉舌骨 ○二腹肌 ○茎突舌骨肌 ○下颌舌骨肌 ○颏舌肌	
	●舌骨后移 ○二腹肌后腹部 ○茎突舌骨肌	
	●舌骨前移（下颌骨固定） ○下颌舌骨肌 ○颏舌肌	
	●“固定”舌骨 ○二腹肌 ○茎突舌骨肌 ○下颌舌骨肌 ○颏舌肌	
	●抬高并收紧口底 ○下颌舌骨肌	
牵涉痛（图 7.158）	●颈部外侧区，偶尔向枕部、喉部和下颌（二腹肌后腹和茎突舌骨肌）放射 ●颈部前侧区，向口腔、下颌、下门牙（二腹肌前腹部，下颌舌骨肌和颏舌肌）放射	
临床表现	疼痛	●颈部前外侧区，下颌和下门牙 ●胸锁乳突肌上部，在胸锁乳突肌触发点失活后持续存在
	机能障碍	●吞咽困难和症状，歇斯底里 ●张口受限
诱发因素	过载	●急性：挥鞭伤 ●慢性：长时间主动张口（如习惯性张口呼吸、去看牙医或用手托住下巴）
	过度牵拉	●挥鞭伤 ●麻醉期间体位不当 ●颈椎手术
	原发性触发点	●胸锁乳突肌和咀嚼肌（主要是咬肌）
治疗建议	●舌骨上肌与舌骨下肌形成一个机能单元，经常同时受累 ●对二腹肌后腹和茎突舌骨肌（通常不能通过触诊来区分）的治疗，通常需直接在下颌角（内侧）朝向乳突和茎突进行（图 7.159） ●可以从两侧（图 7.160）和口内用钳形手柄（图 7.161），对二腹肌前腹、下颌舌骨肌和颏舌肌进行治疗 ●使咀嚼肌和胸锁乳突的原发性触发点失活 ●手法治疗的合适体位：仰卧位（图 7.159~7.160）或侧卧位	

（续表）

建议患者	• 避免诱发和持续因素 ○ 练习经鼻呼吸 ○ 注意舌头的推动动作 • 触发点的自我治疗 • 将舌骨推向一侧进行牵伸和“下颌练习”（表 7.1，图 7.157） • 机能训练（表 7.1，图 7.157）

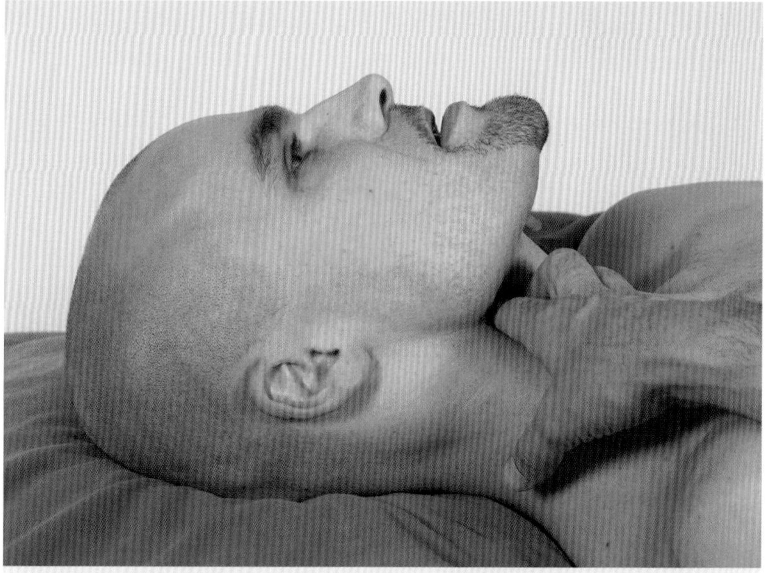

图 7.159 二腹肌（后腹部）和茎突舌骨肌：手法按压（技术 I）和触发点牵伸（技术 II）。推动下颌向前，“伸展”二腹肌

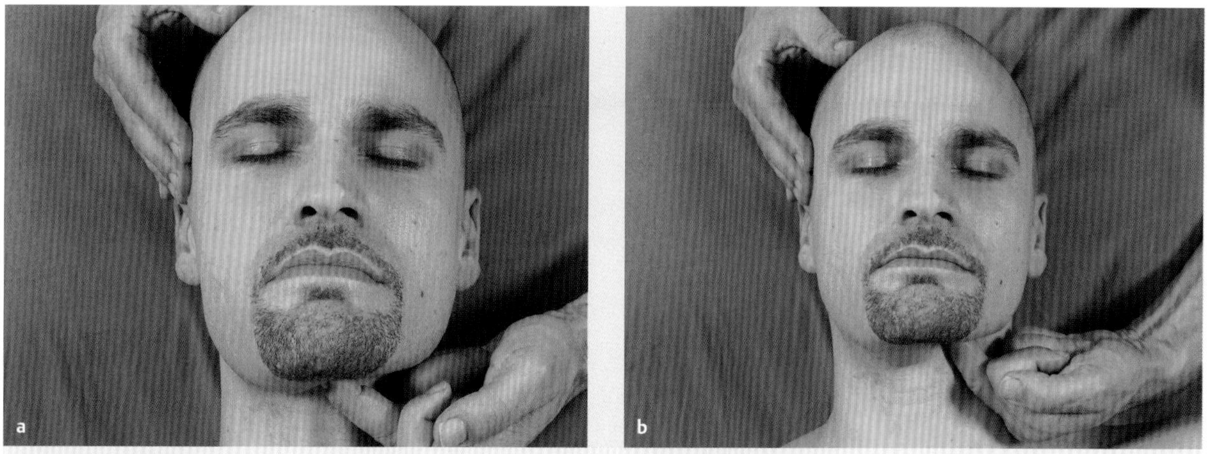

图 7.160 舌上肌的口外治疗：初始位置，用于手法按压（技术 I）、触发点牵伸（技术 II）或筋膜牵伸（技术 III）
a. 二腹肌（前腹）和颏舌肌。向前移动下颌（突出），通过预牵伸二腹肌的前腹部进行治疗
b. 下颌舌骨肌

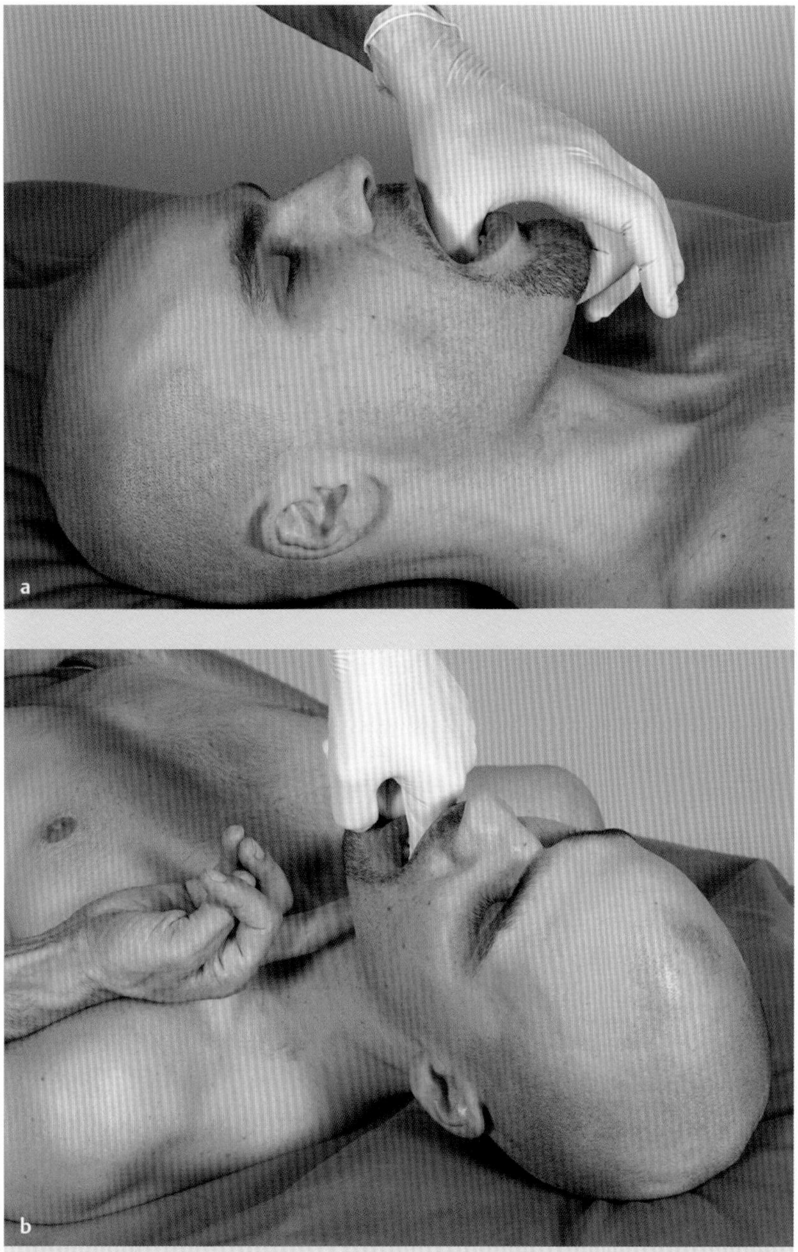

图 7.161　舌骨上肌的口内治疗：手法按压（技术 I）和触发点牵伸（技术 II）
a. 二腹肌（前腹）和颏舌肌
b. 下颌舌骨肌

7.3.6 舌骨下肌：胸骨舌骨肌、胸骨甲状肌、甲状舌骨肌、肩胛舌骨肌

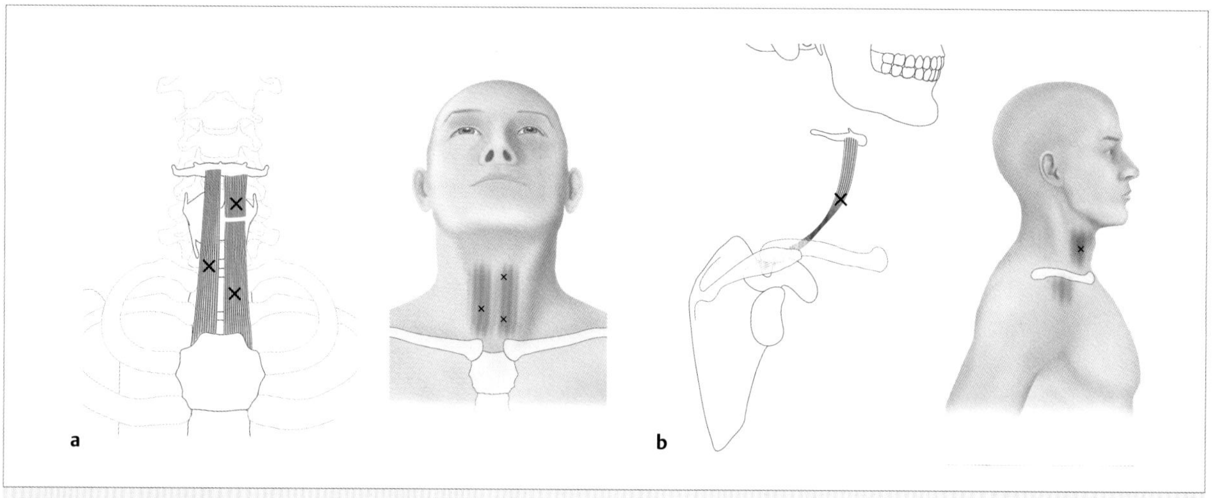

图 7.162 舌骨下肌
a. 胸骨舌骨肌、胸骨甲状肌和甲状舌骨肌
b. 肩胛舌骨肌

解剖（图 7.140）	•胸骨舌骨肌	
	起点	•锁骨内侧部，胸锁韧带后部 •胸骨柄（后面）
	止点	•舌骨
	•胸骨甲状肌	
	起点	•胸骨柄（后面） •肋软骨（后面）
	止点	•甲状软骨（斜线）
	•甲状舌骨肌	
	起点	•甲状软骨
	止点	•舌骨（大角）
	•肩胛舌骨肌	
	起点	•肩胛骨（上缘，肩胛上切迹）
	止点	•舌骨
	肩胛舌骨肌有一个中间肌腱，连接下腹（来自肩胛骨）和上腹（延伸到舌骨）	
	神经支配	•颈袢，C1~C4

（续表）

机能	• 下压舌骨：胸骨舌骨肌，胸骨甲状肌，甲状舌骨肌，肩胛舌骨肌	
	• 舌骨后移：肩胛舌骨肌	
	• 固定舌骨（间接参与张口）：胸骨舌骨肌，甲状舌骨肌	
	• 下压喉：胸骨甲状肌	
	• 抬高喉部（舌骨固定）：甲状舌骨肌	
	• 肩胛舌骨肌的中间腱紧张，并与颈部筋膜（气管前）融合，从而保持颈内静脉开放，以对抗静脉压力下降（特别是当处于直立体位时）的	
牵涉痛 （图 7.162）	• 局部位于颈前区（胸骨舌骨、胸骨甲状腺和甲状舌骨） • 颈前外侧区（肩胛舌骨肌） • 喙突周围偶有疼痛	
临床表现	疼痛	• 牵涉痛区域
	机能紊乱	• 吞咽困难和其他症状 • 声音嘶哑 • 肩胛舌骨肌的紧张带可以使斜方肌上部和斜角肌完全伸展受限，压迫臂丛
诱发因素	过载	• 急性：挥鞭伤 • 慢性：长时间主动张口超负荷（如习惯性用口呼吸或去看牙医）
	过度牵拉	• 挥鞭伤 • 麻醉期间体位不当 • 颈椎手术
	原发性触发点	• 胸锁乳突肌，咀嚼肌
治疗建议	• 舌骨上肌肉与舌骨下肌肉形成一个完整的机能单元，并且经常同时受累 • 于颈动脉内侧触诊舌骨下肌肉（胸骨舌骨肌，胸骨甲状腺和甲状舌骨肌，图 7.163） • 于斜方肌上部前缘与胸锁乳突肌后缘之间、胸锁乳突肌下方后触诊舌骨并治疗肩胛舌骨肌（图 7.164a，b） • 被动牵伸肩胛舌骨肌：下压肩胛骨，同时将舌骨水平推向另一侧，使肌肉的起、止点彼此远离（图 7.164c） • 使咀嚼肌和胸锁乳突肌的原发性触发点失活 • 手法治疗的合适体位：仰卧位（图 7.163，7.164）或侧卧位	
建议患者	• 避免诱发和持续因素 ○ 练习经鼻呼吸 ○ 注意舌头的推动动作 • 触发点的自我治疗 • 通过将喉部推向另一侧进行牵伸 • 机能训练（表 7.1，图 7.157）	

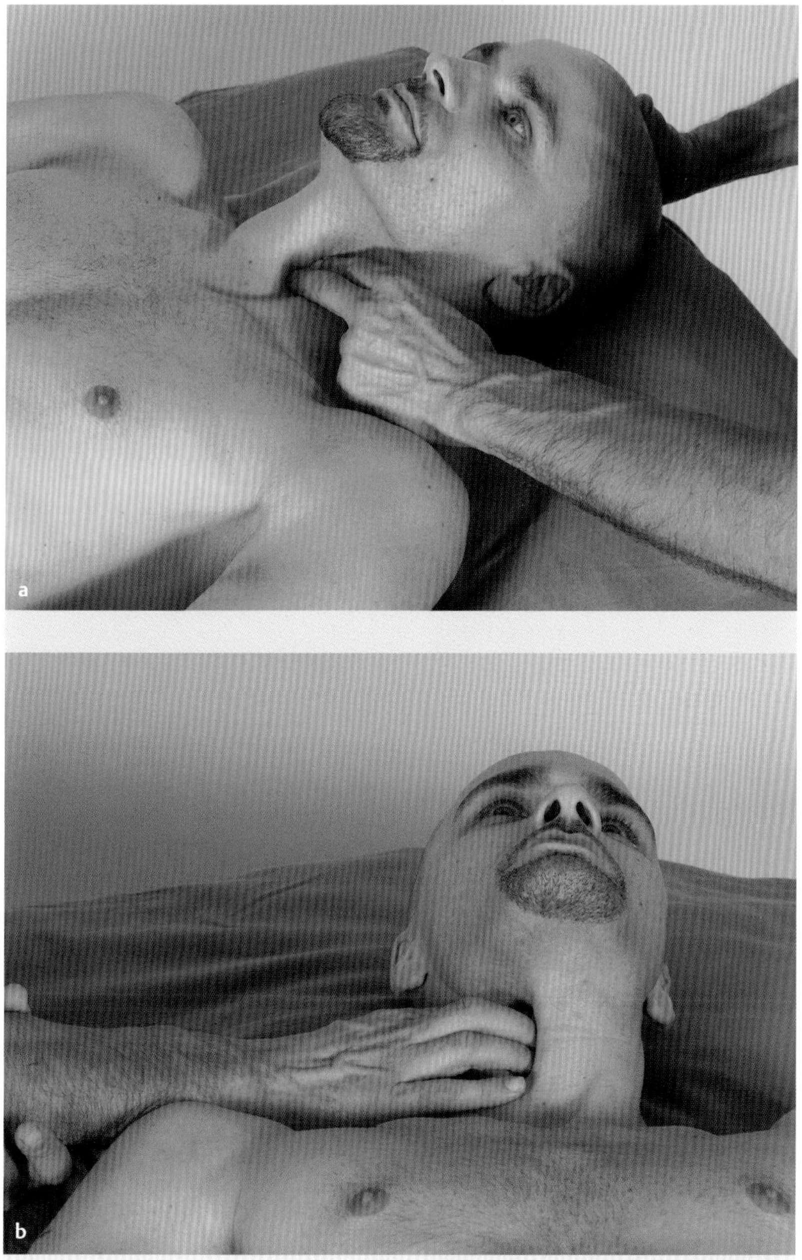

图 7.163 舌骨下肌肉：手法按压（技术 I）/ 触发点牵伸（技术 II）。于颈动脉内侧，同时治疗胸骨舌骨肌、胸骨甲状肌和甲状舌骨肌。向内侧移动易触及颈动脉
a. 横向视图
b. 前视图

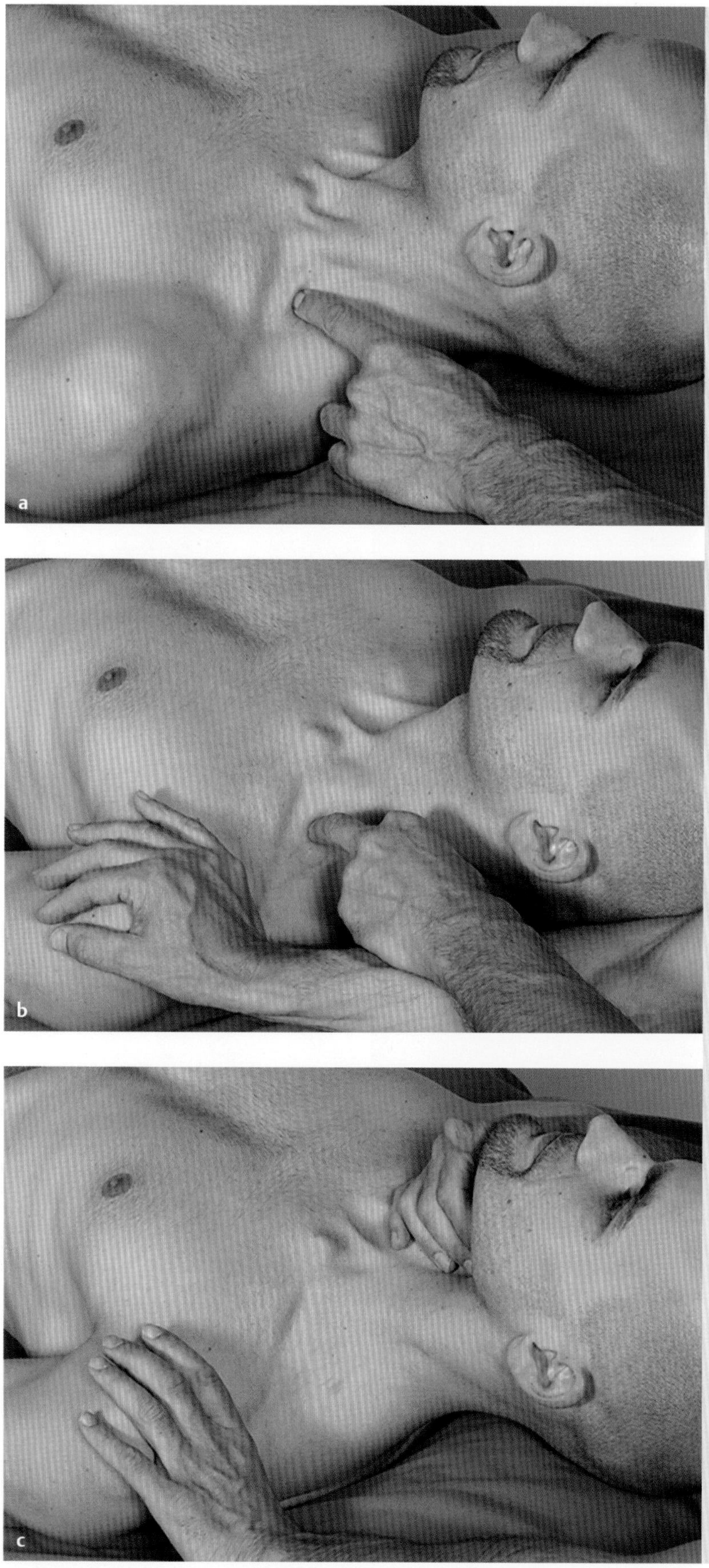

图 7.164　肩胛舌骨肌

a. 垂直于肌纤维方向触诊

b. 平行肌纤维方向进行手法按压（技术Ⅰ）、触发点牵伸（技术Ⅱ）和筋膜牵伸（技术Ⅲ），同时通过下压肩部预牵伸肩胛舌骨肌

c. 治疗师进行牵伸：同时通过下压肩胛骨并将舌骨横向推向对侧，使得肩胛舌骨肌的起、止点相互分离从而进行牵伸

7.3.7 面部表情肌：眼轮匝肌、颧肌、颈阔肌

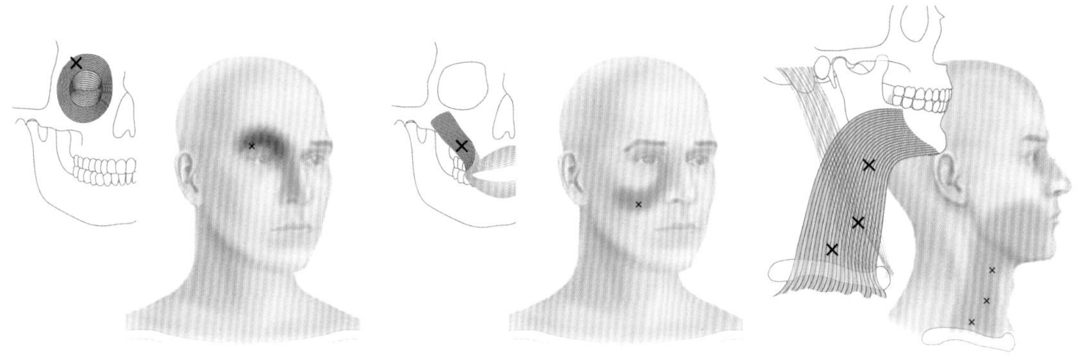

7.165 面部肌肉
a. 眼轮匝肌
b. 颧肌
c. 颈阔肌

解剖 （图 7.141）	•眼轮匝肌	
	眶部	•睑韧带，上颌前突鼻部，泪前嵴 •纤维走行和机能：形成环形结构围绕着眼眶，确保眼裂闭合
	眼睑部分	•上、下眼睑皮肤；眶隔，睑韧带 •纤维走行和机能：直接附着于眼睑；主要作用是眼睑反射和眨眼
	泪腺部分	•从睑韧带的内侧部分到泪嵴的后部 •机能：压迫泪囊
	•颧肌	
	起点	•大颧骨：颧骨中央部分 •小颧骨：颧骨内侧部分
	止点	•眼轮匝肌纤维
	•颈阔肌	
	起点	•下颌骨基部 •下面部和颈部的浅筋膜 •许多纤维与口轮匝肌的纤维交织在一起，而其他纤维则与笑肌、降口角肌和降下唇肌相连
	止点	•上胸廓浅筋膜，胸筋膜
	神经支配	•面神经（CN Ⅶ）通过 ○颞颧支→眼轮匝肌 ○颧支→颧骨 ○颈支→颈阔肌
机能	眼轮匝肌	•闭眼（眶部），睑反射（睑部） •做焦虑和思考的面部表情（Platzer，2005）
	颧肌	•上提口角和上唇，就像人们说“vee” •笑，微笑，做愉悦表情（Platzer，2005）

（续表）

	颈阔肌	●下拉下唇和口角，上提前胸部的皮肤，特别是进一步张大口时，如打呵欠 ●表达愤怒和侵略（Platzer，2005）
牵涉痛（图 7.165）	●鼻、眉毛和前额（眼轮匝肌）的邻近区域 ●鼻根、脸颊（颧肌） ●下颌骨侧面和下缘的皮肤会有特殊的刺痛，也可能发生在前胸部（颈阔肌）	
临床表现	疼痛	●面部表面疼痛（所有面部肌肉） ●表面“针刺”样疼痛（颈阔肌）
	机能障碍	●阅读时的“字符跳跃征”（眼轮匝肌）
诱发因素	过载	●主要是慢性的，例如 ○“冰块样”、面具般的面部特征；平淡的，静止的面部表情 ○面部肌肉抽搐 ○演奏木管乐器（尤其是长时间没有练习时） ○习惯性眨眼（对光敏感） ○眯眼（老花眼）
	直接创伤	●意外、面部手术导致的撕裂
	原发性触发点	●胸锁乳突肌、斜角肌、斜方肌上部和咀嚼肌（主要是咬肌）
治疗建议	●还有许多其他面部肌肉，有助于实现面部表情的细微差别。有关其他面部肌肉的更多信息请参阅解剖学教科书（皱眉肌、降眉间肌、上睑提肌、提上唇鼻翼肌、提上唇肌、笑肌、提口角肌、颊肌、口轮匝肌、降口角肌、降下唇肌、颏肌、颏肌。Netter，2000；Prometheus，2005；Platzer，2005；Valerius 等，2007） ●面部疼痛的诊断包括对面部肌肉进行细致（且耗时）的浅表触诊（图 7.168） ●面部肌肉的治疗通常采用手法技术Ⅱ和Ⅲ（图 7.166，7.167） ●用“钳夹”法进行口内治疗适用于某些肌肉（如颧肌、口轮匝肌、颊肌等） ●颈阔肌与斜角肌、胸锁乳突肌同时治疗 ●使咀嚼肌、胸锁乳突肌、斜角肌和斜方肌上部的原发性触发点失活 ●手法治疗的合适体位：仰卧位（图 7.166~7.168）或侧卧位	
建议患者	●避免诱发和持续因素 ○调节习惯性的面部表情 ○必要时矫正视力（佩戴眼镜） ●面部按摩，触发点的自我治疗 ●通过按摩来牵伸移动在底层结构上方的肌肉 ●机能训练（如演奏管乐器、练习“做鬼脸”）	

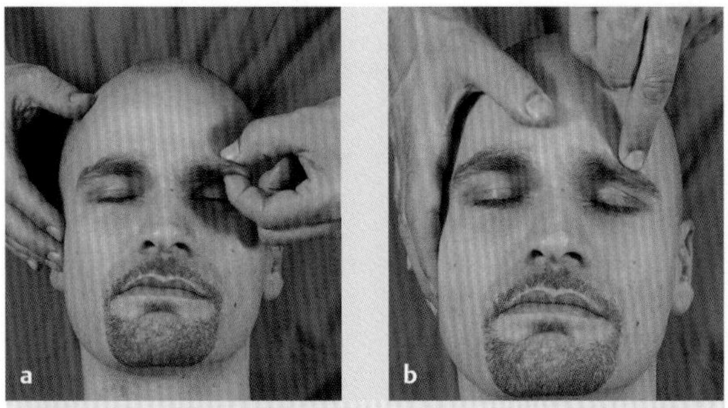

图 7.166　眼轮匝肌
a. 手法按压（技术 I）并使用钳形手柄牵伸触发点区域（技术 II）
b. 筋膜牵伸（技术 III）

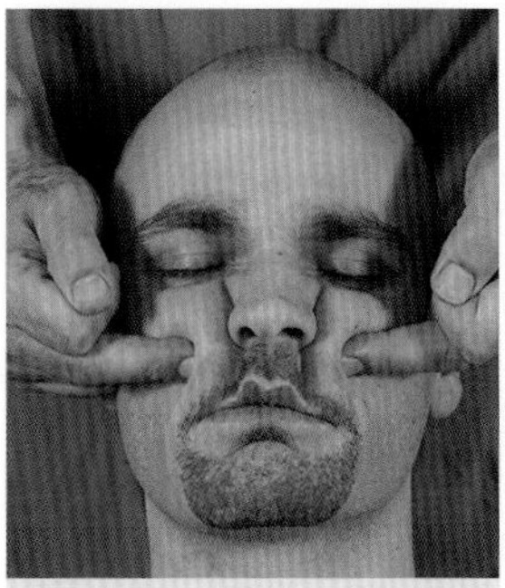

图 7.167　颧肌：触发点牵伸（技术 II）

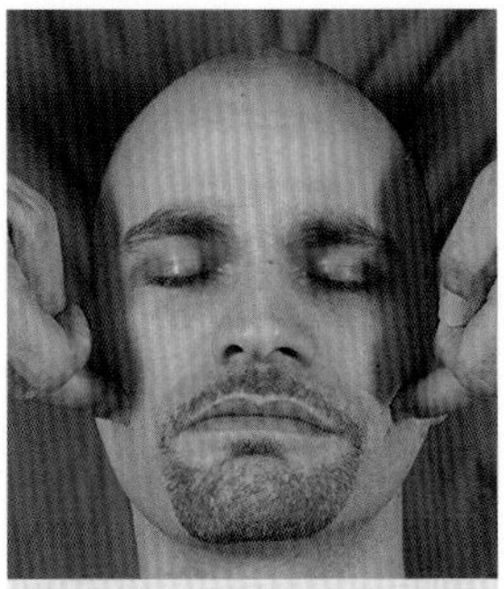

图 7.168　进行大范围的触诊，以识别面部不同肌肉的触发点

7.3.8 枕额肌（颅顶肌）

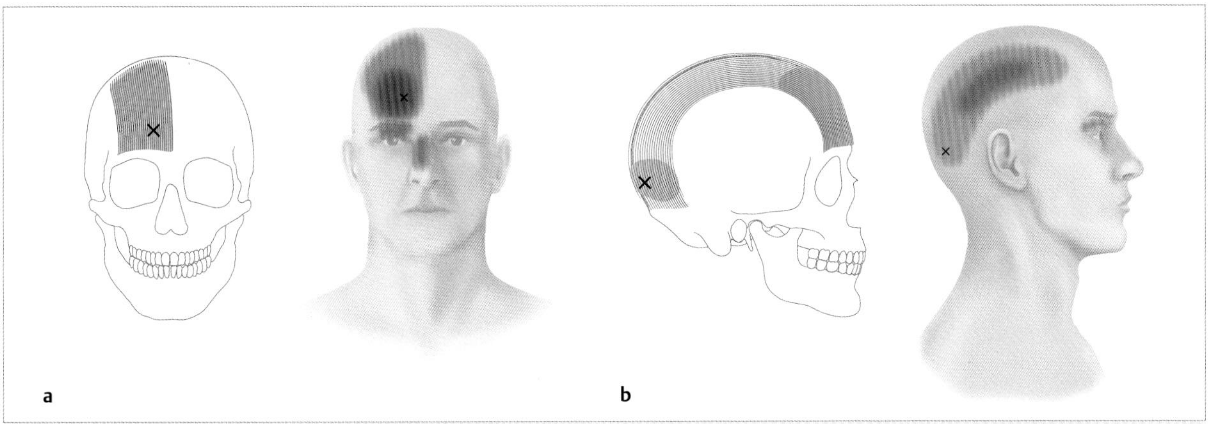

图 7.169 枕额肌
a. 额肌（枕额肌的额腹）
b. 枕肌（枕额肌的枕腹）

解剖（图 7.141）	起点	• 枕额肌的额腹部：眉毛和额头的皮肤，与眼轮匝肌紧密交织在一起 • 枕额肌的枕腹部：枕骨上项线（外侧三分之二）
	止点	• 颅顶腱膜（帽状腱膜 – 连接肌肉两部分的牢固腱鞘）
	整个肌肉牢固地附着于头皮，但与颅骨面的骨膜连接松散，可以轻松地滑行	
	神经支配	• 面神经（CN Ⅶ） ○颞支支配额腹 ○耳后神经的枕支支配枕腹
机能	额腹	• 额头的皱纹，抬起眉毛 • 表达惊奇、惊喜和注意（Platzer，2005）
	枕腹	• 后拉颅顶腱膜并将其固定，形成基部，使额腹能够更有效地发挥作用
	当两块肌腹同时收缩时，会将前额部皮肤后拉，使眼睛睁大，表现震惊和恐惧的表情。同时，这会使头皮后移，使头发“站立”起来。在生物反馈监测中，枕额肌额腹的健康状态可用于衡量焦虑	
牵涉痛（图 7.169）	• 前额，相对局限（额腹） • 外侧，通过头部（枕腹）向头后部弥散 • 眼深部和后方（枕腹）	
临床表现	疼痛	• 头痛 • 疼痛加剧 ○伴有压力和焦虑（额腹） ○头后部压力增加（枕腹）
诱发因素	过载	• 慢性 ○过度劳累，压力，焦虑 ○常皱起额头，不断抬起眉毛，表现担心或不赞同的表情 ○视力下降导致劳损
	创伤	• 事故中的直接伤害
	原发性触发点	• 胸锁乳突肌（→额腹） • 辐射到枕骨区域的肌肉，包括斜方肌、头夹肌、半棘肌、枕骨下肌（→枕腹）
	激活机制	• 头发过长对头皮的牵拉 • 不用吹风机吹湿头发（如蒸发冷却头皮，导致头皮肌肉紧张） • 戴头盔→潜在压力（如建筑工人、骑自行车、滑雪、骑马）

（续表）

治疗建议	• 主要使用技术Ⅰ、Ⅱ和Ⅲ进行处理（图 7.170，7.171） • 鉴别诊断：仰卧时头后部的压力会使疼痛加剧，并受到局部热作用的积极影响，可能是由枕额肌的枕腹的触发点所致。表浅刺痛等不适症状，是由枕大神经在其穿过后颈部肌肉（头半棘肌和上斜方肌）处受激惹引起的。热使症状恶化，而冷使症状缓解 • 手法治疗的合适体位：仰卧位（图 7.170，7.171）或俯卧位（对于枕腹部）
建议患者	• 避免诱发和持续因素 ○必要时调整习惯性的面具样面部表情 ○佩戴合适的眼镜 • 进行头皮按摩，触发点的自我治疗 • 通过在头骨上移动头皮来牵伸肌肉 • 压力管理；培养积极心态

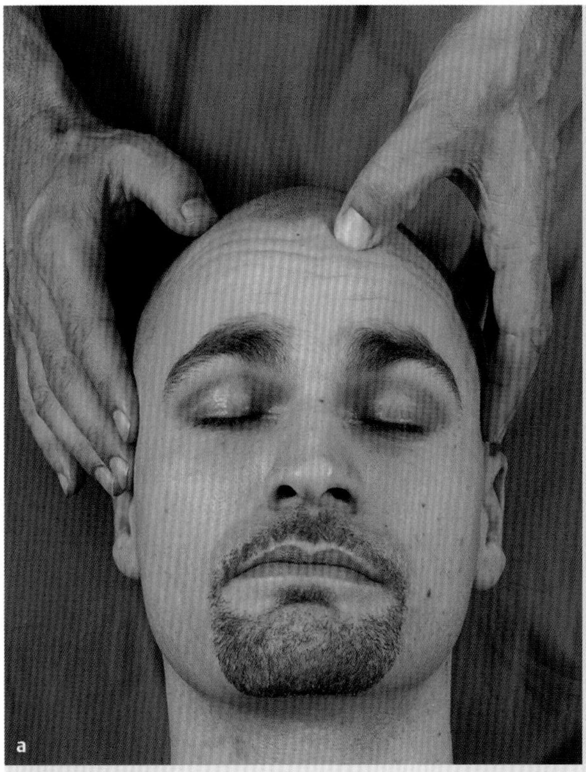

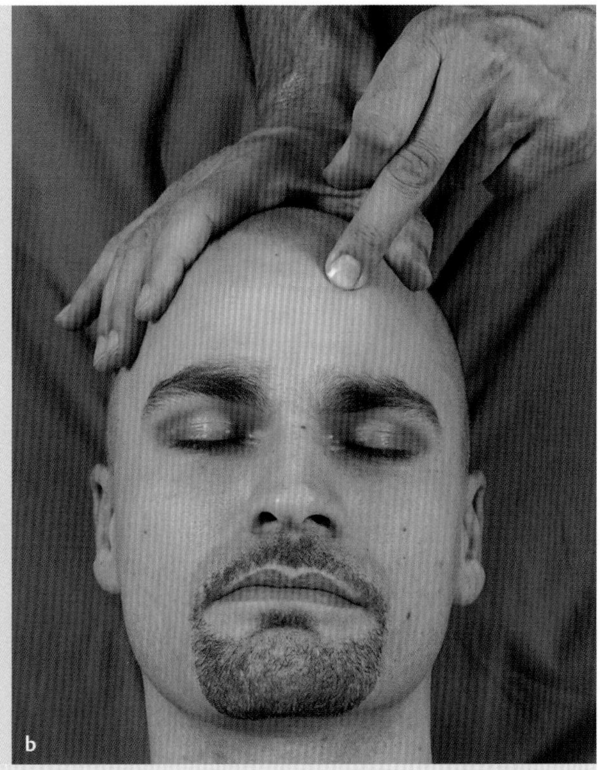

图 7.170　枕额肌的额腹
a. 手法按压（技术Ⅰ）和触发点牵伸（技术Ⅱ）
b. 筋膜牵伸（技术Ⅲ）

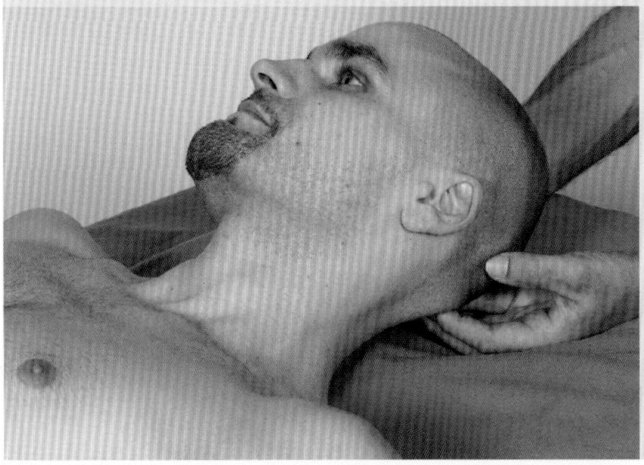

图 7.171　枕额肌的枕腹：手法按压（技术Ⅰ）和触发点牵伸（技术Ⅱ）

7.4 躯干

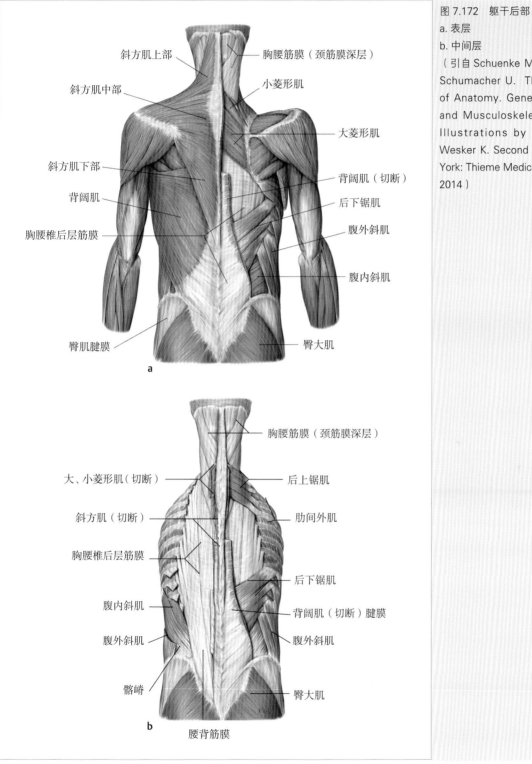

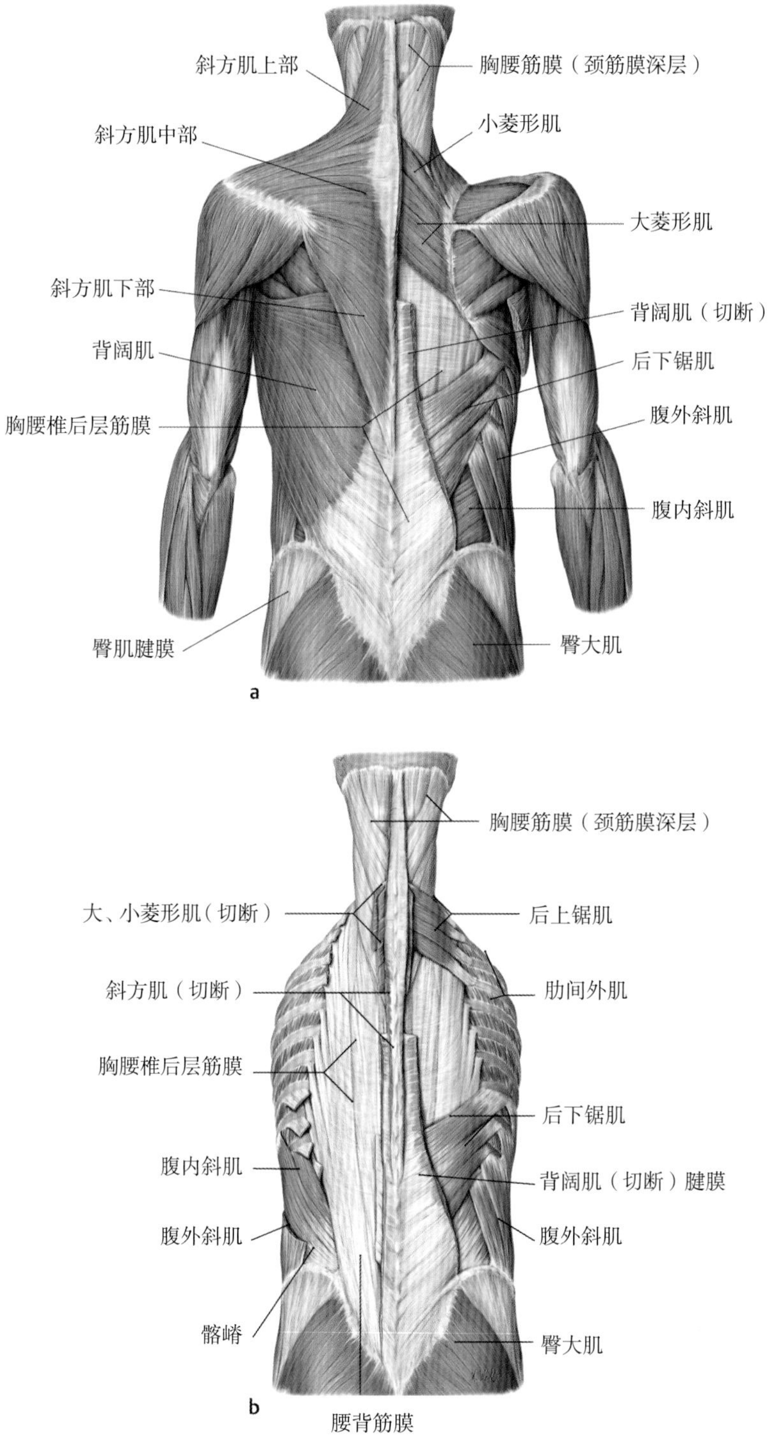

图 7.172 躯干后部：背部肌肉
a. 表层
b. 中间层
（引自 Schuenke M, Schulte E, Schumacher U. THIEME Atlas of Anatomy. General Anatomy and Musculoskeletal System. Illustrations by Voll M and Wesker K. Second Edition. New York: Thieme Medical Publishers; 2014）

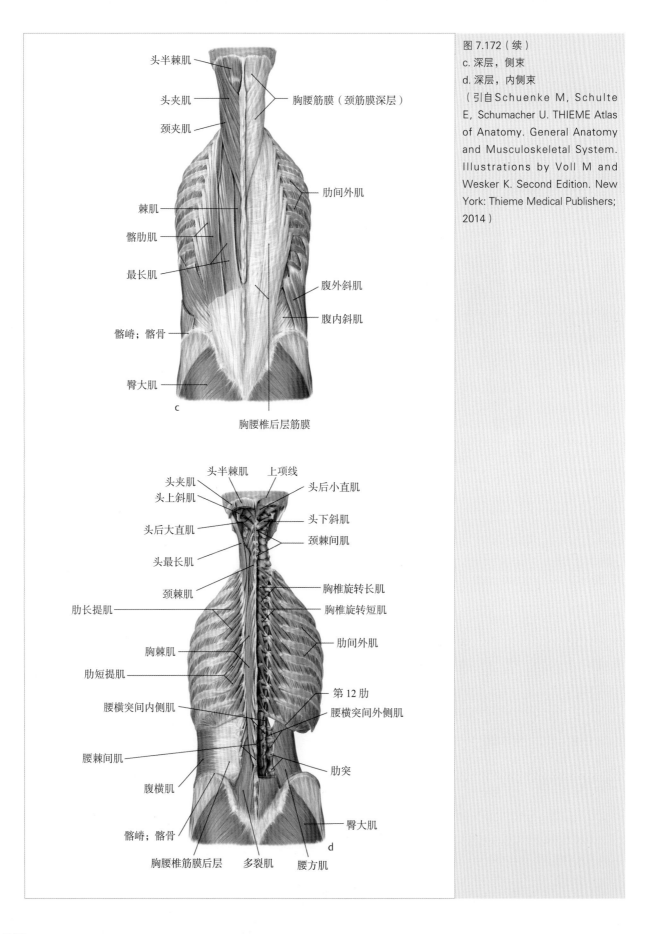

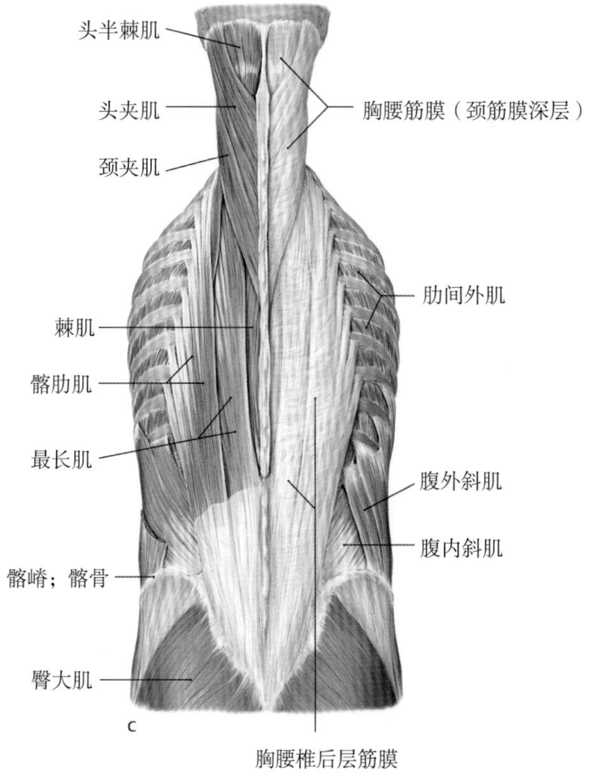

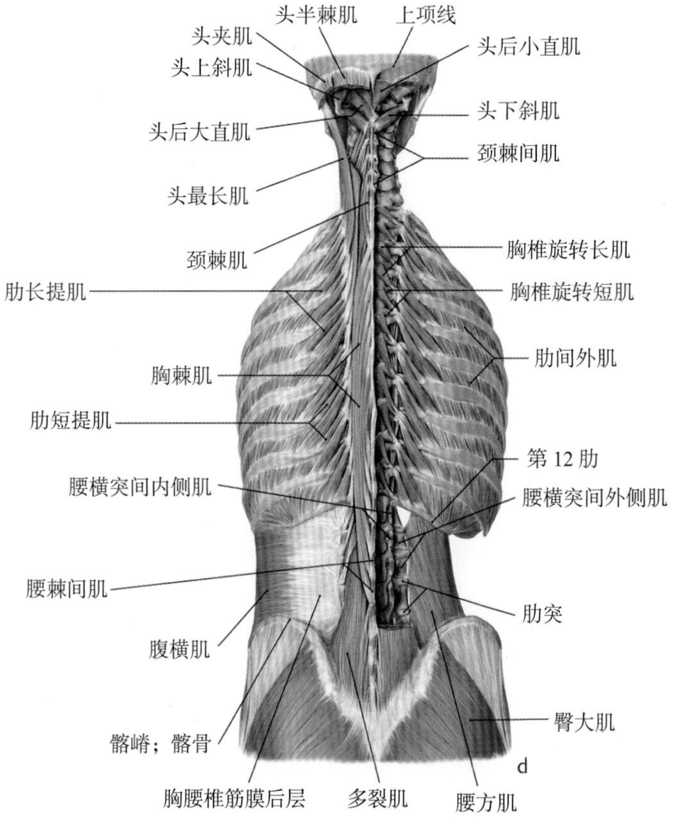

图 7.172（续）
c. 深层，侧束
d. 深层，内侧束
（引自Schuenke M, Schulte E, Schumacher U. THIEME Atlas of Anatomy. General Anatomy and Musculoskeletal System. Illustrations by Voll M and Wesker K. Second Edition. New York: Thieme Medical Publishers; 2014）

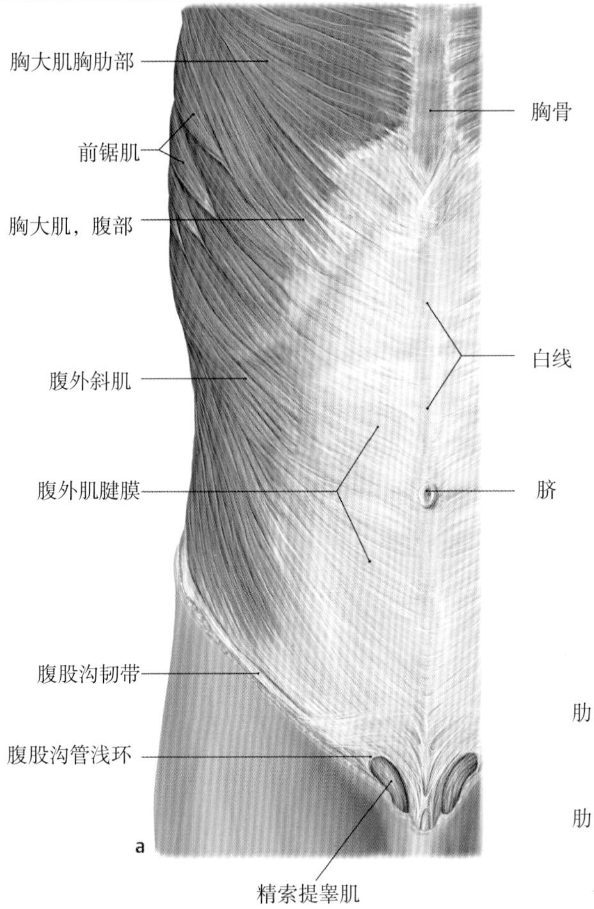

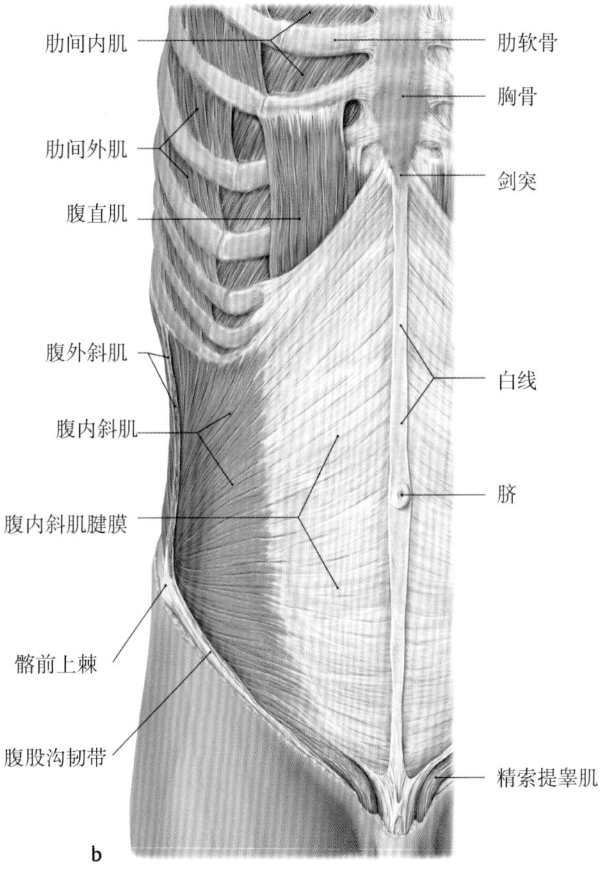

图 7.173　腹外侧和前壁肌肉：前视图

a. 腹壁斜肌，浅层

b. 腹壁斜肌，中层

（引自 Schuenke M, Schulte E, Schumacher U. THIEME Atlas of Anatomy. General Anatomy and Musculoskeletal System. Illustrations by Voll M and Wesker K. Second Edition. New York: Thieme Medical Publishers; 2014）

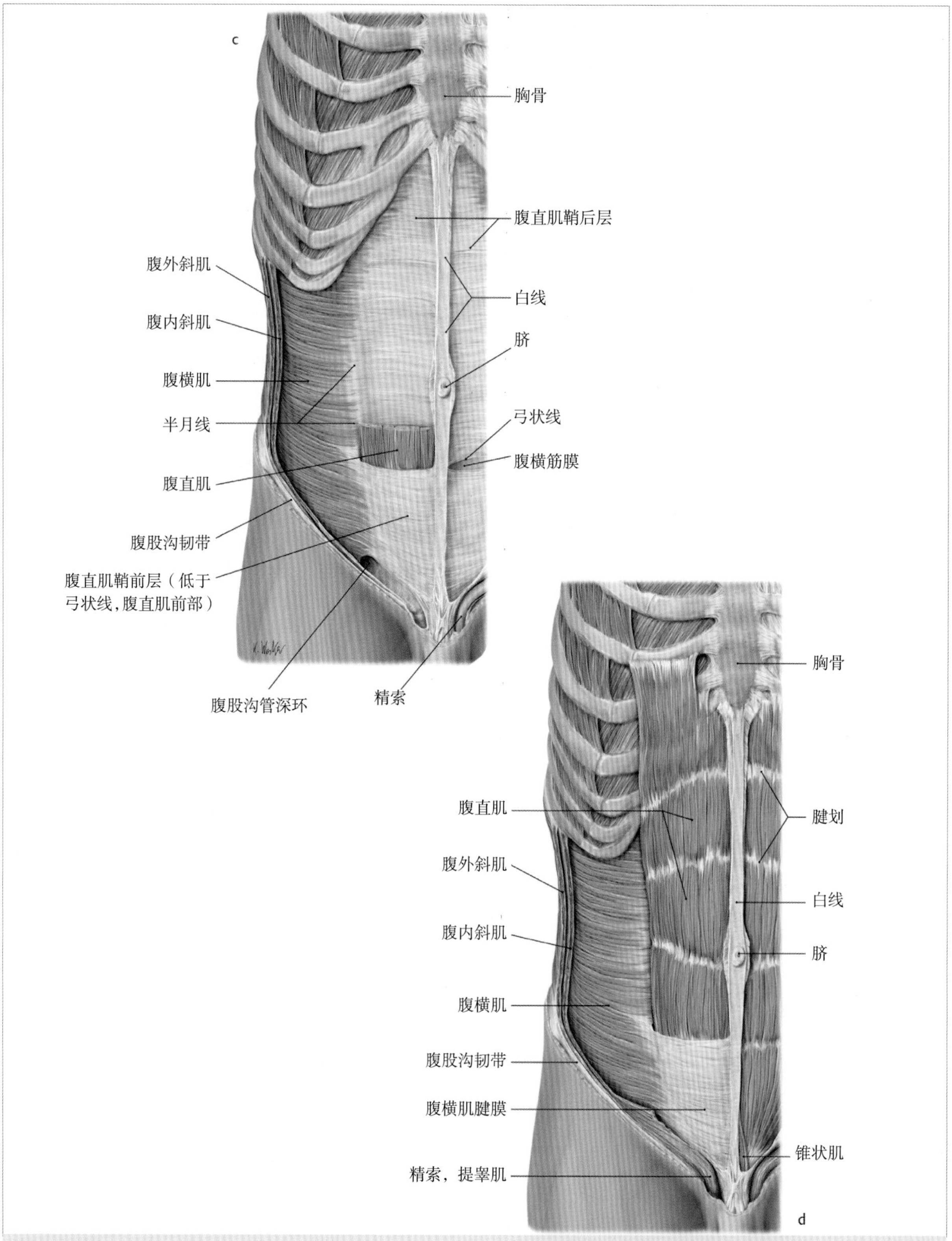

图 7.173（续）
c. 腹壁肌肉，深层
d. 斜（直）腹壁肌，浅层
（引自 Schuenke M, Schulte E, Schumacher U. THIEME Atlas of Anatomy. General Anatomy and Musculoskeletal System. Illustrations by Voll M and Wesker K. Second Edition. New York: Thieme Medical Publishers; 2014）

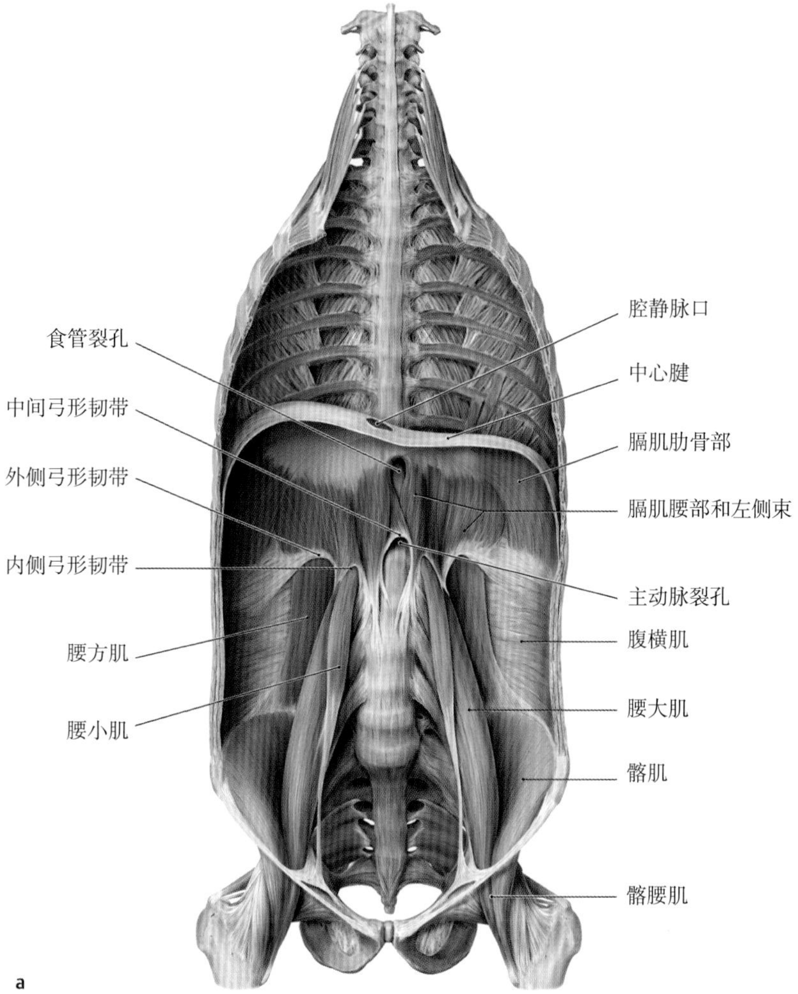

图 7.174　躯干壁肌肉

a. 正面观

（引自 Schuenke M, Schulte E, Schumacher U. THIEME Atlas of Anatomy. General Anatomy and Musculoskeletal System. Illustrations by Voll M and Wesker K. Second Edition. New York: Thieme Medical Publishers; 2014）

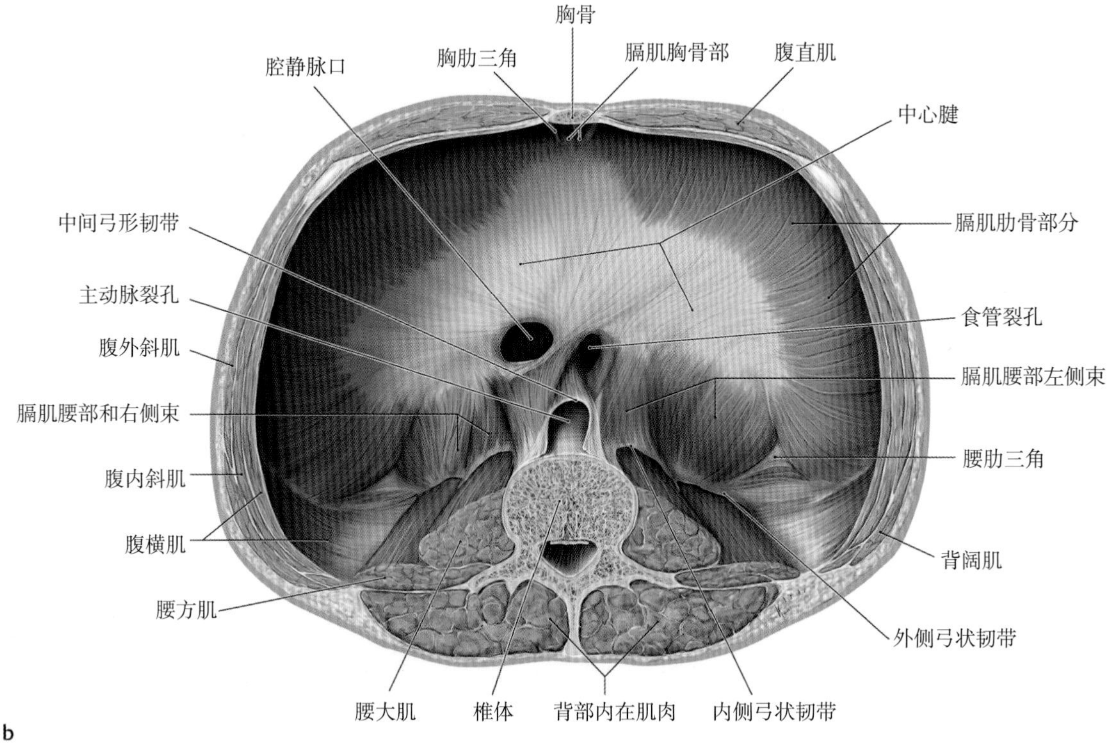

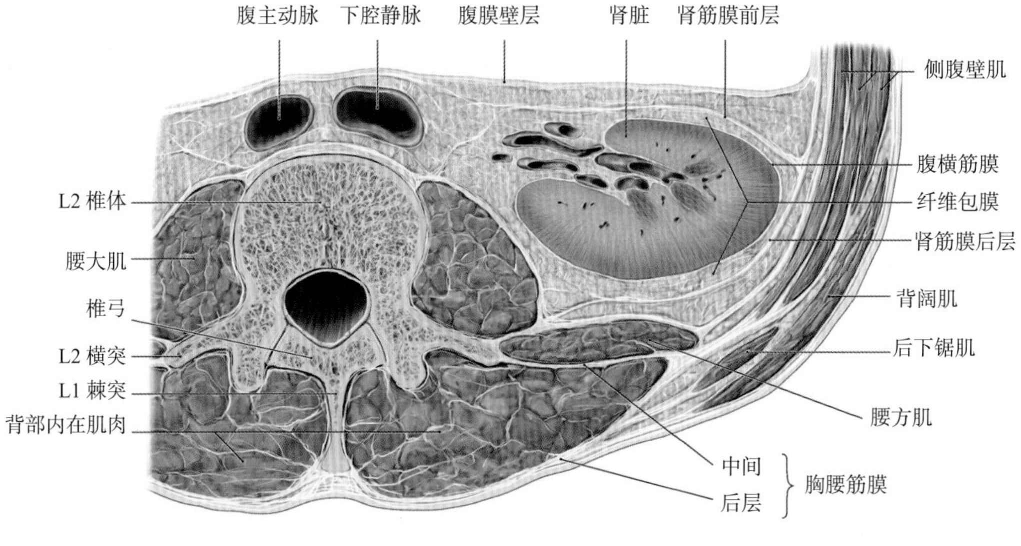

图 7.174（续）
b. S2 层横断面：上视图
c. S3 层的 c 横截面：下视图
（引自 Schuenke M, Schulte E, Schumacher U. THIEME Atlas of Anatomy. General Anatomy and Musculoskeletal System. Illustrations by Voll M and Wesker K. Second Edition. New York: Thieme Medical Publishers; 2014）

7.4.1 竖脊肌

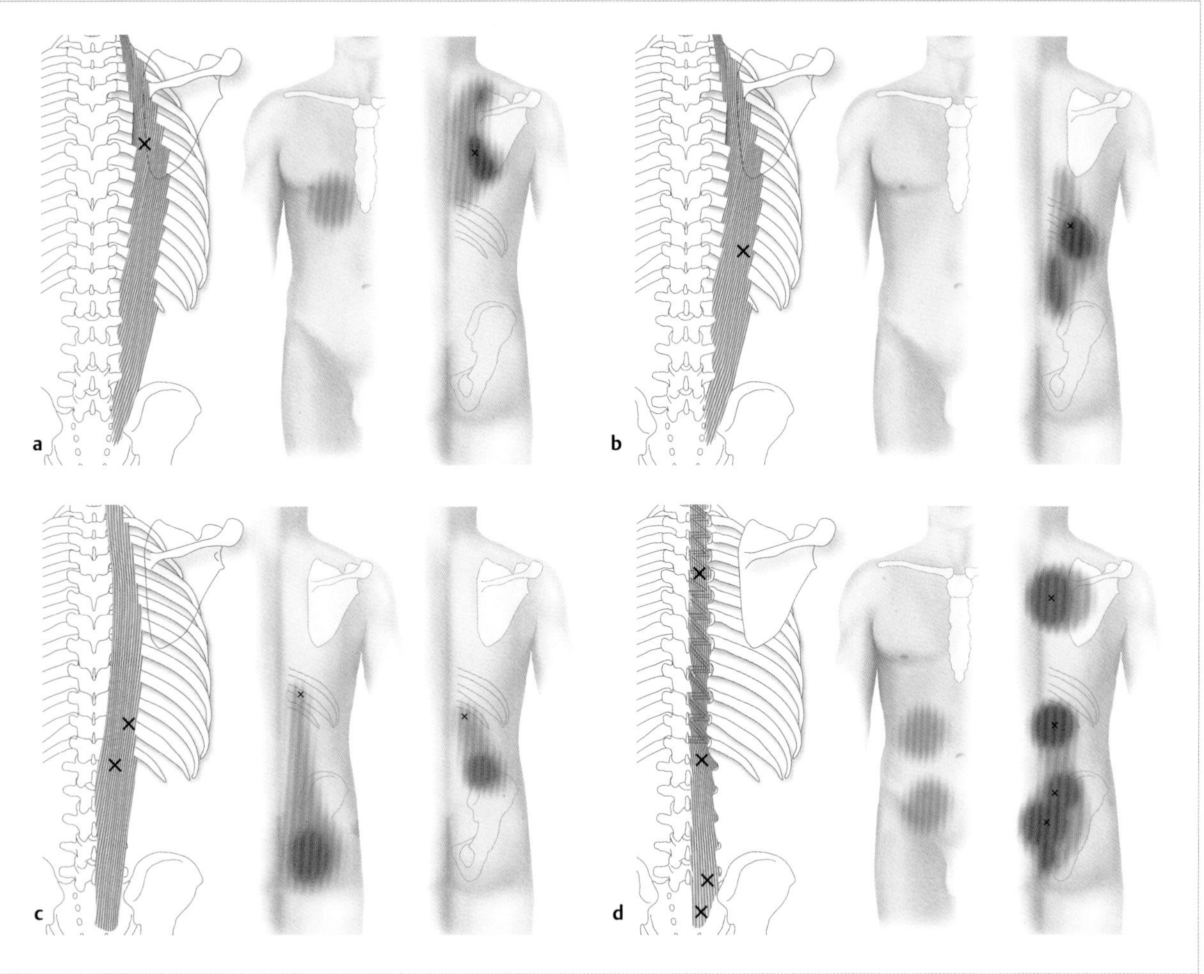

图 7.175 竖脊肌
a. 髂肋肌（胸部）
b. 髂肋肌（胸腰部）
c. 最长肌
d. 多裂肌和回旋肌

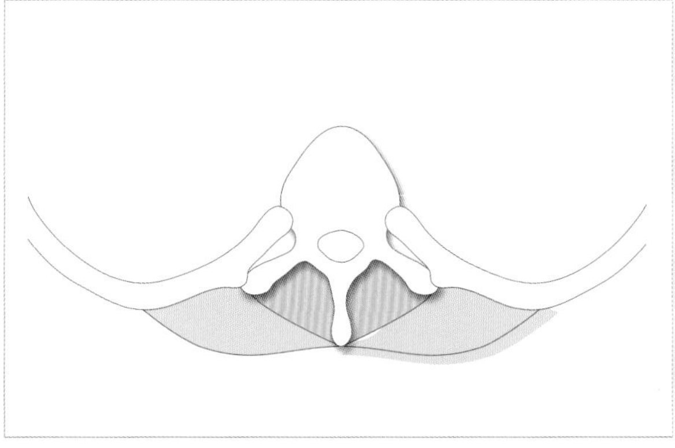

图 7.176 竖脊肌的内侧和外侧束。胸椎区域的示意图：内侧束肌肉（半棘肌、多裂肌和回旋肌）位于棘突之间并横向延伸（棕色），为位于棘突和肋骨角（绿色）之间的外侧束肌肉（长肌和髂肌）所覆盖。因此，对内侧束肌肉的治疗是通过外侧束进行的；触诊多裂肌和回旋肌的最佳位置是棘突旁（图 7.178a）

解剖 （图 7.172）	竖脊肌 = 包含所有脊神经后支直接支配的背部深层肌肉		
	A	外侧束	表面位置 = 长伸肌
	A1	直肌系统（横突间肌）	
	A1.1	•髂肋肌 •髂肋肌腰部	
		起点	骶骨，胸腰椎筋膜
		止点	上腰椎和第 6~12 肋的肋突
		髂肋肌胸部	
		起点	第 6~12 肋
		止点	第 1~6 肋 、C7 横突
		○髂肋肌颈部	
		起点	第 3~6 肋
		止点	C4~C6 横突
	A1.2	•最长肌 ○胸最长肌	
		起点	骶骨，腰椎棘突，下胸椎横突
		止点	胸椎横突，第 1~10 肋
		○颈最长肌	
		起点	T1~T6 横突
		止点	C2~C5 横突
		○头最长肌	
		起点	T1~T5 和 C5~C7 横突
		止点	乳突深部
		胸最长肌和髂肋肌的胸腰部在腰背部区域为胸腰筋膜包绕（图 7.213a）	
	A2	横肌系统（棘突横突系统，V 系统）	
	A2.1	•颈夹肌	
		起点	T3~T6 棘突
		止点	C1~C2 横突
	A2.2	•头夹肌	
		起点	T1~T3 和 C4~C7 棘突
		止点	乳突区（内侧深部）
	B	内侧束	深层：短伸肌（稳定器）系统
	B1	直肌系统（棘突间肌和横突间肌）	
	B.1.1	•棘突间的肌肉	连接相邻的棘突

（续表）

	B.1.2	• 横突间肌	连接相邻的横突
	B2	横肌系统（脊柱横向系统，A 系统）	
	B2.1	• 短回旋肌	位于横突到棘突正上方
	B2.2	• 长回旋肌	从横突到下 2 个椎骨的棘突
	B2.3	• 多裂肌	肌肉束跨过 2~4 个椎体节段
	B2.4	• 半棘肌	肌肉纤维跨过 5 个或更多的椎体节段
		神经分布	• C2~L4 脊神经后支
机能	直肌系统（横突间肌和棘突间肌）		
		• 双侧肌肉同时收缩引起脊柱伸展 • 单侧肌肉收缩引起脊柱侧屈，或肌肉没有完全处于正中	
	横肌系统（棘突横突系统）		
		• 双侧收缩引起脊柱伸展 • 向同一方向旋转（棘突横突间肌肉系统） • 向相反方向旋转（横突棘突间肌肉系统）	
	主要机能		
		• 稳定，即阻止移动，保持静止（躯干最重要的旋转器是腹部斜肌，最重要的侧屈肌是腰方肌） • 基础的 • 肌肉离止点越近，肌肉位置越深，其稳定躯干、抑制运动的机能就越强 • 当肌肉与止点的距离加大时，其动态运动机能就变得更重要 • 竖脊肌（多裂肌和回旋肌）深层的主要作用是保持局部节段稳定	
牵涉痛	• 背部（图 7.175） • 一般来说，触发点所在的肌肉越深在，牵涉痛范围就越小 • 髂肋肌胸部的触发点通常放射至腰椎区域（图 7.175b）		
临床表现	疼痛	• 背痛（通常为单侧） • 进行需要躯干稳定的活动（如站立、搬运东西或举重）时疼痛加重	
	机能障碍	• 疼痛相关的 ROM 受限（主要是颈椎、胸椎和腰椎的屈曲受限），以及放松姿势以避免疼痛 • 脊柱深层竖脊肌不能及时稳定脊柱（多裂肌和回旋肌） →关节突关节和椎间盘的负载不良 →躯干整体肌肉（如最长肌、髂肋肌、腹肌）过载：这些肌肉试图承担稳定机能，但由于其位置，它们并不适合执行这样的机能 • 受影响肌肉对应的皮肤对压力变得敏感，同时对皮肤滚动的抵抗力（皮下触发点）增加	
诱发因素	过载	• 急性 ○抬举所致创伤：前屈 + 侧屈 + 旋转 ○坠落伤 ○小关节突关节机能障碍的疼痛反应（保护性反应） • 慢性 ○不良的姿势和动作 ○缺少运动：长时间处于坐位（在汽车、飞机、电脑前等）。胸腰段竖脊肌的肌电图研究表明，保持坐姿最好不超过 30 分钟。最初，肌电图没有显示肌肉活动。然而，在半小时或更短的时间内，肌电图就显示肌肉活动增加，即使是在受试者保持最佳放松姿势而不动的情况下也是如此。“值得注意的是，每个人都经历了不动导致肌肉紧张的考验，有的人比其他人早得多”（Travell 和 Simons，1999）	
	原发性触发点	• 髂腰肌、腰方肌、竖脊肌、腹内 / 外斜肌	
	活化机制	• 潜在的肌筋膜触发点可是由疲劳、冷、牵伸和不良的调节作用激活	

（续表）

治疗建议	• 许多所谓的非特异性腰背痛是由肌筋膜触发点引起的 • 取坐位时，外侧束（髂肋肌和最长肌）的胸段比腰段更活跃，因此不仅要有目的地在腰段检测触发点，也要在胸段检测（图 7.175b，c） • 内侧束肌肉的触发点主要将疼痛投射到自身附近，即触发点通常位于牵涉痛区域（图 7.175d） • 如果棘突骨膜对外侧压力刺激敏感，提示对应节段内侧束深部有触发点（因为多裂肌和回旋肌肌群向外侧止于棘突） • 由长期受压的神经（如椎间盘突出）支配的肌肉实际上经常会形成肌筋膜触发点，手术减压后这些触发点仍然存在（椎板切除术后综合征，也发生在半椎板切除术后）。如果不能自行消退，则需要适当的治疗 • 卡压：脊神经后支为背部皮肤提供感觉神经支配。当它们通过椎旁肌肉（图 8.53）时，皮肤感觉异常（麻木感）提示可能发生卡压 • 多裂肌纤维延伸至骶骨，即触发点可能位于骶部（图 7.178c） • 由于治疗竖脊肌深层很困难，可使用辅助设备（木制的触发点工具）来减轻治疗师手指的负载（图 7.178b） • 多裂肌和旋转肌的触发点（可能是潜在疼痛的）可导致局部稳定肌的机能障碍（延迟激活和突然疲劳）。对慢性腰背痛患者，应针对竖脊肌深层的潜在疼痛、机能障碍相关的触发点进行治疗，从而使局部稳定肌重新正常发挥作用（参见“临床提示：挥鞭伤和腰背痛”） • 回旋肌和多裂肌的肌筋膜触发点经充分治疗后，对相关脊椎关节进行操作的效果会更成功、更持久 • 背部肌肉很难区分，有两条信息有助于识别： ○肌肉或紧张带的纤维方向 ○肌层的深度：表层、中间层或深层 • 相关触发点 ○竖脊肌对侧肌肉 ○同侧肌肉：腰方肌、髂腰肌、腹内外斜肌、背阔肌肌和后锯肌 • 胸腰筋膜的松解（图 7.214 ~7.216） • 手法治疗的合适体位：俯卧位（图 7.177，7.178）、侧卧位或坐位（图 7.179）
建议患者	• 避免诱发和持续因素：全面的人体工程学设计和日常生活动作是有用的 ○正确的弯腰、坐姿等 ○从卧到坐，从坐到站 ○长坐 / 坐长途汽车旅行时采用放松的姿势 ○使日常活动有节奏（打破长时间的坐姿） ○工作地点：家具摆放和尺寸 ○家务、举重技术、工作流程、工作姿势 ○娱乐咨询 ○身体不对称的矫形手术（如矫形术，腿长差 > – 1 cm 时的鞋跟提升术） • 自我治疗：仰卧位用网球或特制弯曲的触发点工具对触发点进行按压（图 7.180；图 5.34） • 牵伸（图 7.181） • 放松背部深层肌肉；仰卧于羊毛毯上，膝部向上，双足牢牢地固定在地面上，交替增加和减少压力；先用一只脚，然后用另一只脚→通过脊柱轻柔的旋转运动使肌肉放松 • 适当的机能训练（主要是稳定性训练）

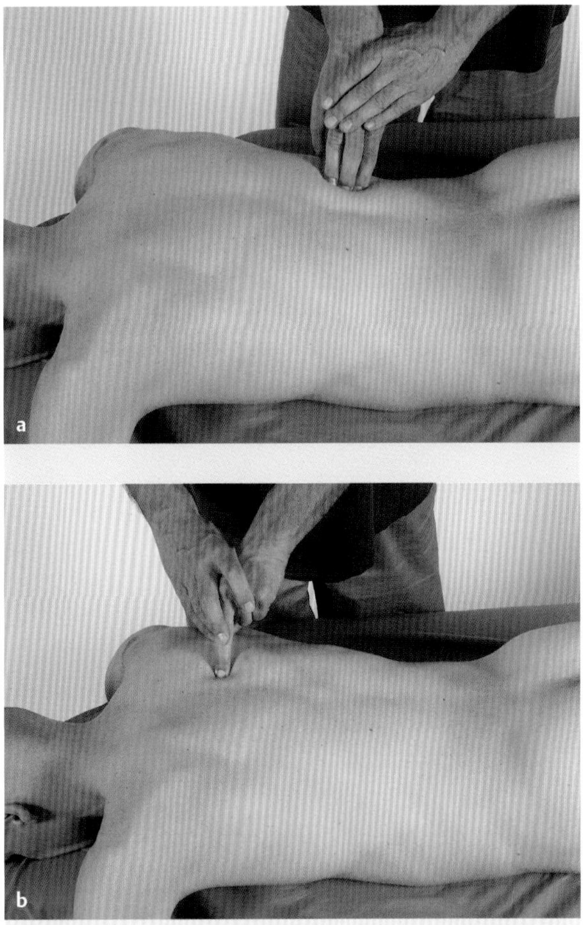

图 7.177 竖脊肌外侧束：手法按压（技术 I）和触发点牵伸（技术 II）

a. 技术 I 和技术 II 用于髂腰肌胸段

b. 技术 I 和技术 II 用于胸最长肌

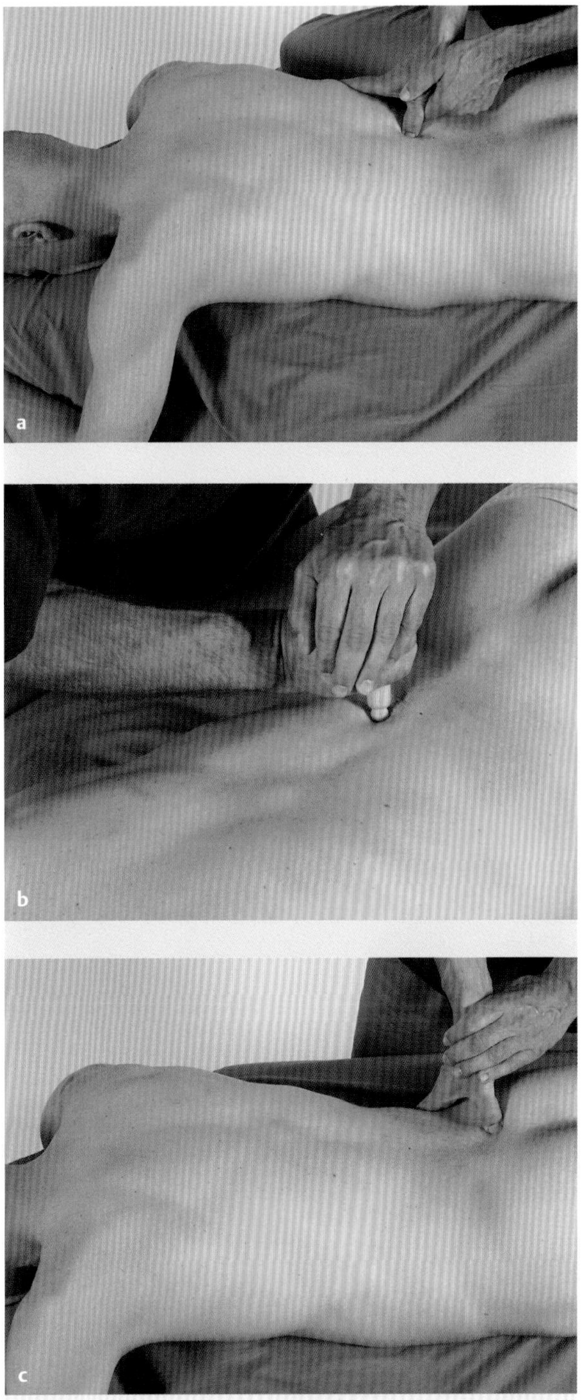

图 7.178 竖脊肌内侧束：多裂肌和回旋肌的按压（技术 I）和触发点牵伸（技术 II）

a. 治疗多裂肌和回旋肌（局部稳定结构）的最佳位置是在棘突外侧（图 7.176）

b. 用触发点工具可以减轻治疗师手指的压力

c. 多裂肌在腰骶交接区和骶骨处发育较好，而这些部位通常存在活跃的肌筋膜触发点

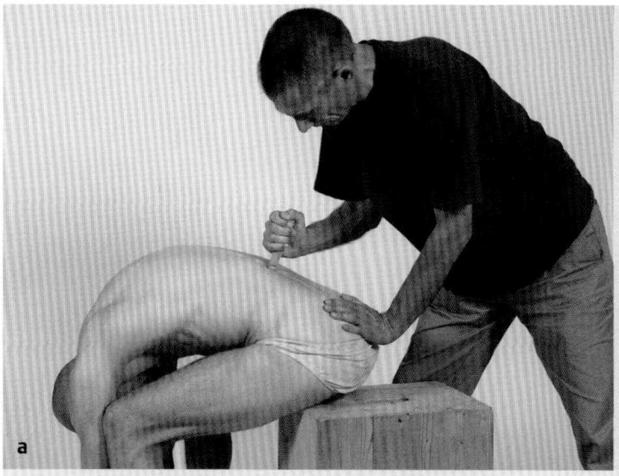
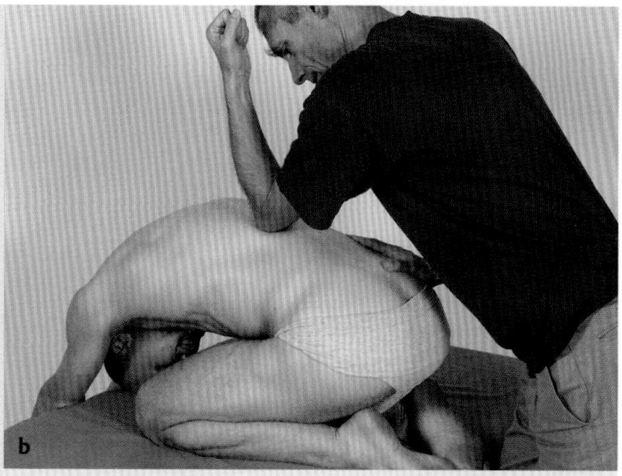

图 7.179　预牵伸竖脊肌后的筋膜牵伸技术（技术 III）
a. 用触发点工具进行筋膜牵伸
b. 用肘部进行筋膜牵伸

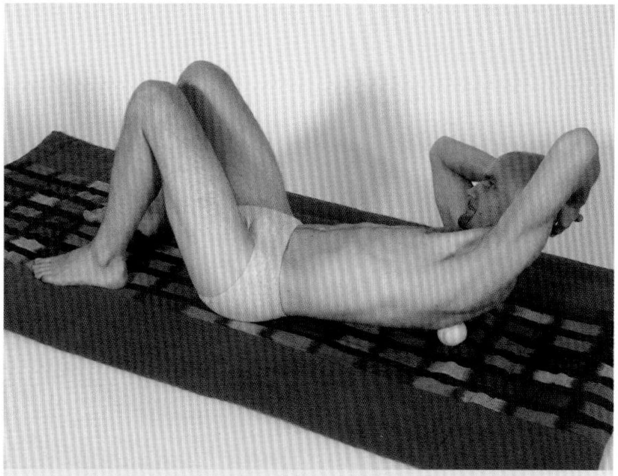

图 7.180　仰卧位下用网球进行胸段竖脊肌（及肩胛间肌）的自我牵伸

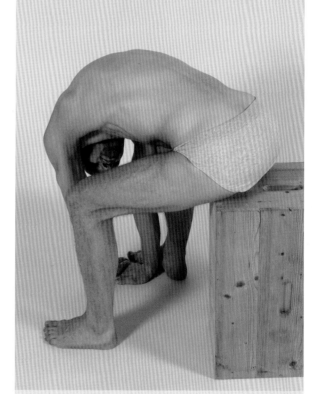

图 7.181　自我牵伸（技术 V）

7.4.2 腰方肌

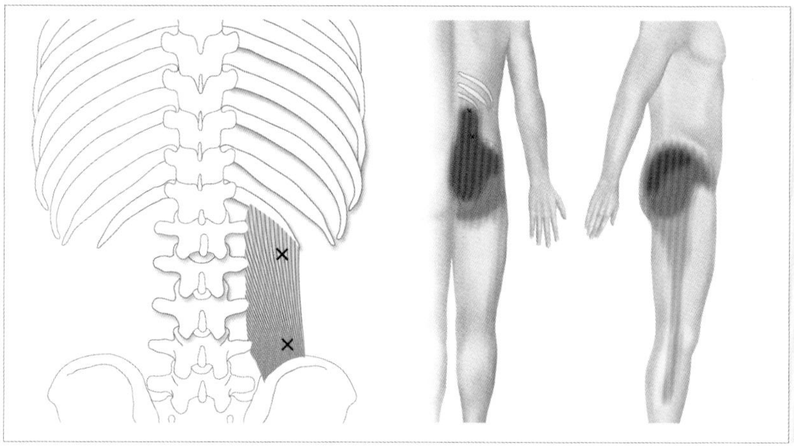

图 7.182 腰方肌

解剖（图 7.172d，图 7.174）	扁平肌肉，分为三部分	
	• 髂肋束	
	起点	髂嵴，髂腰韧带
	止点	第 12 肋
	• 髂腰束	
	起点	髂嵴
	止点	L1~L4 横突（肋突）
	• 腰肋束	
	起点	L1~L4 横突（肋突）
	止点	第 12 肋
	神经支配	• 肋下神经（T12），肋间神经（T12–L1） • 由前支神经支配的“背侧肌肉”
机能	• 单侧收缩	
	运动	• 腰部侧屈 ○固定端 = 骨盆：腰椎向同侧屈 ○固定端 = 腰椎 – 动态向心收缩：提高同侧髂骨 – 动态离心收缩：同侧髂骨缓慢下降，立位和坐位下抑制对侧侧屈
	稳定	• 稳定腰、胸腰交界处的外侧屈曲 • 呼吸时稳定第 12 肋
	• 双侧收缩	• 使腰椎伸展 • 稳定腰椎和胸腰交界处的伸展

（续表）

牵涉痛（图 7.182）	•胸椎、腰椎、骶髂交界处 •臀部、大转子、腹股沟 •偶尔沿大腿外侧放射到膝部	
临床表现	疼痛	•胸腰交界处、腰椎、骶髂、腹股沟、臀部、大腿外侧 •急性腰背痛，诊断为腰痛、骶髂小关节错位综合征、骶痛 •髋关节疼痛，伴诊断为髋周病变的转子滑囊炎 •疼痛加重 ○随着腰椎侧屈曲、旋转和前倾，在仰卧位改变体位或从坐位到立位等 = 每种运动都会造成伤害 ○所有需要稳定腰椎的运动 •静息时疼痛（常见） •患者无法入睡：对太硬或太软的床垫敏感 •咳嗽 / 喷嚏时疼痛（有无椎间盘突出） •腰背痛并伴痛觉敏感，疼痛具有以下特征：深在 、持久、压抑、意志消沉 →早上爬着去上厕所 →坐下和站起有困难
	机能障碍	•腰椎向对侧屈曲受限（伴有运动终末疼痛） •腰椎屈曲受限 •受累侧侧屈时偶有运动终末腰背痛（腰方肌纤维受压）
诱发因素	过载	•急性 ○在腰椎没有充分支撑的情况下举重 ○事故 •慢性 ○需要支撑腰椎的位置、工作或其他 ○不对称搬运（如“用臀部顶着”饮水机或小孩进行搬运） ○四肢无力，下肢不等长，脊柱侧弯
治疗建议	•是导致腰背痛的关键肌肉之一，应花时间彻底检查和治疗这块肌肉 •作为非特异性腰背痛的原因经常被忽略：如果问题此时间得不到处理，可导致慢性肌痛综合征，并且持续因素的存在会使相关触发点形成并发展，也有可能出现继发性关节机能障碍——“无底洞” •腰方肌的触发点常可导致严重的和固定的疼痛 •原发性触发点常见于腰方肌（触发点链，图 7.39） •腰方肌的触发点与髂腰肌、腹斜肌的触发点相关 •治疗腰方肌的同时，也需要治疗腹斜肌、背阔肌和或后下锯肌（图 7.183~7.188） •采用技术Ⅰ（图 7.183）、Ⅱ（图 7.184，7.185）和Ⅲ（图 7.186）对腰方肌进行手法治疗时，应该使肌肉略微牵伸（如使用姿势棍） •手法治疗的合适体位：侧卧位（图 7.183~7.185）、俯卧位（图 7.183）或坐位（图 7.187）	
建议患者	•避免诱发和持续因素 ○人体工程学设计和日常生活动作训练，包括抬举和弯腰动作 ○如有需要，矫正下肢不等长 •侧卧位或坐位下用网球对触发点进行治疗（图 7.188） •牵伸（图 7.189） •结合日常 ADLS 进行机能训练	

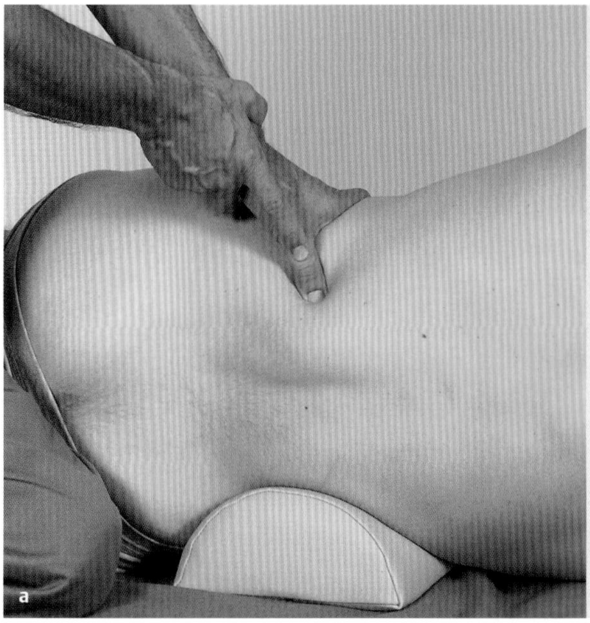

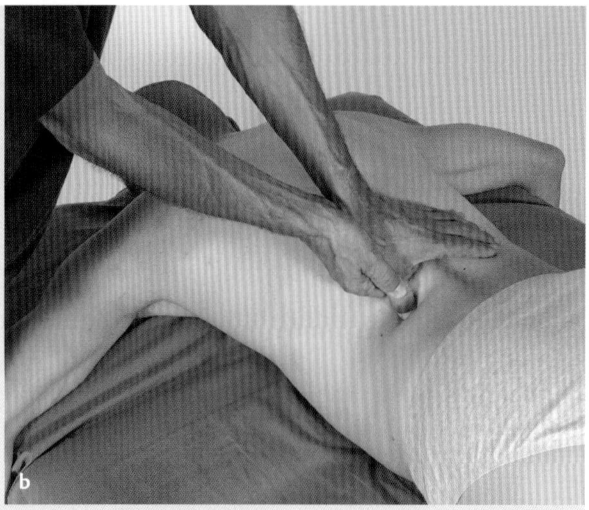

图 7.183 手法按压（技术 I）
a. 侧卧位
b. 俯卧位

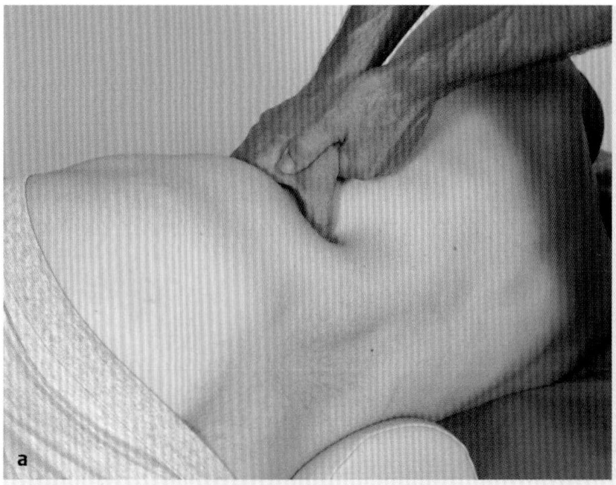

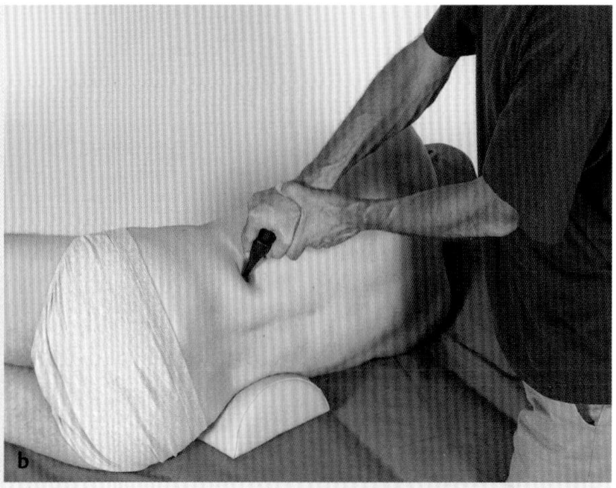

图 7.184 触发点牵伸（技术 II）
a. 手法按压技术（用拇指）
b. 用触发点工具来减轻治疗师手指的压力

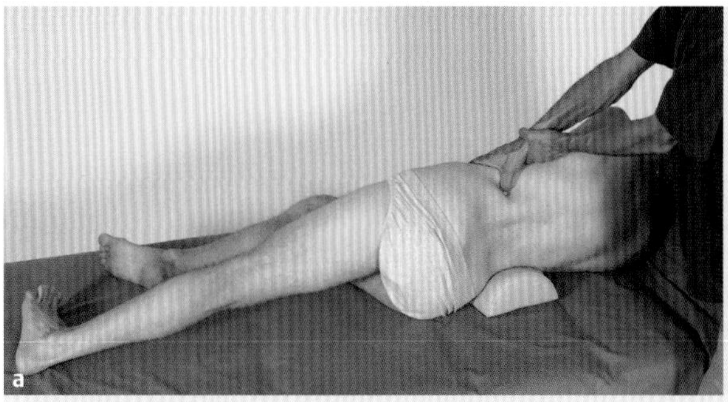

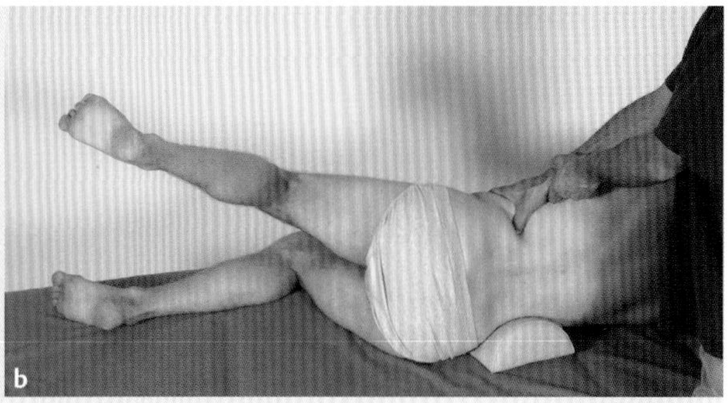

图 7.185 触发点牵伸（技术 IIb）。患者主动交替放松和收缩肌肉并重复
a. 患者用足把上面的腿推向治疗台的足端，由此产生的腰椎侧弯（向右凹）增加了髂嵴和第 12 肋之间的距离，从而牵伸腰方肌
b. 患者移动上方腿，使膝部位于下方腿的膝部上约一只手的高度（不接触），上方腿的足部尽量向着天花板方向转动，由此使髋关节内旋，导致腰椎左侧屈，腰方肌收缩（支撑腿的重量和腰椎的侧屈）

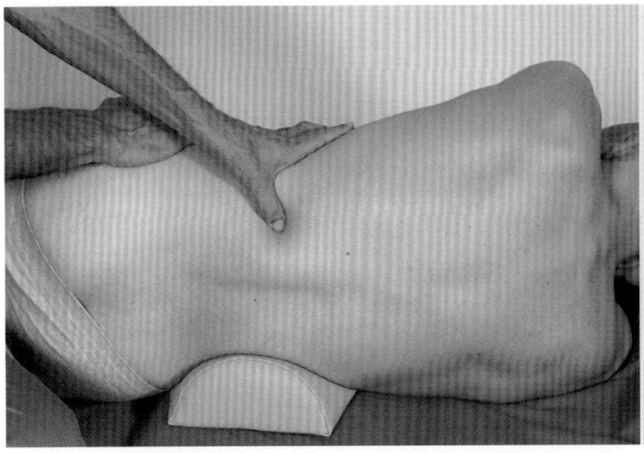

图 7.186　筋膜牵伸（技术 III）

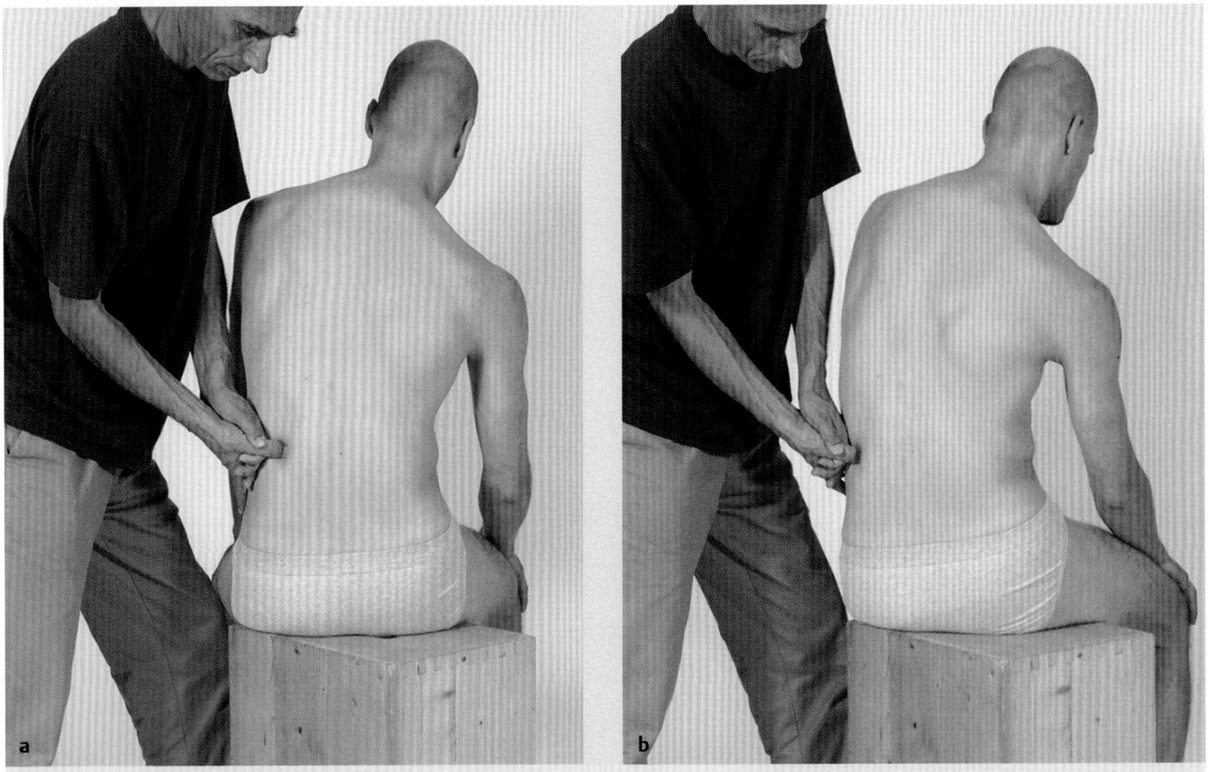

图 7.187　坐位治疗（技术 I 和 II）
a. 治疗左侧腰方肌的患者体位
b. 将重心左移同时向右侧屈，可轻微牵伸左侧腰方肌

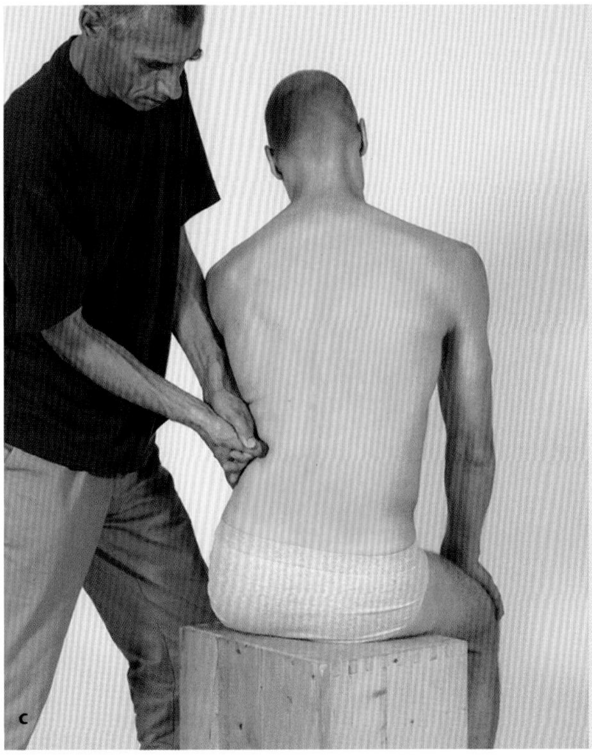

c

图 7.187（续）

c. 将重心右移同时向左侧屈，会导致左侧腰方肌缩短

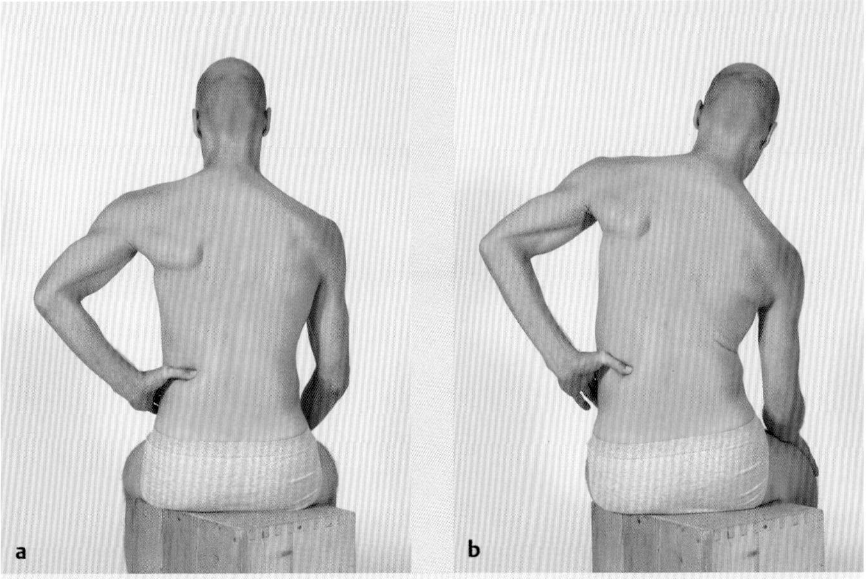

a b

图 7.188 自我牵伸

a. 初始位置

b. 将重量左移同时向右侧屈，打开左侧髂嵴与最下方肋骨之间的空间，从而更容易到达左侧腰方肌。同时，轻微牵伸腰方肌可提高自我治疗的效率

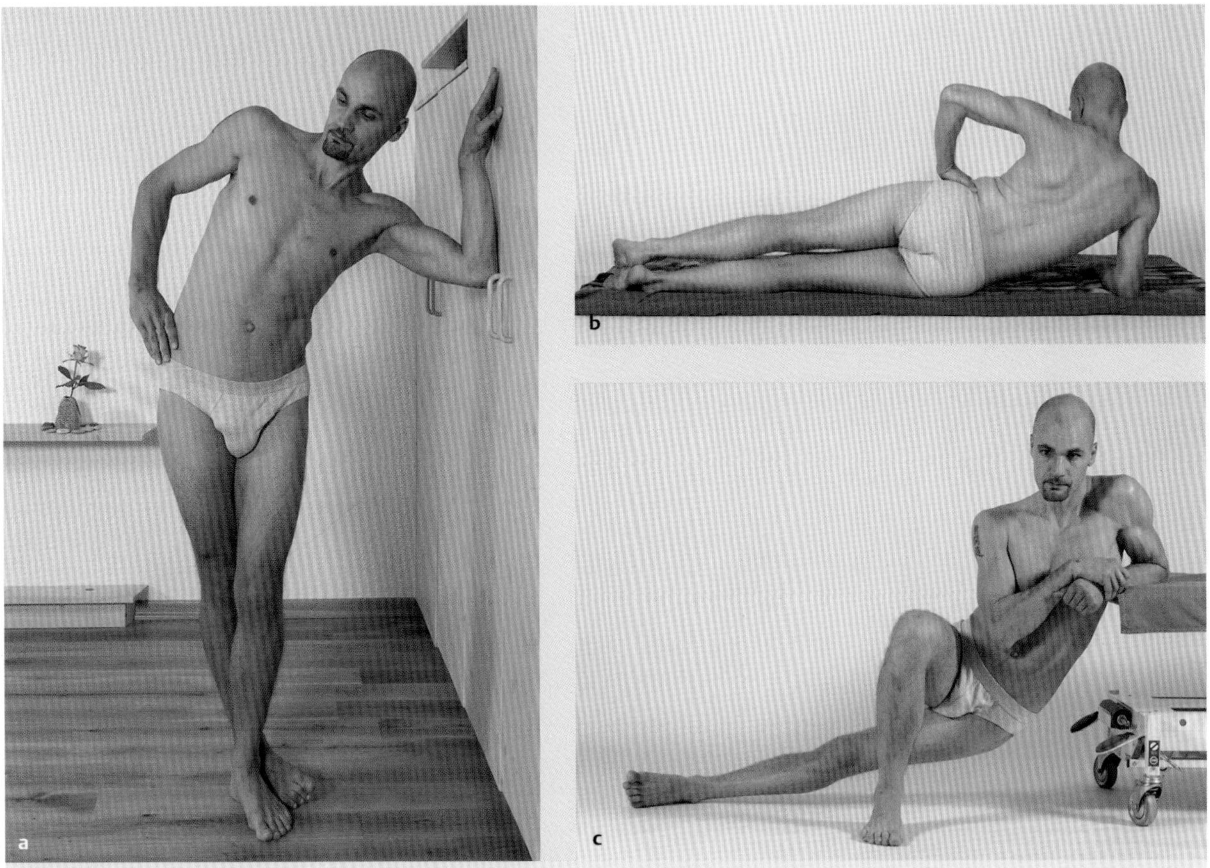

图 7.189　自我牵伸（技术 V）
a. 站立位
b. 侧卧位
c. 运动员

7.4.3 腹肌：腹外斜肌、腹内斜肌、腹横肌、腹直肌、锥状肌

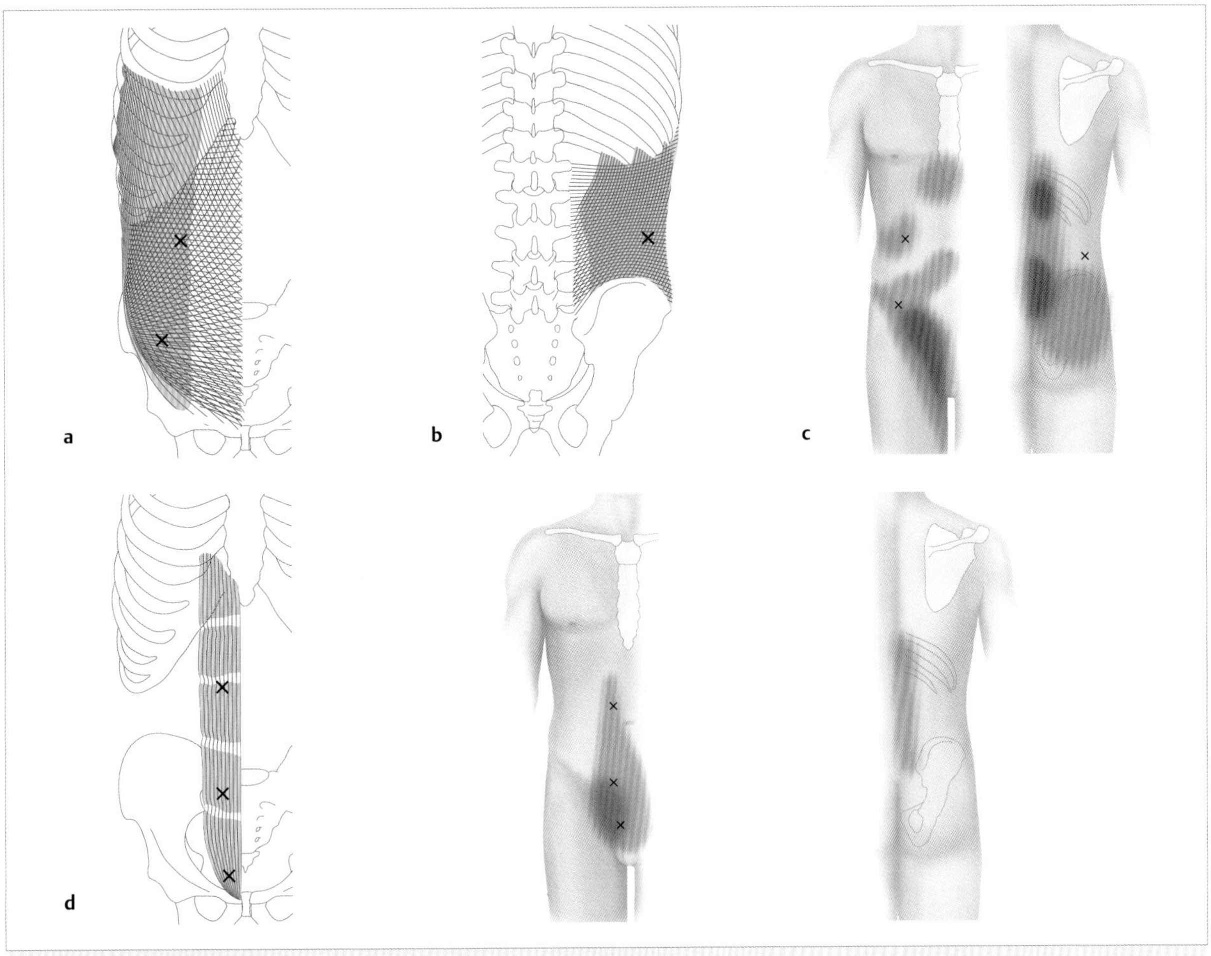

图 7.190 腹部肌肉
a. 腹外斜肌，腹内斜肌，腹横肌（前视图）
b. 腹外斜肌，腹内斜肌，腹横肌（后视图）
c. 腹外斜肌、腹内斜肌和腹横肌的疼痛放射模式
d. 腹直肌

解剖（图 7.173，图 7.174）	**外侧：斜肌系统**	
	• 腹外斜肌	
	起点	• 第 5~12 肋的外表面
	止点	• 髂嵴（外缘） • 延伸为腹部腱膜（腹直肌鞘前层）
	纤维走行方向：从后上到前下（斜下）	
	• 腹内斜肌	
	起点	• 胸腰筋膜（深层） • 髂嵴（中间区），髂前上棘 • 腹股沟韧带（外侧半）
	止点	• 上部：第 10~12 肋下缘 • 中部：腹部腱膜（弓状线之上，延伸为直肌鞘前、后层；弓状线以下，只进入腹直肌鞘前层） • 在男性，下半部分以提睾肌的形式延伸至精索

（续表）

	纤维走行方向：从后下到前上（斜上）	
	●腹横肌	
	起点	●第 7~12 肋软骨的内表面 ●胸腰筋膜（深层） ●髂嵴（内侧），髂前上棘 ●腹股沟韧带
	止点	●腹部腱膜（腹直肌鞘后层）
	纤维走行方向：横向	
	内侧：直肌系统	
	●腹直肌	
	起点	●分三束起于第 5~7 肋外表面 ●剑突
	止点	●耻骨嵴
	3~4 个横腱划（腱交叉）将腹直肌分为若干肌腹（健美运动员的“马甲腹”或“六块腹肌”）	
	●锥状肌	
	起点	●耻骨
	止点	●延伸到白线
	位于直肌鞘前层，可使腹白线紧张；约 20% 的人缺如	
	神经支配	●肋间神经（T5~L1），髂腹下神经，髂腹股沟神经 ○腹外斜肌：肋间神经（T5~T12） ○腹内斜肌：肋间神经（T10~L1），髂腹下神经，髂腹沟神经 ○腹横肌：肋间神经（T7~L1），髂腹下神经，髂腹股沟神经，生殖股神经 ○腹直肌：肋间神经（T5~T12） ○锥状肌：肋间神经（T12~L1）
机能	●腹壁张力系统 ○横向纤维：腹横肌 ○斜向纤维：腹外斜肌和对侧腹内斜肌 ○垂直纤维：腹直肌 用最少的物质达到最大的稳定性（同样的构造原理也适用于汽车轮胎和胶合板——有三层“组织层”）	
	●腹腔压力增加 ○减轻脊柱的负担（躯干作为“充气结构”）——稳定机能 ○支持内脏机能（持续按摩）	
	●呼吸肌 ○动态离心收缩：吸气时作为膈肌的拮抗肌 ○动态离心收缩：用力呼气（大笑、咳嗽） ○运动抑制：腹部压力，支持呼吸	
	●稳定脊柱和躯干 ○积极平衡头部、上肢和下肢的运动（特别是在体力劳动和体育运动中的腹斜肌，如掷铁饼运动员——躯干肌肉发达）	
	●动态：躯干的动态运动，取决于纤维的方向和活动： ○脊柱屈曲 ○脊柱旋转 ○脊柱侧屈	
牵涉痛（图7.190）	●背痛 ●上腹痛和下腹痛 ●腹股沟疼痛（腹内斜肌）	
临床表现	疼痛	背部疼痛，卧位（腹外斜肌） 上、下腹部（月经症状）和腹股沟痛

（续表）

	机能障碍	●脊柱活动度：运动终末痛伴运动受限 ○伸展（腹直肌） ○旋转（斜肌） ○侧屈（斜肌） ●内脏症状；内脏机能障碍可由肌肉内脏反射触发和模拟 ○恶心，呕吐，胃部灼热感 ○消化系统机能紊乱，腹部绞痛，腹泻 ○膀胱机能障碍，睾丸疼痛 ○痛经 ●类似内脏病变：这些内脏症状（合并腹痛）类似某些内脏的急性疾病
诱发因素	过载	●急性 ○举重伤（脊柱侧屈合并旋转） ○仰面摔倒 ○运动：英式足球、高尔夫等 ●慢性 ○工作或运动过载 ○非机能性的腹肌训练 ○大便不畅（便秘） ○持续咳嗽造成的过度紧张 ○为了保护髂肌和阔筋膜张肌，通过转动躯干而不是屈髋向前移动——腹斜肌过载——腹股沟疼痛 ○不良姿势（“头和双肩向前的”姿势，长期的腹部肌肉收缩）
	创伤	●腹部手术后瘢痕
	内脏躯体反射	●由内脏反射引起的继发性肌筋膜疼痛：腹内脏器发生疼痛时，腹肌总是反射性紧张，从而促进触发点的形成。内脏疾病影响机体的敏感性并活跃触发点的形成和发展，这可能由疼痛等症状引起，导致患者康复时间延长（Travell 和 Simons，1999）
治疗建议	●背痛可由位于前方的腹肌引起 ●腹部斜肌的触发点常可引起急性腰痛，活跃的触发点多位于髂前上棘附近（图 7.191a） ●咳嗽引起的背痛可能是由腹肌的肌筋膜触发点引起的，因咳嗽而活化 ●手法治疗的合适体位： ○腹部斜肌：仰卧位、侧卧位（图 7.191）或坐位 – 手法按压（技术Ⅰ）可用于腹外斜肌，通常用钳夹手法（图 7.191a） – 触发点牵伸（技术Ⅱ）和筋膜牵伸（技术Ⅲ）：旋转躯干对肌肉进行预牵伸（图 7.191 b，c） ○腹直肌：仰卧位 – 手法按压（技术Ⅰ）：将头双右肩反复抬离治疗床（图 7.192） – 触发点牵伸（技术Ⅱ）的筋膜牵伸（技术Ⅲ）；可通过另一只手施加阻力伸（图 7.192 b，c）用适当的体位（枕头放在下腰椎增加前凸）轻微“预牵伸”腹直肌 – 附着点（胸骨以及邻近的肋弓和耻骨）也应该治疗 ●机能训练：先进行局部稳定性训练，再进行动态力量训练 ●腹肌深层（腹横肌）是局部稳定肌。当这些局部稳定肌发生障碍机能时，整体稳定肌（位于离支点较远的位置）试图进行代偿，就会导致触发点形成和发展。治疗顺序：腹肌浅层（斜肌、直肌）/背部整体肌（髂肋肌、最长肌）持续存在触发点但可导致机能障碍的；深层稳定肌（腹横肌、旋转肌、多裂肌和腰肌）也可能存在需要治疗的触发点，通常是无痛的。随后的机能训练（技术Ⅵ）应与肌肉的稳定性训练配合进行 ●识别和治疗可能的内脏疾病（内脏器官）	
建议患者	●避免诱发和持续因素 ○合适的腹肌训练 ○纠正不良姿势，防止腹肌缩短 ○深呼吸（腹式呼吸） ○运动：提高技术（如高尔夫球） ●触发点的自我治疗 ●牵伸（图 7.193） ●机能性力量训练：先是局部稳定（图 7.119），随后是动态强化	

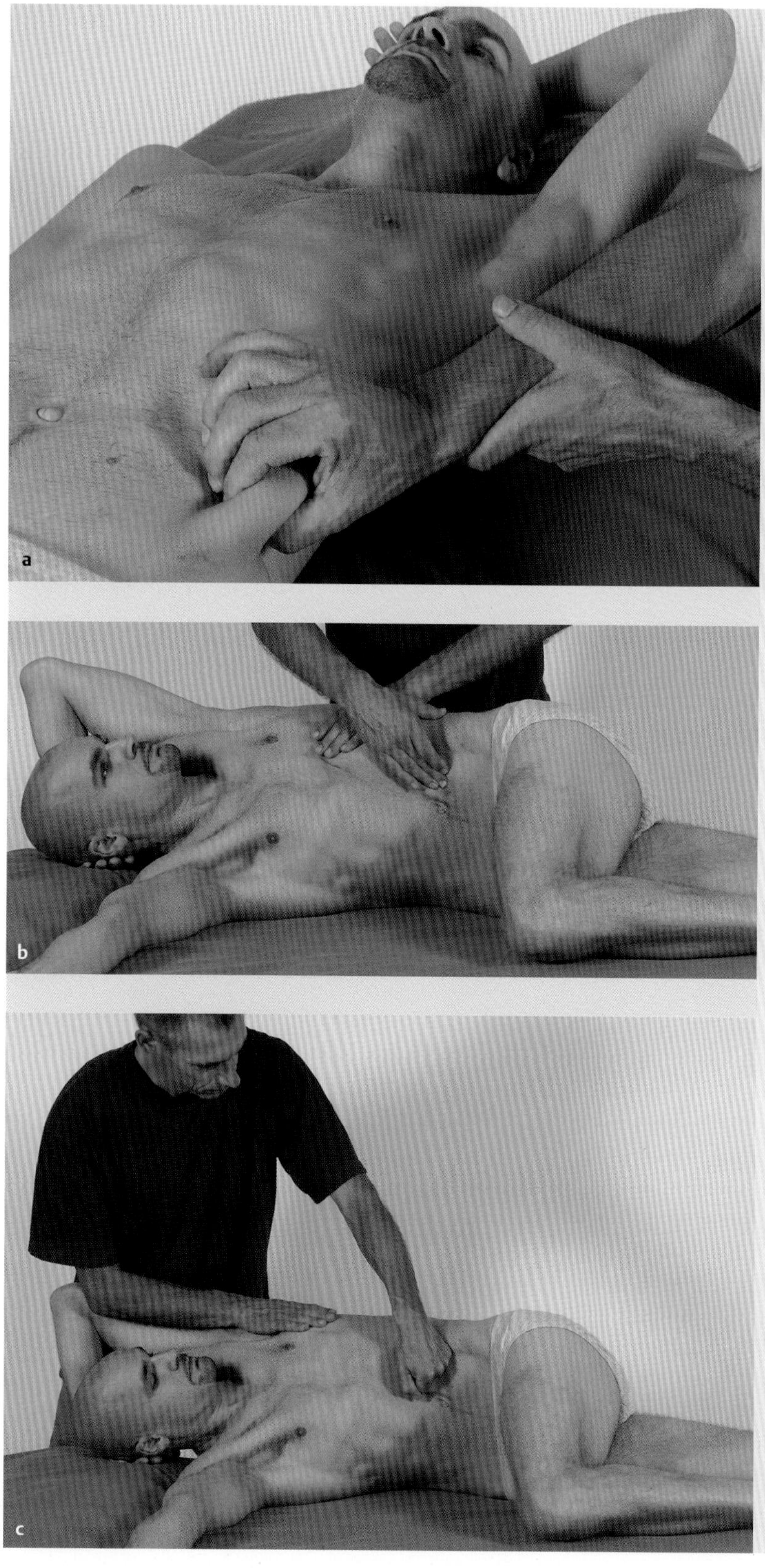

图 7.191　腹外斜肌
a. 手法按压（技术 I）
b. 触发点牵伸（技术 II）
c. 筋膜牵伸（技术 III）

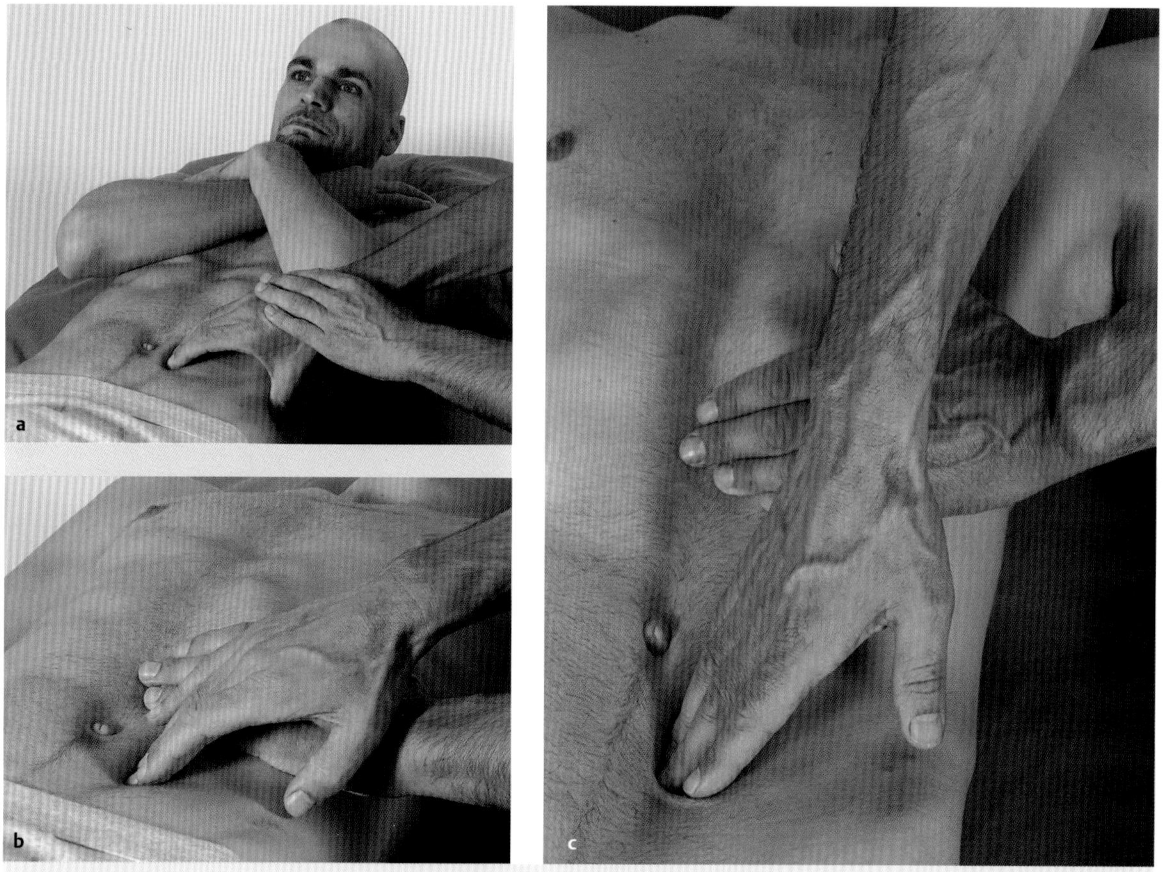

图 7.192 腹直肌
a. 手法按压（技术 I）
b. 触发点牵伸（技术 II）
c. 筋膜牵伸（技术 III）

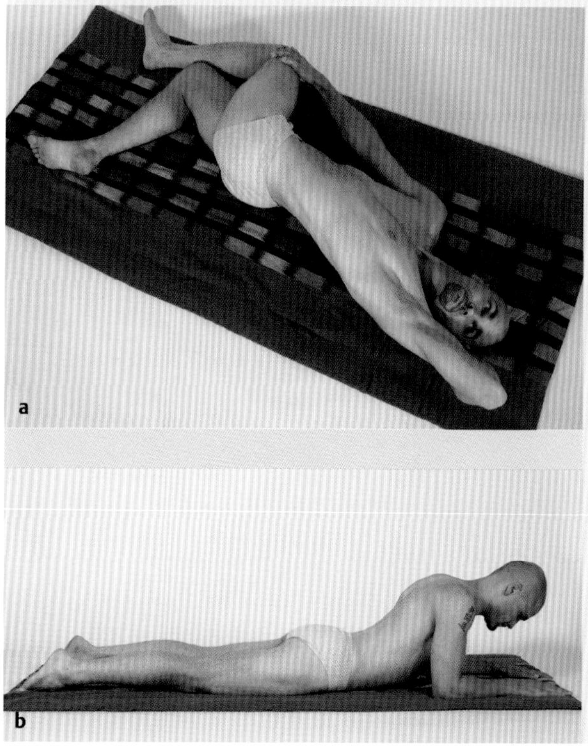

图 7.193 自我牵伸（技术 V）
a. 使用体位（如文中所述）旋转躯干，从而牵伸同侧腹外斜肌和对侧腹内斜肌（同时牵伸肋间肌）
b. 牵伸腹直肌和髂腰肌

7.4.4 髂腰肌

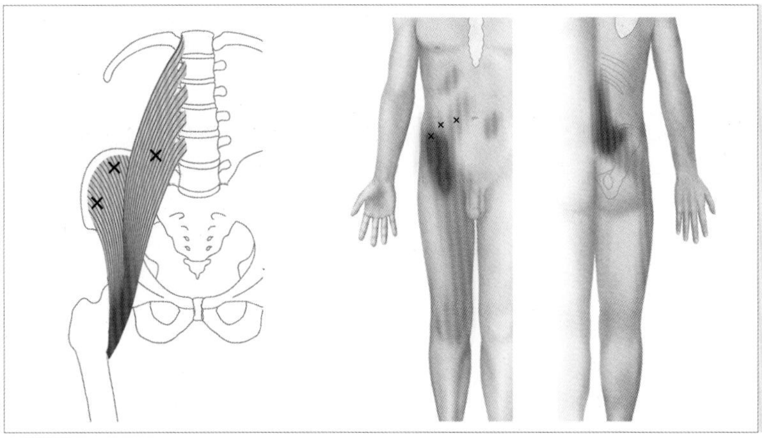

图 7.194 髂腰肌

解剖 （图7.174，7.197，7.245a）	•髂肌		
	起点	•髂骨（内表面，超过三分之二的髂窝，邻近髂前下棘）	
	止点	•小粗隆	
	•腰大肌		
	起点	•浅层：T12、L1~L4/5 椎体外表面及相应节段的椎间盘 •深层：L1~L5 横突（肋突）	
	止点	•小粗隆	
	腰大肌和髂肌在骨盆内连接形成髂腰肌。髂腰肌在腹股沟韧带下经肌间室（股动脉外侧）到达小转子		
	腰小肌不总是存在（约 50%）；多位于腰大肌的前表面，并延伸至髂筋膜和髂耻骨弓		
	神经分布	•腰丛	越过前支（L1~L3）到达腰大肌 越过股神经（L2~L4）到达髂肌
机能	•髂（跨单关节）		
	髋关节	•屈曲 •内收 •内 / 外旋（取决于初始位置）	
	•腰大肌（跨多关节）		
	腰椎	•侧屈 •伸展 •稳定	
	骶髂关节	•扭转	
	髋关节	•屈曲 •内收 •内 / 外旋（取决于初始位置）	
	髂肌的主要机能稳定和屈曲髋关节 腰肌的主要机能是稳定腰椎		

（续表）

牵涉痛 （图 7.194）	• 腰部 • 腹股沟区 • 大腿前内侧（偶尔到膝部：膝前疼痛） • 下腹痛	
临床表现	疼痛	• 定位 ○腰背痛 ○腹股沟痛，大腿前内侧至膝部 ○“月经痛”“慢性阑尾炎” • 疼痛加剧 ○站立 / 俯卧 / 仰卧时伸直双腿→夜间背痛 ○久坐后很难从深的沙发中站起来（因为髂腰肌在很长一段时间保持缩短的位置）→回避机制：前倾步态（髋关节屈曲伴腰椎前凸）
	机能障碍	• 髋关节部活动受限 • 腰椎不稳定（腰大肌） • 当肌肉缩短，髂耻粗隆处的远端肌腱可能发生断裂
卡压	腰丛	腰丛位于腰大肌的深部和浅部之间。腰大肌紧张带可刺激腰丛神经纤维、髂腹下神经、髂腹股沟神经、股外侧皮神经和股神经
诱发因素	过载	• 急性：足球运动员（没接住球，不小心踢到地上） • 慢性： ○司机（长时间的髂腰肌短缩位活动） ○非机能性腹部肌肉训练（仰卧起坐） ○髋部伸展不足的髋关节疾病：持续的缩短位肌肉负载；髂腰肌伸展不充分
	过度牵伸	• 紧张（足球、体操、芭蕾等）
	原发性触发点	• 腰方肌：后方稳定机能障碍
治疗建议	• 腰背痛的关键肌群：髂肌的触发点几乎总是和腰背痛有关，腰大肌的触发点几乎很少出现（Dejung，2009） • 经常导致腹股沟 / 内收肌问题，伴复发性紧张（足球运动员） • 存在肌筋膜触发点时，髂腰肌缩短并不总是很明显 • 应考虑下述区域的触发点： ○髂肌：在髂骨内侧（图 7.196），髂肌的触发点通常位于肌肉上端 ○腰大肌：在 T12~L4/L5 椎体和横突之间的深面。患者仰卧，腹壁放松，于腹部深处容易触及腰肌；将下肢略抬离治疗床使腰大肌紧张，也可以轻易触诊（图 7.195b） ○肌筋膜触发点通常出现在腰大肌和髂肌交界处 ○在腹股沟韧带和小转子附着点之间 • 髂腰肌的手法治疗应采用Ⅰa、Ⅰb 和Ⅱb 技术：治疗时，治疗师的手指停留在腹部同一位置，患者主动屈曲并反复伸展髋关节。髂肌和腰肌的收紧和放松使其很容易触及 • 不应压迫腹股沟处的动脉或主动脉。如疑有动脉瘤，必须进行超声检查来明确。通过手指不断接触收缩的肌纤维，可以避免肾脏、动脉或输尿管受损（Dejung，2009） • 髂腰肌触发点通常与腰方肌和腹斜肌的触发点有关（Dejung，2009） • 腹肌（腹部斜肌和腹部横肌）通常与髂腰肌同时治疗 • 腰大肌是主要的腰椎的稳定肌 • 手法治疗的合适体位：仰卧位（图 7.196）或坐位（髂肌）	
建议患者	• 避免诱发和持续因素 ○机能性腹部训练指导 ○练习腰骶支撑和稳定腰椎 ○长途汽车旅行：休息时伸展身体；巡航控制系统 • 仰卧位或坐位下的触发点自我治疗（图 7.197） • 牵伸（图 7.199 、7.193b，图 5.19）	

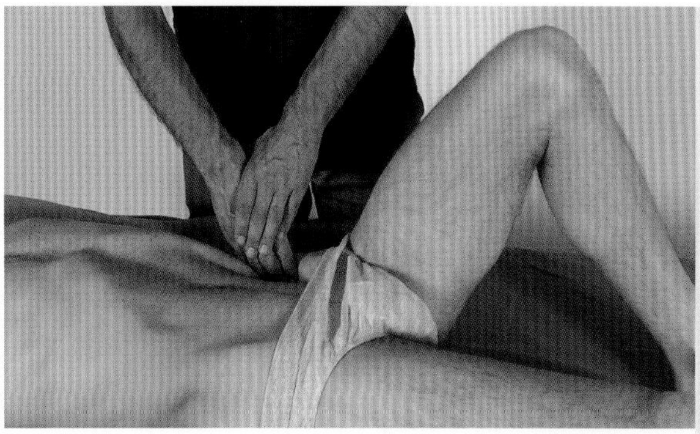

图 7.195　髂腰肌：适合手法治疗的患者体位

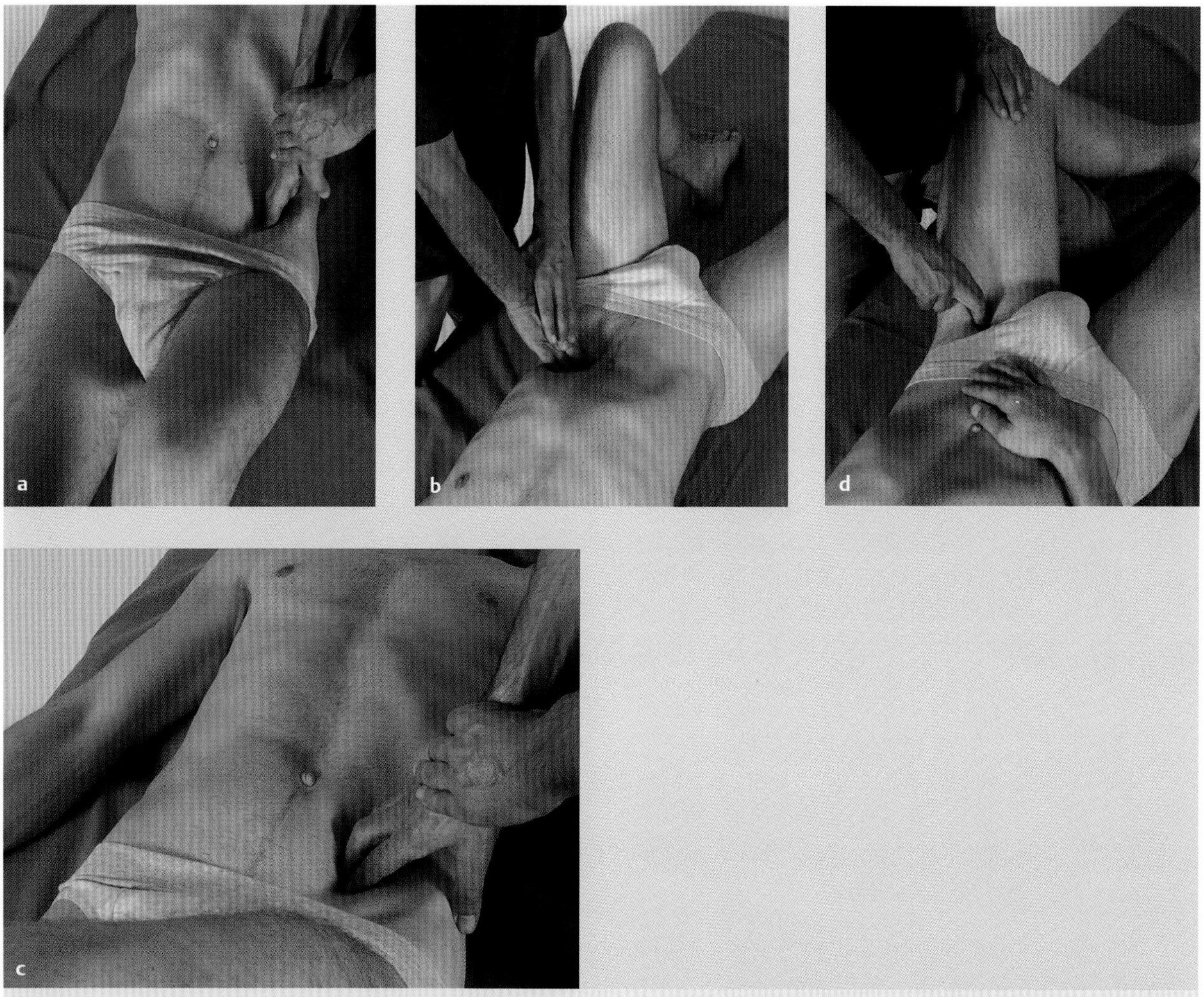

图 7.196　手法按压（技术 I）和触发点牵伸（技术 II）

a. 髂肌：在髂骨内侧

b. 腰大肌：用手指沿着腹直肌的边缘缓慢小心地触诊腹部深处。当治疗师沿后腹壁触诊时，患者将屈曲的腿抬离治疗台，腰大肌很容易识别。仅使用技术 I 和技术 IIb 进行治疗（结合患者的运动）。最简单的方法是让患者反复抬起下肢，然后将其放在治疗床上

c. 在腰大肌和髂肌结合的部位进行治疗

d. 腹股沟韧带远端至小粗隆之间的髂腰肌的治疗：屈曲、轻微外展和外旋髋关节使小粗隆向前旋转，可使髂腰肌更容易触诊和治疗

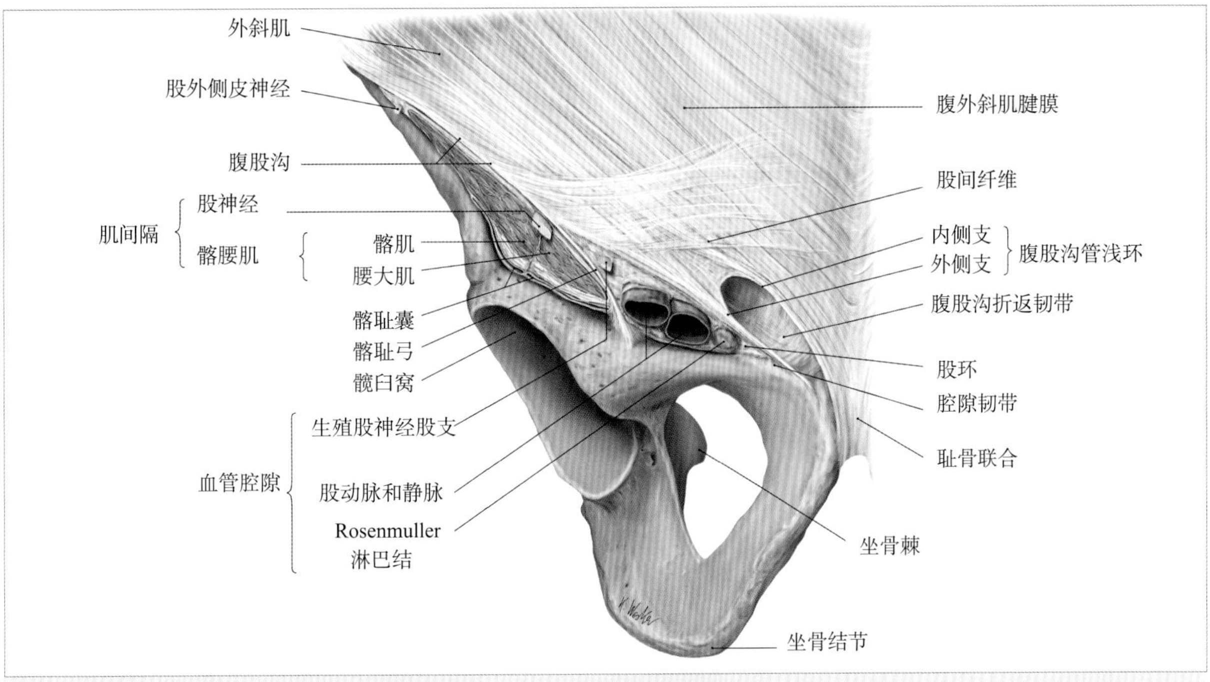

图 7.197 腹股沟区的肌间室（外侧），包括髂腰肌、股神经和股外侧皮神经。血管间室（内侧），包括股外神经的股支、股动脉、股静脉和淋巴管。要触诊腹股沟区髂腰肌，首先要确定股动脉和髂前上棘。在这两个标志之间，髂腰肌穿过肌间室，肌间室和股神经一起被完全填满（引自 Schuenke M, Schulte E, Schumacher U. THIEME Atlas of Anatomy. General Anatomy and Musculoskeletal System. Illustrations by Voll M and Wesker K. Second Edition. New York: Thieme Medical Publishers; 2014）

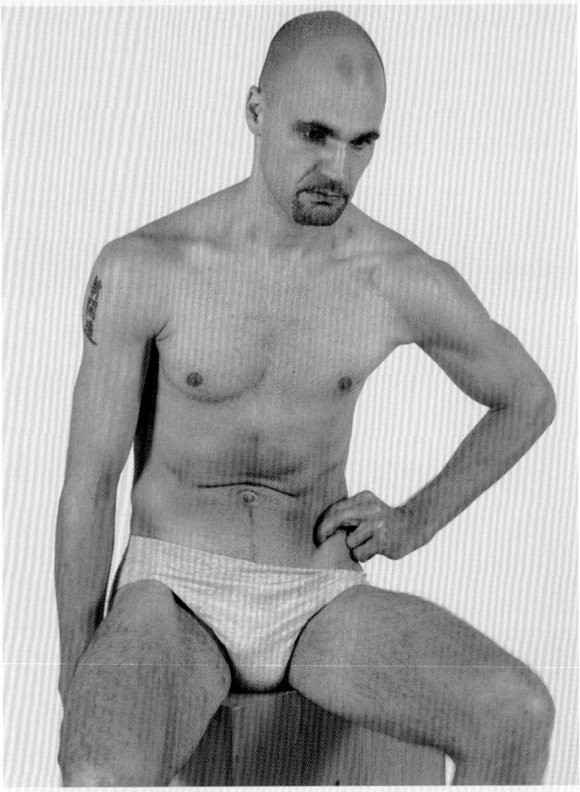

图 7.198 自我牵伸

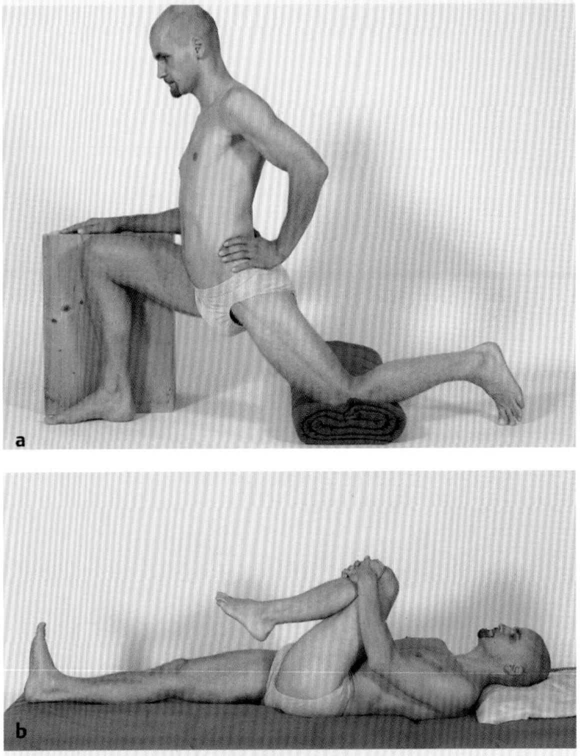

图 7.199 自我牵伸（技术 V）

a. 标准体位（牵伸左侧髂腰肌）下的自我牵伸

b. 仰卧位自我牵伸。在屈膝状态下尽量抬起下肢，可使同侧髂腰肌明显缩短，对侧髂腰肌被动牵伸

7.4.5 上后锯肌

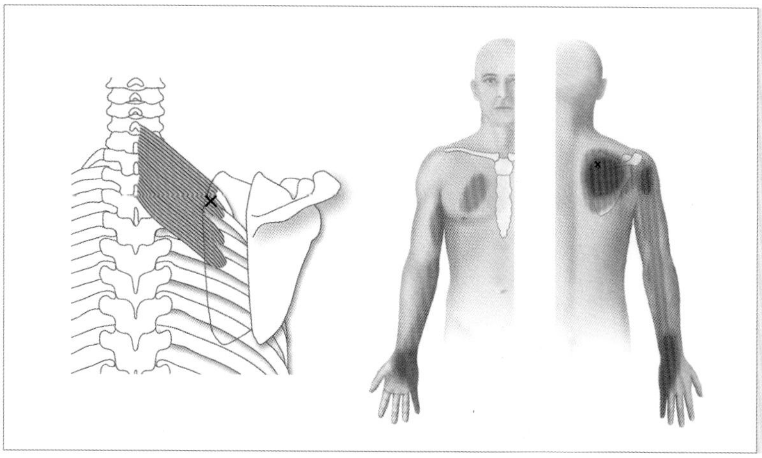

图 7.200 上后锯肌

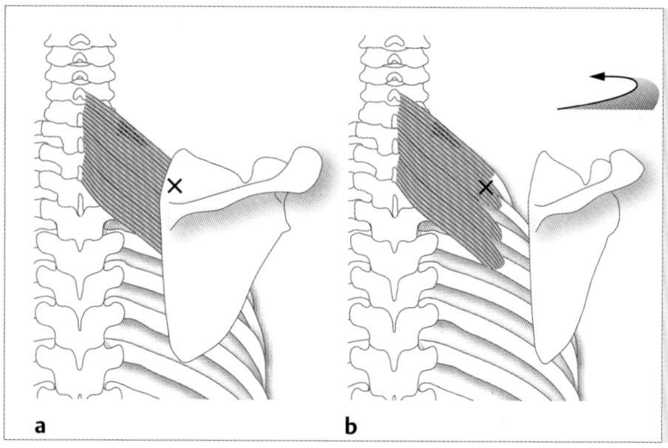

图 7.201 上后锯肌
a. 上后锯肌触发点通常位于肩胛骨所覆盖的部位
b. 将肩胛骨向前推，可对这些触发点进行触诊和手法治疗

解剖 （图 7.172b）	起点	• C6/C7~T2/T3 的棘突（中线筋膜）
	止点	• 第 2~5 肋（肋骨的数量可变）
	上后锯肌纤维： • 斜行（倾斜 45° ），机能上属于 A 系统 • 它们被几乎平行的菱形肌纤维和几乎水平的斜方肌纤维所覆盖 胸长肌和髂腰肌位于后上锯肌深面；胸腰筋膜在这些肌肉之间，包裹整个背部肌群 T1~T4 神经支配脊神经肋间神经（前支）	
机能	动态	• 上提肋骨→辅助吸气（副呼吸肌） • 胸椎反向旋转
	稳定	• 胸腔的位置 / 姿势
牵涉痛 （图 7.200）	• 肩胛部位，三角肌后部，肱三头肌到鹰嘴 • 肘关节（内、外侧） • 前臂，主要在尺侧，向下至小指 • 前方：胸肌区域	
临床表现	疼痛	• 持续的、深在的肩后和手臂钝性疼痛 • 静息痛（常见） • 活动会增加肩胛骨对胸部的压力，也增加对上后锯肌触发点的压力，从而使疼痛加剧（如用伸出的手臂举起重物，并将其举到身体前面） • 由 C8~T1 神经支配的臂部和手部区域的麻木、沉重和刺痛感（常见）

（续表）

诱发因素	过载	• 习惯性胸式呼吸，咳嗽，哮喘，反常呼吸 • 紧张、直立姿势（胸位） • 肩胛骨对上后锯肌的压力 ○长时间写作，姿势不良 ○反复伸手去抓某物（体力劳动） ○脊柱侧弯时肋骨隆起 • 对侧多裂肌的抗衡（机能链）
	原发性触发点	• 斜角肌
治疗建议	• 在肩关节和手臂疼痛的病例中，常会在后上锯肌发现相关触发点："在 58 例患者所存在的 76 例肩部疼痛中，该肌肉是部分疼痛原因的占 98%，是疼痛单一来源的占 10%"（Travell 等，1942；Travell 和 Simons，1999） • 可导致肩胛间疼痛、上肢疼痛，以及前臂和手部感觉障碍 • 触诊和治疗具有挑战性，因为： ○必须通过斜方肌和菱形肌才可触及 ○存在活跃触发点的肌肉部分通常被肩胛骨覆盖 ○使肩胛骨处于伸展的位置，使肩胛骨内缘尽可能靠外，从而可对上后锯肌止点处进行确诊和治疗 • 忽视对上后锯肌的治疗会导致问题持续存在——肩 - 肘 - 手区域的慢性肌筋膜疼痛综合征与（相关）触发点的发展，以及继发性关节机能障碍 • 斜角肌（主要是中、后斜角肌）的触发点所形成的牵涉痛常放射到肩胛间区——当上后锯肌存在触发点时，一定要经常检查斜角肌（斜角肌的原发性触发点→上后锯状肌的继发性触发点） • 上后锯肌常被忘记——不要忘记 • 手法治疗的合适体位：俯卧位（图 7.202 ，7.203）或侧卧位	
建议患者	• 避免诱发和持续因素 ○必要时进行呼吸训练和姿势矫正 ○练习将肩胛骨稳定在合适的位置（图 7.63） • 用网球或者用特制触发点工具进行触发点的自我治疗（图 7.180，图 5.34c）	

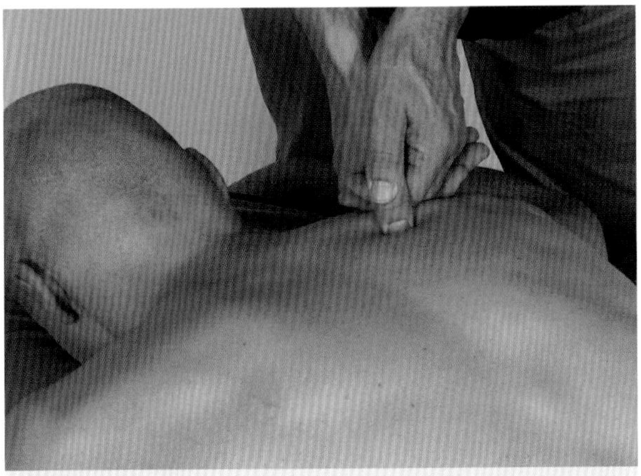

图 7.202　手法按压（技术 I）和触发点牵伸（技术 II）：肩胛骨的位置应使其内缘尽量靠外

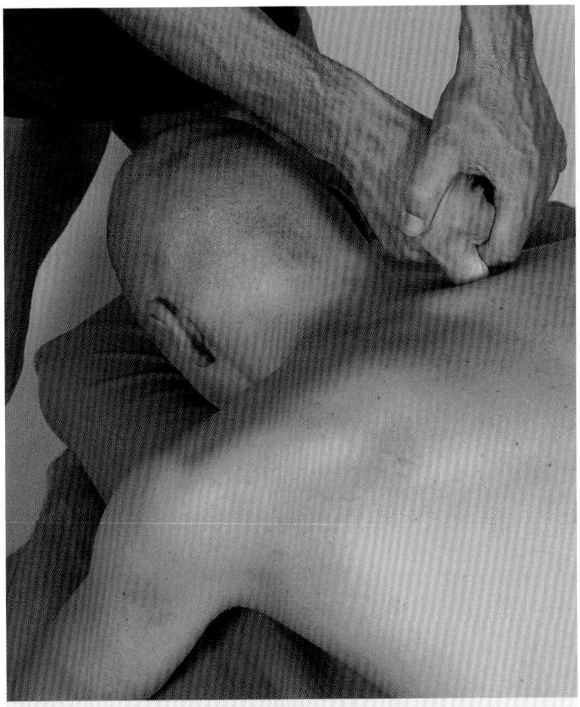

图 7.203　筋膜牵伸（技术 III）：沿着纤维走行的方向进行

7.4.6 下后锯肌

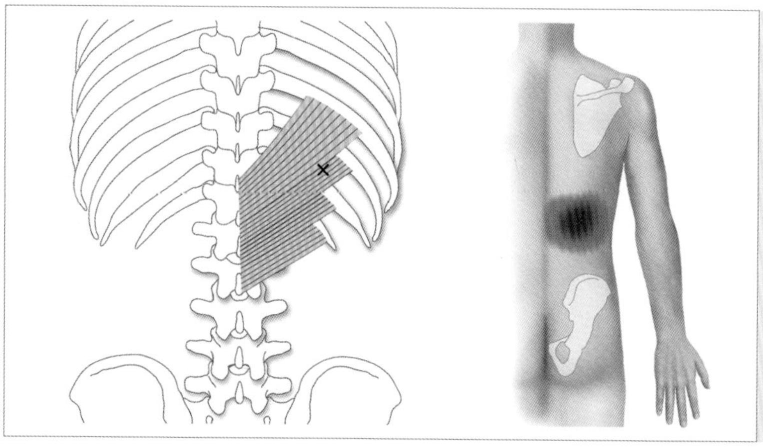

图 7.204 下后锯肌

解剖 （图 7.172a,b）	起点	• 胸腰椎筋膜 • 由 T11/T12~L2/L3 的棘突形成的薄腱膜
	止点	• 第 9~12 肋骨：肋骨下缘有 4 根肋软骨（可能缺失一根或多根软骨，尤其是第 9 和第 12 肋骨）
	下后锯肌的纤维 • 对角线走行，机能上属于 V 系统 • 位于背阔肌纤维深面 胸最长肌和髂腰肌位于下后锯肌的深面	
	神经支配	• T9~T12 脊神经前支
机能	动态	• 下拉肋骨，辅助呼吸（副呼吸肌） • 脊柱 ○单侧收缩：向同侧旋转 ○双侧收缩：伸展
	静态	• 稳定 ○对抗膈肌向上的拉力，稳定肋骨（尚未证实） ○稳定胸腰结合部（与腰方肌、腰骨长肌、髂肋肌和多裂肌一起）
牵涉痛 （图 7.204）	• 胸腰结合部（局部）	
临床表现	疼痛	• 在较大的协同肌（腰方肌、长肌和髂腰肌）得到治疗之后仍有持续的、令人烦恼的、钝性刺激性疼痛（但不严重）
诱发因素	过载	• 急性：腰痛（由于举重、转身和挺直身体而过度劳累） • 慢性 ○恶劣的工作环境（木工） ○错误的呼吸 ○下肢不等长，脊柱侧弯
	原发性触发点	• 腰最长肌，髂腰肌，腰方肌，多裂肌
治疗建议	• 在先治疗腰最长肌、髂肋肌、腰方肌的触发点后症状持续存在时，才可进一步治疗 • 下后锯肌的下部（位于脊柱附近）常与腰方肌和 / 或竖脊肌（在胸腰结合处）同时治疗（图 7.205）。因紧张肌束的方向不同，通常不难进行区别 • 位于下后锯肌上端外侧的触发点最容易治疗；以肋骨为基础，向紧张肌束相关的触发点施压（图 7.205b） • 适合进行手法治疗的患者体位：俯卧（图 7.205）、侧卧（图 7.205a）或坐位	

（续表）

建议患者	● 避免诱发和持续因素 ○ 如有需要，进行呼吸训练和姿势调整 ○ 坐位时支撑腰部 ● 用网球进行触发点的自我治疗 ● 牵伸背阔肌肉（图 7.206，7.207）或与腰部 / 胸腰部的竖脊肌一起牵伸

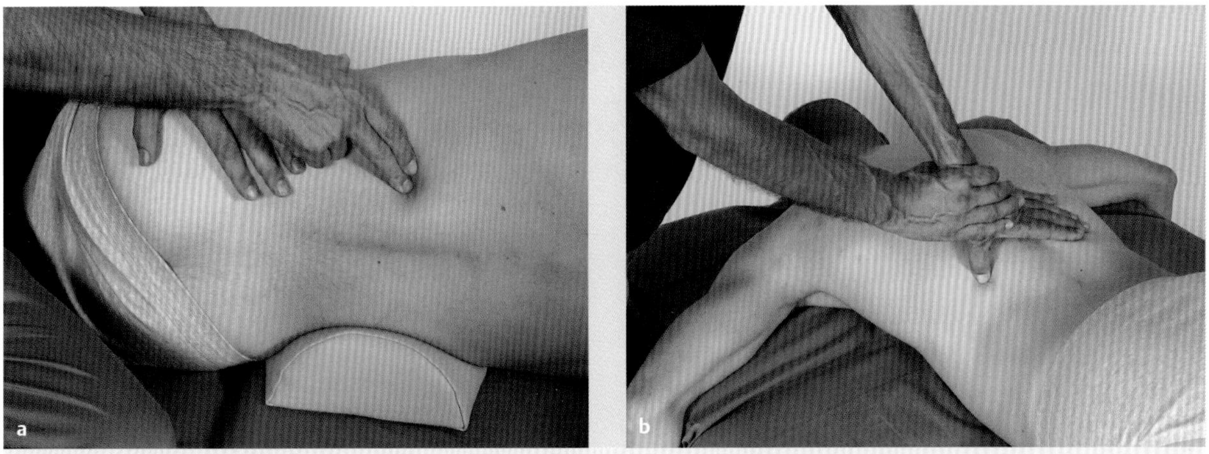

图 7.205 手法按压（技术 I）和触发点牵伸（技术 II）

a. 常同时于侧卧位对下后锯肌常与腰方肌（上段）和竖脊肌（胸腰椎交界处）进行手法治疗

b. 在俯卧位对下锯肌上部（外侧）；进行手法治疗

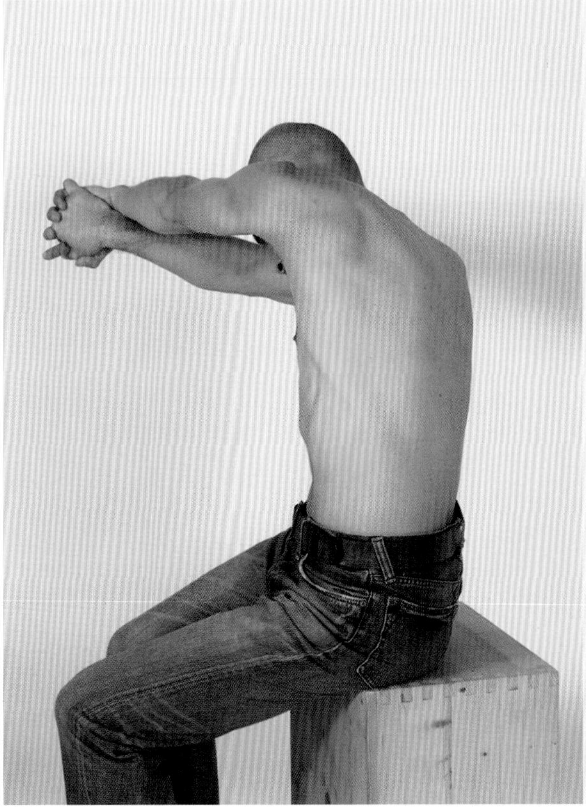

图 7.206 自我牵伸（技术 V）

7.4.7 肋间肌

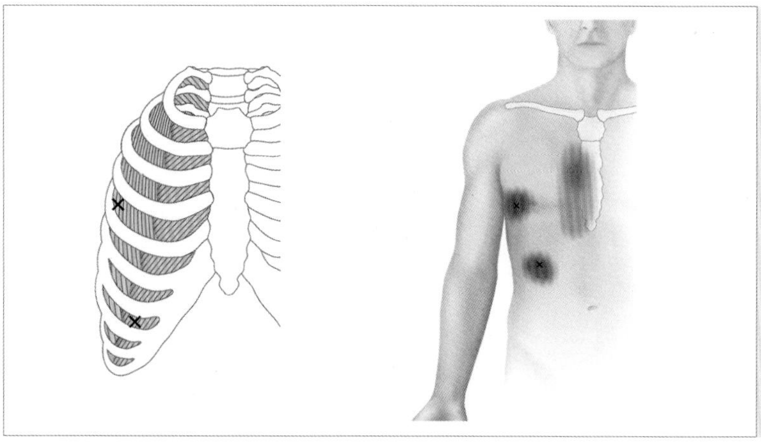

图 7.207 肋间肌

解剖（图 7.172，图 7.173）	•肋间外肌	
	起点	•上位肋骨的下缘
	止点	•相邻下位肋骨的上缘
	在每个肋间隙，肌纤维从后上向前下走行	
	•肋间内肌	
	起点	•下位肋骨的上缘（内表面）
	止点	•相邻上位肋骨下缘的肋沟
	在每个肋间隙，肌纤维从后上向前下走行	
	神经分布	•肋间神经（T1~T11）
机能	胸廓，胸部脊柱	•辅助呼吸肌（特别是用于强力呼吸时） •姿势（胸部的位置） •胸椎旋转（肌电图证实）
牵涉痛（图 7.207）	•局部：胸部 •放射：肩胛间，肩，臂	
临床表现	疼痛	•位置 ○局限于胸部 ○“肋骨固定”刺痛 ○放射肩胛间，肩，臂 •疼痛加剧 ○吸气 / 呼气 ○胸椎旋转 ○胸椎侧屈
	机能障碍	•胸椎旋转活动受限 •“肋骨固定”
	内脏症状	•心脏：束缚感

（续表）

诱发因素	过载	• 主要为慢性，如： ○ 呼吸系统疾病，咳嗽（冷） ○ 耐力运动（游泳，慢跑，跑山等） ○ 不良的姿势
	直接创伤	• 手术
治疗建议	• “肋骨固定”的症状通常由肋间肌触发点引起 • 肋间肌触发点会非常疼（“刺痛”，呼吸疼痛，呼吸困难） • 肋间内、外肌不能通过触诊来区分 • 手法治疗的合适体位：仰卧位、侧卧位（图 7.208）；躯干处于旋转的位置，从而牵伸肌肉（图 7.209）；卧位、坐位 • 胸椎侧屈打开肋间隙，从而更好地接近肋间肌（尤其是在患者仰卧或取坐位时） • 旋转胸椎伸展肋间外肌（同时肋间内肌收缩；图 7.209），有助于选择性治疗肋间外肌；向相反方向旋转可以伸展同侧肋间内肌（肋间外肌收缩），选择性治疗肋间内肌 • 当使用手法按压治疗触发点时（技术Ⅰ），深呼吸有助于加强治疗（技术Ⅰb）	
建议患者	• 避免诱发和持续因素 ○ 正确的呼吸模式 ○ 改善姿势 • 触发点的自我治疗（手法按压） • 牵伸（躯干旋转位，使特定肌肉牵伸；图 7.193a）	

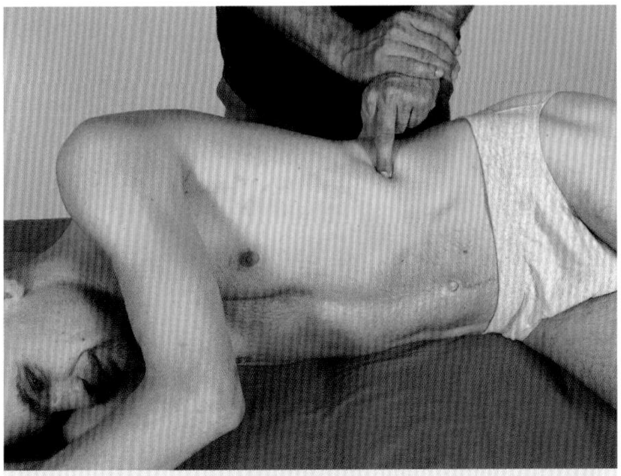

图 7.208　肋间内、外肌的手法按压（技术 I）和牵伸（技术 II）

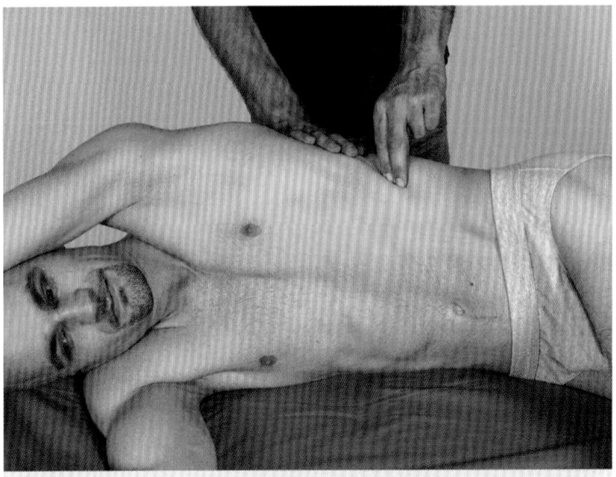

图 7.209　触发点牵伸（技术 II）和筋膜牵伸（技术 III）：针对肋间外肌：旋转躯干可使肋间外肌牵伸，获得治疗主要针对肋间外肌

7.4.8 膈肌

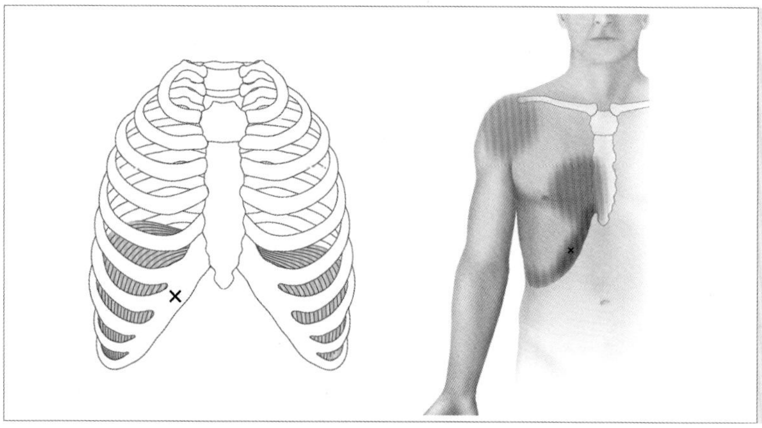

图 7.210 膈肌

解剖 （图 7.174）	• 胸骨部分	
	起点	• 剑突（内表面） • 腹直肌鞘（深层）
	止点	• 膈肌中央腱
	• 肋骨部分	
	起点	• 第 7~12 肋软骨内表面
	止点	• 膈肌中央腱
	• 腰椎部分	
	起点	• L1~L4 椎体
	止点	• 膈肌中央腱
	神经分布	• 颈丛发出的左、右膈神经（C3~C5）
机能	呼吸	• 最重要的呼吸肌
牵涉痛 （图 7.210）	• 胸肋的下缘 • 胸骨后 • 肩	
临床表现	疼痛	• 在胸部，主要集中于胸廓下缘、胸骨后 • 最大呼气时疼痛加剧
	机能障碍	• 呼吸困难 ○呼吸困难，呼吸窘迫 ○打嗝 ○一侧粘连 ○无法深呼吸

（续表）

诱发因素	过载	• 慢性过载 ○快走或跑 ○耐力运动（游泳，慢跑，爬山等） ○咳嗽（呼吸系统疾病，感冒） ○不正常的呼吸模式 ○心理因素：焦虑，压抑等（“膈肌”传导阻滞）
治疗建议	• 重要的笑肌 • 膈式呼吸可利用呼吸产生的压力来按摩内脏器官；拮抗肌是腹壁和泌尿生殖膈 • 膈肌阻滞可由心理问题引起 • 同时治疗膈肌和腹肌上部 • 手法治疗的合适体位：仰卧位（图 7.211）侧卧位（自然放松身体位置）或者坐位	
建议患者	• 避免诱发和持续因素 ○呼吸训练 ○意识到并释放情感障碍（身体心理疗法） • 自我牵伸（图 7.212） • 开怀大笑可以缓解膈肌紧张 • 通过最大呼吸来伸展膈肌（有腹肌和腹肌的收缩来支撑）或者倒立支撑 • 机能训练：呼吸技术（如唱歌、弹奏木管乐器等）	

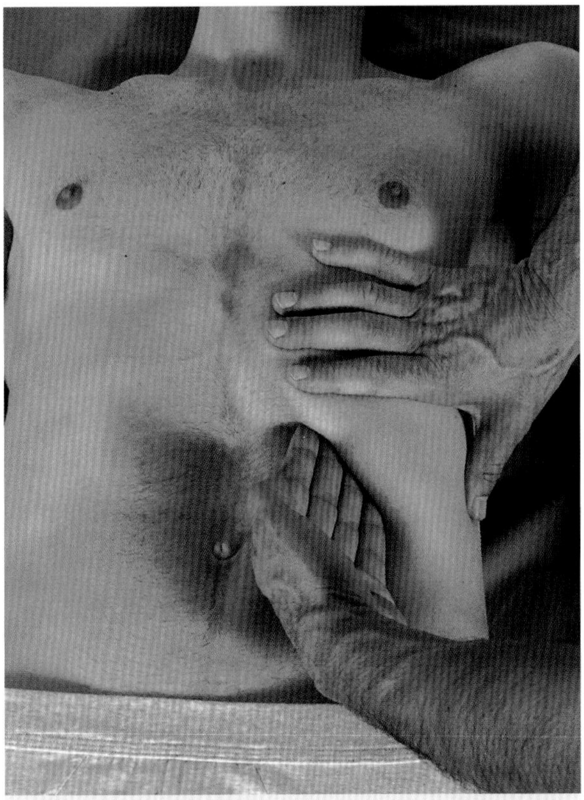

图 7.211 手法按压（技术 I）和触发点牵伸（技术 II）：同时牵伸和治疗腹部肌肉

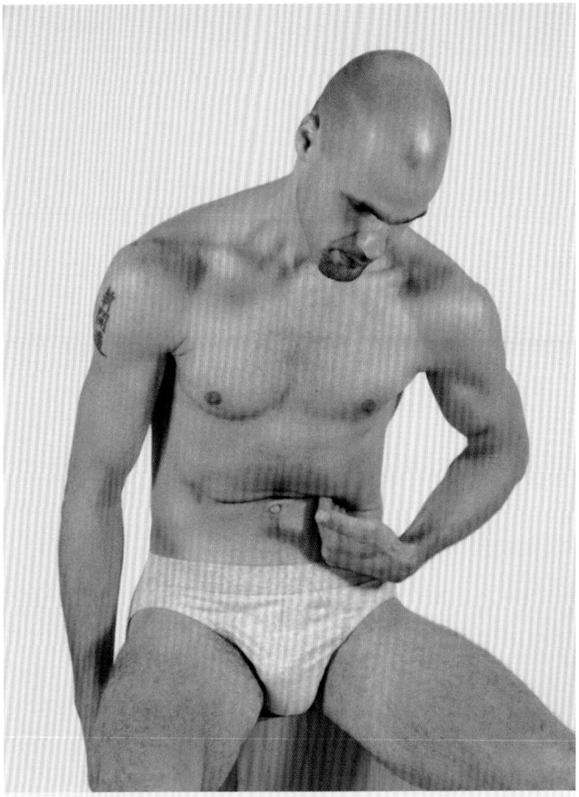

图 7.212 自我治疗

7.4.9 胸腰筋膜

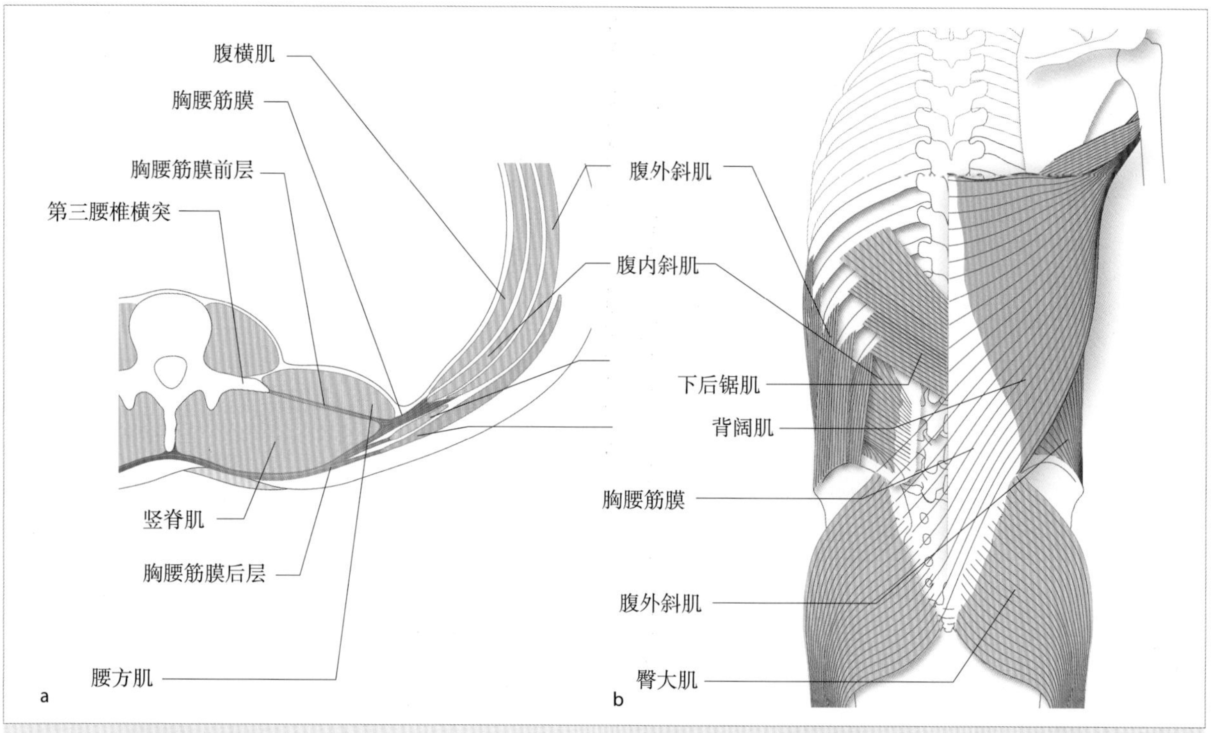

图 7.213 胸腰筋膜
a. 通过 L3 水平的躯干壁横断面；顶面观
b. 胸腰筋膜的浅层和肌肉：后面观

解剖 （图 7.172， 图 7.174）	• 胸腰筋膜（图 7.213）包裹背肌，由浅层和深层组成 ○深层： – 起于横突 – 将脊柱前外侧肌（腰方肌）与躯干肌（竖脊肌）分开 – 是腹内斜肌和腹横肌的起始点 ○浅层（图 7.213b） – 附着于棘突 – 将深层的腰背肌（竖脊肌）与表层的自肩和上肢延伸而来的肌肉（斜方肌、背阔肌、菱形肌）分开 – 在骶部，与竖脊肌腱部结合 – 下方由背阔肌腱膜加强 – 是下后锯肌的起始点 – 在颈部，将斜方肌、菱形肌与头夹肌和颈部肌肉分开，并移行为颈筋膜的深层 • 胶原纤维分为规则的几层，使拉力能向不同方向最佳传递（脊柱—骨盆、上肢—下肢）（Schuenke 等，2012） • 收缩元素（成纤维细胞）已在胸腰筋膜中得到证实（Schleip 等，2005、2006）。它们可以根据需要调节胸腰筋膜的紧张度，并协同确保躯干的最佳稳定性 • 胸腰筋膜由特殊感觉神经支配（游离神经末梢，伤害性感受器）
机能	• 背部核心肌筋膜鞘（竖脊肌） • 背阔肌、下后锯肌、腹内斜肌的起始点 / 附着点 • 脊柱—骨盆、上肢—下肢传递力 • 胸腰筋膜的紧密程度决定了躯干的稳定性 • 筋膜机械感受器和痛觉感受器会影响躯干肌肉的运动和感觉运动机能

（续表）

牵涉痛	• 局部	
临床表现	疼痛	• 胸腰筋膜局部
	机能障碍	• 严重程度从弹性减低到活动受限，甚至是胸腰椎筋膜的增厚和硬化——在腰椎、胸腰区，无法将皮肤提起并用拇指和示指滚动（Kibler 试验） • 力学机能障碍 • 感觉冲动的改变会引起本体感觉和感觉运动机能的改变
诱发因素	过载	• 慢性：长期不能有效地传递力量，导致结缔组织变性
	创伤	• 直接损伤（如背部手术）
	活跃的肌筋膜触发点	• 因为长时间缺乏足够的张力，与胸腰筋膜直接接触的肌肉（竖脊肌、腰方肌、腹内斜肌和腹横肌、背阔肌和下后锯肌）的触发点活动可引起结缔组织改变
治疗建议	• 胸腰筋膜的改变 / 机能障碍可以触发和 / 或使慢性背痛持续存在（Langevin，2011；Schleip 等，2004；Tesarz 等，2008） ○许多引起腰痛的肌肉（竖脊肌、腰方肌、腹内斜肌和腹横肌、背阔肌、下后锯肌）与胸腰筋膜直接相连。由于肌筋膜触发点常引起结缔组织改变，上述肌肉的肌筋膜触发点可导致胸腰筋膜的重构和机能障碍 ○相反，胸腰筋膜的机能障碍可引起刺激肌肉并造成其过载，导致肌筋膜触发点形成和发展 ○胸腰筋膜的变化改变了筋膜机械感受器（可能还有伤害性感受器）的感觉冲动→刺激本体感受器以及运动和感觉运动机能 ○在慢性腰背痛患者中，胸腰筋膜的绝对压力降低了约 20%（Langevin 等，2011） • 对有机能障碍的胸腰椎筋膜进行治疗 ○通过治疗所有与胸腰筋膜有直接关系的肌肉（只要它们含有活跃的和 / 或潜在的肌筋膜触发点，如竖脊肌、腰方肌、腹内斜肌和腹横肌、背阔肌和下后锯肌）进行间接治疗 ○直接通过松动胸腰筋膜（图 7.214 ~7.216） ○手法治疗的合适体位（图 7.214，7.215）：侧卧位或坐位（图 7.216） • 因此，胸腰筋膜机能障碍的检测和治疗具有重要意义	
建议患者	• 避免诱发和持续因素 ○避免不良负荷 ○避免不良姿势 • 使用网球进行自我治疗 ○胸腰椎筋膜 ○参与形成胸腰筋膜的肌肉的触发点 • 牵伸胸腰筋膜及相关肌肉	

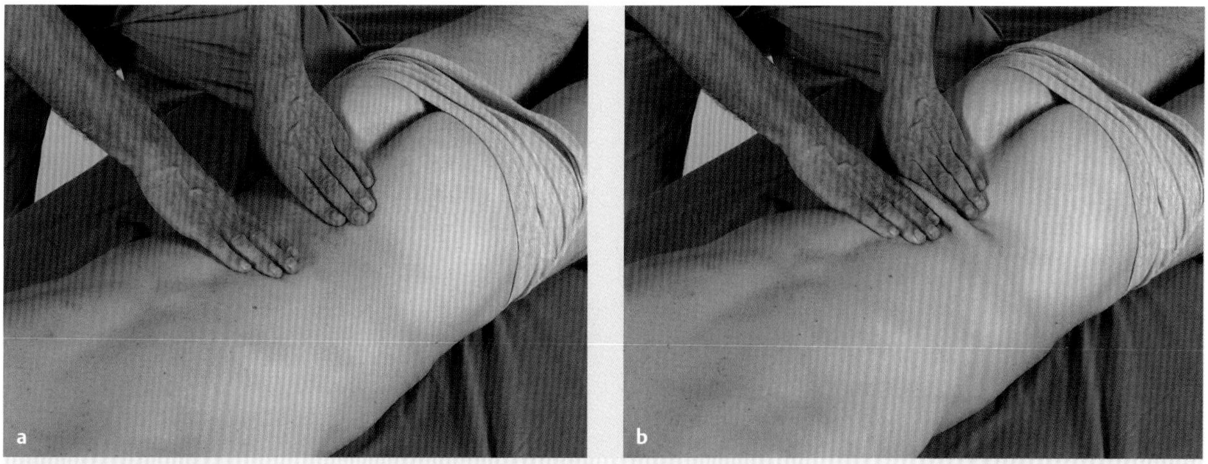

图 7.214　胸腰筋膜松动：移位技术

a. 患者体位和起始位置

b. 使皮肤和筋膜起皱

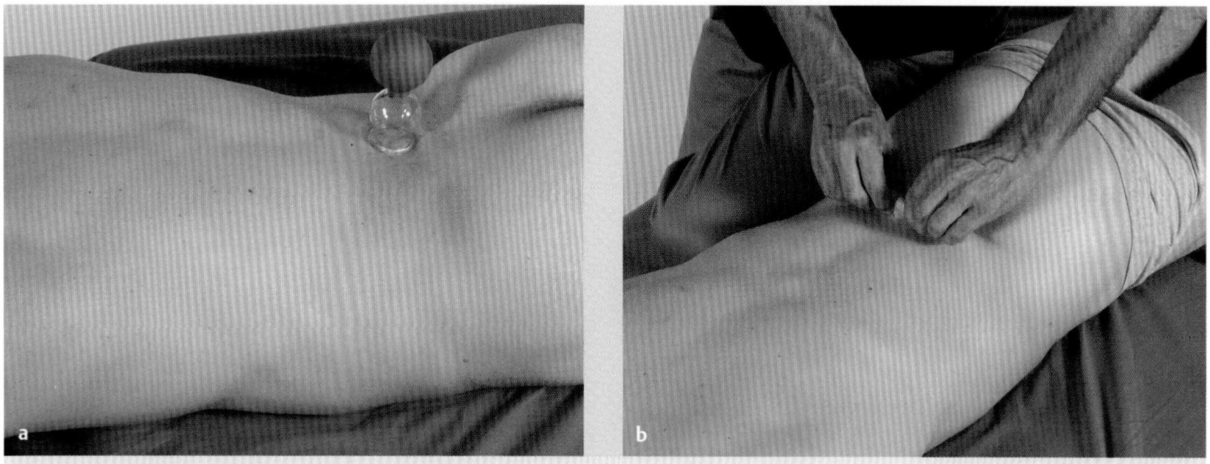

图 7.215　胸腰筋膜的松动：提升胸腰筋膜浅层
a. 用玻璃罐提起（“晾衣服”）
b. 用拇指和手指抓住并提起（“晾衣服”）

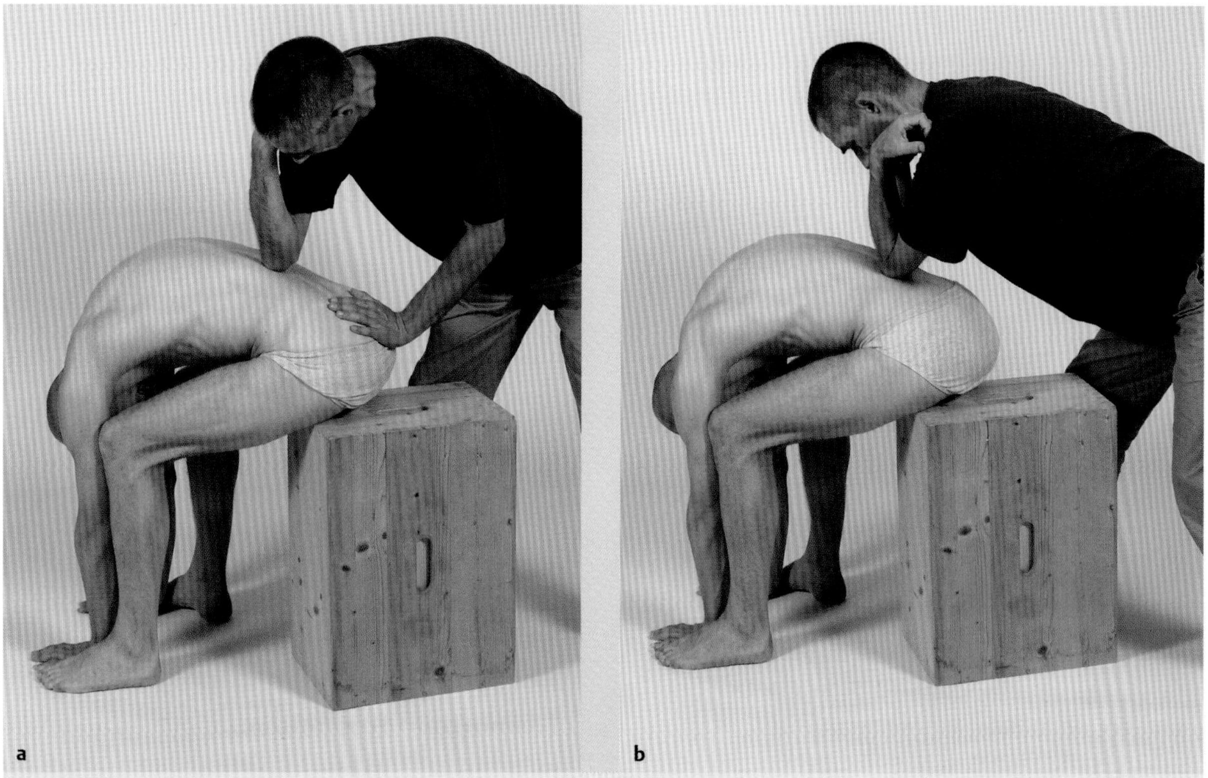

图 7.216　从预牵伸位对胸腰筋膜进行筋膜牵伸（技术 III）
a. 双侧治疗
b. 单侧治疗

7.5 臀部

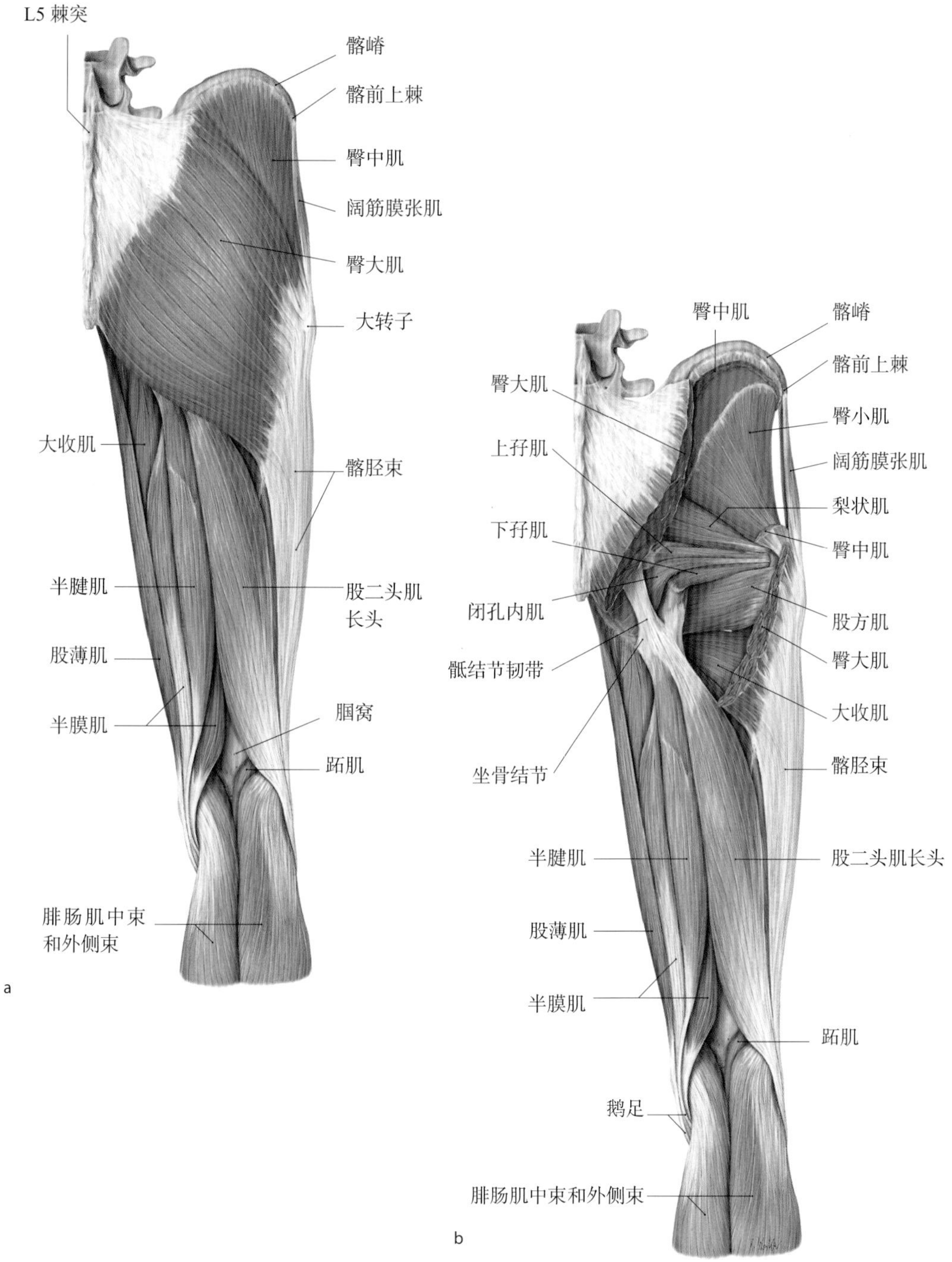

图 .7.217 臀部肌肉：后面观

a. 浅层

b. 深层

（引自 Schuenke M, Schulte E, Schumacher U. THIEME Atlas of Anatomy. General Anatomy and Musculoskeletal System. Illustrations by Voll M and Wesker K. Second Edition. New York: Thieme Medical Publishers; 2014）

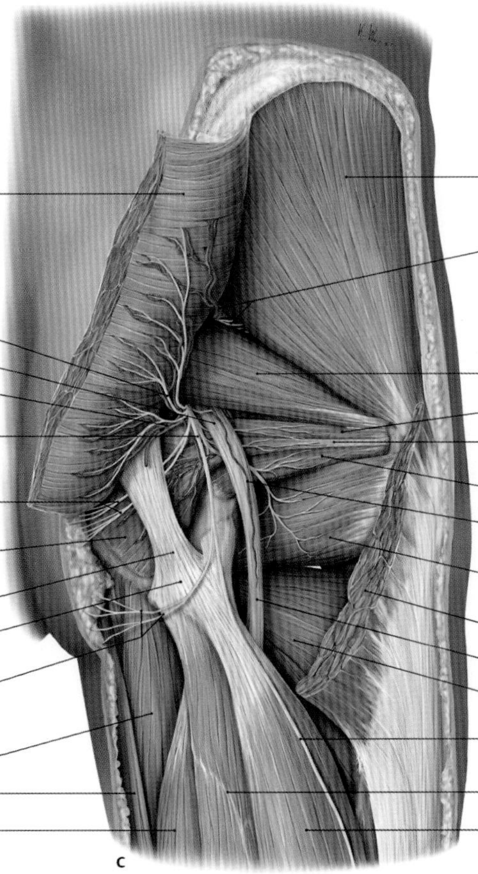

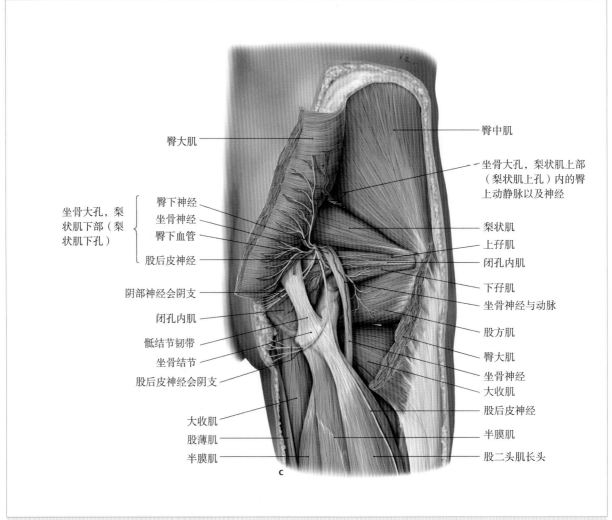

图 7.217（续）
c. 深层的血管和神经
（引自 Schuenke M, Schulte E, Schumacher U. THIEME Atlas of Anatomy. General Anatomy and Musculoskeletal System. Illustrations by Voll M and Wesker K. Second Edition. New York: Thieme Medical Publishers; 2014）

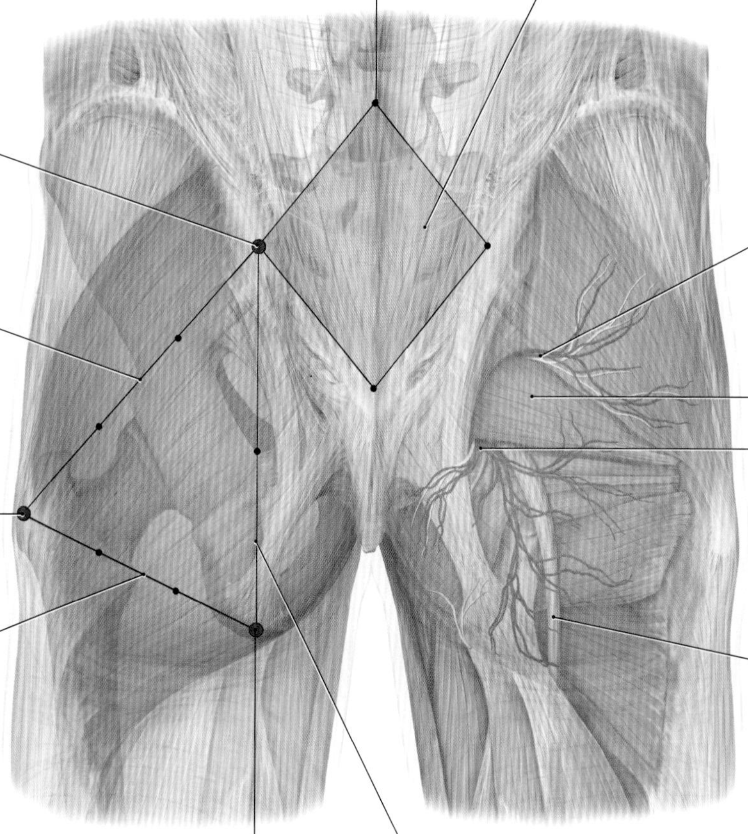

图 7.218 臀部后面观。参考线用于定位梨状肌和坐骨神经。参考线是由以下几个骨性标志确定的：髂后上棘，股骨大结节和坐骨结节

- 梨状肌：
  - 梨状肌上孔（包含臀上神经和血管）位于从髂后上棘到大转子连线中三分之一的位置；梨状肌的上边界就在此孔的下方
  - 梨状肌下孔（包含坐骨神经、臀下神经、阴部神经和臀下血管）位于髂后上棘 – 转子线的中点；梨状肌的下边界就在此孔之上
- 坐骨神经
  - 髂后上棘 – 转子线的中点标志着坐骨神经（连同臀下神经、阴部神经和臀下血管）从梨状肌下孔穿出的位置
  - 坐骨神经远端走行于结节 – 转子线距坐骨结节三分之一处的区域

（引自 Schuenke M, Schulte E, Schumacher U. THIEME Atlas of Anatomy. General Anatomy and Musculoskeletal System. Illustrations by Voll M and Wesker K. Second Edition. New York: Thieme Medical Publishers; 2014）

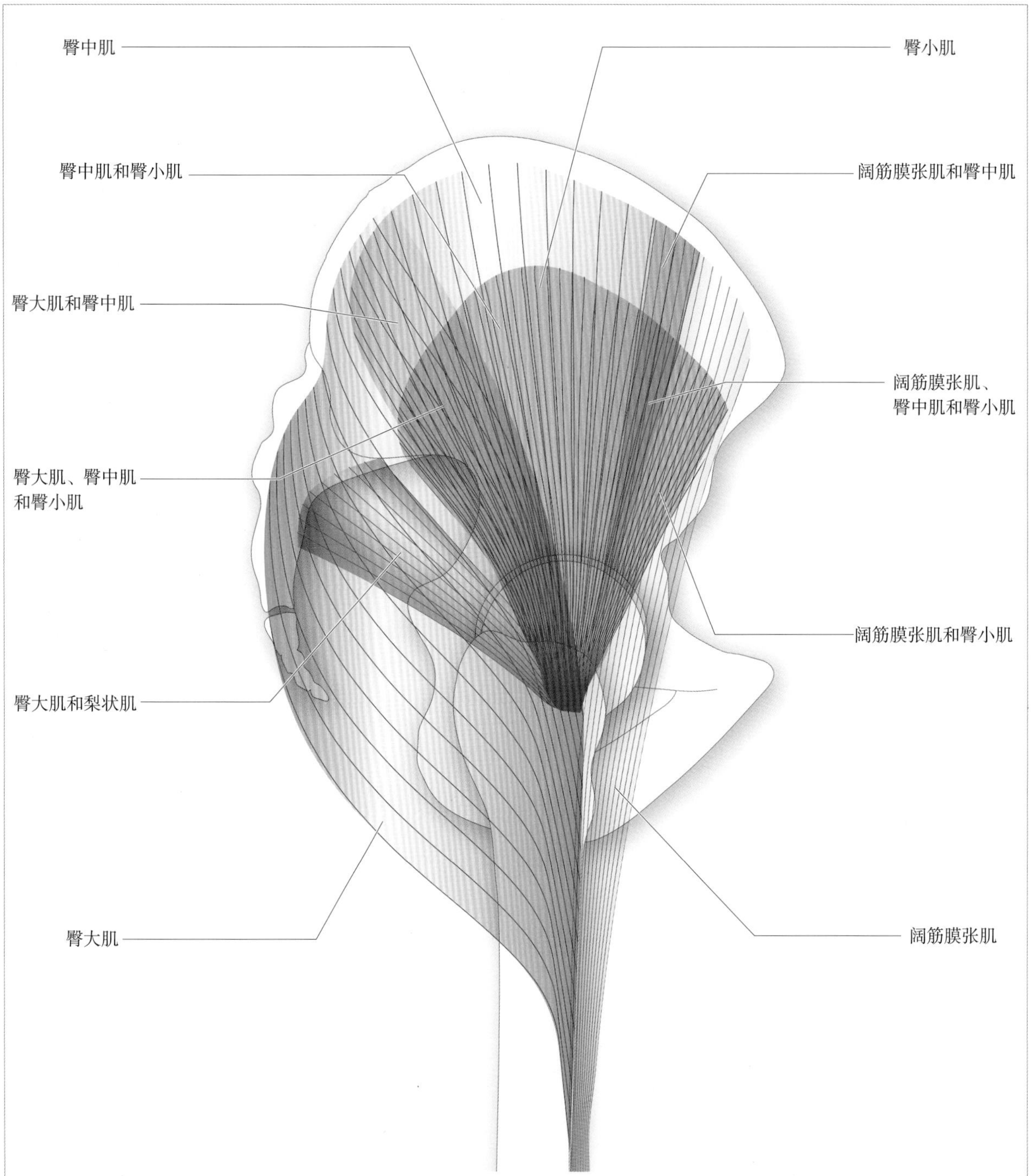

图 7.219　臀部肌肉分布：侧面观

7.5.1 臀大肌

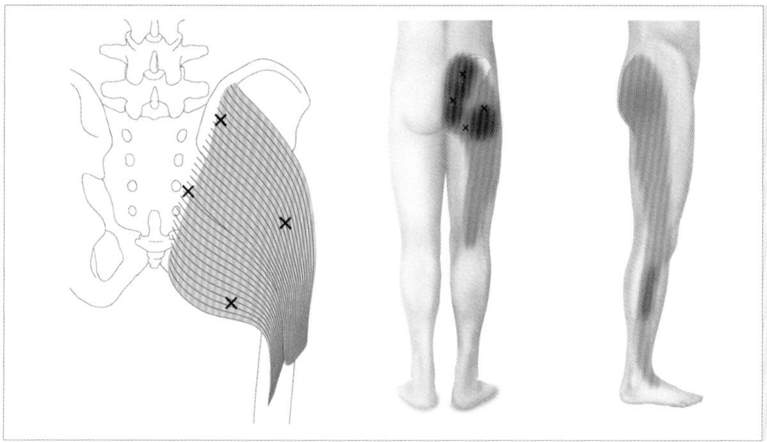

图 7.220 臀大肌

解剖（图 7.217，图 7.219）	起点	• 浅层 ○ 髂嵴（后三分之一），髂骨后外侧部 ○ 髂后上棘，骶骨外侧缘和骶骨后表面，臀中筋膜 ○ 胸腰筋膜（图 7.213） • 深层 ○ 骶、尾骨后表面，骶结节韧带
	止点	• 髂胫束：臀大肌约四分之三的纤维与阔筋膜张肌一起呈扇形汇入髂胫束并止于胫骨外侧髁远端；转子囊形成了大转子上方的滑动面 • 股骨：其余纤维止于股骨后方（臀肌粗隆、股方肌远端）
		• 按体积计算，臀大肌是人体最大的肌肉；它的肌肉重量是臀中肌和臀小肌的 2 倍
	神经支配	• 臀下神经（L4~S2）
机能	髋关节	• 伸展（强力髋伸肌：爬楼梯、坐立转换；正常行走时不活跃） • 外旋 • 外展（跨髂胫束的部分纤维） • 内收（止于股骨表面的部分纤维）
	膝关节	• 通过收紧髂胫束提高膝关节的稳定性
牵涉痛（图 7.220）	• 局限，可放射到整个下肢（后侧） • 尾骨区域（尾骨痛）	
临床表现	疼痛	• 久坐（特别是当身体前倾时） • 从深坐位起身时；徒步上山时 • 侧卧位睡觉且向上大幅度屈腿时，通过牵拉可能激发触发点
	机能失调	• 臀大肌触发点可导致整个股部筋膜或髂胫束的机能障碍
诱发因素	过载	• 急性：跌倒或要跌倒 • 慢性（常见）： ○ 上身前倾地长时间徒步上山（特别是携带行李上山时） ○ 包括短跑、爬行类的竞技体育活动 ○ 与髋关节炎相关（的疾病）
	直接创伤	跌倒时臀部着地；臀大肌注射
	原发性触发点	腰方肌

（续表）

治疗建议	• 经常出现活跃的触发点 • 活跃的臀大肌触发点导致阔筋膜张力增加，可能是以下情况的诱发或持续因素： ○ 股四头肌（尤其是股内侧肌和股外侧肌）、内收肌和腘绳肌机能障碍 ○ 由大腿远端筋膜刺激引起的膝关节问题 • 手法治疗的合适体位：侧卧位（图 7.221）或俯卧位（图 7.222，7.223） • 分离臀大肌、腰方肌和腘绳肌时，筋膜分离技术是很重要的 • （松解技术）同样可以治疗髂胫束
建议患者	• 避免诱发和持续因素：如上山时可减小步幅等 • 用网球进行触发点的自我治疗 • 牵伸（家庭计划；图 7.224） • 机能力量训练（爬台阶）

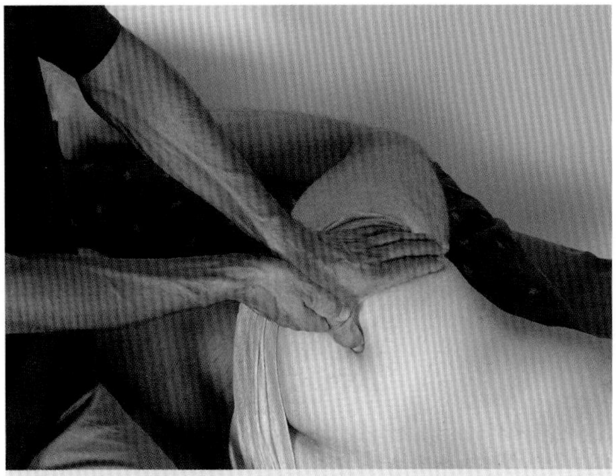
图 7.221　手法按压（技术 I）和触发点牵伸（技术 II）

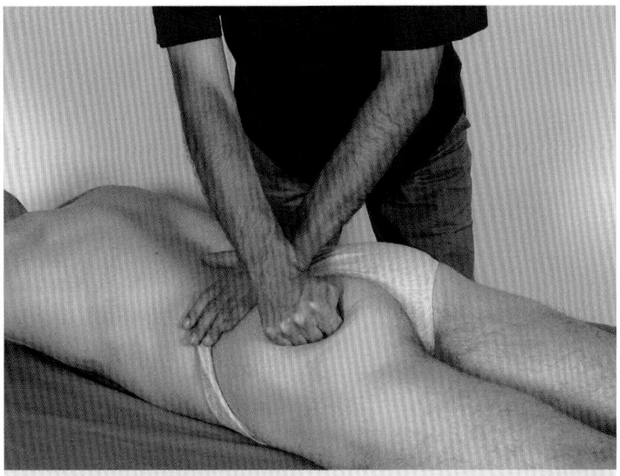
图 7.222　筋膜牵伸（技术 Ⅲ）

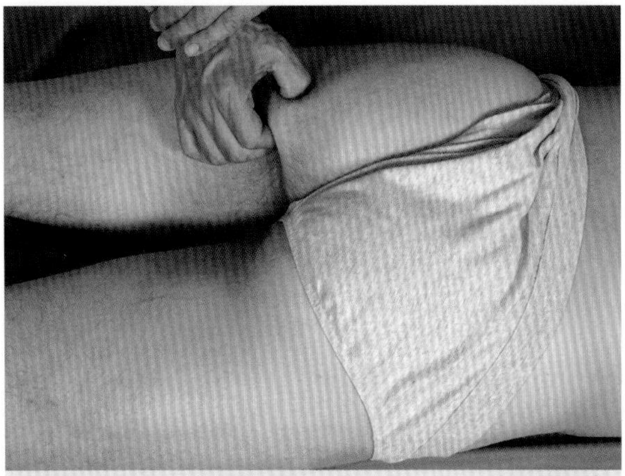
图 7.223　用钳夹式手法选择性治疗臀大肌：手法按压（技术 I）和触发点牵伸（技术 II），同时采用松解技术（技术 IV）分离臀大肌与腘绳肌和股方肌

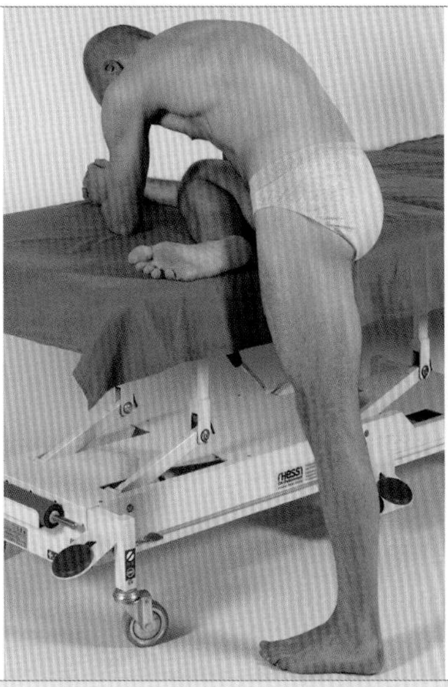
图 7.224　右侧臀大肌的自我牵伸（技术 V）

7.5.2 臀中肌和臀小肌

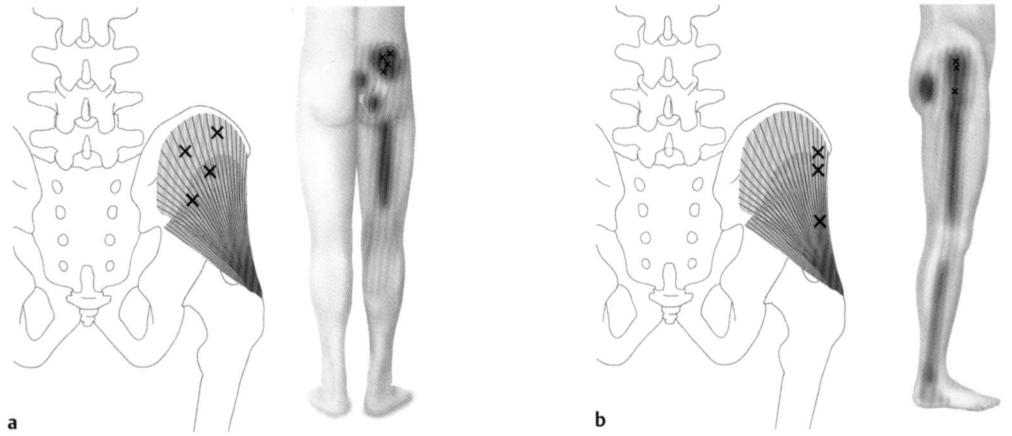

图 7.225 臀中肌和臀小肌
a. 源自臀中肌和臀小肌后部的牵涉痛模式
b. 源自臀中肌和臀小肌前部的牵涉痛模式

解剖 （图 7.217, 图 7.219）	起点	• 臀中肌：臀前线（髂嵴下一横指处，从髂后上棘的下外侧走行到髂前上棘） • 臀小肌：臀下线（臀中肌附着点下方约一横指处）
	止点	• 大转子
	神经支配	• 臀中肌：臀上神经下支（L4~S1） • 臀小肌：臀上神经的上、下分支（L4~S1）
	两块肌肉一起	• 于冠状面上稳定髋关节（单腿站立：阻止骨盆在冠状面的下降） • 髋关节外展
机能	前部	• 除外展外：前屈和内旋
	后部	• 除外展外：后伸和外旋
牵涉痛 （图 7.225）	• 腰骶交界处：腰椎深层 + 骶区（腰痛区） • 骶髂关节 • 臀外侧部，大腿后外侧 • 从大腿后外侧辐射到膝关节，再从小腿后外侧（因此不是根性的）辐射到外踝，有时可到足背外侧	
临床表现	疼痛	• 根据局部和牵涉痛区域，多诊断为：腰痛、坐骨神经痛、假性坐骨神经痛、假性神经根综合征、骶髂关节阻塞、髋关节疼痛、髋关节周围关节炎、慢性转子滑囊炎等 • 疼痛加重： ○站立 ○散步、登山、跑步 ○侧卧位。受影响侧在下时，可因肌肉受压而导致触发点激活；未受影响侧在下时，可因肌肉紧张而导致触发点激活
	机能障碍	• 内收力量弱，单腿站立不稳，跛行

（续表）

诱发因素	过载	•急性：跌倒或要跌倒 •慢性（更常见）： ○基本潜在原因：长期站立（与工作相关，如从事销售工作、参观博物馆等） ○运动：网球、健美操、马拉松等 ○诱发 / 持续因素：腰椎神经根综合征、髋关节炎；下肢不等长、足部刺激（姿势、莫顿神经瘤等）
	直接创伤	•臀部跌伤、臀部注射，髋关节（前路或后路）手术
	原发性触发点	•腰方肌
治疗建议	•在所有肌肉中，臀大肌和臀小肌经常会出现触发点。多数情况下，所谓的“假性神经根性”症状和假性坐骨神经痛，表现为由臀中肌、臀小肌、臀大肌以及阔筋膜张肌的肌筋膜疼痛综合征与活跃的触发点 •阔筋膜张肌的前、后三分之一分别被臂臀中肌和臀大肌覆盖（图 7.219），因此只能直接触诊和治疗其中间三分之一的部分（图 7.226）；阔筋膜张肌的前部和后部需要分别通过臀中肌和臀大肌检查和治疗（图 7.217） •没有直接触诊臀小肌的方法——它几乎完全被臀中肌覆盖。另外，臀小肌后部被臀大肌覆盖，前部被阔筋膜张肌覆盖。对臀小肌的治疗必须通过上述肌肉来完成，这是相当困难的。因此，可使用触发点工具来减轻治疗师手指的负担 •臀中肌和臀小肌的触诊没有明显区别 •手法治疗的合适体位：侧卧位（图 7.22~7.228）、俯卧位或坐位	
建议患者	•避免诱发和持续因素 •用网球进行触发点的自我治疗 •仰卧位的牵伸，如屈膝状态下将下肢拉向对侧；图 7.229） •闭链机能训练	

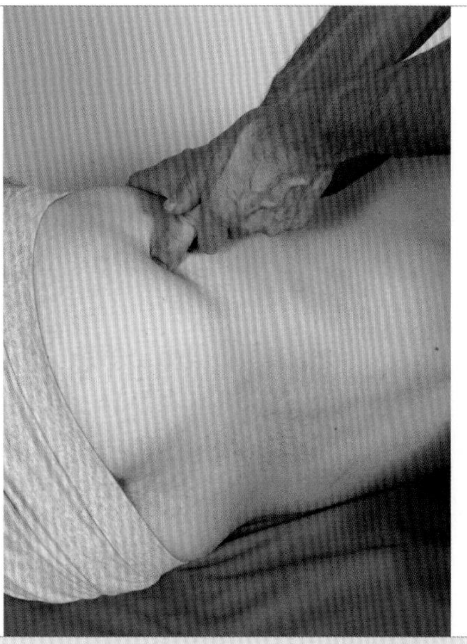

图 7.226　臀中肌的手法按压（技术 I）和触发点牵伸（技术 II）

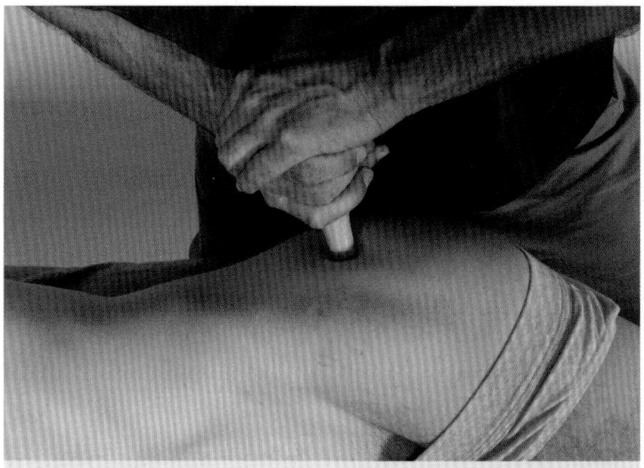

图 7.227　臀中肌的手法按压（技术 I）和触发点牵伸（技术 II）：使用触发点工具可以减轻治疗师手指的负担

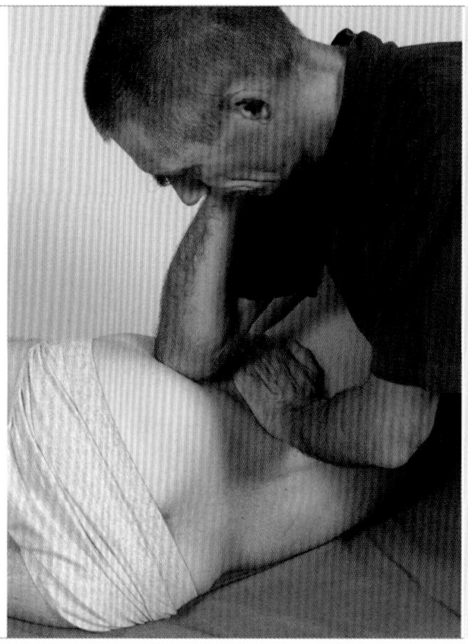

图 7.228　臀中肌和臀小肌的筋膜牵伸（技术Ⅲ）

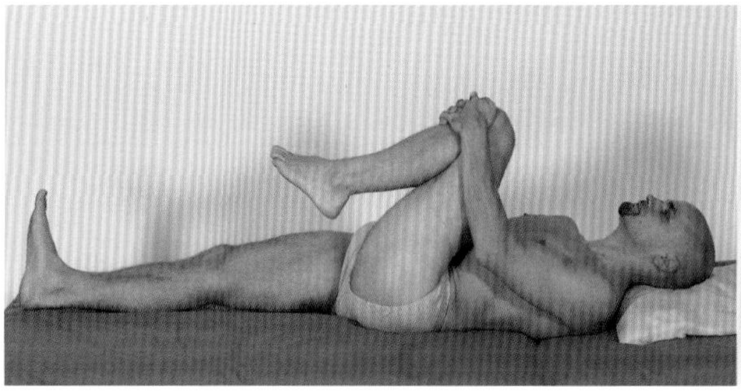

图 7.229　自我牵伸（技术Ⅴ）：抱膝关节将下肢拉向对侧肩部

7.5.3 梨状肌

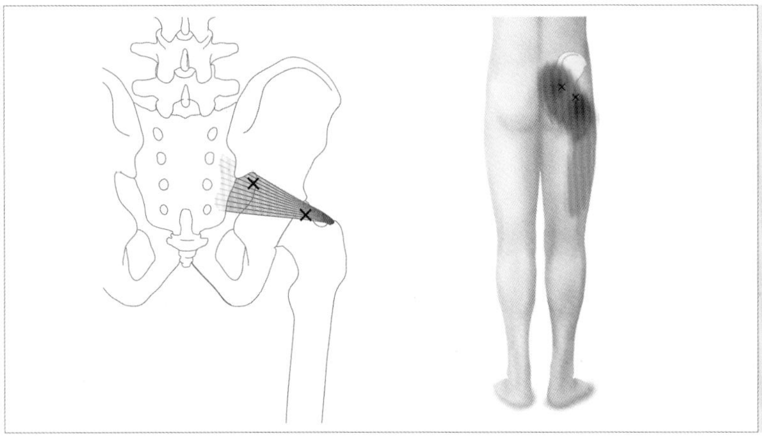

图 7.230 梨状肌

解剖 （图 7.217~7.219）	起点	• 骶骨：骶骨前方，有若干纤维起自骶前孔外侧和坐骨大切迹边缘
	止点	• 坐骨结节：尖部（坐骨大结节尖内侧）
	神经支配	• 骶丛（L5~S2）
机能	髋关节	• 髋关节后伸时外旋（如站立时） • 主要在髋关节前屈时外展（取坐位时） • 当髋关节前屈大于 60° 时，后伸和内旋（当髋关节前屈由小于 60° 时，梨状肌的旋转运动是反向的） • 稳定
	骶髂关节	• 反向旋转 • 稳定
牵涉痛 （图 7.230）	• 相对局限 ○ 骶髂关节 ○ 臀部后外侧 • 放射痛：延伸至大腿后方	
临床表现	疼痛	• 腰背痛，类似坐骨神经痛 • 梨状肌综合征，伴： ○ 肌肉成分（见：牵涉痛部分） ○ 神经血管成分（见：卡压部分）
	机能障碍	• 骶髂关节机能障碍 • 髋关节内旋受限（站立位）
卡压	坐骨神经	• 梨状肌紧张时，坐骨神经受压于坐骨大孔的骨硬性边界 • 坐骨神经走行的正常变化（穿过梨状肌；图 8.40）→坐骨神经供应的整个区域的神经血管紊乱

（续表）

诱发因素	过载	●急性：滑倒和跌倒 ●慢性： ○开车（踩油门：就髋关节内外旋而言，髋关节长时间固定在同一位置） ○骶髂关节机能紊乱 ○堆放木材，怀孕
	直接创伤	●臀部着地跌倒
	活化机制	●钱包放在臀部口袋所造成的持续受压性缺血
治疗建议	●可导致骶髂关节机能障碍 ●梨状肌综合征：合并肌筋膜疼痛（相关疼痛）与神经压迫综合征（坐骨神经） ●梨状肌触发点的发生率被高估了。臀大肌、臀中肌和臀小肌中的触发点是更常见的原因 ●梨状肌可能会部分或完全缺失 ●触诊：将髂后上棘和大转子之间从近端到远端分成三份（图 7.218），前、中三分之一的交界点是梨状肌自坐骨大孔穿出的位置→需要深触诊 ●触诊和治疗必须通过放松臀大肌（来进行）（图 7.231，7.232） ●可通过阴道或直肠梨状肌进行治疗（图 7.243） ●手法治疗的合适体位：仰卧位或侧卧位（图 7.231，7.232）	
建议患者	●避免诱发和持续因素 ○不要把钱包放在屁股的口袋 ○长途汽车旅行时使用巡航控制，隔一段时间休息和伸展肌肉 ●用网球进行触发点的自我治疗 ●牵伸（家庭计划；图 7.233）	

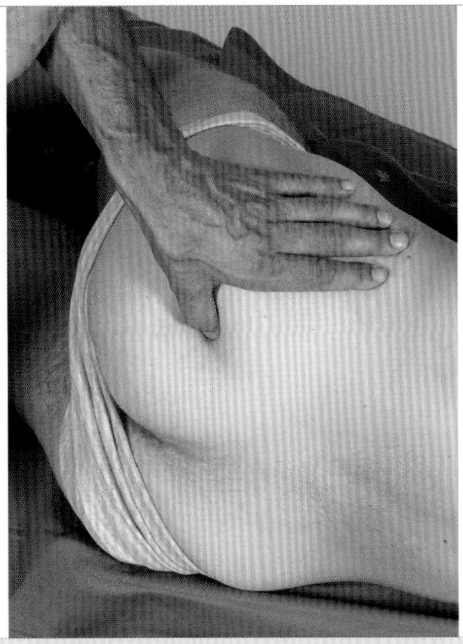

图 7.231　臀大肌的手法按压（技术Ⅰ）和触发点牵伸（技术Ⅱ）

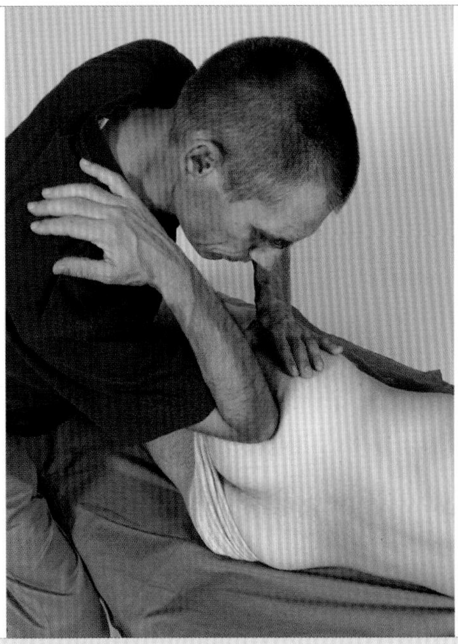

图 7.232　筋膜牵伸（技术Ⅲ）

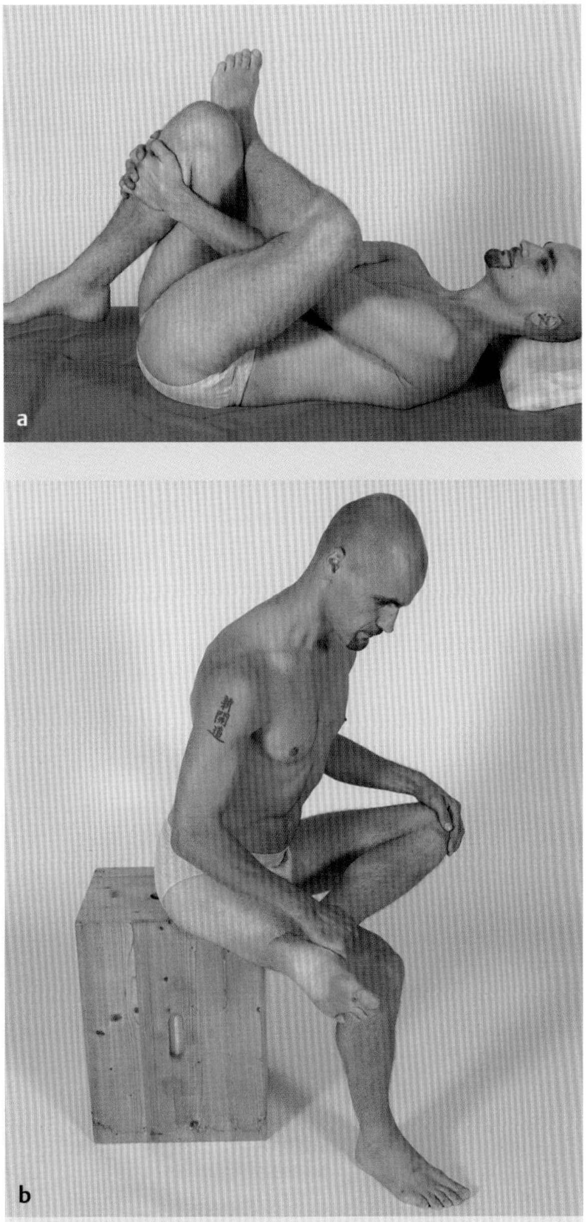

图 7.233　自我牵伸（技术Ⅴ）

a. 仰卧位自主牵伸

b. 坐位自主牵伸

7.5.4 闭孔内肌和孖肌

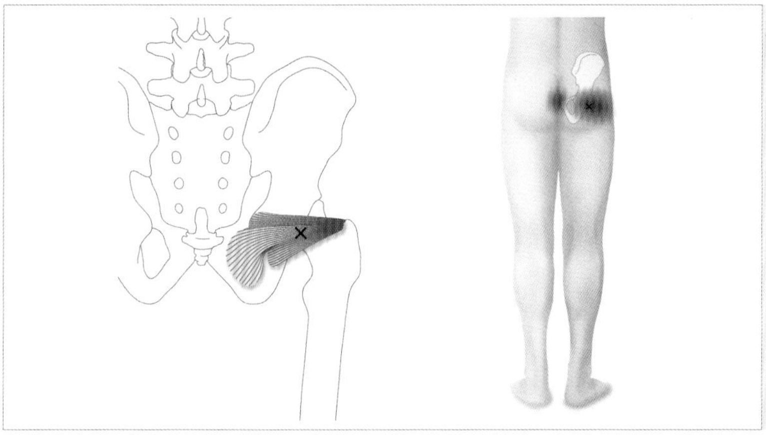

图 7.234 闭孔内肌和孖肌

解剖（图 7.217，图 7.218）	•闭孔内肌	
	起点	•闭孔膜内表面和闭孔边缘
	止点	•股骨转子窝
	•上孖肌	
	起点	•坐骨棘
	止点	•股骨转子窝
	•下孖肌	
	起点	•坐骨结节
	止点	•股骨转子窝
	闭孔内肌穿过坐骨小孔，它几乎完全充满坐骨小孔。这两块孖肌代表闭孔内肌的“边缘部分”。这三块肌肉加起来也被称为髋关节三头肌（臀部的三头肌）	
	神经支配	•骶丛 L5~S2 的直接分支
机能	髋关节	•伸髋时，外旋（如站立时）和内收（影响可忽略） •屈髋时，外展（如取坐位时） •稳定
		与梨状肌、髋关节三头肌形成“短外旋肌”并始终协同工作
牵涉痛（图 7.234）	•主要在局部 •尾骨疼痛（尾椎痛）	
临床表现	疼痛	•主要是局部疼痛
	机能障碍	•髋内旋受限（站立位）
卡压	闭孔神经	•闭孔神经和动脉通过闭孔管穿过闭孔内肌、闭孔膜和闭孔外肌→闭孔神经可能被卡压→闭孔内、外肌肌力降低
诱发因素	过载	•急性：滑倒 •慢性： ○驾驶汽车（踩油门需要右脚不断稳定在同一位置内旋 / 外旋） ○髋关节炎→继发性肌筋膜疼痛

（续表）

治疗建议	• 髋关节炎会影响短外旋肌 • 闭孔内肌紧张带可使闭孔动脉的灌注减少，而闭孔动脉通过其髋臼分支经股骨头韧带为股骨头供血（图 8.37b）→导致髋关节炎 • 短外旋肌很少能通过触诊来鉴别 • 治疗必须通过放松臀大肌来进行（图 7.235） • 手法治疗的合适体位：仰卧位（图 7.235a）或侧卧位（图 7.235b）
建议患者	• 避免诱发和持续因素 　○ 当长时间驾驶汽车时：定时牵伸和休息，适当使用巡航控制 　○ 对于夜间侧卧睡觉的人来说，在两腿之间放置枕头 • 用网球进行触发点的自我治疗 • 牵伸（与臀中肌一起；图 7.233）

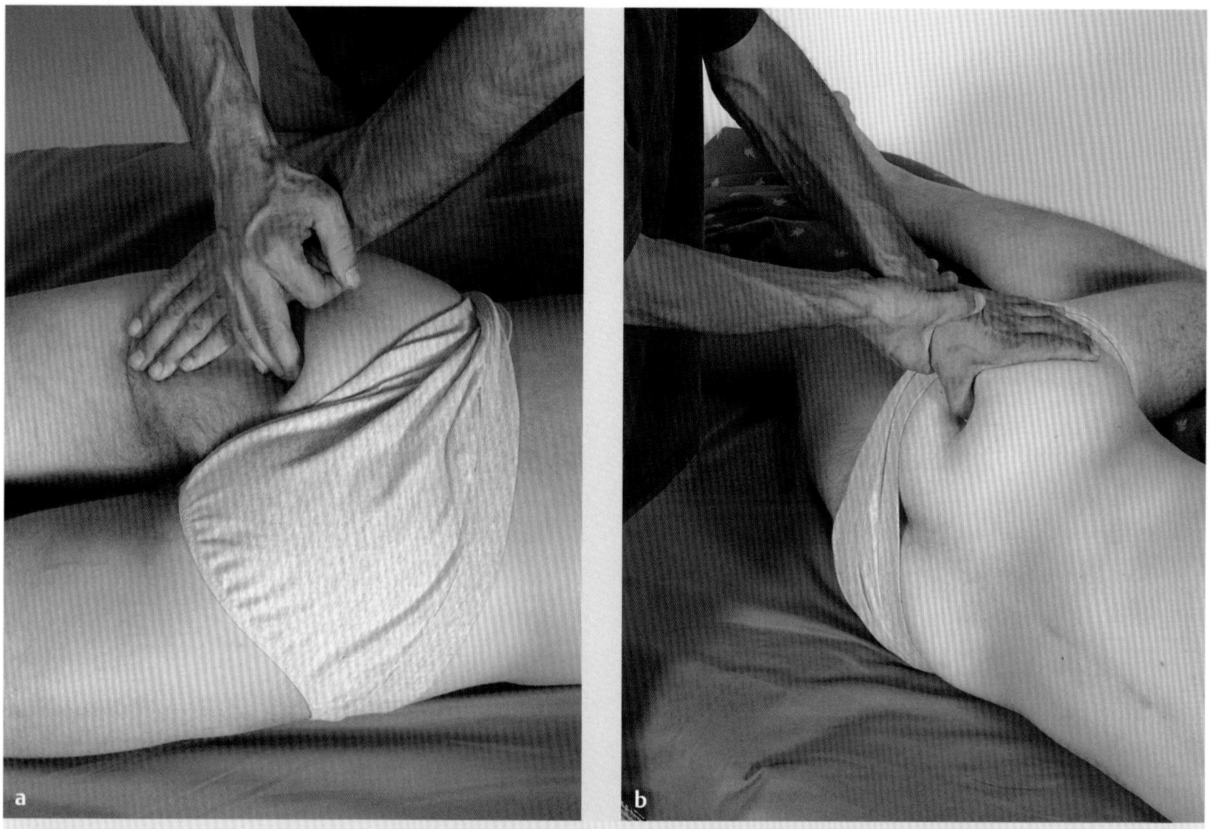

图 7.235　髋关节三头肌（闭孔内肌、上孖肌和下孖肌）：通过放松臀大肌使用徒手按压（技术 I）和触发点牵伸（技术 II）
a. 仰卧位
b. 侧卧位

7.5.5　闭孔外肌

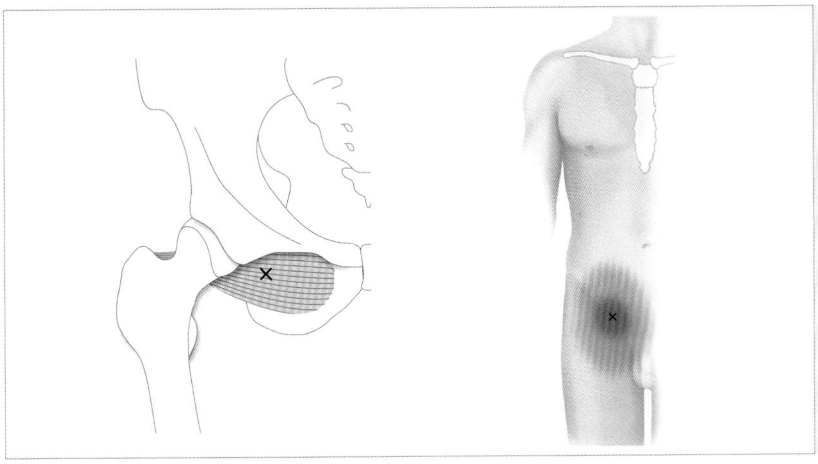

图 7.236　闭孔外肌

解剖（图 7.245b）	起点	• 闭孔膜（外侧）及邻近骨（闭孔）
	止点	• 止于股骨转子窝，有时呈辐状融入关节囊
	神经支配	• 闭孔神经，前束（L2~L4）
机能	髋关节	• 外旋 • 伸髋时内收（站立位） • 前屈时外展（坐位） • 稳定髋关节
牵涉痛（图 7.236）	• 局部疼痛	
临床表现	疼痛	• 腹股沟和髋关节区域
	机能障碍	• 髋关节内旋受限 • 可能是由于闭孔外肌的紧张带使闭孔动脉在闭孔管处受压，导致灌注减少 ○股骨头灌注减少 ○髋关节炎
卡压	闭孔神经	• 闭孔神经和闭孔血管由闭孔管穿过闭孔内肌、闭孔膜和闭孔外肌（图 8.37b） →可能会导致闭孔神经卡压 →内收肌和闭孔外肌肌力减弱 →内收肌区域深部的疼痛
诱发因素	过载	• 急性：滑倒 • 慢性 ○驾驶汽车（踩油门需要右脚不断稳定在同一位置内旋 / 外旋） ○髋关节炎→继发性肌筋膜疼痛
	过度牵伸	• 急性期：髋关节脱位
治疗建议	• 常由关节炎引起 • 闭孔管处的卡压影响神经（闭孔神经）和血管（闭孔动脉）→紧张带可减少闭孔动脉的灌注，闭孔动脉的髋臼支通过股骨头韧带为股骨头供血→髋关节炎 • 牵伸激惹试验是通过前屈 – 水平内收 – 内旋髋关节来实现的（图 7.237）。此测试特异性不强，它不仅能刺激闭孔外肌触发点（运动终末痛），还能提示股骨髋臼撞击（运动期间痛） • 触诊和治疗：①方法 1：从耻骨上支向闭孔后方触诊。（a）通过耻骨肌（图 7.238，7.245）；（b）长收肌和耻骨肌之间；（c）耻骨肌和髂腰肌之间。②方法 2：从耻骨下支下缘触诊闭孔。（a）通过大收肌或在其和短收肌之间；（b）通过短收肌或在其和长收肌之间 • 手法治疗的合适体位：屈髋仰卧位（图 7.238）或侧卧位（下方腿，类似图 7.268）	

（续表）

建议患者	• 避免诱发和持续因素 ◦ 长时间驾驶汽车：休息数次并且利用休息时间牵伸 ◦ 巡航控制 • 触发点的自我治疗 • 牵伸（仰卧位伴前屈，水平内收以及内旋髋关节）

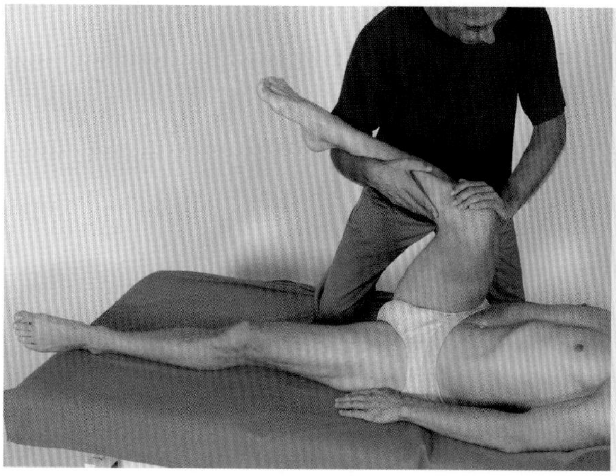

图 7.237　通过髋关节的前屈、内收和内旋牵伸激惹闭孔内肌试验

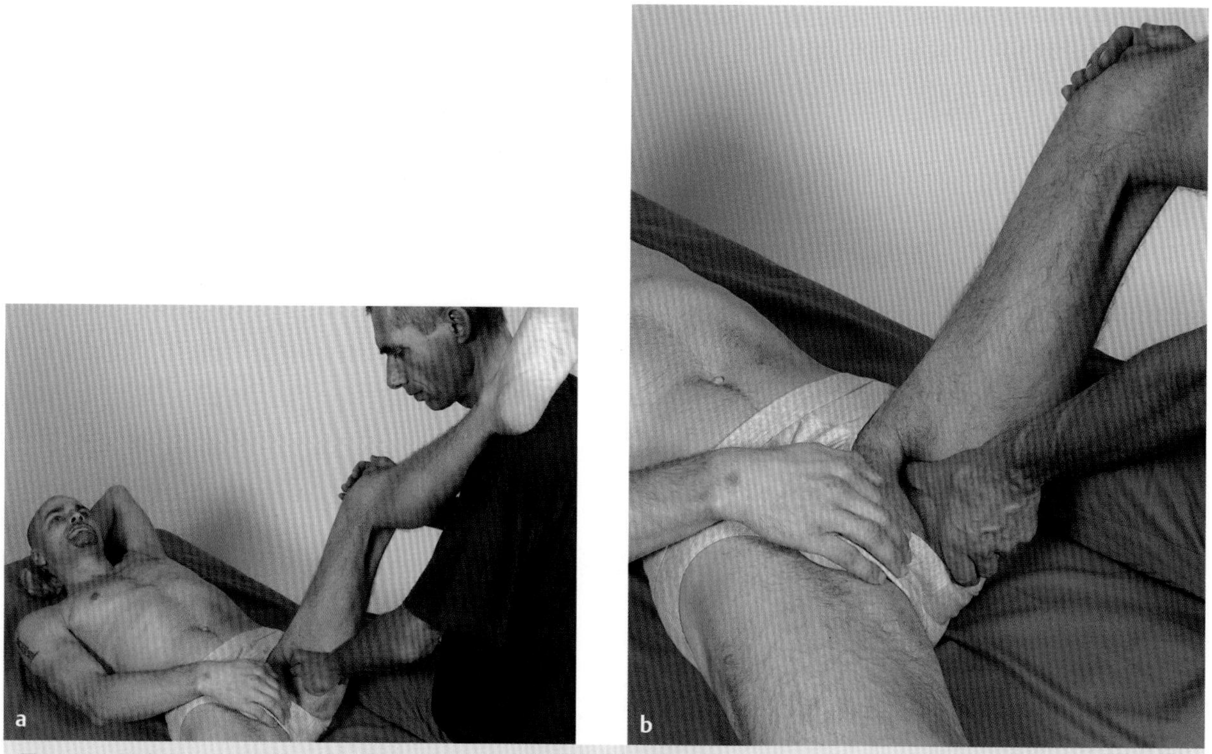

图 7.238　闭孔外肌：通过耻骨肌的手法按压（技术 I）和触发点牵伸（技术 II）来触诊
a. 概述：用中指触诊和治疗
b. 细节：用拇指治疗

7.5.6 股方肌

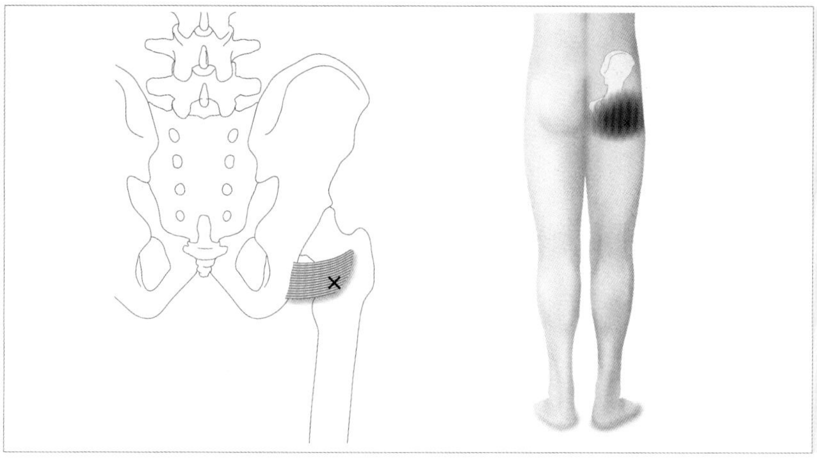

图 7.239 股方肌

解剖 （图 7.217）	起点	• 坐骨结节（外侧缘）
	止点	• 股骨转子间嵴
	神经支配	• 骶神经丛的直接分支（L5~S2）
机能	髋关节	• 外旋（强力） • 内收伴伸髋（站立位） • 外展伴屈髋（坐位） • 稳定髋关节
牵涉痛 （图 7.239）	• 局部疼痛	
临床表现	疼痛	• 主要是臀部局限性疼痛
	机能障碍	• 站立和行走时髋关节内旋受限
诱发因素	过载	• 急性：滑倒 • 慢性 ○驾驶汽车（踩油门需要右脚不断稳定在同一位置内旋 / 外旋） ○髋关节炎→继发性肌筋膜疼痛
治疗建议	• 常见于髋关节炎 • 从坐骨结节和大转子 / 转子间线这两个参考点间、臀大肌下缘下方（开始）进行触诊和治疗（图 7.240，7.241） • 手法治疗的合适体位：仰卧位（图 7.240，7.241）或侧卧位	
建议患者	• 避免诱发和持续因素 ○当长时间驾驶汽车时：有计划地休息和牵伸，使用巡航控制 • 触发点的自我治疗 • 牵伸	

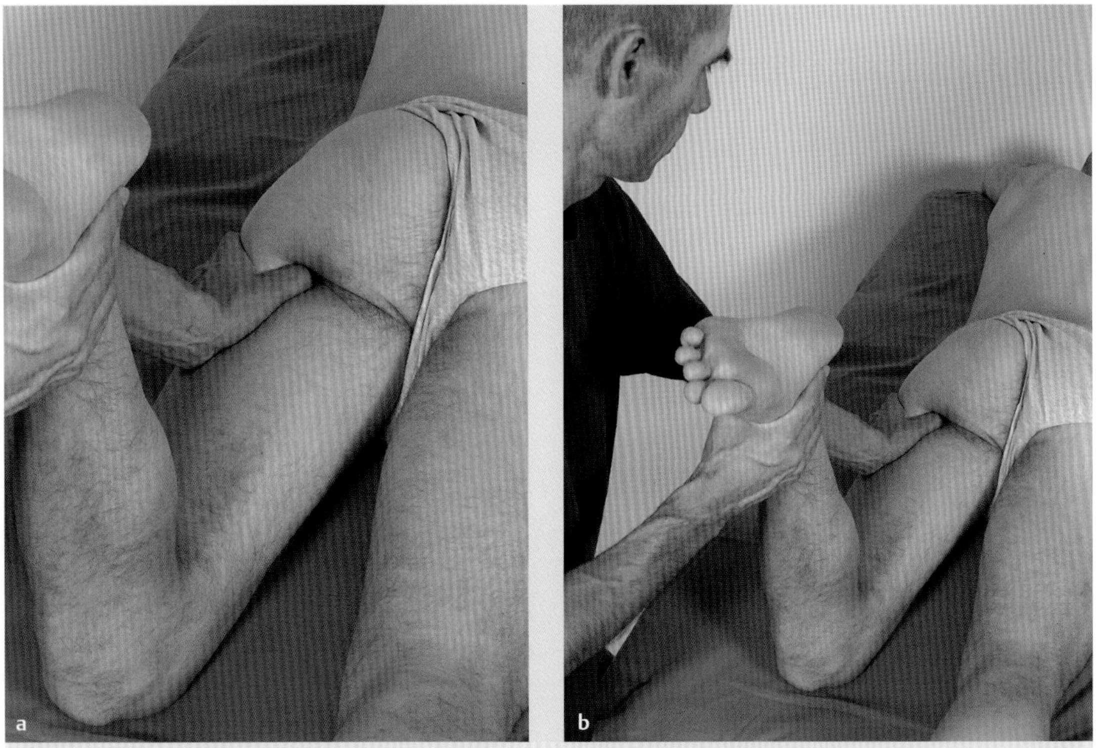

图 7.240　手法按压（技术 I ）和对股方肌外侧进行触发点牵伸（技术 II ）
a. 近观
b. 远观

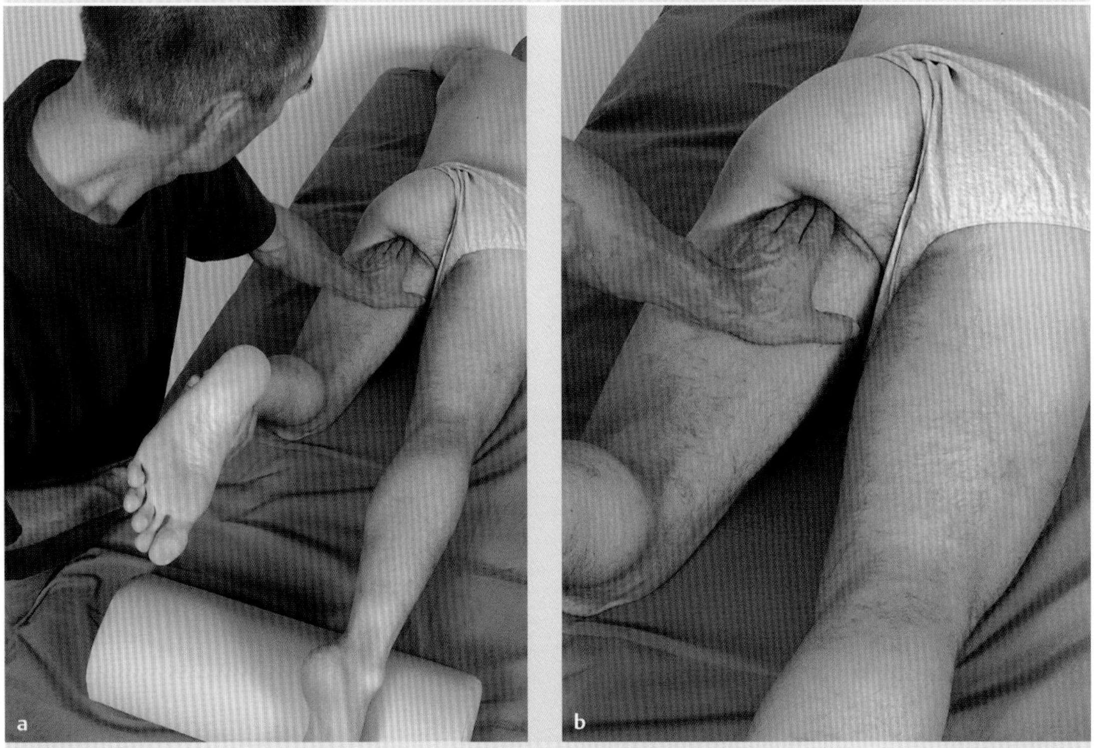

图 7.241　在股方肌和臀大肌之间使用筋膜分离技术（技术 Ⅲ ），同时在股方肌的中间部分（接近坐骨结节的外侧）使用徒手加压（技术 I ）和牵伸技术（技术 II ）对进行治疗触发点区域
a. 远观
b. 近观

7.5.7 盆底肌

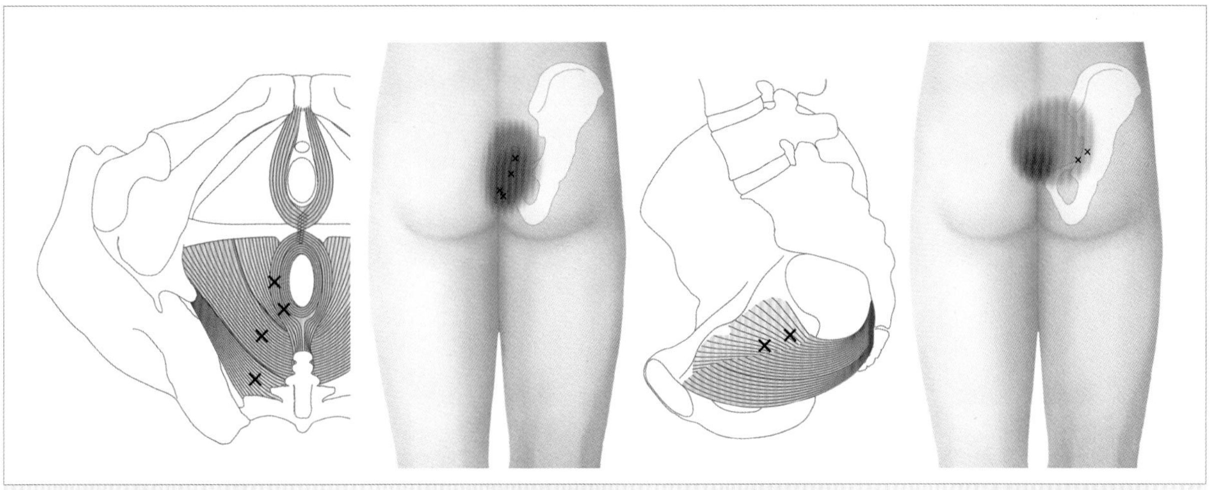

图 7.242 盆底肌

解剖 （图 7.242，图 7.243）	• 肛提肌（耻尾肌、耻骨直肠肌、髂尾肌、前列腺提肌、耻骨阴道肌）	
	起点	• 肛提肌腱弓（从耻骨联合，经耻骨上支上方，到坐骨棘 = 闭孔筋膜弓状强化带）
	止点	• 辐射到肛门外括约肌（肛门尾骨体），延伸至骶骨和尾骨
	机能	• 盆膈横跨盆底，维持盆腔器官的位置（稳定） • 盆膈有弹性拮抗的作用，能够增加腹内压（咳嗽、大笑等）
	神经支配	• 骶丛的直接分支（S2–S4）
	• 肛门外括约肌	
	定位	• 从后中心腱延伸至肛门尾椎体（肛门周围）
	机能	• 肛门括约肌（主动激活）
	神经支配	• 阴部神经（S2–S4）
	• 球海绵体肌	
	定位	• 从中心腱向前延伸至阴蒂（女性）或阴茎中缝（男性）
	机能	• 参与男性阴茎勃起、女性阴道收缩；包绕男性阴茎海绵体
	神经支配	• 阴部神经（S2–S4）
	• 坐骨海绵体肌	
	定位	• 从坐骨支延伸至阴蒂末端（女性）或者阴茎末端。
	机能	• 参与勃起：将血液挤压到阴蒂海绵体（女性）或阴茎（男性）
	神经支配	• 阴部神经（S2–S4）
	• 会阴深浅横肌	
	定位	• 会阴深横肌起自耻骨下支且从坐骨下支延伸至阴道壁 / 前列腺壁（分别为女性 / 男性）和中心腱 • 会阴浅横肌从坐骨支延伸至中心腱（有时该肌肉不存在）

（续表）

	机能	•泌尿生殖膈起固定盆腔器官的位置，并支持尿道括约肌装置的作用
	神经支配	•阴部神经（S2–S4）
机能	盆底肌群	•盆腔和腹腔下方的封闭 •占内脏重量的很大一部分 •对腹部和盆腔器官的位置起加固作用 •通过盆底肌控制直肠、泌尿道和生殖道的开口 •参与局部稳定器的支撑系统，必要时可增加腹腔内压力（减轻腰椎负担） •参与勃起 / 性机能
牵涉痛 （图 7.242）	•尾骨区域 •肛门（深层的，坐立不安的）	
临床表现	疼痛	•尾骨痛伴有尾骨、骶骨、直肠疼痛 •强烈疼痛，主要是坐着排便时
	机能障碍	•压力性尿失禁 •性机能障碍
诱发因素	过载	•急性：如摔到尾骨 •慢性 ○久坐（坐在椅子上或骑自行车） ○盆底不自觉紧张（心理因素引起的）
	创伤	•会阴撕裂伤（2~3 度肌肉撕裂）
治疗建议	•可通过直肠 / 阴道的外部（下）或内部进行触诊和手法治疗 •手法治疗的合适体位：侧卧位 •直肠治疗（per Dejung，2009）： ○体位：患者侧卧，屈髋屈膝（胚胎位） ○触诊：治疗师坐在患者后面，将戴手套手的食指润滑后插入患者的肛门。向后方，治疗师触诊尾骨和骶骨远端内表面时，很容易触诊肛提肌纤维以及可能存在的紧张带。对于瘦的患者，还可以触诊梨状肌。手指向前转动，就会触摸到球海绵体肌，它包围着女性的阴道或男性的阴茎。向外侧可以触诊闭孔内肌。同侧髋关节的旋转运动有助于手指的触诊 ○触发点的治疗采用技术Ⅰ和技术Ⅱ。由于所有的结构都非常敏感，因此每个疗程必须简短，并且必须经常重复 ○直肠或阴道触诊式治疗需要患者的书面同意，为了保护患者和治疗师，治疗师必须确保所有程序都符合当地适用的法律要求，包括适当的陪伴和对患者保护 •如果合适的话，骶骨前方靠近止点的触发点可采用冲击波治疗	
建议患者	•避免诱发和持续因素：如久坐 •触发点的自我治疗（徒手或用网球治疗） •机能训练（盆底肌锻炼、阴道球）	

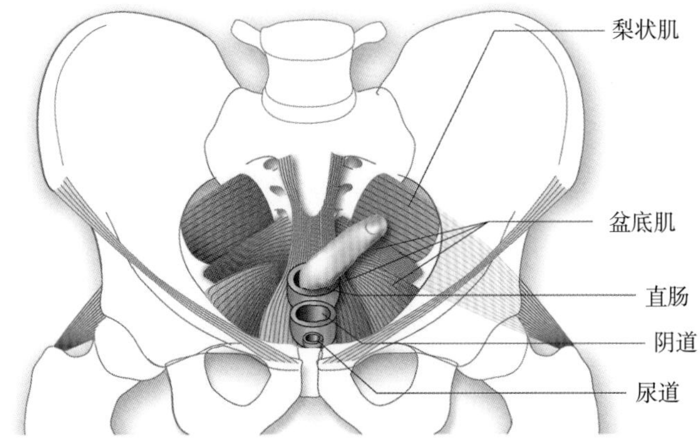

图 7.243　直肠触诊以及盆底肌和梨状肌的治疗

7.6 大腿和膝关节

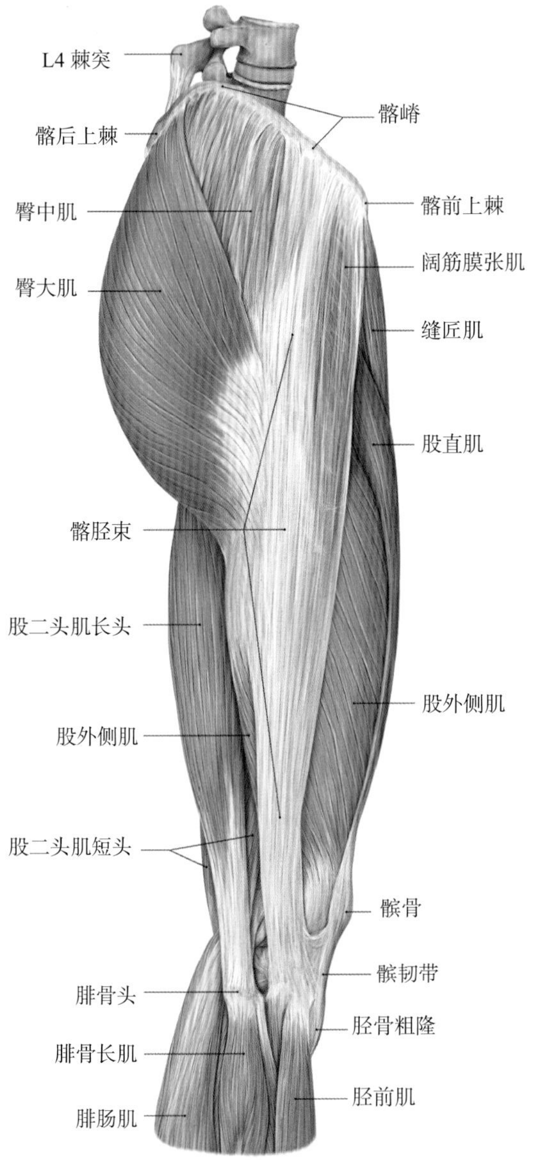

图 7.244 髋关节，大腿和膝关节的肌肉：外侧观（引自 Schuenke M, Schulte E, Schumacher U. THIEME Atlas of Anatomy. General Anatomy and Musculoskeletal System. Illustrations by Voll M and Wesker K. Second Edition. New York: Thieme Medical Publishers; 2014）

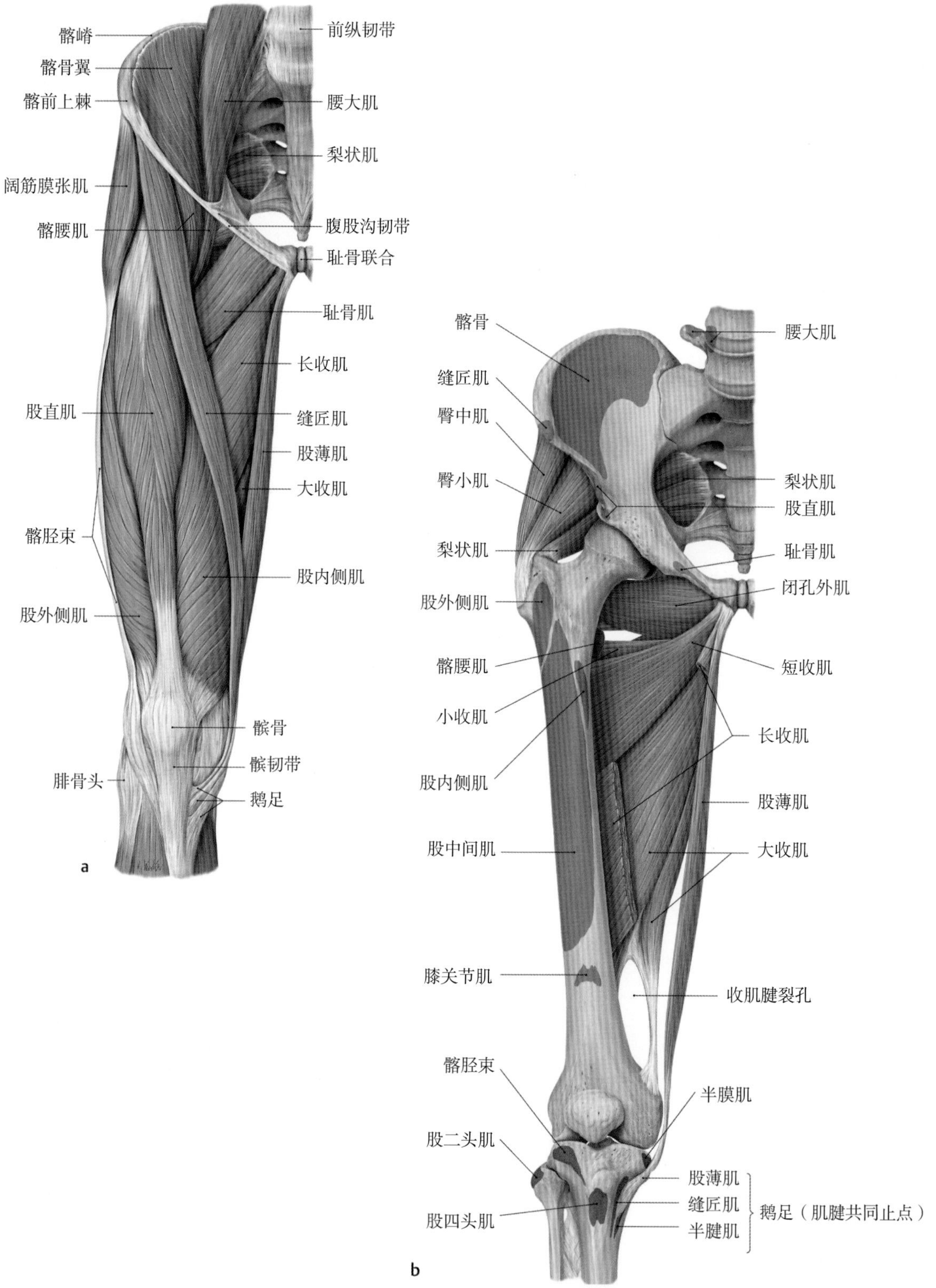

图 7.245　髋关节、大腿和膝关节肌肉：前面观

a. 浅层

b. 深层

（引自 Schuenke M, Schulte E, Schumacher U. THIEME Atlas of Anatomy. General Anatomy and Musculoskeletal System. Illustrations by Voll M and Wesker K. Second Edition. New York: Thieme Medical Publishers; 2014）

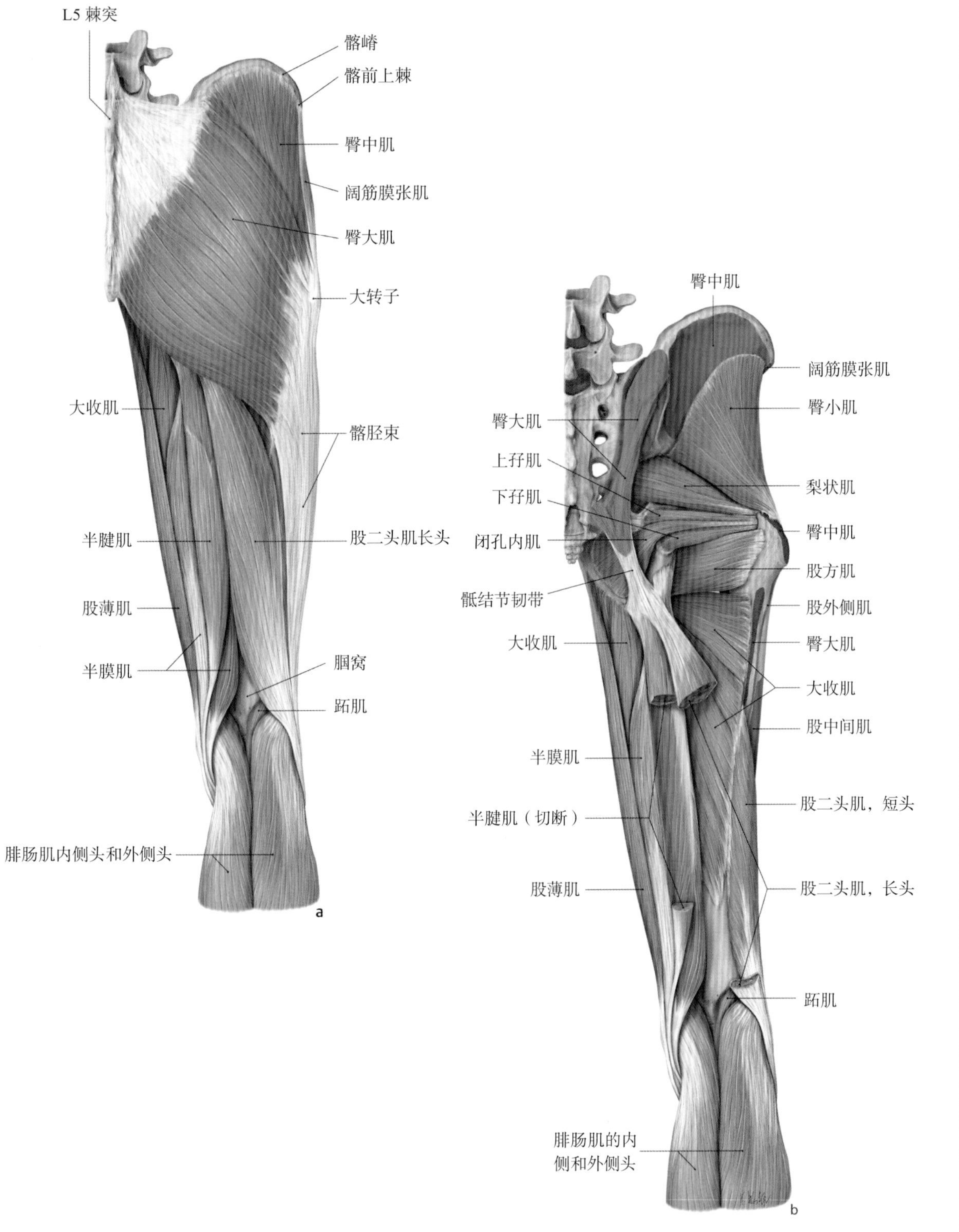

图 7.246　髋关节、大腿和膝关节肌肉：外面观

a. 浅层

b. 深层

（引自 Schuenke M, Schulte E, Schumacher U. THIEME Atlas of Anatomy. General Anatomy and Musculoskeletal System. Illustrations by Voll M and Wesker K. Second Edition. New York: Thieme Medical Publishers; 2014）

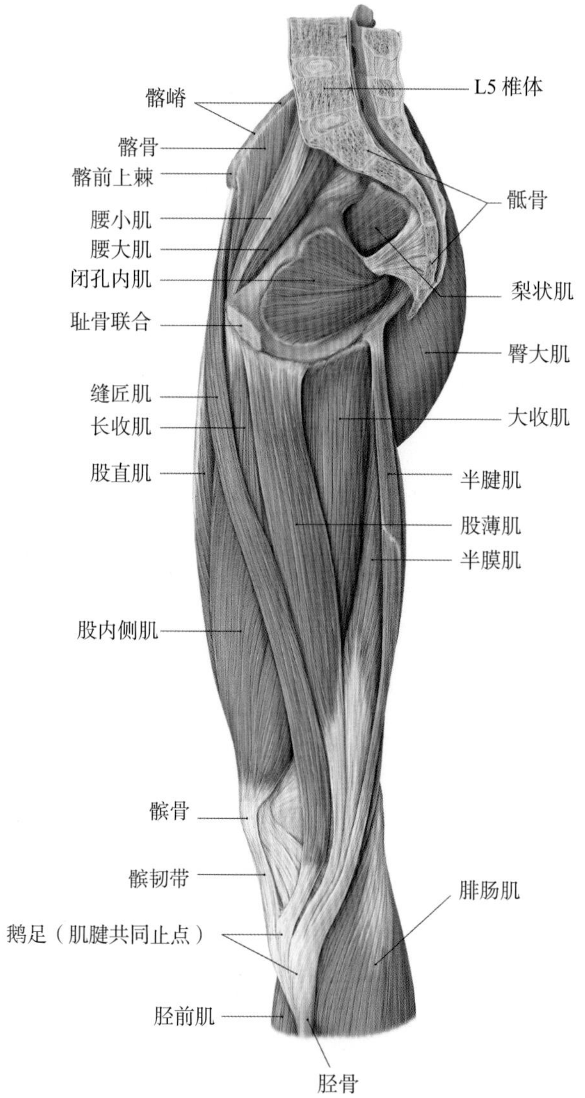

图 7.247　髋关节，大腿和膝关节的肌肉：外侧观（引自 Schuenke M, Schulte E, Schumacher U. THIEME Atlas of Anatomy. General Anatomy and Musculoskeletal System. Illustrations by Voll M and Wesker K. Second Edition. New York: Thieme Medical Publishers; 2014）

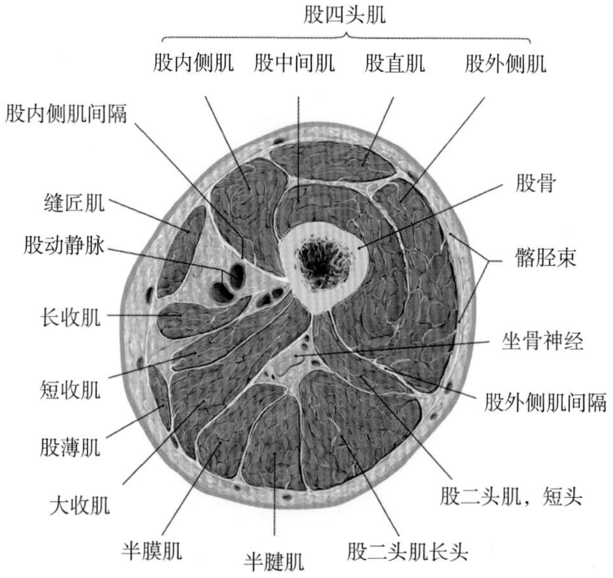

图 7.248　右腿的横截面：上面观（引自 Schuenke M, Schulte E, Schumacher U. THIEME Atlas of Anatomy. General Anatomy and Musculoskeletal System. Illustrations by Voll M and Wesker K. Second Edition. New York: Thieme Medical Publishers; 2014）

7.6.1 阔筋膜张肌

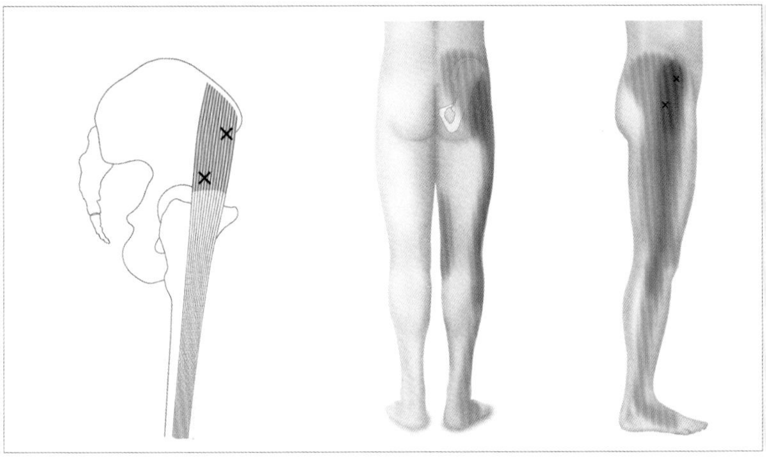

图 7.249 阔筋膜张肌

解剖 （图7.244,图7.245a）	起点	• 髂嵴（前三分之一的外表面） • 髂前上棘
	止点	• 止于髂胫束 • 前内侧纤维与外侧髌骨支持带融合 • 后外侧纤维延伸至胫骨外侧髁（Gerdy 结节）
	神经支配	• 臀上神经（L4–S1）
机能	髋关节	• 外展（尤其是后外侧纤维） • 前屈（尤其是前内侧纤维） • 内旋（主要是髋关节内旋） • 稳定髋关节（在矢状面和额状面）
	膝关节	• 通过收紧髂胫束来稳定伸展的膝关节
	后外侧束	• 在步行中的站立相稳定髋关节和膝关节
	前内侧束	• 在步行中的摆动相前屈髋关节
牵涉痛 （图 7.249）	• 疼痛相对局限：髋关节区域，大转子 • 放射痛：沿着髂胫束走行到膝关节、小腿外侧，有时到足部	
临床表现	疼痛	• 髋关节区域，大转子 • 由大腿外侧放射到小腿（“伪神经根性”） • 疼痛加剧，并伴有： ○久坐（尤其是盘腿坐） ○高频快步行走 ○受影响侧卧位（触发点受压） • 常误诊为转子滑囊炎 • 导致慢性腰骶部疼痛 • 慢性膝关节问题（由于膝关节附近的筋膜刺激）
	机能障碍	• 阔筋膜张肌的触发点可导致阔筋膜的机能障碍（→膝关节问题）
诱发因素	过载	• 急性：如在运动中“硬着地”（体操、排球），摔倒 • 慢性（更常见） ○跑步（短跑、跨栏和长跑） ○长时间下坡（远足，登山） ○久坐（尤其是盘腿坐） ○长途汽车旅行：司机（肌肉活动长期受限） ○与髋关节炎有关，全髋或半髋手术
	原发性触发点	• 腰方肌

（续表）

治疗建议	• 通常存在相关触发点 • 阔筋膜张肌前缘很容易触及（图 7.250），后缘与臀中肌通常不容易区分 • 手法治疗的合适体位：侧卧位（图 7.251~7.253）、仰卧位（前内侧纤维；图 7.250）或俯卧位（后外侧纤维） • 该肌肉很厚，只有在肌肉放松的情况下才能触诊和治疗位置较深的触发点（患者侧卧或仰卧，伴髋关节前屈；图 7.250~7.252） • 重要的是，用筋膜分离技术将阔筋膜张肌向近端（图 7.250）和在髂胫束和股外侧肌之间（图 7.284b）与缝匠肌分开 • 沿胫骨方向也可以使用筋膜拉伸技术（技术Ⅲ）治疗整个髂胫束（图 7.252，7.283b） • 阔筋膜张力的增加可以是诱发或持续因素： ○ 股四头肌、内收肌和腘绳肌的机能障碍 ○ 由于大腿筋膜的刺激引起的膝关节问题 ○ 髌骨侧移
建议患者	• 避免诱发和持续因素，如长途驾驶时要充分休息 • 使用拇指按压或网球进行触发点的自我治疗 • 伸展（常与腰方肌同时伸展；图 7.189）

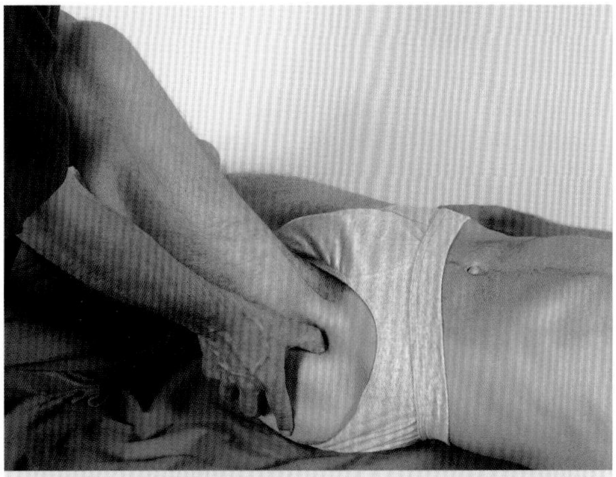

图 7.250　在阔筋膜张肌和缝匠肌之间同时使用筋膜松解（技术Ⅳ）、徒手按压（技术Ⅰ）以及对阔筋膜张肌的前内侧纤维使用牵伸触发点（技术Ⅱ）

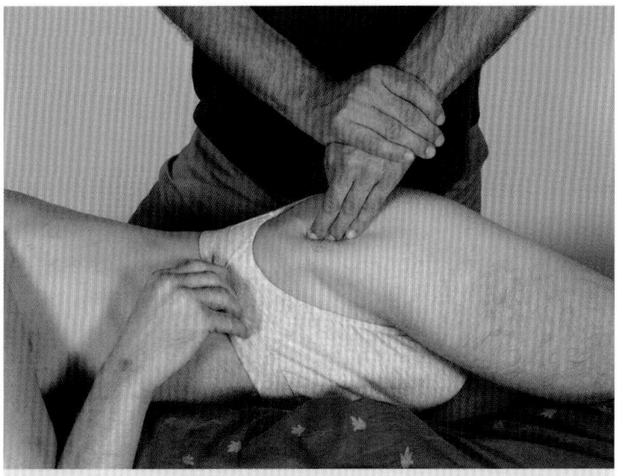

图 7.251　（使用）手法按压（技术Ⅳ）和牵伸触发点（技术Ⅱ）作用于阔筋膜张肌的后外侧区域

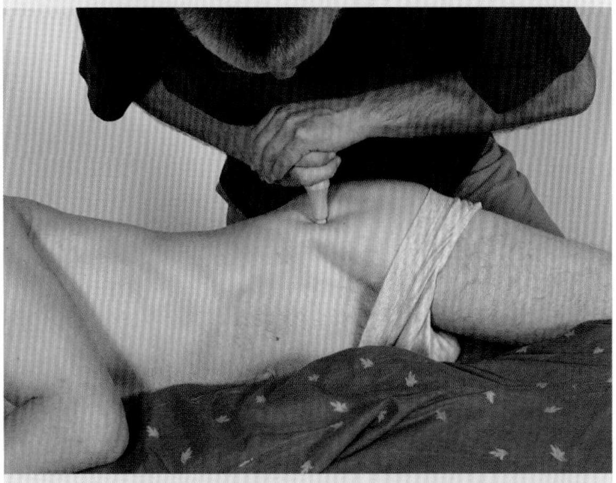

图 7.252　（使用）手法按压（技术Ⅰ）和牵伸触发点（技术Ⅱ）作用于阔筋膜张肌的深层纤维。使用木制的触发点工具可以减轻治疗师手指的负担

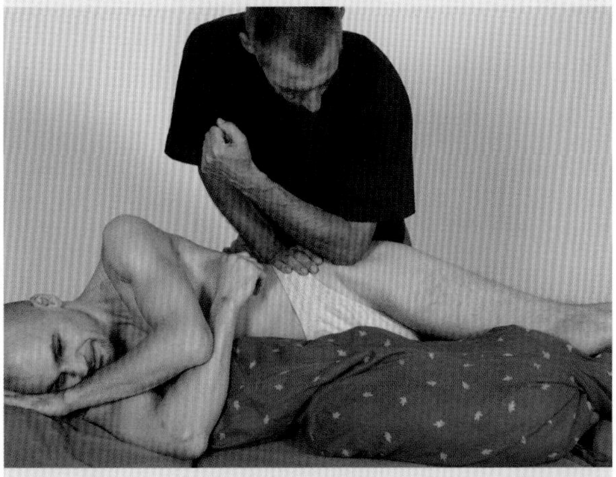

图 7.253　对阔筋膜张肌（和整个髂胫束）进行筋膜牵伸（技术Ⅲ）

7.6.2 缝匠肌

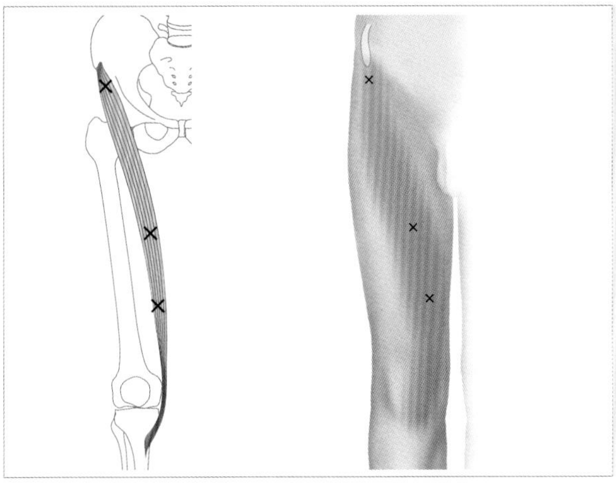

图 7.254 缝匠肌

解剖 （图 7.245a, 图 7.247）	起点	• 髂前上棘
	止点	• 与半腱肌和半膜肌一起形成鹅足，止于胫骨结节中间部分
	神经支配	• 股神经（L2~L4）
机能	髋关节	• 前屈 • 外展 • 外旋
	膝关节	• 屈曲 • 与股薄肌和半腱肌一起，在站立相维持膝关节内侧稳定
	步行周期	• 摆动相（特别是在摆动相中期） ○（与阔筋膜张肌和髂腰肌一起）屈曲髋关节 ○（与腘绳肌一起）屈曲膝关节 • 站立相 ○（与半腱肌和股薄肌一起）维持膝关节内侧的稳定
牵涉痛 （图 7.254）	• 疼痛沿肌肉走行（从大腿到膝关节）	
临床表现	疼痛	• 感觉异常性股痛（大腿外侧疼痛）：可能是由于股外侧皮神经受压，造成大腿前外侧表面感觉异常 / 麻木
	机能障碍	• 股外侧皮神经卡压，伴股外侧感觉异常 / 麻木
卡压	股外侧皮神经	• 股外侧皮神经在腹股沟韧带上、下方或穿过该韧带离开骨盆。正常情况下，它通过由髂腰肌包绕的肌间隔，然后在腹股沟韧带处以约 80° 角转向，并从缝匠肌延伸至大腿外侧。然而，有时它会穿过缝匠肌，在这种情况下，神经会因肌肉的紧张带而受压→大腿前外侧表面感觉异常 / 麻木
诱发因素	过载	• 急性：摔倒或近乎摔倒 • 慢性 ○缝匠肌很少单独超负载或过度伸展 ○缝匠肌的触发点通常不会局限于单一肌肉，而是与机能相关肌肉的触发点一起出现

（续表）

	其他肌肉触发点	• 缝匠肌的触发点通常是继发性触发点或卫星触发点
治疗建议	• 缝匠肌的触发点常为继发性触发点或卫星触发点，与机能相关肌群共同形成活动性触发点→寻找并治疗原发性触发点 • 缝匠肌有人体中最长的肌细胞 • 股外侧皮神经卡压可引起感觉异常性股痛（大腿外侧疼痛和感觉异常） • 缝匠肌的中三分一处，位于神经血管束（股动脉、静脉和股神经）的上方 • 触诊：如果患者仰卧，下肢取 4 字位并将脚稍微抬离检查床，缝匠肌会清晰可见，很容易辨认（图 7.255） • 使用钳夹手法（技术Ⅰ和技术Ⅱ）对缝匠肌近端触发点进行治疗（图 7.256）；对阔筋膜张肌前缘（图 7.257）进行筋膜松解（技术Ⅳ）技术 • 手法治疗的合适体位：仰卧位（图 7.255 ~7.257）或侧卧位	
建议患者	• 避免诱发和持续因素 • 触发点的自我治疗	

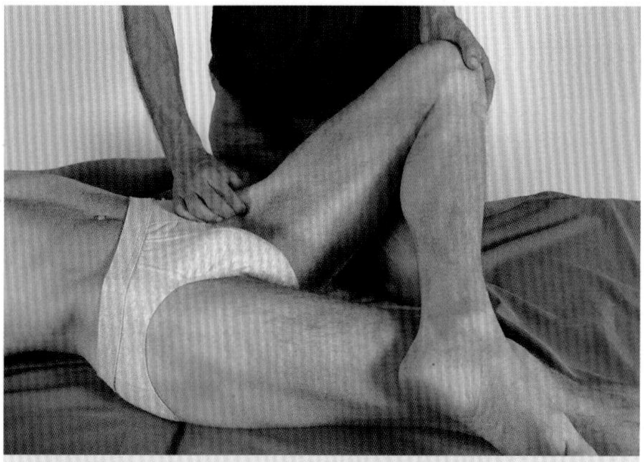
图 7.255　识别和触诊：缝匠肌很明显，如果患者仰卧，下肢取 4 字位并将足抬离检查床，就很容易识别

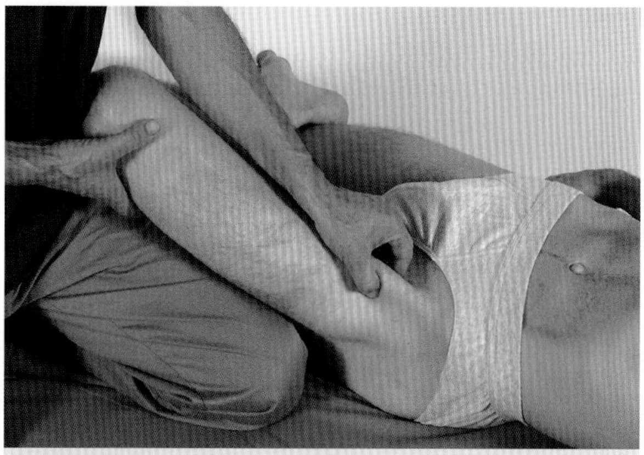
图 7.256　用手法按压（技术Ⅰ）和牵伸技术（技术Ⅱ）夹住缝匠肌近端部

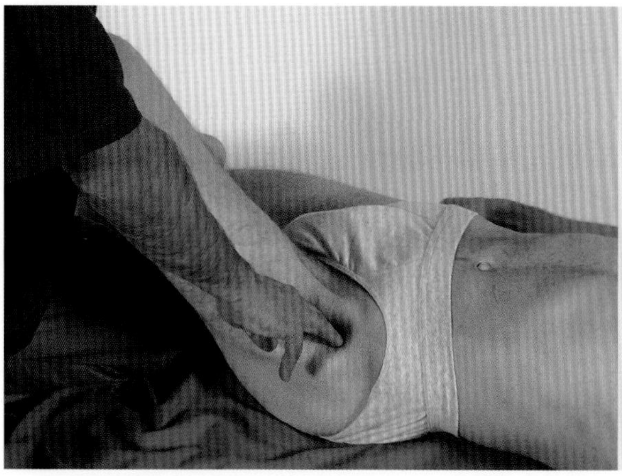
图 7.257　在缝匠肌与阔筋膜张肌前部进行筋膜松解（技术Ⅳ）

7.6.3　耻骨肌

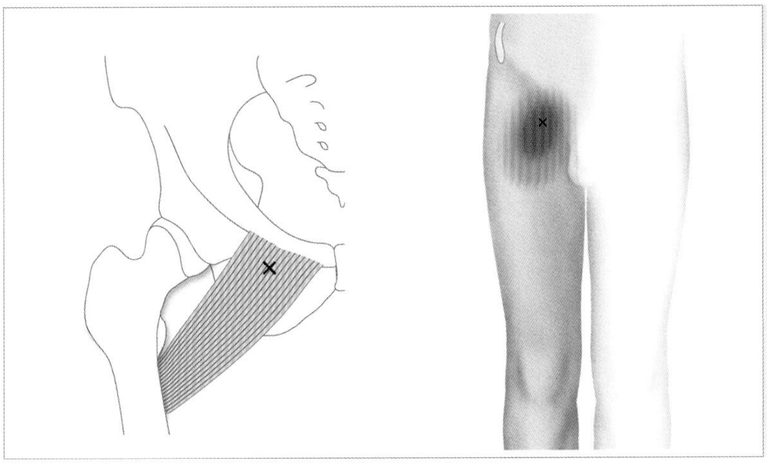

图 7.258　耻骨肌

解剖 （图 7.245a）	起点	• 耻骨前支（耻骨上支的耻骨线，耻骨结节外侧）
	止点	• 在股骨，在小转子远端，股骨的耻骨线（螺旋线）上（如位于股骨内、后表面）
	神经支配	• 股神经（L2~L4） • 前支（L2–L3）偶尔（约 30%）也通过闭孔神经
机能	髋关节	• 内收（屈髋时强有力的内收肌） • 屈曲（最低限度） • 外旋 / 内旋（依据关节的起始位） • 稳定肌 ○阻止髋关节脱位 ○短杠杆臂和牵引力角度约为 60° →稳定效应强于移动效应
牵涉痛 （图 7.258）	疼痛相对局限	
临床表现	疼痛	• 患者主诉“腹股沟和髋关节”疼痛（但不一定对髋关节的位置有准确认识） ○位置深，腹股沟钝痛 ○很少出现牵涉痛
诱发因素	过载	• 急性期（很少出现），如与跌倒（越野、滑雪等）或髋关节脱臼有关 • 慢性 ○长时间双腿交叉坐着 ○力量训练，骑马（未经训练，处于假期中），踢足球 ○有长时间的髋关节疼痛时，耻骨肌几乎总是受到影响，因为患者为了保护髋关节和预防疼痛而使髋关节处于特定的位置（屈曲 + 内收），使耻骨肌过载 ○髋关节、骨关节炎等的继发性肌筋膜疼痛
	原发性触发点	• 其他内收肌

（续表）

治疗建议	• 患者为避免疼痛和保护髋关节而表现为耻骨肌的活动模式（内收和屈曲）→在慢性髋部疾病中，耻骨肌几乎总是随着时间的推移而受到影响 • 耻骨肌很少会引起髋关节外展活动受限，其他内收肌则通常很容易引起关节活动受限 • 耻骨肌的触发点通常与髂腰肌、长收肌、短收肌、大收肌的触发点同时出现→先治疗协同肌的触发点（长收肌、短收肌、大内收肌、屈髋的髂腰肌）；经过一段时间治疗后，如果仍然需要的话，再对耻骨肌进行治疗 • 在治疗完长收肌、短收肌、大收肌及髂腰肌的触发点后，若腹股沟仍有残留症状，应及时检查耻骨肌，必要时予以治疗 • 股三角（股三角或 Scarpa 三角）：耻骨肌构成股三角底的最大部分，上缘为腹股沟韧带，外侧缘为缝匠肌，内侧缘为长收肌。三角的底由耻骨肌内侧的短收肌和耻骨肌外侧的髂腰肌来补全（图 7.259） • 触诊最简单的方法是伤患者下肢取 4 字位（图 7.259），容易触及穿过耻骨肌的股动脉，从而可以触诊动脉内侧（该动脉穿过耻骨前支位置）和动脉外侧（图 7.260） • 牵伸激发测试采用 Patrick 测试（下肢 4 字位；图 9.21h） • 手法治疗的合适体位：仰卧，下肢 4 字位（图 7.261） • 短收肌位于耻骨肌下，闭孔外肌则更深（图 7.245b）
建议患者	• 避免诱发和持续因素 • 触发点的自我治疗 • 牵伸（与其他内收肌一起；图 7.271，7.276）

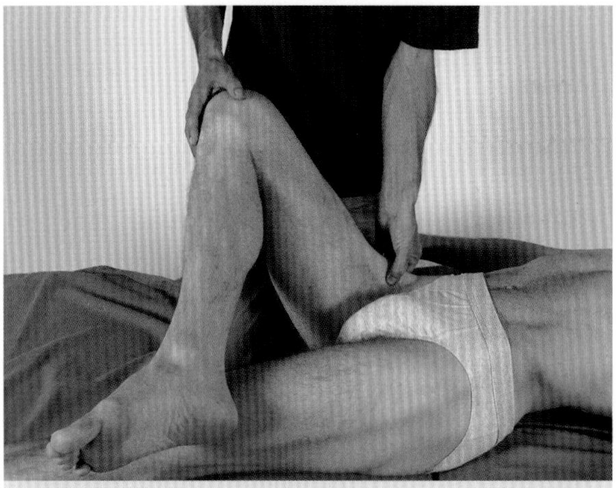

图 7.259　股三角：耻骨肌是股三角底的最大部分，在下肢取 4 字位时可见；以腹股沟韧带为上缘，缝匠肌为外缘，长收肌为内缘

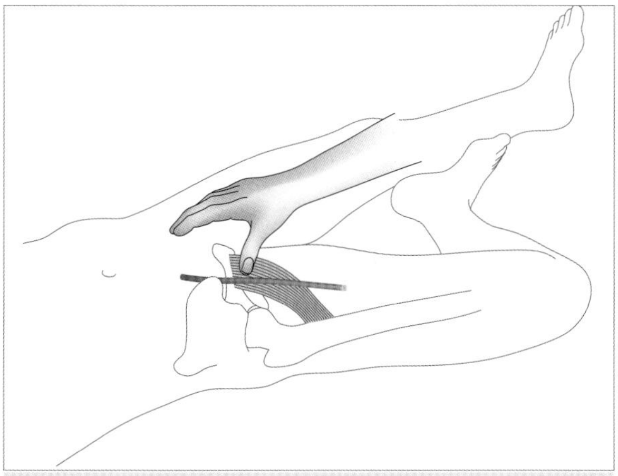

图 7.260　在下肢取 4 字位时对耻骨肌进行触诊和手法治疗。股动脉定位：耻骨肌近端位于股动脉内侧，远端位于动脉外侧

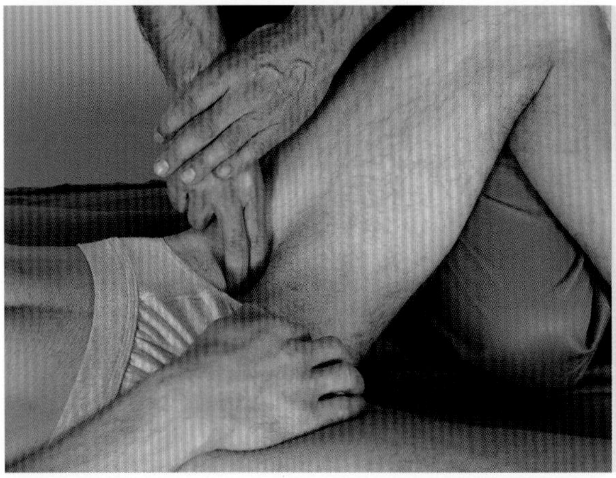

图 7.261　耻骨肌的手法按压（技术 I）和牵伸（技术 II）

7.6.4 长收肌和短收肌

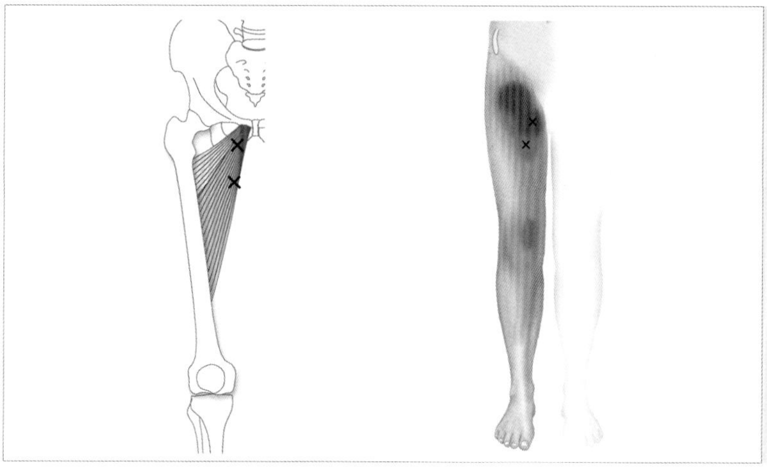

图 7.262 长收肌和短收肌

解剖（图 7.245, 图 7.247）	•长收肌	
	起点	•耻骨联合附近（位于耻骨肌止点和耻骨联合之间的耻骨上支）
	止点	•股骨中三分之一（粗线）
	•短收肌	
	起点	•耻骨下支
	止点	•股骨近端三分之一（粗线：紧靠长收肌近端、外侧和后部）
	短收肌的肌肉几乎为耻骨肌和长收肌完全覆盖（图 7.245）	
	神经支配	•闭孔神经，前束（L2~L4）
机能	髋关节	•内收 •屈曲（屈髋≤ 70° ）；伸展（屈髋 >70° ） •内旋 / 外旋——取决于纤维的方向和初始位置 •髋关节在额状位和矢状位的稳定（单腿站立）
		"长收肌、短收肌和大收肌的切除会导致内收肌力下降约 70%，但对步行、爬楼梯或跳跃的影响很小。"（Travell 和 Simons，1992）
牵涉痛（图 7.262）	•腹股沟深处 •辐射至大腿（前内侧） •辐射至膝部（近端和内侧）和小腿（内侧）	
临床表现	疼痛	•腹股沟 •膝关节内侧痛 •小腿疼痛（内侧） •活动或负重时加重（休息时很少痛）
	机能障碍	•髋关节内收受限
诱发因素	过载	•急性：踢足球，滑冰、滑雪时发生事故等 •慢性 ○长时间双腿交叉坐着，力量训练，骑马 ○髋关节炎作为诱发 / 持续因素→继发性肌筋膜疼痛

（续表）

治疗建议	• 腹股沟疼痛多源于长、短收肌的触发点 • 下肢取 4 字位可诱发疼痛（Patrick 试验；图 9.21h） • 膝关节内侧疼痛可能源于长收肌的触发点（爬楼梯时大腿前侧疼痛加重） • 长收肌在股骨近端三分之一处很容易触诊（图 7.263），通常此区域的触发点可以用钳夹技术来治疗（图 7.264） • 短收肌的大部分为耻骨肌和长收肌所覆盖。可以通过耻骨肌的内缘、长收肌的外缘，或通过其覆盖肌肉来治疗（图 7.245，7.265）。患者侧卧时，有时可以直接治疗肌肉的内侧部分。可从大收肌开始，向前移动，沿耻骨后支触诊。短收肌位于大收肌的后方和长收肌的前方（图 7.247，7.266） • 长收肌与大收肌共同构成内收肌管后壁，前壁则由缝匠肌和股内侧肌形成。股血管和隐神经通过内收肌管，治疗时要考虑这一点 • 手法治疗的合适体位：仰卧位（图 7.263~7.265）或侧卧位（图 7.266）

建议患者	• 避免诱发和持续因素
	  ○ 坐位时注意腿的姿势
	  ○ 选择合适的力量训练
	• 触发点的自我治疗
	• 牵伸（其他内收肌；图 7.271，7.276）

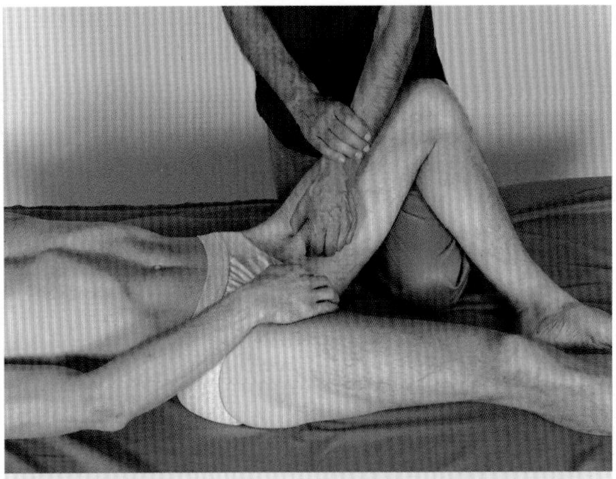

图 7.263　触诊和手法治疗：长收肌形成股三角的内缘，下肢取 4 字位时清晰可见。腹股沟韧带形成股三角的近缘，缝匠肌形成外缘

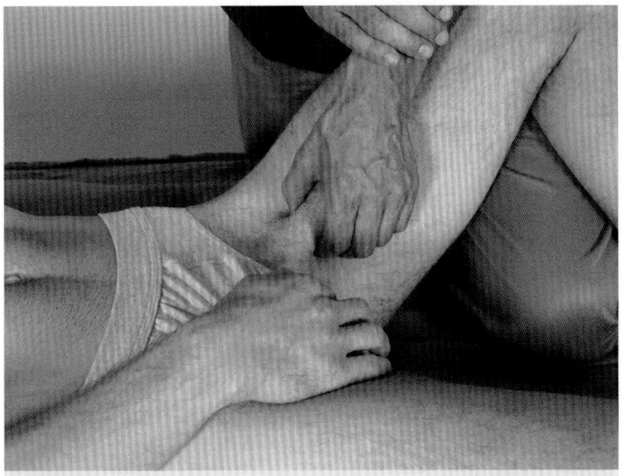

图 7.264　长收肌：手法按压（技术 I）和牵伸（技术 II）

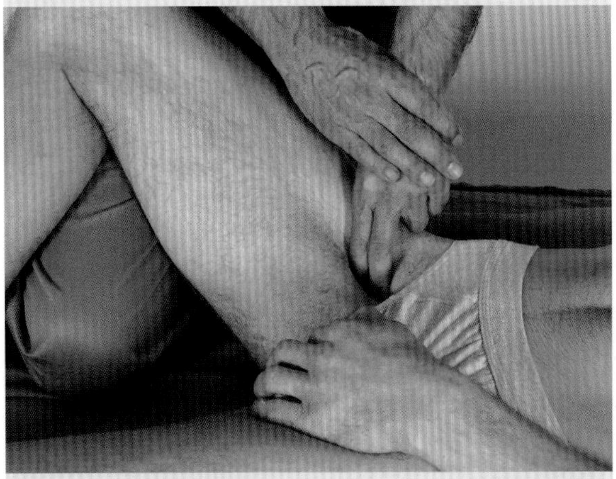

图 7.265　短收肌：在长收肌和耻骨肌之间，或通过这两块肌肉，可以进行手法按压（技术 I）和触发点牵伸（技术 II）

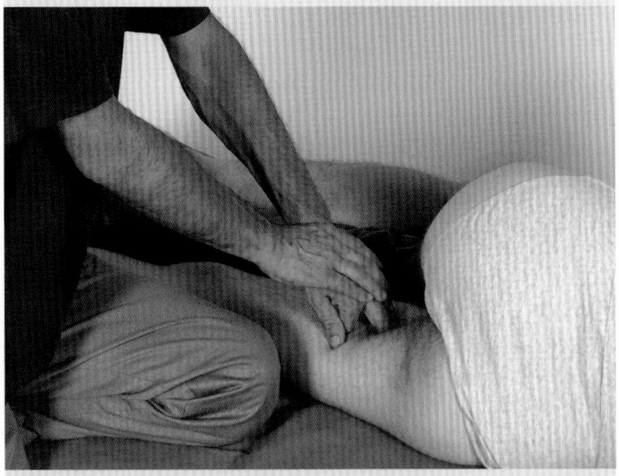

图 7.266　内收肌：患者侧卧，对长/短收肌、大收肌和股薄肌以及下方进行手法按压（技术 I）、触发点牵伸（技术 II）以及筋膜牵伸（技术 III）和松解（技术 IV）

7.6.5 大收肌

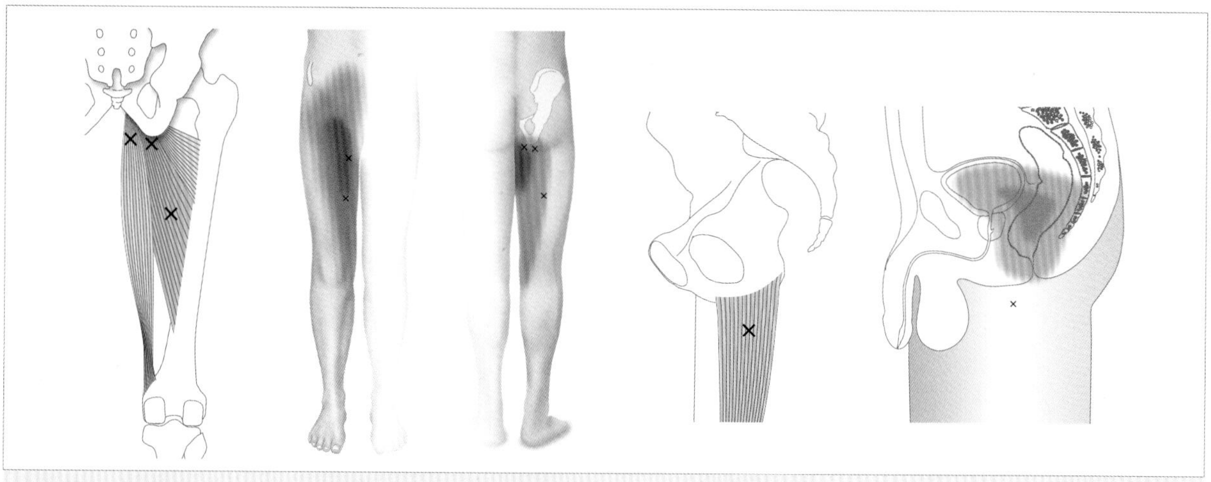

图 7.267 大收肌

解剖 （图7.245，图7.247）	起点	• 耻骨下支（短收肌后部） • 从坐骨支到坐骨结节
	止点	• 短头（小收肌） 　○内缘位于粗线上区 　○纤维方向：近似水平的短纤维 • 中头 　○从粗线到内收肌裂孔 　○纤维方向：扇形，斜下 • 长头（坐骨髁部） 　○通过肌腱连接于股骨内侧髁（内收肌结节） 　○纤维方向：陡直向下，长纤维
	大收肌（水平纤维）最近端部分有时被称为小收肌	
	神经支配	• 闭孔神经前支（L2~L4） • 大收肌的股骨髁部分由胫神经（L3~L5）支配
机能	髋关节	• 内收 • 伸展 • 内旋 / 外旋 —— 依据纤维的走行和止点 • 髋关节在额状位和矢状位的稳定（单腿站立）
		"长收肌、短收肌和大收肌的切除会导致内收肌力降低约 70%，但对步行、爬楼梯或跳跃影响不大。"（Travell 和 Simons，1992）
牵涉痛 （图 7.267）	• 由近端向腹股沟区放射 • 疼痛位于整个大腿的前内侧到膝关节 • 骨盆内的弥漫性疼痛，包括所有的器官（如膀胱、直肠、阴道等）和耻骨	

（续表）

临床表现	疼痛	• 腹股沟 • 大腿内侧 • 下腹部（阴道、直肠） • 活动或负载时加重（休息时很少痛）
	机能障碍	• 髋关节外展受限
诱发因素	过载	• 急性：踢足球、滑冰、滑雪事故等 • 慢性： ○长时间双腿交叉坐着，力量训练，骑马 ○髋关节炎作为诱发 / 持续因素，可导致继发性肌筋膜疼痛
	过度牵伸	• 劈腿跌倒
治疗建议	• 肌肉很大 • 大部分为腘绳肌群和股薄肌覆盖 • 触诊触发点通常比较困难，可使用技术Ⅲ像犁地一样深深地“犁过”肌肉来定位那些对压力最敏感的点，正是这些点引起了患者的疼痛（图 7.268） • 使用木制触发点工具来减轻治疗师手指的负担（图 7.269） • 用筋膜分离技术将腘绳肌与大收肌分开是很重要的（图 7.270） • 手法治疗的合适体位：侧卧位（图 7.268，7.269）或仰卧位（图 7.270）	
建议患者	• 避免诱发和持续因素 ○坐位时注意下肢的姿势 ○选择合适的力量训练 • 触发点的自我治疗 • 牵伸（其他内收肌；图 7.271，7.276）	

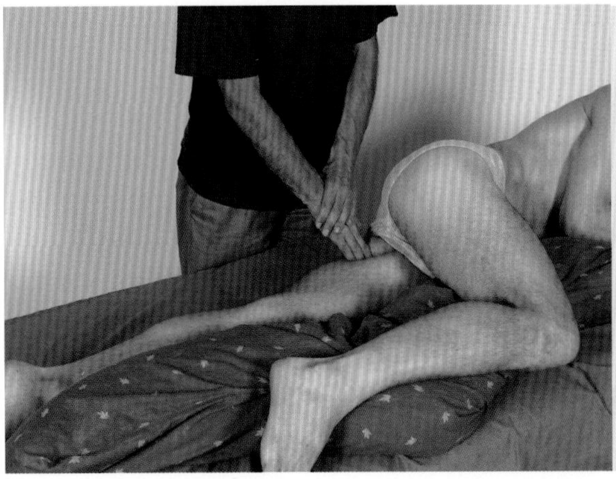

图 7.268　患者侧卧位触诊，使用手法按压（技术Ⅰ）、触发点牵伸（技术Ⅱ）、筋膜牵伸（技术Ⅲ）；在较低的体位治疗小腿。抬高小腿使大收肌（和其他收肌）绷紧，可以清晰地区分大收肌与腘绳肌（如果有必要，膝关节抗阻屈曲，进一步区分肌肉）

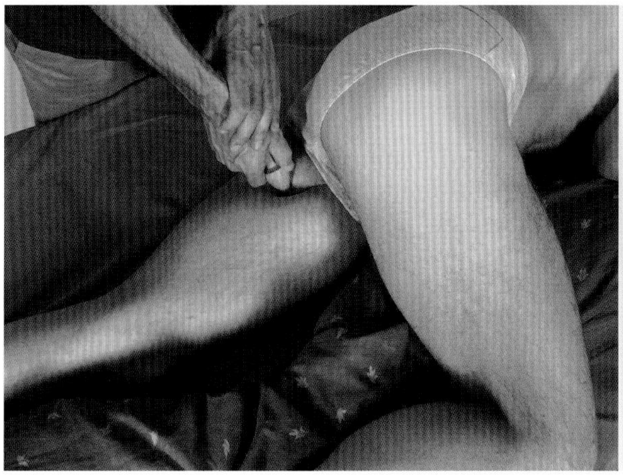

图7.269 患者侧卧，使用手法按压(技术Ⅰ)和触发点牵伸(技术Ⅱ)进行治疗；使用木制触发点工具可以减轻治疗师手指的负担

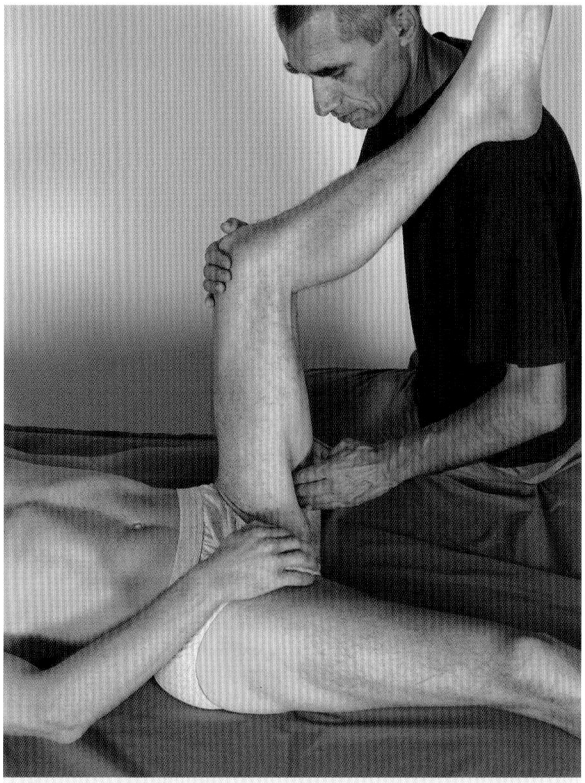

图 7.270 在大收肌和腘绳肌之间进行筋膜松解（技术Ⅳ）

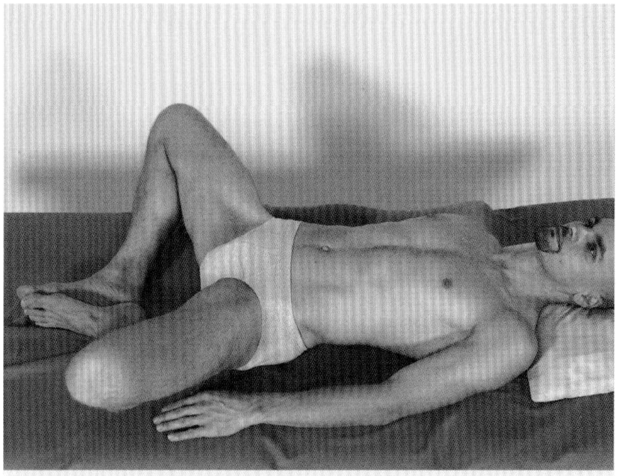

图 7.271 内收肌群（大收肌、长 / 短收肌、耻骨肌）的跨关节自我牵伸（技术Ⅴ）

7.6.6 股薄肌

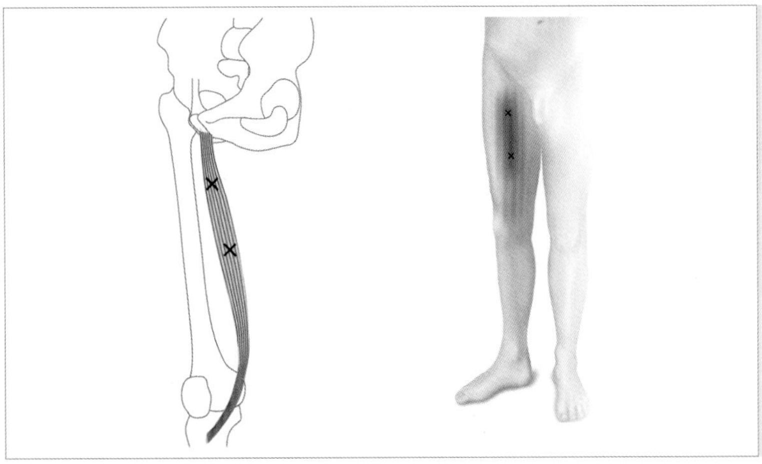

图 7.272 股薄肌

解剖（图7.245，图7.247）	起点	• 耻骨联合附近（从耻骨上支到耻骨下支交界处）
	止点	• 经鹅足到达胫骨近端，（连同缝匠肌和半腱肌）止于胫骨结节内侧
	神经支配	• 闭孔神经前支（L2~L4）
机能	髋关节	• 内收 • 屈曲 • 髋关节在额状面的稳定（单腿站立）
	膝关节	• 屈曲 • 内旋（伴膝关节屈曲） • 膝关节内侧的稳定（站立相）
牵涉痛（图 7.272）	• 大腿内侧局部疼痛	
临床表现	疼痛	• 大腿内侧局部疼痛，特别是活动和负载时（静息痛罕见）
	机能障碍	• 在站立阶段膝关节内侧稳定性下降
诱发因素	过载	• 急性：反复启停的运动（网球、羽毛球等），滑冰时跌倒 • 慢性 ○长时间双腿交叉坐着 ○力量训练、骑马 ○髋关节疼痛，可导致继发性肌筋膜炎
治疗建议	• 内收肌中的唯一的双关节肌 • 位于大收肌上方，常与大收肌一起治疗（图 7.266，7.268，7.269） • 通过髋部明显外展、膝关节伸直（图 7.273）来分别和触诊股薄肌，此时股薄肌近端清晰显现（因为它是内收肌群中唯一的双关节肌），并且可以与相邻的长收肌和位于其下方的大收肌区分开来 • 手法治疗的合适体位：仰卧位（图 7.274，7.275）或侧卧位（图 7.266）	
建议患者	• 避免诱发和持续因素 ○取坐位时注意下肢的姿势 ○选择合适的力量训练 • 触发点的自我治疗 • 伸展膝关节的牵伸（图 7.276）	

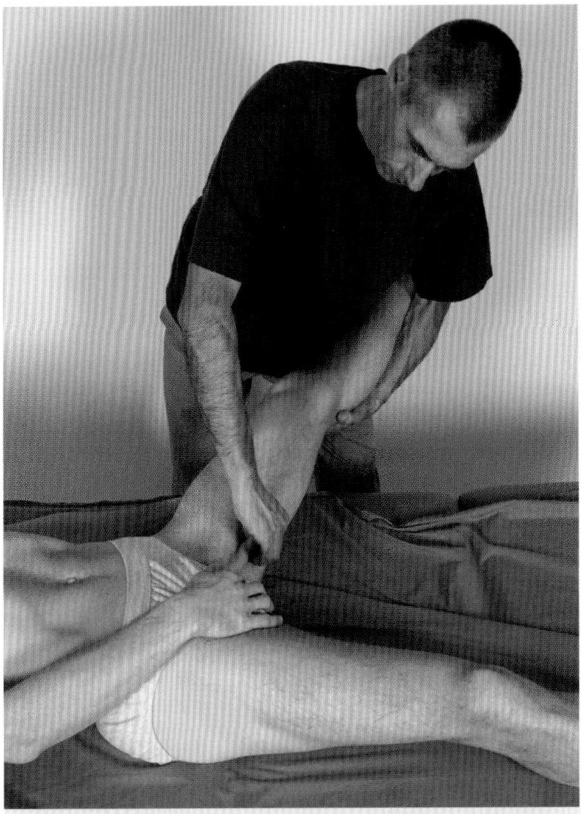

图 7.273 通过髋部明显外展和膝关节伸展触诊股薄肌。因为它是内收肌群中唯一的双关节肌，这使得股薄肌近端明显突出，可与相邻的长收肌及其下方的大收肌区分

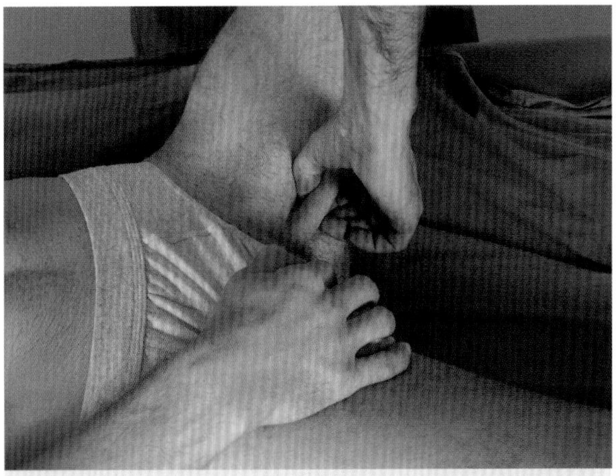

图 7.274 股薄肌的手法按压（技术 I）和钳夹牵伸（技术 II）

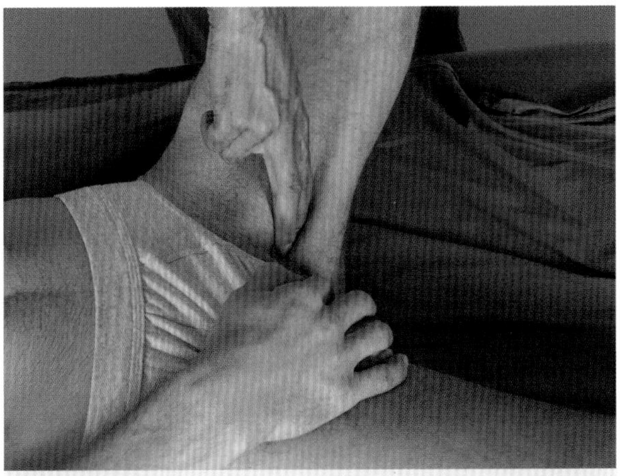

图 7.275 在长收肌与股薄肌、股薄肌与其下的大收肌间进行筋膜松解（技术Ⅳ）

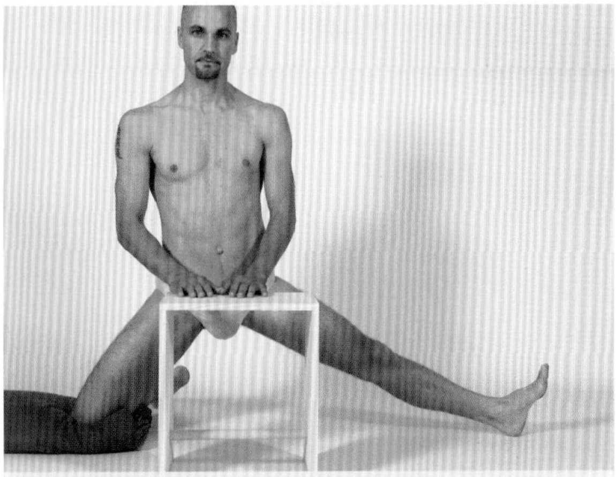

图 7.276 自我牵伸（技术 V）：股薄肌是内收肌组中唯一的双关节肌。通过髋关节的外展和伸展，同时伸展膝关节来牵伸股薄肌。此体位能牵伸单侧单关节短收肌，同时能牵伸对侧双关节内收肌（股薄肌）

7.6.7 股四头肌

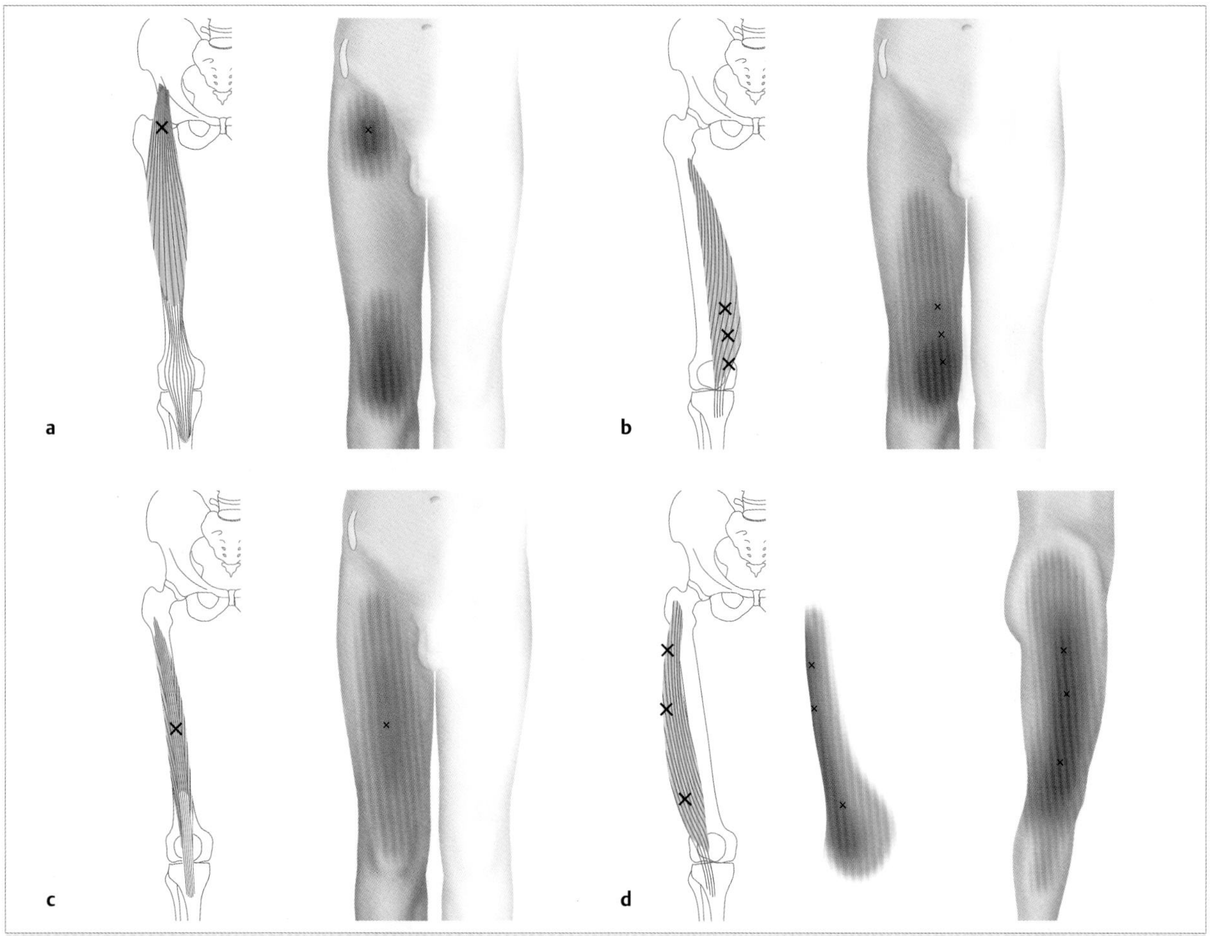

图 7.277 股四头肌
a. 股直肌
b. 股内侧肌
c. 股中间肌
d. 股外侧肌

解剖 （图 7.244，7.245，7.247，7.248）	● 股直肌	
	起点	● 两条肌腱 ○髂前下棘（直头） ○髋臼后缘上窝（折返头）
	止点	● 通过髌韧带到达胫骨结节
	股直肌是股四头肌中唯一跨越 2 个关节的肌肉	
	● 股中间肌	
	起点	● 股骨干远端三分之二（粗线内侧唇） ● 转子间线（下半部） ● 长收肌和短收肌腱 ● 位于肌间隔内侧

（续表）

	止点	• 通过髌韧带到达胫骨结节 • 位于髌内支撑带上方、胫骨结节内侧，止于胫骨内侧髁
	• 股外侧肌	
	起点	• 股骨粗线（外侧唇） • 大转子（外侧表面） • 转子间线
	止点	• 通过髌韧带到达胫骨结节 • 位于髌内支撑带上方、胫骨结节内侧，止于胫骨内侧髁
	股外侧肌是股四头肌中最大的一块肌肉	
	• 股内侧肌	
	起点	• 股骨干（前侧近三分之二）
	止点	• 通过髌韧带到达胫骨结节
	股中间肌为股四头肌的其他肌肉完全覆盖（图 7.248）可耕地	
	• 股四头肌的四个头形成一个共同肌腱止于胫骨结节。髌骨作为大籽骨“嵌入”肌腱。髌韧带是股四头肌腱的一部分 • 股内侧肌和股外侧肌的部分纤维也从侧面直接向髌骨辐射（分别形成髌骨内 / 外侧支持带）	
	神经支配	股神经（L2~L4）
机能	膝关节	• 伸展 • 稳定：限制屈曲（站立，行走） • 确保髌骨的位置
	髋关节	• 屈曲（只限股直肌）
牵涉痛（图 7.277）	• 大腿和膝关节（所有股四头肌）	
临床表现	疼痛	• 大腿和膝关节，主要是活动和负载时（静息痛罕见） ○膝前疼痛（主要累及股内侧肌和股直肌） ○髌尖综合征（弹跳膝）：股四头肌所有头的触发点 ○膝后疼痛（主要累及股外侧肌） ○膝关节深部疼痛（主要累及股内侧肌）
	机能障碍	• 膝关节“失控”（主要在股内侧肌） • 髌骨“受阻”（主要位于股外侧肌） • 缺乏力量 ○上台阶（主要在股中间肌和股内侧肌） ○下台阶（主要在股直肌和股内侧肌） • 髌软骨软化 ○四头肌触发点导致的疼痛可使髌骨区域肌营养紊乱，加速髌骨软化 ○股四头肌缩短会促进髌骨软骨软化的发展（不良负载） • 膝关节屈曲受限
诱发因素	过载	• 急性：绊倒、滑冰、踢足球时跌倒 • 慢性 ○骑自行车，深屈膝的过度力量训练 ○身体状况不佳时下山行走数小时（离心负载） ○静态体位的改变（如扁平足、膝外翻常导致股内侧肌超负荷） ○髋关节 / 膝关节病（分别为髋关节 / 膝关节骨性关节炎）为诱发 / 持续因素
	直接创伤	• 在运动损伤中直接击中大腿
	原发性触发点	• 髂腰肌→股直肌的触发点 • 阔筋膜张肌和臀肌→股外侧肌的触发点

（续表）

治疗建议	• 触发点的定位和治疗 ○股直肌：触发点通常位于近端止点区域，缝匠肌和阔筋膜张肌之间（图 7.278，7.279） ○股内侧肌：有时可在髌骨附近发现重要的触发点（图 7.280），横向纤维（股内斜肌）具有特殊的意义。股内斜肌几乎没有伸展作用；相反，其机能是维持髌骨的中心位置。选择性地恢复这部分肌肉的机能（结合机能障碍相关触发点的治疗），对于髌股关节疼痛综合征起重要作用 ○股外侧肌：触发点常位于股外侧肌的后部和 / 或近端（图 7.282，7.284a），或接近髌骨处（图 7.284b） ○股中间肌：仅适用于间接治疗，因为它完全被四头肌的其他部分所覆盖（图 7.248，7.281）。触发点是通过弥漫性压痛来发现的 ○韧带触发点：外侧和内侧副韧带都可能有韧带触发点（图 1.4） ○使用木质触发点工具或肘关节来减轻治疗师手指的负担（图 7.282b） • 在预先牵伸股四头肌后进行筋膜牵伸（技术Ⅲ）更有效（图 7.283a） • 筋膜分离很重要 ○腘绳肌（ 图 7.284a） ○内收肌群 ○髂胫束（股外侧肌的远端区域，图 7.284b） • 手法治疗的合适体位：仰卧位（图 7.278~7.281，图 7.284a）、侧卧位（图 7.282，7.283b，7.284b）、坐位，或“单足跟坐位”（图 7.283a） • 只有由触发点引起的腘绳肌紧张得到治疗后，股四头肌触发点的治疗才会有效。“股四头肌在腘绳肌紧张解除之前无法恢复”（1992） • 股四头肌的主要机能是限制屈曲，即 Tvaveu 和 Simons，主要是离心机能和稳定机能→四头肌的训练要有针对性（闭链训练）
建议患者	• 避免诱发和持续因素 ○避免股四头肌力量训练过度 ○治疗和牵伸腘绳肌 • 触发点的自我治疗 • 肌肉牵伸，如坐在足跟上（图 7.283a）、站着（图 7.285a），或单膝跪地（图 7.285b） • 通过最大限度地屈膝伸股四头肌（股内侧肌、股外侧肌和股中间肌）的单关节肌（图 7.283a，7.285a） • 同时牵伸 2 个支点（髋、膝关节）处的肌肉来牵伸双关节肌肉（股直肌）（图 7.285b） • 机能训练：主要是动态稳定练习（如在“摇摆板”或摇臂平衡板上；图 5.22）

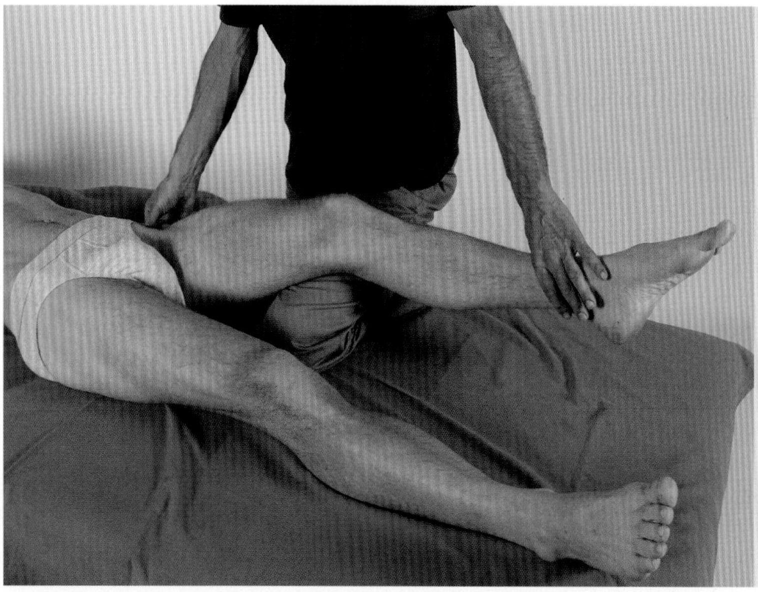

图 7.278　股直肌：触发点的触诊和手法治疗（技术 I 和技术 II），通常位于近端区域（髂前下棘近止点处）。从缝匠肌和阔筋膜张肌之间触诊股直肌（位于缝匠肌下）。为了辨别该肌肉，抗阻主动活动四头肌：治疗师用一只手提供阻力，同时下压患者膝关节，从而使髋关节屈肌（髂腰肌、阔筋膜张肌、缝匠肌）失活，这些肌肉因此得到放松。当股四头肌被激活时，股直肌可直接接触

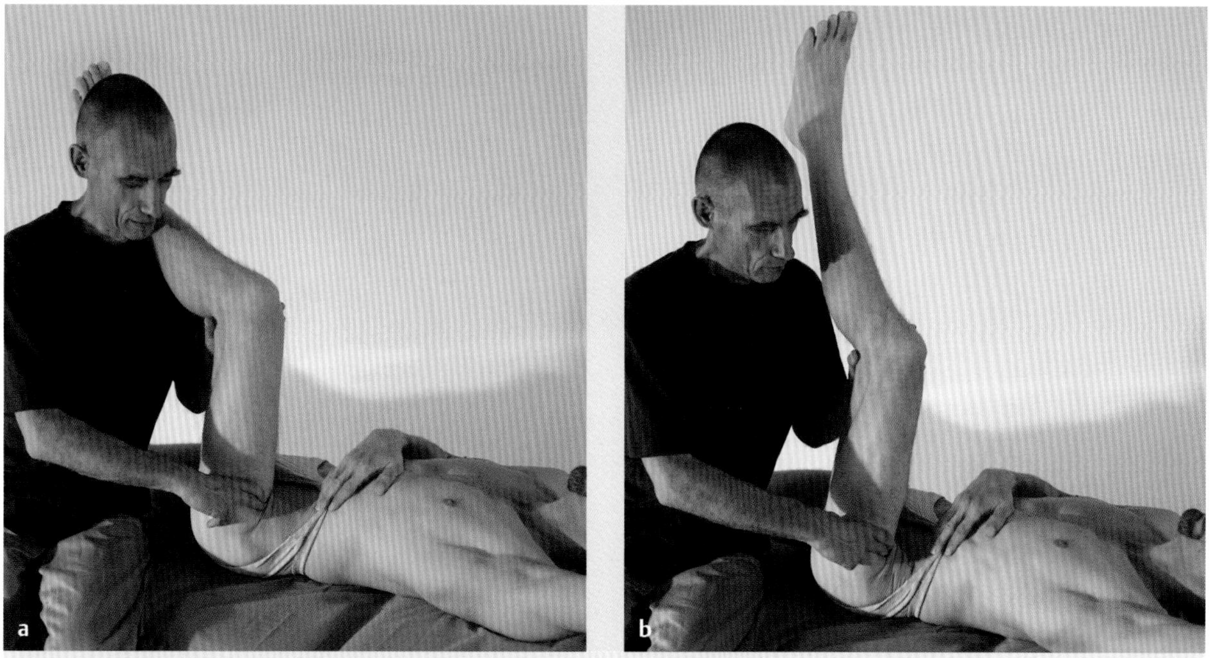

图 7.279　股直肌：在近端止点附近触发点的触诊和手法治疗（技术 I 和技术 II）

a. 触诊髂前上棘并由此向下。髂前下棘位于缝匠肌和阔筋膜张肌之间的深面

b. 股直肌的触诊和手法治疗（技术 I 和技术 II）：触诊手指深压，治疗师将其微向髂前下棘的远端移动。通过将患者的下肢置于治疗师的肩上来伸展膝关节，使得股直肌在抗重力和抗腘绳肌阻力的情况下激活。因此，激活股直肌所产生的张力变化是很容易感觉到的

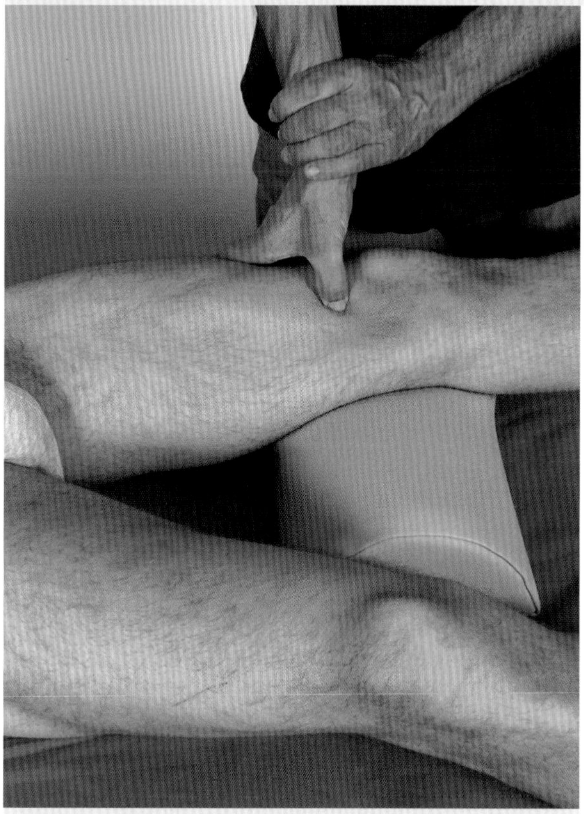

图 7.280　股内侧肌：手法按压（技术 I）和触发点牵伸（技术 II）。股内侧肌的触发点通常位于髌骨附近

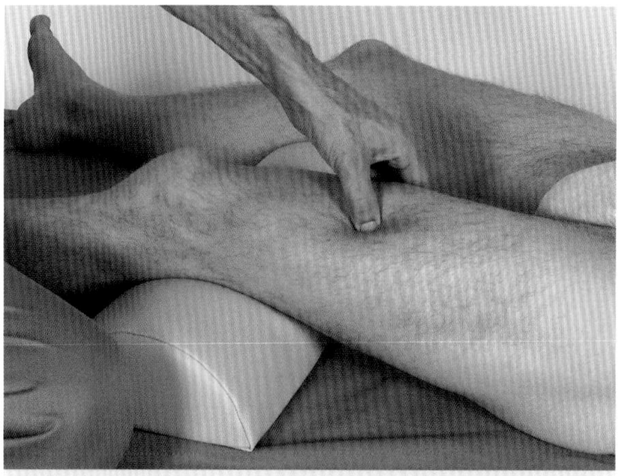

图 7.281　股中间肌：通过覆盖在股中间肌上的其他股四头肌（图中为股直肌）进行手法按压（技术 I）和触发点牵伸（技术 II）

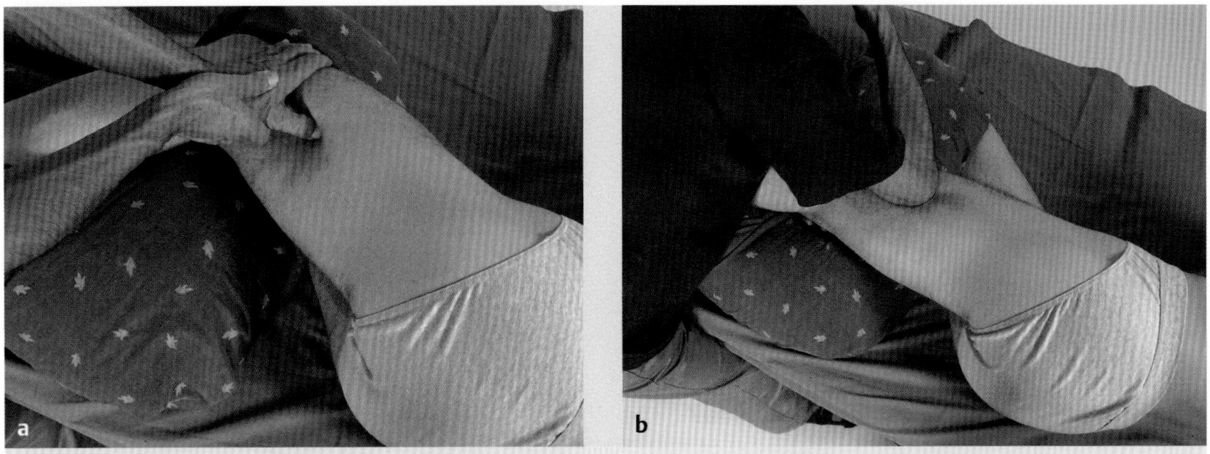

图 7.282　股外侧肌：手法按压（技术 I）和触发点牵伸（技术 II）
a. 拇指按压徒手治疗
b. 肘关节按压徒手治疗

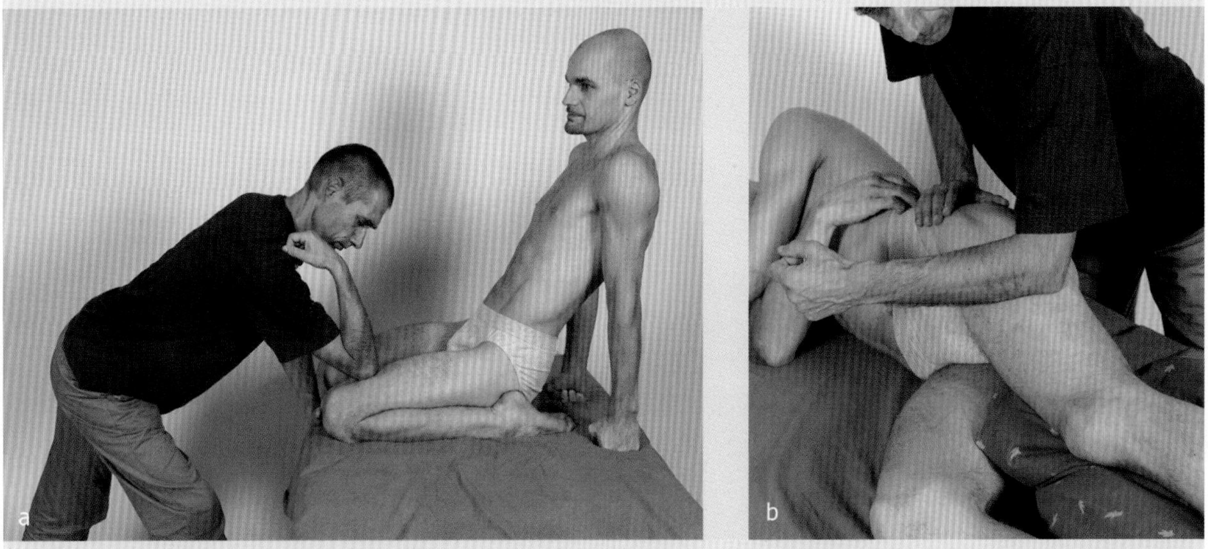

图 7.283　筋膜牵伸（技术 III）
a. 股直肌和股中间肌
b. 股外侧肌。应同时治疗髂胫束

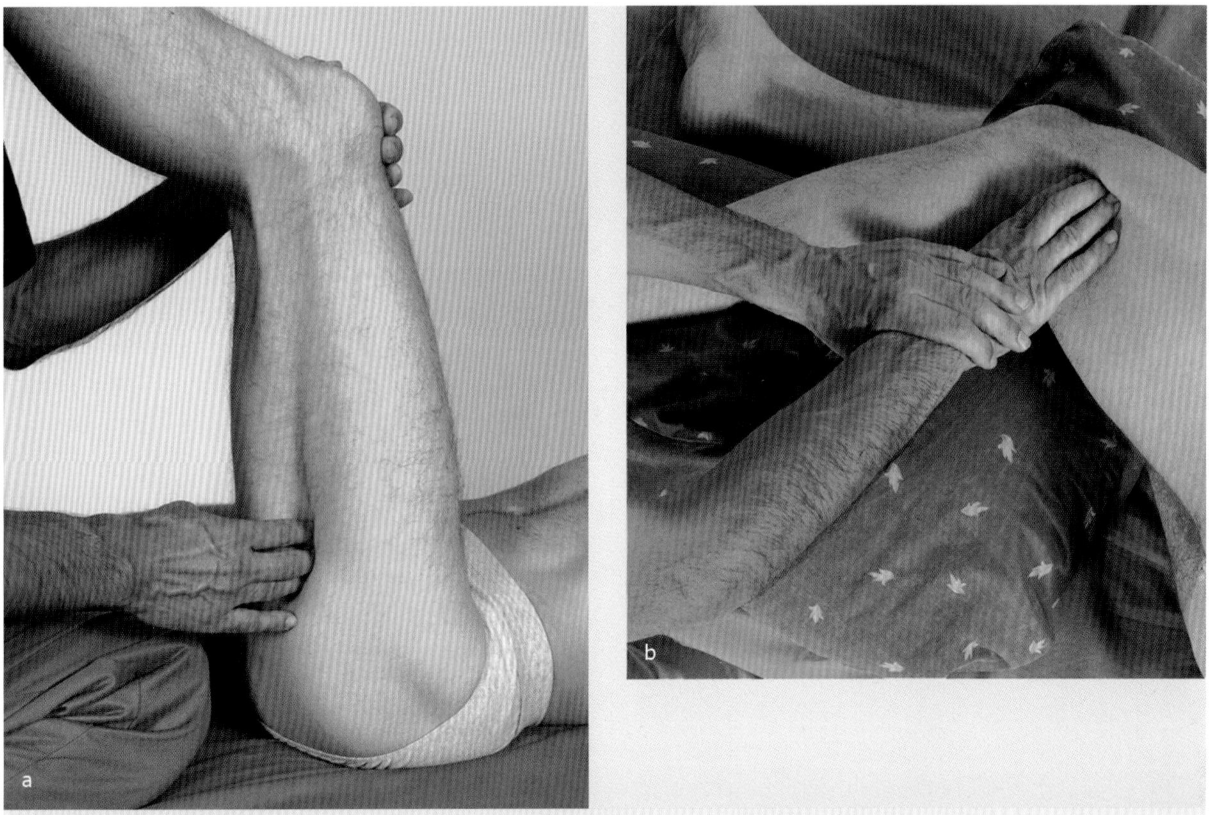

图 7.284 筋膜松解（技术Ⅳ）
a. 股外侧肌和腘绳肌（股二头肌长头）之间的筋膜分离。注意股外侧肌向后方和近端所达到的位置
b. 股外侧肌和上髂胫束之间的筋膜分离（仅可能在远端）

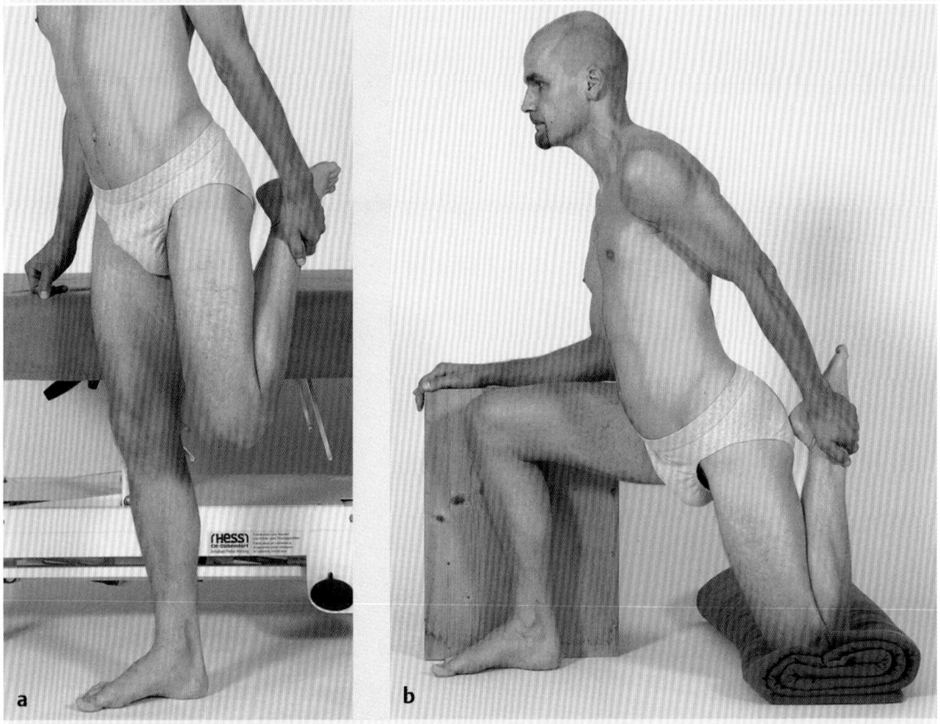

图 7.285 自我牵伸（技术Ⅴ）
a. 股四头肌的单关节肌的自我牵伸
b.（双关节）股直肌的自我牵伸：围绕 2 个支点（髋、膝关节）进行牵伸

7.6.8 半腱肌、半膜肌和股二头肌

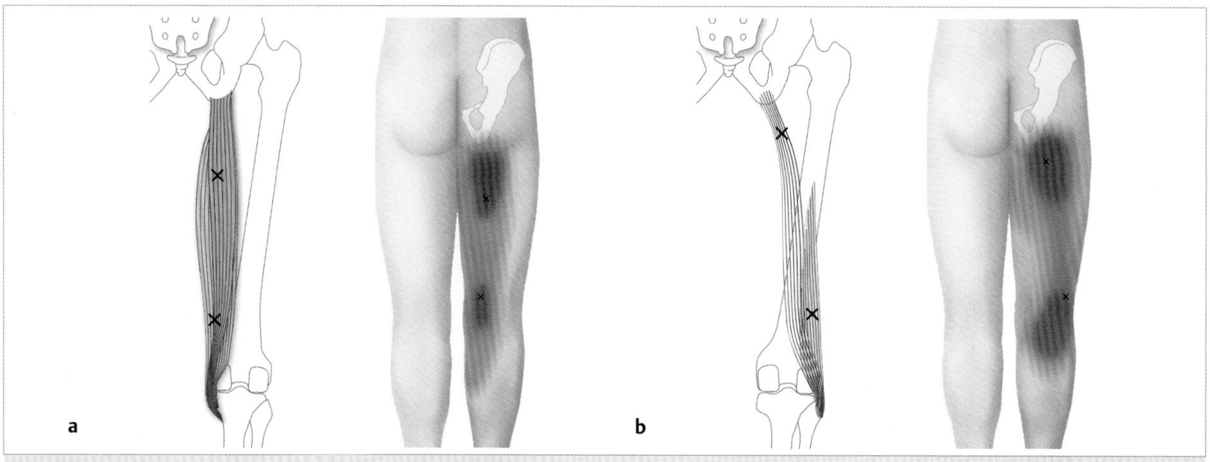

图 7.286 腘绳肌
a. 半腱肌和半膜肌
b. 股二头肌（长、短头）

解剖（图 7.244，7.246，7.247）	•半腱肌	
	起点	•坐骨结节和骶结节韧带（与股二头肌的长头共用一个头）
	止点	•胫骨，经鹅足止于胫骨结节内侧
	肌纤维主要位于大腿的近侧半	
	•半膜肌	
	起点	•坐骨结节（在半腱肌和股二头肌长头形成的共同肌腱深层）
	止点	•胫骨副韧带下方，半膜肌肌腱分为三部分： （1）部分延伸至胫骨内侧髁 （2）部分走行至腘肌纤维上 （3）部分延伸至关节囊后壁
	肌纤维主要位于大腿远侧半	
	•股二头肌	
	起点	•长头：坐骨结节和骶结节韧带（与半腱肌形成共同肌腱）；股二头肌（长头）的大部分胶原纤维不附着于坐骨结节，而是止于骶结节韧带（图 5.43，7.246b；Stecco，2015；Vleeming 等，2007） •短头：股骨（粗线外侧唇的中间三分之一）
	止点	•短头和长头合并形成股二头肌 •形成共同肌腱止于外侧的腓骨头 •狭窄的肌腱延伸至胫骨外表面，进入小腿深筋膜
	腘绳肌包括横跨髋关节和膝关节的肌肉：半腱肌、半膜肌以及股二头肌的长头。股二头肌的短头只跨 1 个关节	
	神经支配	•胫骨神经（L5~S2）支配股二头肌的半腱肌、半膜肌和股二头肌长头 •腓总神经（L5~S2）支配股二头肌短头
机能	髋关节	•伸展 •内收内旋（只有半腱肌群） •内收外旋（只有股二头肌的长头） •稳定：站立和行走时限制屈髋

（续表）

	膝关节	• 屈膝（半腱肌群和股二头肌一起） • 内旋（只有半腱肌群） • 外旋（只有股二头肌） • 稳定（股二头肌短头起局部稳定作用）
牵涉痛 （图 7.286）	• 半腱肌群 　○常放射到大腿后部、臀沟和坐骨结节 　○偶尔也会向远端放射到腘窝和小腿内侧 • 股二头肌 　○疼痛向远端放射至腘窝	
临床表现	疼痛	• 大腿后部和腘窝 　○步行时→跛行 　○坐下时（椅子压迫触发点） 　○从坐位站起来 　○大腿后方肌肉“慢性劳损”
	机能障碍	• 髋关节的运动控制减弱 • 膝关节伸展不足（股二头肌短头）
诱发因素	过载	• 急性 　○反复“停止 - 启动”运动，如打网球、壁球，田径（短跑）、足球 　○绊倒，滑冰时跌倒 • 慢性：长距离步行，力量训练不足
	直接创伤	• 在体操或武术中大腿受重击
	诱发 / 持续的因素	• 坐在椅子上→肌腱缩短→长时间坐着对大腿后部的压力会导致局部疼痛、缺血
治疗建议	• 直腿抬高试验可区分疼痛是由牵拉腘绳肌刺激触发点引起的，还是由神经结构受刺激而产生的（提示神经根综合征；详见图 9.21e、f） • 半腱肌：肌纤维（和其上的触发点）主要位于大腿近侧半（图 7.287） • 半膜肌：肌纤维（和其上的触发点）主要位于大腿远侧半 • 股二头肌短头：沿内侧（图 7.288）和外侧（图 7.288b） 向股骨背侧面深层的长头触诊，轻微被动屈膝使该肌肉放松，尽可能达到股二头肌短头深部 • 慢性过载时坐骨结节处止点肌腱病 • “慢性紧张”：疼痛通常由触发点引起（Dejung，1988a） • 手法治疗的合适体位：俯卧位（图 7.287~7.289，7.290c）和仰卧位（图 7.289b，7.290a，b，d） • 腘绳肌机能障碍可导致股四头肌过载（→触发点）： 后方→前方问题 • 腘绳肌也可引发由股四头肌触发点引发的症状。肌筋膜紧张带导致腘绳肌短缩，使股四头肌过载，从而导致该肌群负载不良。过载会激活股四头肌的触发点，引发另一种模式的牵涉痛。股四头肌的症状只有在其起因，即筋膜肌肉紧张得到纠正后才能缓解（Travell 和 Simons，1992）	
建议患者	• 避免诱发和持续因素 　○注意合适的椅子高度；考虑使用脚凳 　○坐在前缘锋利的草坪椅上要小心；如果合适的话，使用坐垫 　○适当调整力量训练 • 触发点的自我治疗（木制工具或一个网球，图 7.311） • 定期在不同体位下进行牵伸是必要的（图 7.291）	

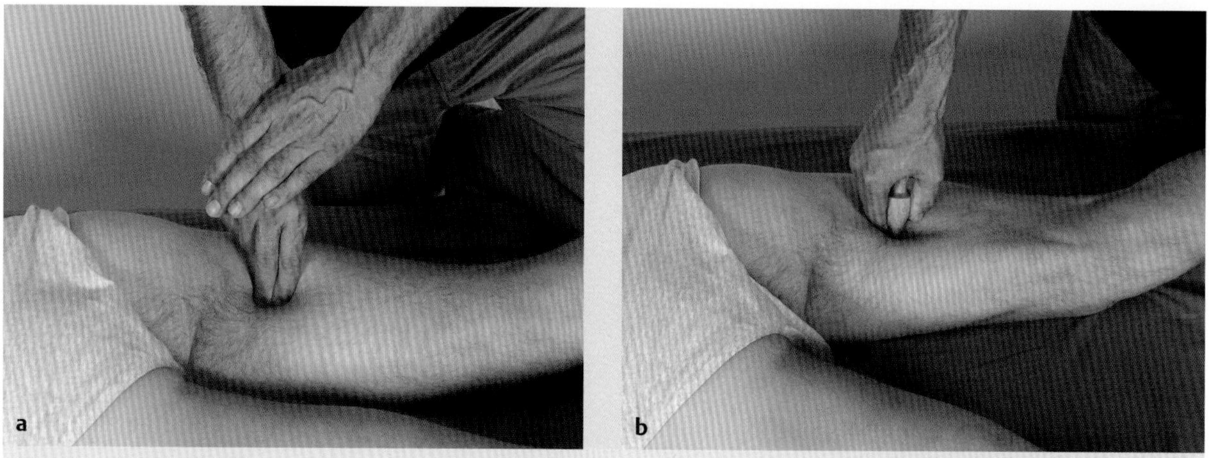

图 7.287　半腱肌和半膜肌
a. 腘绳肌群触发点的触诊和鉴别
b. 手法按压（技术 I）和触发点牵伸（技术 II）。使用木制工具按压触发点可减轻治疗师手指的压力

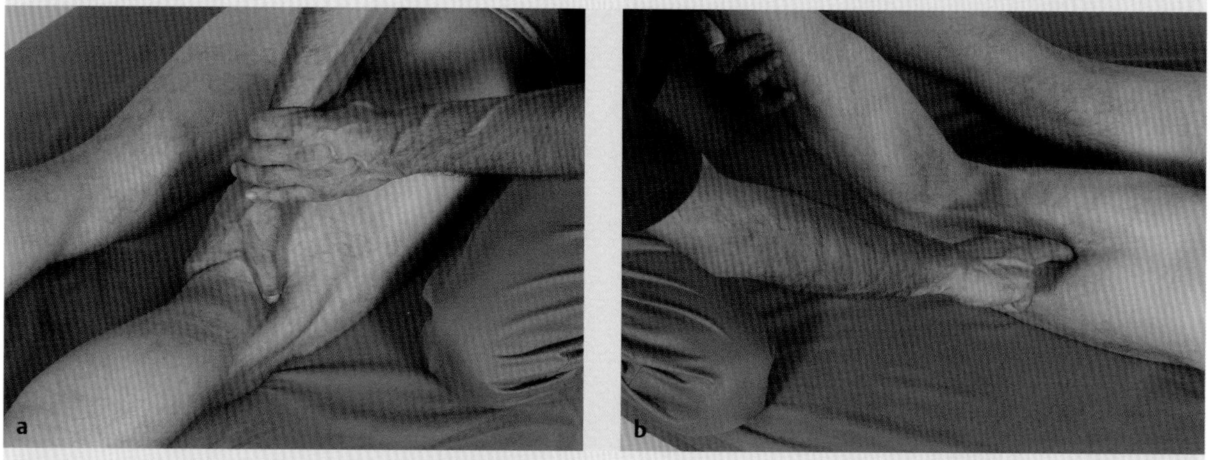

图 7.288　二头肌短头：手法按压（技术 I）和牵伸触发点（技术 II）
a. 从内侧定位股二头肌长头
b. 外侧路径：首先在股二头肌长头与股外侧肌之间进行筋膜松解（技术 IV）：用手指压向深面直至股骨干，确认股二头肌短头起点

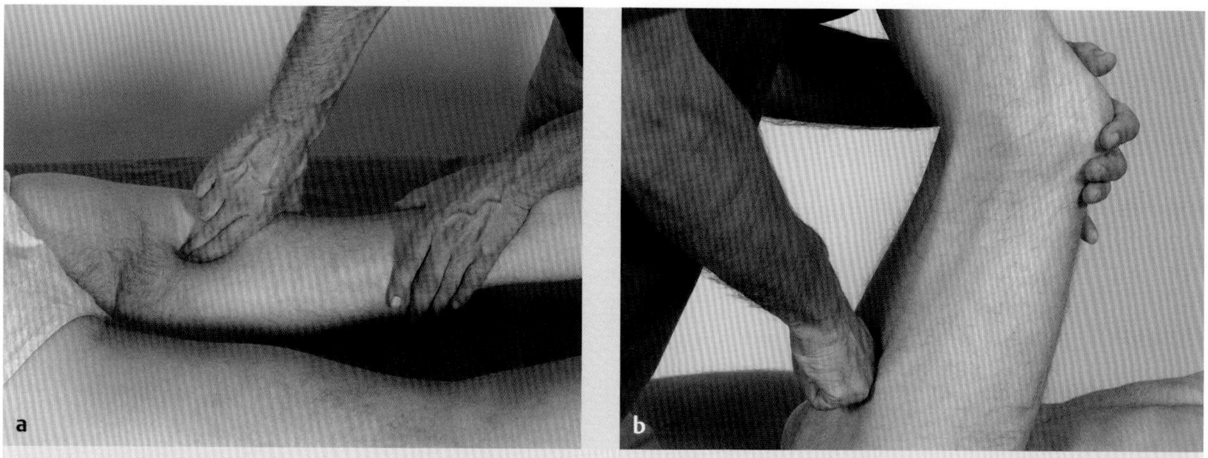

图 7.289　筋膜牵伸（技术 III）
a. 选择性使用筋膜拉伸技术，集中治疗紧张带，尤其是触发点区域
b. 阔筋膜牵伸技术：牵伸整个腘绳肌群，然后用手法按压腘绳肌群。治疗师的手应该移动得非常慢

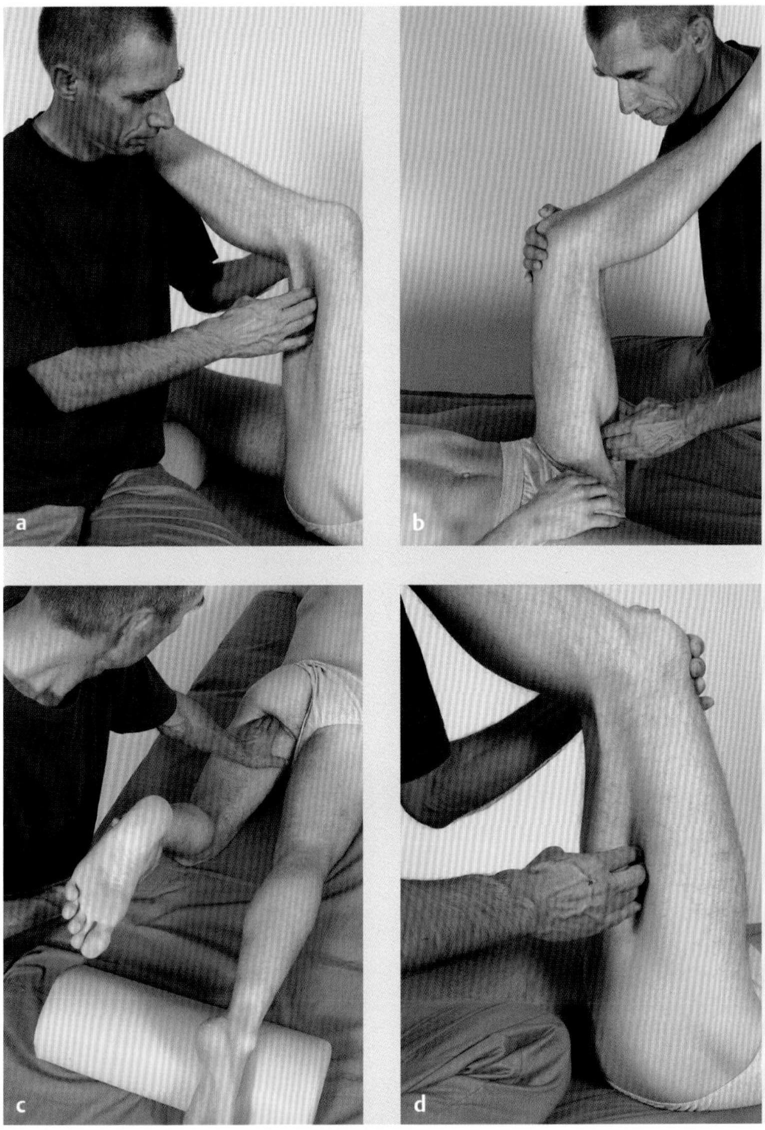

图 7.290 筋膜松解技术（技术 IV）
a. 在股二头肌与股外侧肌之间进行筋膜分离
b. 在半腱肌与半膜肌构成的“半”肌群与大收肌之间进行筋膜分离
c. 在腘绳肌群和臀大肌之间进行筋膜分离
d. 在股二头肌和股外侧肌之间进行筋膜分离的近观

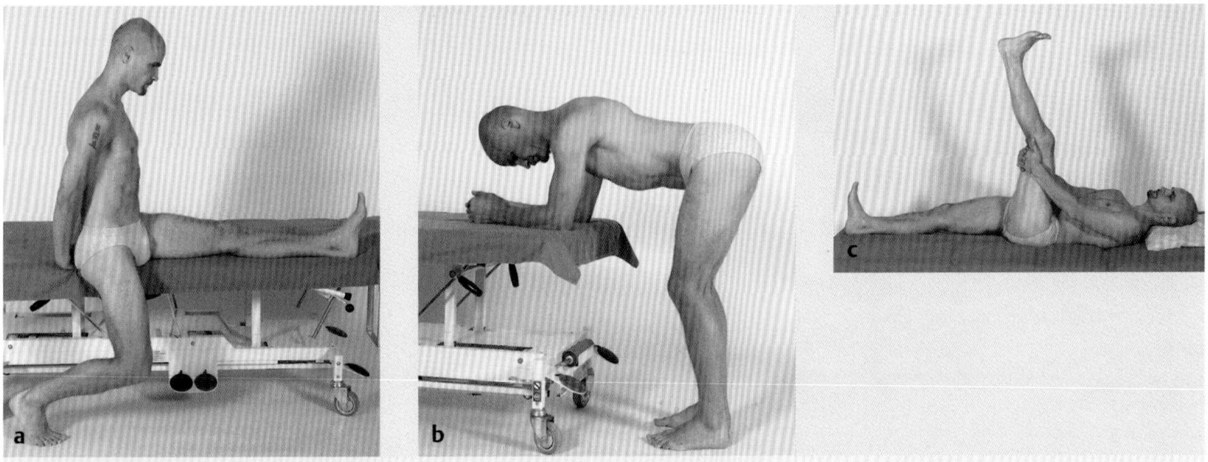

图 7.291 腘绳肌的自我牵伸（技术 V）
a. 坐位自我牵伸
b. 站立位自我牵伸
c. 仰卧位自我牵伸

7.6.9 腘肌

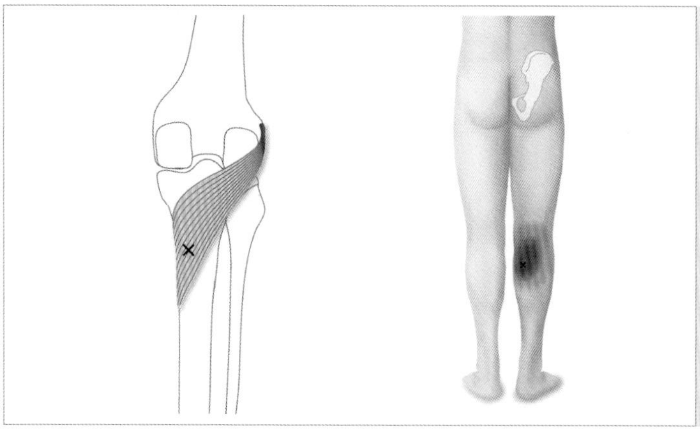

图 7.292 腘肌

解剖 （图 7.295，图 7.298b）	起点	• 股骨外侧髁（从副韧带下方穿出） • 纤维 ○膝关节囊 ○外侧半月板后角 ○腓骨头（弓形腘韧带）
	止点	• 胫骨后表面（近四分之一）
	神经支配	• 胫神经（L5~S2）
机能	膝关节	• 小腿内旋（固定端：大腿） • 大腿外旋（固定端：小腿） • 屈曲（最小效果） • 屈曲时，向后引导外侧半月板 • 稳定膝关节（局部稳定肌）
牵涉痛 （图 7.292）	• 相对局限于腘窝	
临床表现	疼痛	• 在腘窝 • 步行、跑步、下坡时疼痛加重 • 夜间和休息时很少疼痛
	机能障碍	• 局部稳定性受损 • 膝关节伸展不足
诱发因素	过载	• 急性 ○反复启停运动 ○膝关节外伤 －跌倒、打滑 －扭伤（滑雪、踢足球等） －与后交叉韧带损伤有关 • 慢性 ○下坡行走 ○穿高跟鞋 ○过度的股四头肌训练 ○膝关节的静态和 / 或退行性改变→负重不良→继发性过载（继发性肌筋膜综合征）
	原发性触发点	• 其他内收肌
治疗建议	• 对膝关节手术后的治疗很重要 • 可用于治疗膝关节末端伸展不足（连同股二头肌的短头） • 腘肌能被直接触诊并且只能在胫骨后方的止点处进行治疗。使患者取俯卧位，膝关节屈曲 60°～90°，从胫骨近端四分之一内侧后表面上开始移动触诊→腘肌的止点处（图 7.293a）；如果治疗师将膝关节被动伸展，腘窝处的纤维就会处于紧张状态，因此得以触诊（图 7.293b）。触诊和治疗肌肉的其他部分：沿纤维走行到腓骨头 / 股骨外侧髁，腘肌形成最深的肌层，只能从止点处触诊并且通过其他肌肉触诊治疗（图 7.294）。小心神经血管束！ • 手法治疗的合适体位：俯卧位（图 7.293，7.294）、侧卧位、屈膝仰卧位（类似图 7.319b）	

（续表）

建议患者	• 避免诱发和持续因素 ○ 只在外出时只穿高跟鞋 ○ 适度的股四头肌训练 • 触发点的自我治疗 • 自主牵伸（有限的角度内）

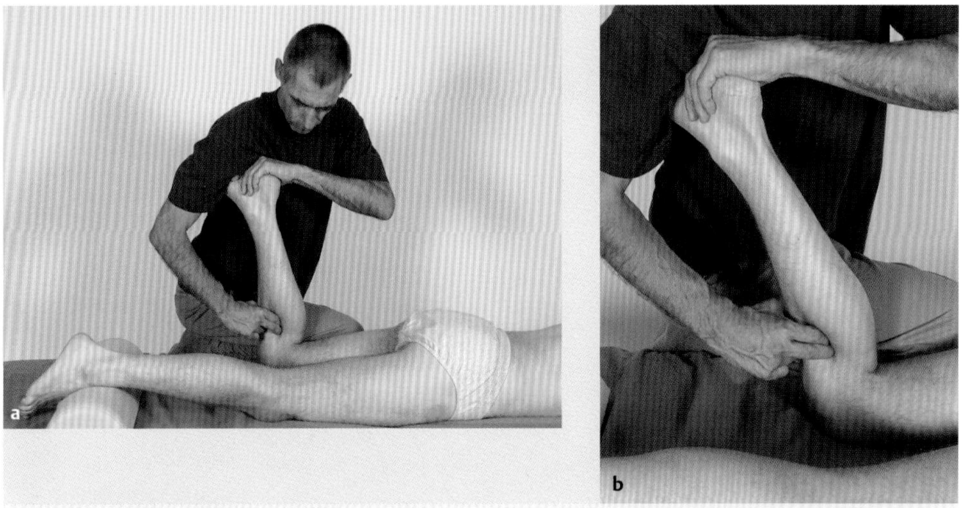

图 7.293 腘肌的触诊和手法治疗

a. 腘肌的直接触诊和手法治疗只能在胫骨后方（近端四分之一处）、腘肌止点处进行

b. 治疗师使小腿自膝关节处被动外旋从而使腘肌紧张。通过这种方式，可以触及腘肌，并且可以使用技术 I 或技术 II 进行手法治疗

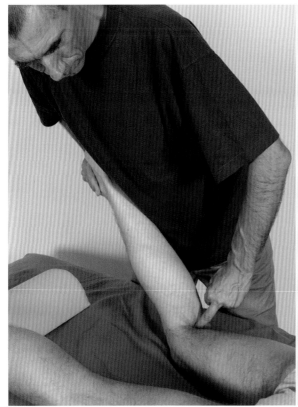

图 7.294 对于不能直接触及的肌肉区域的触诊，如腘肌的手法按压（技术 I）、触发点牵伸（技术 II）以及筋膜牵伸（技术 III）是通过覆盖在其表面的肌肉来实施的

7.7 小腿和足

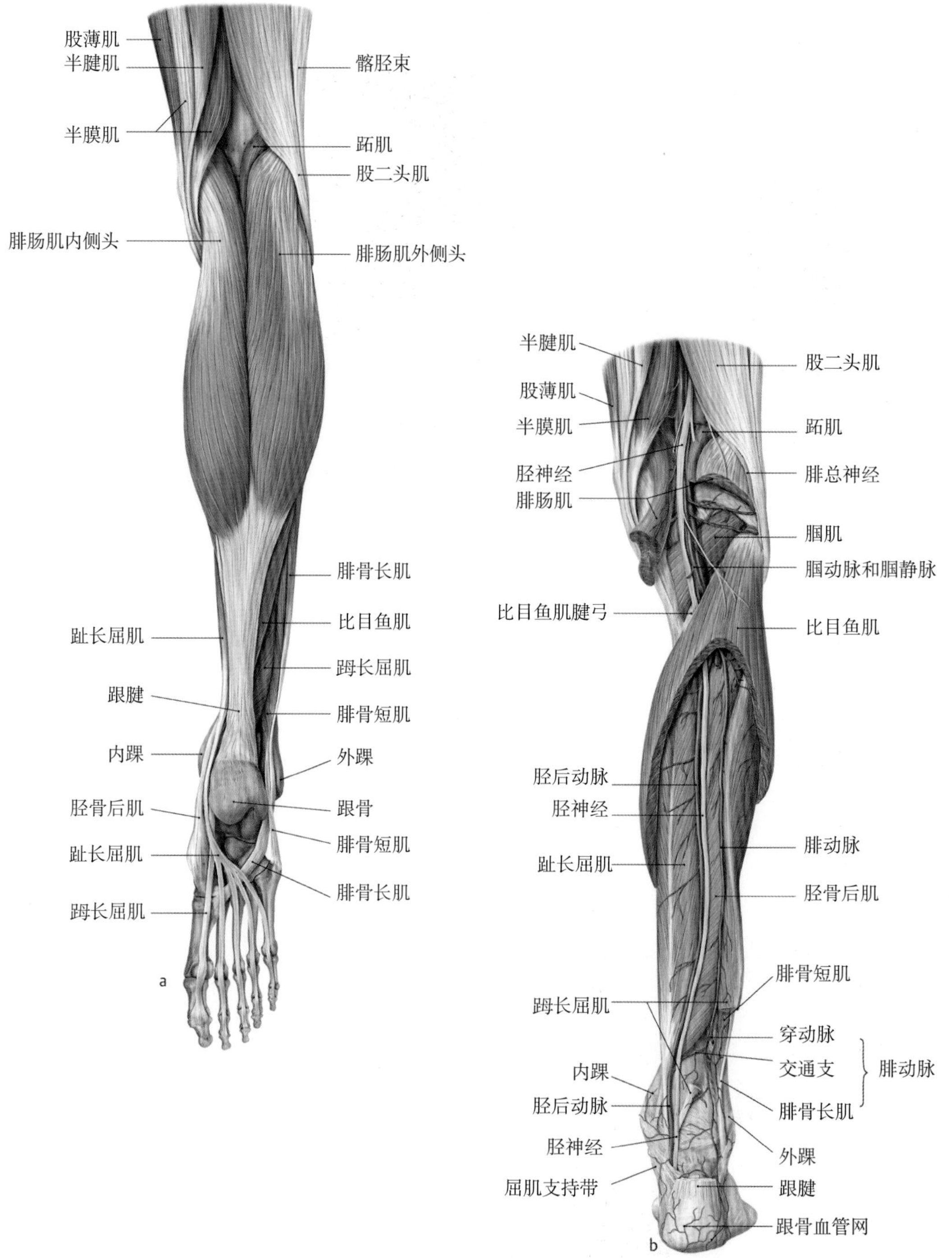

图 7.295 小腿肌肉：后面观

a. 浅层

b. 深层

（引自 Schuenke M, Schulte E, Schumacher U. THIEME Atlas of Anatomy. General Anatomy and Musculoskeletal System. Illustrations by Voll M and Wesker K. Second Edition. New York: Thieme Medical Publishers; 2014）

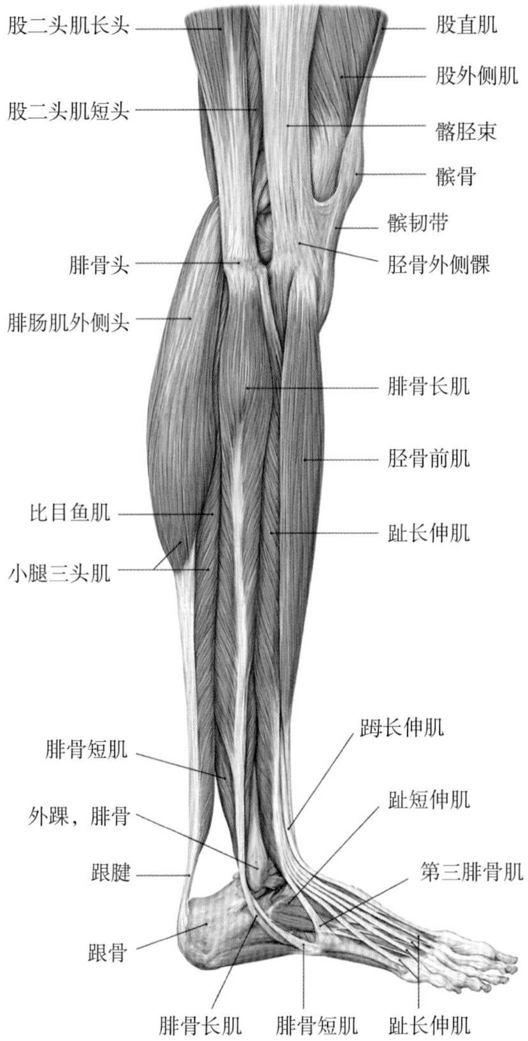

图 7.296 小腿肌肉侧面观
（引自 Schuenke M, Schulte E, Schumacher U. THIEME Atlas of Anatomy. General Anatomy and Musculoskeletal System. Illustrations by Voll M and Wesker K. Second Edition. New York: Thieme Medical Publishers; 2014）

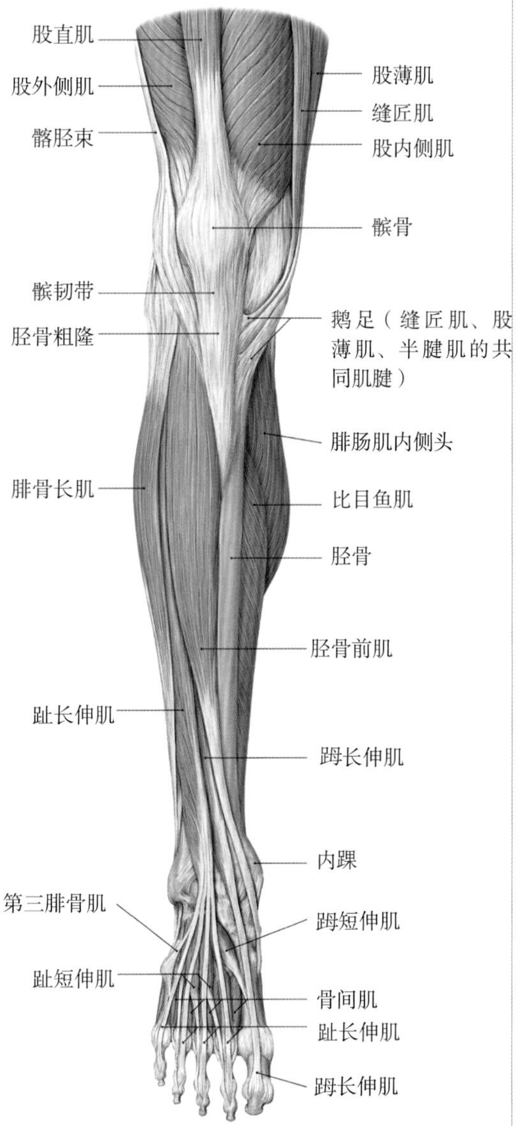

图 7.297 小腿肌肉前面观
（引自 Schuenke M, Schulte E, Schumacher U. THIEME Atlas of Anatomy. General Anatomy and Musculoskeletal System. Illustrations by Voll M and Wesker K. Second Edition. New York: Thieme Medical Publishers; 2014）

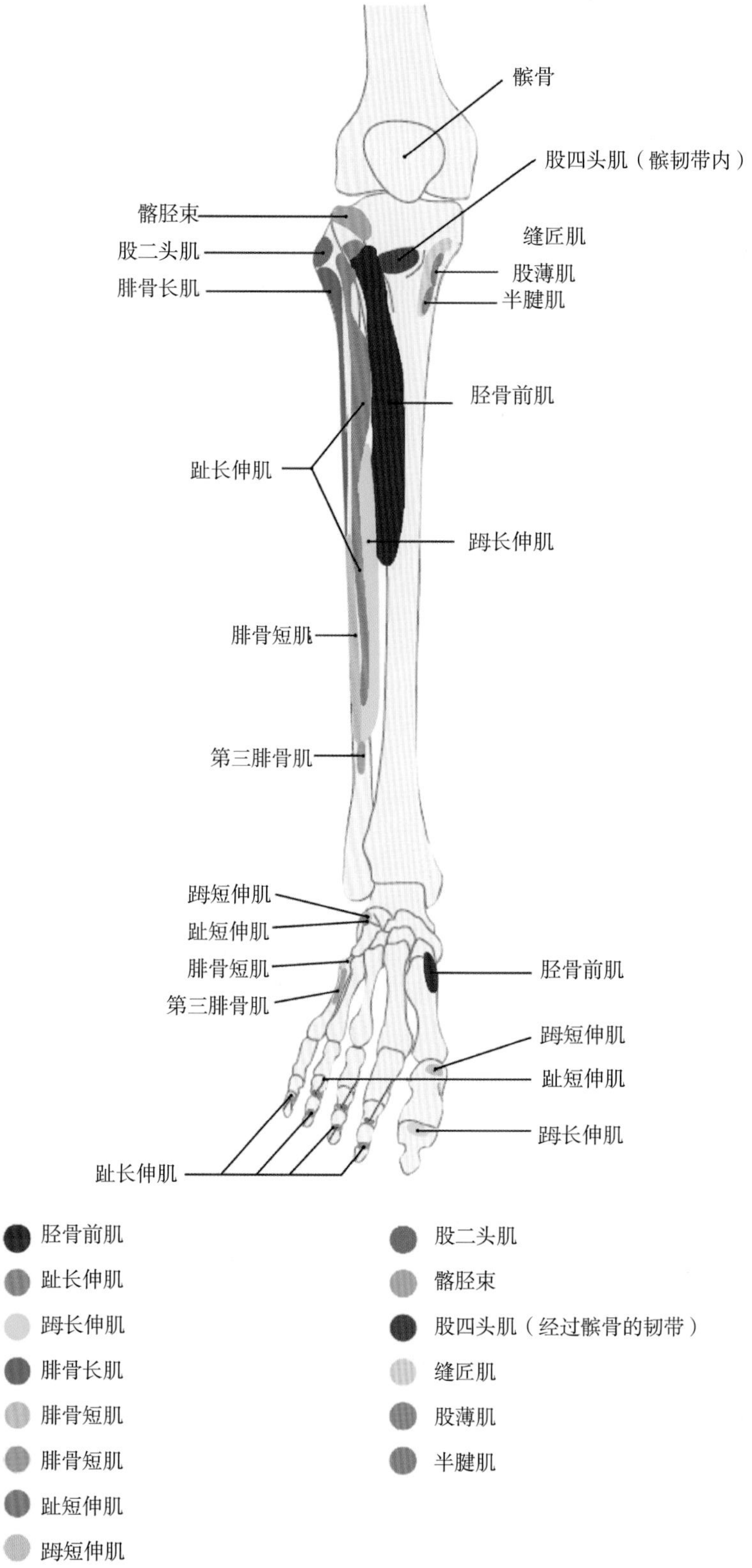

图 7.298　小腿和足：肌肉的起止点

a. 右小腿和足：前面观

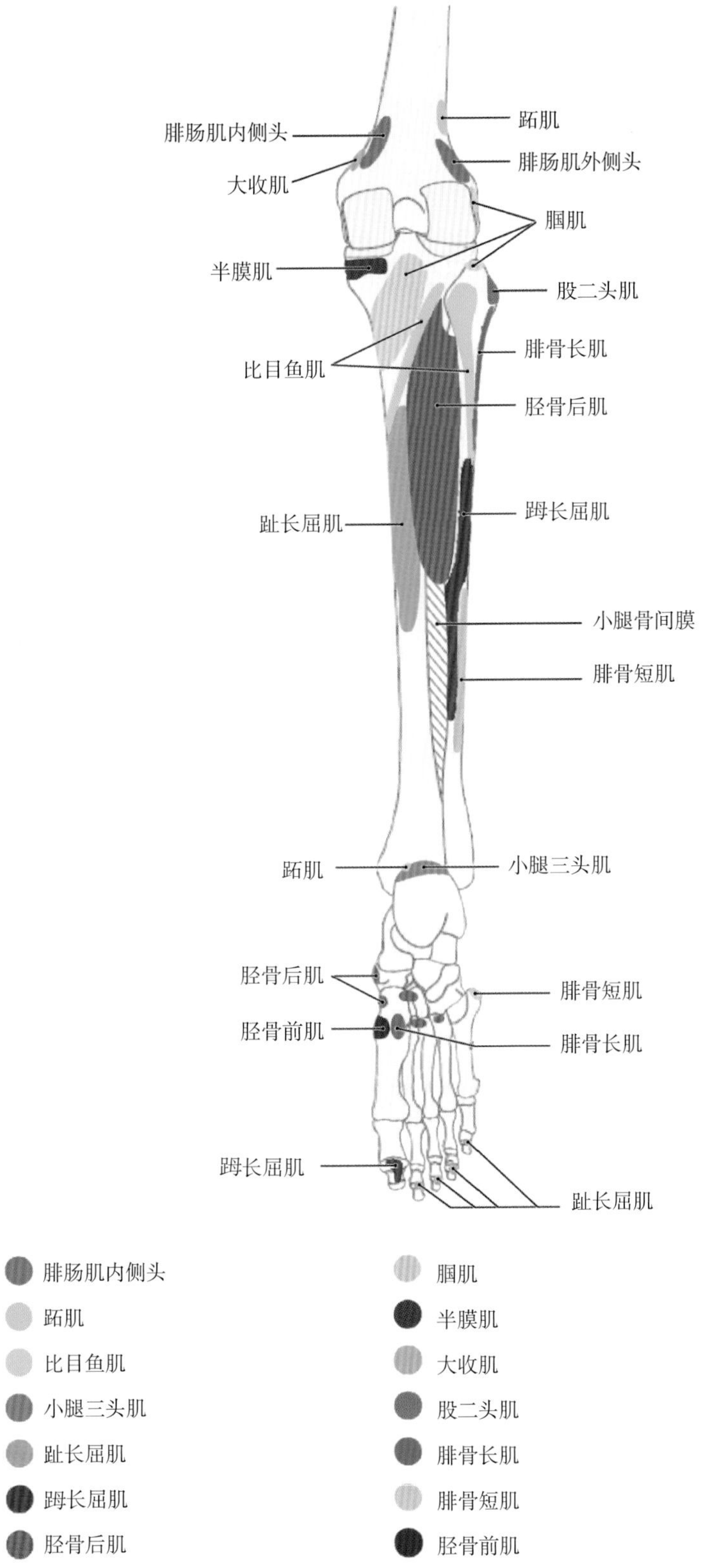

图 7.298 小腿和足：肌肉的起止点（续）
b. 右小腿和足：后面观

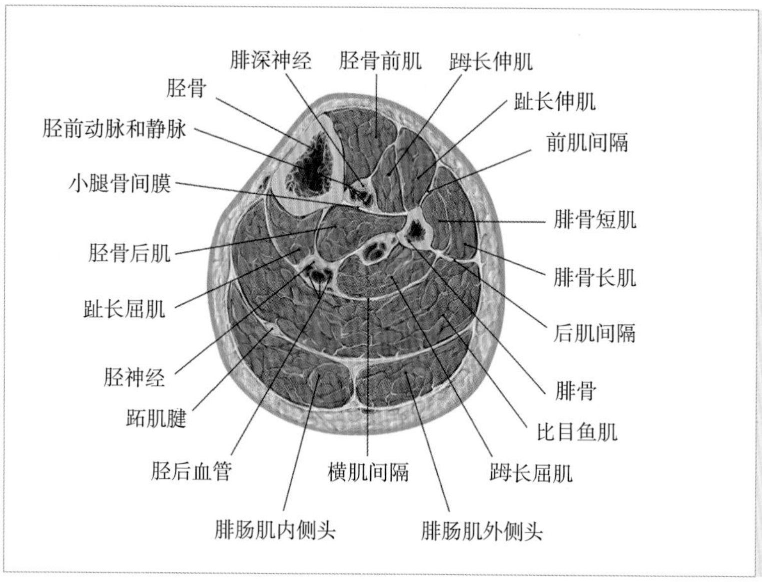

图 7.299　右小腿横截面：上面观

（引自 Schuenke M, Schulte E, Schumacher U. THIEME Atlas of Anatomy. General Anatomy and Musculoskeletal System. Illustrations by Voll M and Wesker K. Second Edition. New York: Thieme Medical Publishers; 2014）

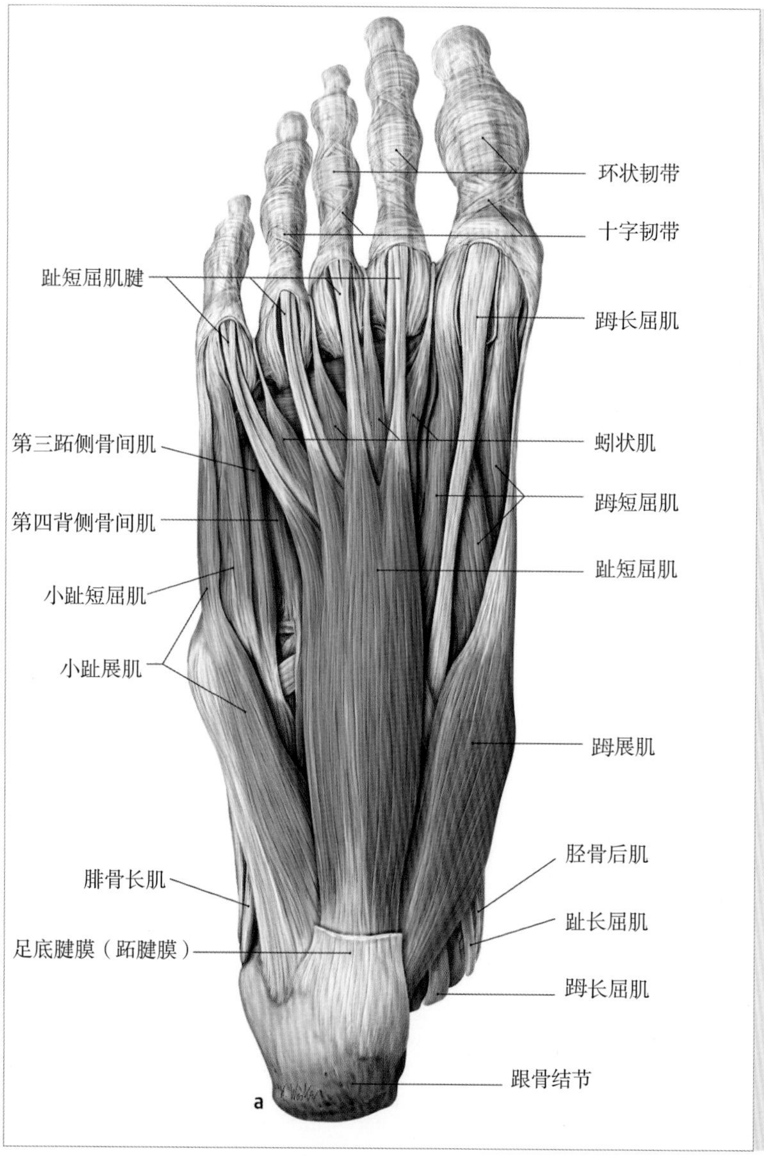

图 7.300　右足：跖面观（足底观）

a. 表层肌肉

（引自 Schuenke M, Schulte E, Schumacher U. THIEME Atlas of Anatomy. General Anatomy and Musculoskeletal System. Illustrations by Voll M and Wesker K. Second Edition. New York: Thieme Medical Publishers; 2014）

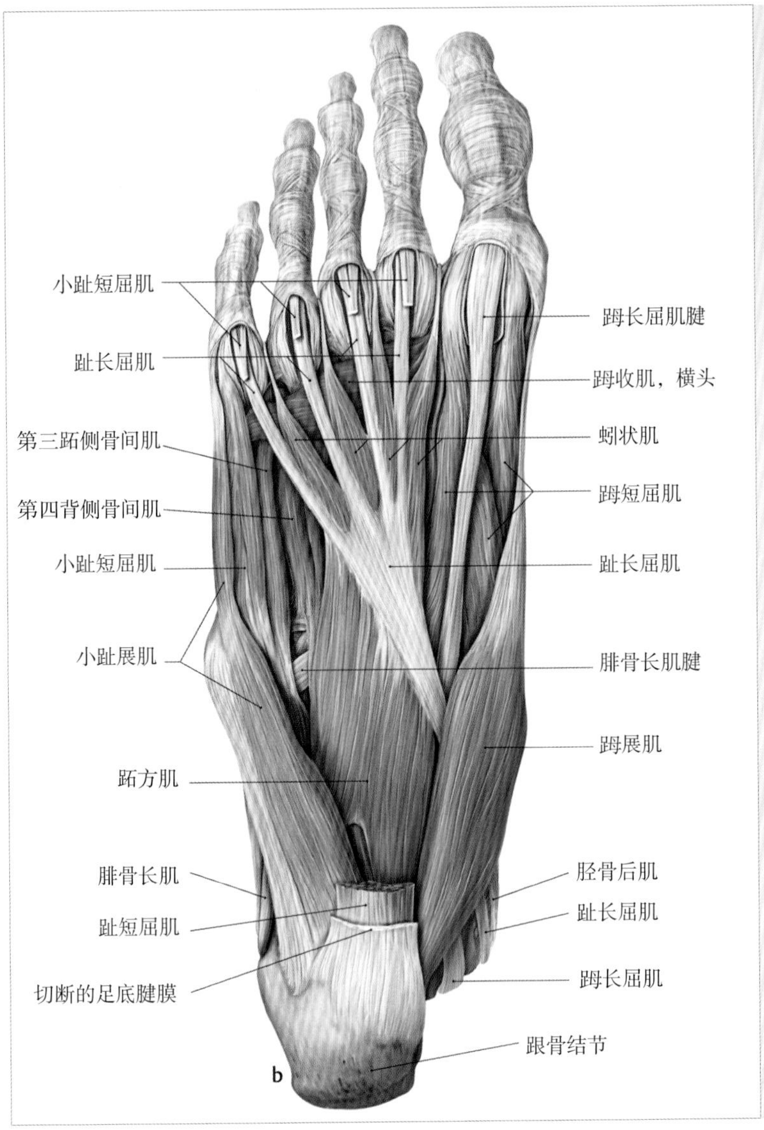

图 7.300 右足：跖面观（足底观）（续）
b. 中层和深层肌肉
（引自 Schuenke M, Schulte E, Schumacher U. THIEME Atlas of Anatomy. General Anatomy and Musculoskeletal System. Illustrations by Voll M and Wesker K. Second Edition. New York: Thieme Medical Publishers; 2014）

7.7.1 腓肠肌和跖肌

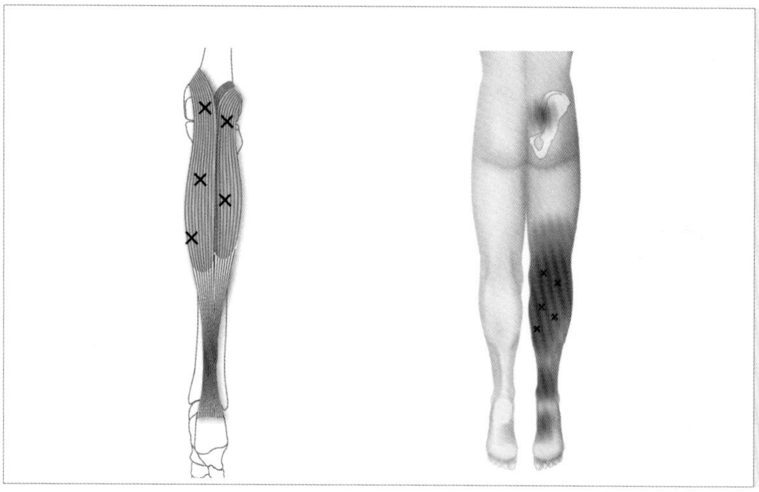

图 7.301 腓肠肌

解剖（图 7.295，图 7.296）	• 腓肠肌	
	起点	• 股骨髁 ○内侧头：靠近股骨内侧髁 ○外侧头：靠近股骨外侧髁 • 膝关节囊
	止点	• 跟骨：腓肠肌两个头的肌腱连于比目鱼肌腱的远端，构成跟腱，止于跟骨结节 跟腱的纤维起自腓肠肌： ○止于跟骨外侧三分之二（比目鱼肌的纤维止于内侧三分之一处） ○螺旋状扭曲：腓肠肌起点的内侧纤维止于远端止点的外侧
	腓肠肌跨越多个关节（膝关节，踝关节，距下关节）	
	• 跖肌	
	起点	• 股骨外侧髁（临近腓肠肌外侧头） • 膝关节囊
	止点	• 跟骨：较长的末端肌腱在腓肠肌和比目鱼肌间向远端走行，附着于跟腱内侧缘，与跟腱一同止于跟骨
	跖肌（如腓肠肌）跨过多个关节（膝关节，踝关节，距下关节），机能与腓肠肌相似 跖肌的主要机能是在屈曲时保持胫骨后血管（其动脉外膜通过腘窝结缔组织附着于跖肌）的通畅	
	神经支配	• 胫神经：腓肠肌（S1−S2），跖肌（L4~S1）
机能	踝关节（距小腿关节）	• 跖屈 ○假如前足末端固定，小腿三头肌能单方面克服身体重力提踵 ○快速行走、骑车和下楼梯时，主要作用是主动提踵 ○正常行走和站立时，很少活动 ○膝关节伸直时能够最大限度地发挥机能
	距下关节（距跟舟关节和距跟关节）	• 内翻
	膝关节	• 辅助屈曲

（续表）

牵涉痛 （图 7.301）	• 放射至附近的腘窝和 / 或大腿后部 • 远至跟腱和足底 • 疼痛通常是局部的（触发点位于疼痛区域内） • 疼痛偶尔放射至骶髂关节区域（图 2.56）	
临床表现	疼痛	• 疼痛位于小腿（腓肠肌）、腘窝和大腿后部区域 • 小腿（腓肠肌）反复扭伤 • 过载时疼痛加重（如上坡或走在不平的路面上时腘窝或腓肠肌疼痛）→跛行
	机能障碍	• 小腿夜间痉挛（甚至可能由潜在疼痛触发触发点引发） • 少数，触发点导致肌无力或关节活动受限
诱发因素	过载	• 急性 ○运动：如田径（跳远、跳高）、排球 ○小腿骨折 • 慢性（更常见） ○在肌肉短缩状态下长时间过载（如穿高跟鞋） ○习惯性保持头部在前的姿势（伸颈） ○厨房水槽位置过低 ○运动：健美操，骑高座自行车，攀岩
	直接外伤	• 踢足球时击中小腿，狗咬伤
	原发性触发点	• 臀中肌和臀小肌
	诱发 / 持续因素	• 在事故后用管形石膏固定 • 肌肉过冷（车里 / 办公室空调） • 局部缺血（由于长筒袜顶部松紧带过紧，或坐在沙发上看电视导致小腿受压） • 腓肠肌短缩（如座椅高度不合适，只允许前足着地）
治疗建议	• 与腓肠肌触发点相关的最常见的症状是夜间小腿痉挛（Travell 和 Simons，1992） • 肌无力 / 或关节活动受限（背屈）通常不是由腓肠肌（而是比目鱼肌触发点或张力带）引起的 • 偶尔可在腓肠肌腱近端发现籽骨，在肌腱外侧头的概率约为内侧头的 2 倍。约有三分之一的籽骨骨化，其余是软骨。无症状 • 治疗时密切注意并保护静脉曲张 • 手法治疗的合适体位：俯卧位（图 7.302~7.304a）、侧卧位（内侧头和外侧头之间）或站立位（图 7.304b） • 轻微牵拉腓肠肌，可较容易定位紧张带和触发点（图 7.302，7.303） • 建议使用木制触发点工具来减轻手指的压力（图 7.303） • 筋膜牵伸（技术Ⅲ） ○始终从远端到近端（防止静脉瓣膜的损伤） ○治疗前先牵伸肌肉（图 7.304b）	
建议患者	• 避免诱发和持续因素 ○骑自行车：调整座椅到合适高度 ○减小步长 ○日常活动时避免穿高跟鞋 ○如果座椅高度不合适，调整座椅高度或使用脚凳 • 触发点的自我治疗：当“跪坐在足后跟上时”，在大、小腿间夹一个网球，做小范围移动（侧向身体移动），放松小腿肌肉（图 7.311） • 膝关节伸展（图 7.305a）：若小腿痉挛，在睡觉前多做牵伸	

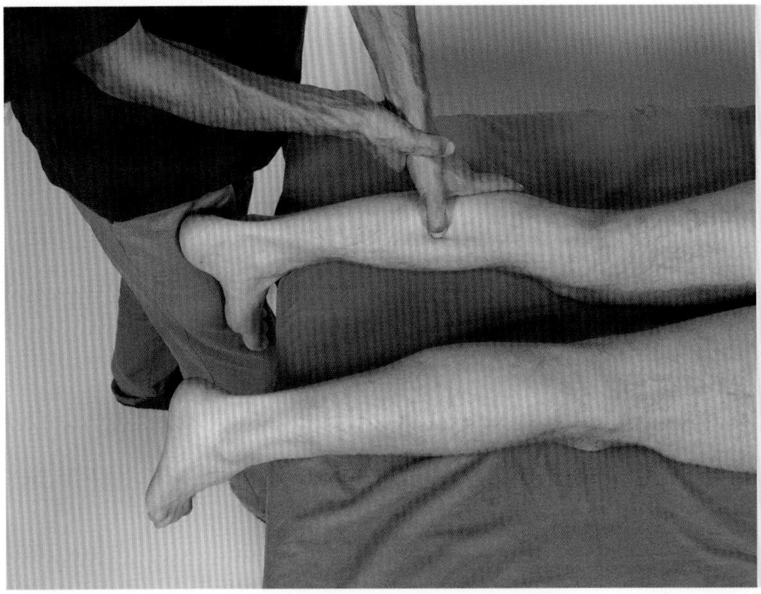

图7.302　腓肠肌(内侧头)的区域徒手按压(技术Ⅰ)和触发点牵伸(技术Ⅱ)。轻微牵拉(伸膝和踝背屈)较易定位、治疗腓肠肌的紧张带和触发点

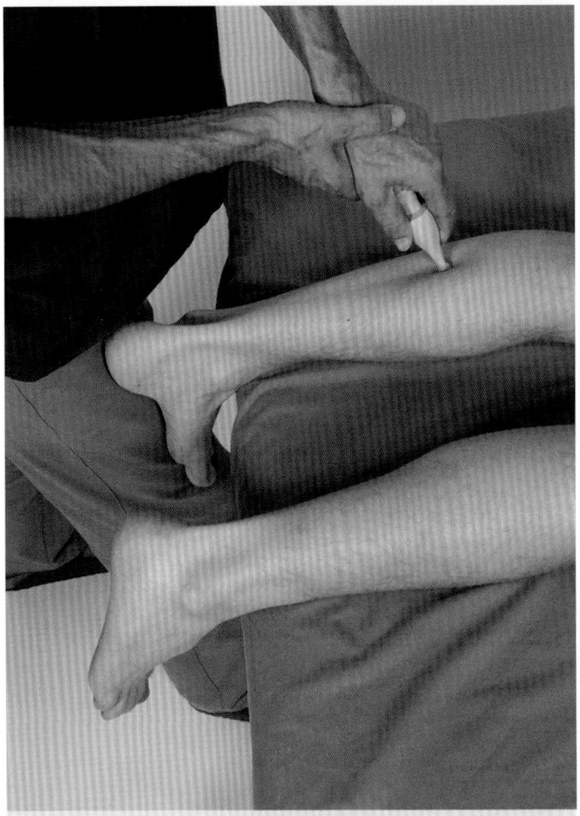

图 7.303　腓肠肌 (外侧头) 的手法按压 (技术Ⅰ) 和触发点牵伸 (技术Ⅱ)。使用木制触发点工具来减轻治疗师手指的负担

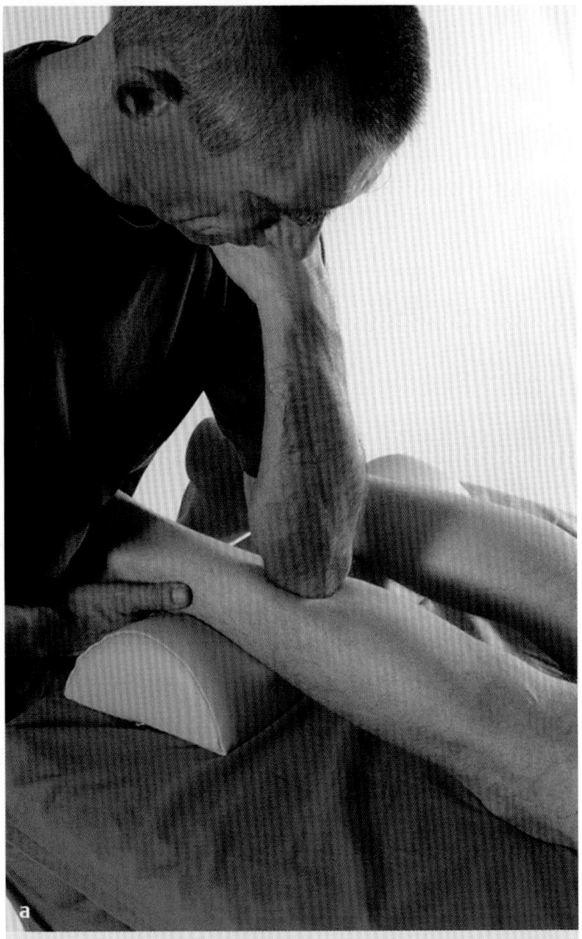

图 7.304　筋膜牵伸 (技术Ⅲ)

a. 患者取俯卧位。由于静脉瓣的原因，腓肠肌和比目鱼肌的治疗是向心性的

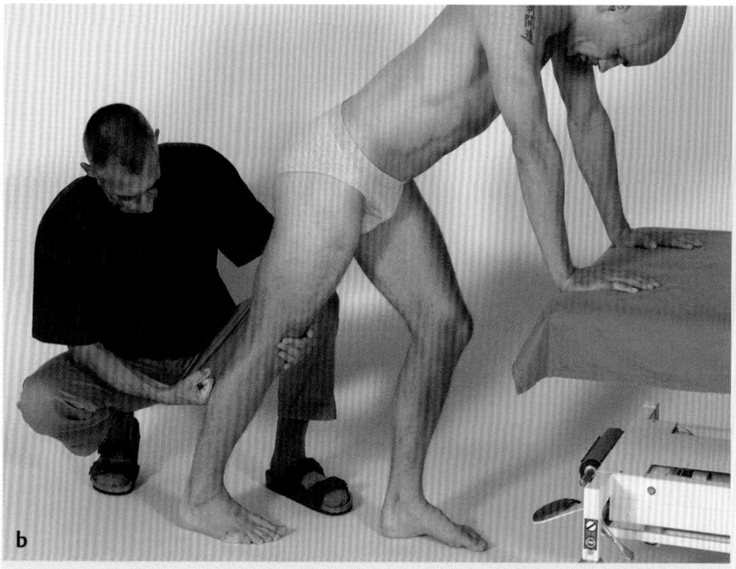

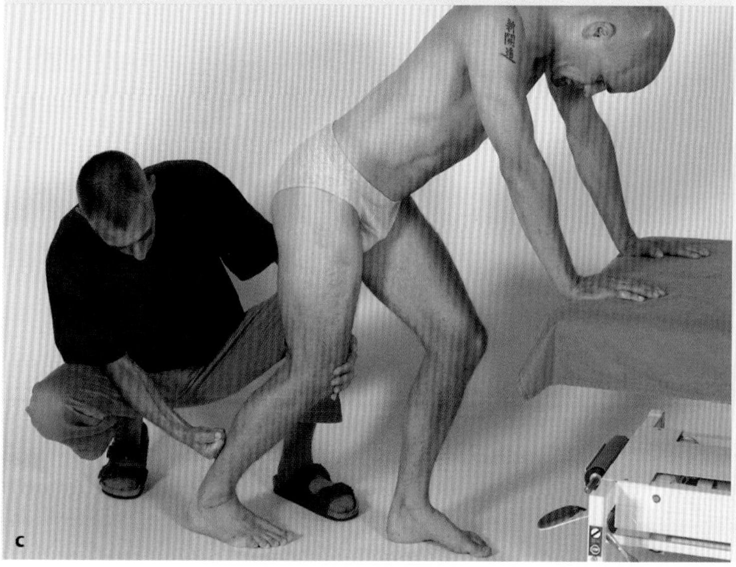

图 7.304 筋膜牵伸（技术Ⅲ）（续）

b. 弓步站立：通过预先牵伸小腿肌肉来增加强度。伸膝牵伸腓肠肌。筋膜牵伸技术主要作用于腓肠肌浅层

c. 弓步站立：通过预先牵伸小腿肌肉来增加强度。在此体位下，膝关节轻微屈曲，使比目鱼肌筋膜得到更大的牵伸（走行表浅，腓肠肌覆盖其上）

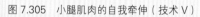

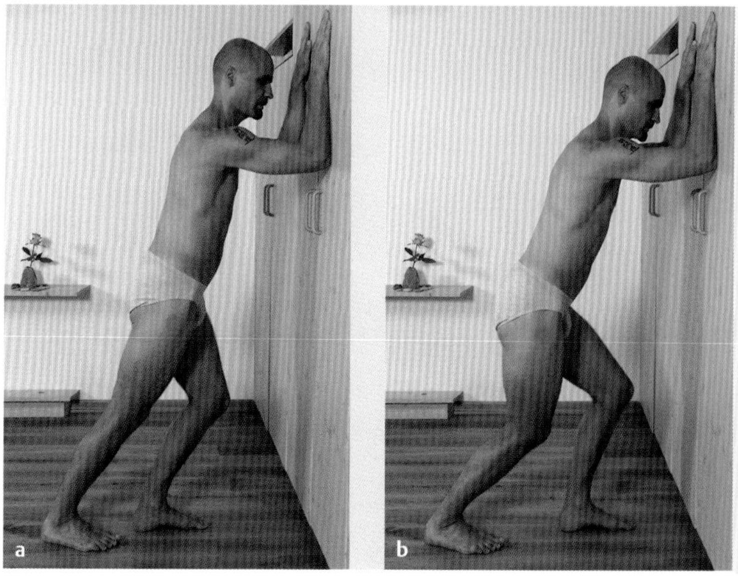

图 7.305 小腿肌肉的自我牵伸（技术Ⅴ）

a. 腓肠肌：弓步站立，足跟与地面接触，髋关节前移，在后方腿的膝关节保持伸直，使腓肠肌在两个止点处得到（踝关节和膝关节）同时伸展

b. 比目鱼肌：弓步站立，足跟与地面接触，髋关节前移。屈膝使腓肠肌止点处得到放松，以便牵伸应力有选择性地牵伸比目鱼肌

7.7.2 比目鱼肌

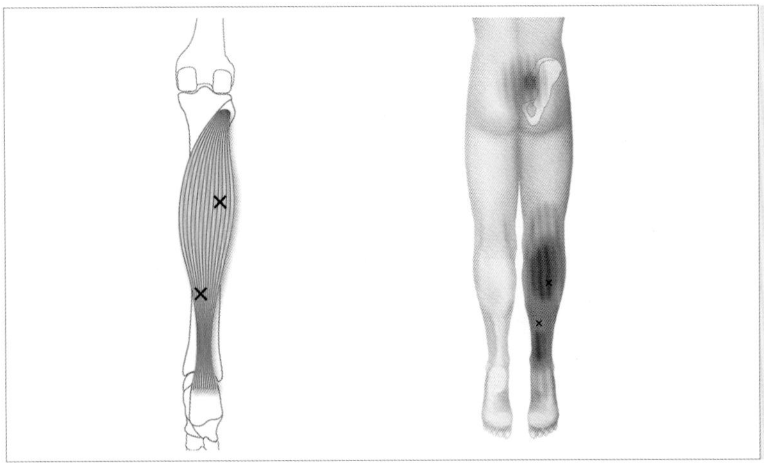

图 7.306 比目鱼肌

解剖 （图 7.295，7.296，7.299）	起点	• 腓骨头（后侧）和后方，腓骨近端三分之一 • 胫骨（胫骨内侧缘中部三分之一） • 比目鱼肌腱弓，在腓骨头和胫骨间，腘肌的远端
	止点	• 跟骨：比目鱼肌腱与腓肠肌腱的两个头在远端连接形成跟腱，止于跟骨结节。起自比目鱼肌的跟腱纤维，止于跟骨内侧三分之一
	比目鱼肌跨过两个关节（踝关节和距下关节） 比目鱼肌、腓肠肌和跖肌被称为小腿三头肌	
	神经支配	• 胫神经（S1–S2）
机能	踝关节（距小腿关节）	• 跖屈 ○ 前足末端固定，小腿三头肌能单方面克服体重提踵 ○ 当快步走、骑车和下楼梯时，主要作用为主动提踵 ○ 维持站立 ○ 即使在膝关节屈曲状态下也能最大限度地用力
	距下关节（距跟舟关节和距跟关节）	• 内翻
	小腿	• 静脉泵
牵涉痛 （图 7.306）	• 跟腱 • 跟痛（背屈和跖屈） • 局部疼痛（触发点位于疼痛区域内） • 靠近骶髂关节（偶尔）	
临床表现	疼痛	• 跟腱 • 负重和夜间跟痛（业余跑步者常见症状） • 小腿局部疼痛
	机能障碍	• 背屈受限 • 肌肉泵机能受限，由于触发点诱发紧张带的形成，缺乏推动静脉血回心的动力，导致足和踝区域水肿；小腿和足部弥漫性疼痛 • 夜间无小腿抽筋
卡压	胫神经	• 比目鱼肌紧张带可压迫胫神经（图 8.48），会导致： ○ 小腿和足肌无力 ○ 小腿后部和足底表面弥漫性感觉障碍

（续表）

诱发因素	过载	• 急性 ○ 运动：如田径（跳远、跳高）、排球 ○ 意外的小腿骨折 • 慢性（更常见） ○ 长时间站立工作（如服务人员、护士、售货员） ○ 肌肉短缩的状态下长时间过载（如穿高跟鞋） ○ 习惯性保持头部在前的姿势（伸颈），如头向前伸一个鼻子的长度 ○ 厨房水槽位置过低 ○ 运动：跳健美操，骑自行车（座位太低）
	直接外伤	• 踢足球时击中小腿，被狗咬伤
	原发性触发点	• 臀中肌和臀小肌
	诱发的 / 持续的因素	• 事故后环形石膏固定 • 肌肉过冷（车里 / 办公室空调） • 局部缺血（由于长筒袜顶部松紧带过紧，或盘腿坐在沙发上看电视导致小腿受压） • 腓肠肌短缩（如座椅高度不合适，只有前足着地）
治疗建议	• 即便是潜在的疼痛触发点也可产生紧张带，并可能： ○ 损害肌肉泵的机能→水肿 ○ 导致肌无力（用足趾走路）和 / 或背屈限制 ○ 导致胫神经卡压 • 跟痛在业余跑步者中常见 • 治疗跟腱疼痛时，“比目鱼肌的触发点，与腓肠肌、胫骨后肌的触发点，是导致跟痛和跟腱痛的最重要的原因。”（Dejung，2009） • 小腿疼痛：与深静脉血栓性静脉炎的鉴别 ○ 深静脉血栓性静脉炎引起的疼痛：通常是弥漫性的，疼痛区域定位不清晰，受累区域可有发热、肿胀，无放射痛 ○ 小腿肌筋膜疼痛：触发点位于可触及的紧张带内，呈点状疼痛，局限于受压迫刺激区域。此外，常存在牵涉痛 • 常与胫前综合征合并出现 • 手法治疗的合适体位：俯卧位（图 7.307~7.310）、侧卧或站立位（图 7.304c） • 踝关节背屈同时屈曲膝关节，牵伸比目鱼肌紧张带，从而对触发点进行鉴别和治疗 • 比目鱼肌触发点的治疗： ○ 直接在远端区域（即腓肠肌远端；图 7.308，7.310b）和覆盖腓肠肌上方的外侧和内侧肌肉部分（图 7.307） ○ 通过放松腓肠肌（膝关节屈曲）间接进行治疗（图 7.304a，7.304c） ○ 手呈钳状夹紧（图 7.310） • 使用辅助工具（木制触发点工具）有助于减轻治疗师手指的压力（图 7.309） • 筋膜牵伸（技术Ⅲ） ○ 为了保护静脉瓣，治疗应自始至终从远端至近端进行（图 7.304） ○ 通过放松腓肠肌来治疗比目鱼肌（图 7.304a，7.304c，7.309）	
建议患者	• 避免诱发和持续因素： ○ 评估工作条件：适当调高厨房工作台 ○ 日常活动不穿高跟鞋 ○ 如果座椅高度不合适，调整座椅高度或使用脚凳 • 触发点的自我治疗：当“跪坐在足跟上时”，在大小腿间夹一个网球，做小范围移动（侧向身体移动）来放松小腿肌肉（图 7.311） • 屈膝状态下进行牵伸（图 7.305） • 机能训练：在不平整路面行走，保持平衡（图 7.336，5.22）	

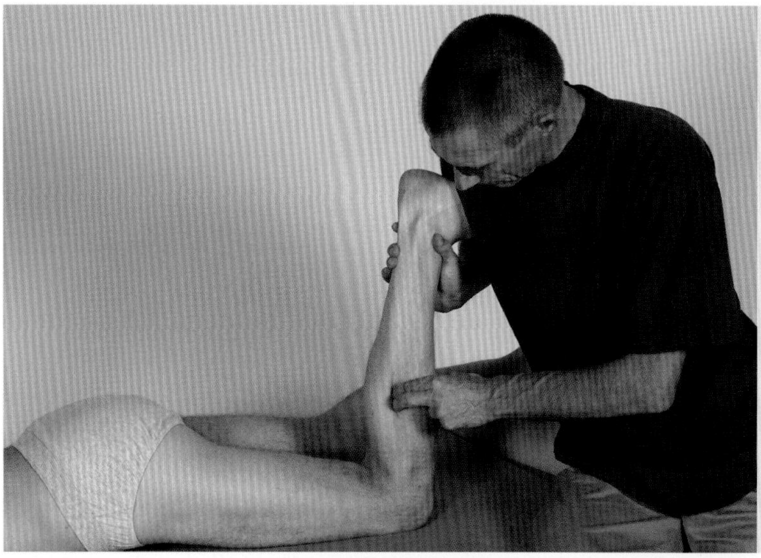

图 7.307 腓骨背侧近端三分之一的徒手按压（技术Ⅰ）和比目鱼肌起点处的触发点牵伸（技术Ⅱ）：屈膝以放松表浅的腓肠肌，背屈踝关节使比目鱼肌处于紧张状态，易于触诊和治疗

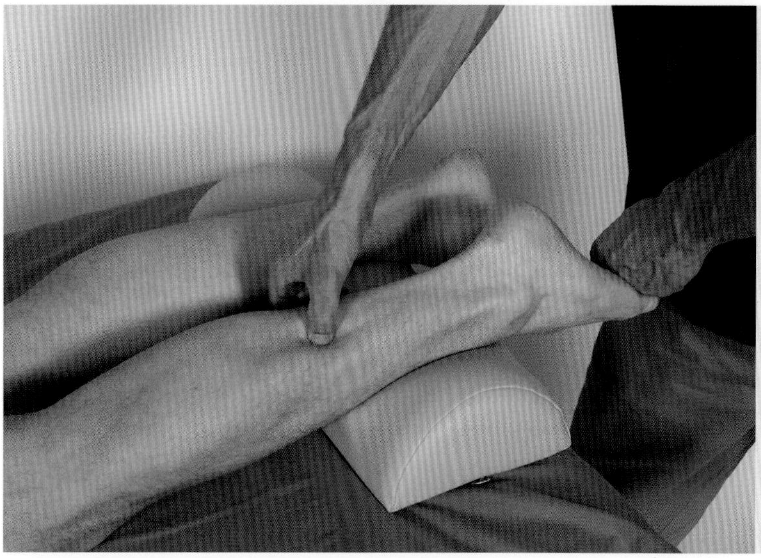

图 7.308 在腓肠肌远端比目鱼肌可触及的部分采用徒手按压（技术Ⅰ）、触发点牵伸（技术Ⅱ）和选择性筋膜牵伸（技术Ⅲ）进行治疗：治疗师通过移动足部来感觉触发点在手指下的移动（技术Ⅱb）

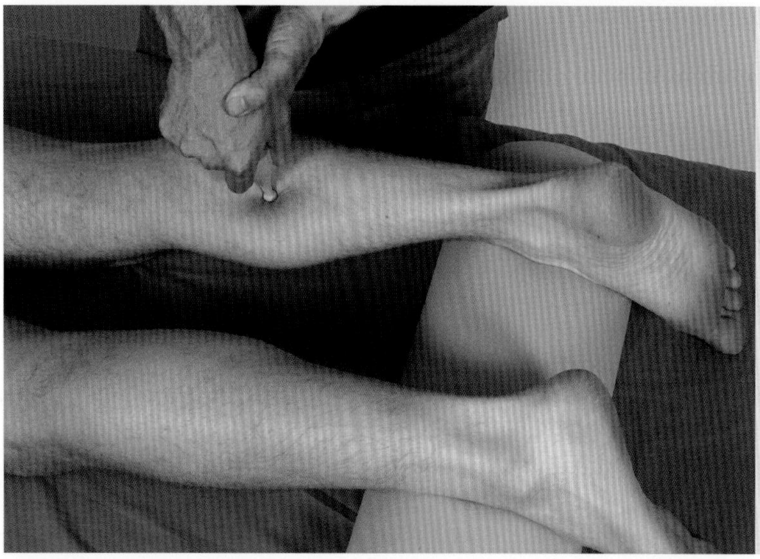

图 7.309 对腓肠肌下不能直接触及的比目鱼肌部分，采用徒手按压（技术Ⅰ）和触发点牵拉（技术Ⅱ）进行治疗：通过放松腓肠肌进行治疗（使用足底滚轴抬高足→轻度膝关节屈曲），可使用木制的触发点工具来，减轻治疗师手指的压力

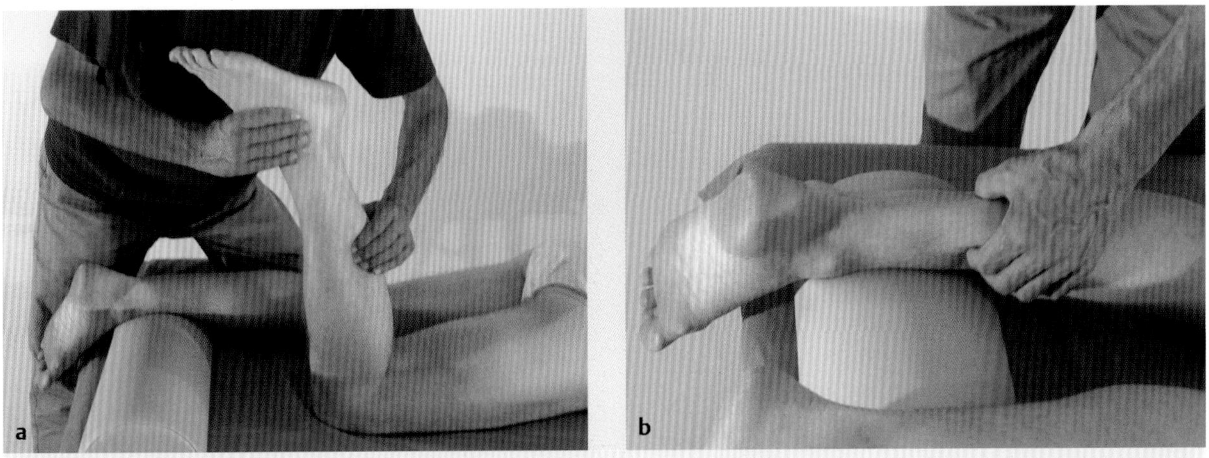

图 7.310 钳式按压治疗
a. 钳夹徒手按压（技术 I ）和小腿表浅肌肉（腓肠肌和比目鱼肌）的触发点牵伸（技术 II ）
b. 钳夹徒手按压（技术 I ）和比目鱼肌的触发点牵伸（技术 II ）

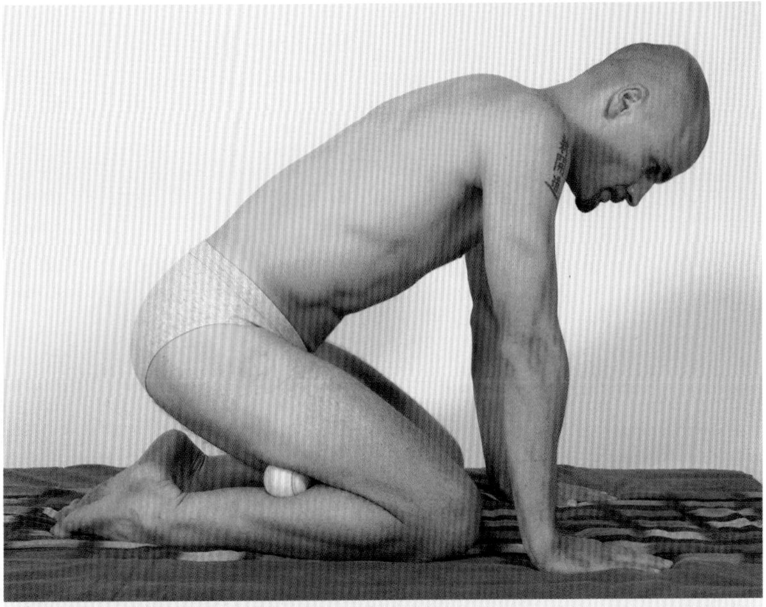

图 7.311 在足跟跪坐位用网球放松小腿后群肌肉（腓肠肌，比目鱼肌，胫骨后肌）和腘绳肌，进行触发点自我治疗

7.7.3 趾长屈肌和踇长屈肌

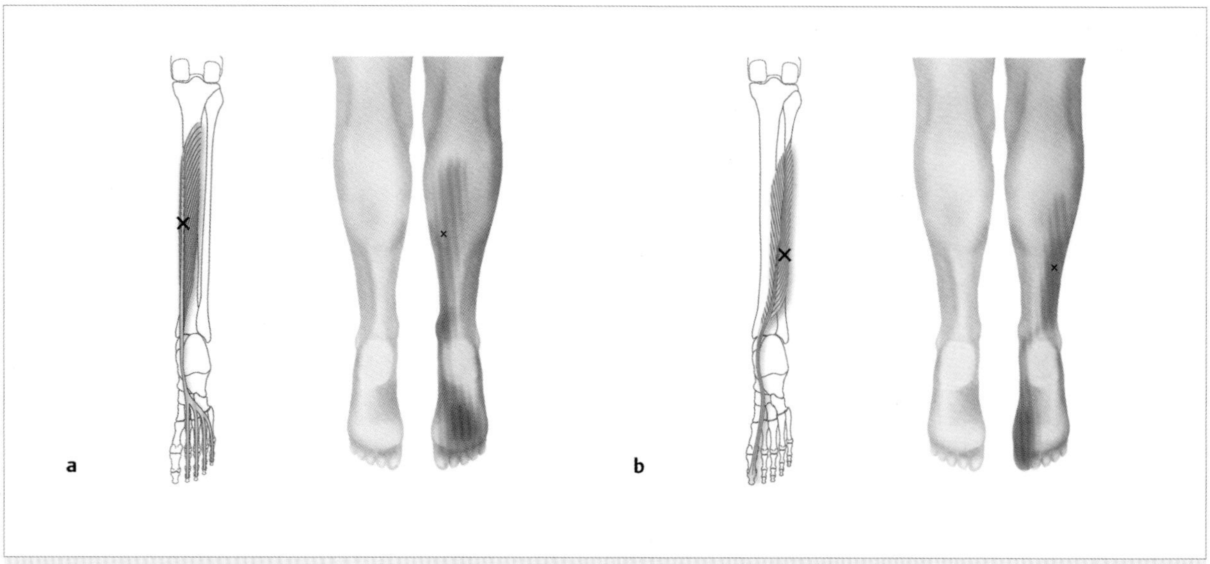

图 7.312 趾长屈肌和踇长屈肌
a. 趾长屈肌
b. 踇长屈肌

解剖（图 7.295，7.298b，7.299）	•趾长屈肌（FDL）	
	起点	•胫骨后方（中三分之一）
	止点	•第 2~5 列远节趾骨
	趾长屈肌腱于小腿与胫骨后肌交叉，向远端延伸至内踝后方，并有腱鞘包裹 在跖侧表面区域，与踇长屈肌（跖侧交叉）交叉	
	•踇长屈肌（FHL）	
	起点	•腓骨后方（远端三分之二） •骨间膜（腓骨边缘区域）
	止点	•踇趾远节趾骨
	在胫骨中部，肌腱从前向后依次为胫骨后肌腱、趾长屈肌腱、踇长屈肌腱 在足底，踇长屈肌腱与趾长屈肌腱交叉（跖侧交叉）	
	神经支配	•踇胫神经（L5~S2）

（续表）

机能	脚趾	• 屈曲第 2~5 趾的跖趾关节，近端趾间关节，远端趾间关节（趾长屈肌） • 屈曲踇趾跖趾关节和趾间关节（踇长屈肌）
	足，距下关节和踝关节	• 支持： ○足纵弓（趾长屈肌和踇长屈肌共同作用防止扁平足） ○外翻［前足 Chopart（跗横）关节和 Lisfranc（跗跖）关节］ ○内翻（距下关节） ○跖屈（踝关节） • 站立相时，稳定足、距下关节和踝关节
牵涉痛（图 7.312）	• 足部疼痛，主要表现在纵弓和前足（FDL） • 踇趾疼痛，第一跖骨（FHL）	
临床表现	疼痛	• 足和足趾痛 • 走路时疼痛加重，主要由地面不平（需要额外的稳定）引起
	机能障碍	• 足趾抽筋
诱发因素	过载	• 急性：田径（跳高、跳远），排球等 • 慢性 ○赤脚在潮湿的沙滩上运动（训练不足时） ○芭蕾，跑步（尤其在不平的表面） ○小腿三头肌无力→趾长屈肌和踇长屈肌过度代偿
治疗建议	• 活跃触发点罕见 • 趾长屈肌：从胫骨后方进行触诊和治疗（中部三分之一），向胫骨后表面施压（图 7.313） • 踇长屈肌：从腓骨后外侧进行触诊和治疗（远端三分之二）；放松小腿三头肌的表层并被动跖屈，以便尽可能深入腓骨后部（图 7.314） • 手法治疗的合适体位：俯卧位（图 7.313，7.314）、侧卧位，或仰卧位［膝关节向上，足底踩在治疗床上，使小腿肌肉自然放松（图 7.319b）］	
建议患者	• 避免诱发和持续因素 ○运动形式多样化 ○穿合适的鞋垫 • 触发点的自我治疗 • 拉伸，同时预拉伸足趾（图 7.315，7.316） • 机能训练：在凹凸不平路面行走，赤脚行走，保持平衡（图 7.336，5.22）	

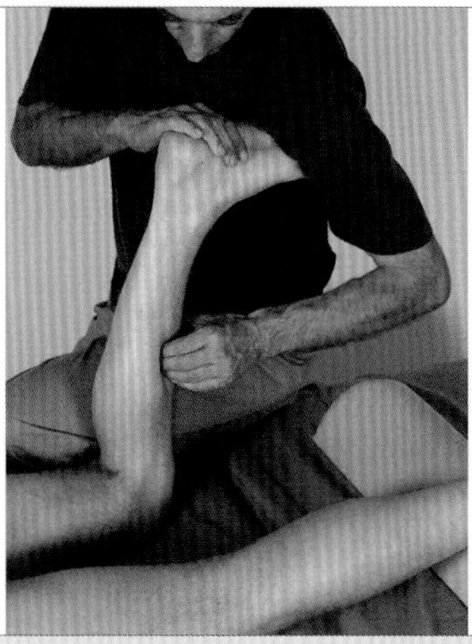

图 7.313　趾长屈肌：徒手按压（技术 I ）和触发点牵拉（技术 II ），在小腿中部三分之一内侧，比目鱼肌（通过足背屈时产生的张力来辨别）和胫骨之间，向胫骨后方施加压力

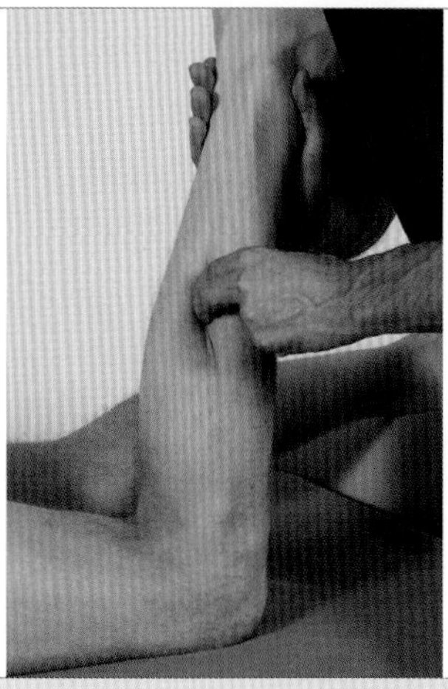

图 7.314　踇长屈肌：徒手按压（技术 I ）和触发点牵拉（技术 II ），从外侧向腓骨后方（远端三分之二）

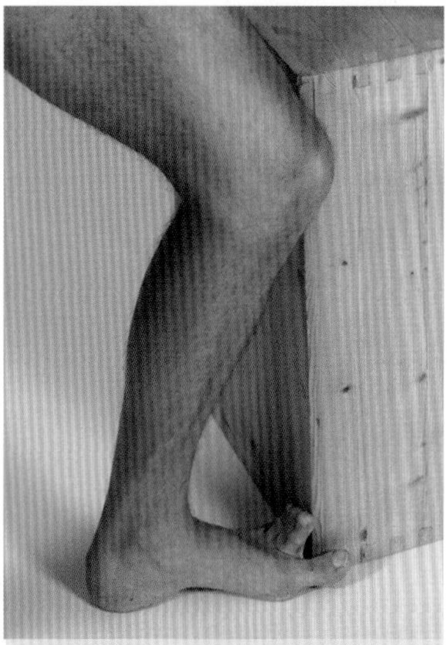

图 7.315　趾长屈肌的自我牵伸（技术 V）：首先，被动牵伸第 2~5 趾（如顶着箱子、门框等）、膝关节前移时，踝关节背屈，在多个支点处选择性牵伸趾长屈肌

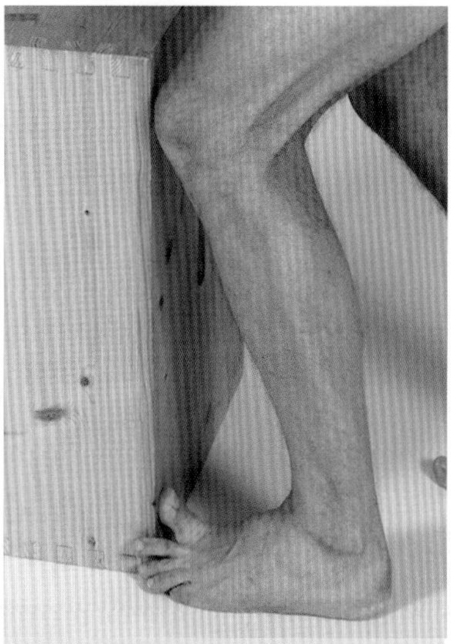

图 7.316　踇长屈肌的自我牵伸（技术 V）：首先，被动牵伸踇趾（如顶着箱子、门框等）、膝关节前移时，踝关节背屈，在多个支点处选择性牵伸踇长屈肌

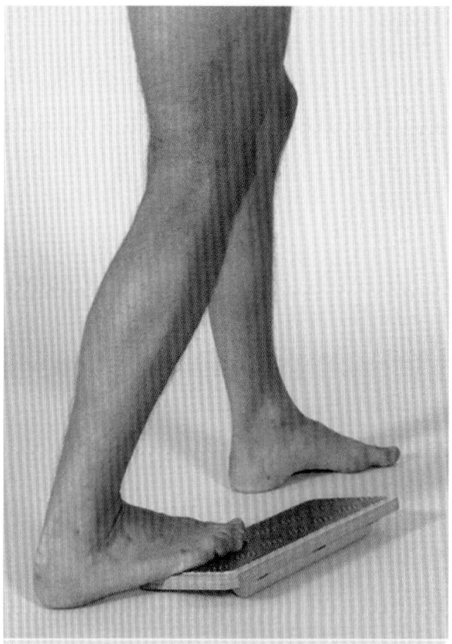

图 7.317　胫骨后肌自我牵伸（技术 V）：背屈同时外翻（在足外侧放一块楔形块）

7.7.4 胫骨后肌

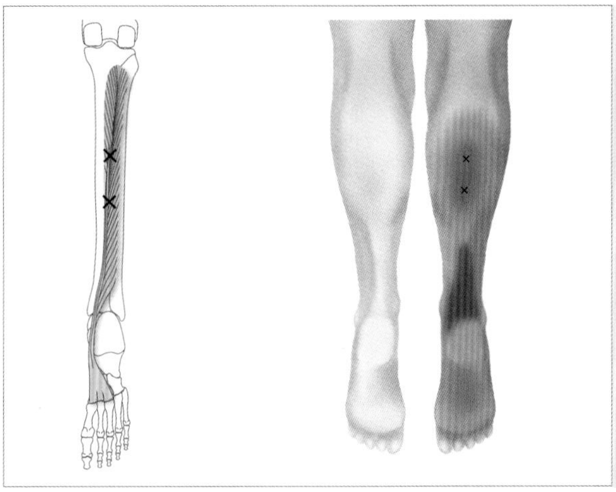

图 7.318 胫骨后肌

解剖（图 7.295，7.298b，7.299）	起点	• 骨间膜和邻近的胫骨和腓骨后表面（近端三分之二）
	止点	• 足舟骨，第 1~3 楔骨，骰骨，第 2~4 跖骨基底部
		肌腱远端通过内踝后方，有腱鞘包裹
	神经支配	• 胫神经（L5–S1）
	踝关节（距小腿关节）	• 跖屈
	距下关节（距跟舟关节和距跟关节）	• 内翻
机能	足	• 外翻［前足 Chopart（跗横）关节和 Lisfranc（跗跖）关节］ • 紧张足纵弓
	在站立相和迈步相稳定踝关节和距下关节	
牵涉痛（图7.318）	• 跟腱 • 后足，纵弓，前足 • 局部疼痛（小腿深部）	
临床表现	疼痛	• 跟腱痛 • 小腿和足部肌肉 • 负载时疼痛加剧（如在凹凸不平地面上行走）
诱发因素	过载	• 急性：如跌倒或小腿骨折 • 慢性 ○快跑，长时间慢跑 ○在凹凸不平地面上行走或跑步（如鹅卵石或碎石）→需要增加足部稳定性 ○错误的静态过载（扁平足，平足）
治疗建议	• 主要为跟腱痛 • 通过覆盖在上方的肌肉间接进行触诊和治疗： ○内侧：尽可能地放松比目鱼肌和趾长屈肌深层（图 7.319） ○后方：通过腓肠肌和比目鱼肌（尽可能放松；图 7.320，7.321）	
	• 使用木制触发点工具，可减轻治疗师手指压力（图 7.320） • 筋膜牵伸（技术 Ⅲ）： ○放松腓肠肌和比目鱼肌后进行深部触诊，从远端向近端分离肌肉（保护静脉瓣；图 7.321） ○治疗应该由外周向近端进行，以保护静脉瓣（适用于整个小腿） • 不应看到深静脉曲张 – 务必谨慎 • 手法治疗的合适体位：俯卧位（图 7.319a，7.320，7.321），仰卧位或侧卧位 • 骨间膜（胫骨后肌的起点）机能障碍通常与胫骨后肌触发点同时存在→活动腓骨头，进而松动骨间膜	

（续表）

建议患者	●避免诱发和持续因素 ○运动多样化 ○垫合适的鞋垫 ●触发点的自我治疗（用手或坐在足跟上；图 7.311） ●背屈同时外翻进行牵伸（将一个楔形物置于足外侧下方；图 7.317） ●机能训练：纵、横弓训练，足和腿轴线训练，在不平整的地面行走，赤脚行走，保持平衡（图 7.336，5.22）

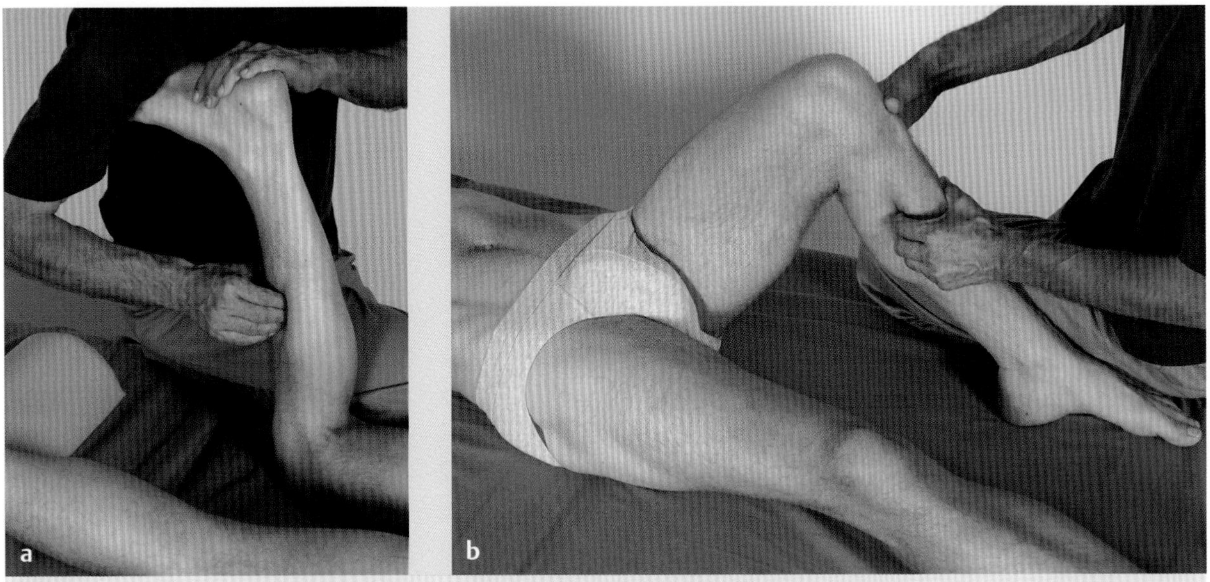

图 7.319　小腿近端三分之二内侧入路：在胫骨后侧比目鱼肌和趾长屈肌间尽可能向深层，指压治疗胫骨后方；徒手按压（技术Ⅰ）和触发点牵伸（技术Ⅱ）

a. 俯卧位徒手治疗

b. 屈膝仰卧位徒手治疗

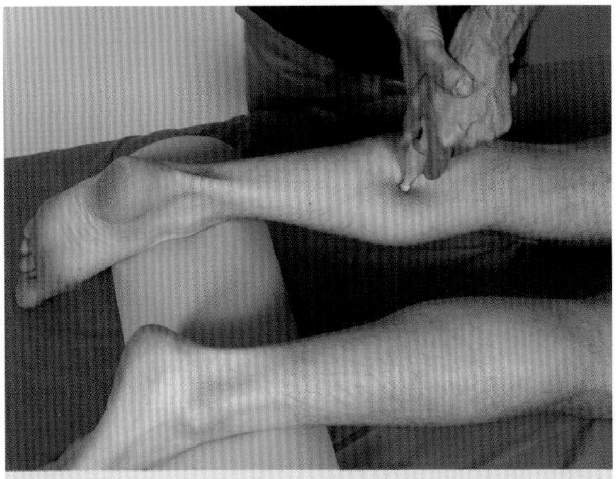

图 7.320　后方入路：深压骨间膜（腓肠肌和比目鱼肌尽可能放松）→徒手按压（技术Ⅰ）和触发点牵伸（技术Ⅱ）。如有必要，使用木制触发点工具以减轻治疗师手指的压力

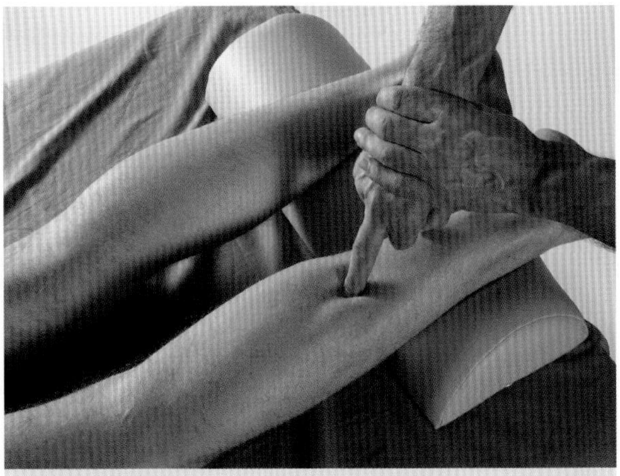

图 7.321　筋膜牵伸（技术Ⅲ）：从远端向近端，深层分离放松腓肠肌和比目鱼肌

7.7.5 胫骨前肌

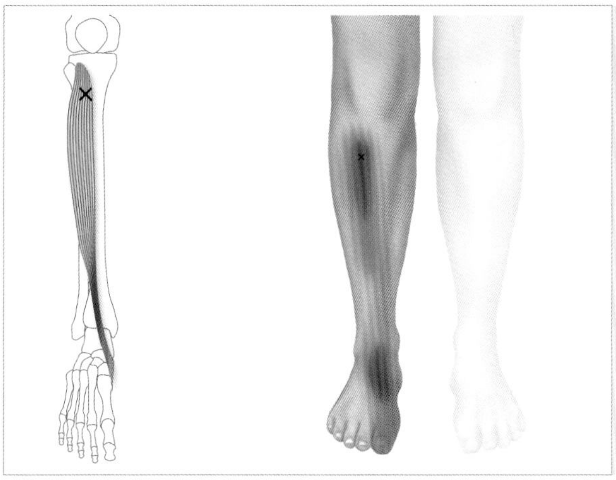

图 7.322 胫骨前肌

解剖 （图 7.295，7.296，7.298a）	起点	•胫骨（胫骨外侧髁和胫骨外侧面的近半） •骨间膜（前）
	止点	•足底内侧楔骨和第 1 跖骨
	神经支配	•腓深神经（L4–L5）
	踝关节（距小腿关节）	•背屈 →摆动相，防止足下垂 →足跟着地后，动态偏心运动（肌电图活跃程度最高）
机能	距下关节（距跟舟关节和距跟关节）	•内翻（距下关节） •仰卧［Chopart（跗横）关节和 Lisfranc（跗跖）关节］
	在站立相和迈步相稳定踝关节和距下关节	
牵涉痛 （图 7.322）	•踝关节（前内侧） •足背 •踇趾（内侧和背侧） •胫骨前方局部疼痛	
临床表现	疼痛	•足背和踇趾前内侧 •胫骨前方疼痛 •无夜间痛
	机能障碍	•背屈无力 →踝关节无力导致失衡 →绊倒，增加跌倒风险
诱发因素	过载	•急性：内侧和外侧扭伤 •慢性 ○长时间开车：脚在较小的角度区间，长时间踏油门踏板 ○长时间下坡，向后倾斜滑雪，爬行 ○穿高跟鞋或鞋跟太硬 ○小腿肌肉过紧或过短
	直接外伤	•体育活动或事故
治疗建议	•有足伸肌无力和步态不稳时，应针对潜伏的疼痛触发点进行治疗，纠正机能障碍	
	•注意小腿的骨筋膜室综合征：不要过度使用技术Ⅰ、Ⅱ、Ⅲ（图 7.323~7.325）；治疗强度过大，有引发血肿的危险，可导致骨筋膜室综合征	
	•后前方向问题更常见：如有必要，向治疗紧张和短缩的小腿肌肉触发点并牵伸小腿肌肉	
	•胫前侧浅筋膜和胫骨筋膜分离（技术Ⅳ；图 7.325）	
	•手法治疗的合适体位：仰卧位（图 7.323~7.325），侧卧位	
	•胫骨前肌常有致密的筋膜，影响手法治疗	

（续表）

建议患者	●避免诱发和持续因素： ○如何踩油门：开车时使用巡航控制 ○穿戴配有减震器的登山靴 ○治疗和牵伸小腿肌肉（图 7.305） ●触发点的自我治疗 ●牵伸（跪坐在足跟上；图 7.326） ●机能训练：足跟着地走路，单腿平衡，平衡板练习（图 7.336）

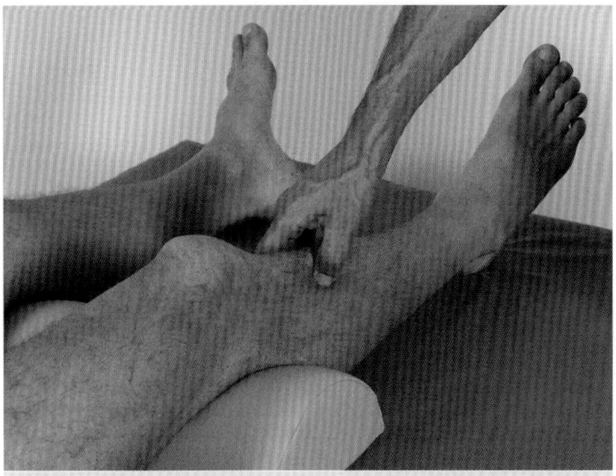

图 7.323　徒手按压（技术 Ⅰ）和牵拉触发点（技术 Ⅱ）：注意运动量和治疗强度，避免血肿的发生（骨筋膜室综合征的危险）

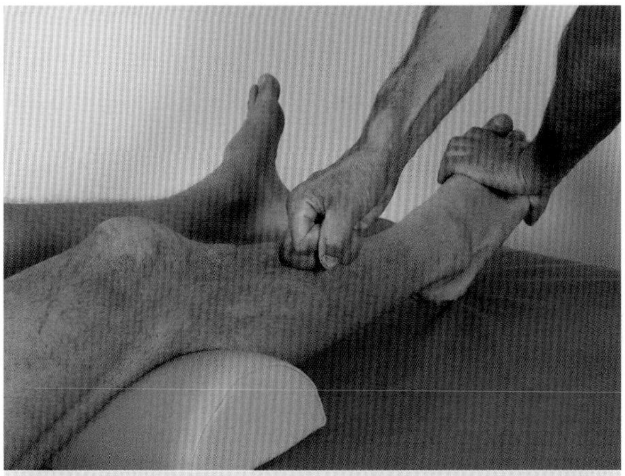

图 7.324　牵伸筋膜（技术 Ⅲ）：如胫骨前肌预牵伸（被动跖屈），筋膜牵伸会更有效

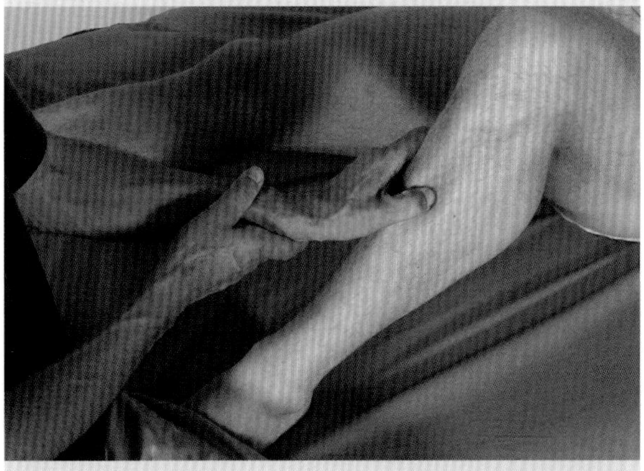

图 7.325　胫骨前肌和胫骨膜之间的筋膜分离（技术 Ⅳ）

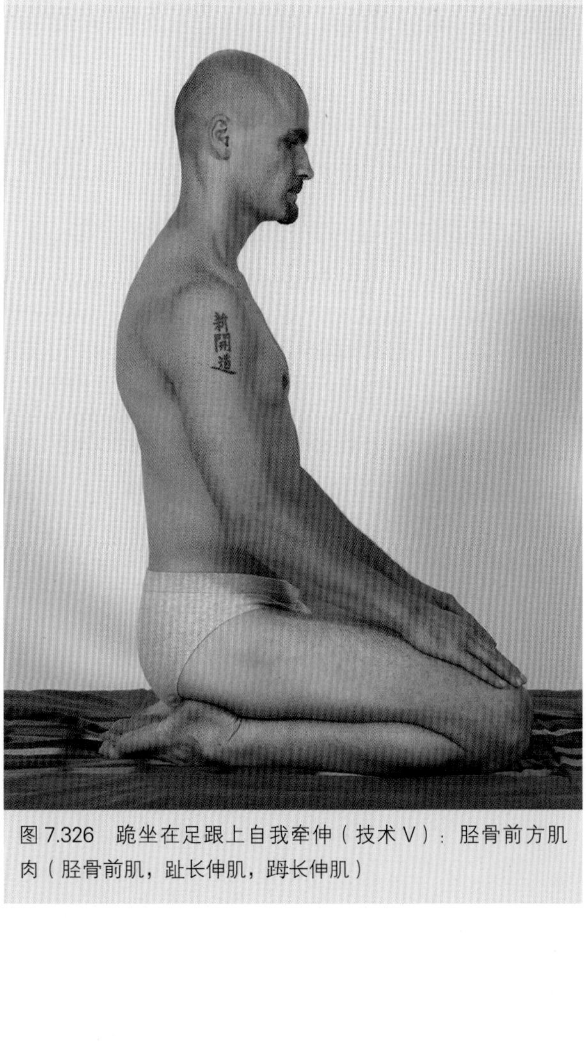

图 7.326　跪坐在足跟上自我牵伸（技术 Ⅴ）：胫骨前方肌肉（胫骨前肌，趾长伸肌，拇长伸肌）

7.7.6 趾长伸肌和踇长伸肌

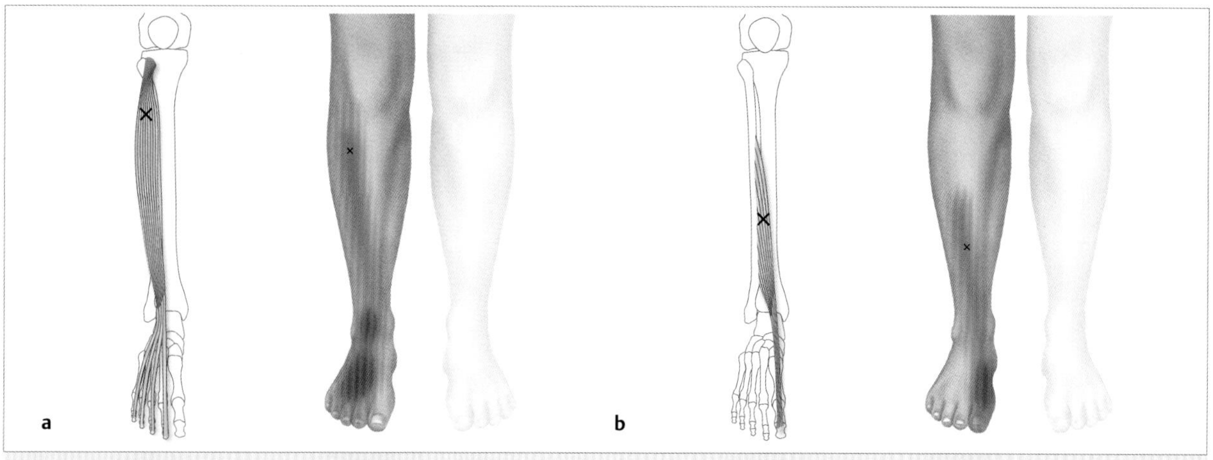

图 7.327 趾长伸肌和踇长伸肌
a. 趾长伸肌
b. 踇长伸肌

解剖（图 7.296，7.297，7.298a）	•趾长伸肌（EDL）	
	起点	•胫骨外侧髁 •骨间膜（前侧） •腓骨（腓骨头和腓骨前侧近端四分之三）
	止点	•第 2~5 趾伸肌腱延伸至第 2~5 远节趾骨
	趾长伸肌肌腹位于胫骨前外侧，在踝关节水平肌肉延续为肌腱并分为 4 根，分别至第 2~5 趾。肌腱有腱鞘包裹，经过上 / 下伸肌支持带下方延伸至胫骨前肌外侧，进一步至远端足背，形成趾伸肌腱，止于第 2~5 远节趾骨	
	•踇长伸肌（EHL）	
	起点	•腓骨体内侧（腓骨体分为四等份，附着于中间两份） •小腿骨间膜
	止点	•延伸至踇趾远节趾骨基底部
	踇长伸肌位于胫骨前肌和趾长伸肌间，大部分为上述两块肌肉覆盖	
	神经支配	•腓深神经（L5–S1）
机能	趾	•趾长伸肌延伸至第 2~5 趾的跖趾关节、近端趾间关节和远端趾间关节 •踇长伸肌延伸至踇趾跖趾关节和趾间关节
	距下关节和足	•外翻（距下关节）和外翻（前足）—趾长伸肌 •内翻（距下关节）和内翻（前足）—踇长伸肌
	踝关节（距小腿关节）	•背屈 →摆动相防止足下垂 →足跟着地后动态偏心运动（肌电图活跃程度最高）
		•步行时，站立相和迈步相，稳定踝关节和距下关节
	趾长伸肌一部分作为胫骨前肌和踇长伸肌的协同肌（背屈），另一部分作为拮抗肌（外翻）	
牵涉痛（图 7.327）	•第 2~5 趾背侧；踝关节；胫骨前侧（趾长伸肌） •踇趾，足背，第 1 趾骨（踇长伸肌）	

（续表）

临床表现	疼痛	• 胫骨前方、踝和足背侧持续疼痛 • 步行时，尤其路面不平（额外需要维持稳定）时疼痛加剧
	机能障碍	• 足和趾伸肌无力→跨阈步态 • 胫骨前肌夜间痉挛 • 锤状趾
卡压	腓深神经	• 趾长伸肌的紧张带可能压迫腓深神经（图 8.46）→神经麻痹可导致足和趾的伸肌无力→马蹄内翻足
诱发因素	过载	• 急性：绊倒，摔倒，踢，伤及足趾 • 慢性： ○驾车长途旅行：油门踏板（见胫骨前肌） ○穿高跟鞋或鞋跟太硬 ○跑步（尤其在不平的路面上），长时间下坡 ○由于小腿肌肉紧张和短缩而导致的过载
	诱发 / 持续因素	• 受凉 • L4–L5 的神经根病
治疗建议	• 潜在的疼痛触发点可能会引起足和趾的伸肌无力 • 趾长伸肌 ○肌腹位于胫骨前肌外侧和腓骨长肌前方 ○主动跖屈（→消除胫骨前肌的影响）的同时脚趾伸展（→紧张趾长伸肌），有助于触诊和鉴别 ○技术Ⅰ和Ⅱ治疗较简单（图 7.328）；预牵伸（技术Ⅲ）趾长伸肌后进行筋膜牵伸（图 7.329） • 踇长伸肌：通过趾长伸肌和胫骨前肌进而进行间接治疗，因为上述两肌肉覆盖踇长伸肌 • 手法治疗的合适体位：仰卧位（图 7.328，7.329）或侧卧位 • 调整治疗强度，避免形成血肿（有发生骨筋膜室综合征的危险）	
建议患者	• 避免诱发和持续因素： ○汽车：开车时使用巡航控制 ○鞋子：避免穿高跟鞋和带鞋垫的鞋子 ○如有需要，治疗和牵伸小腿后部肌肉 • 触发点的自我治疗 • 牵伸（图 7.326） • 机能训练：足跟着地走路，单脚维持平衡，在平衡板上行走（图 7.336）	

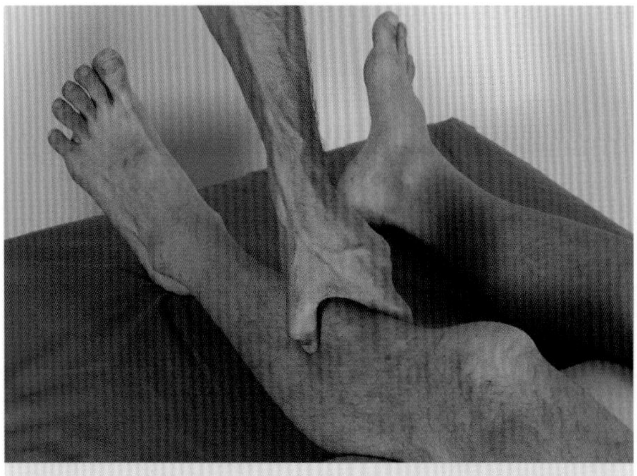

图 7.328　仰卧位对下趾长伸肌和踇长伸肌区域进行触发点按压（技术Ⅰ）和牵伸（技术Ⅱ），调整治疗强度，避免形成血肿（有发生骨筋膜室综合征的风险）

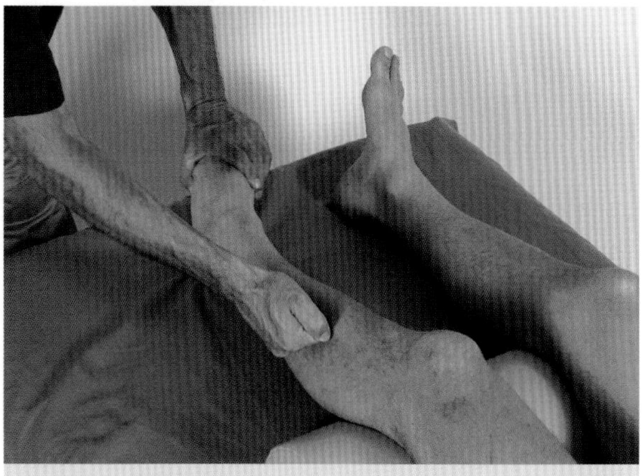

图 7.329　筋膜牵伸（技术Ⅲ）：预牵伸趾长伸肌（被动跖屈和脚趾屈曲）会使筋膜牵伸更有效，牵伸趾长伸肌的整个浅筋膜

7.7.7 腓骨长肌、腓骨短肌和第三腓骨肌

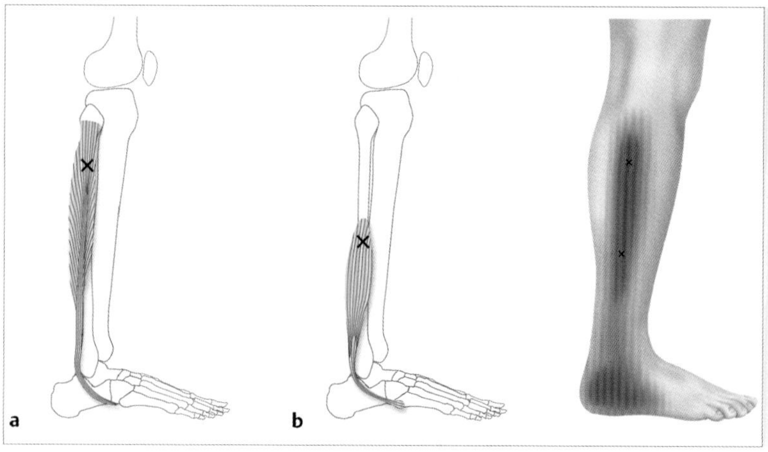

图 7.330 腓骨长肌和腓骨短肌
a. 腓骨长肌
b. 腓骨短肌

解剖（图 7.296，7.297，7.298a）	• 腓骨长肌	
	起点	• 腓骨（腓骨头和腓骨外侧面近端三分之二）
	止点	• 第 1 跖骨和内侧楔骨
	腓骨长肌腱于足弓下方止于对侧胫骨前肌腱止点相对的位置处，构成“马镫”样外观	
	• 腓骨短肌	
	起点	• 腓骨（腓骨外侧面远端三分之二）
	止点	• 第五跖骨
	小腿外侧筋膜室容纳腓骨长肌，腓骨短肌和腓浅神经	
	• 第三腓骨肌	
	起点	• 腓骨（腓骨前缘下半部和小腿前肌间隔）
	止点	• 第 4、5 跖骨
	小腿前筋膜室容纳第三腓骨肌、胫骨前肌和腓深神经 第三腓骨肌是趾长伸肌的分支，走行几乎与之平行。从机能上看，属于小腿前肌，因此也属于伸肌。腓骨长肌覆盖了第三腓骨肌的大部。第三腓骨肌触发点主要引起关节前外侧疼痛和足跟外侧疼痛 约 8% 的人第三腓骨肌缺失	
	神经支配	• 腓浅神经（L5–S1）：腓骨长肌，腓骨短肌 • 腓深神经（L5–S1）：第三腓骨肌
机能	踝关节（距小腿关节）	• 跖屈（辅助）
	距下关节（距跟舟关节和距跟关节）	• 外翻（主动）
	足	• 内旋（跗横和跗跖关节） • 腓骨长肌（连同胫骨前肌）紧张足横弓（中足区）
	在站立相参与维持足部、距下关节和踝关节的稳定	
牵涉痛（图 7.330）	• 小腿外侧 • 外踝及邻近区域	

（续表）

临床表现	疼痛	• 外踝后方及邻近区域 • 小腿外侧、踝关节疼痛和压痛 • 走路时疼痛加剧，尤其是路面不平时
	机能障碍	• 无力→踝关节不稳 • 反应延迟→反复内翻扭伤 • 腓总神经受压时感觉异常
卡压	腓浅神经和 / 或腓深神经常见	• 腓骨长肌近端附着处的开口允许腓总神经（腓骨头稍远端）通过，可能压迫腓总神经（图 8.46）；在远端，腓骨长肌紧张带可压迫腓浅神经和或腓深神经。 →神经麻痹引起的前筋膜室和外侧筋膜室内肌肉的肌力减弱，影响足、趾伸肌和腓骨肌。 →第一和二趾间足背远端敏感度降低
诱发因素	过载	• 急性 ○绊倒，摔倒 ○内翻扭伤（外踝损伤） ○石膏固定 • 慢性 ○在不平的路面上走 / 跑 ○穿高跟鞋进行日常活动
	原发性触发点	• 阔筋膜张肌，或臀中肌和臀小肌
	诱发 / 持续因素	• 寒冷 • 穿着有松紧带、长至膝上的袜子，导致局部缺血 • L4–L5 神经根病变
治疗建议	• 经常存在活跃的触发点 • 治疗方法（图 7.331，7.332）简单，但效果令人满意 • 手法治疗的合适体位：侧卧位（图 7.331，7.332）或仰卧位 • 腓骨长肌紧张带可以在腓骨头远端对腓总神经（腓浅神经或腓深神经）形成压迫（图 8.46） • 如果踝关节扭伤后外踝侧疼痛持续存在，不要轻易进行手术治疗，而应在腓骨肌处积极寻找触发点（Dejung，2009）	
建议患者	• 避免诱发和持续因素，如在日常生活中避免穿高跟鞋 • 自我手法治疗 • 牵伸 • 训练腓骨肌的灵活性（动态稳定）：如平衡杆、平衡板（图 7.336），在不平的路面行走，赤脚走 • 使用合适的鞋垫，当比赛时对关节施加压力和外侧支持	

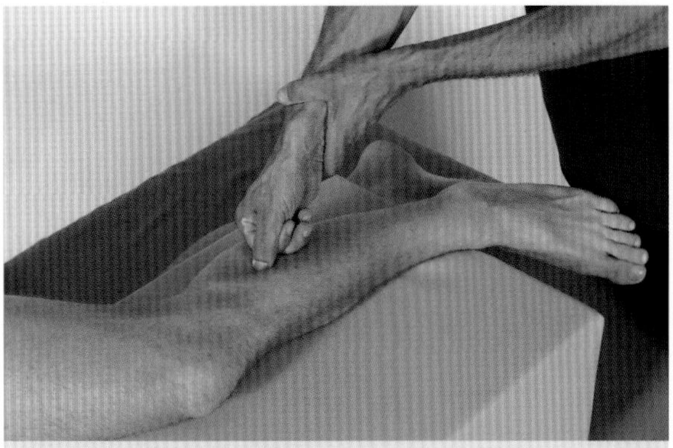

图 7.331　腓骨长肌：手法按压（技术Ⅰ）和用拇指牵伸触发点（技术Ⅱ）

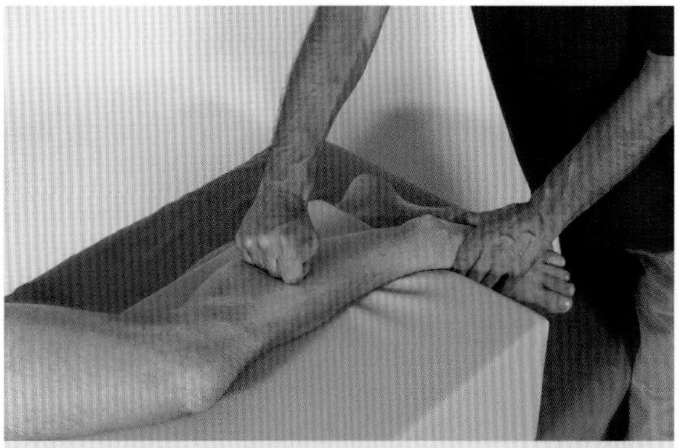

图 7.332　腓骨长肌和腓骨短肌：预牵伸腓骨肌（内翻/仰卧），进行筋膜牵伸（技术Ⅲ）

7.7.8 趾短伸肌和踇短伸肌

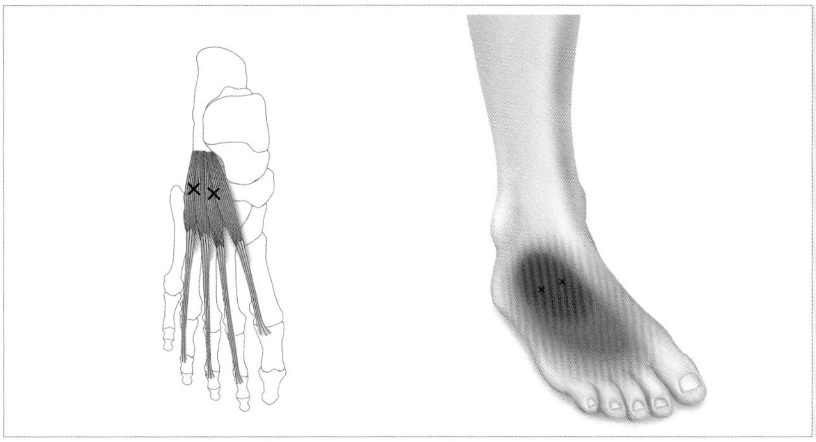

图 7.333 趾短伸肌和踇短伸肌

解剖 （图 7.296， 7.297，7.298a）	趾短伸肌（EDB）	
	起点	• 跟骨（后侧）
	止点	• 发出 3 条趾伸肌腱，至第 2~4 趾，止于中节趾骨底
	踇短伸肌（EHB）	
	起点	• 跟骨（趾短伸肌内侧）
	止点	• 止于踇趾近节趾骨底
	神经支配	• 腓深神经（L5–S1）
机能	趾短伸肌	• 至第 2~4 趾的跖趾关节、近端趾间关节和远端趾间关节
	踇短伸肌	• 至踇趾跖趾关节
	踇短伸肌和踇长伸肌对踇趾来说都是伸肌，踇趾的机能比较独特	
牵涉痛 （图 7.333）	• 足的局部疼痛（足背中部）	
临床表现	疼痛	• 足背上方 • 静息性钝痛 • 走路时疼痛加重
诱发因素	过载	• 急性：踢到了足趾 • 慢性：滑雪时身体后倾，趾长伸肌无力
	直接外伤	• 工伤，如重物砸到脚上
	原发性触发点	• 胫骨前肌、趾长伸肌、腓骨肌、臀中肌、臀小肌、阔筋膜张肌
	诱发/持续因素	• 鞋子太紧→足趾运动受限 • 鞋带系得太紧→缺血压迫
治疗建议	• 治疗较简单 • 手法治疗的合适体位：仰卧位或侧卧位（图 7.334，7.335） • 若跗骨活动度降低，可以活动跗骨	
建议患者	• 避免诱发和持续因素 • 选择合适的鞋子，避免鞋带系得太紧 • 工作场所存在危险时，选择相适应的鞋 • 触发点的自我治疗 • 牵伸 • 机能训练（图 7.336）	

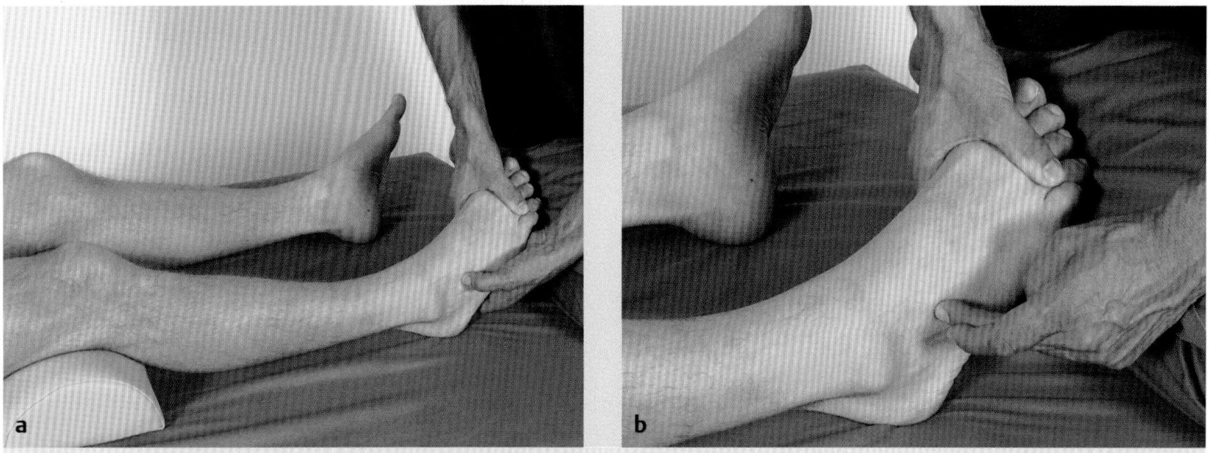

图 7.334 趾短伸肌的手法按压（技术Ⅰ）；以及触发点的定位与牵伸（技术Ⅱ）
a. 拇指按压
b. 中指按压，食指固定

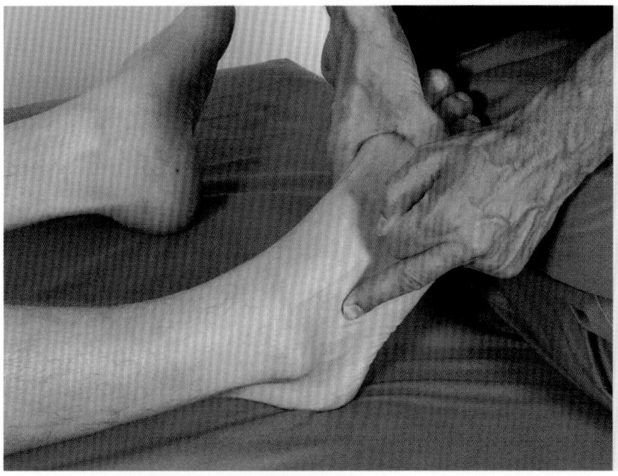

图 7.335 趾短伸肌的筋膜牵伸（技术Ⅲ）

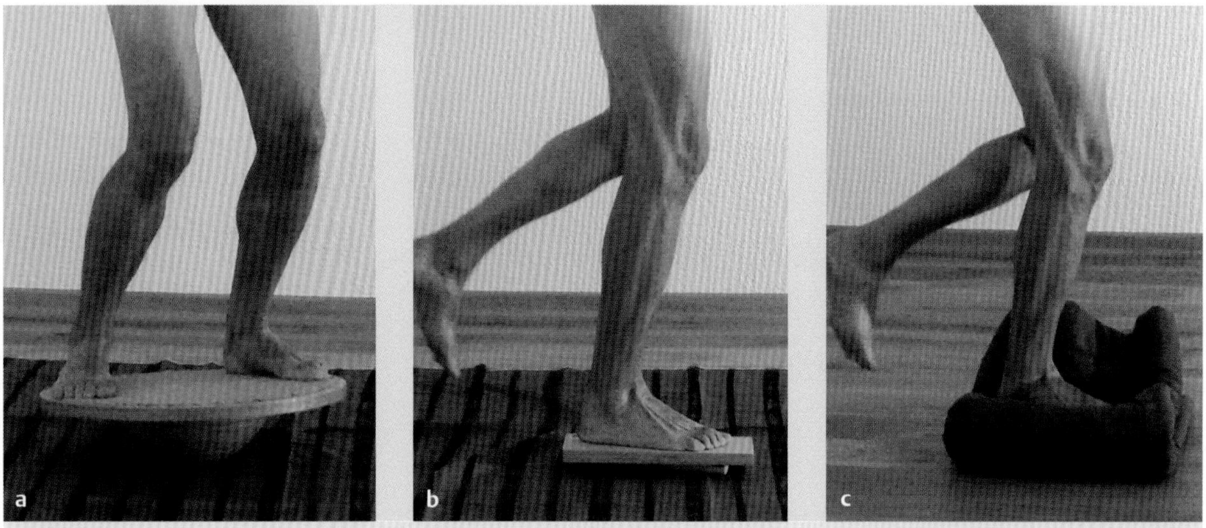

图 7.336 趾长伸肌、趾短伸肌、足和小腿肌肉在不稳定平面的机能训练（技术Ⅵ）
a. 摆动板
b. 平衡板
c. 羊毛毯

7.7.9　足底肌（浅层）：趾短屈肌、踇展肌和小趾展肌

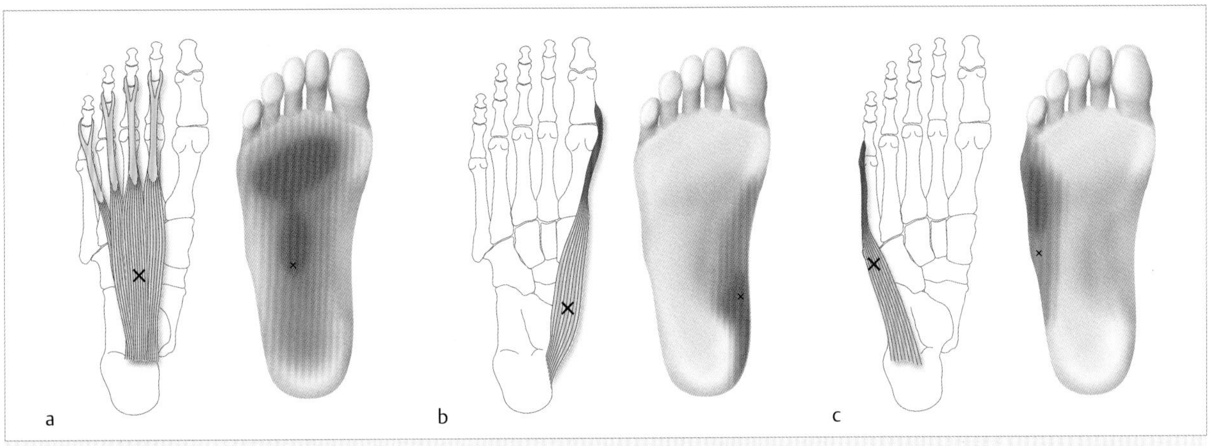

图 7.337　足底浅层肌肉
a. 趾短屈肌
b. 展肌
c. 小趾展肌

解剖 （图 7.330a）	• 趾短屈肌（FDB）	
	起点	• 跟骨（跟骨结节下面） • 跖腱膜（近端部分）
	止点	• 第 2~5 趾中节趾骨
	趾短屈肌腱彼此分开：趾长屈肌腱穿过趾短屈肌腱间的裂隙，止于远端趾骨	
	• 踇展肌（AbdH）	
	起点	• 跟骨（跟骨结节内侧突） • 屈肌支持带 • 跖腱膜
	止点	• 踇趾近节趾骨底 • 籽骨内侧
	踇展肌位于足内侧缘后半部皮下	
	• 小趾展肌（AbdDM）	
	起点	• 跟骨（跟骨结节突起）
	止点	• 小趾近节趾骨
	小趾展肌位于足外侧缘皮下	
	神经支配	• 胫神经 ○ 足底内侧神经（L5–S2）支配趾短屈肌和踇展肌 ○ 足底外侧神经（S2–S3）支配小趾展肌

（续表）

机能	趾短屈肌	• 屈曲第 2~5 趾的跖趾关节，近端趾间关节，远端趾间关节
	踇展肌	• 外展踇趾 • 协助 ○ 屈曲踇趾 ○ 维持足纵弓
	小趾展肌	• 外展小趾 • 协助 ○ 屈曲小趾 ○ 维持足纵弓
牵涉痛 （图 7.337）	• 足底远端跖骨区域（FDB） • 足跟内侧缘，足内侧缘（AbdH） • 足外侧缘，主要为远端（AbdDM）	
临床表现	疼痛	• 足底，足跟内侧，足外侧缘 • 静息性钝痛 • 负重时疼痛加重
	机能障碍	• 跛行，以避免疼痛 • 足趾畸形（如趾外翻）
诱发因素	过载	• 不恰当的训练：最大负载时（如田径，排球） • 慢性 ○ 肥胖 ○ 跳芭蕾，跑步 ○ 鞋不合适 – 木鞋 / 木屐→摆动相，足趾过度屈曲，固定鞋子 – 鞋过紧→限制足趾运动 – 硬鞋底→限制足趾蹬地
	外伤	• 工伤：鞋底扎钉子
治疗建议	• 趾短屈肌 ○ 趾短屈肌位于足底中部，仅有皮肤和足底腱膜中部覆盖，因此较易触诊和治疗。足趾被动伸展使足底肌（足底肌肉浅层）紧张，可进行选择性触诊和治疗（图 7.338） ○ 筋膜牵伸（技术Ⅲ）可选择性针对单条紧张带（图 7.339a）或整个趾短屈肌（图 7.339b），使足趾伸展进行预牵伸 • 踇展肌：位于足内侧缘皮下，较易触诊和治疗（图 7.340） • 小趾展肌位于足外侧缘皮下，触发点不常见 • 手法治疗的合适体位：俯卧位（图 7.337，7.338），侧卧位或仰卧位（图 7.340） • 若跗骨活动度降低，可以活动跗骨	
建议患者	• 避免诱发和持续因素 ○ 选择合适的鞋子，搭配合适的鞋垫，避免脊状鞋底 • 触发点的自我治疗（徒手，用木制触发点工具，用网球）（图 7.347） • 牵伸 • 训练：灵活性训练（平衡 图 7.336，7.349），赤脚走路	

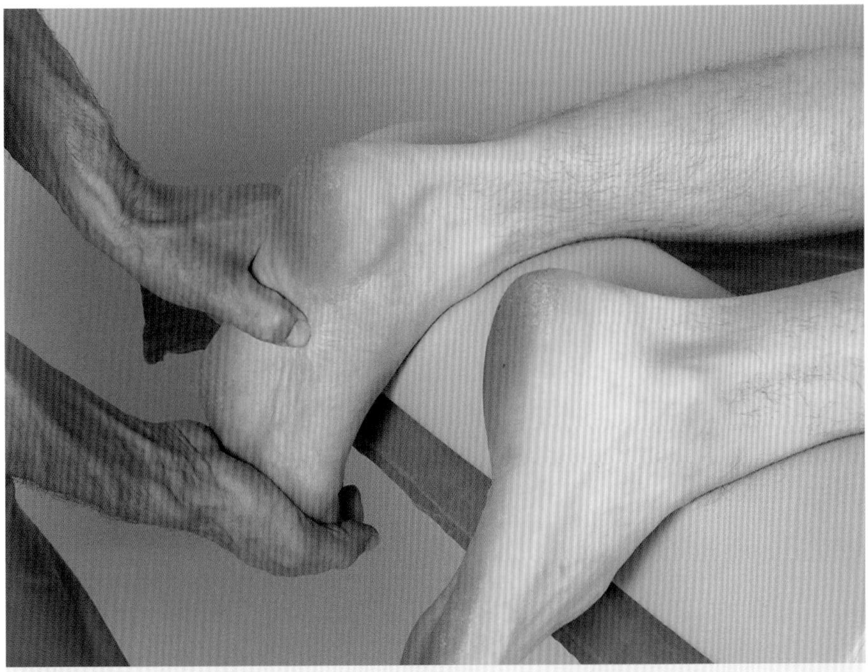

图 7.338 趾短屈肌的徒手按压（技术Ⅰ）和触发点牵伸（技术Ⅱ）：被动伸展足趾，使趾短屈肌紧张，可进行触诊和治疗

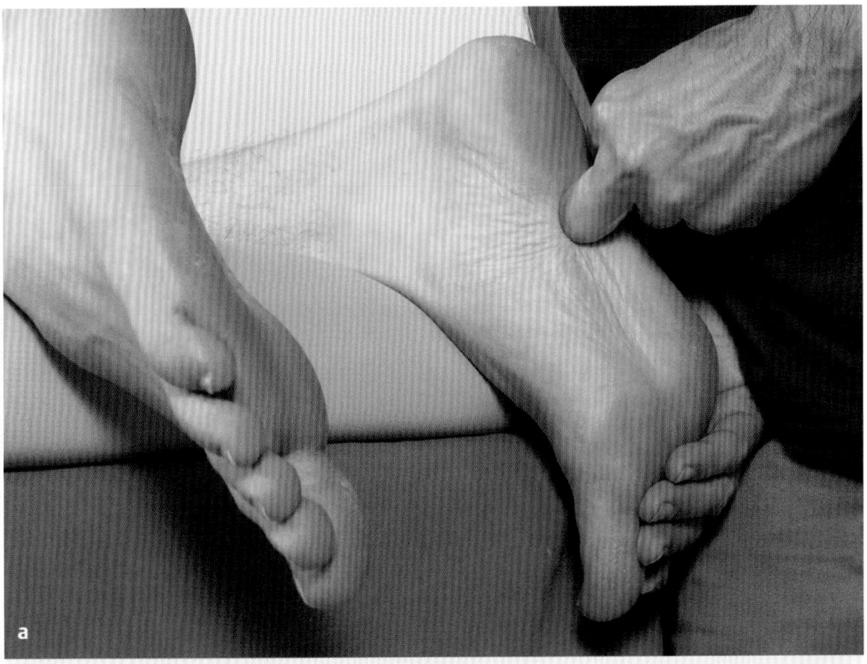

图 7.339 从预牵伸位置对趾短屈肌进行筋膜牵伸（技术Ⅲ）
a. 用中指近端指间关节选择性牵伸紧张的筋膜带

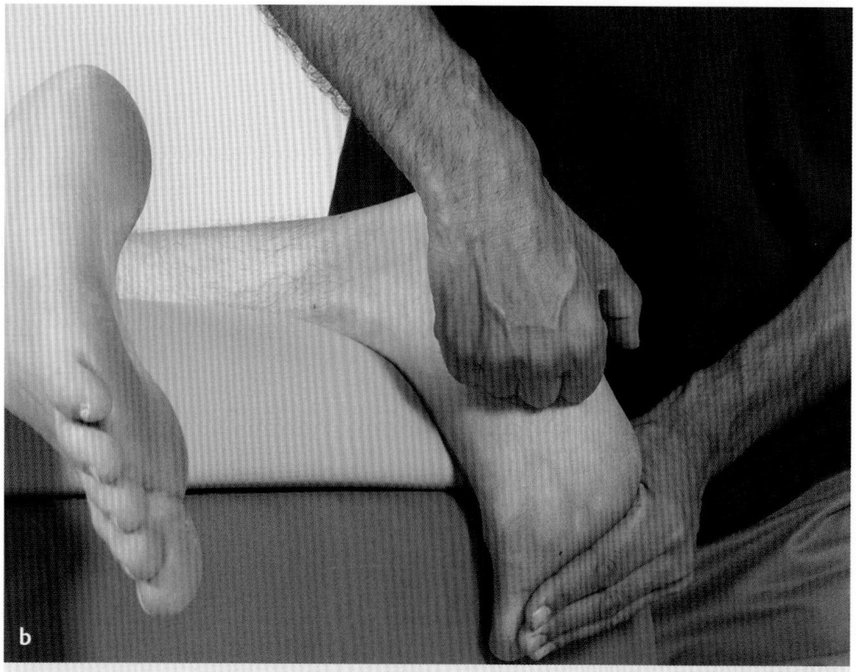

图 7.339（续）
b. 用指关节对足底浅层肌肉进行广泛的筋膜牵伸

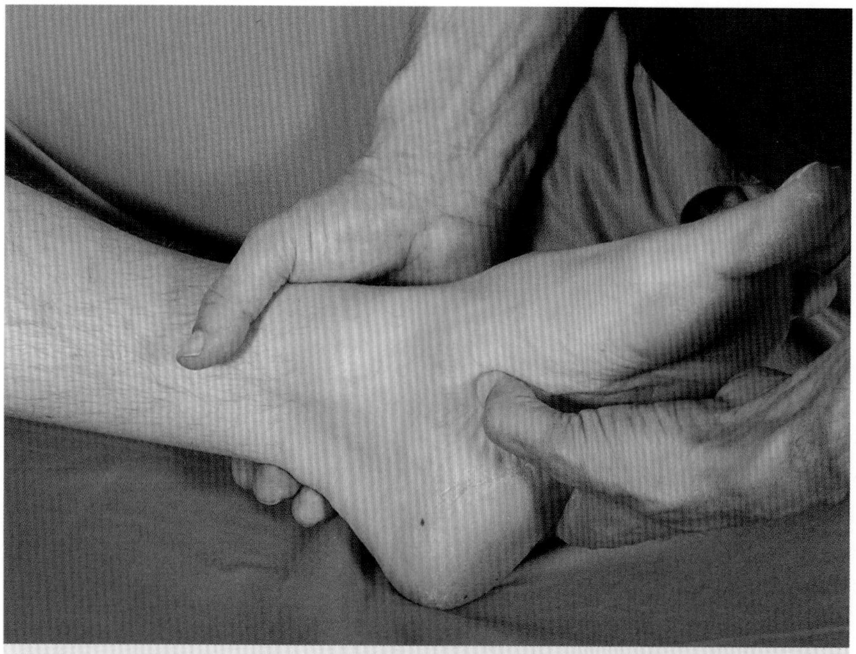

图 7.340　踇展肌的徒手按压（技术 I ）和触发点牵伸（技术 II ）

7.7.10 足底肌（深层）：跖方肌、踇短屈肌、踇收肌、蚓状肌和骨间肌

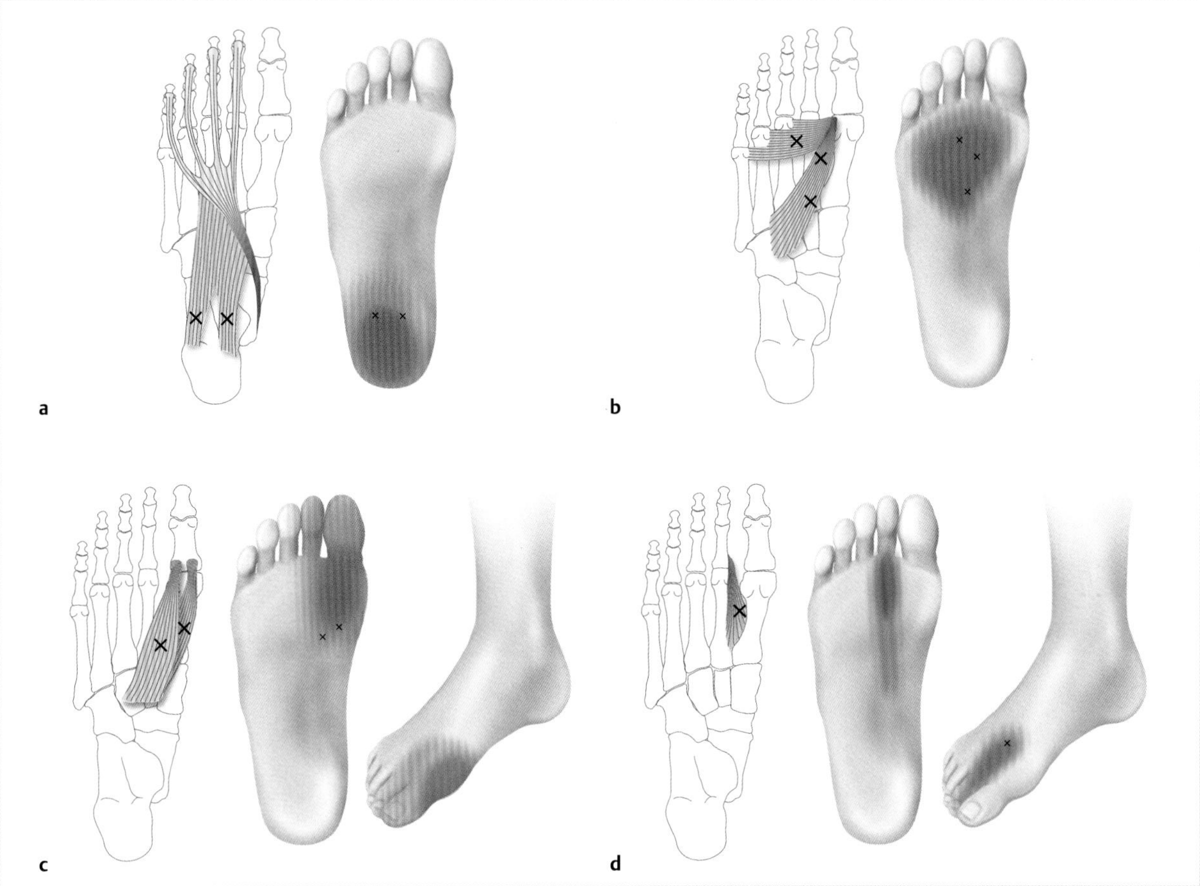

图 7.341 足底肌（深层）
a. 跖方肌
b. 踇收肌
c. 踇短屈肌
d. 第一骨间背侧肌

解剖 （图 7.300b）	●跖方肌	
	起点	●跟骨（跖侧，分为内侧和外侧两个头） ●足底长韧带
	止点	●行至趾长屈肌腱外缘，与其一起延伸至第 2~5 趾骨远端
	跖方肌构成"趾长屈肌跖头"，也可认为"趾屈副肌"	
	机能	●屈曲足趾，加强趾长屈肌的作用
	●踇短屈肌	
	起点	●内侧楔骨，足底长韧带，胫骨后肌腱
	止点	●内侧头（与踇展肌合并） ○内侧籽骨 ○踇趾近节趾骨底（内侧） ●外侧头（与踇收肌合并） ○外侧籽骨 ○踇趾近节趾骨底（外侧）
	机能	●屈曲踇趾跖趾关节 ●紧张足弓
	●踇收肌	
	起点	●斜头：骰骨，内侧楔骨，第 2、3 跖骨底 ●横头：第 3~5 趾远端趾间关节囊韧带，跖深横韧带
	止点	●两个头：外侧籽骨和踇趾近节趾骨底（外侧）
	机能	●踇趾内收 ●协助踇趾屈曲 ●紧张足横弓
	●蚓状肌	
	起点	●每条趾长屈肌腱内侧
	止点	●第 2~5 趾近节趾骨内侧缘 ●伸肌扩展（趾长伸肌腱末端）
	机能	●屈曲第 2~5 趾远端趾间关节 ●伸展近、远端趾间关节 ●内收四个外侧足趾 ●协助紧张足横弓
	●骨间肌	
	起点	●跖侧骨间肌：第 3~5 跖骨内侧，单头附着 ●背侧骨间肌：跖骨面和足底长韧带，双头附着
	止点	●跖侧肌：第 3~5 趾近节趾骨底（内侧缘），第 3~5 趾伸肌腱膜 ●骨间背侧肌：近节趾骨底（外侧缘），第 2~4 趾伸肌腱膜
	机能	●骨间跖侧肌：使第 3~5 趾，向第 2 趾内收 ●骨间背侧肌：外展第 2~4 趾

（续表）

	神经支配	• 胫神经 ○ 足底内侧神经（L5–S1）：踇短屈肌，第 1~3 蚓状肌 ○ 足底外侧神经（S1–S2）：跖方肌，踇收肌，第四蚓状肌，骨间肌
机能	足底所有固有肌肉汇聚在一起	• 足底短肌作为一个单元 ○ 协助维持足底稳定（横弓和纵弓） ○ 在站立相维持足的动态稳定
牵涉痛（图 7.341）	• 跖方肌：足跟（足底）- “足跟刺痛” • 踇短屈肌：第 1 跖骨头（内侧和足底） • 踇收肌：足底远端 • 蚓状肌：局部 • 骨间肌：局部	
临床表现	疼痛	• 足底（足跟刺痛）和趾间疼痛 • 休息时钝痛 • 负重和运动时疼痛加重 ○ 站，走路，跑步 ○ 维持足弓（可能对触发点产生压迫） ○ 疼痛的性质：“钝痛”或“刺痛” • 跛行，避免疼痛 • 疼痛导致步行距离受限
	机能障碍	• 莫顿神经瘤，足部感觉麻木和肿胀 • 足部畸形（锤状趾，踇外翻）
诱发因素	过载	• 急性：肌肉训练不足，在沙滩上散步 • 慢性 ○ 跳芭蕾 ○ 鞋不合适 - 木鞋 / 木屐→在摆动期，固定的鞋妨碍足趾屈曲 - 紧的鞋子→限制足趾运动 - 硬的鞋子→限制足趾蹬地
	外伤	• 工伤：鞋底扎钉子
	诱发 / 持续因素	• 足的畸形和过载（八字脚，扁平足，高弓足，锤状趾，趾外翻）导致触发点的形成
治疗建议	• 足底深层肌肉无法单独区分，因此，触发点引起的疼痛通常不能归因于特定的肌筋膜结构 • 通过足底筋膜和覆盖在上面的足短肌进行深层治疗（图 7.342~7.345） • 应用木制触发点工具来减轻治疗师手指的压力（图 7.343） • 拉伸所有足部肌肉筋膜（技术 Ⅱ）是很重要的（图 7.345），这一动作常常能减轻足部畸形，并使足部疼痛减轻或消失；治疗对整个下肢有放松作用，有时对整个肢体也有放松作用（Dejung，2009） • 手法治疗的合适体位：俯卧位（图 7.342，7.343，7.345），仰卧位（图 7.344，7.346）或侧卧位 • 松动跗骨→反射性地影响肌肉	
建议患者	• 避免诱发和持续因素 ○ 选择合适的鞋 ○ 不整天穿硬底鞋、木鞋或高跟鞋 • 使用网球、木制触发点工具或徒手进行触发点的自我治疗 • 牵伸（图 7.348，7.315，7.316） • 协调训练（赤脚走路，保持平衡；图 7.336~7.349）	

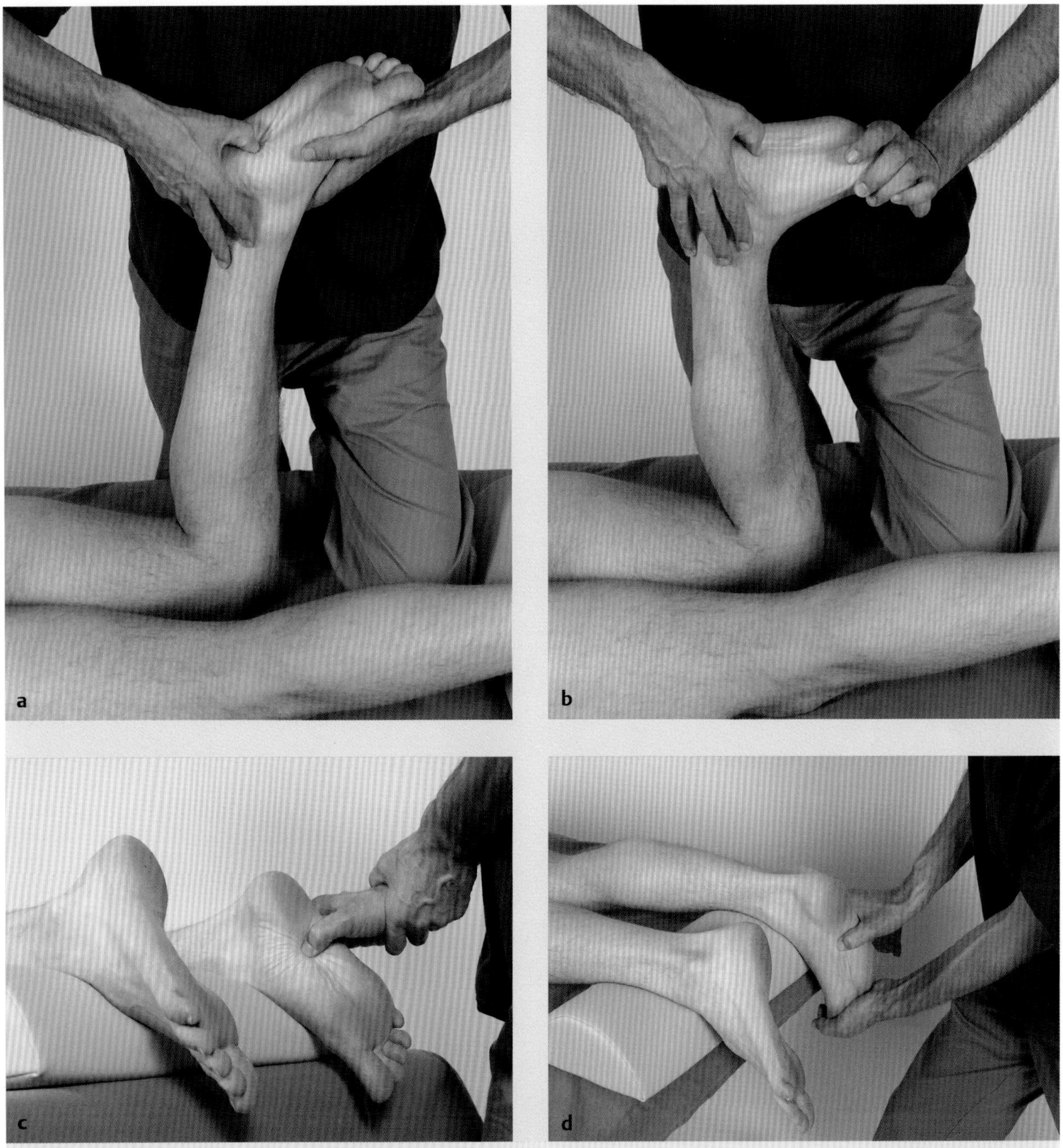

图 7.342　跖方肌：徒手按压（技术Ⅰ）和触发点牵伸（技术Ⅱ）
a. 放松浅层的趾短屈肌，可在徒手按压跖方肌时同时进行治疗
b. 被动牵伸足趾使趾短屈肌和跖方肌同时紧张。治疗刺激主要作用于趾短屈肌表面，对其下方跖方肌影响较小
c. 患者体位变化，否则如图 a
d. 患者体位变化，否则如图 b

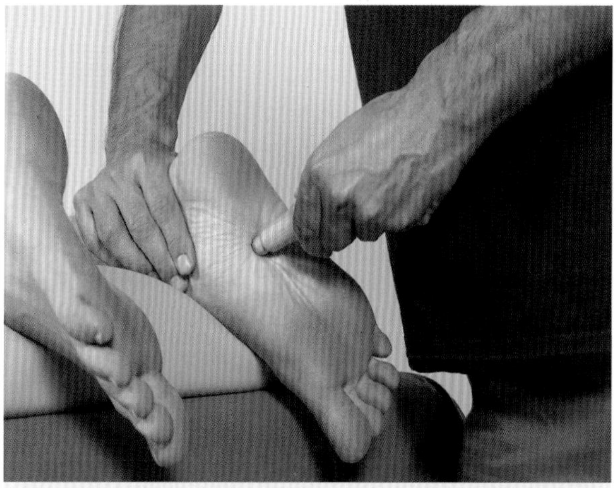

图 7.343 使用木制触发点工具来减轻治疗师手指压力，通过趾短屈肌对跖方肌治疗（技术 I，II 和 / 或 III）

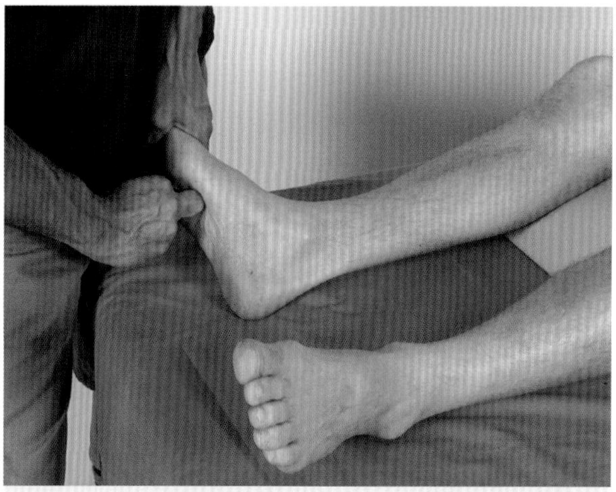

图 7.344 前足肌肉：徒手按压（技术 I）和触发点牵伸（技术 II）：同时治疗表层肌肉（趾短屈肌）和深层（踇收肌，踇短屈肌，蚓状肌，骨间跖侧肌，骨间背侧肌），不能通过触诊区分单块肌肉

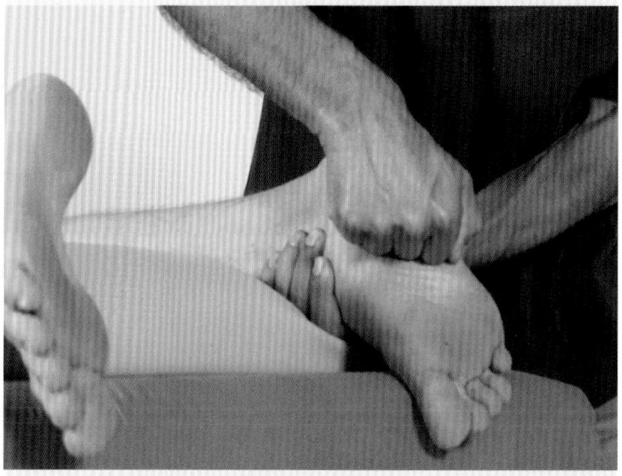

图 7.345 跖方肌（趾短屈肌）的筋膜牵伸（技术 Ⅲ）：放松浅层的趾屈肌（无预牵伸，图 7.339），就很有可能对足底深层肌肉进行治疗

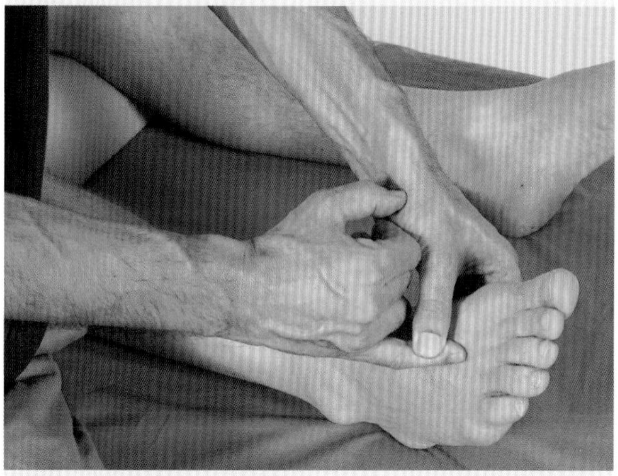

图 7.346 骨间肌的徒手按压（技术 I）和触发点牵伸（技术 II）：从足背开始，尽量将小指压入跖骨间隙。骨间肌可直接治疗，至少部分可以

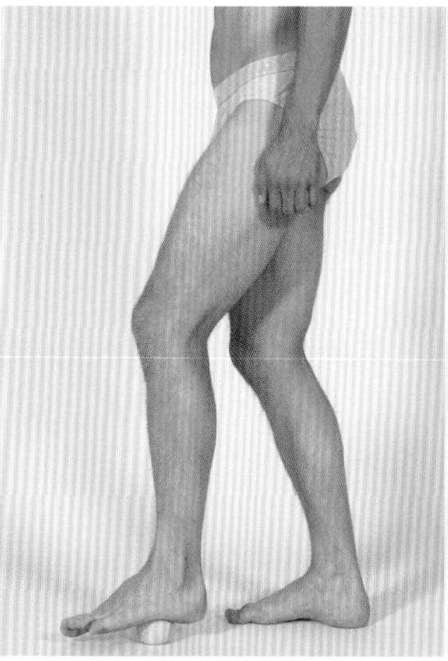

图 7.347 用网球对足底触发点进行自我治疗

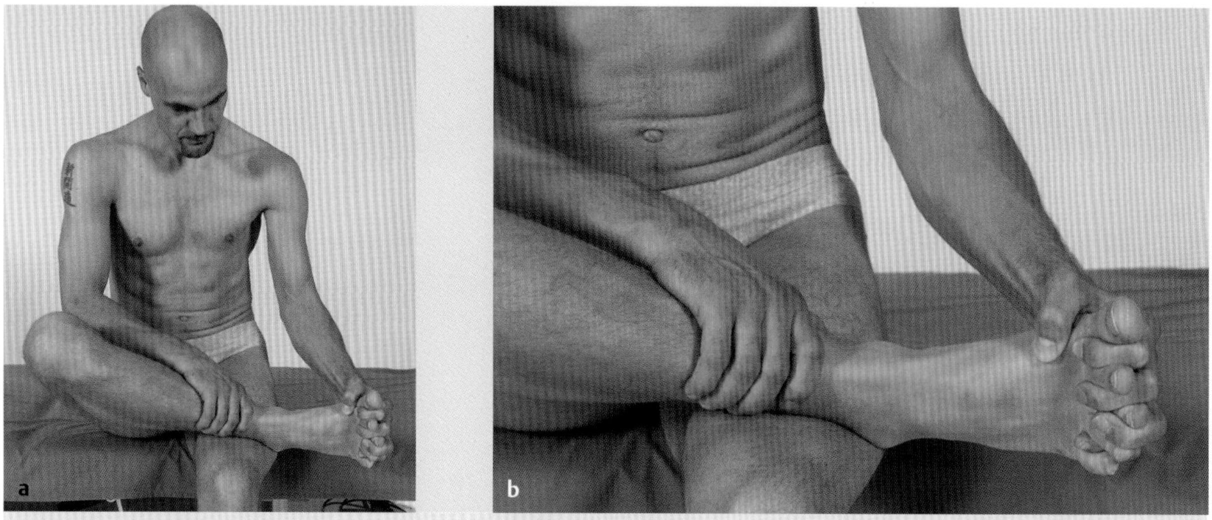

图 7.348 足部短肌（踇收肌，骨间肌，蚓状肌）的自我牵伸（技术 V）
a. 自主牵伸足底短肌 – 远观
b. 自主牵伸足底短肌 – 近观

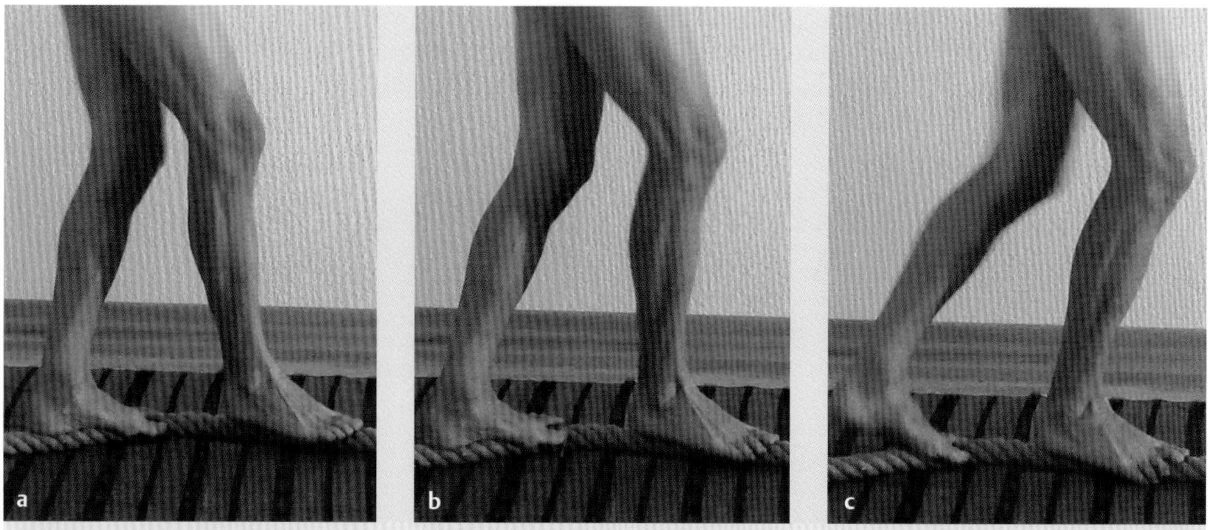

图 7.349 机能训练（技术 VI）：在绳子上行走 / 保持平衡并促进足部肌肉的灵活
a. 运动阶段 1
b. 运动阶段 2
c. 运动阶段 3

7.8　上臂

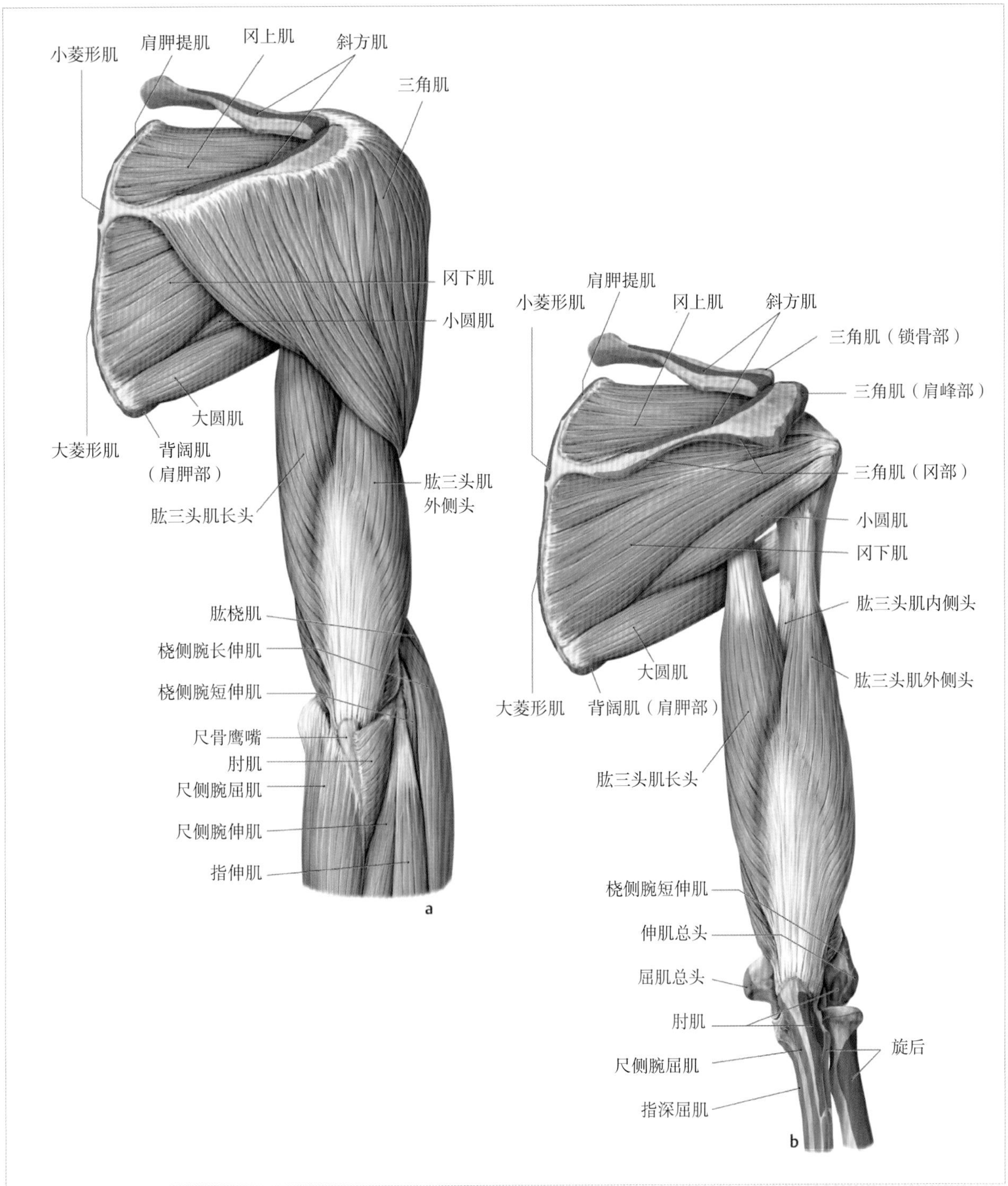

图 7.350　上臂肌肉：后视图
a. 浅层肌肉
b. 深层肌肉
（引自 Schuenke M, Schulte E, Schumacher U. THIEME Atlas of Anatomy. General Anatomy and Musculoskeletal System. Illustrations by Voll M and Wesker K. Second Edition. New York: Thieme Medical Publishers; 2014）

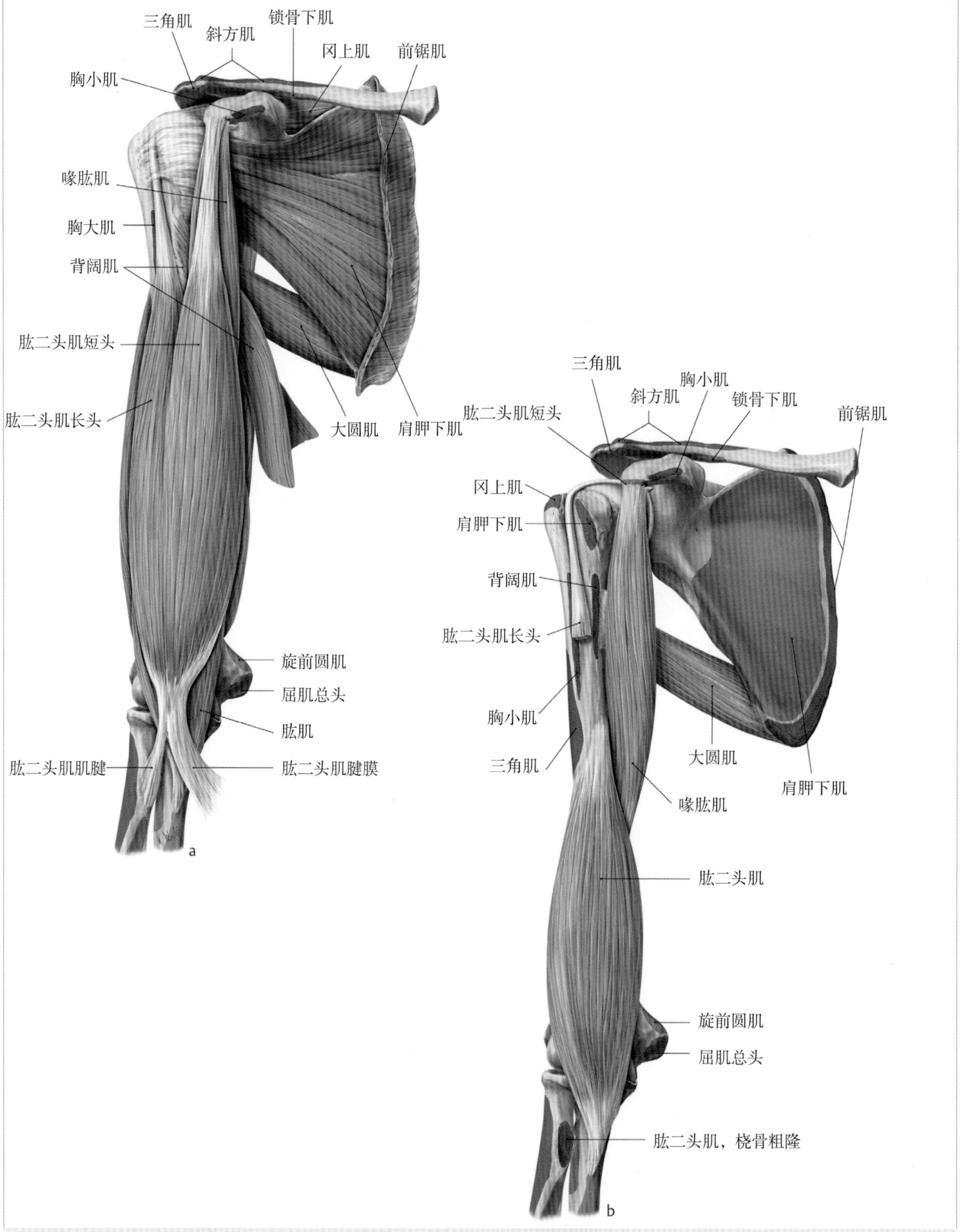

图 7.351　上臂肌肉：前视图

a. 浅层肌肉

b. 深层肌肉

（引自 Schuenke M, Schulte E, Schumacher U. THIEME Atlas of Anatomy. General Anatomy and Musculoskeletal System. Illustrations by Voll M and Wesker K. Second Edition. New York: Thieme Medical Publishers; 2014）

7.8.1 肱三头肌和肘肌

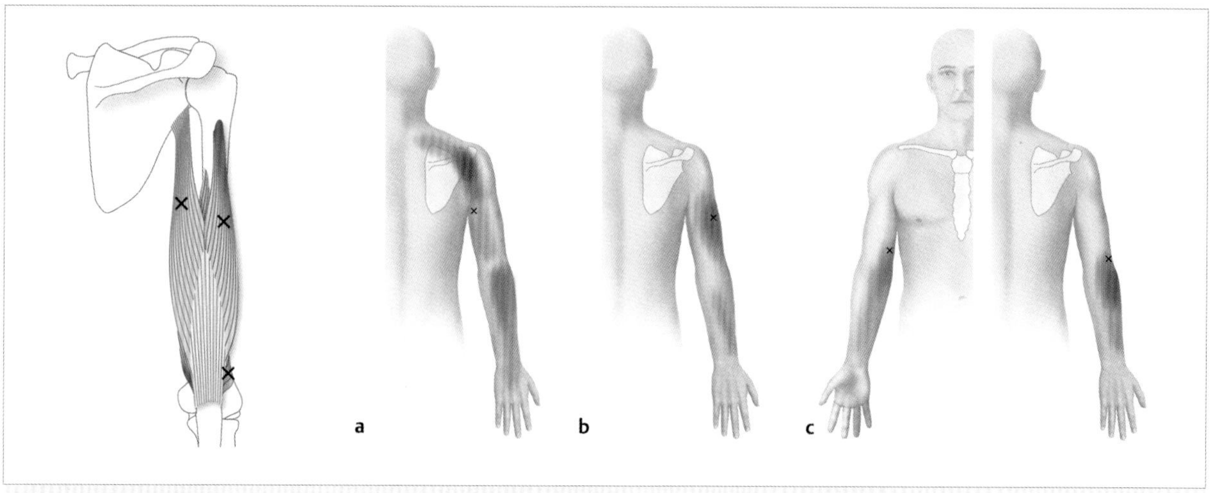

图 7.352 肱三头肌
a. 肱三头肌长头
b. 肱三头肌外侧头
c. 肱三头肌内侧头

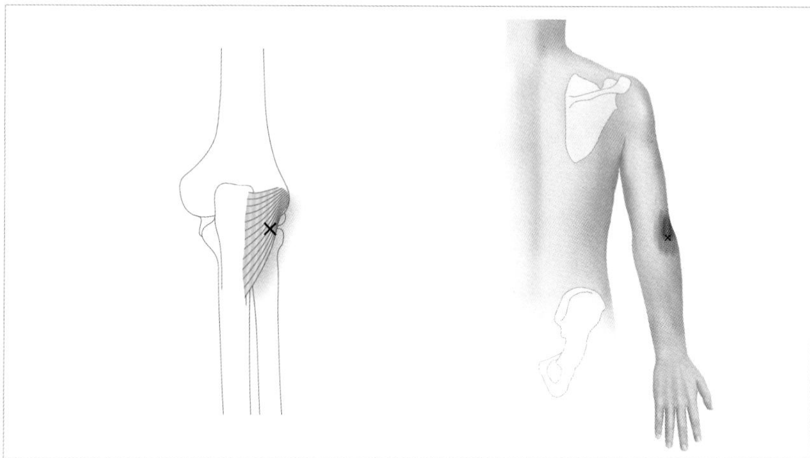

图 7.353 肘肌

解剖 （图 7.350）	• 肱三头肌	
	起点	• 长头：肩胛下结节（跨过两个关节） • 外侧头：肱骨背外侧表面，桡神经沟的近端外侧；外侧肌间隔 • 内侧头：肱骨后表面，大部分位于桡神经沟远端肱骨远端三分之二以上；内侧肌间隔 内侧头 • 肱骨远端和桡神经内侧 • 大部分由长头和外侧头覆盖 • 形成肱三头肌深层，可在肘部、三头肌两个浅头的内侧和外侧触及
	止点	• 尺骨鹰嘴：三个头合并成腱膜，肌腱通过末端汇合 • 关节囊后壁

（续表）

	• 肘肌	
	起点	• 肱骨外上髁 • 桡侧副韧带
	止点	• 侧方位于尺骨鹰嘴（尺侧）和尺骨后面 • 关节囊（后部）
	神经支配	桡神经（C6~C8）
机能	• 肘部伸展（肱三头肌的三个头和肘肌） • 肩关节伸展（长头） • 绷紧肘关节囊（肘肌）	
牵涉痛（图 7.352，7.353）	• 长头：肩后侧、前臂 • 外侧头：上臂局部，前臂至第 4、5 指 • 内侧头：外侧（一般）和内侧上髁、鹰嘴 • 肘肌：肱骨外上髁	
临床表现	疼痛	• 肩后方和上臂疼痛，不能精确定位 • 上髁疼痛（慢性的外侧和内侧上髁痛）
	机能障碍	• 避免达到肘关节屈曲和伸展的终末阶段，以防疼痛 • 当触发肱三头肌长头触发点时，肩外展关节活动受限（如不能用手触耳；图 9.13）
卡压	桡神经	• 外侧头绷紧会使韧带压迫桡神经感觉纤维，导致前臂远端、手腕和手的背面到中指根部感觉异常（所述疼痛模式延伸到第 4、5 指）
诱发因素	过载	• 急性：打网球中反手击球失误 • 慢性 ○过度训练（俯卧撑、高尔夫、滑雪旅行、越野滑雪等） ○手杖太长 ○如果肘部长时间停留在身体前方且没有肘部或前臂支撑（如长时间驾驶汽车、手写笔记、缝纫和打字），则可以激活肱三头肌长头的触发点
	创伤	• 事故
治疗建议	• 存在肱骨外上髁疼痛时，相关的触发点通常位于内侧头（远端！）（图 7.356b）和肘肌（图 7.358） • 手法治疗的合适体位：俯卧位（图 7.354~7.358）或侧位 • 长头： ○肱三头肌长头于小圆肌和大圆肌之间（很容易通过抗阻内 / 外旋来识别）到达肩胛骨上的关节盂下方区域。进行肘部抗阻主动伸展，激活肱三头肌，可以清楚地触及肱三头肌长头（图 7.354a） ○使用钳夹技术进行治疗（图 7.354b）。当肩关节外展末端受限时（图 9.13），在大、小圆肌和肱三头肌长头间使用筋膜分离技术（技术Ⅳ）是很重要的（图 7.354c） • 外侧头：用钳夹技术进行治疗（图 7.355） • 内侧头：可以从内侧（图 7.356a）和外侧进行治疗（图 7.356b） • 注意：手法或针刺治疗外侧头和内侧头近端时，注意不要刺激或损伤桡神经！桡神经很容易通过触诊辨识。肱骨周围有神经盘旋。神经的方向与三头肌紧张带的方向不一致，紧张带方向与肱骨一致	
建议患者	• 避免诱发和持续因素 ○打网球：使用较轻的球拍、较短的握拍，并提高技术 ○打字、写字、阅读、编织等时，支撑肘部 / 前臂 • 肌肉牵伸（图 7.359） • 自我治疗（用钳夹技术治疗肱三头肌外侧头和长头；用手指按压内侧头）	

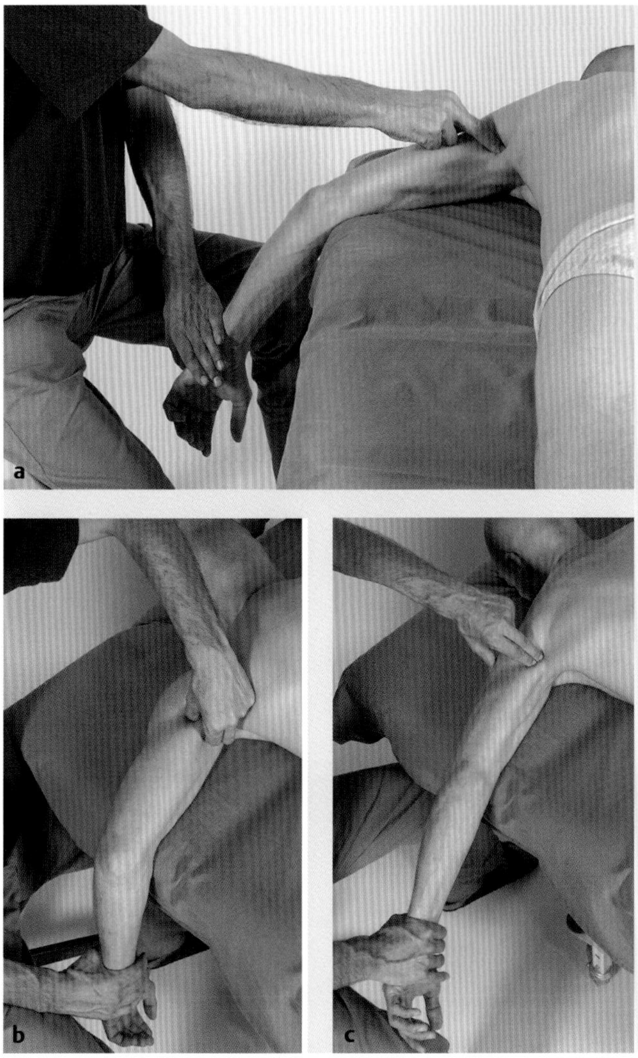

图 7.354 肱三头肌长头

a. 肱三头肌长头触诊：长头肌腱在小圆肌和大圆肌之间（通过抗阻内旋确认大圆肌，抗阻外旋确认小圆肌）延伸到肩胛骨的盂下结节。当肘部抗阻伸展，可观察到肱三头肌长头

b. 使用钳夹技术进行手法按压（技术 I）和触发点牵伸（技术 II）

c. 在肱三头肌长头和大、小圆肌之间使用筋膜分离技术（技术 IV）进行治疗

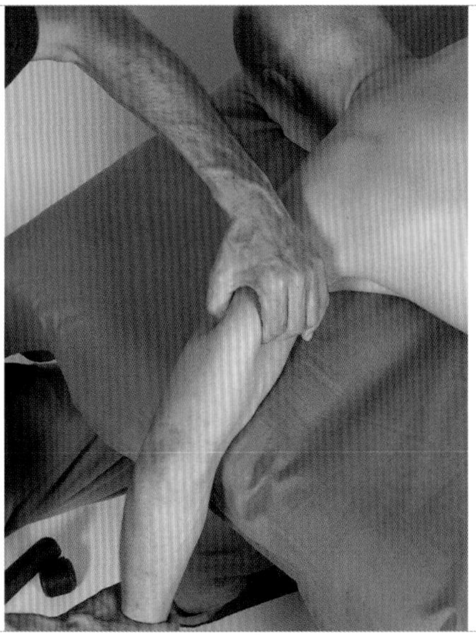

图 7.355 肱三头肌外侧头：用钳夹技术进行手法按压（技术 I）并牵伸触发点区域（技术 II）

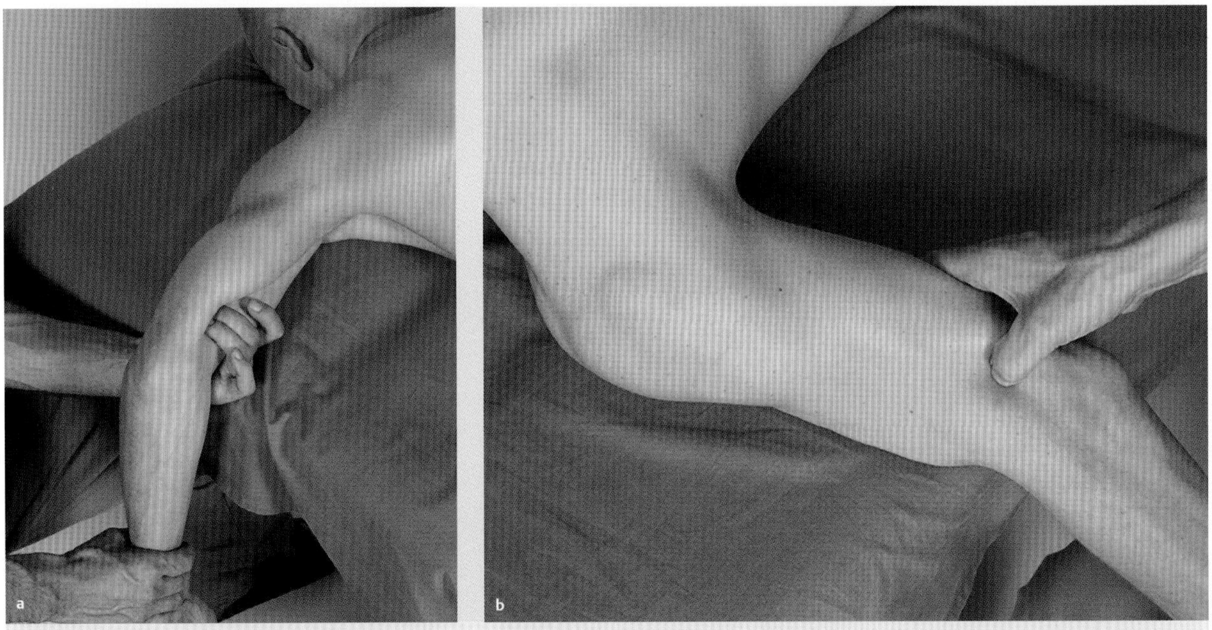

图 7.356 肱三头肌内侧头

a. 在内侧头内侧用钳夹技术进行手法按压（技术 I）和触发点牵伸（技术 II）

b. 在内侧头远端外侧使用钳夹技术进行手法按压（技术 I）和触发点牵伸（技术 II）。这一区域的触发点通常会引起肘外侧疼痛

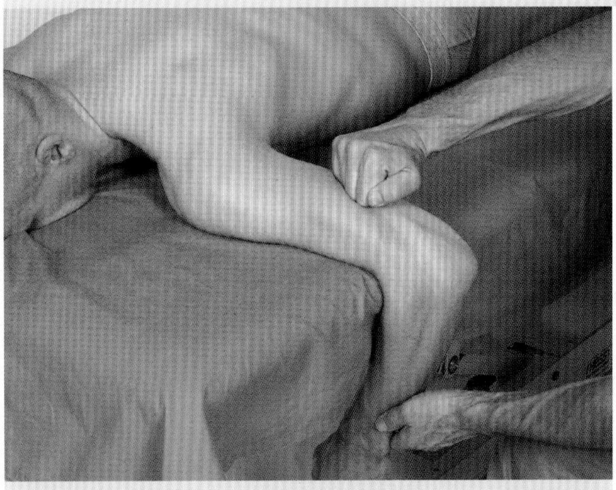

图 7.357 肱三头肌：筋膜牵伸（技术 III）

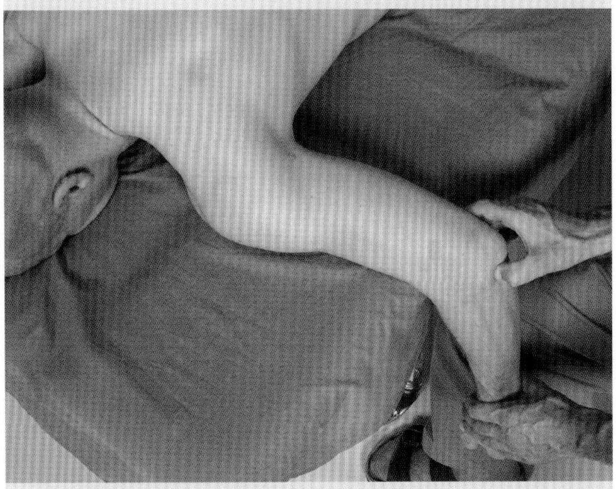

图 7.358 肘关节：肘关节内侧的按压（技术 I）和触发点牵伸（技术 II）（常引起肘关节外侧疼痛）

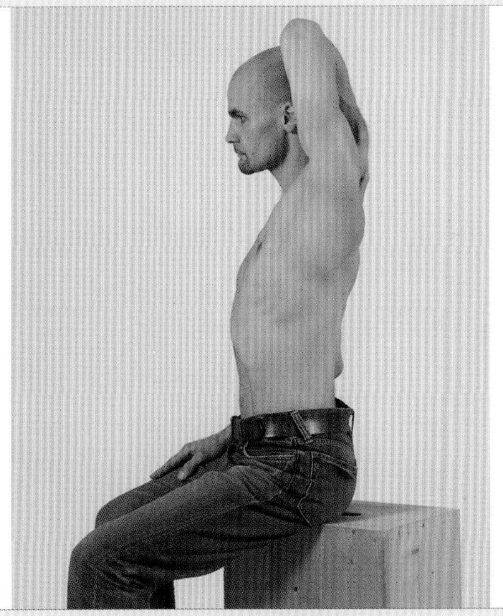

图 7.359 肱三头肌（包括长头）和肘关节的自我牵伸（技术 V）

7.8.2 肱二头肌

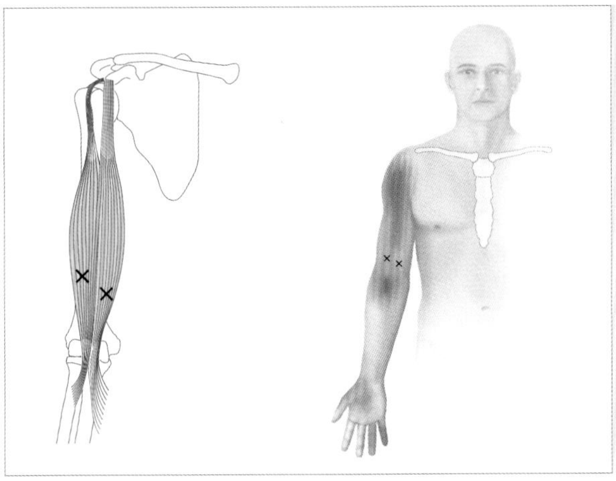

图 7.360 肱二头肌

解剖 （图 7.351a）	起点	• 长头 ○盂上结节 ○盂唇 ○穿过肩关节 • 短头 ○肩胛骨喙突（与喙肱肌连接）
	止点	• 桡骨（桡骨粗隆） • 通过二头肌腱膜向前臂筋膜尺侧延伸
	神经支配	• 肌皮神经（C5~C7）
机能	肘关节	• 屈曲（从仰卧位） • 旋后（仰卧位下随着肘关节屈曲而增强）
	盂肱关节	• 屈曲 • 外展（当手臂外旋时） • 当手臂负重下沉（连同冈上肌、三角肌和喙肱肌）时，防止肱骨头下滑 • 使肱骨头居中（长头） • 水平内收（短头）
牵涉痛 （图 7.360）	• 三角肌前束 • 肘前窝	
临床表现	疼痛	• 肩前部二头肌长头腱周围（位置较浅） • 双手放在下背部后面不会受伤 • 与冈下肌相比，患侧卧位睡眠没有问题
	机能障碍	• 压迫肱二头肌长头腱可发出捻发音 • 屈肘力量下降少见
激发因素	过载	• 急性 ○突然、意外的停止反应，如坠落时紧紧抓住栏杆 ○发球时用力击球产生的强烈的冲击力 • 慢性 ○在旋后位置用手或完全伸展的手臂举起重物（非常重） ○肌肉在短缩位进行收缩活动（小提琴或吉他演奏、长时间手持电话） ○重复旋后和屈肘（业余爱好、手工艺等） ○睡觉时肘关节最大限度屈曲

（续表）

治疗建议	• 手法治疗的合适体位：仰卧位（图 7.361~7.363）、侧卧位或坐位 • 适用钳夹技术（图 7.362）；可使肌肉与神经血管束和下方的肱肌上稍分离（筋膜分离技术） • 肘关节的伸展受限通常不是由肱二头肌（跨越双关节）引起的，而是由肱肌（跨越单关节）引起的 • 二头肌的触发点引起的牵涉痛正常可导致肱二头肌近端肌腱（长头腱）的炎症（Dejung，2009） • 刺激结节间沟中的长头腱 • 肱二头肌长头腱断裂通常不会造成任何机能障碍 • 男性对自身肌肉大小和体形很在意
建议患者	• 避免诱发和持续因素 ○学会在前臂不旋后的情况下举起或拿起重物 ○睡觉时，避免长时间最大角度屈肘（如在肘部使用垫枕并用尼龙搭扣固定） • 用另一只手进行自我治疗 • 牵伸（家庭计划；图 7.364）

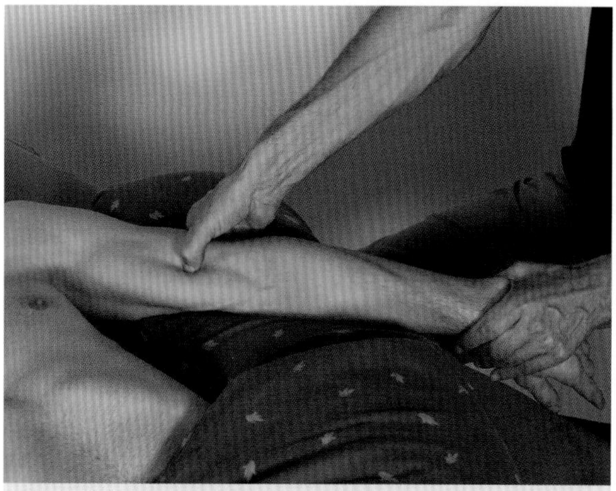

图 7.361　当肌肉稍微伸展（肘部伸展和内旋）时，触诊紧张带，定位肱二头肌的触发点最容易。这种轻微拉伸的姿势也适用于手法按压（技术 I）和触发点牵伸（技术 II）

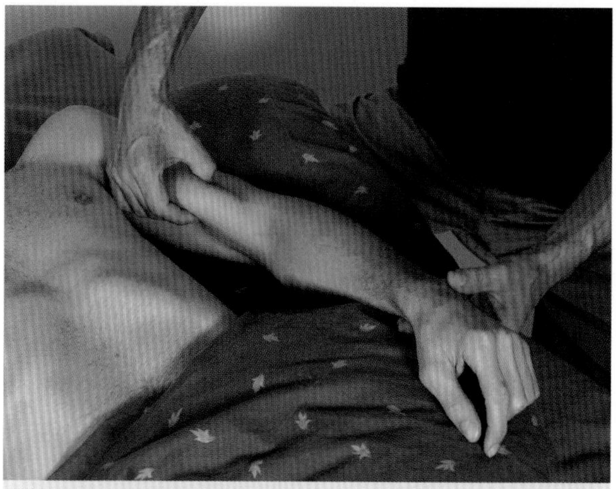

图 7.362　使用钳夹技术进行手法按压（技术 I）和触发点牵伸（技术 II）

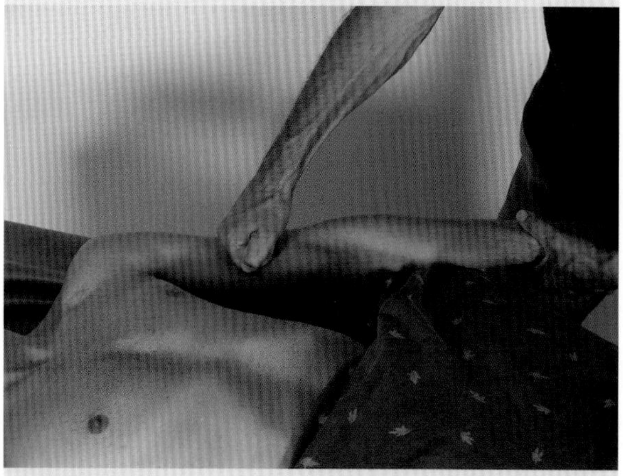

图 7.363　肱二头肌轻微伸展位置（肘部伸展和内旋）下的筋膜牵伸（技术 III）

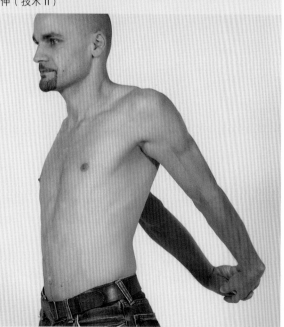

图 7.364　自我牵伸（技术 V）：肘部的伸展、内旋和肩部的伸展

7.8.3 肱肌

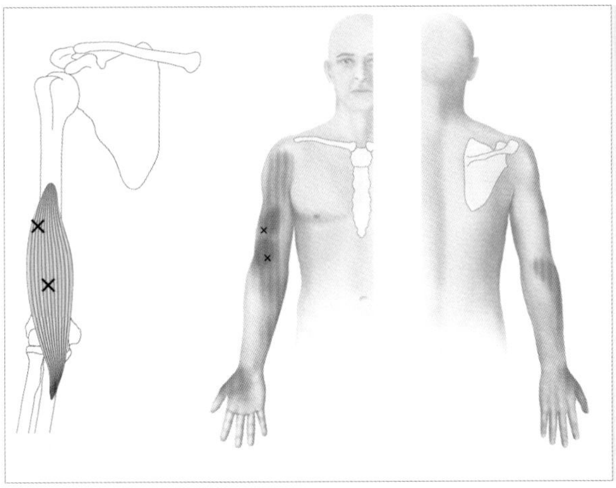

图 7.365 肱肌

解剖 （图 7.351）	起点	• 肱骨：肱骨前表面，最远端至三角肌结节（即整个肱骨远端的一半） • 前臂内、外侧肌间隔（在肱肌和肱三头肌之间）
	止点	• 尺骨：尺骨粗隆和冠状突 • 进入肘关节囊（作为肘关节肌）
	神经支配	• 肌皮神经（C5–C7） • 桡神经（C5–C6）支配肱骨的外侧和远端
机能	肘关节	• 屈曲（与旋前或旋后无关）
牵涉痛 （图 7.365）	• 前肘窝 • 拇指根部（如“腕关节病”）和虎口 • 肩前方	
临床表现	疼痛	• 肘部疼痛（与旋前旋后位无关） • 休息和负重时拇指疼痛 • 前臂和肩部疼痛（罕见）
	机能障碍	• 有限的 ROM（肘关节伸展受限） • 屈肘无力
卡压	桡神经	• 肱肌和肱桡肌共同形成桡神经通道，有桡神经（浅支）通过 →桡神经感觉支（浅支）被压迫 →拇指背侧麻木和感觉障碍
诱发因素	过载	• 举重 • 在短缩位做重复动作：拉小提琴或吉他、吹号等 • 在短缩、收缩的位置持续刺激：使用电话、睡觉时屈肘等
治疗建议	• 肱肌是最重要的肘屈肌；肘屈肌力量下降通常由肱肌的触发点引起 • 肘关节的伸展不足主要是由跨越单关节的肱肌而不是跨越双关节的肱二头肌引起的 • 手法治疗的合适体位：仰卧位、侧卧位或坐位（图 7.366~7.368） • 肱肌位于肱二头肌后面，可从外侧（图 7.366）或内侧（注意神经血管束；图 7.367）进行治疗	
建议患者	• 避免诱发和持续因素 ○打电话时使用免提、耳机 ○将物品放在两个袋子里分别提着，而不是将所有东西都放在一个袋子里提着 ○睡眠姿势：在肘部使用垫枕 • 触发点的自我治疗 • 牵伸肌肉（图 7.369）	

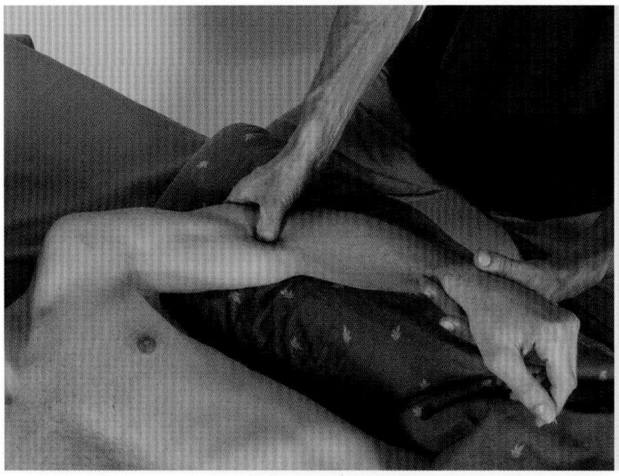

图 7.366　手法按压（技术 I）和触发点牵伸（技术 II）。外侧入路：屈肘放松肱二头肌，从而治疗其下方的肱肌

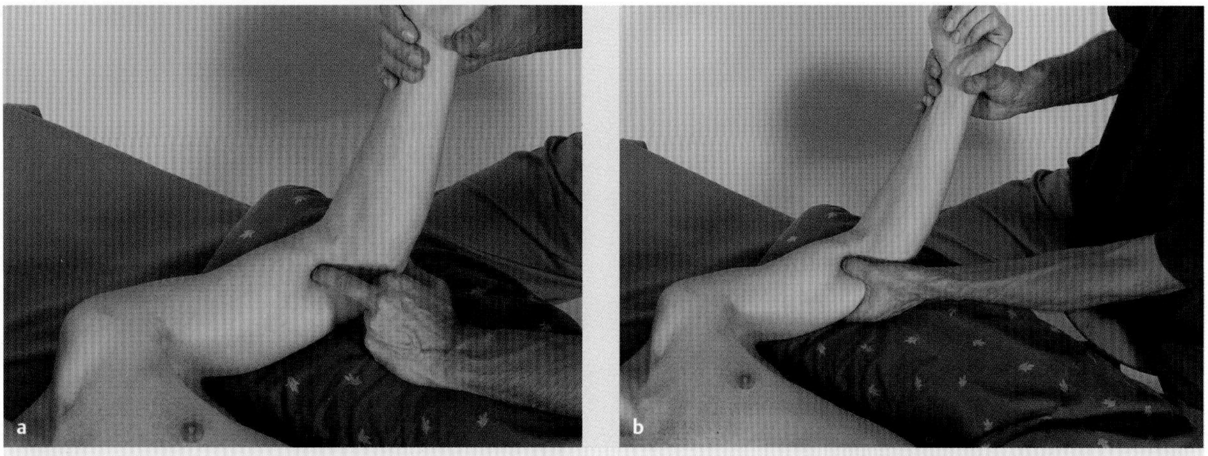

图 7.367　手法按压（技术 I）和触发点牵伸（技术 II）。内侧入路：屈肘放松肱二头肌，从而治疗其下方的肱肌
a. 神经血管束的触诊
b. 手法治疗（技术 I，II）

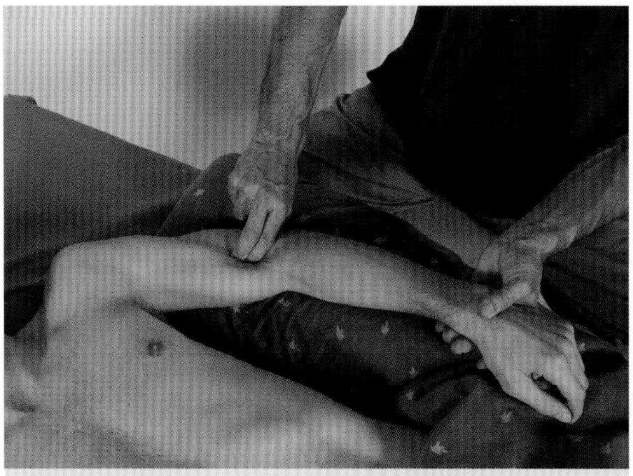

图 7.368　肱骨和肱二头肌之间的筋膜分离（技术 IV）

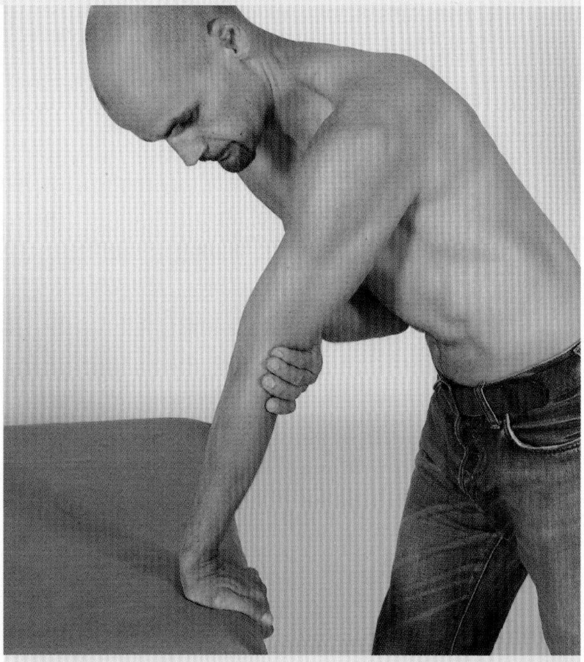

图 7.369　肘部旋前的情况下肱骨的自我牵伸（肱二头肌未被牵伸；技术 V）

7.9 前臂和手

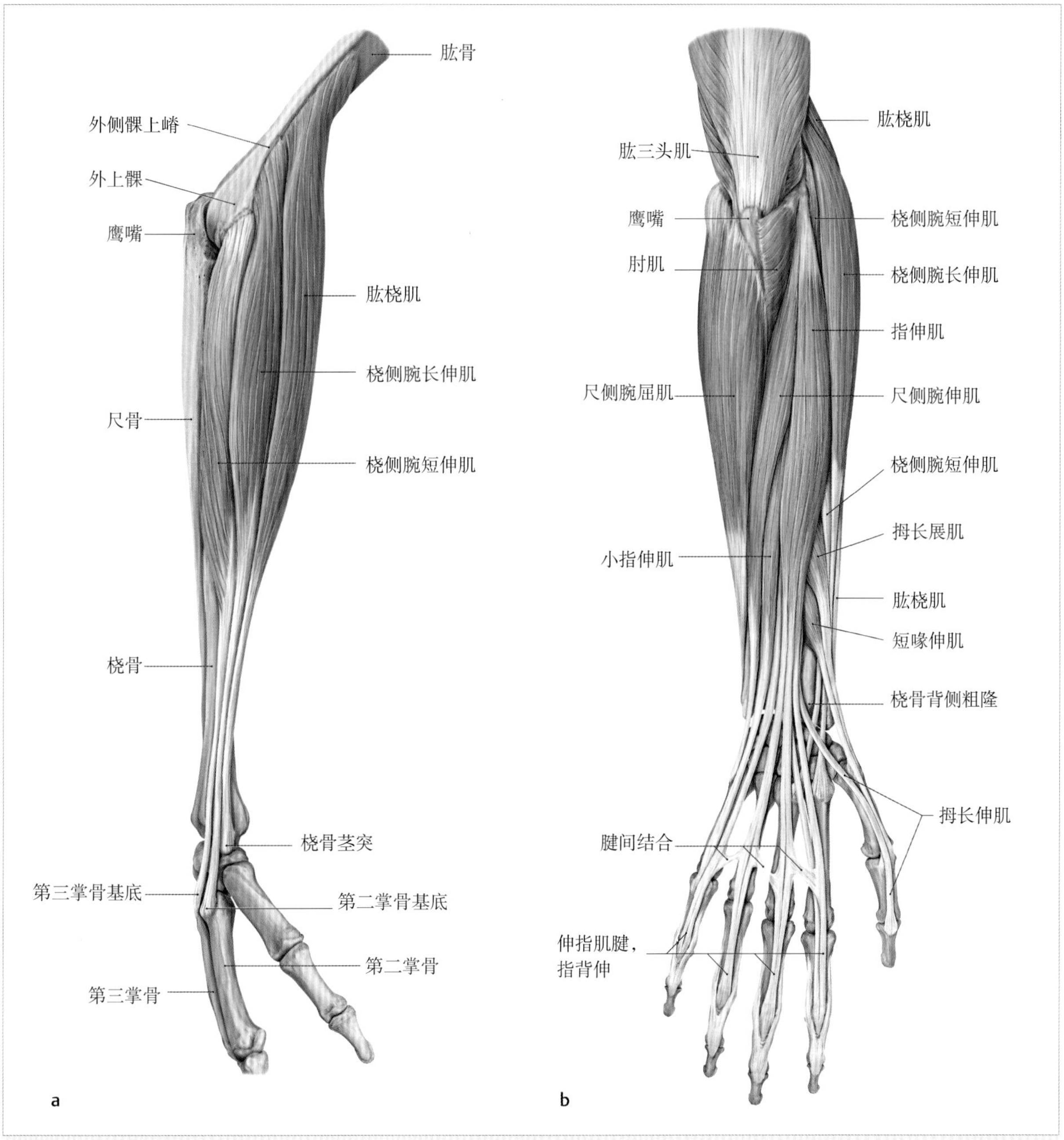

图 7.370 前臂肌肉：伸肌，右前臂

a. 浅层：后视图

b. 浅层：侧视图

（引自 Schuenke M, Schulte E, Schumacher U. THIEME Atlas of Anatomy. General Anatomy and Musculoskeletal System. Illustrations by Voll M and Wesker K. Second Edition. New York: Thieme Medical Publishers; 2014）

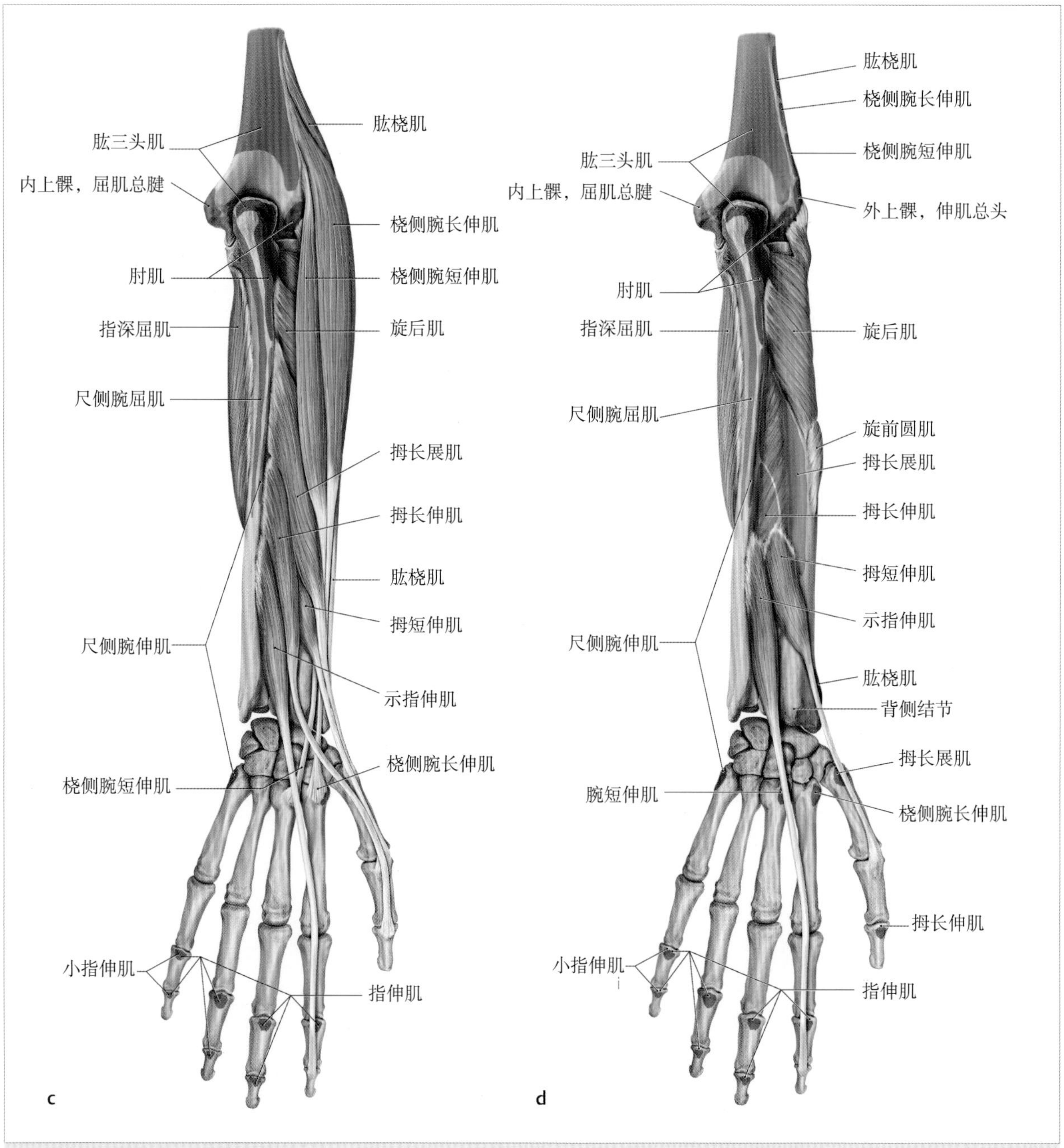

图 7.370（续）
c. 深层：后视图（部分被浅层肌肉覆盖）
d. 深层：后视图
（引自 Schuenke M, Schulte E, Schumacher U. THIEME Atlas of Anatomy. General Anatomy and Musculoskeletal System. Illustrations by Voll M and Wesker K. Second Edition. New York: Thieme Medical Publishers; 2014）

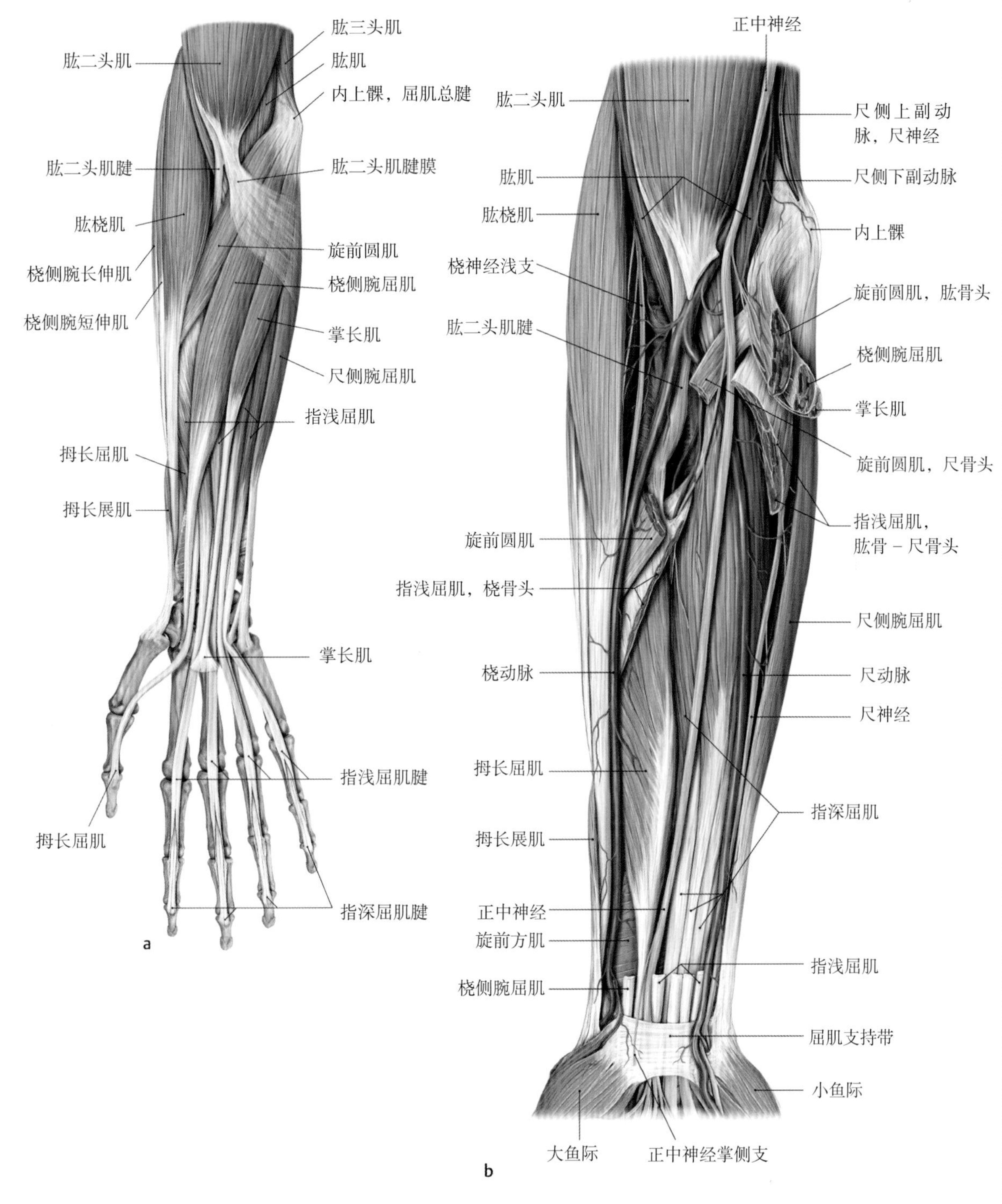

图 7.371 前臂肌肉：右前臂屈肌：前视图

a. 浅层

b. 深层

（引自 Schuenke M, Schulte E, Schumacher U. THIEME Atlas of Anatomy. General Anatomy and Musculoskeletal System. Illustrations by Voll M and Wesker K. Second Edition. New York: Thieme Medical Publishers; 2014）

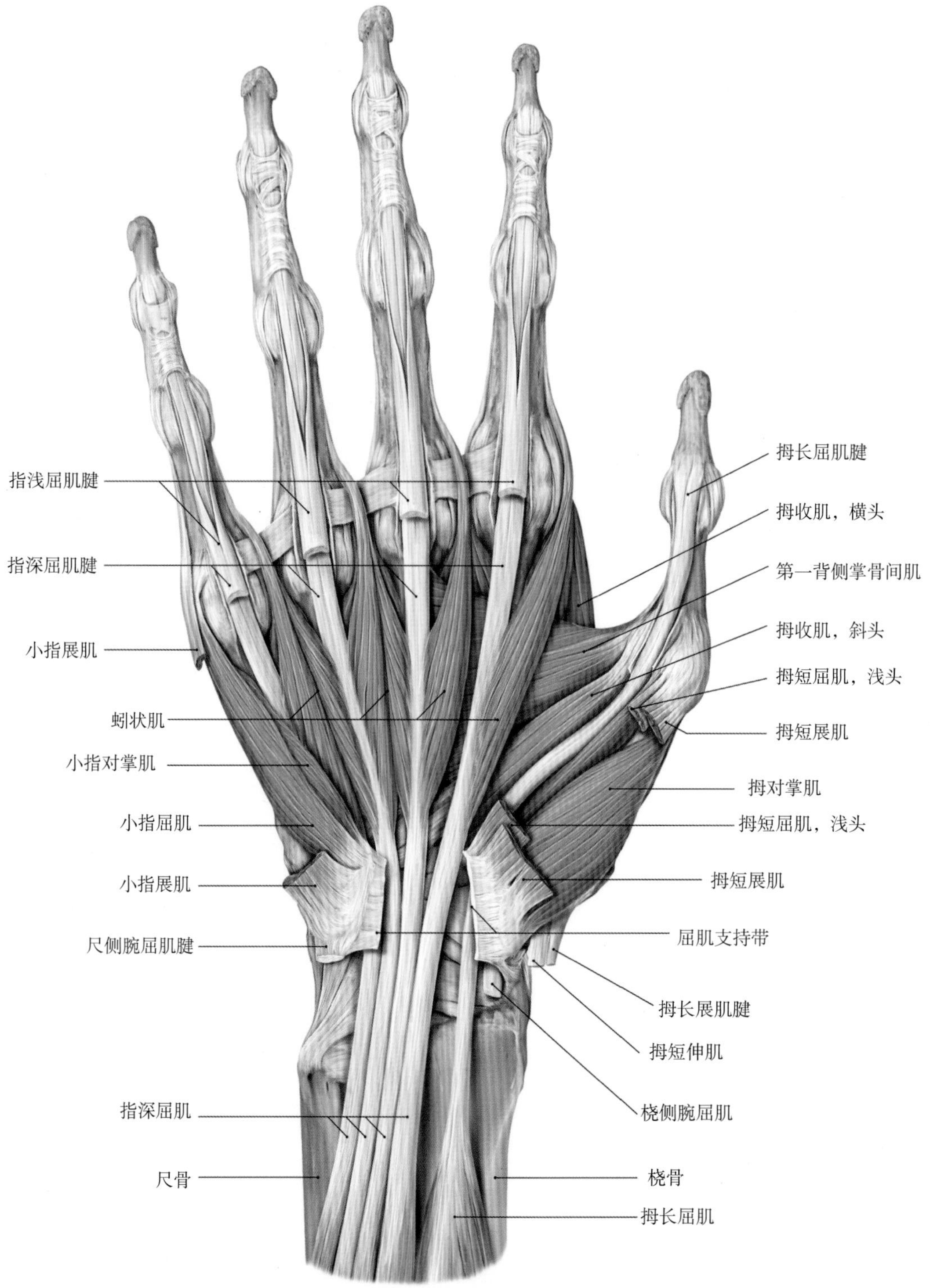

图 7.372　右手肌肉：掌侧视图

（引自 Schuenke M, Schulte E, Schumacher U. THIEME Atlas of Anatomy. General Anatomy and Musculoskeletal System. Illustrations by Voll M and Wesker K. Second Edition. New York: Thieme Medical Publishers; 2014）

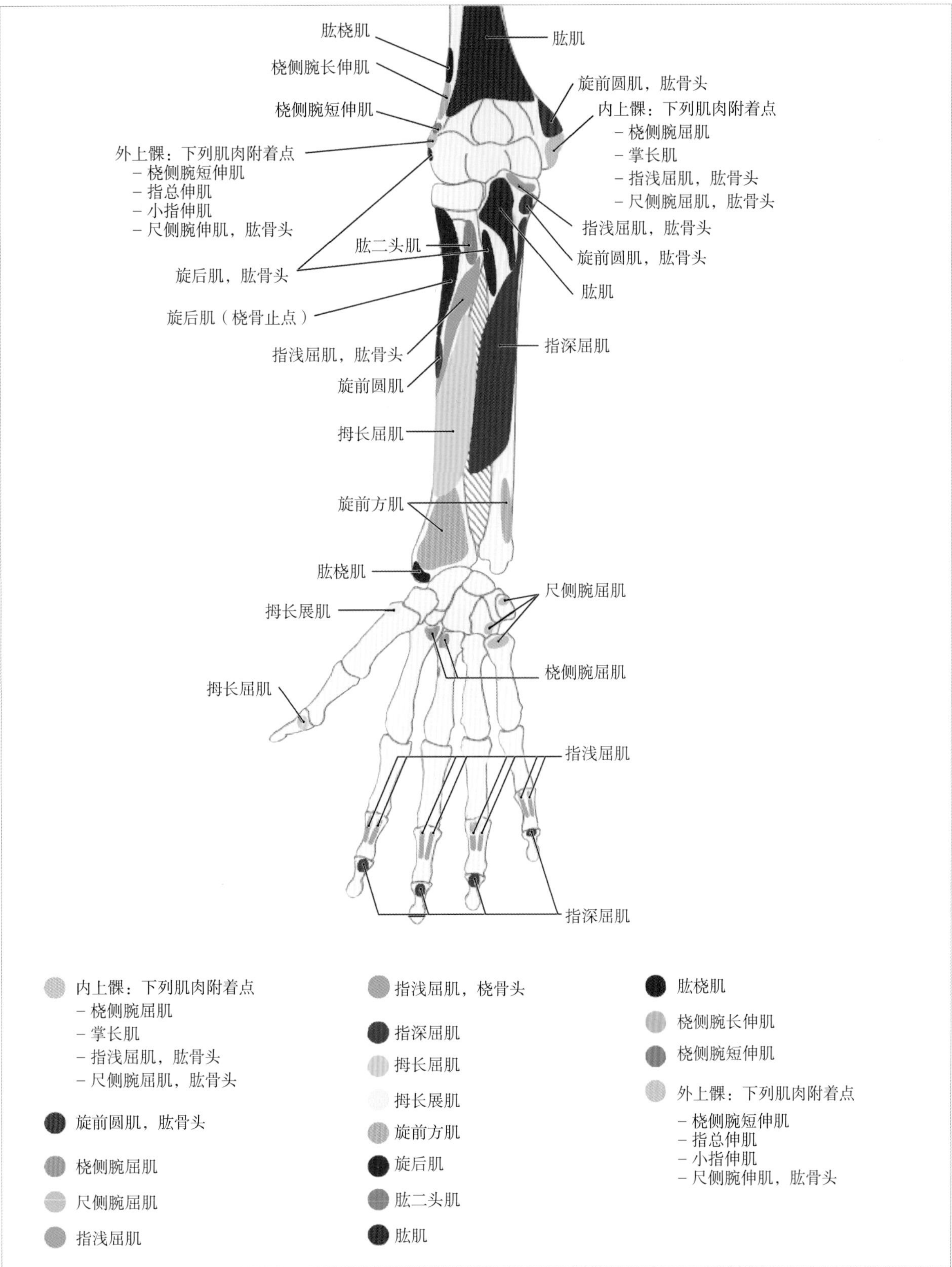

图 7.373 前臂和手：肌肉的起止点
a. 右前臂和手：掌侧

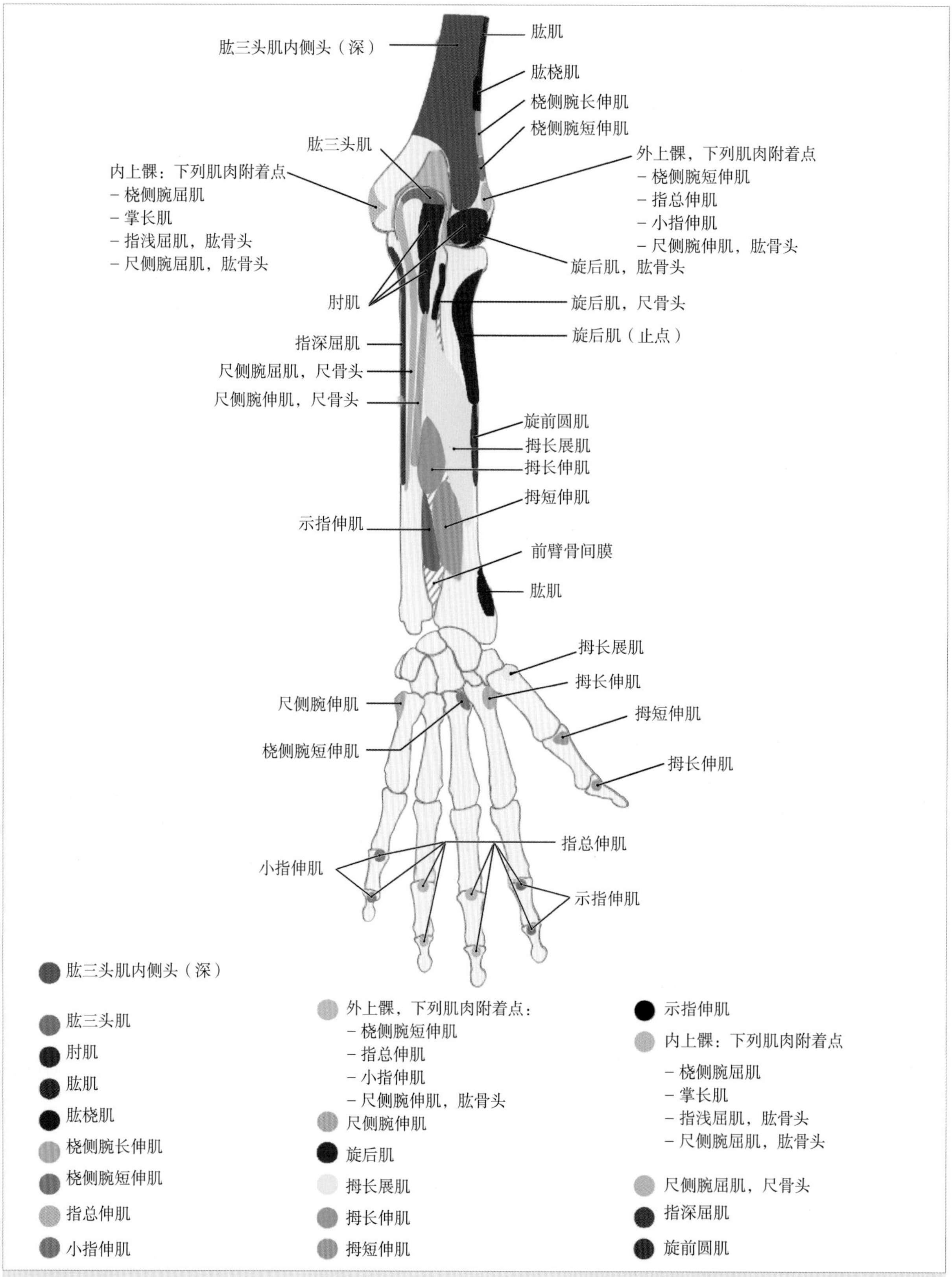

图 7.373（续）
b. 右前臂和手：背侧

7.9.1 肱桡肌

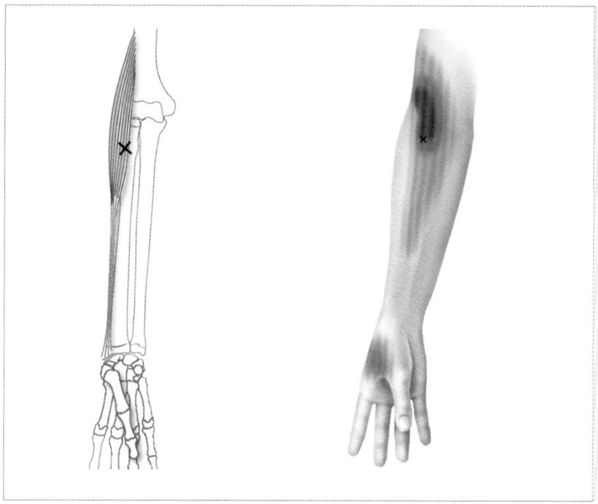

图 7.374 肱桡肌

解剖（图 7.370，图 7.371）	起点	• 肱骨干（外侧髁上嵴） • 外侧肌间隔（桡神经在上臂中部穿过肌间隔远端）
	止点	• 桡骨（茎突）
	神经支配	• 桡神经（C5–C6）
机能	肘关节	• 屈曲 • 旋前 / 旋后（分别从旋后或旋前位置回到中间位置）
牵涉痛（图 7.374）	• 外上髁 • 拇指指蹼区域（虎口）	
临床表现	疼痛	• 经常导致外上髁疼痛，但不是导致网球肘的主要因素
诱发因素	过载	• 长时间屈肘（使用电话等） • 连续快速（交替）地从屈肘位变为伸肘位（弹吉他等）
	原发性触发点	• 旋后肌 • 肱三头肌内侧头（最远端和外侧）
治疗建议	• 尽管出现肘部问题时肱桡肌的触发点很常见，但后者很少是造成外上髁疼痛的主要原因；肱桡肌的触发点通常是继发性或卫星触发点 • 对于肘部区域，牵涉痛区域与旋后肌的牵涉痛区域相同，后者也常受累。原发性触发点通常位于旋后肌 • 触诊和区分邻近的桡侧腕长伸肌（ECRL）： ○当治疗师施加屈肘阻力时，肱桡肌（和桡侧腕长伸肌）会绷紧；肱桡肌是位于伸肌群最远端的肌肉（图 7.375a） ○用手（在手腕处）进行环转运动时，运动背伸 / 桡偏会激活桡侧腕长伸肌，而不是肱桡肌。与相邻的桡侧腕肌（图 7.375b）相比，肱桡肌通常明显较细 • 手法治疗 ○技术 Ⅰ，Ⅱ：通过钳夹技术可以很容易地分离肱桡肌，并将其从邻近的桡侧腕伸肌上提起（图 7.376） ○对桡侧腕伸肌使用筋膜分离技术（图 7.377） • 手法治疗的合适体位：仰卧位（图 7.375，7.376）、侧卧位或坐位	
建议患者	• 避免诱发和持续因素 ○打电话时使用耳机 ○练习乐器时应定时休息 • 使用钳夹技术对触发点进行自我治疗 • 牵伸	

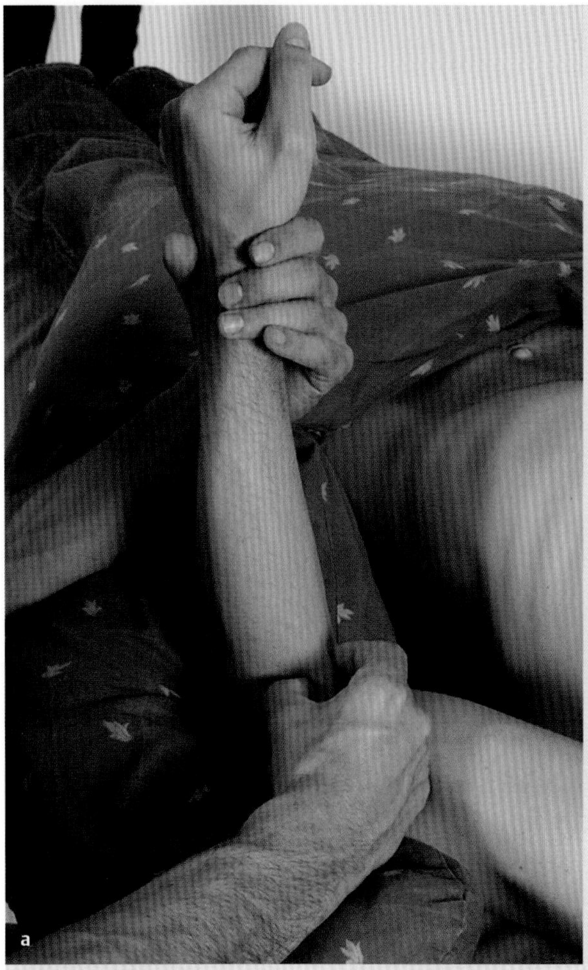

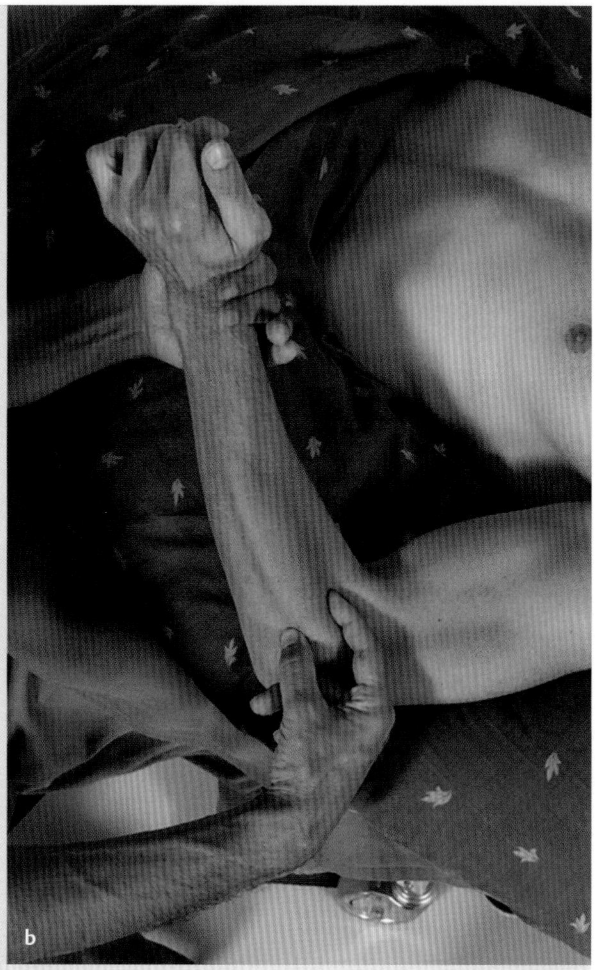

图 7.375　肱桡肌触诊

a. 治疗师在患者屈肘时施加阻力，肱桡肌激活并紧张

b. 鉴别邻近的桡侧腕长伸肌（ECRL，位于治疗师右手拇指和食指之间）：用手（在手腕处）做环转运动会使 ECRL 紧张，而肱桡肌不参与运动

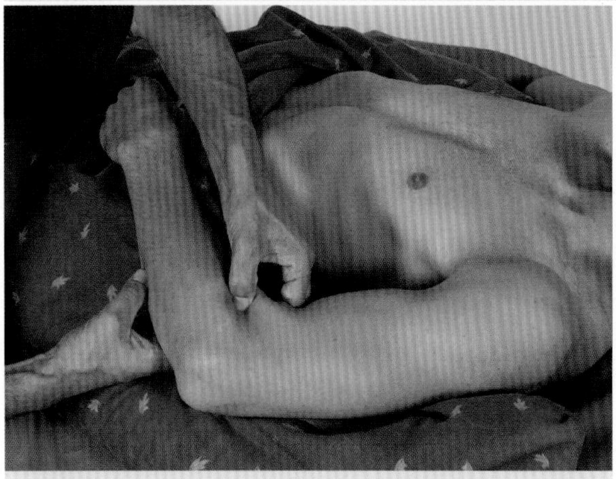

图 7.376　手法按压（技术 I）和触发点牵伸（技术 II）

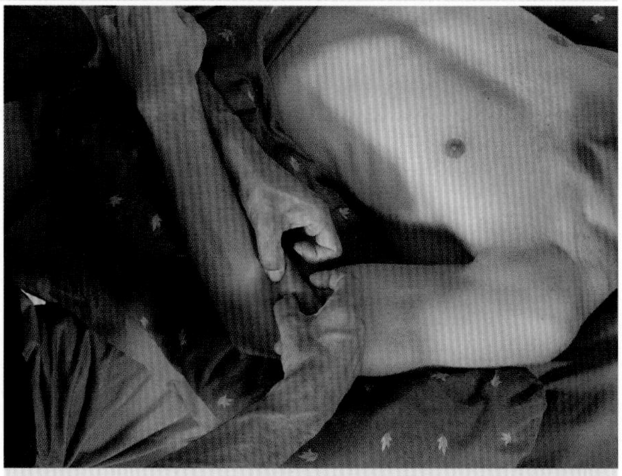

图 7.377　肱桡肌与桡侧腕伸肌的筋膜分离（技术 IV）

7.9.2 腕伸肌：桡侧腕长伸肌、桡侧腕短伸肌和尺侧腕伸肌

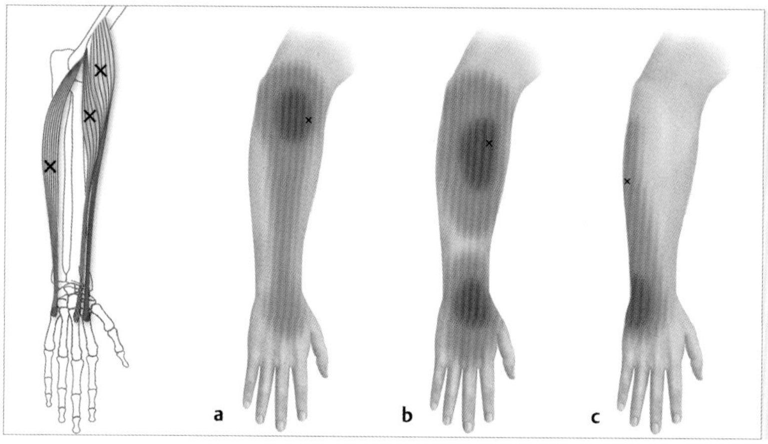

图 7.378 腕伸肌
a. 桡侧腕长伸肌
b. 桡侧腕短伸肌
c. 尺侧腕伸肌

解剖 （图 7.370）	• 桡侧腕长伸肌（ECRL）	
	起点	• 肱骨干（外侧髁上嵴） • 外侧肌间隔
	止点	• 第二掌骨基底（背侧）
	• 桡侧腕短伸肌（ECRB）	
	起点	• 桡侧腕短伸肌（ECRB）肱骨外上髁（连同 EDC、EDM 和 ECU） • 桡侧副韧带、桡骨环状韧带 • 肌间隔
	止点	• 第 3 掌骨基底（背侧）
	• 尺侧腕伸肌（ECU）	
	起点	• 肱骨头：肱骨外上髁（连同 ECRB、EDC 和 EDM） • 尺骨头：尺骨近端后部
	止点	• 第 5 掌骨基底（背侧）
	• 神经支配	• 桡神经（C6~C8）
机能	腕关节	• 伸展：ECRL，ECRB（强于 ECRL），ECU • 桡偏：ECRL（强于 ECRB），ECRB • 尺偏：ECU • 稳定作用：平衡手和手指屈肌的力量 • 手腕的伸肌有助于握拳，因为手指屈肌需要轻微的背屈来实现其最大的力量
	肘关节	• 屈曲支撑
牵涉痛 （图 7.378）	• ECRL：外上髁、拇指区（解剖鼻烟窝） • ECRB：外上髁、前臂背侧、手背 • ECU：手背、尺侧	

（续表）

临床表现	疼痛	●外上髁疼痛（ECRL、ECRB） ●手掌根部疼痛 ●需要活动腕伸肌（即握手、抓握等）的活动疼痛加重
	机能障碍	●握力和持续性的握力不足 ●失去运动控制（如倒酒时，杯子或玻璃杯突然从手中滑落）
卡压	桡神经，浅支	●桡神经有时不分为深支和浅支，直到向远端穿过外侧髁附近的 ECRB 筋膜桥后才会分支（图 8.21）。桡神经浅支在穿过 ECRB 后在肱桡肌下方正常走行的过程中受到卡压，表现为拇指和手背皮肤的感觉减退和刺痛
	桡神经，深支	●桡神经深支（运动纤维）在穿过 ECRB 后在其起点形成的筋膜桥时受到压迫（图 8.20）→伸肌无力
诱发因素	过载	●急性：伴手腕扭伤 ●慢性 ○重复有力的抓握（通过抓取大型物体而加强），因为需要手部伸肌的活动来平衡手指和手部屈肌的活动 ○干家务，如熨烫、园艺工作（修剪灌木）等 ○体育运动：网球、独木舟、越野滑雪、飞盘运动
	原发性触发点	●冈上肌、冈下肌 ●肩胛下肌 ●斜角肌 ●肱三头肌
治疗建议	●腕伸肌的激活对于有力的握手运动是必不可少的。手和手指的屈肌的每一个活动都会引起手腕的屈曲。生理性握拳包括手腕的轻微伸展，这使得手指的屈肌做功更省力。手指屈肌所需的主动平衡经常使手和手指的伸肌过载 ●使用钳夹技术治疗 ECRL 是最容易的；ECRL 不直接附着于肱骨外上髁，距离肱骨远端较近；因此，ECRL 位于肱骨外上髁的桡侧，是一根很强的肌索，很容易识别和治疗（图 7.379） ●在始于外上髁的肌肉（ECRB、EDC 和 ECU）中，ECRB 位于最远端，通常可通过手法按压进行治疗（图 7.380a）。在近端，ECRB 基本上被 ECRL 所覆盖，但治疗师通常可以将 ECRL 稍微推到一边，以治疗深层的 ECRB（图 7.380b） ●ECU 是伸肌群中最靠近尺侧的肌肉，很容易通过手法按压进行治疗 ●适度拉伸肌肉有助于找到紧张带和触发点（图 7.380a，7.381） ●肌肉预拉伸（图 7.382）会使筋膜牵伸（技术Ⅲ）更有效 ●在 ECRL 和肱桡肌之间（图 7.377）以及 ECRL 和 ECRB 之间，可采用筋膜分离技术（技术Ⅳ）进行治疗（图 7.383） ●手法治疗的合适体位：仰卧位、侧卧位或坐位（图 7.379~7.383）	
建议患者	●避免诱发和持续因素 ○避免习惯性地用力握手 ○不要试图在一天内修剪所有灌木 ●触发点的自我治疗 ●牵伸（图 7.384） ●同时进行强化和协调训练［如太极球（图 7.427）、动力球等］	

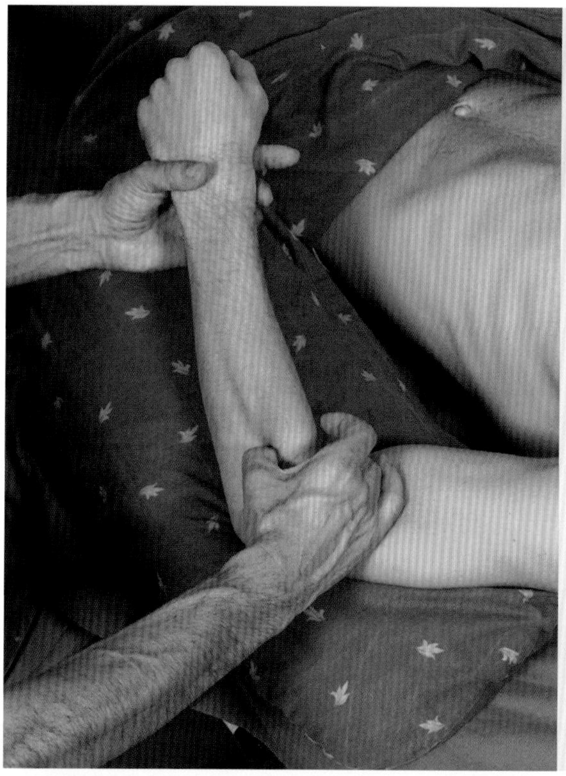

图 7.379 桡侧腕长伸肌（ECRL）：手法按压（技术 I）和使用钳夹技术的触发点牵伸（技术 II）

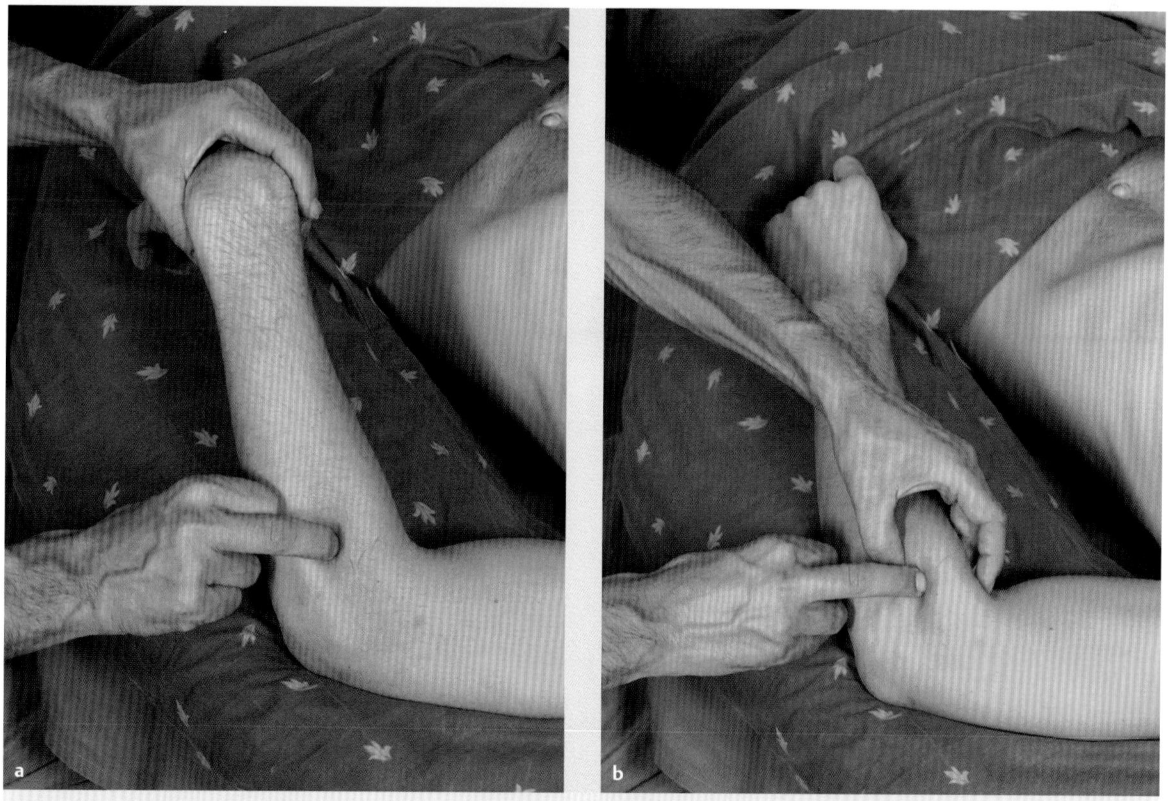

图 7.380 桡侧腕短伸肌（ECRB）
a. 手法按压（技术 I）和采用钳夹技术的触发点牵伸（技术 II）
b. 在近端，ECRB 大部分被 ECRL 覆盖，可将 ECRL 推到一侧以治疗 ECRB；同时，在 ECRL 和 ECRB 之间可使用筋膜分离技术（技术 IV）进行治疗

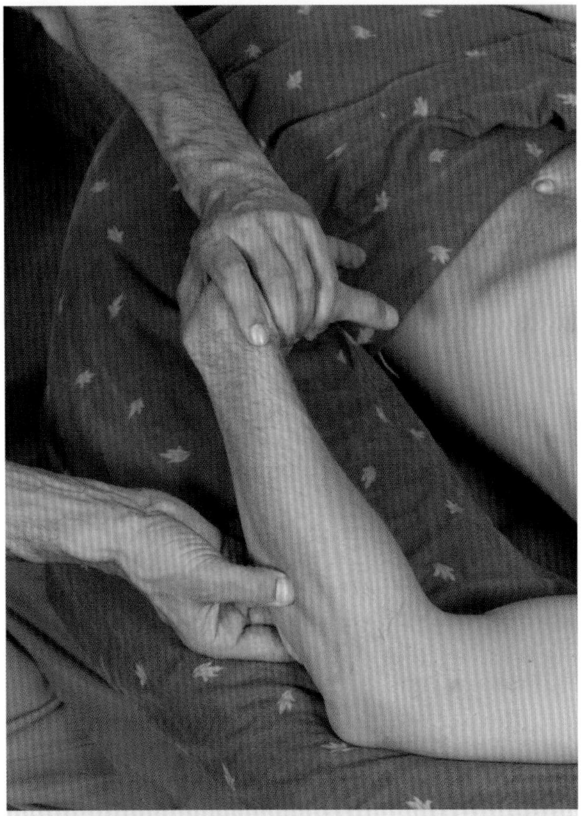

图 7.381　尺侧腕伸肌（ECU）：手法按压（技术 I）和触发点牵伸（技术 II）

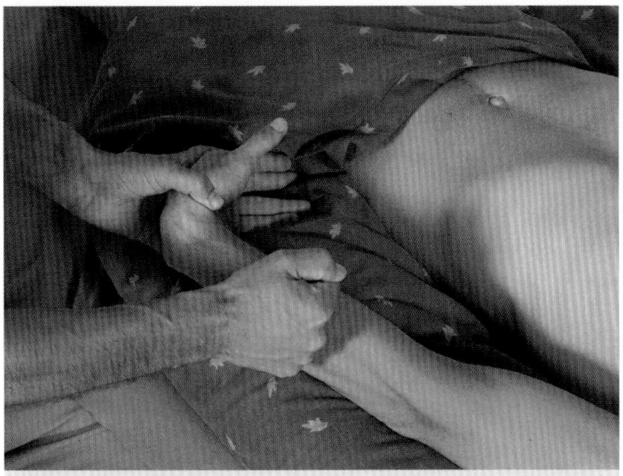

图 7.382　被动屈腕（手指伸直）预拉伸腕伸肌可使筋膜拉伸（技术 III）更有效

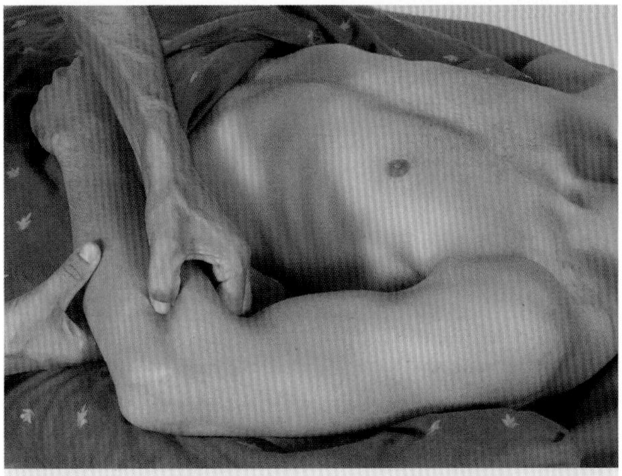

图 7.383　ECRL 和 ECRB 之间的筋膜分离（技术 III）

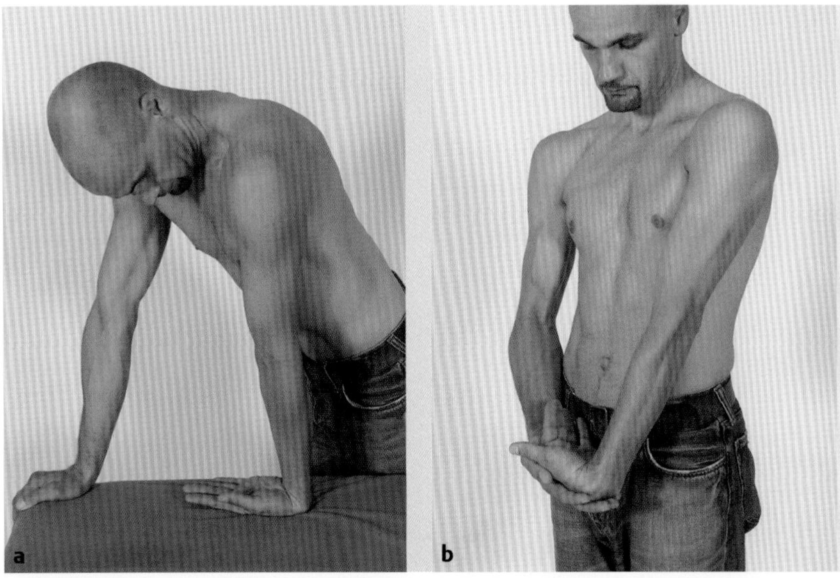

图 7.384　屈腕（手指伸直）和桡偏（用于 ECU）或尺偏（用于 ECRL 和 ECRB）进行腕伸肌的自我牵伸（技术 V）

a. 自我牵伸腕 伸肌 – 变异 1

b. 自我牵伸腕伸肌 – 变异 2

7.9.3 手指伸肌：指伸肌、小指伸肌和示指伸肌

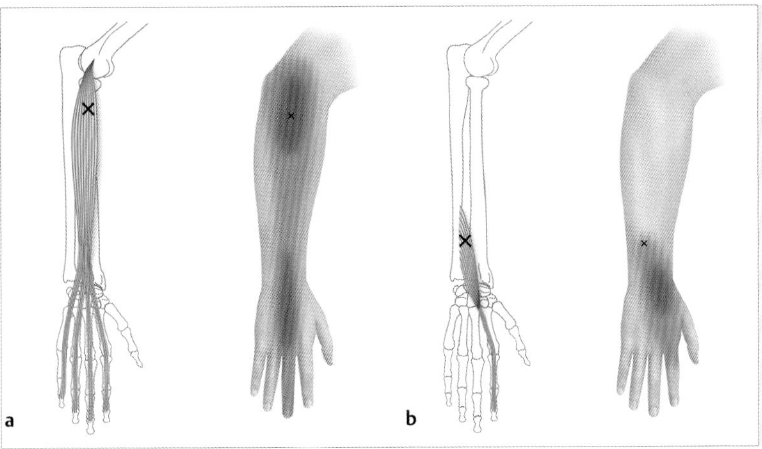

图 7.385 手指伸肌
a. 指伸肌（以中指为例）
b. 示指伸肌

解剖（图 7.370）	• 指伸肌（EDC）	
	起点	• 肱骨外上髁（肌间隔和前臂筋膜），与屈肌总腱相连（与 ECRB、EDM 和 ECU 共用）
	止点	• 指背腱膜 • 中指骨基底部 • 第 2~5 指远节指骨背侧，与蚓状肌肌腱和骨间肌腱相连
	• 小指伸肌（EDM）	
	起点	• 肱骨外上髁（肌间隔和前臂筋膜），与屈肌总腱相连（与 ECRB、EDC 和 ECU 共用）
	止点	• 小指的指背腱膜（与 EDC 分开）
	• 示指伸肌（EI）	
	起点	• 尺骨（后表面远端四分之一） • 骨间膜
	止点	• 食指的指背筋膜（与 EDC 分开）
	神经支配	• 桡神经深支（C6~C8）
机能	指关节	• 伸展（特指掌指关节）
	腕关节	• 背伸（需要 ECRL、ECRB 和 ECU 支撑稳定） • 稳定作用：平衡屈肌活动的强度
牵涉痛（图 385）	• 前臂背侧、手背和手指背侧 • 肘部疼痛	
临床表现	疼痛	• 前臂、手背和手指疼痛 • 夜间疼痛 • 感觉 MCP 和 PIP 关节发炎，“指关节炎” • 握手时疼痛 • 部分可出现网球肘

（续表）

	机能障碍	• 单根手指僵硬 • 握力和持续抓握力量不足 • 失去运动控制（如倒酒时，杯子或玻璃杯突然从手中滑落）
诱发因素	过载	• 主要是慢性病 ○ 使用打字机，使用鼠标（尤其是示指伸肌）在计算机上长时间工作，长时间不间断练习钢琴或吉他 ○ 需要对屈肌进行有力平衡的情况 – 工匠，尤其是当他们用张开的手指举起东西时：泥瓦匠（砖块）、木匠、机械师等 – 运动：皮划艇、攀岩、雷达球（"自行车球"）
治疗建议	• 在手指屈曲运动中，伸肌维持手腕的稳定 • 如握手时有疼痛，应检查第 4、5 指的伸肌 • 指伸肌（EDC） ○ EDC 位于 ECRB 和 ECU 之间。在近端，单个肌肉从总头起始，几乎无法区分；但在离外上髁较远的位置，它们很容易区分（图 7.386） ○ 如果 EDC 受累（图 7.387），则更容易识别紧张带和触发点 ○ 触发点通常位于肌肉近端三分之一处 ○ 单根手指的伸肌可以通过每根手指的等长抗阻运动来识别（图 7.388） • 示指伸肌：位于通向第 3~5 指的 EDC 和 ECU（尺骨后侧和骨间膜）下方，可通过这些肌肉进行治疗（图 7.389） • 预牵伸指伸肌后进行筋膜牵伸（技术Ⅲ）效果更佳（图 7.390） • 手法治疗的合适体位：仰卧位（图 7.386~7.390）、侧卧位或坐位 • 中指伸肌经常会触发局部抽搐反应	
建议患者	• 避免诱发和持续因素 ○ 不要长时间持续进行乐器练习 ○ 让人帮忙拿工具而不是努力去够 • 触发点的自我治疗 • 牵伸：有效且可持续发挥作用（图 7.391） • 协调和力量训练 [如使用太极球（图 7.427）等]	

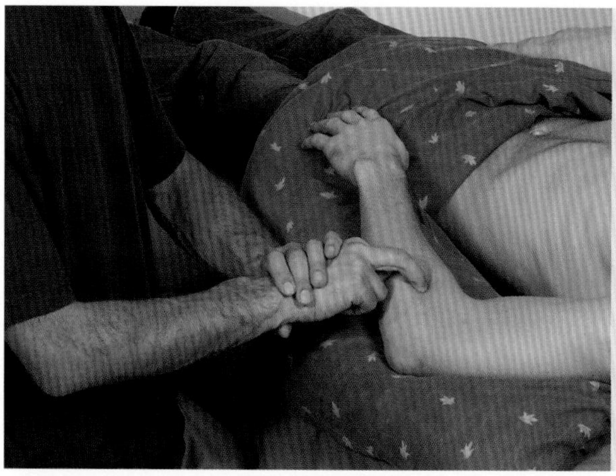

图 7.386　指伸肌的手法按压（技术 I）和触发点牵伸（技术 II）

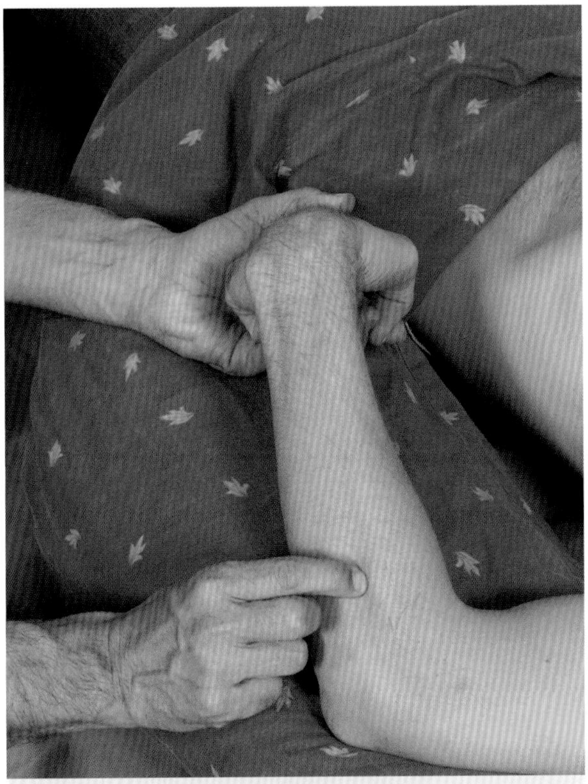

图 7.387　触诊：指总伸肌微伸展时紧张带更容易触诊

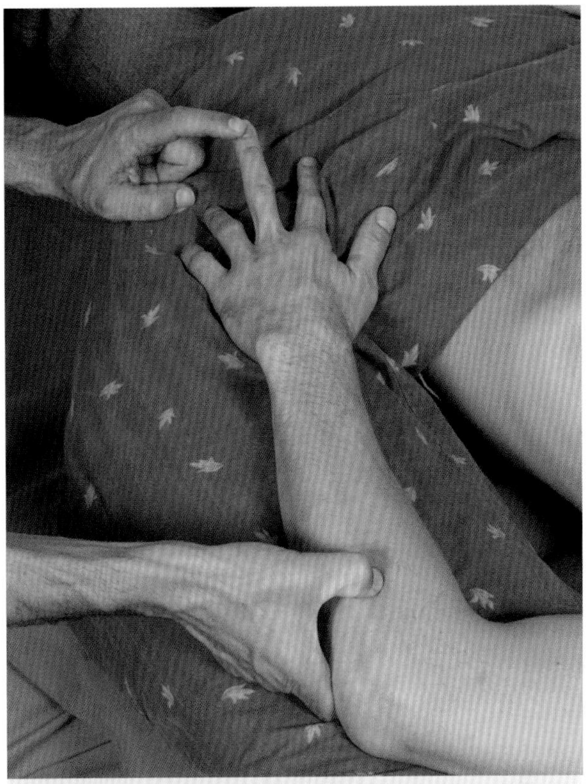

图 7.388　等长抗阻运动可以识别单条手指伸肌（图中所示为第三指伸肌）

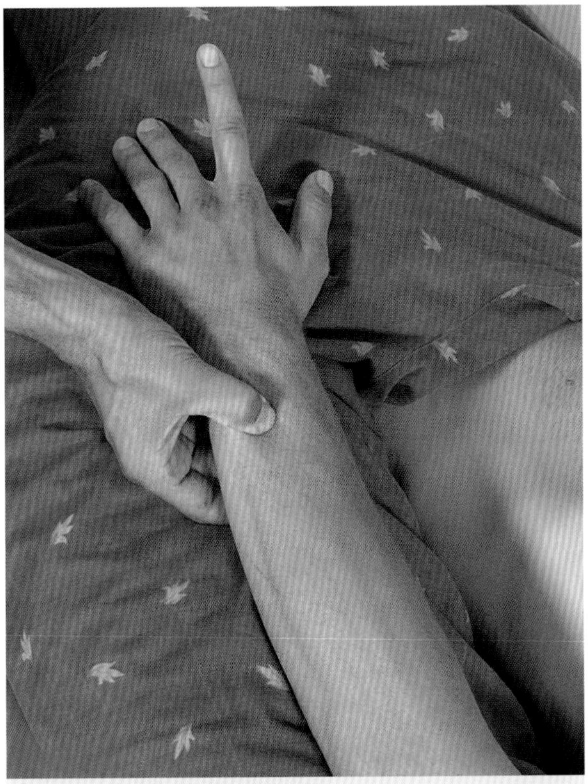

图 7.389　指伸肌被第 3~5 指的 EDC 覆盖，通过这些肌肉进行治疗

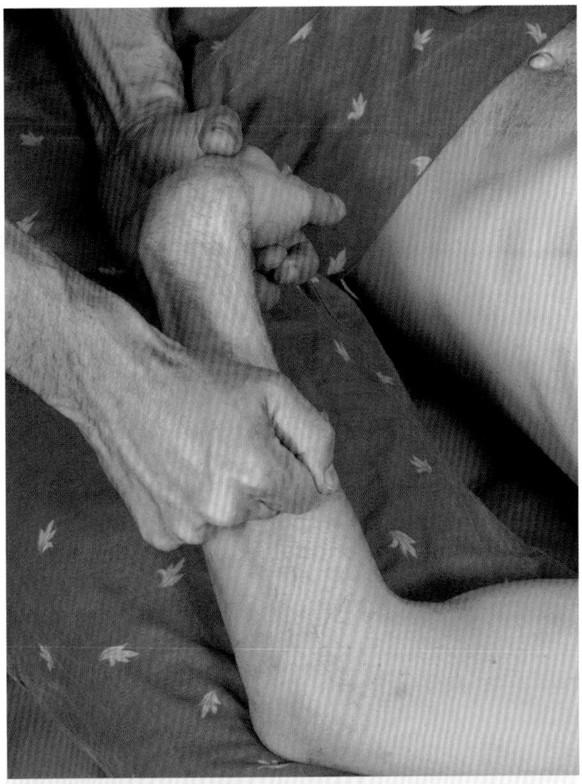

图 7.390　牵伸指总伸肌的同时进行筋膜牵伸（技术 III）

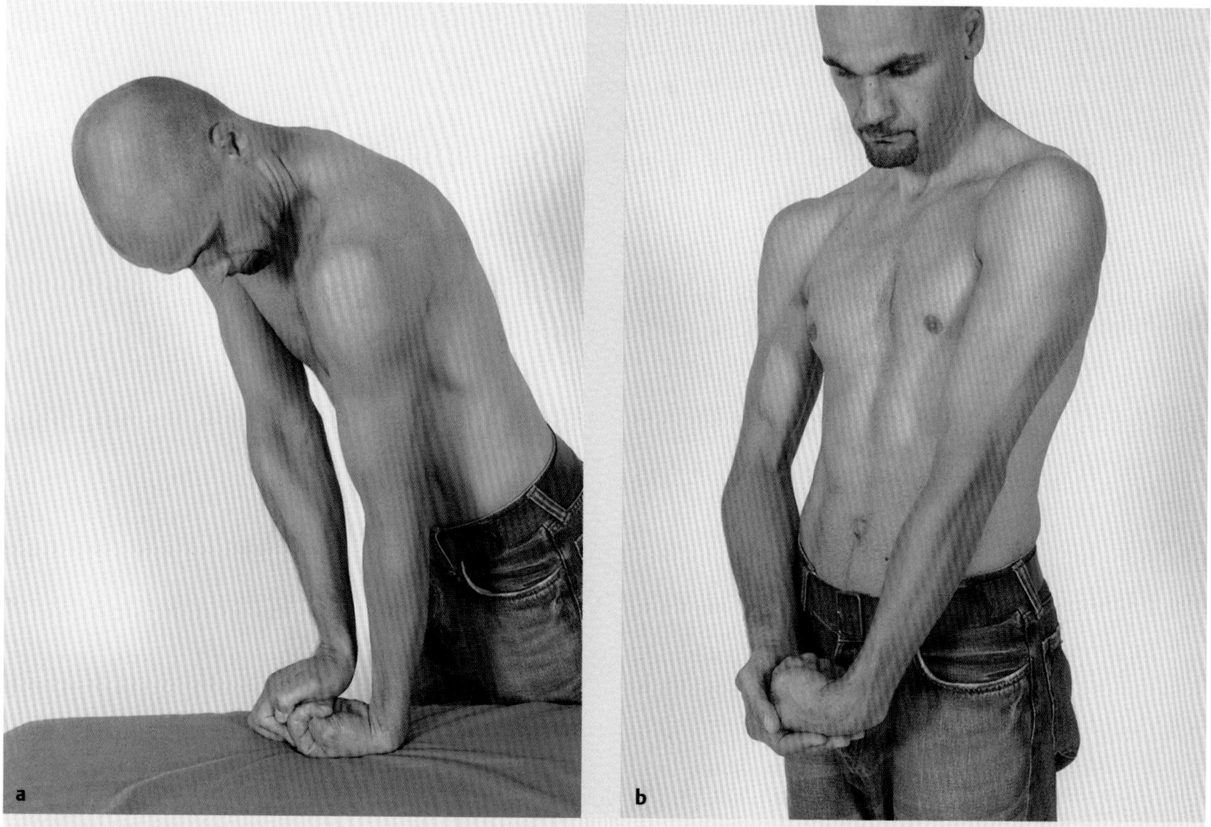

图 7.391　手和手指伸肌的自我牵伸（技术 V）：手腕和手指关节屈曲，肘部伸展

a. 自我牵伸手指伸肌 – 变异 1

b. 自我牵伸手指伸肌 – 变异 2

7.9.4 拇长展肌、拇长伸肌和拇短伸肌

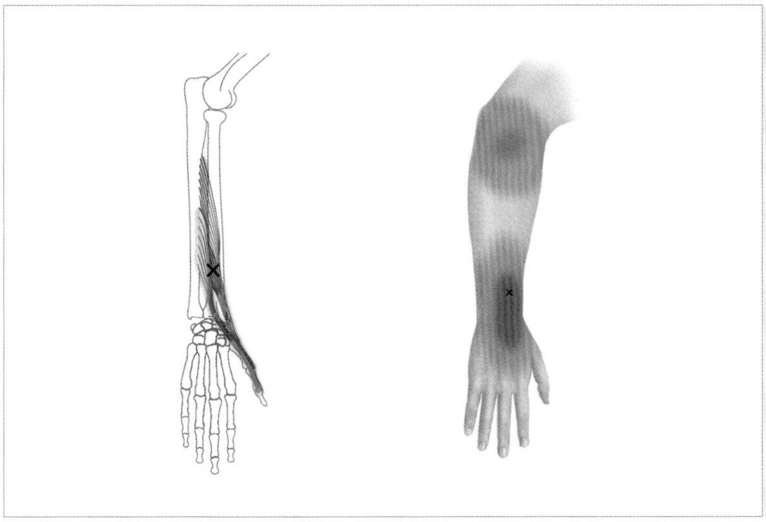

图 7.392 拇长展肌、拇长伸肌和拇短伸肌

解剖 （图 7.370）	•拇长展肌（ABDPL）	
	起点	•尺骨和桡骨（后面正中三分之一处） •骨间膜
	止点	•第一掌骨基底（桡侧）
	•拇长伸肌（EPL）	
	起点	•尺骨（后表面中三分之一，拇长展肌远端） •骨间膜
	止点	•拇指远端指骨基底部
	•拇短伸肌（EPB）	
	起点	•桡骨（后面远端三分之一处） •骨间膜（拇展肌远端）
	止点	•拇指近端指骨基底部
	ABDPL 和 EPB 的肌腱穿过第一腱室 EPL 的肌腱位于第三腱室 EPL 和 EPB 的肌腱形成解剖鼻烟窝	
	神经支配	•桡神经，深支（C6~C8）
机能	拇指	•MCP 和 IP 伸展：EPL •拇指鞍状关节和 MCP 伸展：EPB •拇指鞍状关节内收：EPL •拇指鞍状关节外展：AbdPL
	腕关节	•桡偏：EPL、EPB、ABDPL •背伸：EPL
牵涉痛 （图 7.392）	•放射状 ○手掌根部和拇指根部 ○前臂近端，偶尔靠近肘部 •相对局部	

（续表）

临床表现	疼痛	• 手掌根部和拇指根部（“腕关节病”） • 前臂，偶尔靠近肘部 • 局部的
	机能障碍	• “笨拙”的拇指 • 握力和保持力不足
诱发因素	过载	急性：拇指扭伤（滑雪损伤） 慢性：工匠、音乐家（钢琴家等）
	诱发 / 持续因素	• S/P 骨折和手术→指伸肌浅层直行层与拇长肌的斜行层粘连 • 用夹板或石膏固定手和腕→粘连
治疗建议	• 固定手腕、手术和骨折后，往往会出现粘连→重要的是在拇指深部、斜行的长肌和上方直行层指伸肌和腕伸肌之间进行筋膜分离（技术Ⅳ） • AbdPL、EPL 和 EPB 的肌腹主要由 EDC 覆盖，应通过 EDC 进行治疗（图 7.393） • 手法治疗的合适体位：仰卧位（图 7.393，7.394）、侧卧位或坐位 • 除了手法治疗触发点外，还可以松动骨间膜	
建议患者	• 避免诱发和持续因素 　○不要持续进行长时间使用拇指的工作或娱乐活动 • 触发点的自我治疗 • 协调和力量训练［如使用太极球（图 7.427）等］	

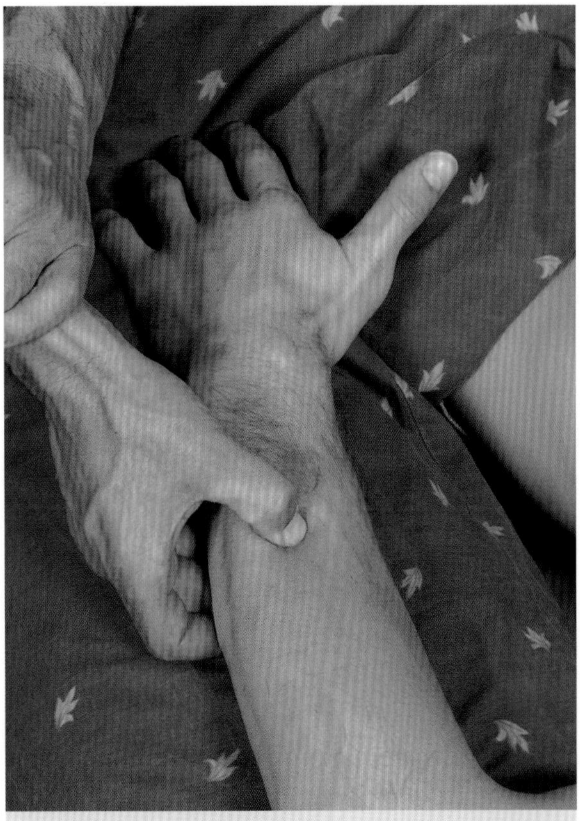

图 7.393　拇长伸肌、拇短伸肌和拇长展肌的手法按压（技术 I）和触发点牵伸（技术 II）

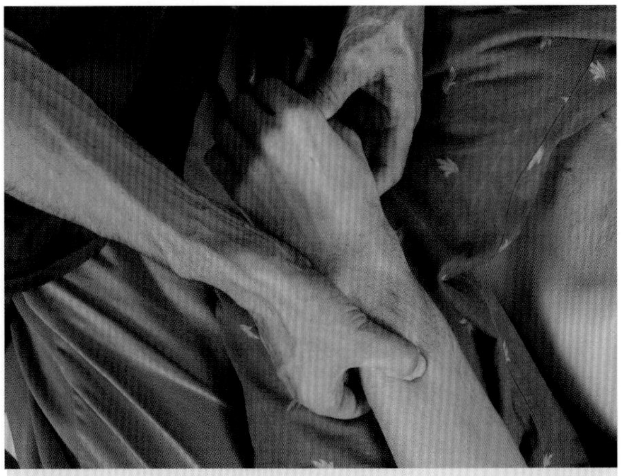

图 7.394　拇长伸肌（斜行）与指伸肌（直行）之间的筋膜分离（技术 IV）

7.9.5　旋后肌

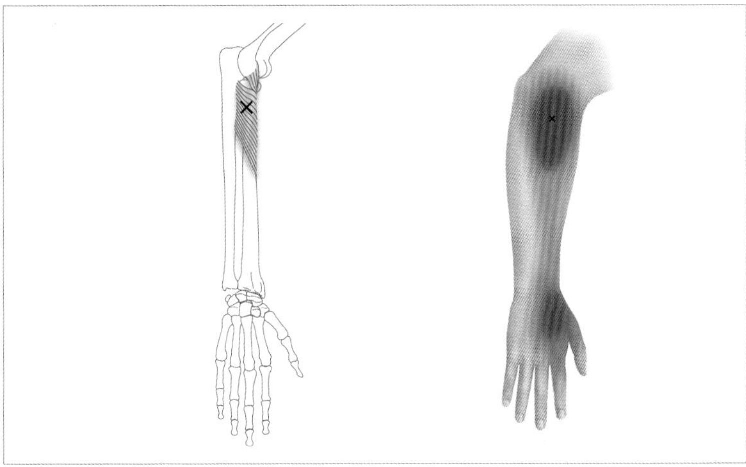

图 7.395　旋后肌

解剖（图 7.370 c，d）	起点	• 肱骨外髁 • 尺骨（靠近鹰嘴） • 肱尺关节囊 • 桡骨环状韧带 • 桡侧副韧带
	止点	• 桡骨（绕侧近端三分之一后外侧表面：肱二头肌远端和旋前圆肌近端）
	神经支配	桡神经（C5–C6）
机能	肘关节 • 桡尺 • 肱桡	 • 前臂旋后（与肘关节是否屈曲关节） • 稳定性，居中
牵涉痛（图 7.395）	• 肱骨外上髁 • 前臂后侧 • 虎口	
临床表现	疼痛	• 肘部（主要是横向），网球肘
	机能障碍	• 力量下降 • 旋后肌综合征（见卡压）
卡压	桡神经，深支	• 桡神经深支在尺骨和旋后肌的肱骨头端之间（旋后肌弓；图 8.19）的狭窄空间可能会发生压迫 →旋后肌综合征，伴伸肌无力（但不是肘痛）
诱发因素	过载	• 过度清洁 / 熨烫、拧干抹布 • 使用螺丝刀 • 反复转动卡住的门把手 • 打网球：肘部过度拉伸或将球打偏了
	原发性触发点	• 肩部肌肉：冈上肌、冈下肌、小圆肌、肩胛下肌、大圆肌、前锯肌 • 颈部肌肉：斜角肌

（续表）

治疗建议	•外上髁疼痛的关键肌 •旋后肌综合征：桡神经压迫 ○症状：手、手指和拇指伸肌无力 ○主要标志：抗阻伸中指→无力 ○病因处理：松解由触发点引起的紧张带 •旋后肌的治疗入路： ○外侧： – 桡骨头远端，桡骨外侧近三分之一处，通过位于尺侧腕伸肌或指伸肌的浅层（图 7.396） – 尺骨近端鹰嘴远端，通过肘肌（旋后肌尺头，图 7.370 c，d；图 7.373b） – 桡骨头近端，近肱骨外上髁，通过尺侧腕伸肌浅层或指伸肌（旋后肌的肱骨头端，图 7.370c，d；图 7.373b） ○内侧：紧邻肱二头肌腱远端，位于旋前圆肌和肱桡肌之间的深面，靠近桡骨的止点；拉紧旋后肌并抗阻→可以看到明显的旋后肌张力变化（图 7.397） •手法治疗的合适体位：仰卧位（图 7.396，7.397）、侧卧位或坐位
建议患者	•避免诱发和持续因素 ○打网球：提高技术，使用短球拍 ○使用电动螺丝刀 •触发点的自我治疗是简单有效的：识别触发点（图 7.398 中左前臂外侧桡侧近三分之一处）后，如技术Ⅱ B 所示，在使用恒定的手法按压（右手）的同时，以缓慢内旋和旋后运动来治疗触发点（图 7.398） •机能训练［如使用太极球（图 7.427）等］

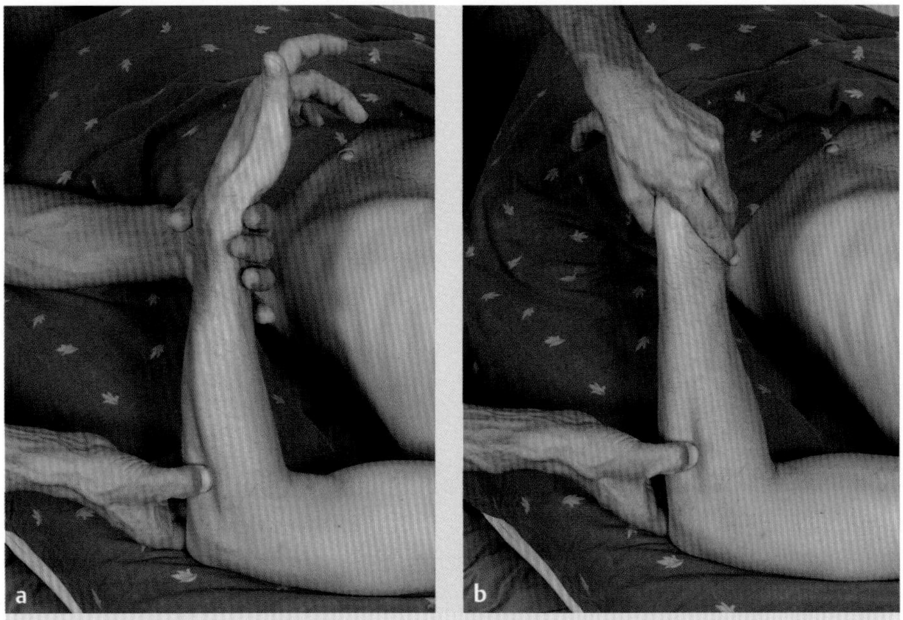

图 7.396　治疗旋后肌的外侧入路

a. 在旋后肌环绕桡骨近端处，可以使用技术 I 和 / 或 II，通过尺侧腕伸肌的表面定位并有效治疗

b. 通过缓慢的旋前运动（被动、主动 – 被动或主动），旋后肌包绕桡骨，从而可以识别和治疗以前无法触及的触发点（技术 IIB）。同时，旋前运动可伸展旋后肌

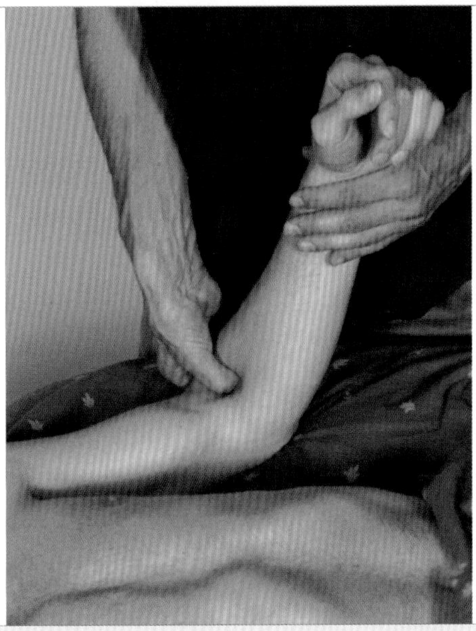

图 7.397 通过内侧入路对旋后肌进行治疗。治疗师在肱桡肌内侧、二头肌腱远端和旋前圆肌附近对内侧深层进行探查。如果旋后肌被抗阻等长拉紧，则可以在组织深部感到张力的变化，从而进行治疗

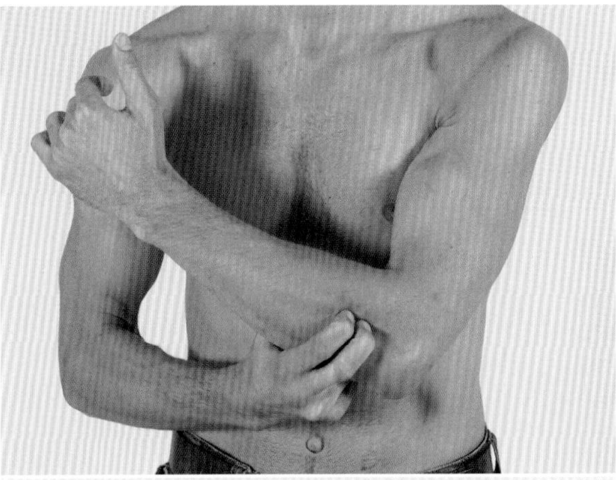

图 7.398 仰卧位患者的自我治疗

7.9.6 旋前圆肌

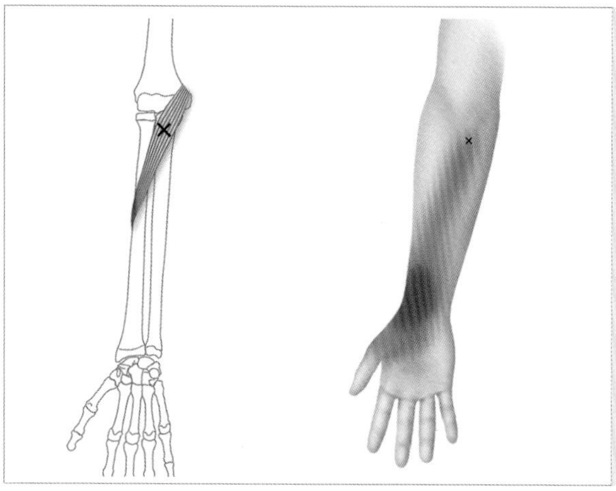

图 7.399 旋前圆肌

解剖（图 7.371）	起点	• 肱骨头：肱骨内上髁 • 尺骨头：尺骨的冠状突
	止点	• 桡骨（前臂中三分之一，旋后肌远端）
	正中神经在旋前肌的两个头之间延伸	
	神经支配	• 正中神经（C6–C7） • 有时候，肌皮神经（C5–C7）也会支配
机能	肘关节	• 旋前（支持旋前方肌，最强壮的旋前肌） • 协助屈曲（屈肌无力）
牵涉痛（图 7.399）	• 腕关节掌侧 • 前臂	
临床表现	疼痛	• 前臂和手腕区域 • 肘伸展伴前臂旋后疼痛加重；观察肩部代偿动作（避免疼痛）

	机能障碍	• 桡侧手指的无力或不协调，详情见压迫内容
		• 可能与腕管综合征（CTS）的形成和发展有关
		  ○ 正中神经压迫→多神经压迫综合征
		  ○ 腕关节桡侧牵涉痛→可能是触发点引发的腕关节营养改变

卡压	正中神经	• 尺骨头和肱骨头之间正中神经的压迫（图 8.10）→旋前圆肌综合征
		• 症状
		  ○ 桡侧手指感觉异常
		  ○ 拇指和手指屈肌无力和不协调；随着时间的推移，可能出现鱼际萎缩

诱发因素	过载	• 长时间的刺激（擦洗、打磨等活动） • 过度发力 • 肘部骨折 • 长时间制动后

治疗建议	• 旋前圆肌是前臂屈肌群中延伸最远的肌肉，在活动的末端旋前（屈肘 90° 时），其圆形肌腹清晰可辨，于肱二头肌腱最远端很容易触及（图 7.400）
	• 易于发现和治疗（图 7.400）
	• 正中神经卡压
	  ○ 于正中神经穿过尺骨和旋前肌桡骨头之间处触诊正中神经（主动旋前肌使肌肉绷紧，而正中神经的张力不变）
	  ○ 治疗旋前圆肌的尺骨头和肱骨头之间的部分（图 7.401）
	• 可能与腕管综合征的形成和发展有关（见症状）
	• 手法治疗的合适体位：仰卧位（图 7.400，7.401）、侧卧位或坐位	

（续表）

建议患者	• 避免诱发和持续因素 ○移动物体时寻求帮助 ○使用辅助装置（电动螺丝刀 / 钻头） • 触发点的自我治疗 • 牵伸（前臂旋后和肘部伸展；图 7.402） • 协调和力量训练［如使用太极球（图 7.427）等］

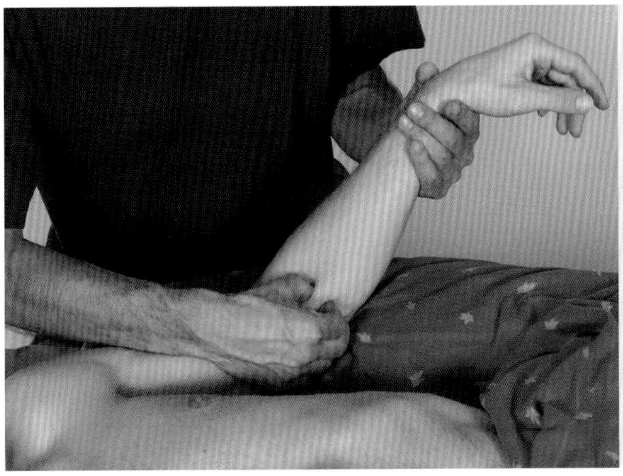

图 7.400　旋前圆肌的手法按压（技术 I）和触发点牵伸（技术 II）

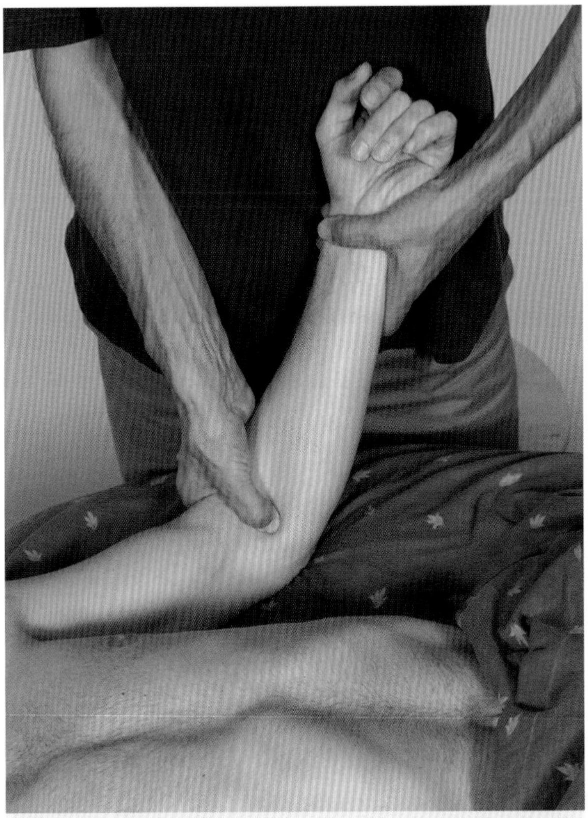

图 7.401　于正中神经在旋前圆肌尺骨头和桡骨头之间走行处进行触诊和治疗

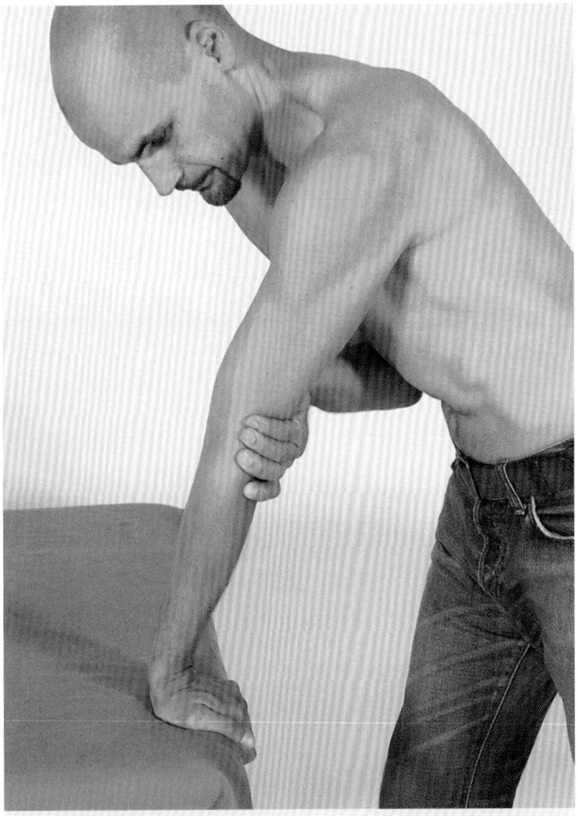

图 7.402　自我牵伸（技术 V）

7.9.7 掌长肌

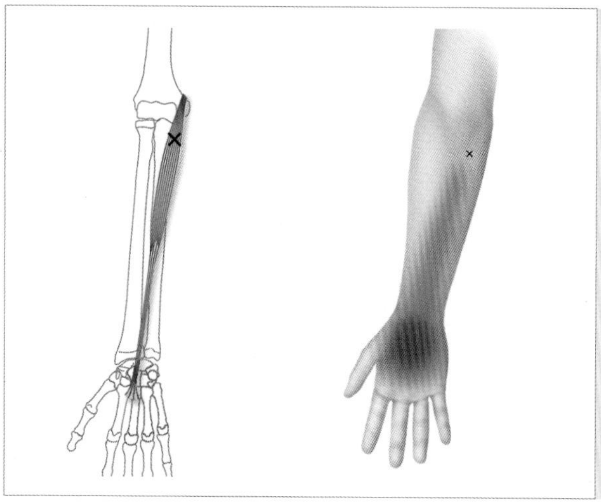

图 7.403 掌长肌

解剖（图 7.371）	起点	肱骨内上髁（连接 PT、FCR、FCU 和 FDS）
	止点	• 掌腱膜 • 屈肌支持带
	掌长肌腱（PL）延伸到屈肌支持带；在西方人中， 10%~20% 的人没有掌长肌	
	神经支配	• 正中神经 （C6~T1）
机能	手	• 手掌绷紧（手掌腱膜）
	腕关节	• 掌屈
	肘关节	• 屈曲（影响最小）
牵涉痛（图 7.403）	• 手掌 • 前臂前部	
临床表现	疼痛	• 手掌和前臂远端 • 表浅“针刺”样疼痛 • 手掌中工具（螺丝刀）的压力使疼痛加剧
	机能障碍	• 手掌局部结缔组织有结节
诱发因素	过载	• 慢性过载：异常和 / 或重复使用屈肌（如使用剪子、喷枪，切割重材料，劈开木头，徒步等） • 急性过载：摔倒、手腕扭伤等
	原发性触发点	• 斜角肌、三头肌（内侧头）
	诱发 / 持续因素	• Dupuytren 挛缩（见下文）
治疗建议	• 对浅表屈肌解剖的详细了解（图 7.404） • 手法治疗很简单（图 7.405） • 手法治疗的合适体位：仰卧位（图 7.405）、侧卧位或坐位 • Dupuytren 挛缩：触发点位于掌长肌。针对触发点进行治疗可以减轻疼痛和减少挛缩，但不能改变挛缩的潜在原因	
建议患者	• 避免诱发和持续因素 　○避免过载（如不要持续进行切割操作） 　○使用辅助装置（如电动螺丝刀） • 触发点的自我治疗 • 牵伸（图 7.406） • 协调和力量训练［如使用太极球（图 7.427）等］	

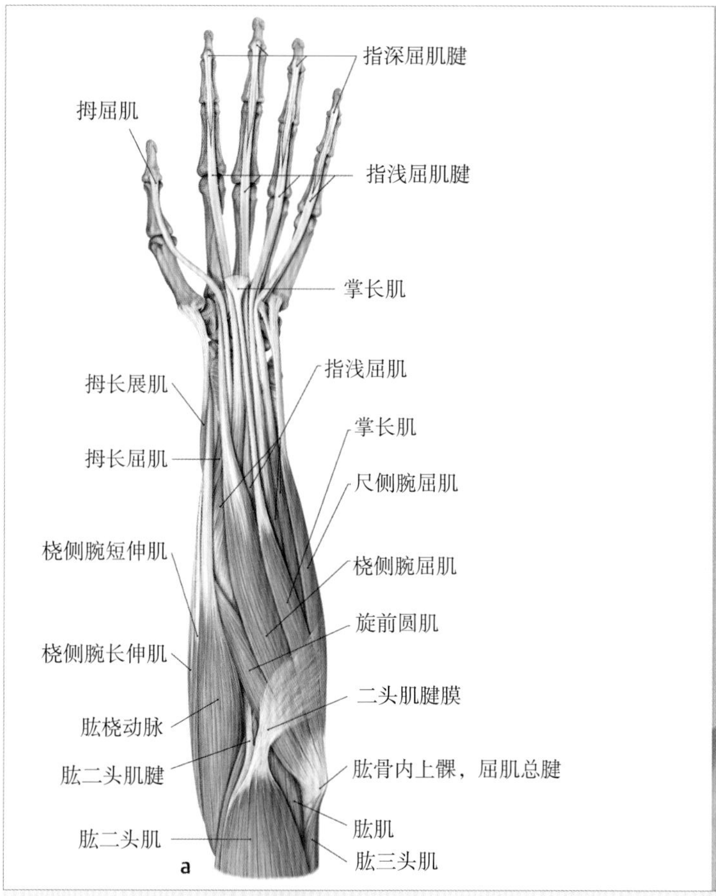

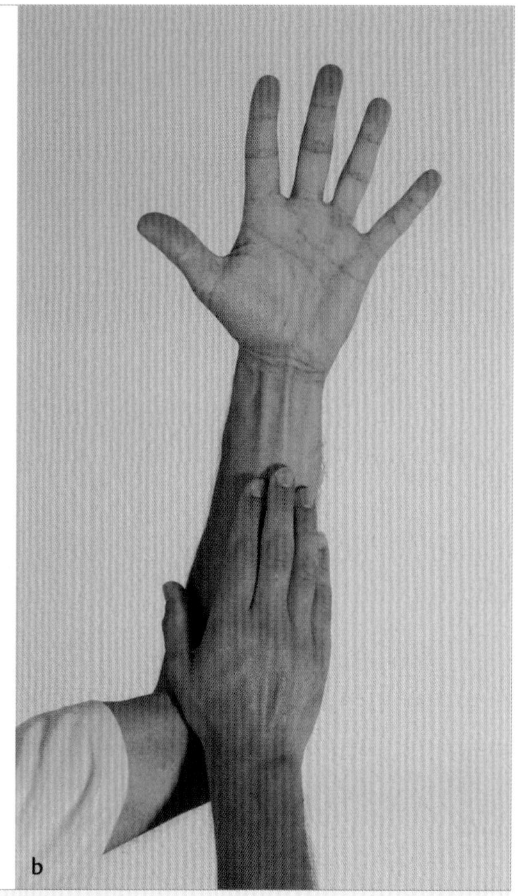

图 7.404 手和指的屈肌：表面屈肌概述

a. 解剖图：左前臂，前视图（引自 Schuenke M, Schulte E, Schumacher U. THIEME Atlas of Anatomy. General Anatomy and Musculoskeletal System. Illustrations by Voll M and Wesker K. Second Edition. New York: Thieme Medical Publishers; 2014）

b. 起源于内上髁的肌肉的位置和顺序的记忆辅助：如果将右手掌放在患者前臂上，手掌根部放在患者左肱骨的内侧上髁，手指指向手掌，拇指对应旋前圆肌，食指对应桡侧腕屈肌，中指对应掌长肌，无名指对应指浅屈肌，小指对应尺侧腕屈肌

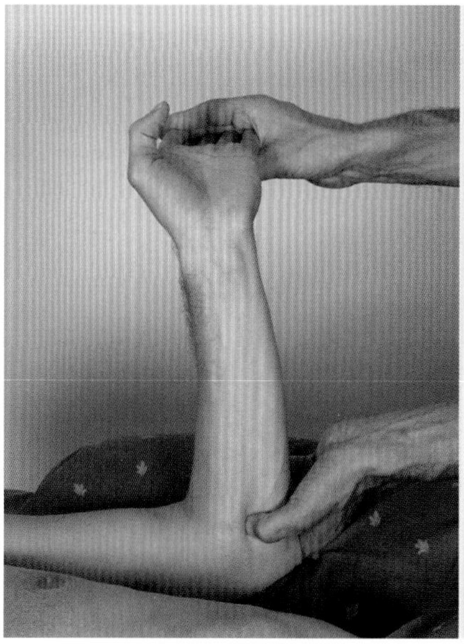

图 7.405 手法按压（技术 I）和触发点牵伸（技术 II）

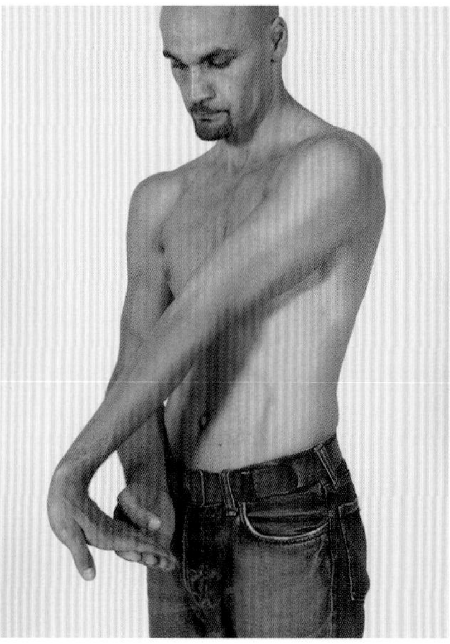

图 7.406 掌长肌，腕屈肌和指屈肌的自我牵伸（技术 V）

7.9.8 腕屈肌：桡侧腕屈肌和尺侧腕屈肌

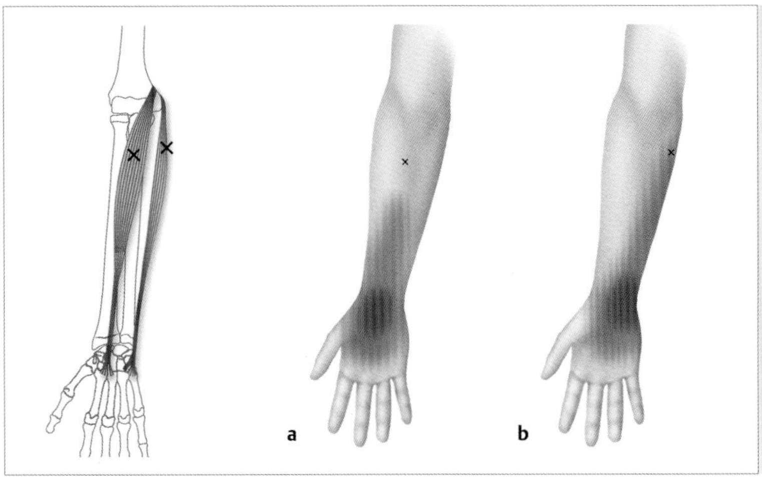

图 7.407 腕屈肌
a. 桡侧腕屈肌
b. 尺侧腕屈肌

解剖 （图 7.371）	•桡侧腕屈肌（FCR）	
	起点	•从肱骨内上髁起，屈肌肌腱共同作为 PT、FCR、PL、FCU 和 FDS 的起点。 •肌间隔
	止点	•第二掌骨基底部（掌纹）
	•尺侧腕屈肌（FCU）	
	起点	•肱骨头：肱骨内上髁（连同 PT、FCR、PL 和 FDS） •尺骨头：尺骨鹰嘴和尺骨后缘（长而薄，附着于尺附着骨近三分之二——与指深屈肌和尺侧腕伸肌形成总腱）
	止点	•豆状骨（通过豆状韧带延伸至钩状骨，通过豆状骨掌韧带延伸至第 5 掌骨）
	神经支配	•正中神经（C5~C8）：FCR •尺神经（C7~T1）：FCU
机能	手腕	•掌屈：FCR，FCU（比 FCR 更有效） •桡偏：FCR •尺偏：FCU •稳定：FCR 和 FCU（连同手腕伸肌）的动态稳定，是指屈肌发力的先决条件
	肘关节	•屈曲：FCR，FCU（效应弱） •旋前：FCR
牵涉痛 （图 7.407）	•腕横纹、前臂和手掌的桡侧（FCR） •手掌尺侧和腕横纹（FCU）	
临床表现	疼痛	•腕掌侧；桡侧（FCR）和尺侧（FCU） •前臂前部（FCR、FCU） •屈肌用力时疼痛加剧（如用剪刀剪厚材料）
	机能障碍	•屈肌高强度工作时力量下降
卡压	尺神经	•尺神经在筋膜弓下延伸至 FCU 的肱骨头和尺骨头之间（肘管综合征），随后在指浅屈肌和深屈肌之间走行，紧张带压迫（图 8.26） •症状 ○尺侧手指肌肉无力和运动不协调 ○手的尺侧区域感觉异常

（续表）

诱发因素	过载	• 慢性：使用屈肌的异常和 / 或重复的活动（如使用铁皮、园艺剪、喷枪，以及切割重型材料、劈木头等） • 急性：摔断、手腕扭伤等
	原发性触发点	• 斜角肌，肱三头肌（内侧头）
	诱发 / 持续因素	• 缺血性压迫：使用鼠标，无论是接触压力引起的缺血性压迫，还是长时间的活动，都会使 FCU 承受过大的压力
治疗建议	• 治疗很简单（图 7.408~7.410） • 手法治疗的合适体位：仰卧位（图 7.408~7.410）、侧卧位或坐位	
建议患者	• 避免诱发和持续因素 ○避免高峰超载（如不要在一天内对整个车道进行压力清洗） ○自我治疗 • 牵伸（图 7.411） • 协调和力量训练［如用太极球（图 7.427）等］	

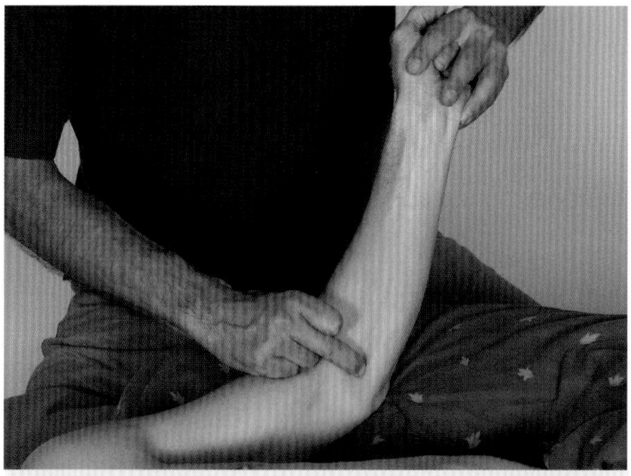
图 7.408　桡侧腕屈肌：手法按压（技术 I）和触发点牵伸（技术 II）

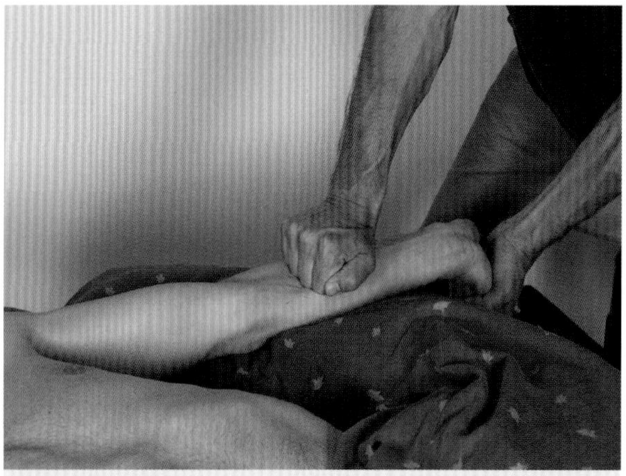
图 7.409　屈肌筋膜牵伸（技术 III）

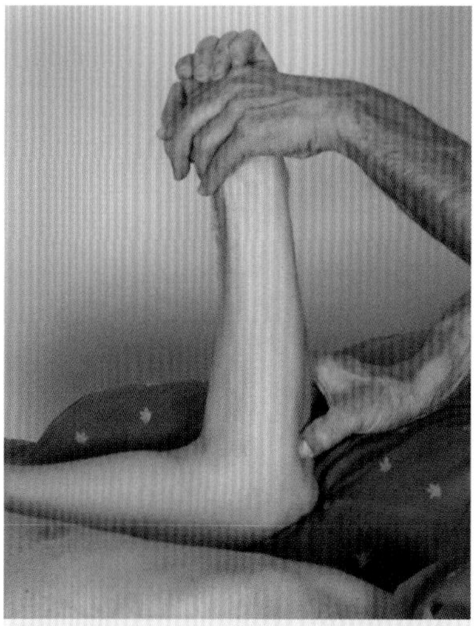
图 7.410　尺侧腕屈肌：手法按压（技术 I）和触发点牵伸（技术 II）

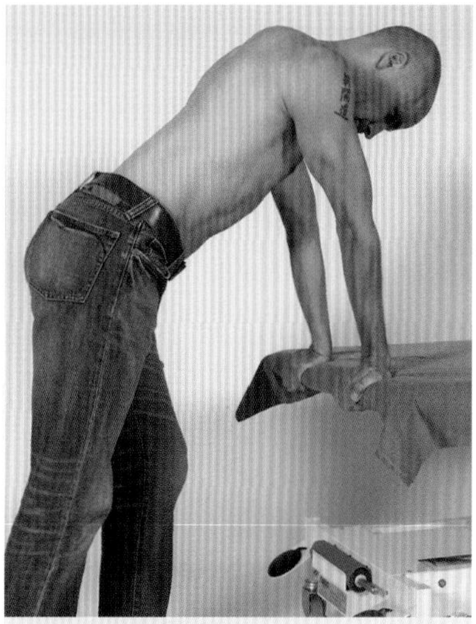
图 7.411　自我牵伸（技术 V）：通过腕背屈（不延伸手指关节）和伸肘进行腕屈肌的自我牵伸

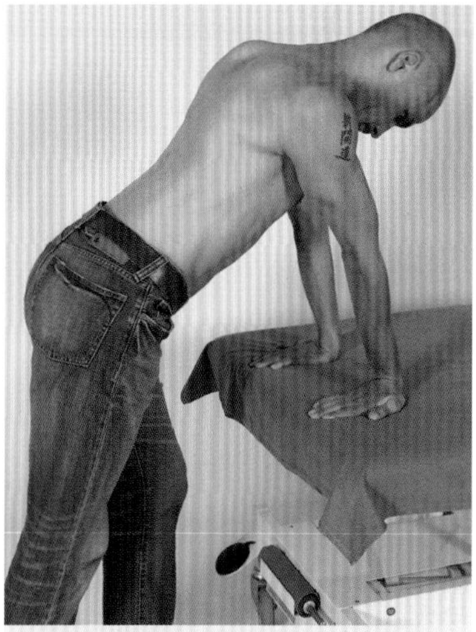
图 7.412　通过腕背屈、手指关节伸展和肘部伸展进行手指屈肌的自我牵伸（技术 V）

7.9.9 指屈肌：指浅屈肌和指深屈肌

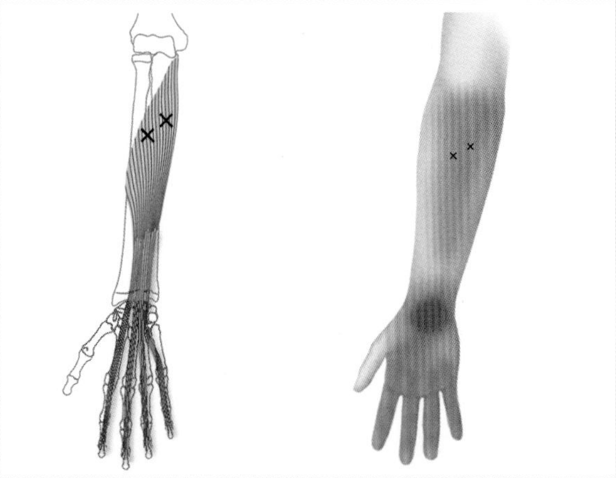

图 7.413 指屈肌

解剖 （图 7.371，图 7.372）	• 指浅屈肌（FDS）	
	起点	• 肱骨头：肱骨内上髁和肌间隔 • 尺头：尺骨冠状突 • 桡骨头：桡骨（二头肌和旋前圆肌之间）
	止点	• 第二至第五指中节指骨两侧
	• 指深屈肌（FDP）	
	起点	尺骨和骨间膜（前方，近端 2/3）
	止点	• 第 2~5 指末节指骨（手掌侧）
	分开指浅屈肌腱，指深屈肌的肌腱于指浅屈肌腱分叉处深面走行，附着于末节指骨的基底	
	神经支配	正中神经（C6~T1）：FDS 和 FDP 桡侧半 尺神经（C7~T1）：尺侧半
机能	手指	• 第 2~5 指（FDS 和 FDP）的 PIP 和 MCP 关节屈曲 • DIP 关节屈曲（仅限于 FDP）
	手腕	屈曲
	肘关节	屈曲（弱效应）
牵涉痛 （图 7.413）	• 前臂、手腕（手掌侧） • 这些肌肉所在的手指	
临床表现	疼痛	• 手指疼痛 • 常被误认为 MCP 关节疼痛
	机能障碍	• 手指僵硬，协调障碍（音乐家）
卡压	尺神经	• 尺神经在经过 FDS 和 FDP 处可以被压迫（图 8.26） • 症状 ○手指肌肉无力和不协调 ○手掌尺侧感觉异常（图 8.24）

（续表）

	正中神经	●正中神经可被旋前圆肌和 FDS 之间的纤维带压迫（图 8.9） ●症状 ○手指肌肉无力和不协调 ○手掌桡侧感觉异常（图 8.8）
诱发因素	过载	●慢性：不正确使用屈肌，和 / 或屈肌的重复活动、粗糙的抓握活动（如使用锡剪、切割重型材料、攀岩） ●急性：摔倒等 ●未经良好训练的高负荷作业，如搬迁（取出螺丝、包装、搬运、放入螺丝、拆箱、放东西）、园艺剪、高压清洗、劈柴、越野滑雪等
	原发性触发点	●斜角肌
治疗建议	●手指屈肌（如握紧拳头）的力量的充分发展需要腕伸肌主动平衡手腕→腕伸肌和指伸肌的协调 ●FDS：通过单独使每个手指抗阻屈曲来识别不同肌肉（图 7.414b）并进行治疗： ○推开覆盖肌肉近端的桡侧腕屈肌（图 7.414a） ○掌长肌和尺侧腕屈肌之间 ○通过位于表面的腕屈肌 ●FDP 的治疗 ○前方入路：通过 FDS ○侧方入路：从尺骨外侧，在 FDS 下（后）并通过尺侧腕屈肌（图 7.415；8.26） ○除手法治疗外：松动骨间膜 ●手法治疗的合适体位：仰卧位（图 7.414–7.416）、侧卧位或坐位	
建议患者	●避免诱发和持续因素 ○避免峰值负荷 ○使用辅助设备和材料（如电动工具） ●触发点的自我治疗 ●牵伸：对屈肌进行拉伸是简单有效的（图 7.406，7.412） ●协调和力量训练［如太极球（图 7.427）等］	

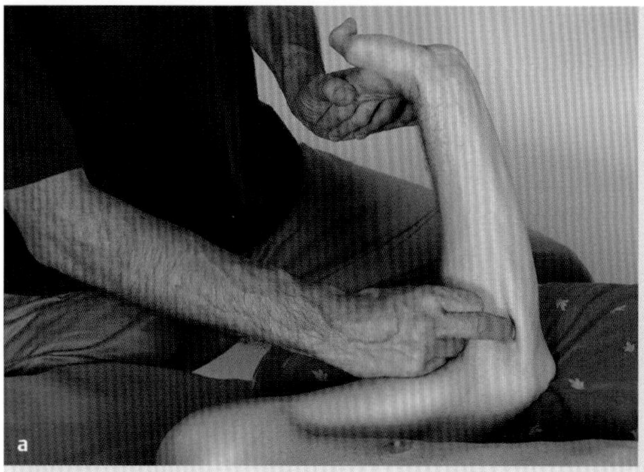

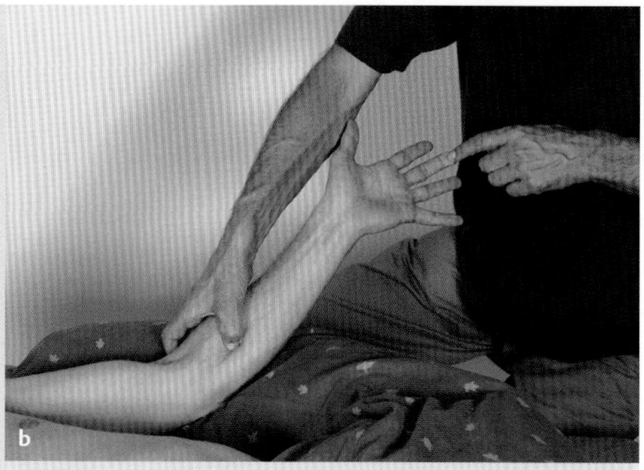

图 7.414　指浅屈肌（FDS）

a. 采用手法按压（技术 I）和触发点牵伸（技术 II）治疗 FDS，将桡侧腕屈肌（覆盖 FDS 近侧）推向旁边

b. 通过抗阻试验（这里是第三指）识别受触发点影响的 FDS；掌长肌和尺侧腕屈肌之间在进行手法加压（技术 I）和触发点牵伸（技术 II）

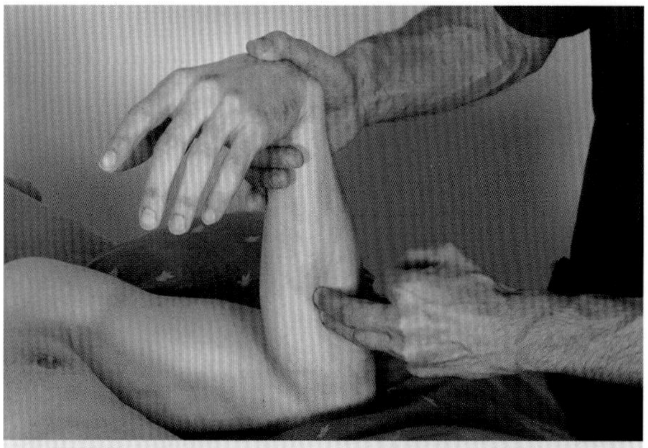

图 7.415　指深屈肌（FDP）。从外侧入路对 FDP 进行手法按压（技术 I）和触发点牵伸（技术 II）：从尺骨外缘，通过表浅的尺侧腕屈肌（该区较薄），到达尺骨前表面（在 FDS 后面）

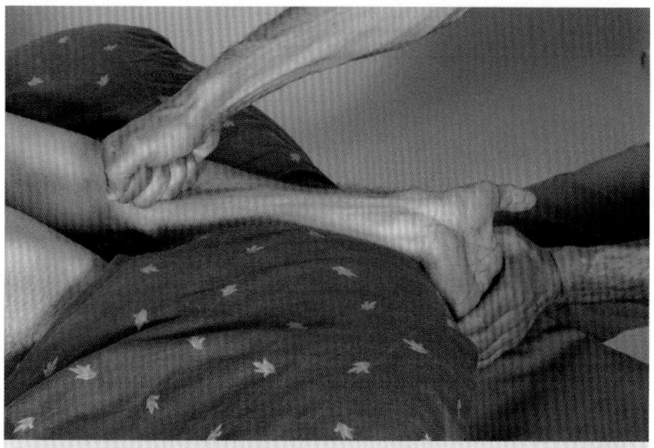

图 7.416　屈指肌筋膜牵伸（技术 III）

7.9.10　拇长屈肌

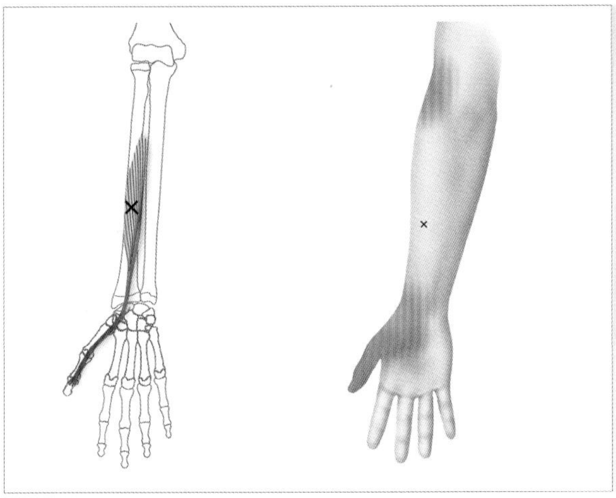

图 7.417　拇长屈肌

解剖 （图 7.371，图 7.372）	起点	• 桡骨（前表面，中三分之一） • 骨间膜（邻近桡骨的区域）
	止点	• 拇指末节指骨（手掌侧）
	神经支配	• 正中神经（C6~C8）
机能	拇指	• 拇指 MCP 和 IP 关节屈曲 • 拇指鞍关节的对掌和内收
	腕	• 掌屈 • 桡偏
牵涉痛 （图 7.417）	拇指：掌侧面，拇指 MCP	
临床表现	疼痛	拇指腕掌关节炎
	机能障碍	• 无力 • 拇指不协调，如用拇指和食指很难书写或握住小物体
诱发因素	过载	• 急性：运动（排球等） • 慢性 ○除草、强力旋转、拉动或摇晃动作 ○使用钳夹技术进行触发点治疗 ○写作 ○操作手机，按下按钮
治疗建议	• 在拇指 MCP 关节掌侧能清楚地触及肌腱 • FPL 的肌腹位于桡骨中三分之一（和邻近的骨间膜；图 7.417）的旋前圆肌止点远端，可以在那里触诊和治疗——位于桡侧腕屈肌腹外侧和内侧（图 7.418） • 手法治疗的合适体位：仰卧位（图 7.418）、侧卧位或坐位 • 除手法治疗外，还可松解骨间膜（FPL 的起点） • 如果腕骨活动度不足，可松解腕骨	

（续表）

建议患者	• 避免诱发和持续因素 ○避免过载（合理安排休息时间，在进行手法治疗时交替使用双手等） ○在体育比赛（排球比赛）中用胶带粘拇指 • 触发点的自我治疗 • 牵伸（图 7.425） • 协调和力量训练［如太极球（图 7.427）等］

图 7.418　桡骨前表面中三分之一的拇长屈肌和邻近骨间膜的手法压迫（技术 I）和牵伸触发点（技术 II）

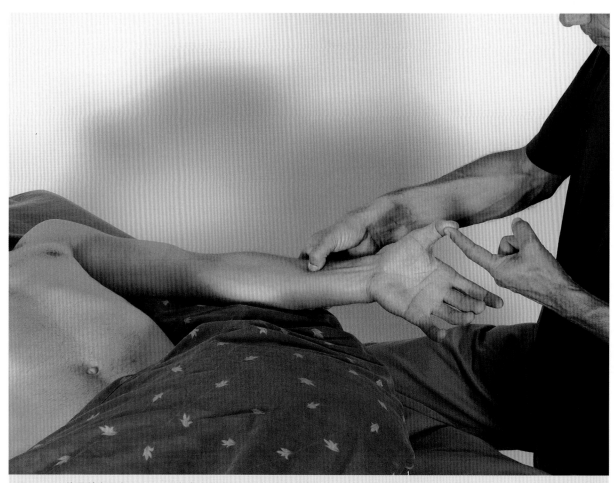

7.9.11　旋前方肌

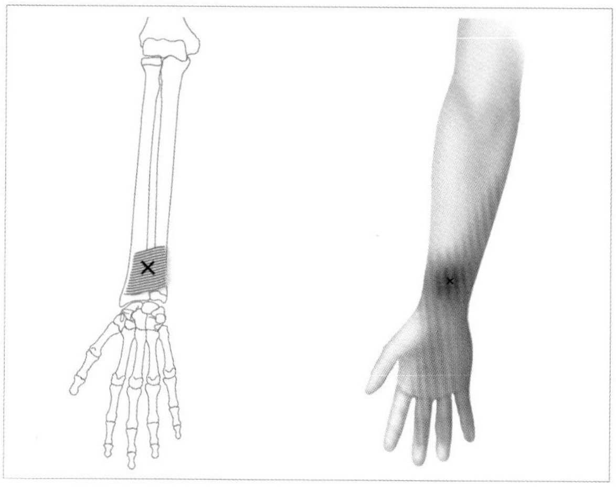

图 7.419　旋前方肌

解剖 （图 7.371，图 7.373a）	起点	• 尺骨（前表面的远四分之一）
	止点	• 桡骨（前表面的远四分之一）
	神经支配	• 正中神经（C6~T1）
机能	肘部桡侧	• 旋前（主要旋前肌） • 固定桡尺远端关节
牵涉痛 （图 7.419）	• 手腕掌侧 • 第 2~5 指掌侧 • 前臂尺侧（远端三分之二）	
临床表现	疼痛	• 前臂、腕关节（腕管综合征），以及手与第 2~5 指掌侧
诱发因素	过载	• 抗阻旋前运动
治疗建议	• 旋前方肌的位置比腕屈肌和指屈肌深，也比神经和血管深。在这些结构的深面可以进行触诊和治疗（图 7.420） • 手法治疗的合适体位：仰卧位（图 7.420）、侧卧位或坐位	
建议患者	• 避免诱发和持续因素 • 触发点的自我治疗 • 牵伸 • 协调和力量训练［如太极球（图 7.427）等］	

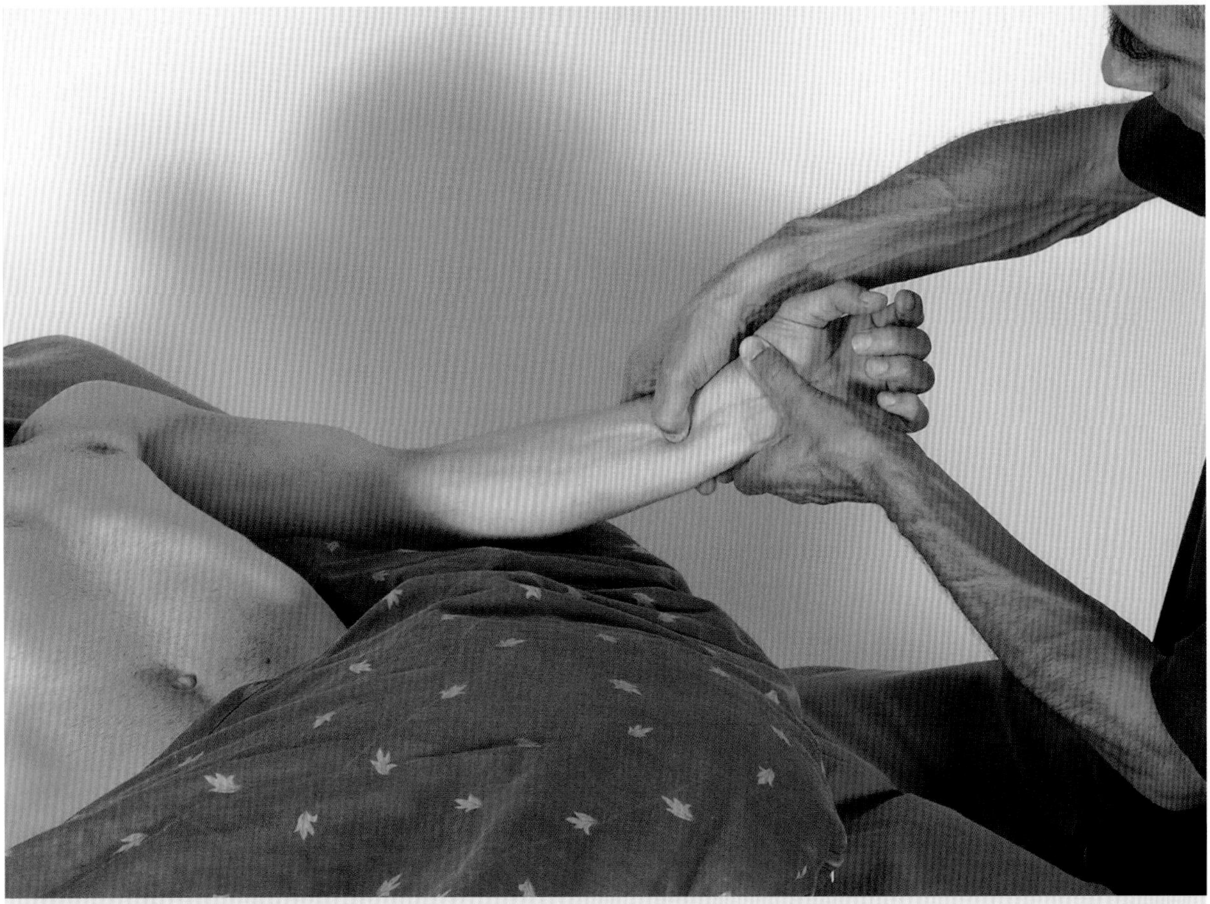

图 7.420　桡骨前表面远端四分之一处旋前方肌的手法压迫（技术 I）和触发点牵伸（技术 II）

7.9.12 大鱼际肌：拇短展肌、拇收肌、拇短屈肌和拇对掌肌

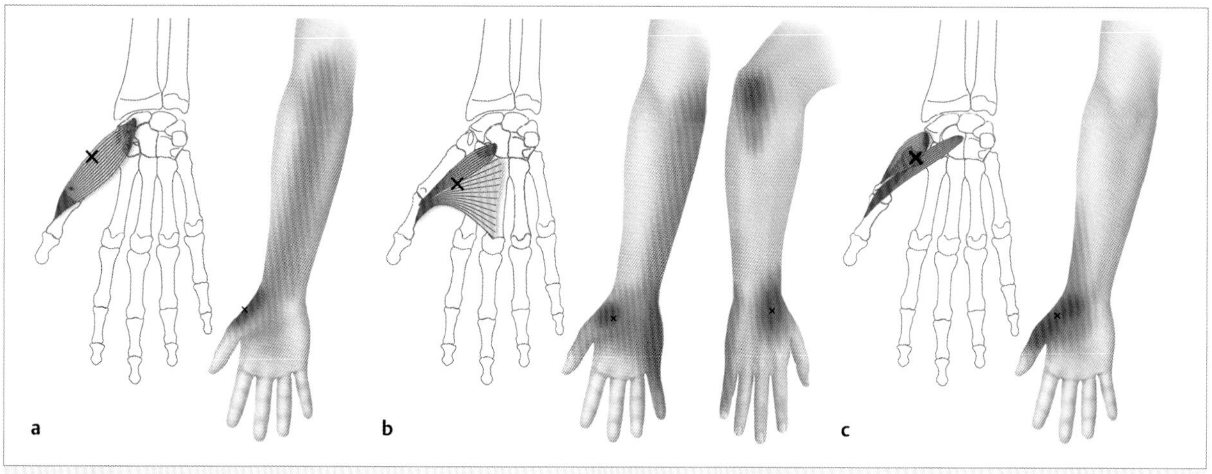

图 7.421 大鱼际肌
a. 拇短展肌
b. 拇收肌
c. 拇对掌肌和拇短屈肌

解剖（图 7.372）	• 拇短展肌（AbdPB）	
	起点	• 舟骨、屈肌支持带
	止点	• 拇指 MCP 基底部（外侧面和桡骨籽骨上方）
	• 拇收肌（ADP）	
	起点	• 横头：第 3 掌骨（掌面，近 2/3） • 斜头：第 2、3 掌骨，头状骨，掌骨间韧带
	止点	• 第一指骨近端基底部（拇指尺侧的籽骨上方）
	ADP 位于拇长屈肌肌腱下	
	• 拇短屈肌（FPB）	
	起点	• 浅头：屈肌支持带、大多角骨 • 深头：头状骨、大多角骨
	止点	• 拇指 MCP 基底部（桡骨侧的籽骨上方）
	• 拇对掌肌（OP）	
	起点	• 大多角骨、屈肌支持带
	止点	• 第 1 掌骨（外侧，沿其全长）
	OP 位于 FPB 的深部和浅部之间，位于 FPL 的肌腱上方	
	神经支配	• 正中神经（C6–C7）：AbdPB、OP、FPB（浅表头） • 尺神经（C7~T1）：ADP，FPB（深部）

（续表）

机能	拇指鞍状关节（拇指腕掌关节）	• 外展 ○拇短展肌 • 内收 ○拇收肌 ○拇短屈肌 ○拇对掌肌（支持性） • 对掌 ○拇对掌肌 ○拇收肌（支持性） ○拇短屈肌（支持性）
	拇指基底关节（拇指掌指关节）	• 屈曲 ○拇短展肌 ○拇收肌 ○拇短屈肌 • 伸展 ○拇短展肌
牵涉痛 （图 7.421）	• 拇指基底部（ADP、AbdPB、FPB、OP） • 手掌，腕骨的桡侧和几乎整个拇指（FPB，OP） • 手的小指侧（ADP） • 前臂（ADP、AbdPB、FPB、OP） • 肘部、内侧（ADP、AbdPB）和外侧（ADP）	
临床表现	疼痛	• 拇指和鱼际隆起，隐痛 • 前臂和肘部 • 负重时疼痛加重（使用钳夹技术等） • 骨折后持续存在（骨折愈合后则没有疼痛）
	机能障碍	• 与食指的精细运动干扰（扣子、缝纫、书写、绘画）——“拇指笨重”，字迹模糊
诱发因素	过载	• 急性 跌倒，滑雪，排球，与拇指骨折有关 • 慢性 “除草器拇指”（指端抓握），操作手机，按下按钮，手法治疗触发点！——拇指触发点
	诱发 / 持续因素	• 拇指的“扳机指”（在进入拇短屈肌两个头之间之前，拇长屈肌腱断裂或锁定，伴拇长屈肌腱增厚） • 拇指腕掌关节炎 • 斜角肌、旋后肌和桡侧腕长伸肌的原发性触发点

（续表）

治疗建议	• 通过阻力测试识别大鱼际肌（图 7.422） ○治疗师抵抗每个肌肉对应的特定动作（如抗阻对掌检测对掌肌；图 7.422a） ○将拇指和食指按在一起→ ADP（图 7.422b） ○将拇指和小指按在一起→ OP（图 7.422c） • ADP：肌肉及其触发点易于定位和治疗 ○通过抗阻测试进行识别：将拇指和食指按在一起（图 7.422b） ○用钳夹技术进行处理（图 7.423a，b） ○治疗师必须进行自我治疗：使用钳夹技术（图 7.426）和牵伸技术（图 7.425） • 将 FPB 与 OP 一起处理：很难区分各自单独的纤维（图 7.424） • OP：肌肉及其触发点易于定位和治疗 ○通过抗阻测试来识别：患者将拇指压在小指上（图 7.422c），或治疗师在特定方向上阻抗拇指运动（图 7.422a） ○沿第 1 掌骨桡侧和掌侧的全长，用手指按压技术进行治疗（表 7.424）；同时治疗 FPB ○治疗师经常需要自己进行自我治疗：→触发点治疗和牵伸 • AbdPB：通过抗阻测试进行识别，使用指压技术进行治疗 • 手法治疗的合适体位：仰卧位、侧卧位或坐位（图 7.423，7.424）
建议患者	• 避免诱发和持续因素 ○避免过大负载的剧烈运动（如不要长时间除草） ○从重复的精细运动活动中休息（最多 10 分钟），牵伸肌肉（或“握手”） ○使用辅助设备（如木制触发点工具；图 7.84d，b，7.184b，7.226，7.230b，7.251，7.302，7.306，7.342） • 触发点的自我治疗是重要和有效的（图 7.426） • 牵伸（图 7.425） • 力量和灵巧训练［如用太极球（图 7.427）］

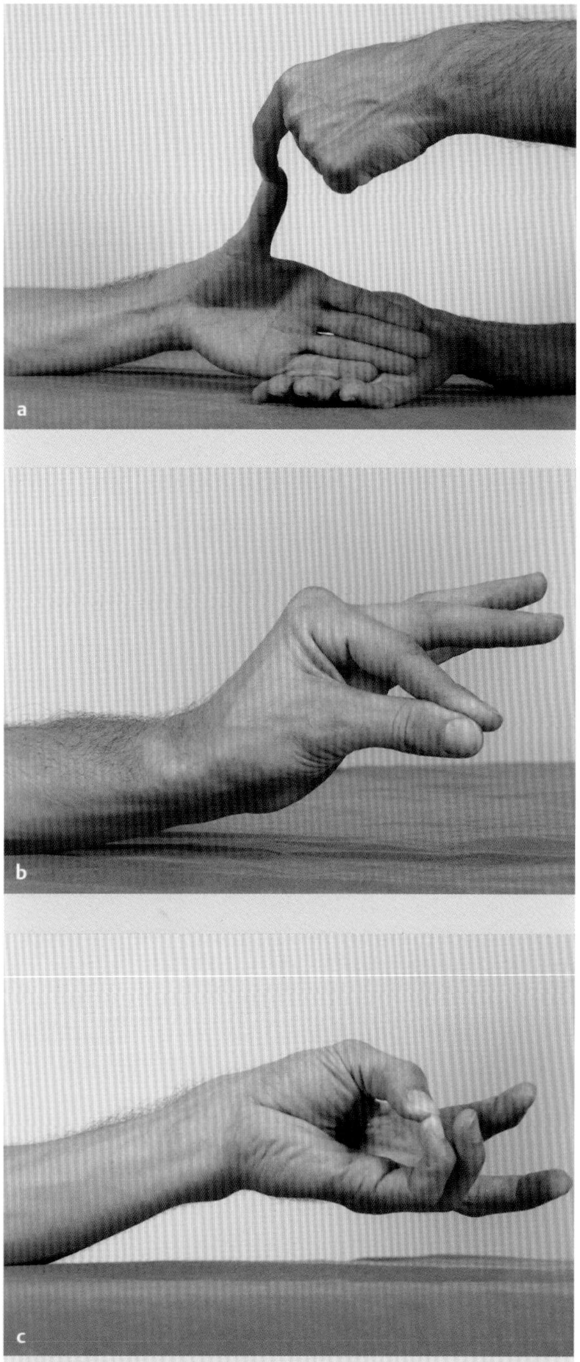

图 7.422　大鱼际肌：单块肌肉的识别

a. 治疗师对运动进行方向性的抵抗，以激发相应肌肉的活动（图中显示了拇对掌肌的方向性抵抗）

b. 用拇指和食指夹住拇指，可以激活拇收肌

c. 把拇指和小指按在一起，激活对掌肌

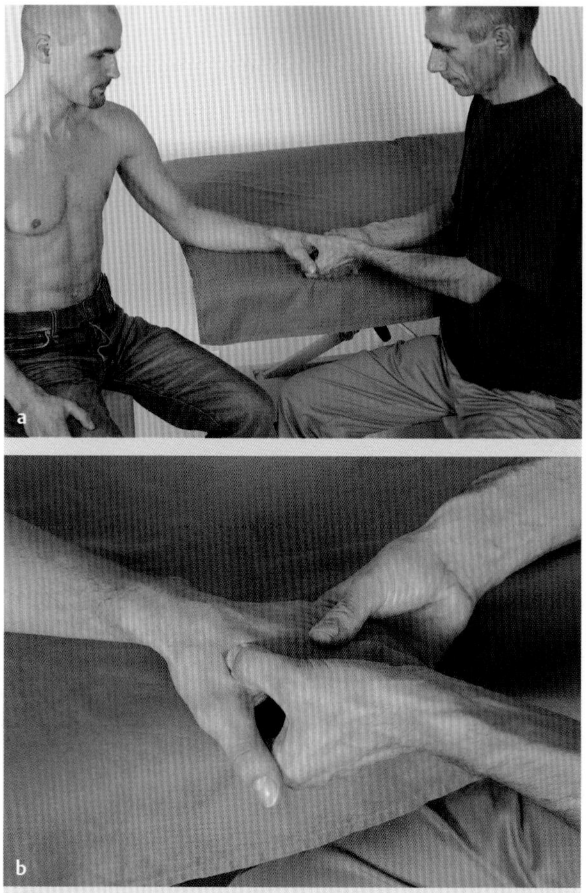

图 7.423　拇收肌：采用手法压迫（技术 I）、触发点牵伸（技术 II）和筋膜牵伸（技术 III）治疗 ADP

a. 远观

b. 近观

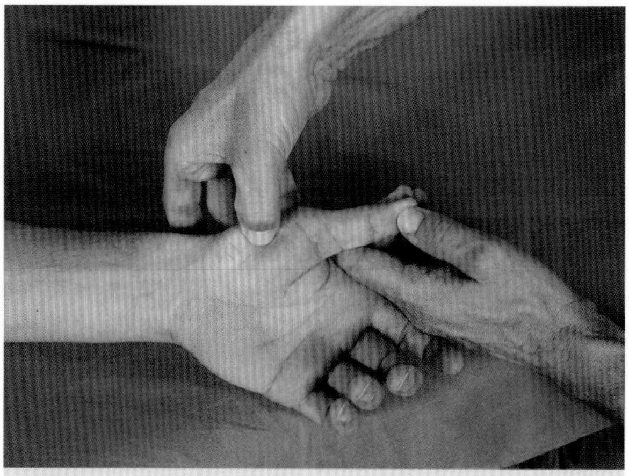

图 7.424　拇对掌肌和拇短屈肌：采用手法加压（技术 I）、触发点牵伸（技术 II）和筋膜牵伸（技术 III）治疗 OP 和 FPB

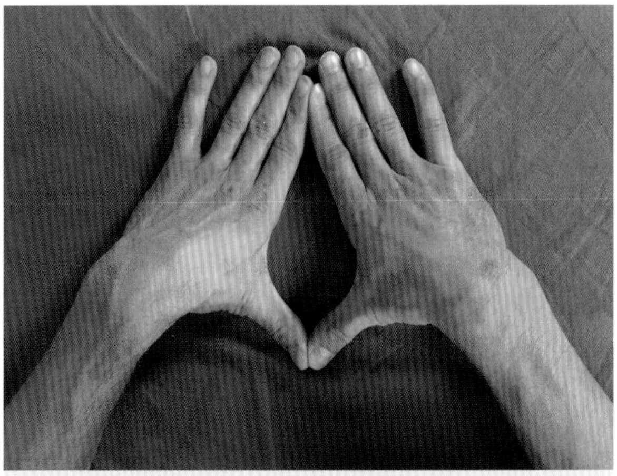

图 7.425 拇收肌和第 1 骨间背侧肌的自我牵伸（两块肌肉同时向两侧拉伸）

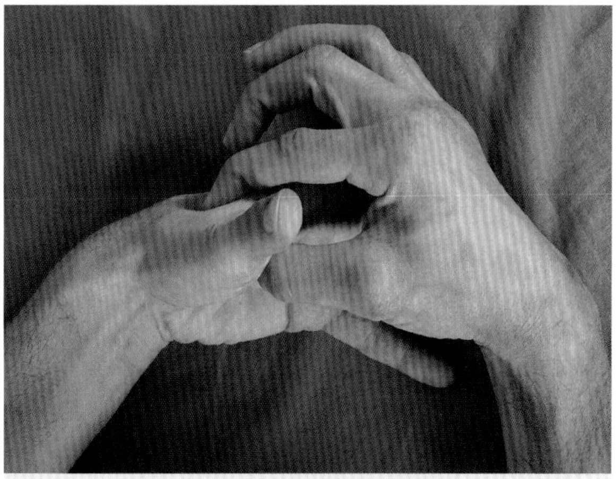

图 7.426 用另一只手的钳夹进行拇收肌（左手）的自我治疗

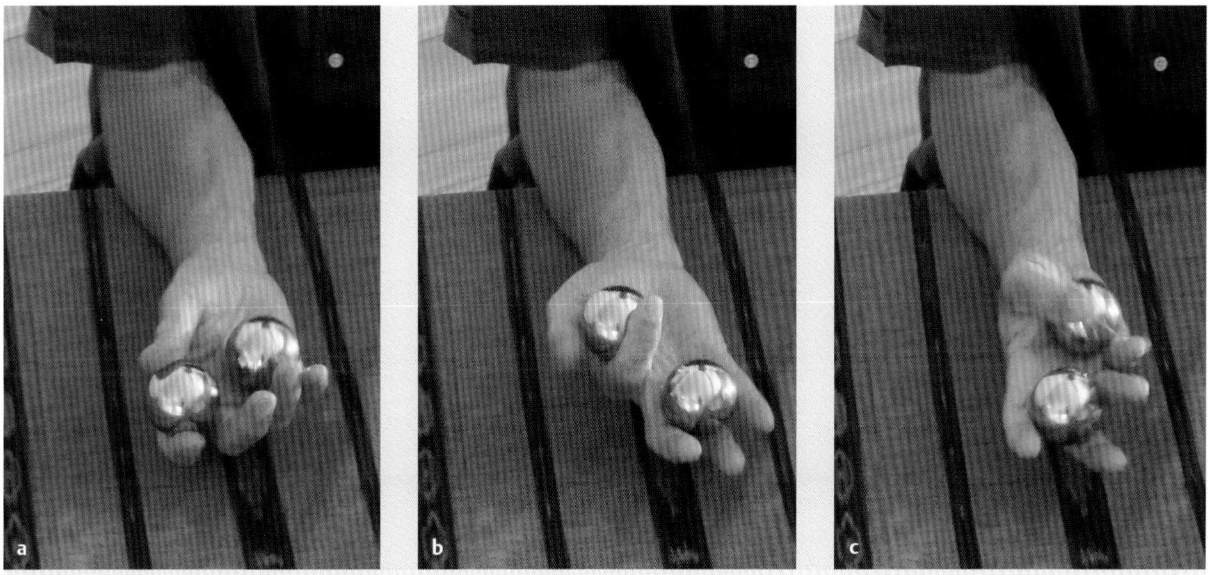

图 7.427 腕和手的所有短肌和长肌的力量和灵巧训练

a. 涉及拇收肌、指长短屈肌和小指屈肌的活动；腕关节的动态稳定（通过掌屈肌和腕伸肌）和前臂的旋前 / 旋后稳定（通过旋前肌和旋后肌）也是有益的

b. 涉及拇长展肌、指长短屈肌、指伸肌、指间肌、小指展肌的活动；还涉及腕关节（通过掌屈肌和腕伸肌）和前臂在旋前 / 旋后方面的动态稳定。（由旋前肌和旋后肌）

c. 涉及对拇掌肌、拇长短屈肌、指长短屈肌、指伸肌、指间肌和小指屈肌；还涉及腕关节（通过掌屈肌和腕伸肌）和前臂旋前 / 旋后（由旋前肌和旋后肌）的动态稳定

7.9.13 小鱼际肌：小指展肌、小指屈肌、小指对掌肌和掌短肌

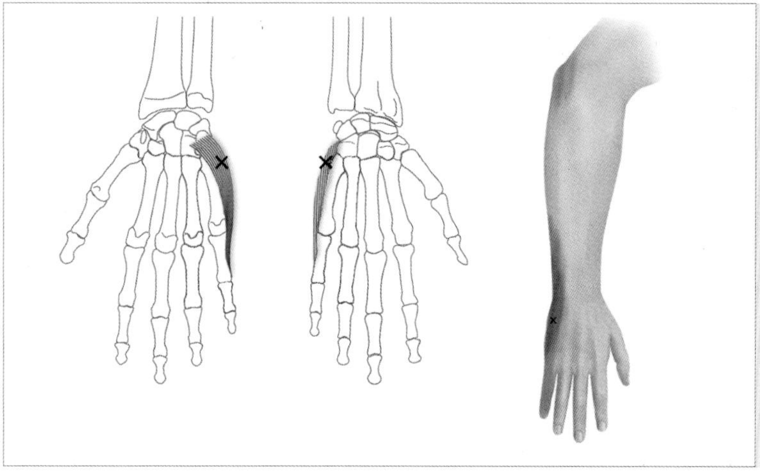

图 7.428 小鱼际肌（小指屈肌、小指展肌）

解剖 （图 7.372）	• 小指展肌（AbdDM）	
	起点	• 豆状骨、屈肌支持带、尺侧腕屈肌腱
	止点	• 第 5 近节指骨基部（尺侧），小指伸肌指背腱膜
	机能	• 小指掌指关节外展和屈曲 • 小指中、远侧关节伸展（PIP 和 DIP）
	• 小指屈肌（FDM）	
	起点	• 钩状骨，屈肌支持带
	止点	• 第 5 近节指骨基底部
	机能	• 小指掌指关节屈曲
	• 小指对掌肌（OPDM）	
	起点	• 钩状骨
	止点	• 第 5 掌骨（尺侧缘）
	机能	• 腕掌关节屈曲（将第 5 掌骨拉向手掌）→明显对掌
	• 掌短肌（PB）	
	起点	• 掌腱膜（尺缘）、屈肌支持带
	止点	• 小鱼际隆起处的皮肤
	机能	• 拉紧掌腱膜（保护机能）
	神经支配	• 尺神经（C8~T1）：所有小鱼际肌
机能	小指	• 屈曲 ○腕掌关节：小指对掌（将第 5 掌骨拉向手掌）→明显对掌 ○掌指关节（MCP）：小指屈肌、小指展肌 • 伸展（PIP 和 DIP）：小指展肌 • 外展（MCP）：小指展肌
	掌腱膜	• 拉紧掌腱膜（保护机能）：掌短肌
牵涉痛 （图 7.428）	• 小指 • 手的小指侧 • 前臂（尺侧）	
临床表现	疼痛	• 第 5 指、手和前臂（尺侧），偶尔至肘部

（续表）

卡压	尺神经深支	• 尺神经深（动）支在分支供应所有骨间肌、第 3 和第 4 蚓状肌、拇收肌和拇短屈肌的深头之前，穿过小指对掌肌→可能发生神经卡压（图 8.25） • 症状：骨间肌、第 3 和第 4 蚓状肌、ADP 和 FPB 的深部头无力
诱发因素	过载	• 急性：如跌倒 • 慢性：如弹奏乐器（钢琴、小提琴等）时手指分开张开
	外伤	• 直接伤害（如碎片、坠落、空手道砍伤）
治疗建议	• 针对每块肌肉对小指的作用，对特定运动成分提供方向性阻力来识别单块小鱼际肌［AbdDM（图 7.429a），FDM（图 7.429b）］ • 小鱼际肌的触发点并不常见，很容易发现和治疗（图 7.430） • 骨间肌、第 3 和第 4 蚓状肌、拇收肌和拇短屈肌深头的无力，可能是由于尺神经深支在小指对掌肌处卡压所致 • 手法治疗的合适体位：仰卧位、侧卧位或坐位（图 7.429，7.430）	
建议患者	• 避免诱发和持续因素：不要长时间持续演奏乐器 • 触发点的自我治疗 • 牵伸 • 力量和灵活性训练［如用太极球（图 7.427）］	

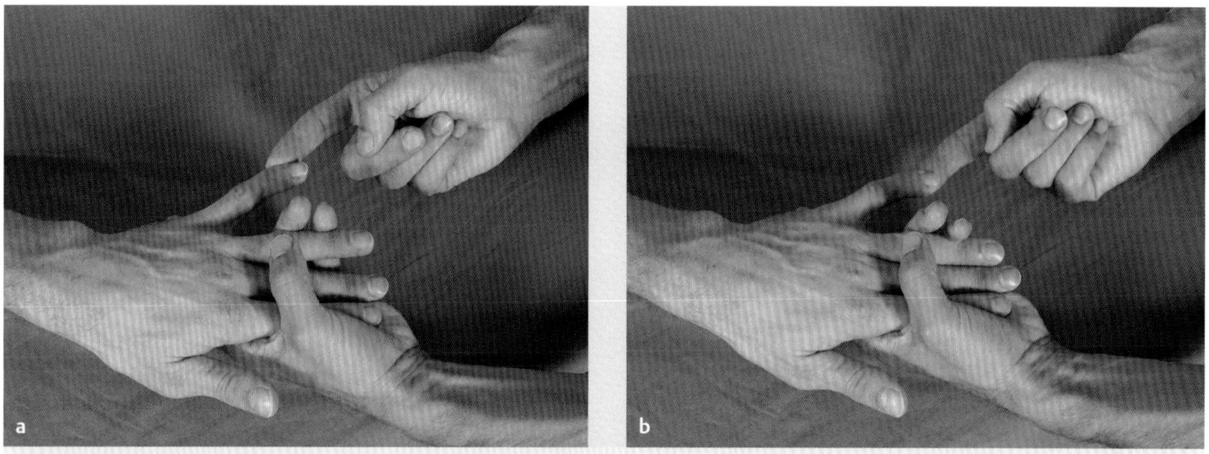

图 7.429　小鱼际肌

a. 小指展肌的识别：于小指尺侧对外屈的小指施加阻力，用另一只手（左手）的食指（隐藏的）触摸小鱼际肌的活动

b. 小指屈肌的识别：对小指施加背向的定向阻力，用另一只手（左手）的食指（隐藏的）触摸小鱼际肌的活动

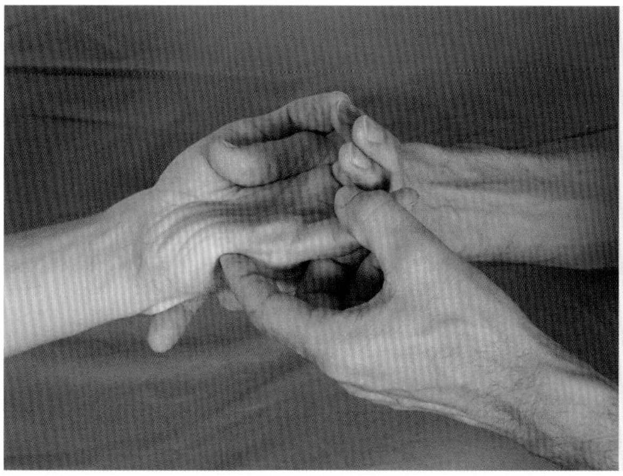

图 7.430　小指展肌：手法按压（技术 I）、触发点牵伸（技术 II）和筋膜牵伸（技术 III）

7.9.14 指间肌：蚓状肌和骨间肌

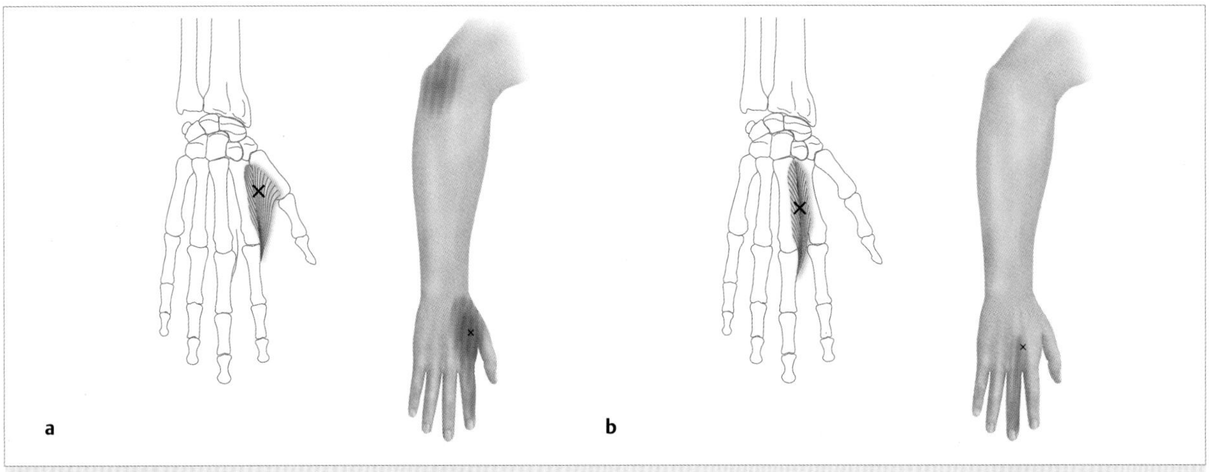

图 7.431 指间肌
a. 第 1 骨间背侧肌
b. 第 2 骨间背侧肌

解剖 （图 7.372）	●蚓状肌	
	起点	●指深屈肌腱（桡侧）
	止点	●第 2~5 指背腱膜；4 块蚓状肌的附着处 ○1：第 2 指背腱膜
		○2：第 3 指背腱膜 ○3：第 4 指背腱膜 ○4：第 5 指背腱膜
	●骨间背侧肌	
	起点	●每块肌肉有 2 个头，起源于相邻掌骨（1~5）侧面，形成双“鱼骨纹”
	止点	●指背腱膜和相应手指近节指骨的基底部；四块骨间背侧肌的附着处： ○1：第 2 近节指骨桡侧（食指） ○2：第 3 近节指骨桡侧（中指） ○3：第 3 近节指骨尺侧（中指） ○4：第 4 近节指骨尺侧（无名指）
	●骨间掌侧肌	
	起点	●第 2、4、5 掌骨；第 3 骨间掌侧肌的附着处 ○1：第 2 掌骨尺侧（食指） ○2：第 4 掌骨桡侧（无名指） ○3：第 5 掌骨桡侧（小指）
	止点	●指背腱膜和各自手指近节指骨的基部
	神经支配	●正中神经（C8–T1）：第 1 和第 2 蚓状肌 ●尺神经（C8–T1）：第 3 和第 4 蚓状肌、骨间背侧肌和掌侧肌

（续表）

机能	掌指关节（MCP）	• 屈曲 ○蚓状肌（第 2~5 指） ○骨间背侧肌（第 2~4 指） ○骨间掌侧肌（第 2、4 和 5 指） • 外展 ○骨间背侧肌（以中指为中心，向外张开第 2 和第 4 指） • 内收 ○骨间掌侧肌（第 2、4 和 5 指内收）
	近端和远端指间关节（PIP 和 DIP）	• 伸展 ○蚓状肌（第 2~5 指） ○骨间背侧肌（第 2~4 指） ○骨间掌侧肌（第 2、第 4 和第 5 指）
牵涉痛（图 7.431）	• 掌心至 DIP • 沿着肌肉附着的手指侧面	
临床表现	疼痛	• 手掌和手指与肌肉相关 • 手指关节炎性疼痛
	机能障碍	• 精细运动受损（如系扣子、书写、抓握等）
卡压	指神经（正中神经和尺神经末段吻合）	• 指间神经受压 • 症状：手指一侧皮肤感觉减退
诱发因素	过载	• 重复使用钳夹技术（如写作、缝纫、油漆工、机械师、模型设计师、园艺工作、触发点治疗师等）
	永久性 / 诱发因素	• Heberden 结节：见于 DIP 关节炎时手指末端关节处 • Bouchard 关节（PIP 关节） • 多关节炎
治疗建议	• 第 1 骨间背侧肌经常受累，是手掌牵涉痛的常见原因，在第二掌骨的桡侧（食指外展使其紧张，有利于治疗；图 7.432）很容易识别 • 其他指间肌（骨间肌和蚓状肌）无法人工进一步区分。在某种程度上，可以从手背进行治疗；治疗师使用小指尽可能深入指间空间（图 7.433） • 通过松动腕骨和掌骨对指间肌进行反射性治疗 • 手法治疗的合适体位：仰卧位（图 7.432）、侧卧位或坐位（图 7.433）	
建议患者	• 避免诱发和持续因素 ○避免过高负载的剧烈动作（如不要在一天内完成所有除草任务） ○从重复的精细运动活动中休息（最多 10 分钟），伸展肌肉 ○使用辅助设备（如木制触发点工具，图 7.84d，7.178b，7.184b，7.226，7.230b，7.251，7.302，7.306，7.342） • 触发点的自我治疗 • 牵伸第一骨间背侧肌（图 7.425） • 力量和灵巧性训练［如用太极球（图 7.427）］	

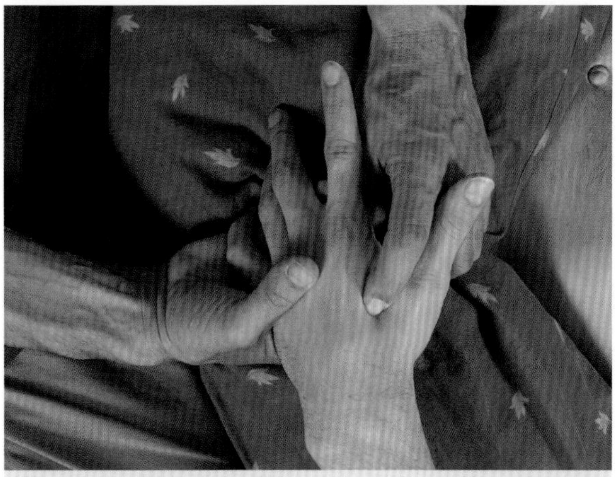

图 7.432　第一骨间背侧肌：主动外展食指，在第二掌骨桡侧可见第一骨间背侧肌。手法按压（技术 I），触发点牵伸（技术 II），筋膜牵伸（技术 III）

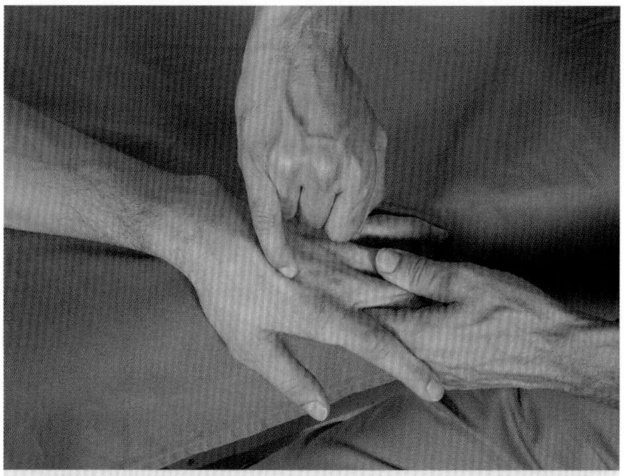

图 7.433　第二骨间背侧肌。手法按压（技术 I）和触发点牵伸（技术 II）

8 神经肌肉卡压

本章旨在说明肌筋膜成分在神经动力学障碍中的作用，强调在神经肌肉骨骼系统机能障碍中神经和肌肉之间密切的相互作用。如想深入了解这一主题，建议参加相关教育课程或参阅专业文献（Butler，1991、2000；Mumenthaler，2003；Shacklock，2005）。

神经与周围环境的接触面被称为“机械接口”（Butler，1991；Shacklock，2005）。肌肉与神经形成最大的机械接口，可能会出现问题。如果紧张带压迫神经，则可能发生压迫性神经机能障碍；此外，触发点诱导的结缔组织变化可导致神经沿肌肉机械界面滑动的能力减弱，从而导致神经滑动机能障碍。

肌筋膜机能障碍（以紧张带和结缔组织改变的形式）可导致神经结构改变或机能障碍（使肌筋膜问题持续存在并加强）。以下部分介绍临床相关的神经肌肉卡压。

一般来说，肌筋膜机能障碍可直接或间接刺激神经结构：

▸ **直接刺激：**

- 神经压迫机能障碍。
  - 紧张带可直接压迫神经，如前、中斜角肌之间的臂丛压迫（图 8.3，卡压部位 1）或尺侧腕屈肌肱尺头之间的尺神经压迫（图 8.26）；
  - 如果肌肉浅筋膜机能失调，压迫神经末梢，可导致神经机能受损（图 3.2），也可以造成永久的肌肉问题。
- 神经滑动机能障碍：肌筋膜结构的结缔组织变化，通常与触发点病理学有关，可侵犯神经结构的结缔组织，损伤神经滑动能力（图 6.7），使神经变得敏感。

▸ **间接刺激：**

- 神经压迫可间接发生。例如，如果缩短的肌肉拉向骨结构，这取决于结构形状，然后形成对神经纤维的压迫，如短缩的斜角肌通过闭合的肋锁间隙而压迫臂丛：它上拉第一肋，而锁骨下肌则将锁骨拉向后（图 8.3，受压部位 2）。

小结

在以下部位对神经结构的直接或间接的压迫可导致肌肉机能障碍：

- 神经根（图 8.1，图 8.2）。
- 神经丛（臂丛，图 8.3；腰丛，图 8.29）。
- 周围神经的走行（参见章节 8.2 和 8.3）。
- 神经末梢卡压：神经穿过肌肉表面筋膜（图 3.2）；末梢神经肌肉内卡压段。

如果神经结构在不同的部位同时受到机械刺激（多个卡压），神经刺激会易化和加强。

以下是臂丛、腰骶丛和周围神经易发生卡压的部位，基本遵循同一模式：

- 根据 Butler（1991）和 Shacklock（2008）、神经动力学测试（NDT），治疗师应根据具体情况进行调整。NDT 可以是被动的（治疗师执行 NDT，患者是被动的）或者是主动的（患者执行）。刺激性较强的运动应该在距有症状部位一定距离处进行。例如，对于右肘疼痛，通过颈椎侧屈进行 ULNT（上肢神经动力学测试）允许治疗师评估肘部症状是否发生变化（有变化提示有神经源性成分，无变化则示没有神经源性成分）。NDT 也适用于监测研究结果 – 治疗 – 重复评估过程。通过提高神经相对周围组织（滑块）滑动的能力，或通过提供温和的神经拉伸（张紧器），使患者积极进行 NDT 成为神经动力学家庭锻炼的基础。合理的方法是在选择性治疗肌肉压迫部位后进行神经松解运动，在这之后，运动需要的力更小，效果更好。

- 针对神经肌肉卡压原因的治疗，主要通过治疗引起卡压的肌肉来进行（见第 7 章）。随后患者应伸展肌肉并进行锻炼以改善神经动力学。
- 每项单独的神经机能训练结束后都有治疗师提供日常实践提示。

8.1　神经根压迫

1996 年，Gunn 在假设深层椎旁肌可间接引起神经根压迫的基础上，认为如果多裂肌和旋转肌因触发点而紧张、短缩时会形成持久的张力，导致椎间隙和椎间孔变窄；当空间关系不稳定时，就会造成神经根受压（图 8.1）。同样，短缩的多裂肌和旋转肌也会引起脊椎滑脱（图 8.2），从而使椎间孔进一步缩小。因此，为了缓解四肢慢性疼痛时的神经根压迫，Gunn（1996）建议彻底治疗相应节段的椎旁深部肌肉。

治疗	• 深部椎旁肌的治疗 ○ 颈部（图 7.129） ○ 胸部和腰部（图 7.178）
治疗建议	• 当治疗过程缓慢进行时：神经根压迫（作为一种永久性因素）会阻碍周围组织的正常愈合 • 不要期望治疗后症状会立即改善，改变需要时间（数天至数周）

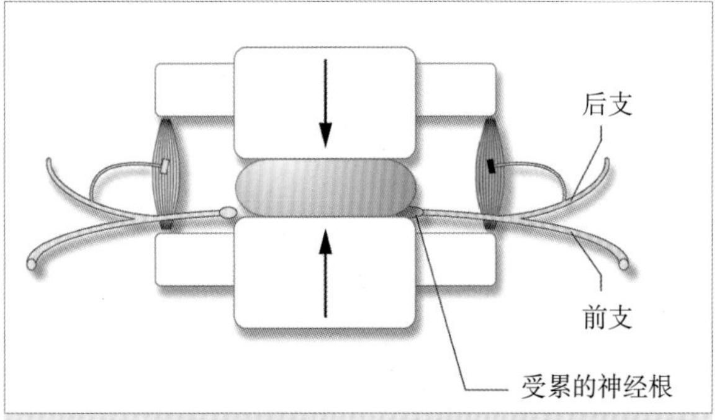

图 8.1　神经根处的神经肌肉压迫：如果背部深层肌肉（多裂肌和旋转肌）被拉紧和缩短，会导致神经根压迫（Gunn，1996）

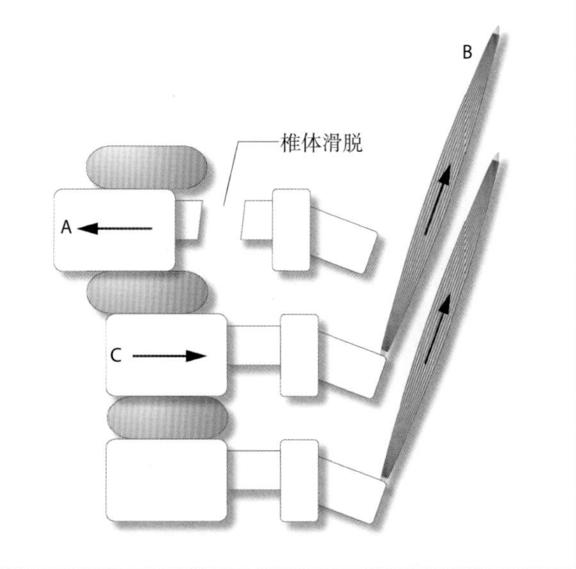

图 8.2　肌肉短缩导致椎体滑脱：一般认为，椎体滑脱是椎体前移导致的（A）。Gunn（1996）假设，紧张和短缩的深层椎旁肌（B）将下位脊椎向后拉（C），导致椎间孔变窄

8.2 上肢

表 8.1 概述了上肢周围神经穿过狭窄部位的　　位置，这些部位有被发生压迫的危险。

表 8.1　神经肌肉卡压：（上肢）概述

神经结构	肌肉压迫
神经根（C2~T1）	• 深部椎旁肌（颈椎多裂肌和旋转肌）
臂丛（C5~T1）	• 前、中斜角肌 • 锁骨下肌（肋锁间隙） • 胸小肌 （神经根：颈椎的多裂肌和旋转肌）
肌皮神经（C5~C7）	• 喙肱肌 （臂丛：前、中斜角肌，锁骨下肌，胸小肌） （神经根：颈椎多裂肌和旋转肌）
腋神经（C5~C6）	• 四边孔 ○ 小圆肌 ○ 大圆肌 ○ 肱三头肌长头 ○ 肱骨 （臂丛神经：前、中斜角肌，锁骨下肌，胸小肌） （神经根：颈椎的多裂肌和旋转肌）
桡神经（C5~T1）	• 肱三头肌外侧头 • 肱肌 • 旋后肌 • 桡侧腕短伸肌 （臂丛神经：前、中斜角肌，锁骨下肌，胸小肌） （神经根：颈椎和胸椎上部的多裂肌和旋转肌）
正中神经（C6~T1）	• 旋前圆肌（尺骨和肱骨头之间） • 指浅屈肌 • 骨间肌 （臂丛神经：前、中斜角肌，锁骨下肌，胸小肌） （神经根：颈椎和胸椎上部的多裂肌和旋转肌）
尺神经（C8–T1）	• 尺侧腕屈肌（尺骨和肱骨头之间） • 指深屈肌 / 指浅屈肌 • 小指对掌肌 • 骨间肌 （臂丛神经：前、中斜角肌，锁骨下肌，胸小肌） （臂丛神经：前、中斜角肌，锁骨下肌，胸小肌）

8.2.1 臂丛神经

起源	C5~T1 节段	
神经支配	运动	• 上肢所有肌肉
	感觉	• 整个上肢
卡压	神经根（C5~C7）	• 下颈椎深层椎旁肌
	臂丛（图 8.3）	• 前、中斜角肌 • 锁骨肌（肋锁间隙） • 胸小肌
神经动力学测试	所有的 ULNT 都会刺激臂丛（图 8.12~8.14，8.22，8.27）	
治疗	• 下颈椎椎旁肌 • 前、中斜角肌 • 锁骨下肌 • 胸小肌	
治疗建议	• ULNT 阳性通常提示斜角肌、锁骨下肌和 / 或胸小肌可能压迫臂丛 • 锁骨与第一肋之间形成卡压：斜角肌上拉第一肋，锁骨下肌下拉锁骨，从而使肋锁间隙变小。此外，短缩的胸小肌通过下移肩胛骨（及锁骨）使肋锁间隙变小。这种明显的骨性卡压实际上是由肌肉引起的（因此是可以治疗的） • 治疗臂丛神经卡压（斜角肌、锁骨下肌和小胸肌）的关键因素在治疗胸廓出口综合征（TOS） • 在问题不能归因于特定结构（如肩、臂、肘、手等）的情况下，臂丛压迫也是有原因的，可能是一个共同因素或永久性因素。此时，进行触发点的手法治疗可能会解决问题	

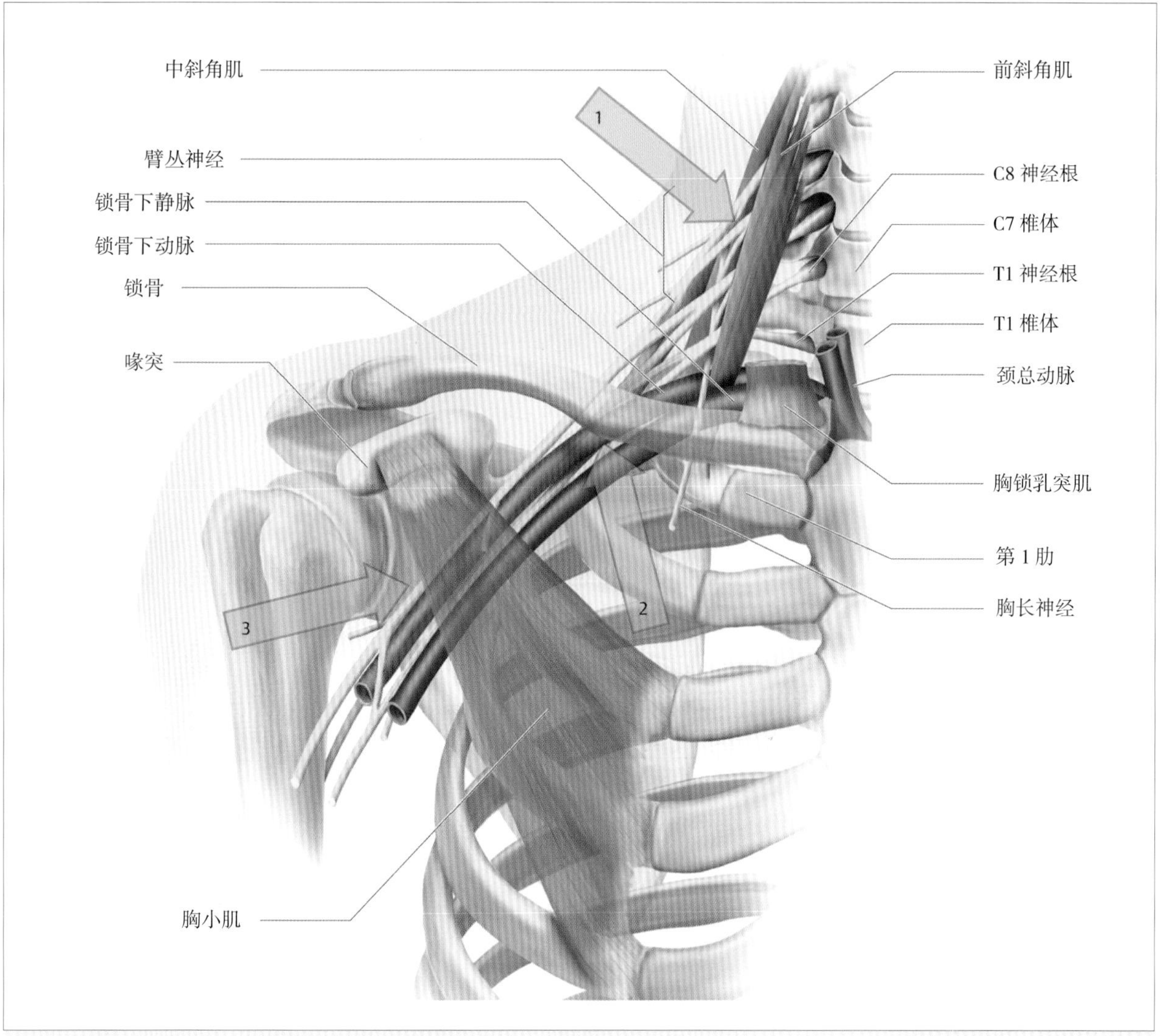

图 8.3 臂丛神经（右侧，前面观）：臂丛神经的走行，包括 3 个卡压点：

1. 肌肉：前、中斜角肌
2. 骨性结构：肋锁间隙（斜角肌、锁骨下肌和胸小肌）
3. 肌肉：胸小肌（Hochschild，2015）

8.2.2 肌皮神经

起源	C5~C7	
神经支配	运动	• 喙肱肌 • 肱二头肌 • 肱肌（部分为桡神经支配）
	感觉	• 前臂，桡侧（前臂外侧皮神经，图 8.4） • 肘关节，关节囊前部（通过关节支）
卡压	神经根从 C5~C7	• 下颈椎深层椎旁肌
	臂丛	• 前、中斜角肌，锁骨下肌，胸小肌
	肌皮神经	• 喙肱肌（图 8.5）
神经动力学测试	• 肩胛带下掣，肩关节外旋、外展，肘关节伸展（特异性不高）	
治疗	• 下颈椎椎旁肌 • 斜角肌，锁骨下肌，胸小肌 • 喙肱肌	
治疗建议	• 由于肌皮神经共同支配肘关节囊，喙肱肌包裹肌皮神经，因此可引起肘关节疼痛	

8.2.3 腋神经

起源	C5–C6	
神经支配	运动	• 三角肌 • 小圆肌
	感觉	• 肩膀后外侧部分（上臂外侧皮神经；图 8.6）
卡压	C5–C6 神经根	• 下颈椎深层椎旁肌
	臂丛神经	• 前、中斜角肌，锁骨下肌，胸小肌
	腋神经	• 四边孔（图 8.7） ○ 小圆肌 ○ 大圆肌 ○ 肱三头肌长头 ○ 肱骨头
神经动力学测试	• 腋神经动力学测试（ANT） ○ 肩关节外展、外旋（Butler，1991） ○ 颈椎对侧侧屈，肩胛带下掣，肩关节内旋、外展（Shacklock，2005）	
治疗	• 下颈椎椎旁肌 • 斜方肌、锁骨下肌、胸小肌 • 小圆肌 • 小圆肌 • 肱三头肌长头	
治疗建议	• 在肩部受伤和肩关节脱位的情况下，三角肌外侧区域感觉减退（图 8.6）提示腋神经麻痹 • Shacklock（2008）在专业文献中指出，腋神经动力测试（ANT）不具备特异性	

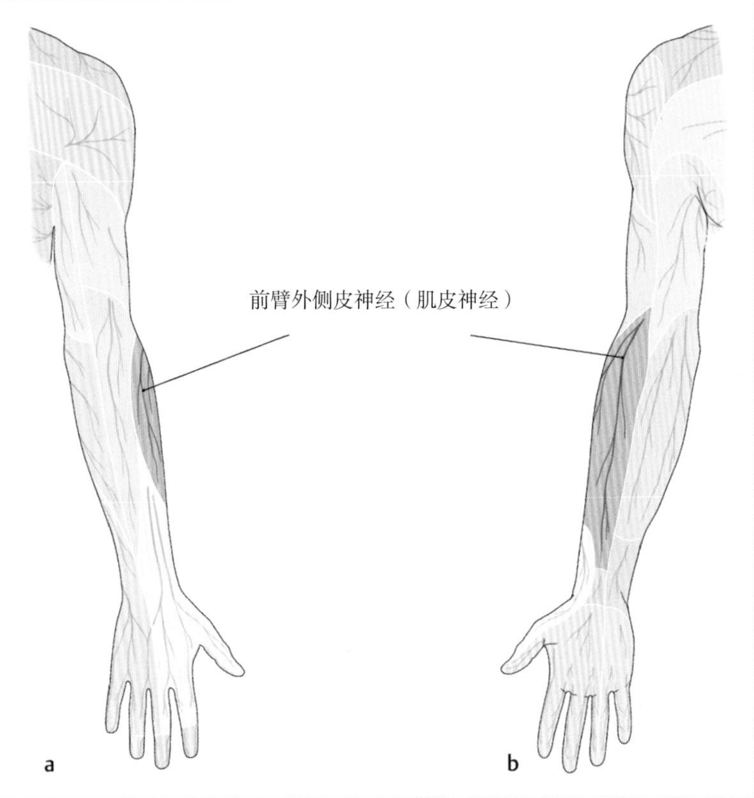

图 8.4 肌皮神经：感觉神经支配区（前臂外侧皮神经）
a. 后面观
b. 前面观
（引自 Schuenke M, Schulte E, Schumacher U. THIEME Atlas of Anatomy. General Anatomy and Musculoskeletal System. Illustrations by Voll M and Wesker K. Second Edition. New York： Thieme Medical Publishers; 2014）

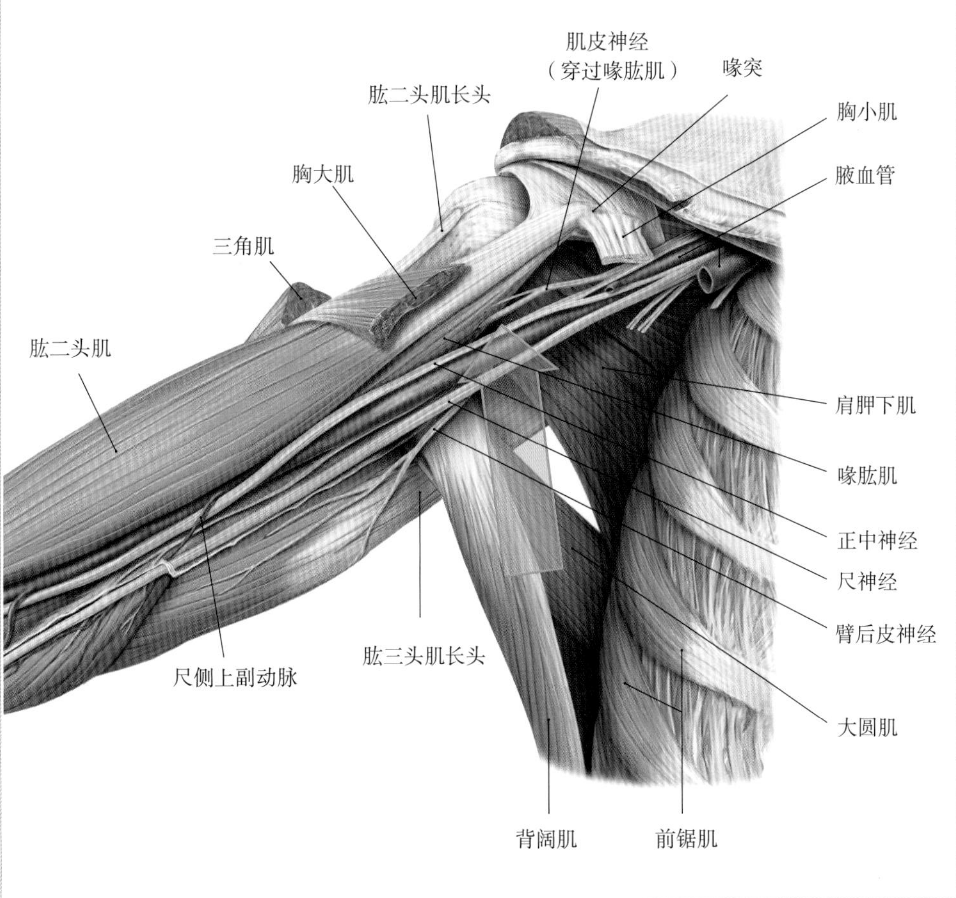

图 8.5 肌皮神经：经过喙肱肌的走行和卡压点
（引自 Schuenke M, Schulte E, Schumacher U. THIEME Atlas of Anatomy. General Anatomy and Musculoskeletal System. Illustrations by Voll M and Wesker K. Second Edition. New York: Thieme Medical Publishers; 2014）

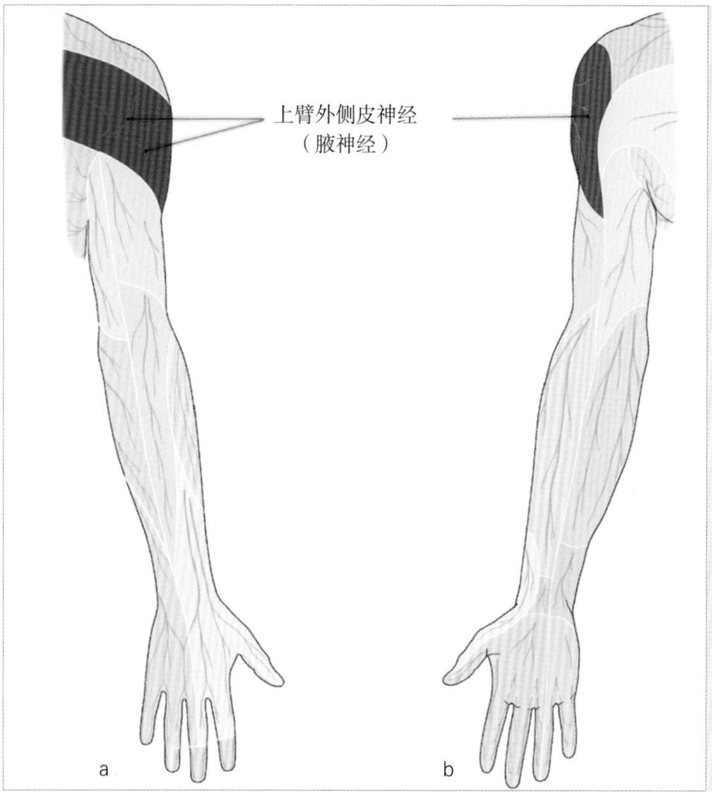

图 8.6　腋神经：感觉神经支配区（上臂外侧皮神经）
a. 后面观
b. 前面观
（引自 Schuenke M, Schulte E, Schumacher U. THIEME Atlas of Anatomy. General Anatomy and Musculoskeletal System. Illustrations by Voll M and Wesker K. Second Edition. New York：Thieme Medical Publishers; 2014）

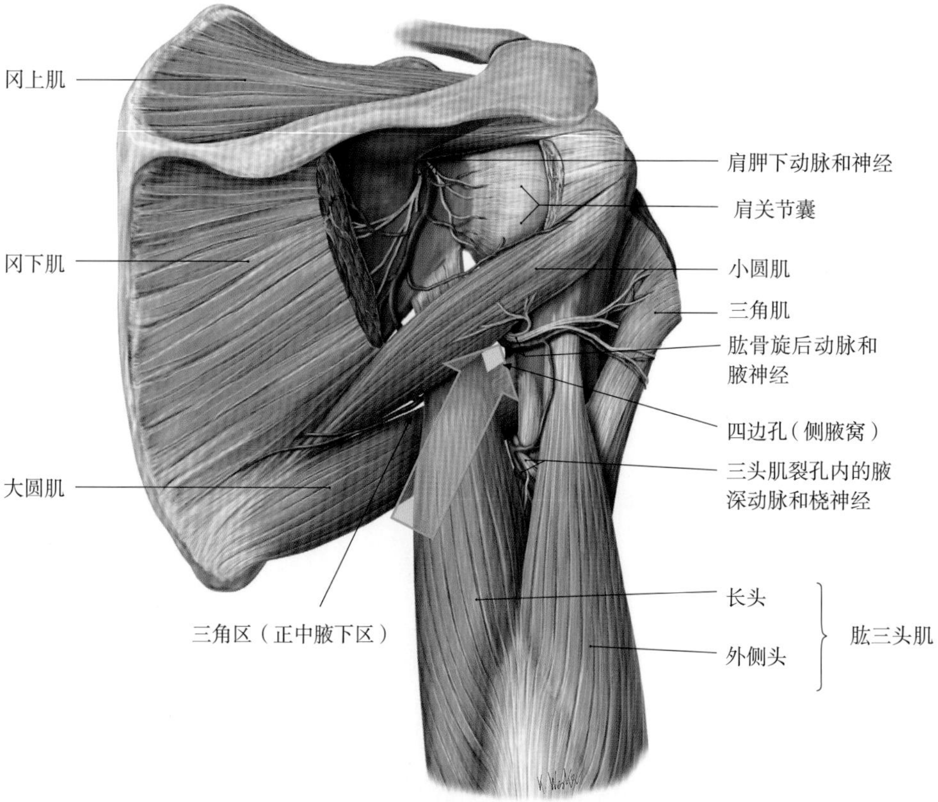

图 8.7　腋神经：经过四边孔（小圆肌、大圆肌、肱三头肌和肱三头肌长头）的走行和卡压点（引自 Schuenke M, Schulte E, Schumacher U. THIEME Atlas of Anatomy. General Anatomy and Musculoskeletal System. Illustrations by Voll M and Wesker K. Second Edition. New York: Thieme Medical Publishers; 2014）

8.2.4 正中神经

起源	C6~T1	
神经支配	运动	• 旋前圆肌 • 桡侧腕屈肌 • 掌长肌 • 指浅屈肌 • 指深屈肌（第 2、第 3 指） • 拇长屈肌 旋前肌 • 鱼际肌 • 拇短展肌 • 拇对掌肌 • 拇短屈肌（浅头）：指间肌 • 第 1、2 蚓状肌
	感觉（图 8.8）	• 肘、腕关节囊（关节分支） • 鱼际（正中神经掌支） • 第 1~3 指掌侧（常见掌指神经） • 第 1~3 指背侧（掌指神经） • 尺神经吻合方式多样（与尺神经连接分支）
卡压	C6~T1 神经根	• 下颈椎深层椎旁肌
	臂丛神经	• 前、中斜角肌，锁骨下肌，胸小肌
	正中神经（图 8.9）	• 旋前圆肌：尺骨头和肱骨头之间的弓状纤维（图 8.10），旋前圆肌综合征。另请参阅正中神经走行与旋前圆肌之间的正常位置关系（图 8.11） • 指浅屈肌：旋前圆肌与 FDS 之间的纤维带（图 8.10） • 腕管（非肌源性卡压） • 骨间肌
神经动力学测试	• 正中神经 ULNT（上肢神经动力学测试） 　○ ULNT 1（图 8.12，8.13） 　○ ULNT 2a（图 8.14） • 解除神经刺激的体位： 　○ 解除手指和手腕伸展（图 8.14e） 　○ 解除旋后 　○ 解除肘部伸展 　○ 解除外部旋转 　○ 解除外展 　○ 解除肩胛带下掣 　○ 解除颈椎的侧屈（图 8.14f）	
治疗	• 下颈椎椎旁肌 • 斜角肌，锁骨下肌，胸小肌 • 旋前圆肌 • 指浅屈肌 • 骨间肌	

（续表）

治疗建议	• 旋前圆肌综合征：由正中神经在旋前圆肌两个头之间狭窄的空间内受压迫而引发症状 • 腕管综合征（CTS）：由屈肌支持带区结缔组织增厚导致腕部神经受压。临床表现包括感觉障碍、感觉异常（蚁走感、“沉睡”），拇指、示指和中指的疼痛和瘫痪。受影响的手在夜间感到麻木和疼痛很常见 • 多重压迫症候群：如果神经在多个部位同时受到机械压迫，就可能形成刺激总和。即使个别的刺激是很小的，而且每个刺激本身与临床无关，但它们叠加在一起也会导致神经机能障碍的形成和发展。因此，识别和治疗旋前圆肌综合征和腕管综合征的结合是很重要的。在处理正中神经时，不应局限于在卡压部位（如旋前圆肌）进行松解，释放不必要的压力，或恢复正常的机械滑动能力，还应包括所有可能的受压部位，包括神经根区域（通过治疗深部椎旁肌肉）、臂丛（治疗斜角肌、锁骨下肌和胸小肌）、旋前圆肌和指浅屈肌

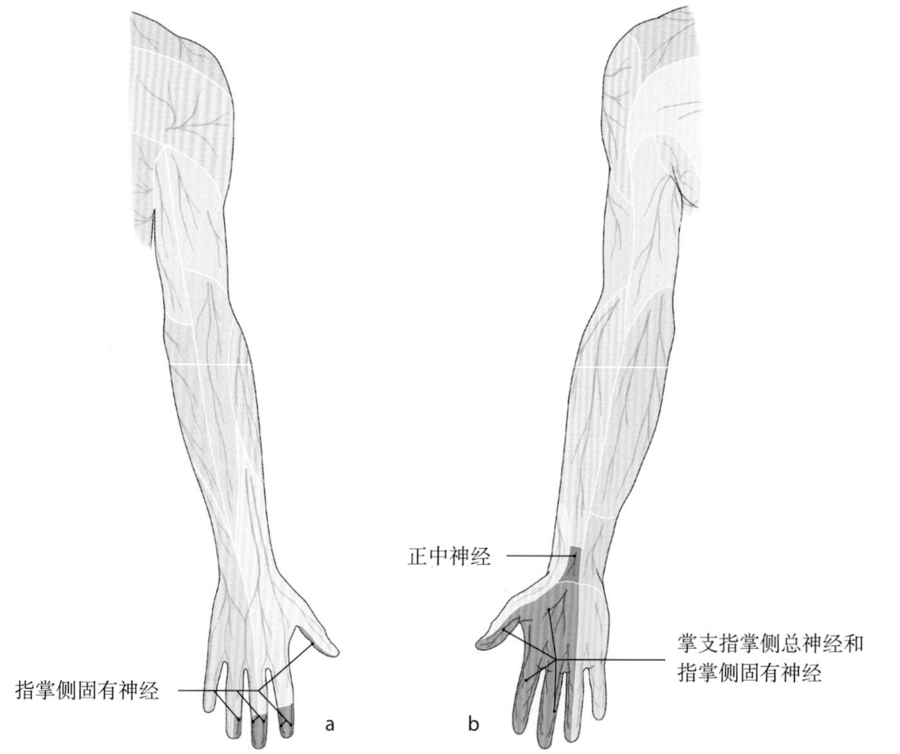

图 8.8　正中神经：感觉神经支配区

a. 后面观

b. 前面观

（引自 Schuenke M, Schulte E, Schumacher U. THIEME Atlas of Anatomy. General Anatomy and Musculoskeletal System. Illustrations by Voll M and Wesker K. Second Edition. New York: Thieme Medical Publishers; 2014）

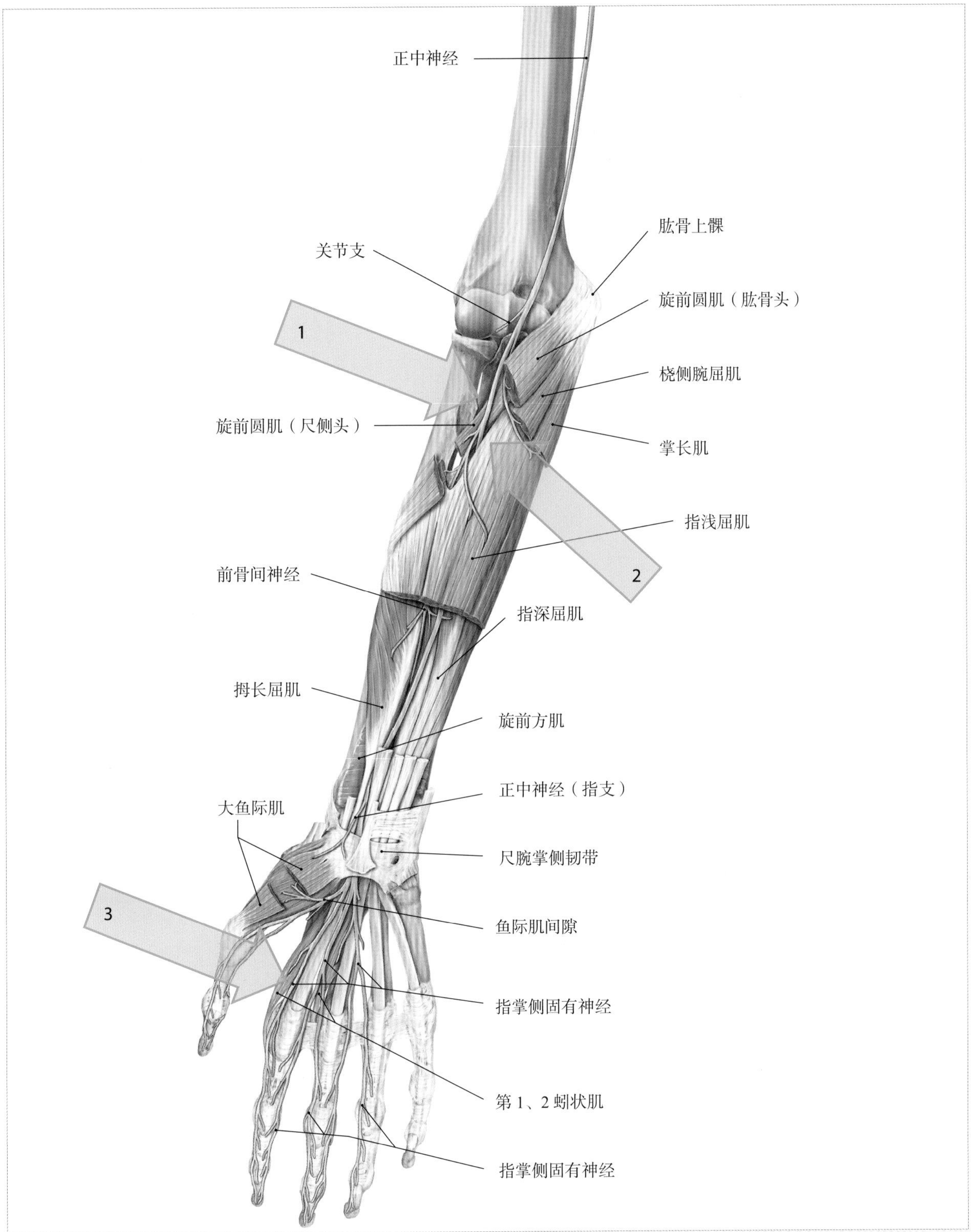

图8.9　正中神经：走行和肌肉卡压部位（右前臂，前面观）
1. 旋前圆肌（肱骨头和尺头之间）
2. 指浅屈肌
3. 骨间肌
（引自 Schuenke M, Schulte E, Schumacher U. THIEME Atlas of Anatomy. General Anatomy and Musculoskeletal System. Illustrations by Voll M and Wesker K. Second Edition. New York: Thieme Medical Publishers; 2014）

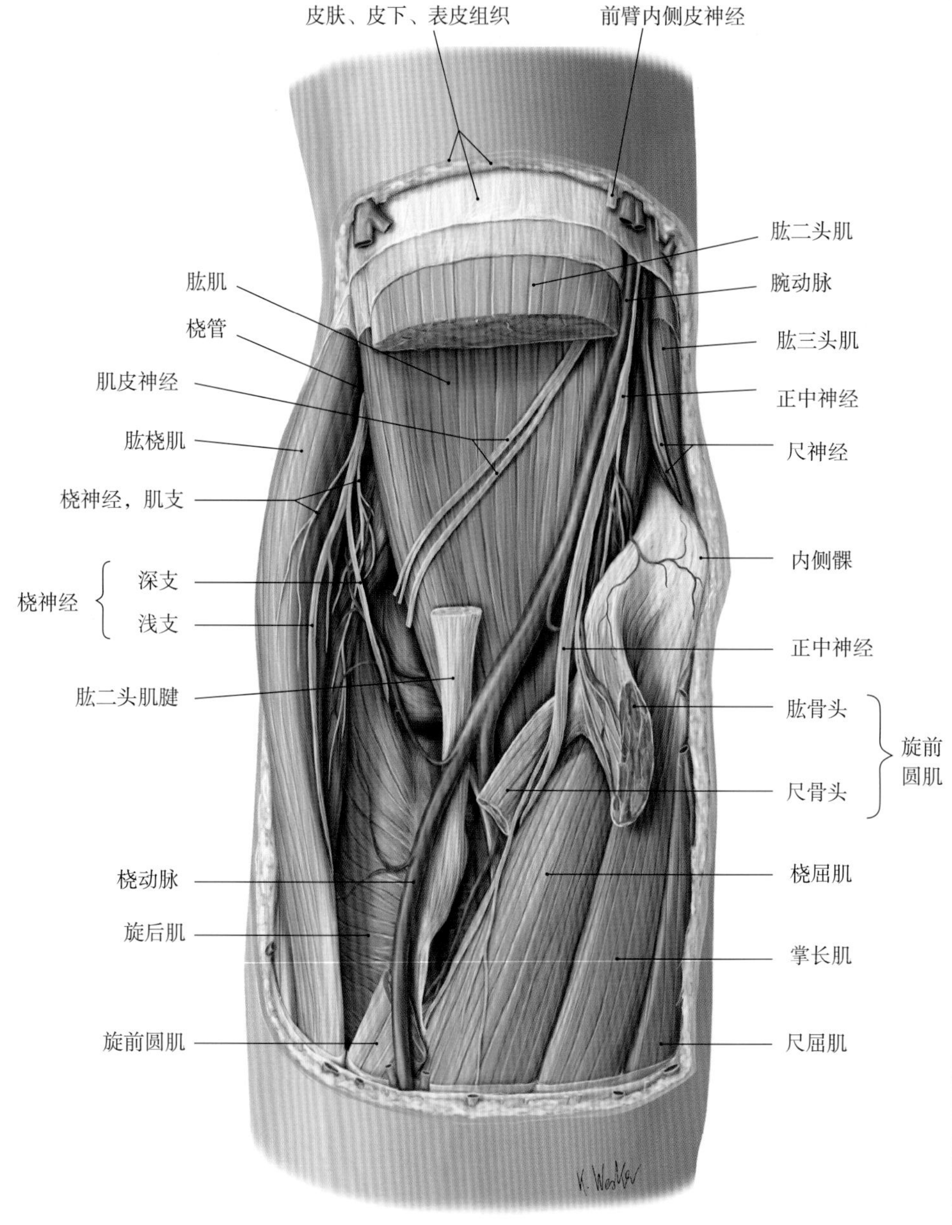

图 8.10　正中神经（右臂肘窝，前面观）：正中神经走行于旋前圆肌肱侧头与尺侧头、旋前圆肌尺侧头与指浅屈肌之间

（引自 Schuenke M, Schulte E, Schumacher U. THIEME Atlas of Anatomy. General Anatomy and Musculoskeletal System. Illustrations by Voll M and Wesker K. Second Edition. New York: Thieme Medical Publishers; 2014）

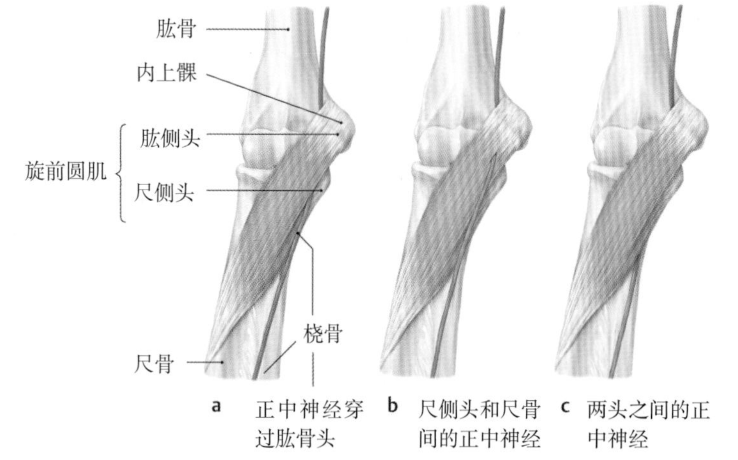

图 8.11　正中神经位置与旋前圆肌的关系：正常解剖和变异（von Lanz 和 Wachsmuth）

a. 正常解剖（95% 的病例）：正中神经位于旋前圆肌的两个头之间

b. 变异（2%）：正中神经穿入旋前圆肌肱骨头

c. 变异（3%）：正中神经位于尺侧头和尺骨之间

（引自 Schuenke M, Schulte E, Schumacher U. THIEME Atlas of Anatomy. General Anatomy and Musculoskeletal System. Illustrations by Voll M and Wesker K. Second Edition. New York: Thieme Medical Publishers; 2014）

正中神经的神经动力学测试

基础测试（ULNT 1）

- 初始体位：患者仰卧，颈椎向对侧侧屈；医生站在患者的躯干和手臂之间（图 8.12）。
- 运动顺序。
  - 肩胛带：下掣（图 8.12a）。治疗师用左手将患者的左肩胛带固定在下掣的位置。
  - 肩关节：外展（图 8.12b）。治疗师用自己的骨盆引导患者上肢外展。
  - 手腕 / 手指：伸展（图 8.12b）。
  - 前臂：伸展（图 8.12b）。
  - 肩膀：外旋（图 8.12c）。
  - 肘：伸展（图 8.12d），刺激神经结构。与患者的眼神交流，使治疗师能够感知语言和非语言信号，如面部表情。
  - 颈椎：解除侧屈（图 8.12e）。
    - 解除刺激位置，从近端到中心。

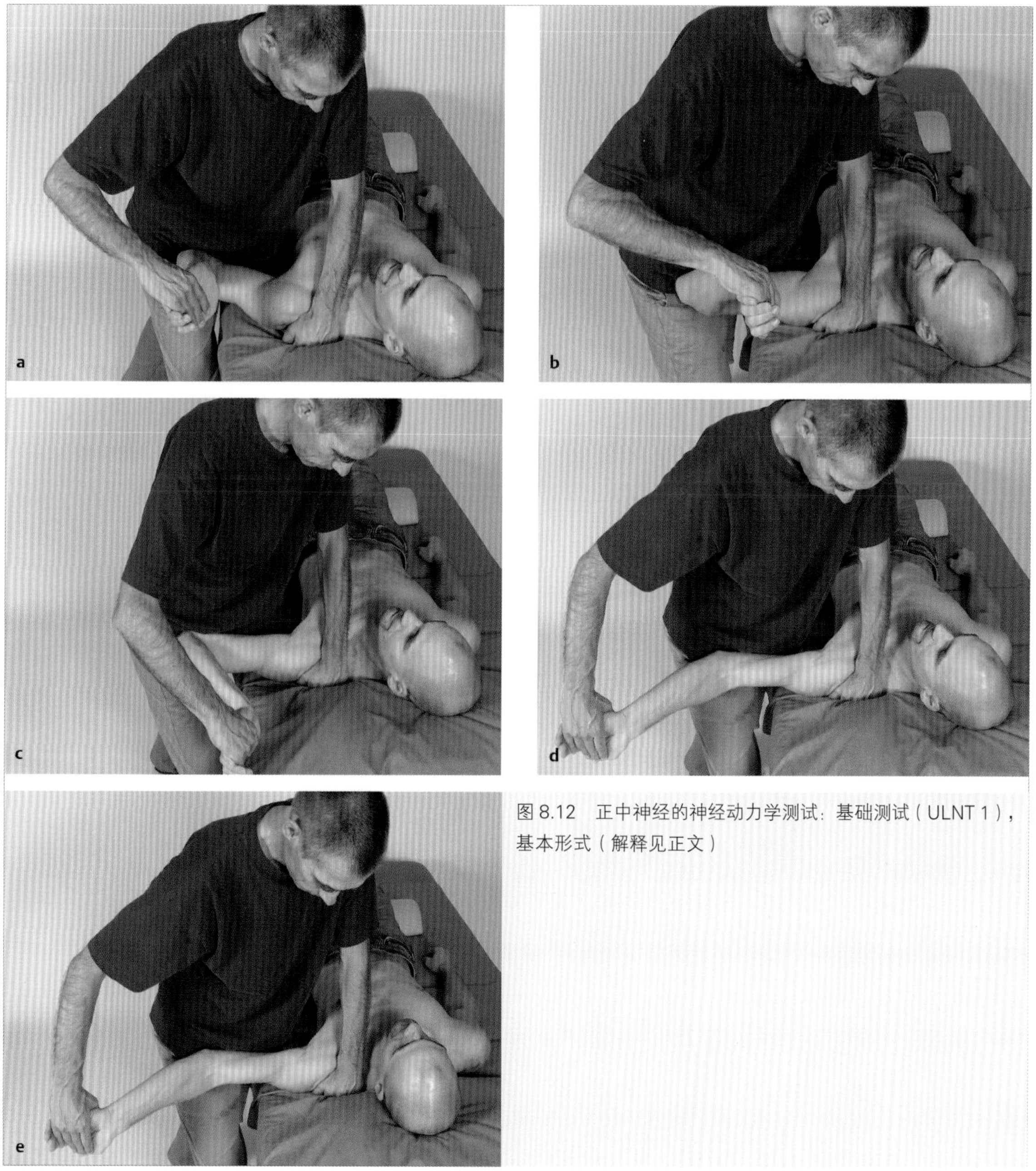

图 8.12　正中神经的神经动力学测试：基础测试（ULNT 1），基本形式（解释见正文）

基础测试（ULNT 1）：手的位置变化

- 初始体位：患者仰卧，颈椎向对侧侧屈；治疗师站在患者身旁（图 8.13a）。
- 运动顺序。
  - 肩胛带：下掣（图 8.13a）。治疗师用左手将患者的肩胛带固定在下掣的位置 。
  - 肩部：外展（图 8.13b）。治疗师用左臂引导患者手臂进行外展。
  - 手腕和手指：伸展（图 8.13b）。
  - 前臂：旋后（图 8.13b）。
  - 肩部：外旋（图 8.13b）。
  - 肘部：伸展（图 8.13c），刺激神经结构。与患者保持目光接触，使治疗师能够感知口头和非言语信号，如面部表情。
  - 颈椎：解除侧屈（图 8.13d）。
    - 解除刺激位置，从近端到中心。

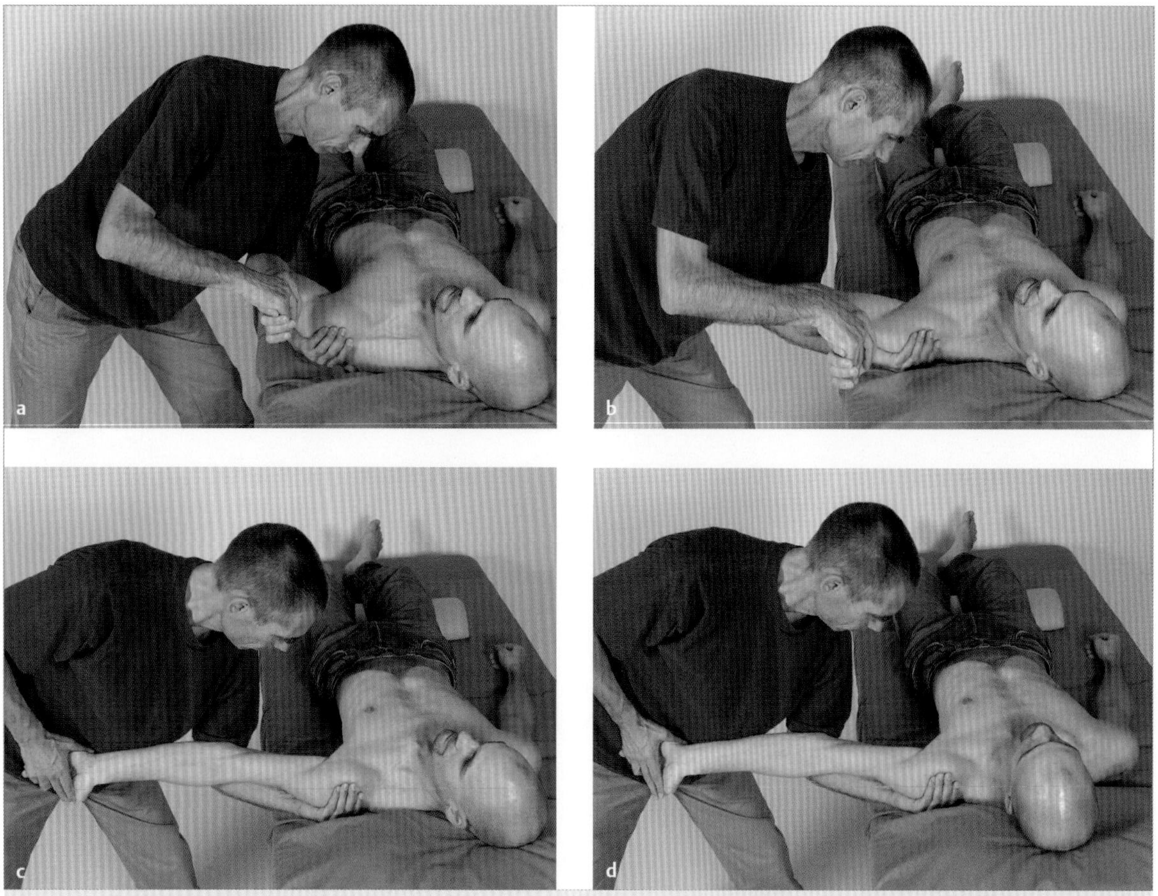
图 8.13　正中神经的神经动力学测试：基本测试（ULNT 1），手的位置变化（解释见正文）

基础测试（ULNT 2a）：体位和运动顺序变化

- 初始体位：患者仰卧，颈椎向对侧侧屈；治疗师站在患者头旁，面对肩膀（图 8.14a）。
- 运动顺序。
  - 肩胛带：下掣（图 8.14a）。治疗师用自己的骨盆和左手将患者的肩胛带引导至下掣的位置。
  - 手腕和手指：伸展（图 8.14b）。
  - 前臂：旋后（图 8.14b）。
  - 肩部：外旋（图 8.14b）。
  - 肘部：伸展（图 8.14b）。
  - 在刺激神经结构前保持与患者的目光接触（图 8.14c）。
  - 肩部：外展（图 8.14d），刺激神经结构。与患者保持目光接触，使治疗师能够感知口头和非言语信号，如面部表情。
  - 手腕和手指：屈曲（图 8.14e）。解除从近端到中央的激发位置。
  - 颈椎：解除侧屈（图 8.14f）。
    - 解除刺激位置，从近端到中心。

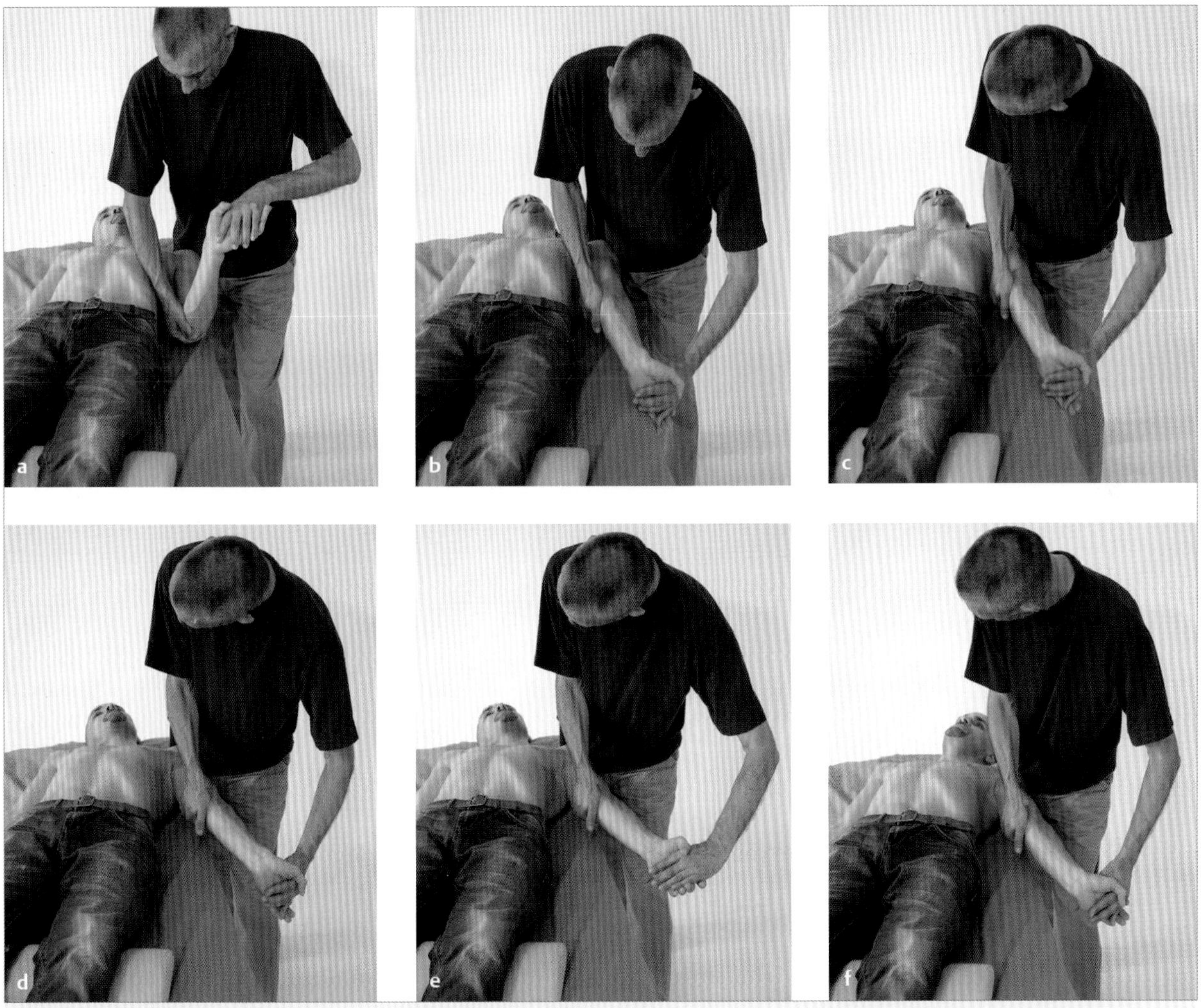

图 8.14　正中神经的神经动力学测试（ULNT 2a）：侧重于体位和运动顺序变化（解释见正文）

8.2.5 桡神经

起源	C5~T1	
神经支配	运动	• 肱三头肌 • 肘肌 • 肱桡肌 • 肱肌（部分为肌皮神经） • 旋后肌 • 桡侧腕短 / 长伸肌 • 尺侧腕伸肌 • 手指伸肌 • 小指伸肌 • 指长伸肌 • 指短伸肌 • 喙短伸肌 • 拇展肌
	感觉（图 8.15）	• 上臂后方（手臂后部皮神经） • 上臂背外侧（手臂下侧皮神经） • 前臂后部（前臂后部皮神经） • 手的背部（浅支） • 第 1~3 指背侧和第 4 指的一半（指背神经分支） • 肩部、腕部，以及桡侧 4 个 MCP 关节（关节分支）的关节囊
卡压	C5~T1 神经根	• 下颈椎深层椎旁肌
	臂丛神经	• 前、中斜角肌，锁骨下肌，胸小肌
	桡神经（图 8.16）	• 肱三头肌外侧头（图 8.17，8.18） • 前臂外侧肌间隔（肱肌；图 8.10，8.17）
	桡神经深支	• 桡侧腕短伸肌的筋膜桥 （图 8.19） • 旋后肌：运动（深）支在肱骨头（旋后肌深部）和尺侧头（旋后肌浅部）之间穿过旋后肌弓（图 8.19，8.20）
	桡神经浅支	• 桡侧腕短伸肌（ECRB）：有时，桡神经的感觉纤维直到 ECRB 的筋膜桥远端才从运动纤维上分出。在这些情况下，感觉（表面）分支穿透 ECRB（图 8.21）
神经动力学测试	• 桡神经 ULNT（ULNT 2b；图 8.22） • 解除神经刺激： ○ 解除手指和手腕屈曲（图 8.23a） ○ 解除内旋 ○ 解除肘部伸展 ○ 解除内旋 ○ 解除外展 ○ 解除肩部下掣 ○ 解除颈椎侧屈（图 8.23b）	

（续表）

治疗	• 下颈椎椎旁肌 • 斜方肌，锁骨下肌，胸小肌 • 肱三头肌外侧头 • 肱肌 • 腕短伸肌 • 旋后肌
治疗建议	• 桡神经支配手臂的所有伸肌 • 肘关节深部不受桡神经感觉神经支配

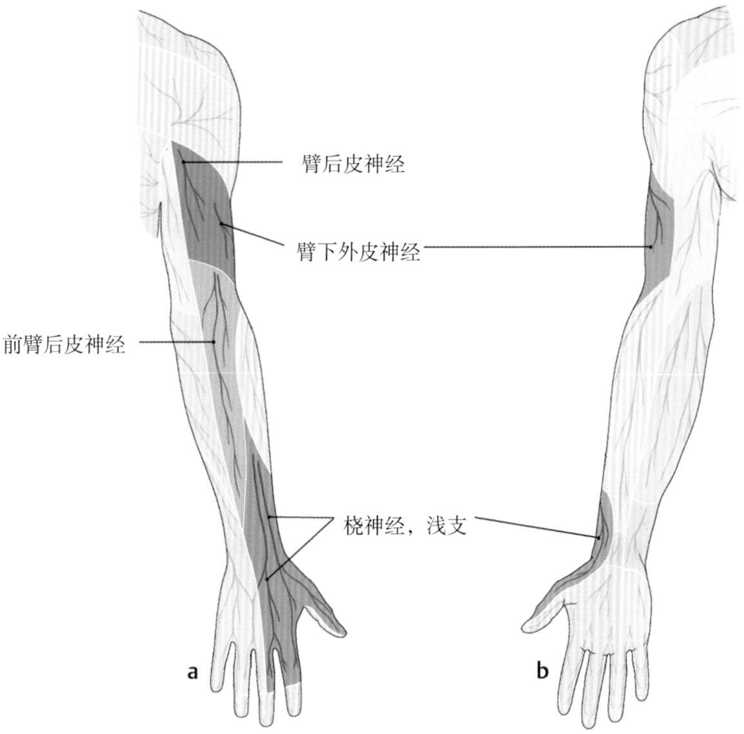

图 8.15　桡神经：感觉神经支配区
a. 后面观
b. 前面观
（引自 Schuenke M, Schulte E, Schumacher U. THIEME Atlas of Anatomy. General Anatomy and Musculoskeletal System. Illustrations by Voll M and Wesker K. Second Edition. New York: Thieme Medical Publishers; 2014）

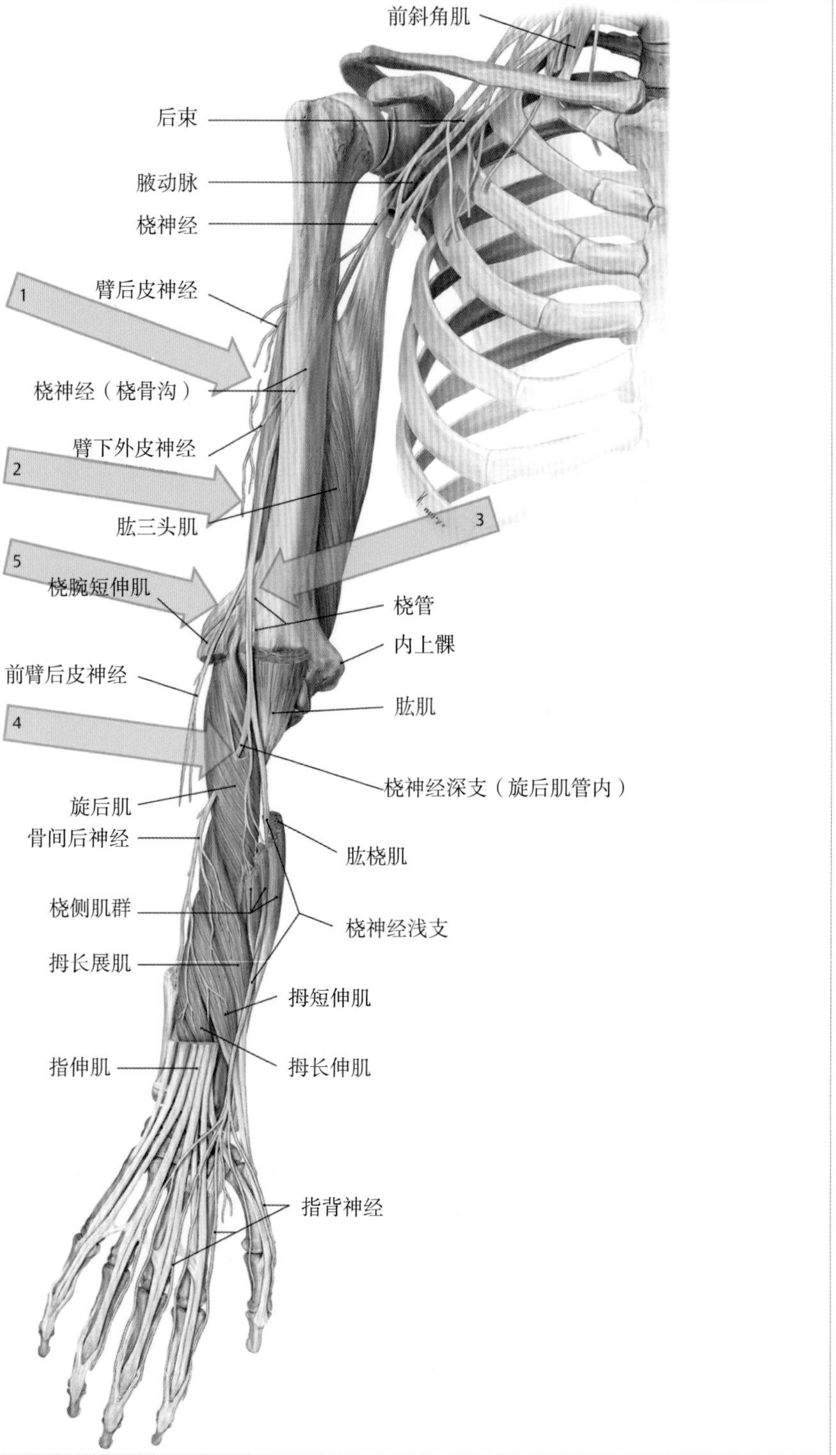

图 8.16　桡神经的走行和易卡压部位（右臂，前臂旋前，前面观）
1. 肱三头肌（外侧头）
2. 前臂外侧肌间隔（肱肌）
3. 运动（深）支穿过位于桡侧腕短伸肌附着点的筋膜桥
4. 运动（深）支穿过旋后肌
5. 感觉（浅）支有时穿过桡侧腕短伸肌
（引自 Schuenke M, Schulte E, Schumacher U. THIEME Atlas of Anatomy. General Anatomy and Musculoskeletal System. Illustrations by Voll M and Wesker K. Second Edition. New York: Thieme Medical Publishers; 2014）

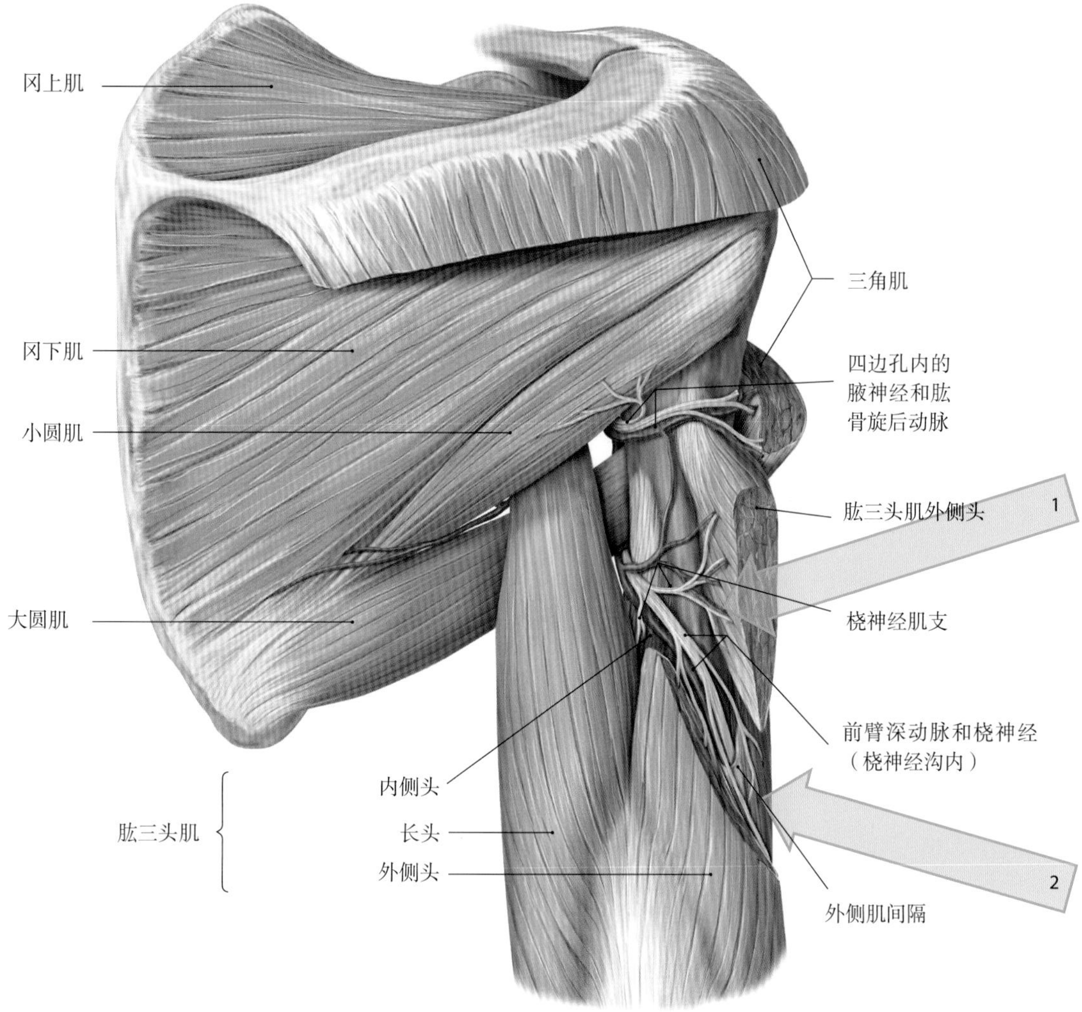

图 8.17　桡神经在桡神经沟内的走行及包绕位置（右肩和上臂，后面观）
1. 肱三头肌外侧头
2. 前臂外侧肌间隔（肱肌）
（引自 Schuenke M, Schulte E, Schumacher U. THIEME Atlas of Anatomy. General Anatomy and Musculoskeletal System. Illustrations by Voll M and Wesker K. Second Edition. New York: Thieme Medical Publishers; 2014）

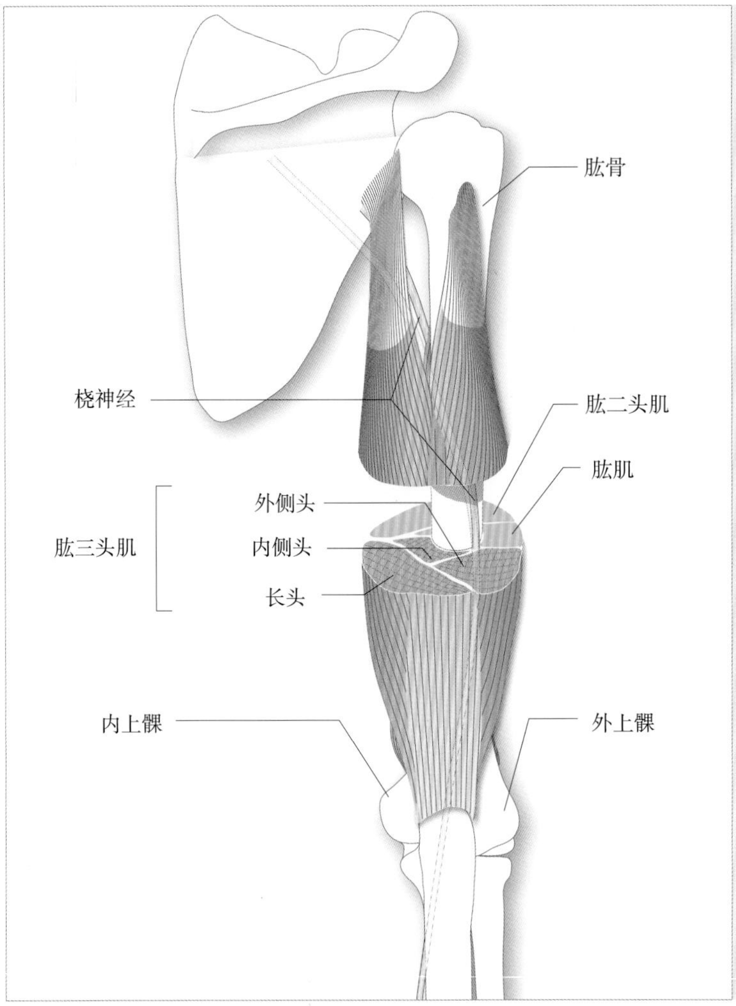

图 8.18 桡神经（右上臂，后面观和横断面，切面近端面观）：肱三头肌长头与肱三头肌之间桡神经的位置

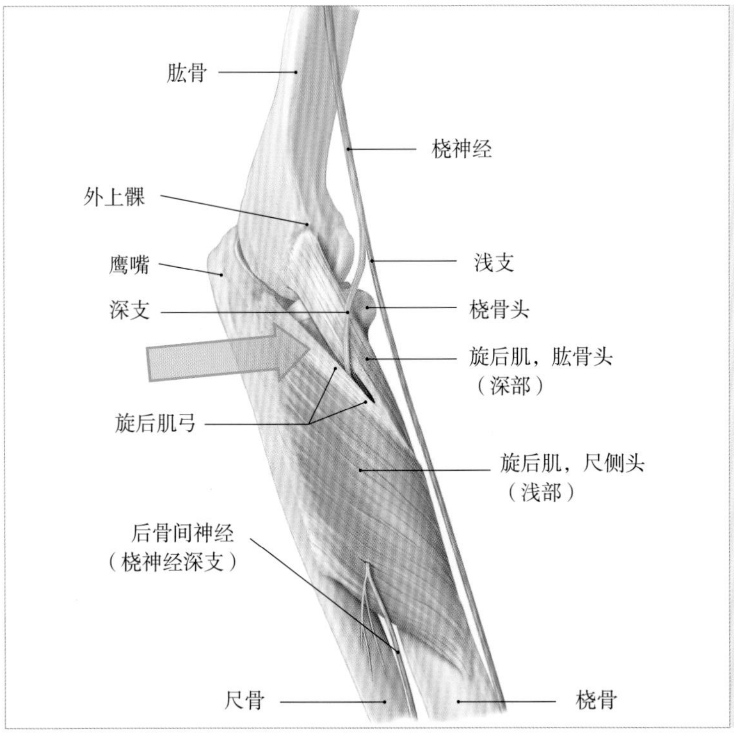

图 8.19 桡神经（右肘侧面观；前臂处于中间位置）：肘区桡神经的走行和卡压部位。桡神经（深支）的运动纤维穿过桡侧短伸肌，在其附着部位形成纤维弓（图 8.20），然后穿过腓骨弓［肱骨和尺骨之间的区域（箭头）旋后肌隧道］（引自 Schuenke M, Schulte E, Schumacher U. THIEME Atlas of Anatomy. General Anatomy and Musculoskeletal System. Illustrations by Voll M and Wesker K. Second Edition.New York: Thieme Medical Publishers; 2014）

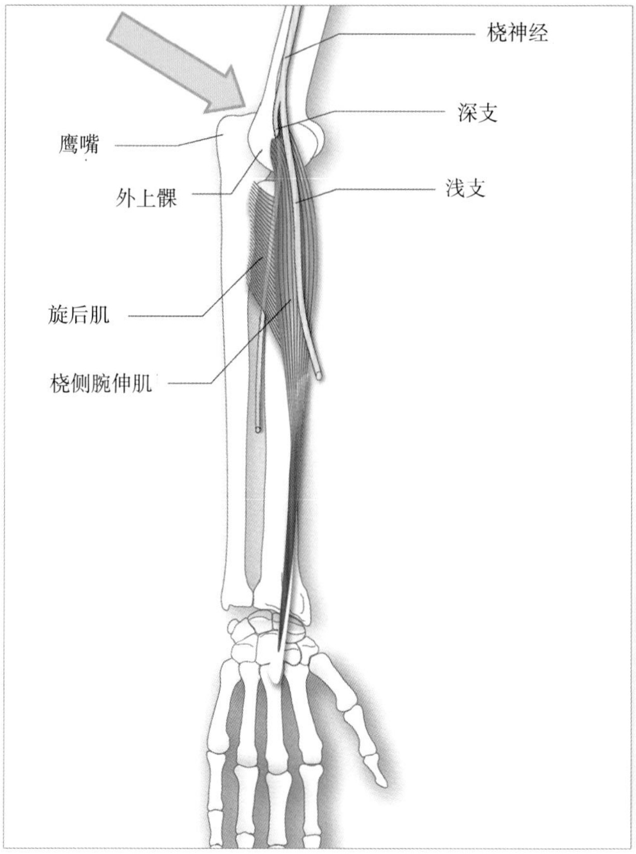

图 8.20 桡神经（右肘侧面观；前臂中立位）：肘部桡神经的走行和易卡压部位。感觉纤维（浅支）通常在桡侧腕短伸肌筋膜桥前分支，只有桡神经的运动纤维（深支）通过桡侧腕短伸肌在其附着部位形成纤维弓（箭头：潜在的压迫部位）。随后，深支的纤维穿过旋后肌（图 8.19）

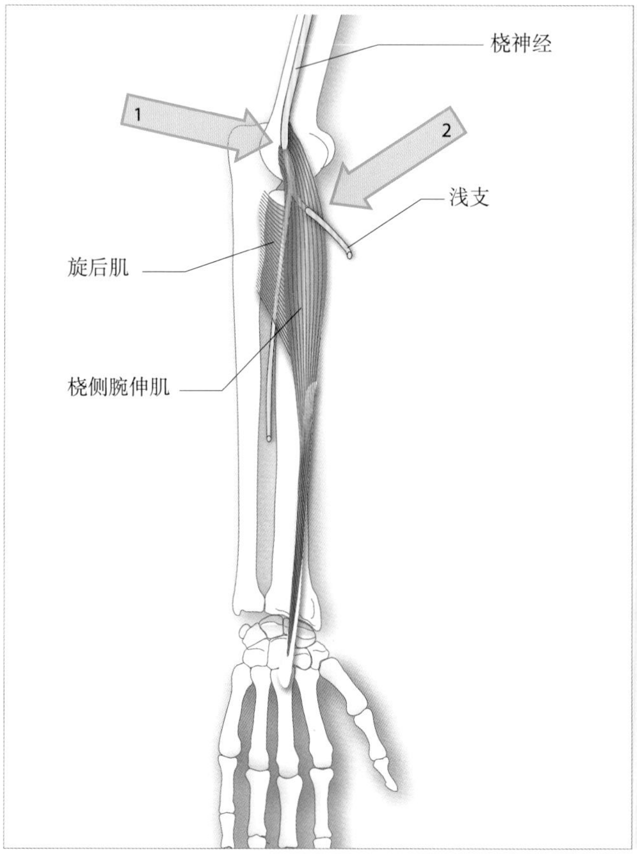

图 8.21 桡神经（右肘侧面观，前臂中立位）：肘部桡神经的走行和卡压部位变异。有时，直到桡侧腕短伸肌（1）的筋膜桥下的远端浅支才分出。在这些情况下，其将穿过桡侧腕短伸肌（2）

桡神经的神经动力学测试

基础测试（ULNT 2b）

- 初始体位：患者仰卧，颈椎向对侧侧屈（图 8.22a）。
- 运动顺序。
  - 肩胛带：下掣（图 8.22a）。治疗师指导患者下掣肩胛带并固定。
  - 肘部：伸展（图 8.22b）。
  - 肩部：内旋（图 8.22b）。
  - 前臂：旋前（图 8.22b）。
  - 手指：屈曲（图 8.22b）。
  - 腕部：掌屈（图 8.22b）。
  - 肩部：外展（图 8.22c），在维持下掣和内旋时，治疗师进行神经结构的刺激试验。与患者保持目光接触，使治疗师可以感知语言和非语言信号，如面部表情。

解除神经刺激

- 解除可以发生在：
  - 远端：如解除掌屈（图 8.23a）、旋前或伸肘。
  - 近端：如解除颈椎侧屈（图 8.23b），或解除肩胛带下掣。

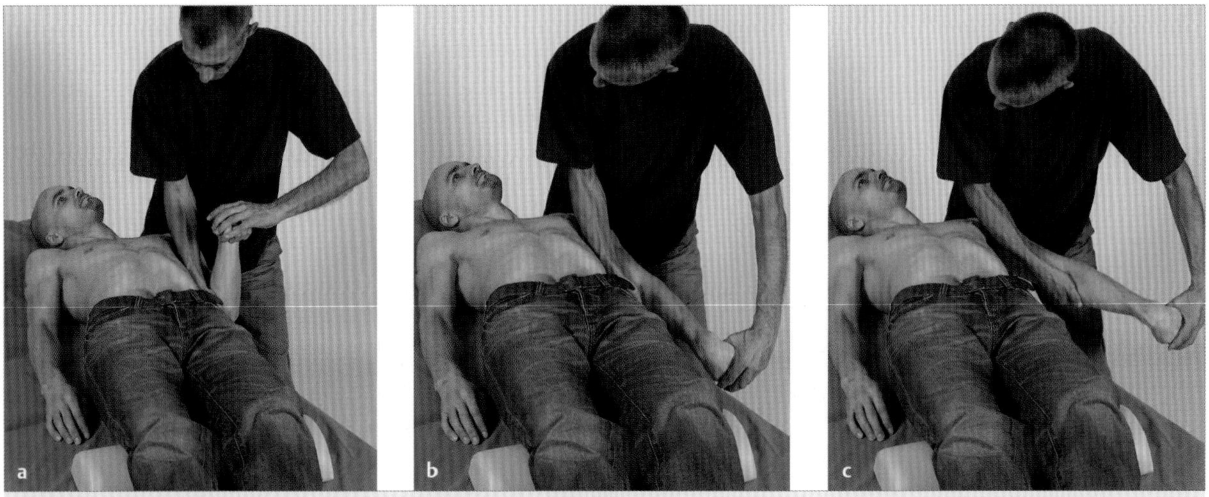

图 8.22　桡神经的神经动力测试：基础测试（ULNT 2b），解释见正文

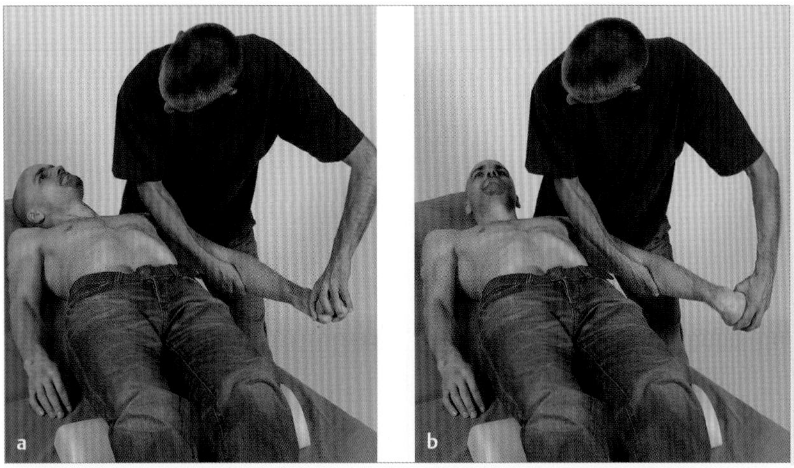

图 8.23　桡神经的神经动力测试（ULNT 2b）：通过解除手指和手腕的屈曲（a）或颈椎的侧屈（b）来解除神经刺激

8.2.6 尺神经

起源	C8~T1	
神经支配	运动	• 尺侧腕屈肌 • 指深屈肌（第 4、5 指） • 小鱼际肌 ○ 小指展肌 ○ 小指短屈肌 ○ 小指对掌肌 ○ 掌短肌 • 指间肌 ○ 骨间掌侧肌 ○ 骨间背侧肌 ○ 第 3、第 4 蚓状肌 • 鱼际肌群 ○ 拇收肌 ○ 短屈肌（深头）
	感觉（图 8.24）	• 腕骨（尺神经掌侧支） • 小鱼际隆起，第 4、5 指掌侧（指掌侧固有神经和指掌侧总神经） • 手背、小指侧（尺神经后支） • 第 4、5 指后方（尺神经末梢分支：指背神经） • 与内侧神经多样吻合（与正中神经连接支） • 肘关节、手关节、MCP 关节囊（通过关节支）
卡压	C8~T1 神经根	• 下颈椎深层椎旁肌
	臂丛神经	• 前、中斜角肌，锁骨下肌，胸小肌
	尺神经（图 8.25）	• 尺侧腕屈肌（图 8.25，8.26） • 指浅屈肌和指深屈肌（图 8.25，8.26） • 小指对掌肌（图 8.25） • 骨间肌（图 8.25）
神经动力学测试	• 尺神经 ULNT （ULNT 3；图 8.27） • 解除神经刺激 （图 8.28a）： ○ 解除颈椎侧屈（图 8.28） ○ 解除肩胛下掣 ○ 解除外展 ○ 解除外旋 （图 8.28c） ○ 解除肘关节屈曲 ○ 解除旋前 ○ 解除手指和手腕的伸展（图 8.28 d）	
治疗	• 下颈椎椎旁肌 • 斜方肌，锁骨下肌，胸小肌 • 尺侧腕屈肌 • 指浅屈肌 • 指深屈肌 • 小指对掌肌 • 骨间肌	

（续表）

治疗建议	• 肘管综合征：在肘部，尺神经穿过肘管时可能被卡压。肘管综合征可发生在肘部骨折、类风湿性关节炎（可能是 RA 的早期征象），因为水肿或继发性肌筋膜改变而导致肘部压力持续增加时，由尺侧腕屈肌的两个头组成的肱尺弓构成了肘管的一部分（图 8.26）。尺侧腕屈肌的尺侧头和 / 或肱侧头的紧张带以及该区域的结缔组织变化可引起压迫问题（或滑动问题），导致尺神经刺激（肘管综合征） • 尺神经的深（运动）支在支配全部骨间肌，第 3、4 蚓状肌，内收肌，指深屈肌的深头之前，先穿过小指对掌肌，神经压迫可发生在此处。症状：上述由尺神经支配的肌肉无力

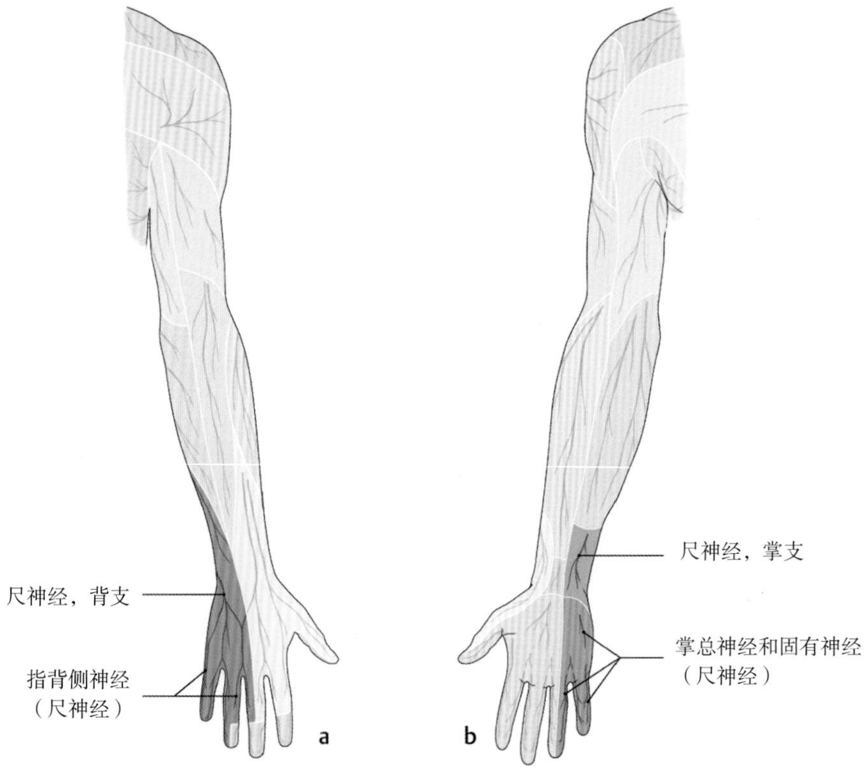

图 8.24　尺神经：感觉支配区域

a. 后面观

b. 前面观

（引自 Schuenke M, Schulte E, Schumacher U. THIEME Atlas of Anatomy. General Anatomy and Musculoskeletal System. Illustrations by Voll M and Wesker K. Second Edition. New York: Thieme Medical Publishers; 2014）

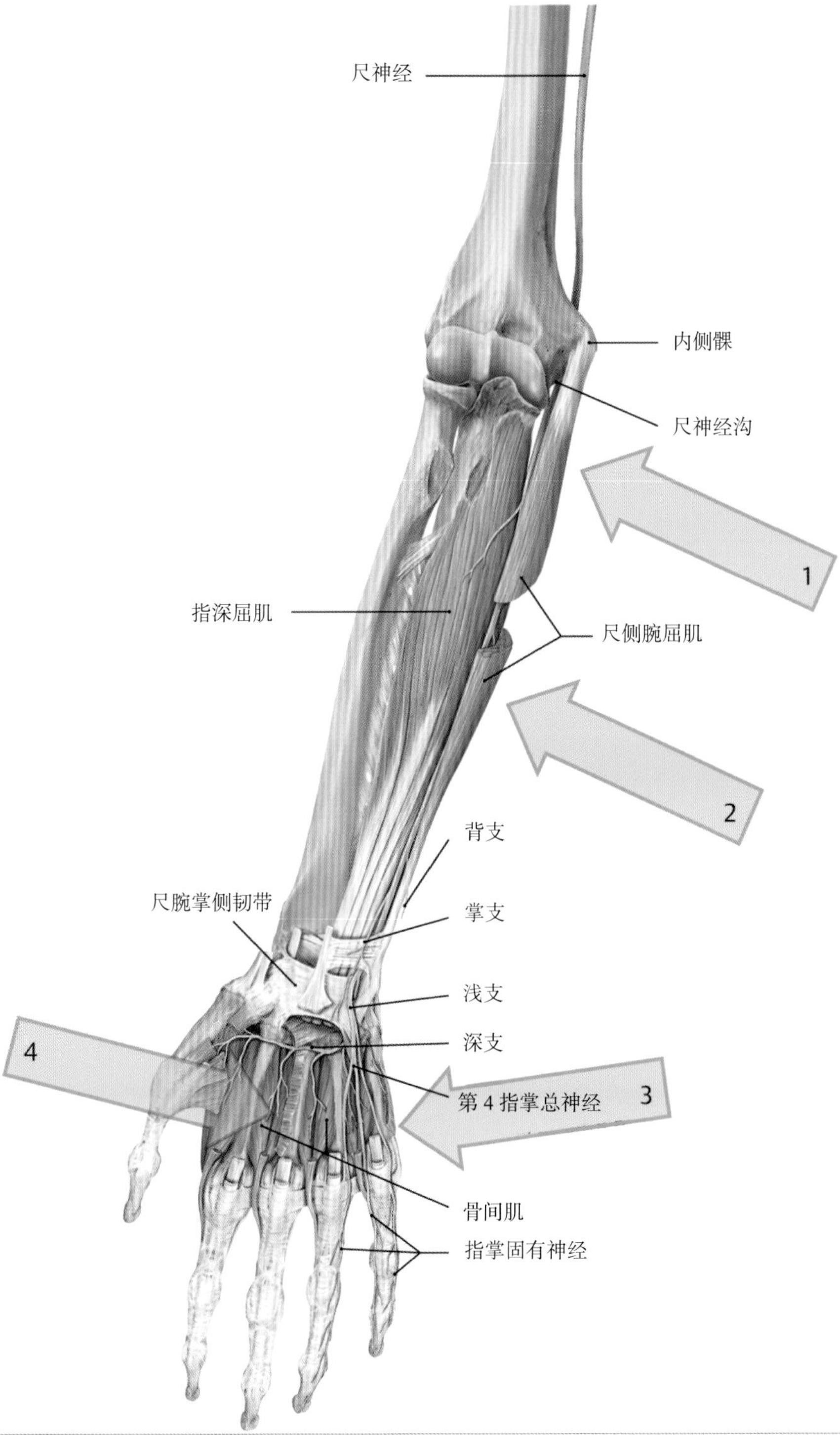

图 8.25　尺神经（右前臂前面观）：走行和卡压部位

1. 尺侧腕屈肌（位于肱骨头和尺骨头之间）
2. 指浅屈肌和指深屈肌
3. 小指对掌肌
4. 骨间肌

（引自 Schuenke M, Schulte E, Schumacher U. THIEME Atlas of Anatomy. General Anatomy and Musculoskeletal System. Illustrations by Voll M and Wesker K. Second Edition. New York: Thieme Medical Publishers; 2014）

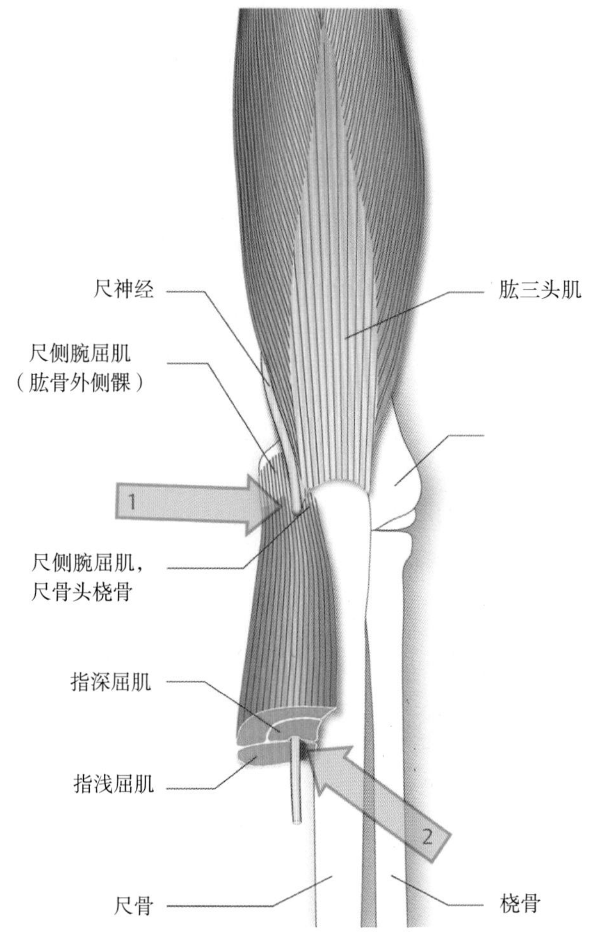

图 8.26 尺神经（右肘后面观）：尺神经走行于尺侧腕屈肌（1）的肱侧头、尺侧头以及指深浅屈肌（2）之间

尺神经的神经动力学测试

基础测试（ULNT 3）

- 初始定位：患者仰卧，颈椎向对侧侧屈（图 8.27a）。
- 运动顺序。
  - 手腕 / 手指：伸展（图 8.27a）。
  - 前臂：旋前（图 8.27a）。
  - 肩胛带：下掣（图 8.27a）。
  - 肩部：外展（图 8.27b）。
  - 肩部：外旋（图 8.27c，d）。
  - 肘部：屈曲（图 8.27e）。

解除神经刺激

解除神经刺激（图 8.28a）可通过以下方式实现：解除颈椎侧屈至对侧（图 8.28b），解除肩部的外旋动作（图 8.28c），解除腕背屈（图 8.28d），或解除肩胛带的下掣等。

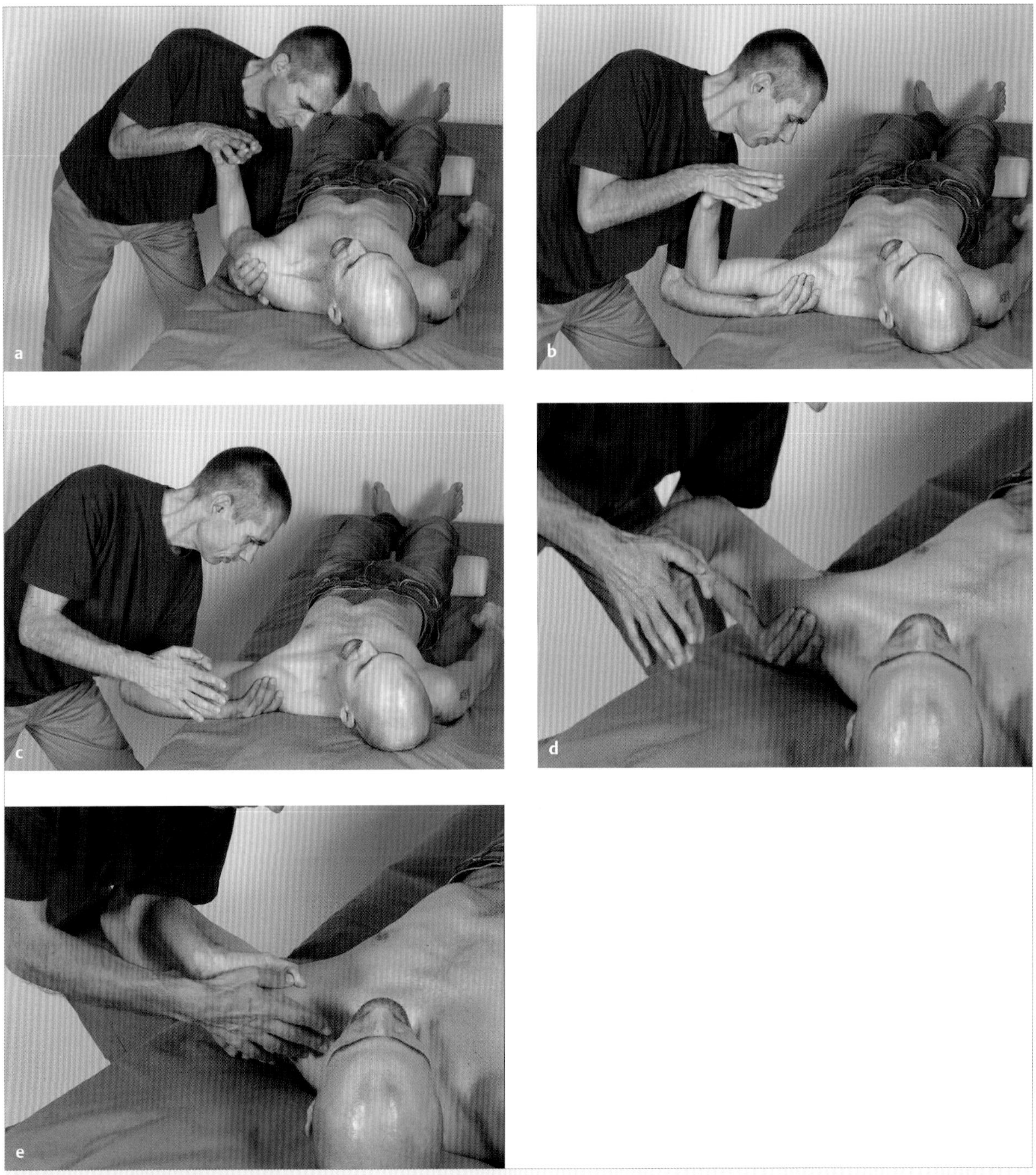

图 8.27 尺神经的神经动力学测试：基础测试（ULNT 3），解释见正文

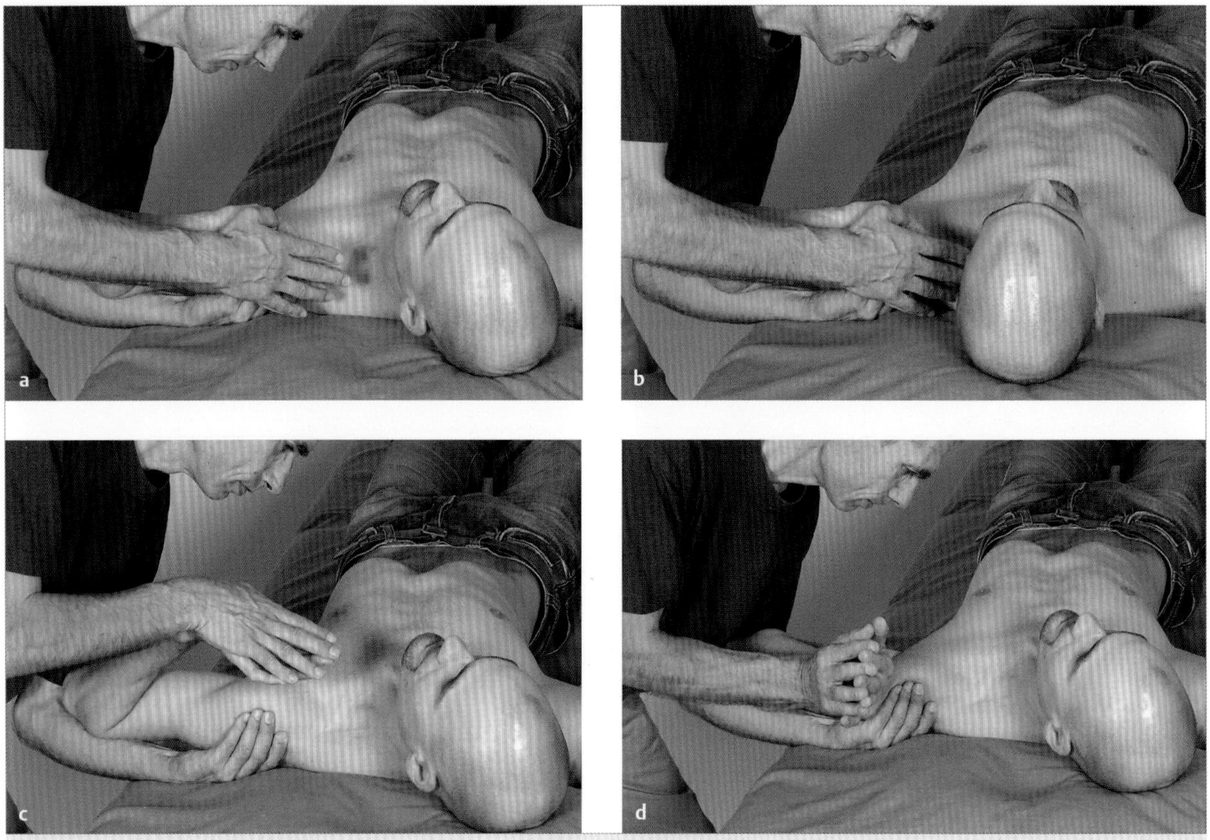

图 8.28　尺神经的神经动力学测试（ULNT 3）：解除神经刺激
a. 刺激体位
b. 解除颈椎侧屈
c. 解除肩部外旋
d. 解除腕部背屈

8.3 下肢

表 8.2 给出了下肢部位的概况，周围神经穿　过狭窄的位置，经常有被压迫的危险。

表 8.1　神经肌肉卡压：下肢（概述）

神经结构	肌肉卡压
神经根（L1~L4）	• 多裂肌和回旋肌
腰丛（L1~L4）	• 腰大肌（神经根：腰椎多裂肌和回旋肌）
髂腹下神经（L1）	• 腰大肌（神经根：腰椎多裂肌和回旋肌）
腹股沟神经（L1）	• 腰大肌（神经根：腰椎多裂肌和回旋肌）
生殖股神经（L1–L2）	• 腰大肌
股外侧皮神经（L2–L3）	• 腰大肌 • 缝匠肌 • 阔筋膜张肌 （神经根：腰椎多裂肌和回旋肌）
股神经（L1~L4）	• 髂腰肌（腰丛：腰大肌）（神经根：腰椎多裂肌和回旋肌）
闭孔神经（L2~L4）	• 闭孔内肌和外肌 （腰丛：腰大肌）（神经根：腰椎多裂肌和回旋肌）
腰骶神经丛 腰骶干（L4）	• 腰大肌（神经根：腰椎多裂肌和回旋肌）
坐骨神经（L4~S3）	• 梨状肌 • 股二头肌（长头） （腰骶神经丛：腰大肌）（神经根：腰椎多裂肌和回旋肌）
胫神经（L4~S3）	• 比目鱼肌 • 踇背伸肌 坐骨神经（梨状肌，股二头肌长头） （腰骶神经丛：腰大肌）（神经根：腰椎多裂肌和回旋肌）
腓神经（L4~S2）	• 腓骨长肌（→腓总神经和腓浅神经和 / 或腓深神经） • 趾长伸肌（→腓深神经） 坐骨神经（梨状肌，股二头肌长头） （腰骶神经丛：腰大肌）（神经根：腰椎多裂肌和回旋肌）

8.3.1 腰骶丛

起源	T12~S3	
神经支配	运动	• 下肢肌肉
	感觉	• 整个下肢
卡压	T12、L2~S3 神经根	腰椎深层椎旁肌
	腰丛（L1~L5）	腰大肌（图 8.29）
神经动力学测试	• PKB 试验（俯卧膝关节弯曲）：L1~L4，重点是股神经（图 8.32） • SLR 试验（直腿抬高）：L4~S3，重点是坐骨神经（图 8.41） • Slump 试验：L4~S3，重点是坐骨神经（图 8.44）	
治疗	• 腰椎深层椎旁肌 • 腰大肌	
治疗建议	• PKB 试验阳性（图 8.32）：提示神经根（L1~L4）和 / 或腰丛可能被卡压，可能涉及深层椎旁肌和 / 或腰大肌 • SLR 试验（图 8.41，8.42）或 Slump 试验（图 8.44）阳性：提示神经根（L4~S3）附近和 / 或腰骶神经丛（L4）上部可能被深层椎旁肌和 / 或腰大肌压迫	

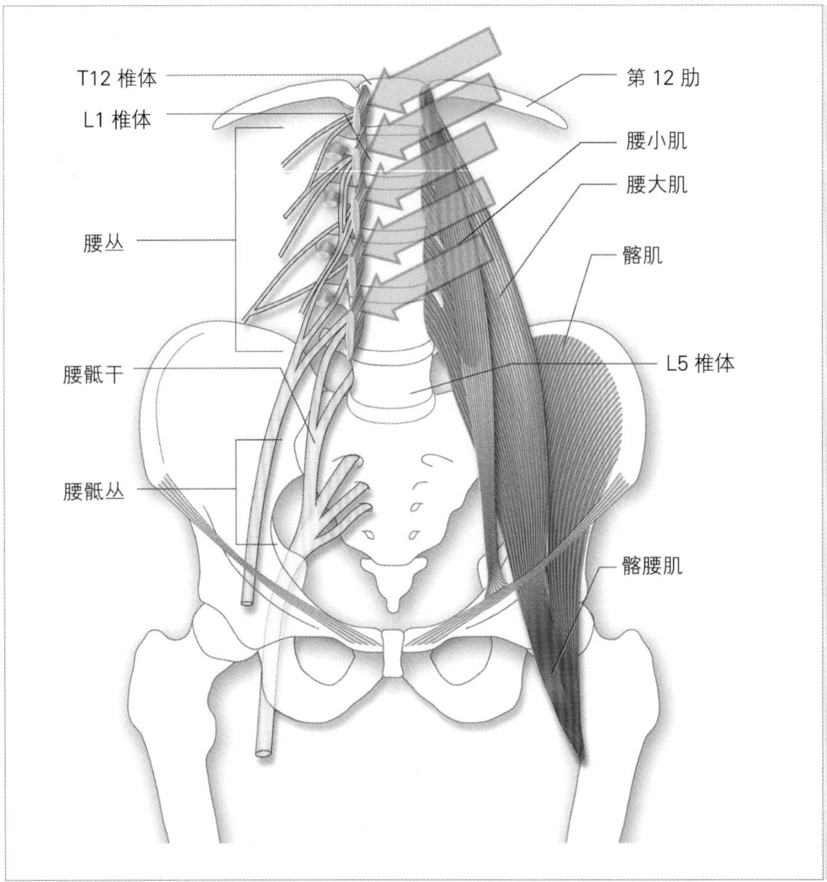

图 8.29 腰丛和腰骶丛（前面观）：腰大肌（T12~L5）区域内的压迫部位（箭头）

8.3.2 股神经

起源	L1~L4	
神经支配	运动	• 髂腰肌 • 耻骨肌 • 缝匠肌 • 股四头肌
	感觉（图 8.30）	• 大腿前内侧（皮神经前支） • 膝内侧（隐神经） • 小腿内侧（隐神经） • 内踝（隐神经） • 足内侧（隐神经）
卡压	神经根（L1~L4）	• 腰椎深层椎旁肌
	腰丛	• 腰大肌
	股神经（图 8.31）	• 髂腰肌
神经动力学测试	• PKB 试验，同 Slump 试验（图 8.32）	
治疗	• 腰椎深层椎旁肌 • 腰大肌 • 髂腰肌	
治疗建议	• 对腰大肌和髂腰肌进行彻底治疗通常有利于缓解腰背痛（有或无腿部放射痛，最多是髋关节屈肌和四头肌无力），可能是因为此举不仅会使肌源性疼痛得到治疗（活跃的触发点），神经源性因素也同样会受到影响（可能是因为压迫被解除）。此外，腰肌中机能障碍相关的触发点的失活可以同时改善腰椎稳定性 • 俯卧膝弯试验（PKB 试验）可在俯卧位（图 8.32）和侧卧位进行。无论初始位置如何，都称为 Slump 试验 • 如果在解除神经刺激后疼痛仍然存在（图 8.32b），可能是肌肉原因（股四头肌或髂腰肌）	

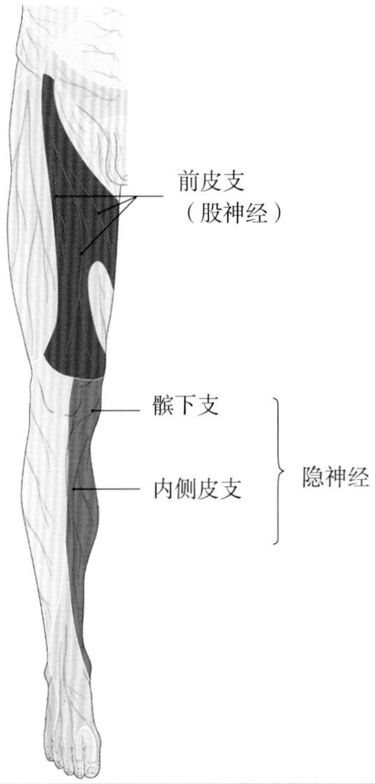

图 8.30 股神经：感觉神经支配区域（前皮支和隐神经，右腿，前面观）
（引自 Schuenke M, Schulte E, Schumacher U. THIEME Atlas of Anatomy. General Anatomy and Musculoskeletal System. Illustrations by Voll M and Wesker K. Second Edition. New York: Thieme Medical Publishers; 2014）

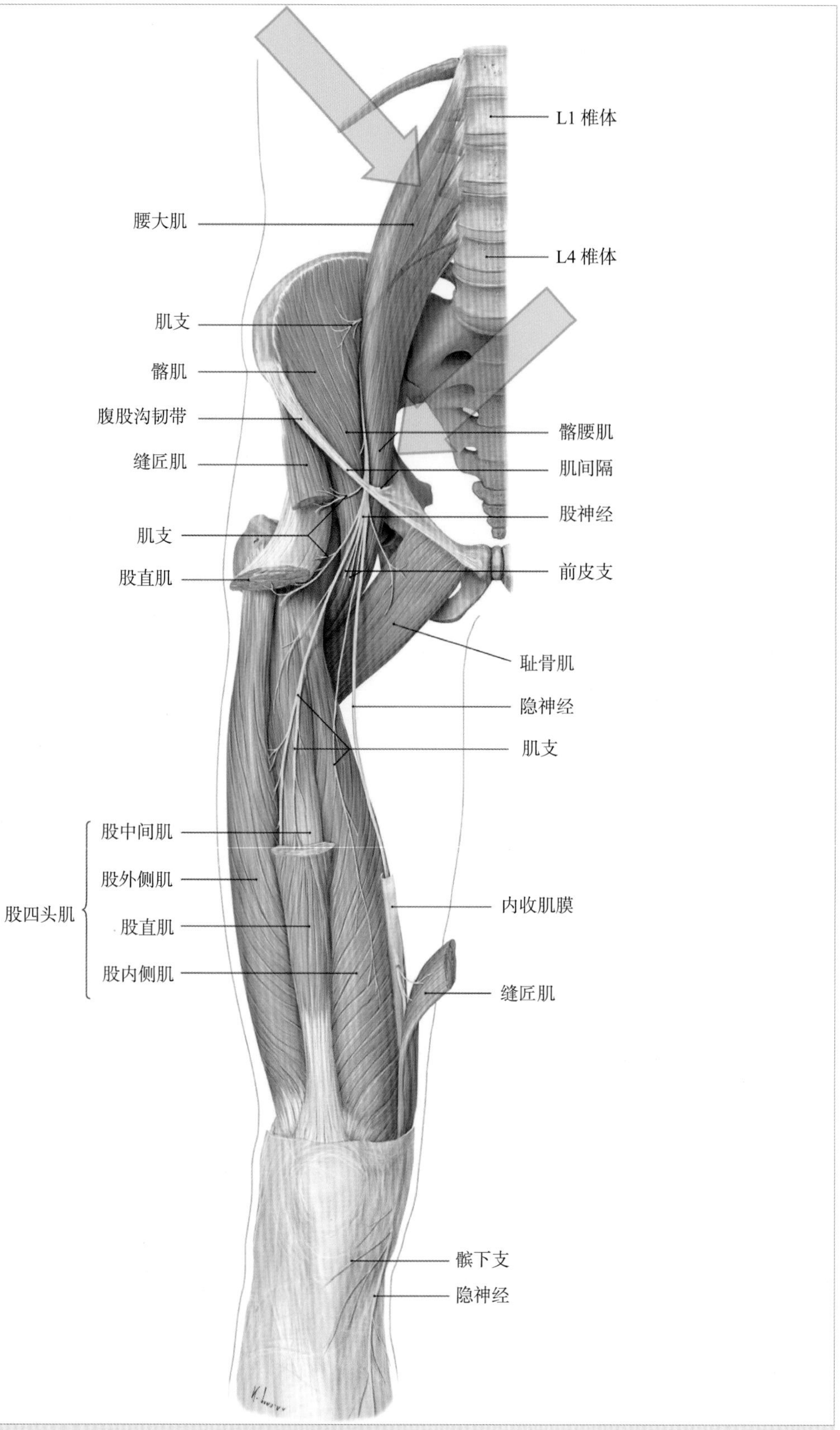

图 8.31　股神经：走行及髂腰肌（右腹股沟和大腿，前面观）导致的卡压部位（箭头）
（引自 Schuenke M, Schulte E, Schumacher U. THIEME Atlas of Anatomy. General Anatomy and Musculoskeletal System. Illustrations by Voll M and Wesker K. Second Edition. New York: Thieme Medical Publishers; 2014）

股神经的神经动力学测试

俯卧屈膝试验（基础测试）

- 初始体位：患者俯卧，头部突出检查床末端，颈椎尽量屈曲。
- 神经刺激：膝关节屈曲（图 8.32a）引起对 L1~L4 神经根和腰丛的刺激，加重股神经刺激。
- 颈椎伸展，解除神经刺激（图 8.32b）。

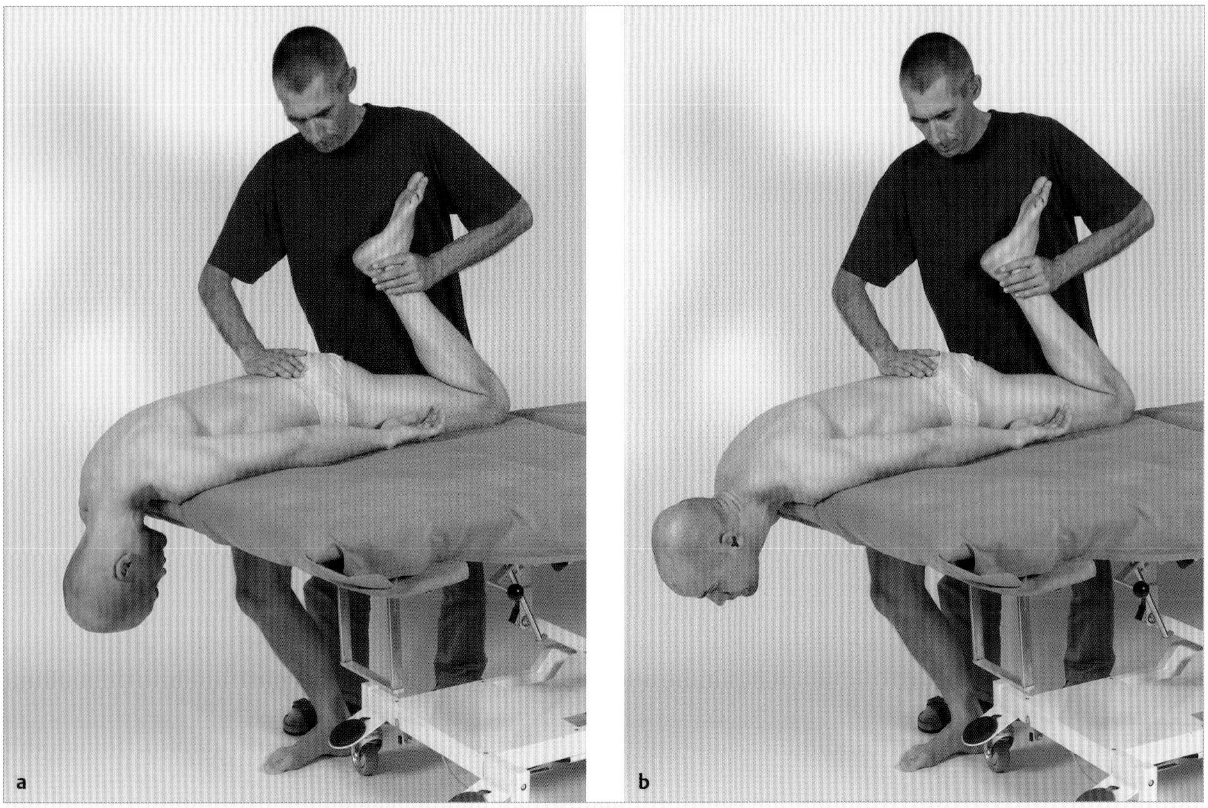

图 8.32　俯卧屈膝试验（PKB）：加剧股神经刺激的神经动力学测试 – 基本测试

8.3.3 股外侧皮神经

起源	L2–L3	
神经支配	感觉（图 8.33）	• 大腿外侧
卡压	神经根（L2–L3）	• 腰椎深层椎旁肌
	腰丛	• 腰大肌
	股外侧皮神经（图 8.35）	• 髂腰肌 • 缝匠肌 • 阔筋膜张肌
神经动力学测试	• 髋关节伸展（非特异性）	
治疗	• 腰椎深层椎旁肌 • 腰大肌 • 髂腰肌 • 缝匠肌 • 阔筋膜张肌	
治疗建议	• 股外侧皮神经（亦称大腿外侧皮神经）从腹股沟韧带上方、下方或穿过腹股沟韧带离开骨盆。多数情况下，它伴随髂腰肌通过肌间隙，穿过腹股沟韧带后，呈 80° 角进入阔筋膜张肌，并延伸到缝匠肌（图 8.35a） ○ 在特殊情况下，股外侧皮神经穿过缝匠肌，在那里可以被肌肉的紧张带挤压 ○ “腹股沟韧带下方骨盆的出口点有时可能是机械损伤的部位，因为此时神经弯曲约 80° 并被拉伸，尤其是通过髋关节伸展。”（Schunke 等，2007） ○ 阔筋膜张肌机能障碍可刺激股外侧皮神经 →大腿前外侧感觉异常 / 麻木 • 股外侧皮神经被卡压后，可能会出现感觉减退（大腿外侧疼痛和感觉异常） • 股外侧皮神经只有感觉纤维	

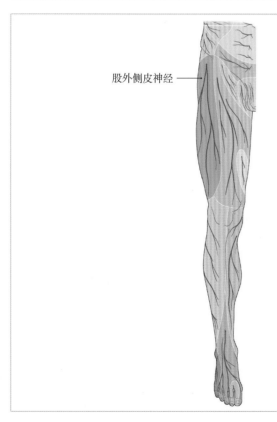

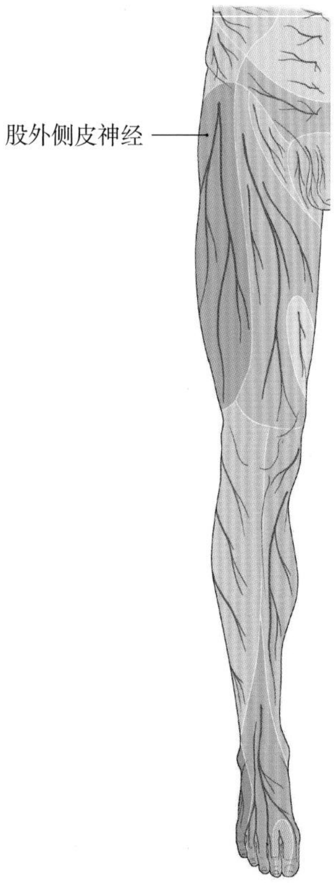

图 8.33 股外侧皮神经：感觉神经支配区（右腿前面观）
（引自 Schuenke M, Schulte E, Schumacher U. THIEME Atlas of Anatomy. General Anatomy and Musculoskeletal System. Illustrations by Voll M and Wesker K. Second Edition. New York: Thieme Medical Publishers; 2014）

8.3.4 髂腹下神经、髂腹股沟神经、生殖股神经

起源	T12~L2	
神经支配	运动	• 腹横肌（髂腹下神经，髂腹股沟神经） • 腹内斜肌（髂腹下神经、髂腹股沟神经） • 提睾肌（生殖股神经的生殖支）
	感觉（图 8.34）	• 腹股沟（髂腹下神经、髂腹股沟神经） • 生殖区（髂腹股沟神经，生殖股神经的生殖支）
卡压	神经根（T12~L2）	• 腰椎深层椎旁肌
	腰丛	• 腰大肌
	髂腹下神经 髂腹股沟神经 生殖股神经	• 腰大肌（图 8.35）
神经动力学测试	• 无特异性	
治疗	• 腰椎深层椎旁肌 • 腰大肌	
治疗建议	• 下腹部“无法解释的”症状（如腹痛、月经症状、“慢性膀胱感染”、性欲问题等）经常在治疗腰大肌后自发消退，可能与此处讨论的神经卡压的解除有关	

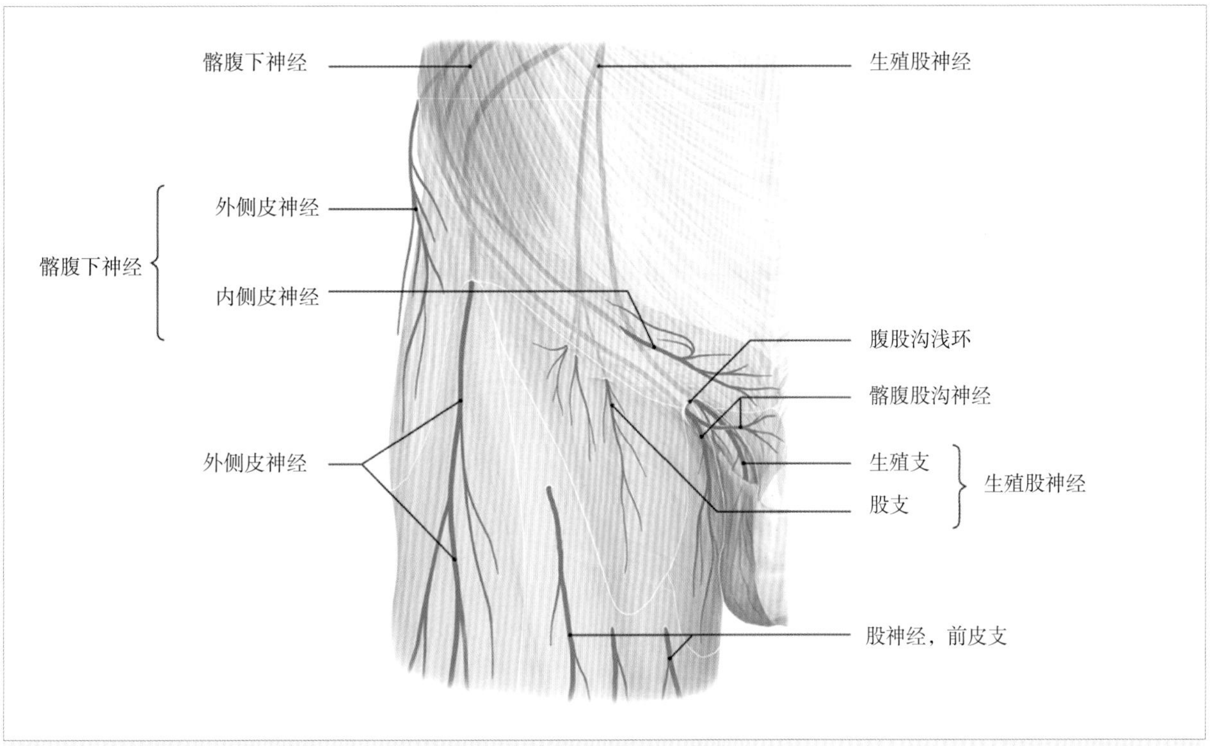

图 8.34　髂腹下神经、髂腹股沟神经、生殖股神经：感觉神经支配区域（右腹股沟前面观）
（引自 Schuenke M, Schulte E, Schumacher U. THIEME Atlas of Anatomy. General Anatomy and Musculoskeletal System. Illustrations by Voll M and Wesker K. Second Edition. New York: Thieme Medical Publishers; 2014）

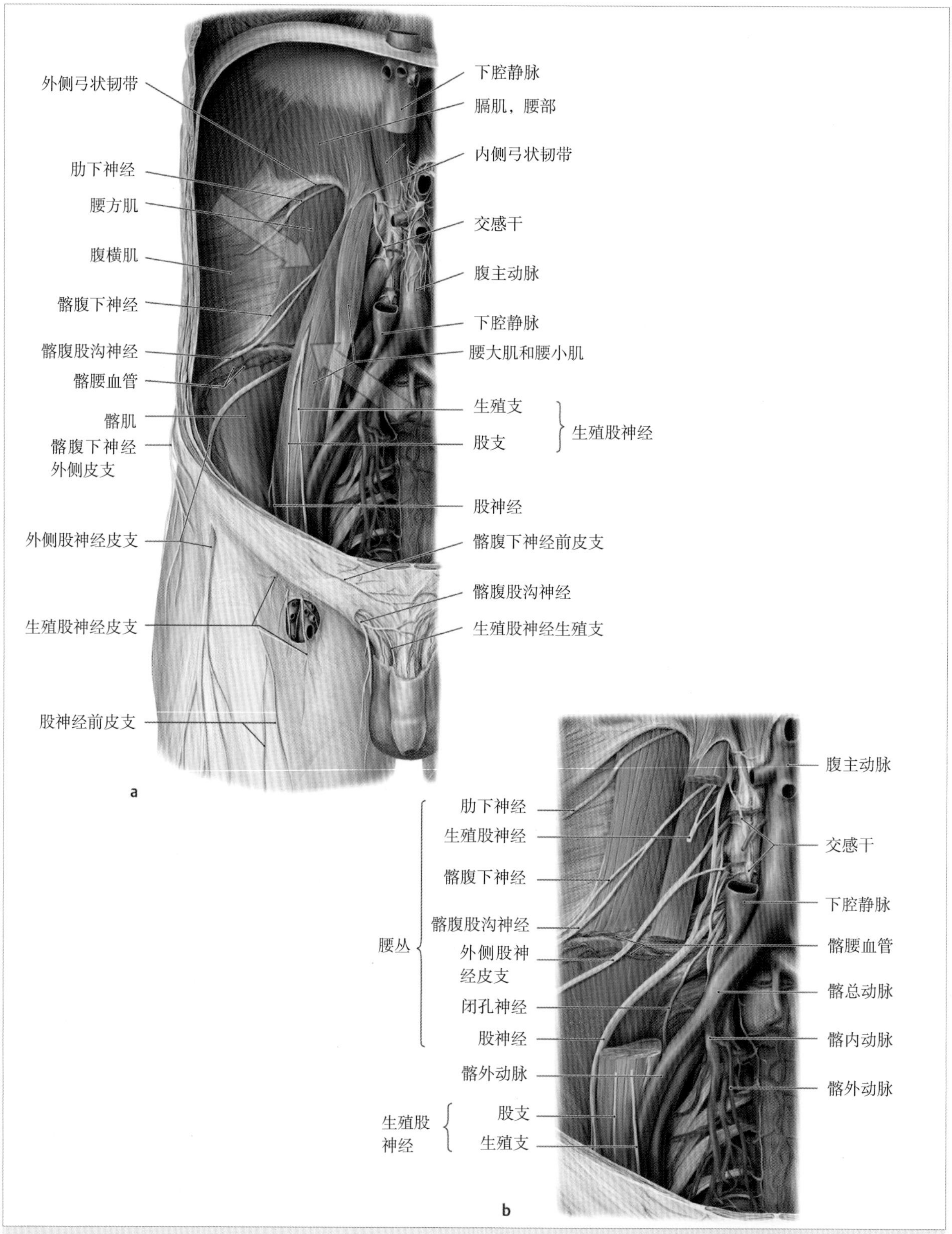

图8.35 腰丛与髂腹下神经、髂腹股沟神经、生殖股神经、股外侧皮神经和股神经：髂腹下神经，髂腹股沟神经和生殖股神经的走行，腰大肌的卡压部位（箭头）

a. 去除躯干前壁和侧壁的前面观

b. 去除腰大肌浅层后

（引自 Schuenke M, Schulte E, Schumacher U. THIEME Atlas of Anatomy. General Anatomy and Musculoskeletal System. Illustrations by Voll M and Wesker K. Second Edition. New York: Thieme Medical Publishers; 2014）

8.3.5 闭孔神经

起源	L2~L4	
神经支配	运动	• 闭孔外肌 • 内收肌 ○ 内收肌长头、短头，股薄肌，耻骨肌（前支） ○ 内收肌后支
	感觉（图 8.36）	• 大腿内侧（皮支）
卡压	神经根（L2~L4）	• 腰椎深层椎旁肌
	腰丛	• 腰大肌
	闭孔神经	• 闭孔内肌（图 8.37a） • 闭孔外肌（图 8.37b）
神经动力学测试	• Slump 试验（图 8.44），配合髋关节外展	
治疗	• 腰椎深层椎旁肌 • 腰大肌 • 闭孔内肌 • 闭孔外肌	
治疗建议	• 闭孔神经和动脉通过闭孔管穿过闭孔内肌、闭孔膜和闭孔外肌 → 可能卡压闭孔神经 → 内收肌和闭孔外肌无力 • 闭孔管中的闭孔动脉受压迫会减少股骨头的血供，股骨头部分由股骨头韧带动脉供血（来自闭孔动脉）→加速髋关节炎进展	

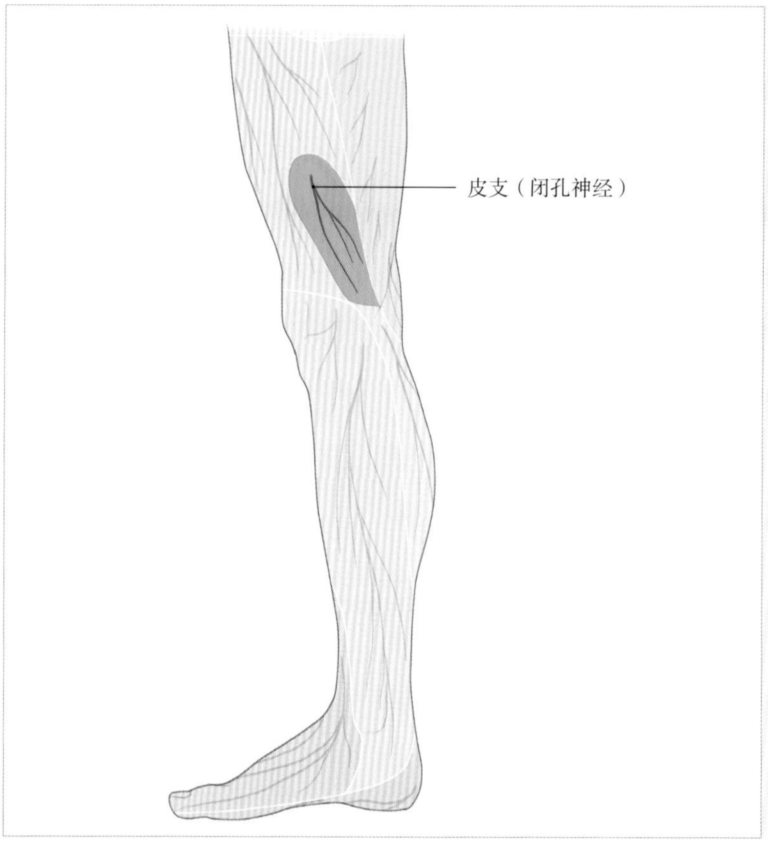

图 8.36 闭孔神经：感觉神经支配区（右腿内侧观）

（引自 Schuenke M, Schulte E, Schumacher U. THIEME Atlas of Anatomy. General Anatomy and Musculoskeletal System. Illustrations by Voll M and Wesker K. Second Edition. New York: Thieme Medical Publishers; 2014）

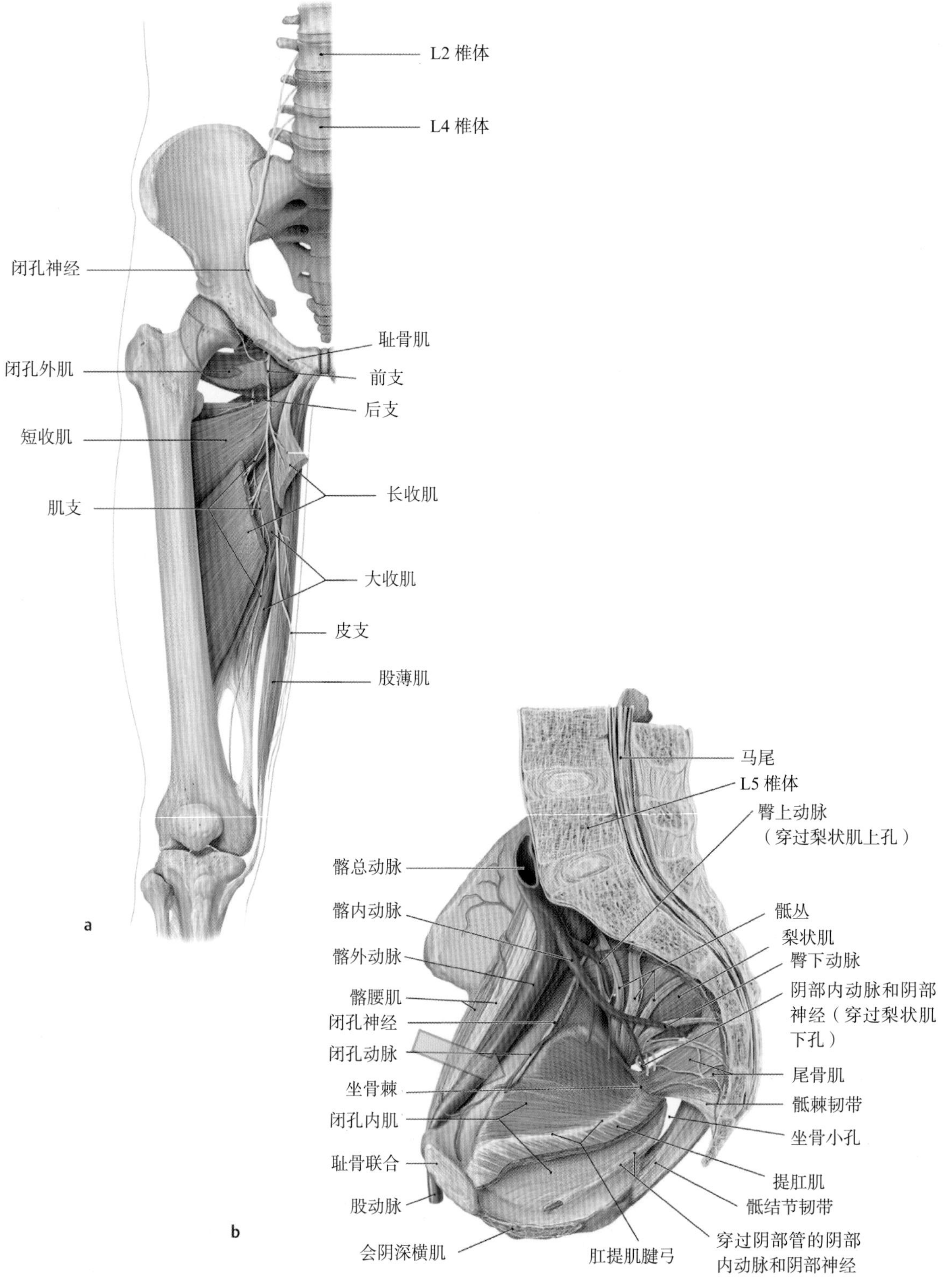

图 8.37　闭孔神经：闭孔管中的闭孔神经走行和肌肉卡压部位（箭头）。闭孔神经（连同闭孔动脉）穿过闭孔内肌、闭孔膜和闭孔外肌

a. 大腿区域：前面观

b. 骨盆的右半部分：内侧面观

（引自 Schuenke M, Schulte E, Schumacher U. THIEME Atlas of Anatomy. General Anatomy and Musculoskeletal System. Illustrations by Voll M and Wesker K. Second Edition. New York: Thieme Medical Publishers; 2014）

8.3.6 坐骨神经

起源	L4~S3	
神经支配	运动	• 半腱肌 • 半膜肌 • 股二头肌长头和短头（腓骨部分） • 内收肌（内侧部分） • 小腿的所有肌肉（通过胫神经和腓神经）
	感觉（图 8.38）	• 膝，前外侧（腓外侧皮神经） • 小腿前外侧（腓外侧皮神经） • 小腿后方（腓内侧皮神经腓肠分支，腓肠神经） • 外踝（足背外侧皮神经） • 足背（足背内侧皮神经） • 足底表面（足底固有神经）
卡压	神经根（L4–L5）	• 腰椎深层椎旁肌
	腰骶神经丛（L4–L5 节段）	• 腰大肌（图 8.39b）
	坐骨神经（图 8.39，8.40）	• 梨状肌 • 股二头肌长头
神经动力学测试	• 直腿抬高试验（SLR，图 8.41~8.43） • Slump 试验（图 8.44）	
治疗	• 腰椎深层椎旁肌 • 腰大肌（图 8.39b） • 梨状肌 • 股二头肌长头	
治疗建议	• 由于坐骨神经位于坐骨结节的外侧，髋内收可提高 SLR 试验敏感性 • 如果基本 SLR 试验（图 8.41）为阳性，则治疗师应尝试确定疼痛是由神经或肌肉的激发引起的（图 8.42） ○ 神经结构：L4~S3 神经根，腰骶丛，坐骨神经 ○ 肌肉结构：腘绳肌 – 如果颈椎伸展时疼痛减轻（图 8.42d），颈椎屈曲（图 8.42c）时疼痛加重，那么可能是神经源性的 – 如果在解除神经刺激后疼痛持续存在（图 8.42d），则可能是由肌肉（腘绳肌）引起的 • 进一步区分基本 SLR 试验可以选择性地激发胫神经（增加足背屈，图 8.43a 所示）和腓总神经（增加足跖屈和内翻，图 8.43b） • Massey（1985）的一项日常实践经验研究表明，Slump 试验比 SLR 更敏感：在 50 例患有深度腰背痛的患者中，Slump 试验在症状可重现者中最敏感 • 在外部只能对梨状肌的远端三分之二进行治疗（通过臀大肌）；近端三分之一的治疗只能通过阴道或直肠进行（图 7.243）	

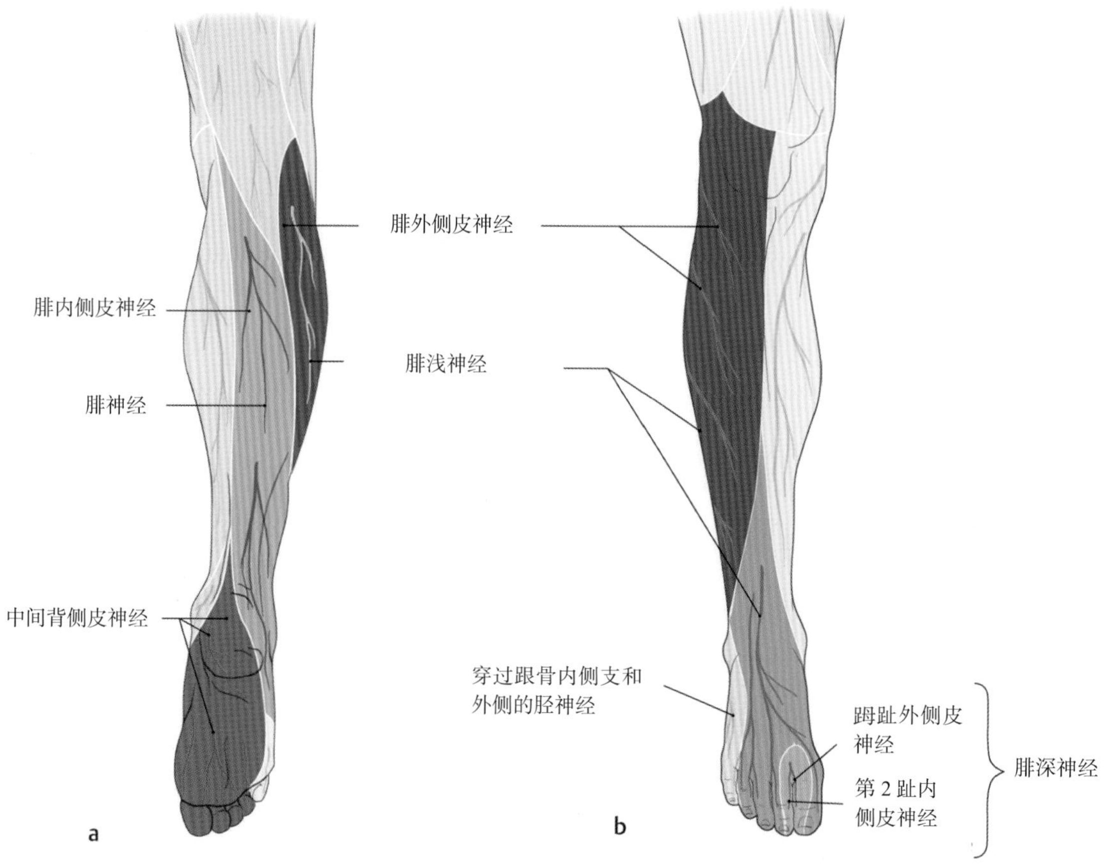

图 8.38 坐骨神经：感觉神经支配区
a. 右腿 : 后面观
b. 右腿：前面观
（引自 Schuenke M, Schulte E, Schumacher U. THIEME Atlas of Anatomy. General Anatomy and Musculoskeletal System. Illustrations by Voll M and Wesker K. Second Edition. New York: Thieme Medical Publishers; 2014）

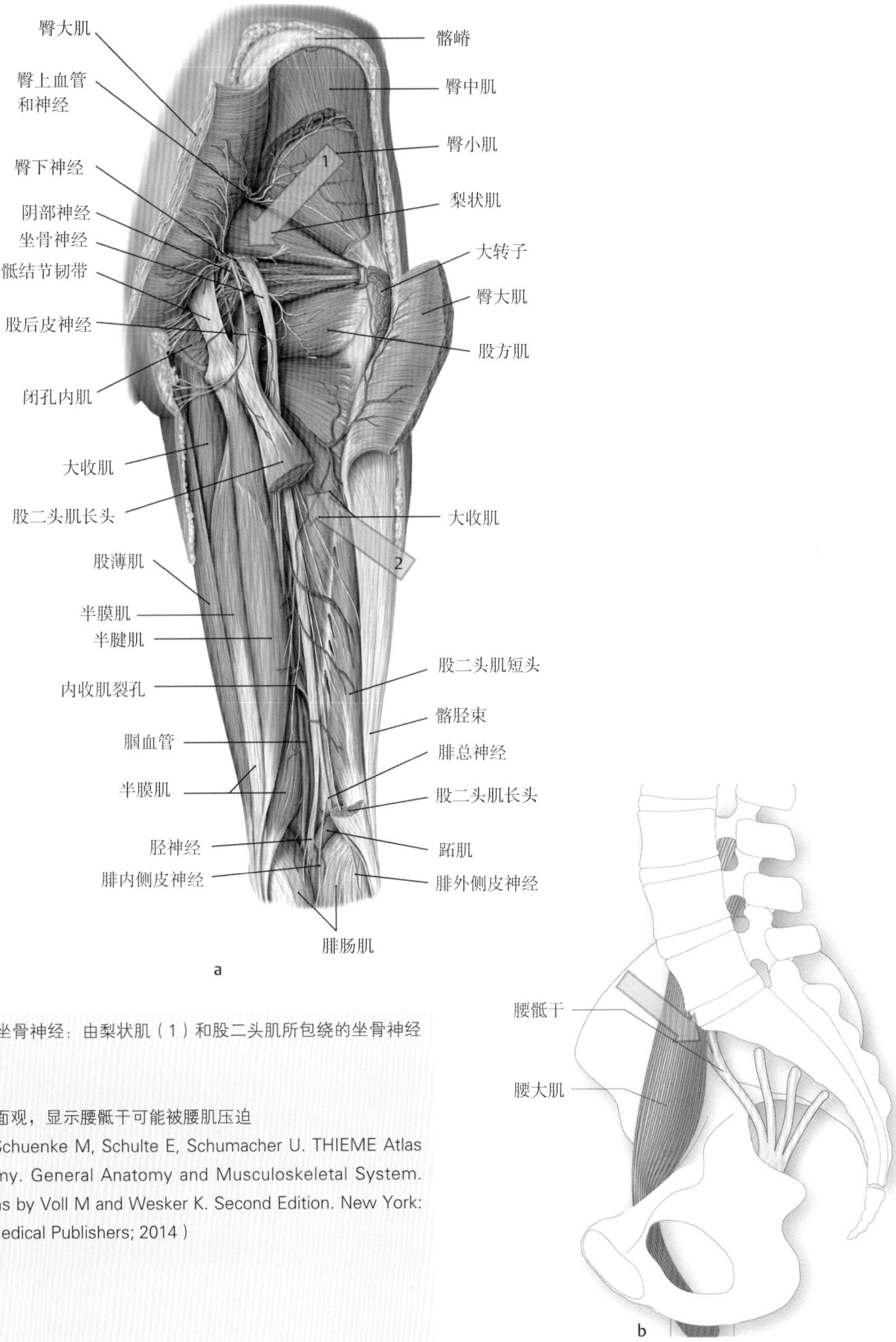

图 8.39 坐骨神经：由梨状肌（1）和股二头肌所包绕的坐骨神经（箭头）
a. 后面观
b. 骨盆内面观，显示腰骶干可能被腰肌压迫
（引自 Schuenke M, Schulte E, Schumacher U. THIEME Atlas of Anatomy. General Anatomy and Musculoskeletal System. Illustrations by Voll M and Wesker K. Second Edition. New York: Thieme Medical Publishers; 2014）

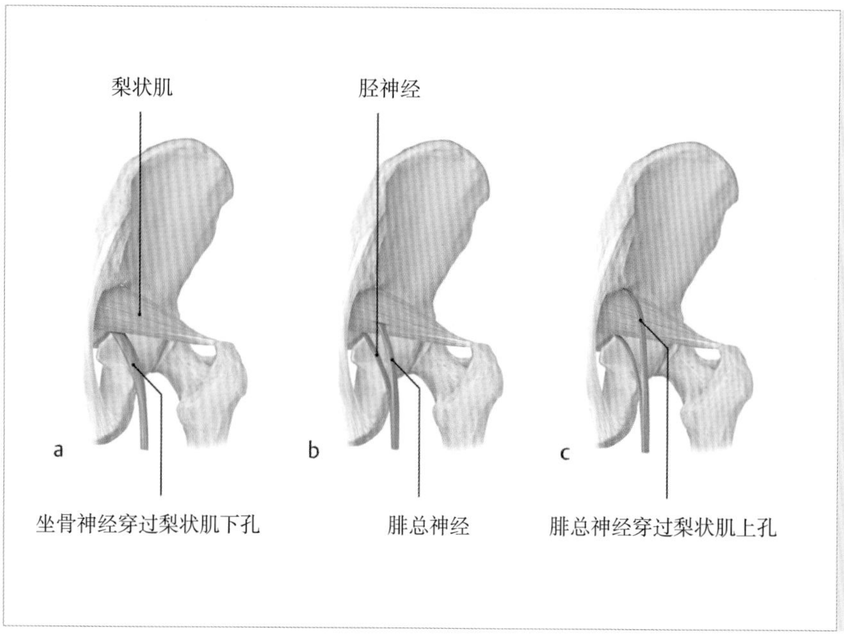

图 8.40　坐骨神经：与梨状肌有关的坐骨神经的变异（Rauber / Kopsch）
a. 正常走行：坐骨神经通过梨状肌下孔（约 85%）出骨盆
b. 坐骨神经高度分化：腓总神经（通常也是大腿后部皮神经）的神经纤维通过梨状肌，可能会受到压迫（10% ~15%）
c. 坐骨神经高度分化：极少数情况下，坐骨神经的腓骨部分从小骨盆通过梨状肌上方（约 0.5%）的梨状肌上孔发出
（引自 Schuenke M, Schulte E, Schumacher U. THIEME Atlas of Anatomy. General Anatomy and Musculoskeletal System. Illustrations by Voll M and Wesker K. Second Edition. New York: Thieme Medical Publishers; 2014）

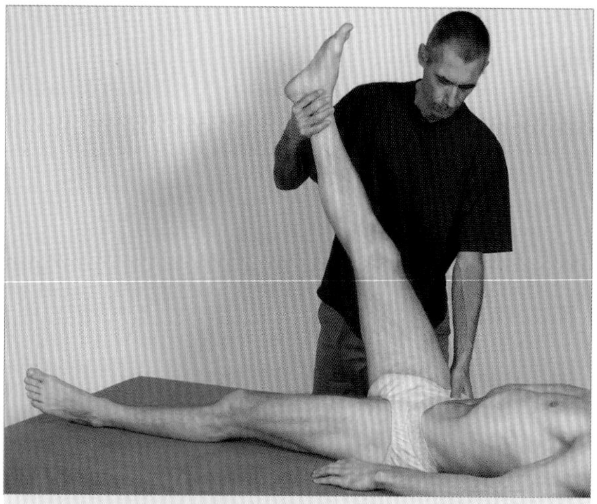

图 8.41　刺激坐骨神经的神经动力学测试 – 基础测试：直腿抬高试验（SLR）

坐骨神经的神经动力学测试 – 基础测试

直腿抬高试验（SLR）

- 区分主要问题是神经源性的还是肌源性的：操作流程如图 8.42 所示。
  - 初始体位：患者仰卧，头部位于检查台上（图 8.42a）。
  - 准备：颈椎屈曲（图 8.42b）。
  - 激发：被动屈髋伸膝（图 8.42c）引起神经刺激症状（L4~S3 神经根和腰骶丛，刺激坐骨神经）和 / 或肌肉刺激症状（腘绳肌）。
  - 通过颈椎伸展可解除神经刺激症状（图 8.42d），而牵拉腘绳肌时刺激保持不变。
    - 如果疼痛随着颈椎运动而变化，则问题很可能是神经源性的。
    - 如果疼痛在颈椎运动期间保持不变，则问题很可能是肌源性的。
- SLR 试验的变化，主要刺激胫神经（通过足背伸，图 8.43a）和腓神经（结合足跖屈，图 8.43b）。

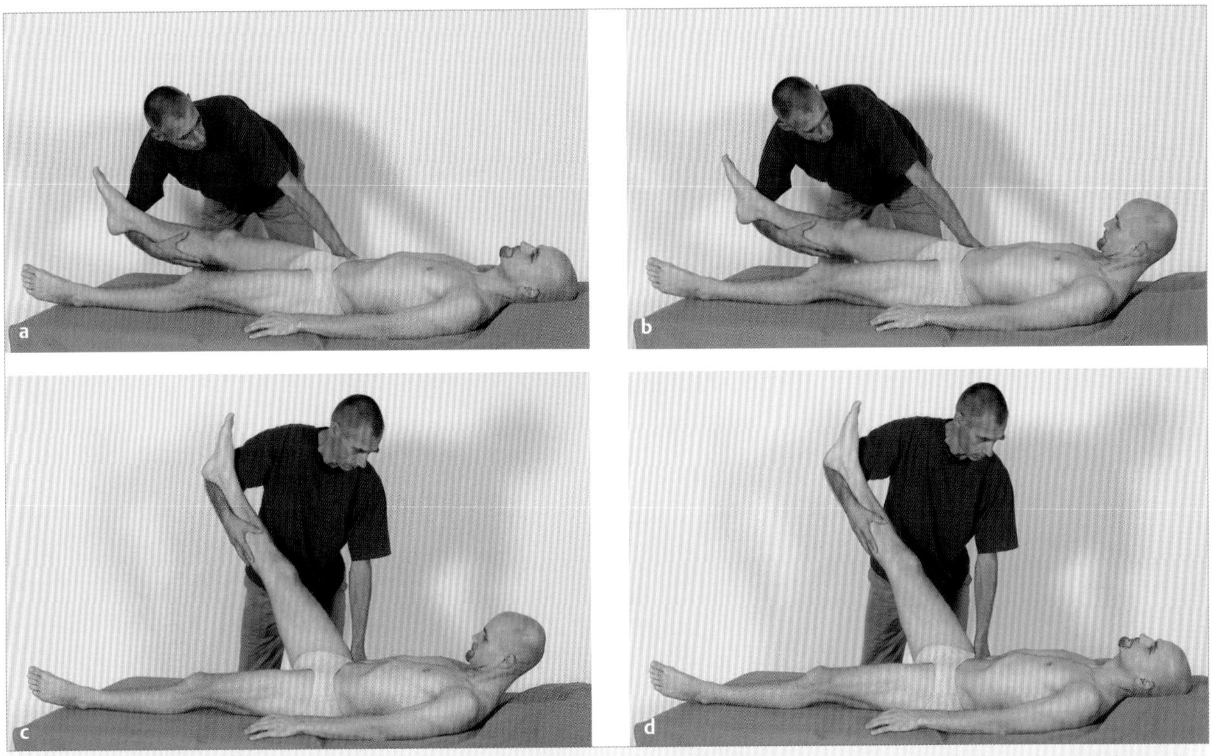

图 8.42 直腿抬高试验（SLR）：神经和肌肉问题的鉴别。如果疼痛的变化取决于颈椎的运动，则问题很可能是神经源性的；如果颈椎运动时疼痛没有发生变化，则问题很可能是由肌筋膜引起的

a. 患者的初始体位

b. 颈椎主动屈曲（患者）

c. 髋关节被动屈曲（治疗师）

d.（患者）解除颈椎屈曲

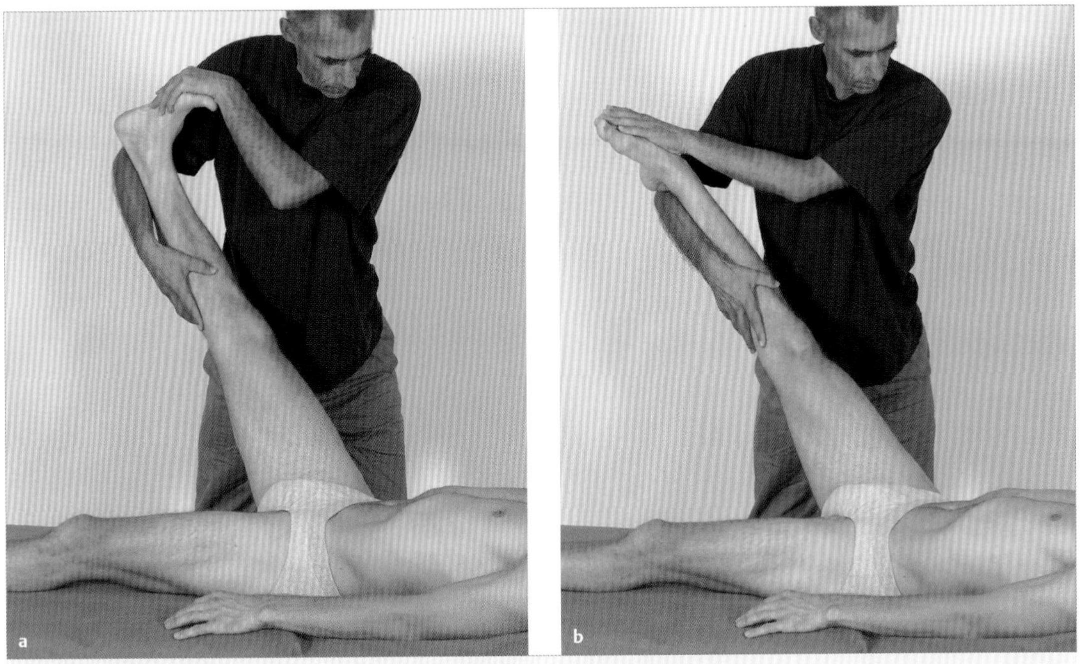

图 8.43 直腿抬高试验（SLR）：胫神经与腓神经的鉴别

a. 通过增加足背屈刺激胫神经

b. 通过增加足跖屈刺激腓总神经

Slump 试验

Slump试验是关于坐骨神经的神经动力测试。

基础测试：刺激 L4~S3 神经根和腰骶神经丛，加重坐骨神经刺激。

- 初始体位：患者坐在椅子上，双脚离开地面，双臂放在背后（图 8.44a）。
- 运动顺序：
  - 患者“逐步屈曲”（弯曲腰、胸和颈椎，如图 8.44b）；
  - 膝关节伸展（图 8.44c）；
  - 踝关节背屈（图 8.44d）→ 刺激神经根（L4~S3）和腰骶神经丛，刺激坐骨神经。
- 解除神经刺激：
  - 颈椎屈曲（图 8.44e）；
  - 跖屈（图 8.44f）。

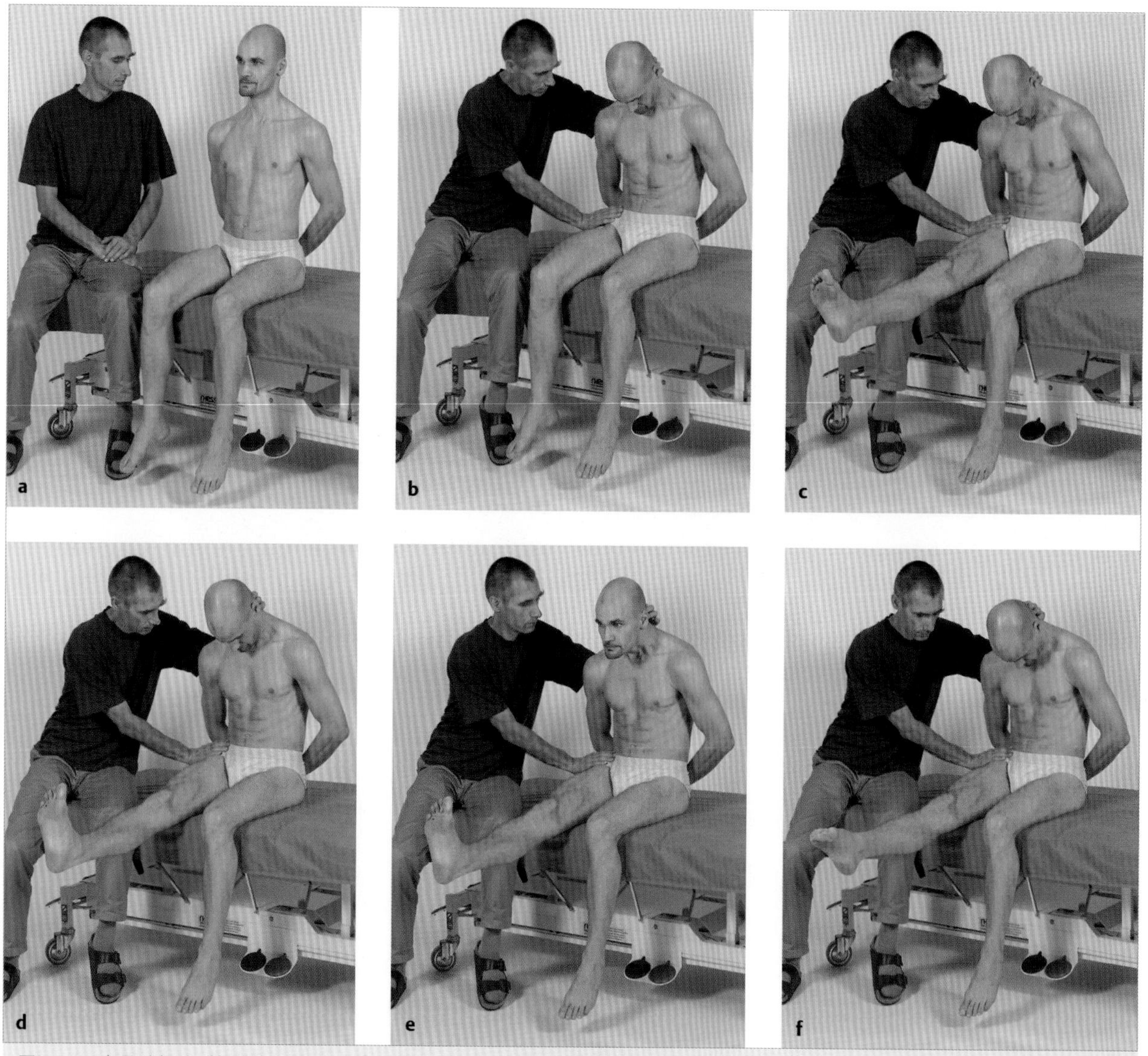

图 8.44　坐骨神经的神经动力学测试 – 基础测试：Slump 试验（解释见正文）

8.3.7 腓神经

起源	L4~S2	
神经支配	运动	• 股二头肌短头（腓总神经） • 胫前肌群 ○ 胫骨前肌（腓深神经） ○ 趾长伸肌（腓深神经） ○ 踇长伸肌（腓深神经） • 趾短伸肌群 ○ 趾短伸肌（腓深神经） ○ 踇短伸肌（腓深神经） • 小腿外侧肌群 ○ 腓骨长肌（腓浅神经） ○ 腓骨短肌（腓浅神经）
	感觉（图 8.45）	• 膝关节前外侧（腓总神经的腓外侧皮神经） • 小腿前外侧（腓外侧皮神经，腓肠交通支，腓浅神经） • 足背（腓浅神经内侧皮神经） • 第 1 趾蹼（背部），位于第 1 趾和第 2 趾之间（踇趾与第 2 趾外侧皮神经与腓深神经内侧皮神经）
卡压	神经根（L4~S2）	• 腰椎深层椎旁肌
	腰骶神经丛（L4~L5）	• 腰大肌
	坐骨神经	• 梨状肌 • 股二头肌长头
	腓总神经	• 腓骨长肌：腓骨长肌在其近端附着处的间隙有腓总神经通过（略微远离腓骨头），其中腓骨长肌的紧张带可导致腓神经受压（图 8.46，箭头 1） → 神经失用引起的前筋膜室和外侧筋膜室肌肉机能减弱：趾伸肌和腓骨肌受影响 → 小腿外侧区域和足背侧的感觉障碍（图 8.45）
	腓浅神经	• 腓骨长肌：在腓总神经的卡压部位的远端，腓骨长肌的紧张带可能导致腓浅神经（和 / 或腓深神经）受压迫（图 8.46，箭头 2）。肌肉紧张导致神经周围结缔组织结构机能障碍，使得紧张带将神经压向骨面神经 • → 神经失用引起小腿外侧区域和足背部的感觉障碍（图 8.45）
	腓深神经	• 腓骨长肌：在腓总神经的卡压部位的远端，腓骨长肌的紧张带可能导致腓深神经（和 / 或腓浅神经）受压迫（图 8.46，箭头 3）。肌肉紧张导致神经周围的结缔组织结构机能障碍，使得紧张带将神经压向骨面 • 趾长伸肌：趾长伸肌中的紧张带可以将腓深神经压向腓骨（图 8.46，箭头 4） → 神经失用引起的趾伸肌无力

（续表）

神经动力学测试	• 直腿抬高加强试验（跖屈 / 背伸）（变异的 SLR，图 8.43） • 坍塌试验
治疗	• 腰椎深层椎旁肌 • 腰大肌 • 梨状肌 • 股二头肌长头 • 腓骨长肌 • 踇长伸肌
治疗建议	• 腓深神经卡压的主要征象：第 1 趾与第 2 趾之间麻木（图 8.45） • 足伸肌无力（→跌倒的风险增加，特别是在老年时）可能由神经肌肉压迫（腓总神经和腓深神经）引起 • 反复的踝关节外侧（外翻）损伤可能与腓总神经（和腓浅神经）的病理性压迫有关 • 图 8.42 所示操作有助于区分神经原因和肌肉原因（通过胫骨前肌、趾长伸肌或踇长伸肌）

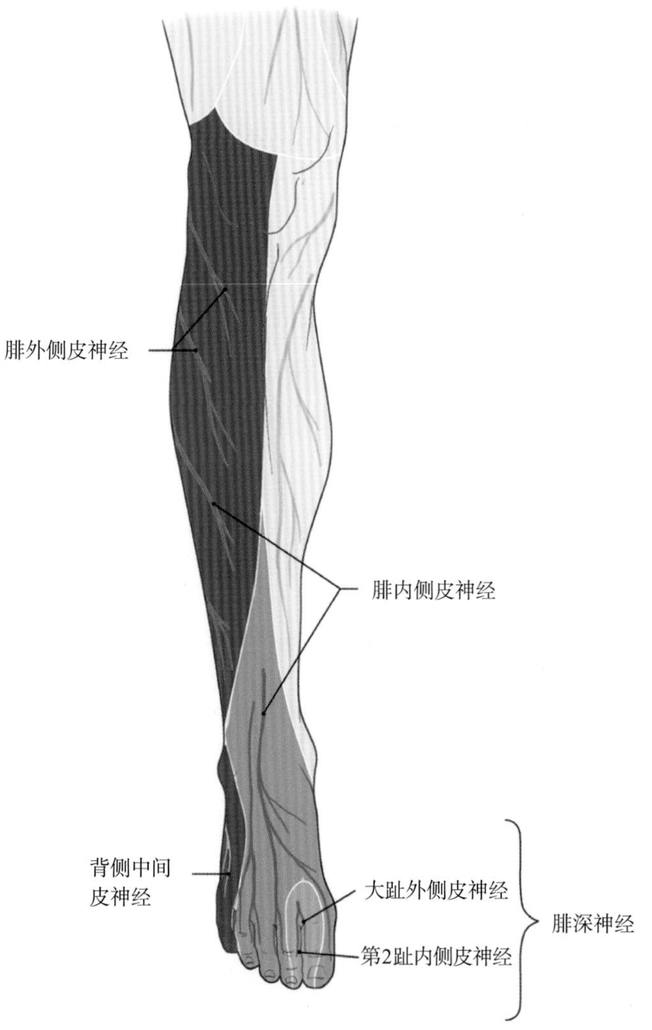

图 8.45　腓神经：感觉神经支配区（右足前面观）
（引自 Schuenke M, Schulte E, Schumacher U. THIEME Atlas of Anatomy. General Anatomy and Musculoskeletal System. Illustrations by Voll M and Wesker K. Second Edition. New York: Thieme Medical Publishers; 2014）

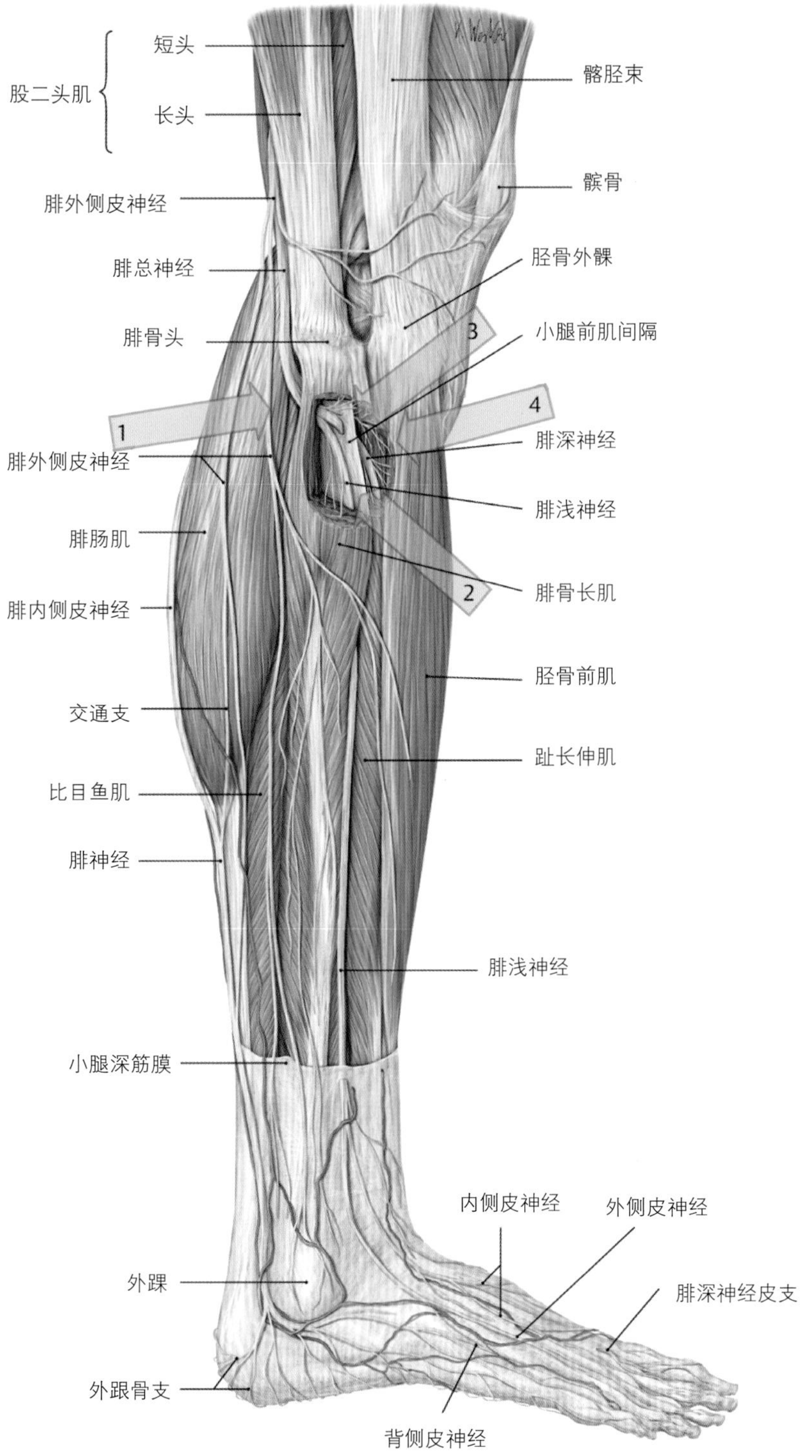

图 8.46 腓神经（右小腿侧面观）：腓神经（腓骨）和肌肉卡压位置（箭头）

1. 腓总神经：腓总神经穿过腓骨头远端，靠近腓骨头近端附着的腓骨长肌
2. 腓骨长肌压迫腓浅神经
3. 腓骨长肌压迫腓深神经
4. 趾长伸肌压迫腓神经

（引自 Schuenke M, Schulte E, Schumacher U. THIEME Atlas of Anatomy. General Anatomy and Musculoskeletal System. Illustrations by Voll M and Wesker K. Second Edition. New York: Thieme Medical Publishers; 2014）

8.3.8 胫神经

起源	L4~S3	
神经支配	运动	• 腘绳肌 • 小腿后方肌群 ○ 腓肠肌和跖肌 ○ 比目鱼肌 ○ 胫骨后肌 ○ 趾长屈肌 ○ 踇长屈肌 • 足底所有肌肉（内侧和外侧足底神经）
	感觉（图 8.38，8.47）	• 小腿后部（腓内侧皮神经、腓神经，图 8.38） • 外踝（背外侧皮神经） • 足底（足底固有神经；图 8.47）
卡压	神经根（L4–L5）	• 腰椎深层椎旁肌
	腰骶神经丛（L4–L5）	• 腰大肌
	坐骨神经	• 梨状肌 • 股二头肌长头
	胫神经	• 比目鱼肌 • 踇展肌（足底内 / 外侧神经）
神经动力学测试	• 直腿抬高试验（SLR，图 8.43a） • Slump 试验（图 8.44）	
治疗	• 腰椎深层椎旁肌 • 腰大肌 • 梨状肌 • 股二头肌长头	
	• 比目鱼肌 • 踇展肌	
治疗建议	比目鱼肌腱弓的卡压部位不仅影响胫神经，还影响胫后动脉和胫后静脉 → 小腿和足部的灌注紊乱和水肿	

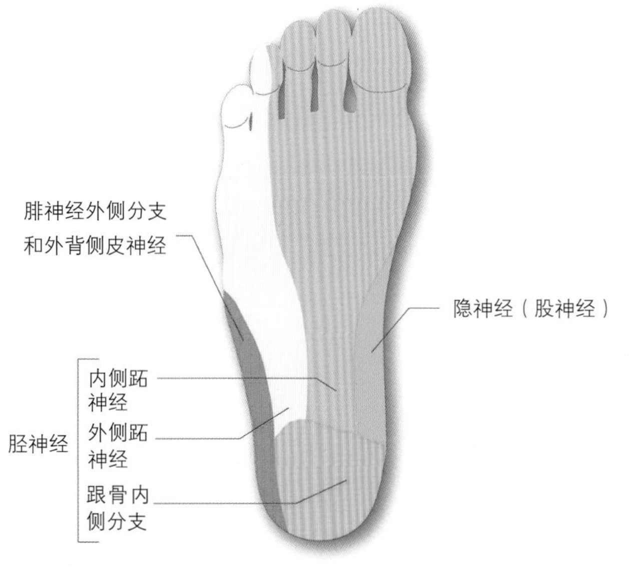

图 8.47 胫神经：感觉神经支配区（右足底面观）

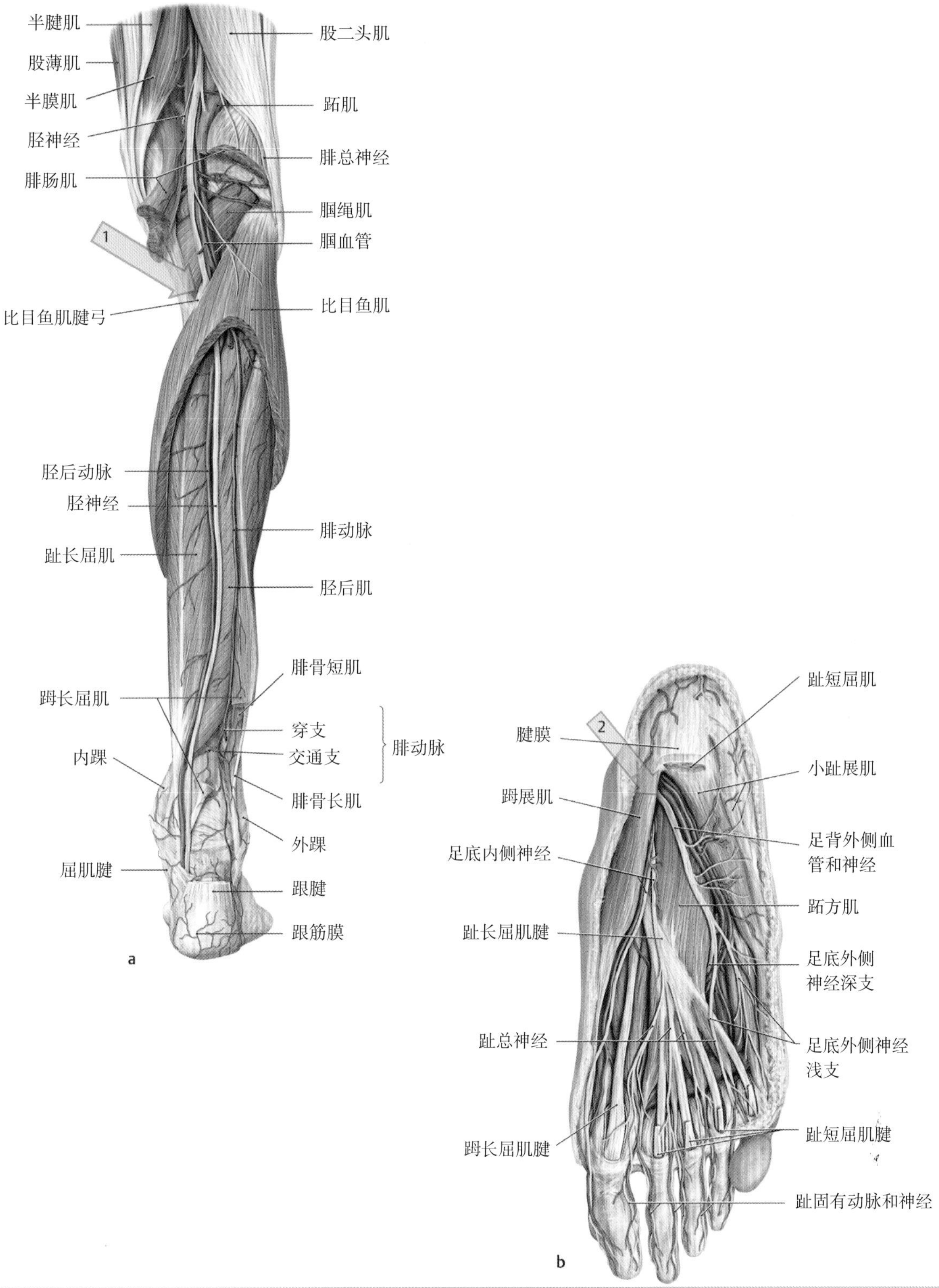

图 8.48　胫神经：胫神经经过比目鱼肌的走行和肌肉卡压点（箭头）：（1）比目鱼肌；（2）姆展肌。

a. 右足下部：后面观

b. 右足：足底面观

（引自 Schuenke M, Schulte E, Schumacher U. THIEME Atlas of Anatomy. Gene ral Anatomy and Musculoskeletal System. Illustrations by Voll M and Wesker K. Second Edition. New York: Thieme Medical Publishers; 2014）

8.4 其他卡压

8.4.1 枕大神经 / C2 后支

起源	C2	
神经支配	运动	• 头半棘肌 • 头夹肌 • 头最长肌
	感觉（图 8.49）	• 头皮（枕部至头顶）
卡压	C2 神经根	• 上颈椎深层椎旁肌（枕下肌）
	枕大神经	枕大神经穿过（图 8.50）（Travell 和 Simons，1999）： • 头半棘肌（90%） • 上斜方肌（45%） • 头下斜肌（7%~8%）
神经动力学测试	• 颈部被动屈曲测试（PNF，图 8.51）	
治疗	• 头半棘肌 • 头下斜肌 • 上斜方肌	
治疗建议	• 枕大神经源于 C2 后支 • C2 后支分前、后支，主要为感觉纤维 ○ 前运动支穿过半头半棘肌，支配该肌以及头夹肌、头最长肌 ○ 后支（大得多）是纯感觉纤维；它穿过头半棘肌、上斜方肌的附着肌腱，然后作为枕大神经分支向上达到头顶（Voss 和 Herrlinger，1986） • 颈部被动屈曲（图 8.51） ○ 如触发患者上胸椎、颈部或头部的症状，则提示症状可能是神经源性或肌筋膜（头半棘肌、颈半棘肌，以及其他头、颈椎和胸椎伸肌的牵伸刺激引起）源性的 ○ 如产生腰部症状，则提示神经原因占主导地位。在这些病例中，此问题与枕大神经无关，因为颈部被动屈曲的影响不限于颈椎和上胸椎，也会导致腰部脊髓和脊膜受刺激。部分坐骨神经受刺激后也可在这些区域导致症状 • 头半棘肌和上斜方肌（以及头下斜肌）的触发点治疗对肌筋膜和神经成分（枕部神经阻滞较大）有良好的效果	

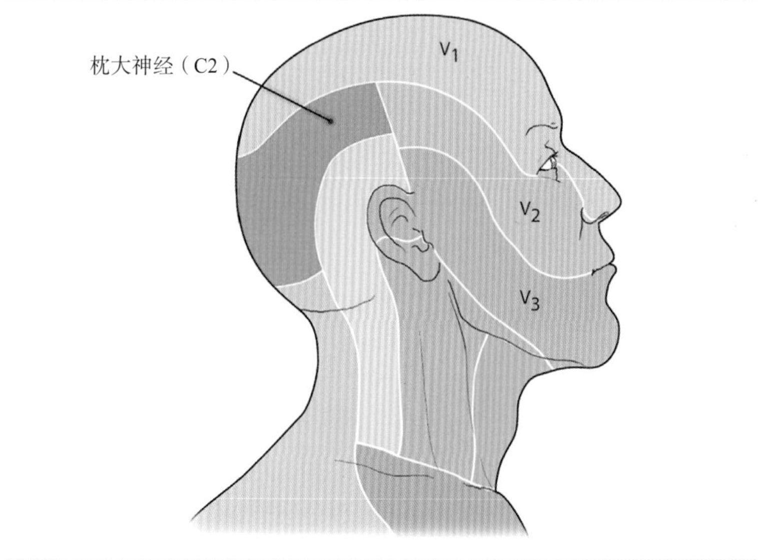

图 8.49 枕大神经 /C2 后支：感觉神经支配区
（引自 Schuenke M, Schulte E, Schumacher U. THIEME Atlas of Anatomy. General Anatomy and Musculoskeletal System. Illustrations by Voll M and Wesker K. Second Edition. New York: Thieme Medical Publishers; 2014）

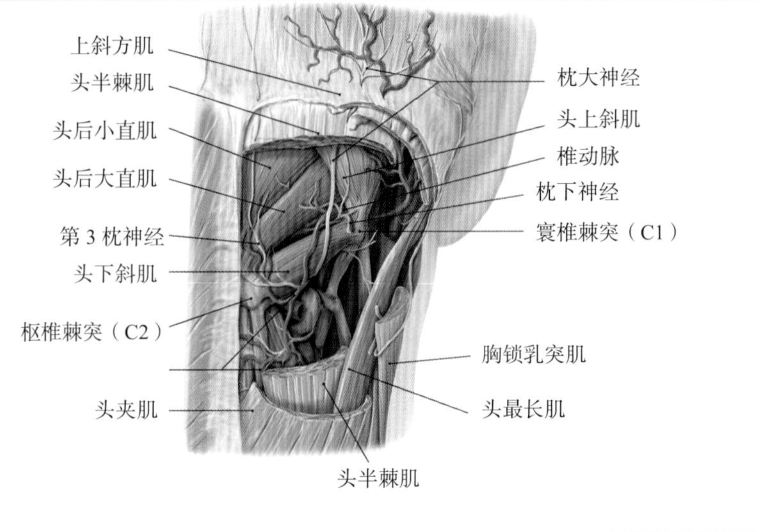

图 8.50 枕大神经 /C2 后支：经过头半棘肌和上斜方肌的走行和卡压部位
（引自 Schuenke M, Schulte E, Schumacher U. THIEME Atlas of Anatomy. General Anatomy and Musculoskeletal System. Illustrations by Voll M and Wesker K. Second Edition. New York: Thieme Medical Publishers; 2014）

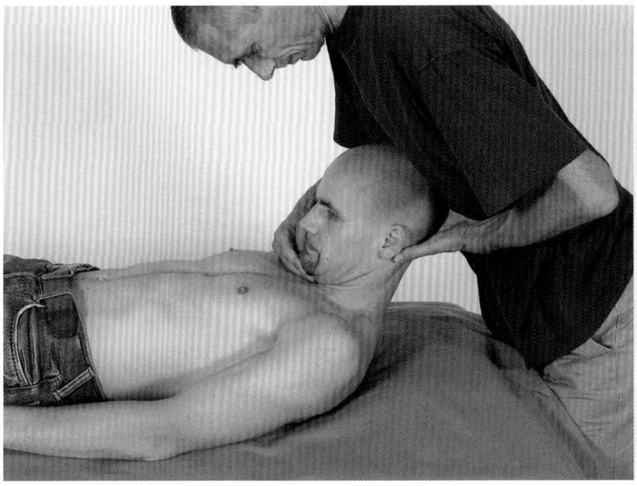

图 8.51 C2 后支的神经动力学测试：颈部被动屈曲（PNF）

8.4.2 脊神经后支

起源	C2~S5	
神经支配	运动	• 背部肌肉
	感觉	• 后背（头颈部、背部和臀部的皮肤）
卡压	神经根（C1~S5）	• 背部深层肌肉（多裂肌和回旋肌）
	脊神经后根	• 背部肌肉层（深、中、浅层）
神经动力学测试	• 对背部皮肤的感觉测试→感觉过敏和感觉迟钝可能构成了神经受困的迹象：患者只感觉到背部的刺激“好像远处”，或“像穿过雾”，或仅是一种麻木感	
治疗	• 背部深层肌肉（深背部肌肉） ○ 半棘肌，多裂肌和回旋肌 ○ 长肋肌和髂肋肌 ○ 颈夹肌 • 背部中层肌肉 ○ 上后锯肌 ○ 下后锯肌 • 背部浅层肌肉 ○ 菱形肌 ○ 上斜方肌 ○ 中斜方肌 ○ 下斜方肌 ○ 背阔肌 ○ 胸腰椎筋膜	
治疗建议	• 脊神经后支的后皮支为头后部、颈部、背部和臀部皮肤提供感觉神经支配（图 8.52）；这些皮神经穿过背部深层和浅层肌肉到达表面组织（皮肤；图 8.53） ○ 压迫（由绷紧的条索和长期紧张的背部肌肉引起）引起感觉过敏（患者描述为“毛茸茸”或“棉花样”感觉，或感觉“像穿过雾”），也被称为“怀旧感觉异常” ○ 如果背部某些区域的表面敏感性以这种方式发生，则提示背部肌肉的深层在这些区域中是紧张的 ○ 这种背部感觉过度的现象可在评估患者的身体中发现：触发点通常存在于患者感觉最弱的水平位置较深的紧张肌肉，并且位于身体的同侧（如左侧 T4 水平） • 原发性背部肌肉机能失调（条索）导致脊神经后支卡压（图 8.53）。同时，这些压迫可以加重原本背部肌肉的机能障碍→通过治疗深层竖脊肌可以打破恶性循环 • C1 后支是纯运动神经，支配颈部深部肌肉（枕下神经） • C2 后支主要是感觉神经。其前部运动分支支配头半棘肌、头夹肌和背最长肌，而其后部明显较大的分支为枕部区域提供感觉神经支配（章节 8.4.1） • 对背部深部和浅表肌肉的触发点进行治疗，有利于减轻 / 消除肌筋膜和神经源性疼痛 / 不适感	

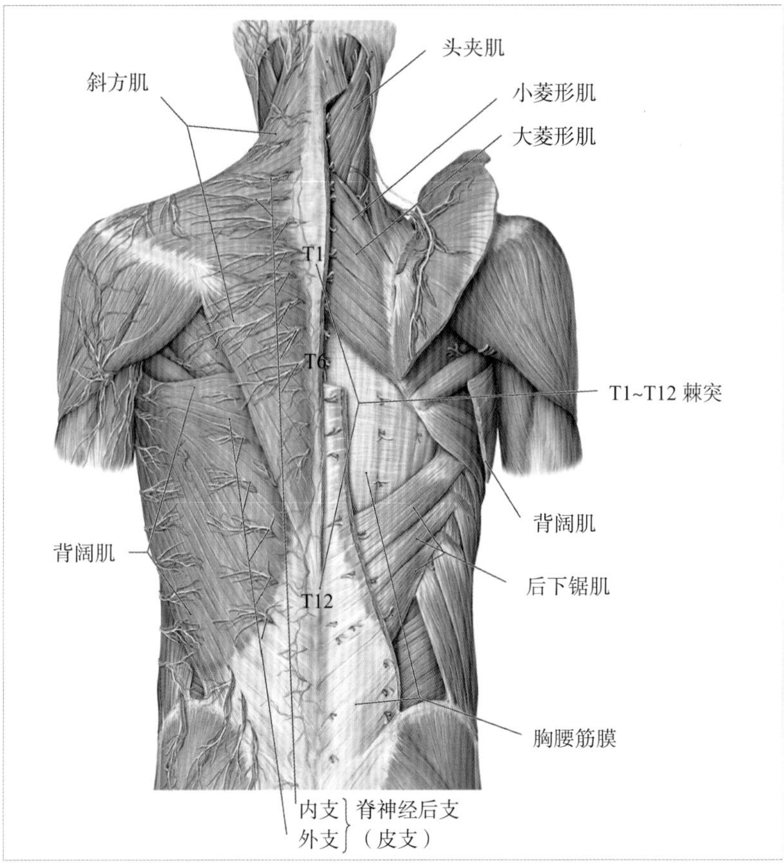

图 8.52　脊神经后支（后面观）：背部皮肤的感觉神经支配。脊神经后支的后皮支穿透背部深层和浅层肌肉，卡压会引起背部皮肤的感觉减退和感觉障碍
（引自 Schuenke M, Schulte E, Schumacher U. THIEME Atlas of Anatomy. General Anatomy and Musculoskeletal System. Illustrations by Voll M and Wesker K. Second Edition. New York: Thieme Medical Publishers; 2014）

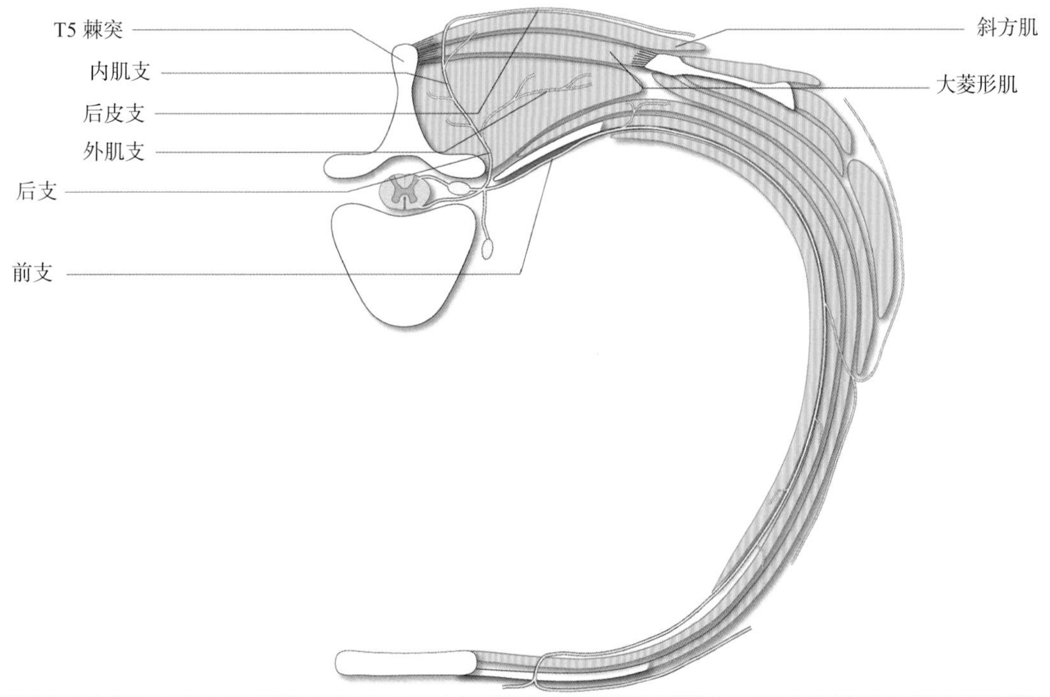

图 8.53　脊神经后支（T5 水平）：运动支支配竖脊肌（内侧和外侧支至回旋肌和多裂肌、长肋肌和髂肋肌），感觉支配背部皮肤（后皮支）

8.4.3 神经末梢的卡压（远端微卡压）

周围神经（神经外膜和神经束膜）的位置越远，结缔组织越多（图 6.6），因此神经最远段对外部压力特别敏感（图 6.8），周围神经的最末梢部分特别容易发生卡压。这种微小的终端卡压可发生在以下两个位置：

- 神经通过肌肉浅筋膜处（见下文）。
- 末端神经进入肌肉处。

肌肉浅筋膜卡压

原因	• 触发点问题与结缔组织的改变有关，结缔组织的改变也会影响肌肉的浅筋膜（外膜）：肌肉筋膜机能障碍 • 如果肌肉浅筋膜的张力增加，就容易在神经末梢，也就是神经穿过肌肉浅筋膜的地方形成卡压，影响神经、肌肉的最佳机能的发挥
影响	• 运动神经、感觉神经和自主神经纤维会受影响： ○ 肌肉力量、协调性和运动的经济性都会降低 ○ 敏感性（感觉异常）可能会发生变化 ○ 对收缩血管纤维的刺激会改变肌肉的灌注，从而降低肌肉再生能力 • 因为动脉和静脉通常与神经一起穿透浅筋膜（穿通三联体，图 3.2），肌肉的灌注和再生能力也会受影响
影响程度	• 可能发生在任何肌肉
治疗	• 可采用筋膜牵伸技术对受影响的肌肉浅筋膜进行治疗，见技术Ⅲ：筋膜牵伸
治疗建议	• 自主神经纤维（或血管）的远端卡压可导致肌肉再生能力持续降低。只要这些因素未被去除，手法治疗或主动康复（力量训练）的效果都会受限 • 针对肌筋膜成分采用手法和结缔组织技术［筋膜牵伸（技术Ⅲ）］进行治疗时，神经（和血管）成分也会受到影响 • 随着穿通三联体处微卡压的解除（图 3.2），可能存在的导致神经肌肉骨骼问题持续存在的因素被消除：运动、感觉和自主神经纤维受刺激较小（或根本没有）。此时，肌肉就能实现最佳的运动、感觉神经支配机能和灌注——再次完全发挥作用

神经末梢的肌内压迫

原因	• 肌内压增加和紧张带可以压迫肌内神经末梢（运动、感觉和自主神经纤维）
影响	• 可能会影响运动、感觉和自主神经纤维，包括： ○ 肌肉作为受体和效应器的机能都受损，感觉、运动的相互作用受到干扰，从而破坏了肌肉的力量、协调能力和运动的经济性 ○ 血管舒缩机能障碍影响肌肉的灌注，使得肌肉再生能力降低 • 运动终板机能障碍：作为导致运动终板机能障碍的辅助因素，这种末端运动节段压迫可能是导致触发点形成和发展的重要因素（终板假说） • 神经和末梢血管可因肌内压的增大或张力带的形成而被压迫，（毛细血管网的“边界区”）局部灌注减少。肌内的神经和血管压迫可能是肌筋膜触发点形成的重要因素
影响程度	• 可多次发生
治疗	• 针对导致疼痛的紧张带和触发点进行治疗（技术Ⅰ、Ⅱ，章节 5.1.3）
治疗建议	• 肌肉的感觉运动机能和再生能力都会因这种远端卡压（包括自主神经纤维和血管运动神经纤维以及血管）而减弱。只要这些压迫持续存在，任何手法治疗或积极康复（力量训练）计划的效果都会受限 • 触发点治疗（技术Ⅰ和技术Ⅱ）可能同时影响肌筋膜成分和神经成分 • 在肌筋膜问题中，末端的“微卡压”可能是一个重要的持续因素，可以通过手法操作技术进行治疗

9 临床表现

要事优先。

——Beat Dejung

在日常的治疗实践中，快速、可靠地抓住问题并进行分析、评估，随后据此进行治疗非常重要。

在聆听患者描述和采集病史的过程中，有经验的医生往往一眼就能看出整个疾病进程，很容易立即决定需要做什么（或不应该做什么）。不幸的是，初级治疗师开始并不具备这种能力；因此，下面提供的辅助应该能够快速有效地评估肌筋膜问题。除了病史（章节 4.2.1），简单的筛查试验对于有效地评估问题也是有帮助的。为了避免形成知觉盲点，对于治疗师来说，查阅清单（疼痛指南）有助于确保不会忽视某些肌肉。基于这一点，下面提供了常见临床表现的筛查试验和疼痛指南。

9.1 筛查试验

一切都应该尽可能简单，但不要太简单。

——Albert Einstein

筛查试验可以简单有效地诊断肌筋膜相关疼痛和机能障碍。它们是检查结果的一部分，包括 AROM 测试、牵伸测试、抗阻测试。这些概览性的检查并非完全可靠，但当与简短的病史相结合时，可以迅速（10~15 分钟内）明确问题是否由筋膜因素导致（或促成），以及是否应该进行试验性治疗。这种相对的高精度与高斯（正态）分布有关：约 85% 的常见神经肌肉骨骼问题可以通过筛查试验来确定，这与以最小的代价来实现最大效益的经济原则是一致的（图 9.1）；剩下的约 15% 则需要更精细和复杂的检测（针对特异性结构的进一步临床检测）。

说明

要事优先！简单的筛查试验，包括（但不限于）：

- 主动关节活动范围测试；
- 牵伸测试；
- 抗阻测试。

这些检查有助于发现常见的神经肌肉骨骼问题。如果这些简单的筛查测试不够，就需要进行更复杂的测试来确定问题。

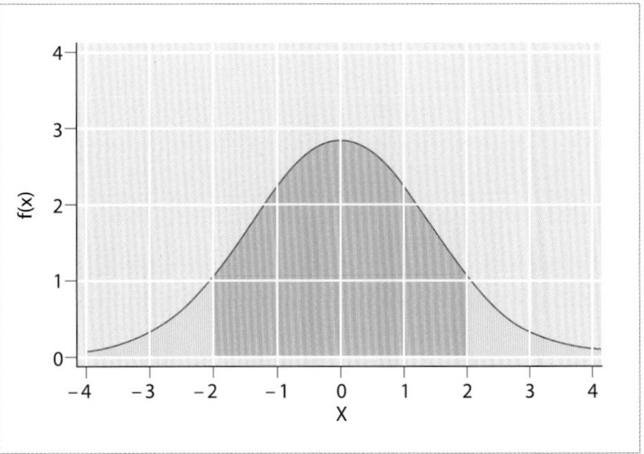

图 9.1 高斯（正态）分布

简短的病史和筛查试验应有助于以最少的时间和精力（红色 = 85%）发现最常见的神经肌肉骨骼问题（基于概率分布）。余下的 15%（绿色）需要额外的专门检查由于解剖原因，这种筛查测试对身体的各个部位的有效性并不完全相同。

- 例如，由于胸部活动能力有限，在胸椎区域，往往不可能对肌肉进行充分的伸展刺激。
- 对于股四头肌，无法通过牵伸测试来区分股内侧肌、股中间肌和股外侧肌等单块肌肉。

在这些病例中，触诊（和疼痛指南）是最重要的。表 9.1 概述了哪些测试方法适用于哪些身体区域。

表 9.1　适用于身体不同部位的检测方法

身体部位	测试方法
颈椎	主动关节活动度 + 牵伸测试
胸椎	触诊；主动关节活动度 + 牵伸测试
腰椎	主动关节活动度 + 牵伸测试
肩	主动关节活动度 + 牵伸测试；等长张力测试
肘	主动关节活动度 + 牵伸测试；等长张力测试；触诊
前臂	触诊；主动关节活动度 + 牵伸测试；等长张力测试
手	触诊；主动关节活动度 + 牵伸测试；等长张力测试
臀部、腹股沟	主动关节活动度 + 牵伸测试；触诊
膝	触诊；主动关节活动度 + 牵伸测试
小腿	触诊；主动关节活动度 + 牵伸测试
足	触诊；主动关节活动度 + 牵伸测试
下颌	触诊；主动关节活动度

基于个人的学习经历和临床经验，每位治疗师应结合实际执业环境来确定个人选择和检查测试的顺序。这里提出的筛查试验是指能有效、高效地确认是否存在肌筋膜问题的检查。多数测试方法都是众所周知的，新的测试手段往往是对收集到的信息进行解释。如果总是以完全相同的方式进行筛查试验，获取的信息更容易被解释。通过不停重复，治疗师可获得关于什么是"正常"的实践经验，从而更容易发现偏离正常的情况。潜在的发现多与以下几方面有关：

- 肢体的另一侧
- 以前的治疗结果（如 1 周前）
- 生理指标

▸ **以下步骤已在临床上得到证实：**

- 主动关节活动范围测试。通常，从主动运动的定量（关节活动范围）与定性（流畅、和谐和便于移动）测试开始检查是明智的。
  - 运动终末疼痛：即疼痛发生在运动接近结束时，伴或不伴关节受限。在主动收缩的肌肉组或被动拉伸的肌肉，触发点可能是引起疼痛的原因。为了区分哪些肌肉（主动收缩或被动拉伸）与疼痛有关，应对受累运动部分进行被动测试（图 9.2）。

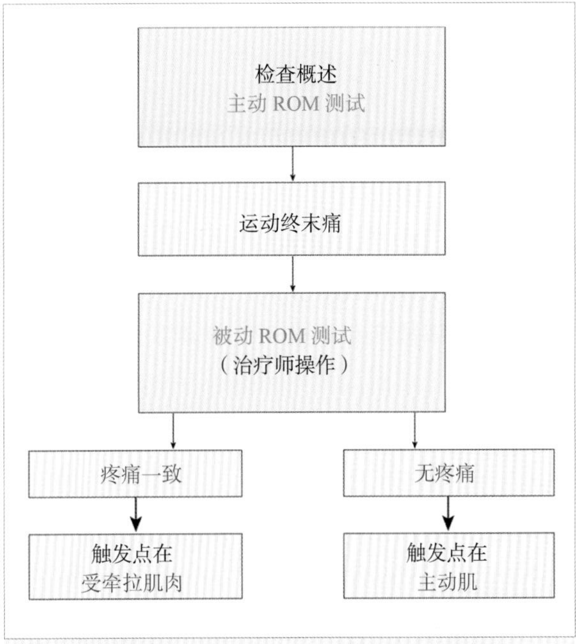

图 9.2　筛查测试：主动活动终末疼痛的检查流程

- ◦ 运动中出现疼痛 / 运动控制障碍。如果在主动运动过程中出现疼痛或运动控制障碍（如不协调的动作、闪避的动作等），接下来应对相同的运动部位进行被动运动测试：
  - – 如果在被动 ROM 测试期间出现相同的疼痛或机能障碍（中期疼痛），那么应高度怀疑疼痛不是由肌筋膜改变导致的。
  - – 如果在被动 ROM 测试期间没有出现疼痛或机能障碍，那么疼痛很有可能（全部或部分）由肌筋膜改变引起的。注意在运动过程中肌肉收缩时寻找触发点。
- ◦ 无痛：如果在运动过程中或运动结束时都没有出现疼痛，那么在主动肌肉或被动拉伸肌肉中可能没有活跃的触发点。在这种情况下，建议对所有运动部位常规进行被动运动测试。

- 被动 ROM 测试：
  - ◦ 如果在被动动作在运动的终末出现疼痛，则提示触发点在被拉伸的肌肉。
  - ◦ 对在主动运动测试中表现阳性结果（如疼痛）的运动成分，应进行被动运动测试（治疗师负责实施）。
    - – 如果在被动运动终末仍有疼痛，提示活跃触发点可能位于被拉伸的肌肉。
    - – 如果在被动运动终末未出现疼痛，提示活跃触发点可能位于先前进行过该运动的肌肉。
  - ◦ 如果主动运动是无痛的（无论是否有 ROM 明显受限），应对所有运动成分进行被动运动测试。患者常会避免全运动范围的主动运动（如形成习惯或避免产生疼痛），或出现主动运动肌机能不全。这两种情况都会导致拮抗肌没有被最大限度地拉伸，未能激发触发点，因而在主动运动测试过程中未出现疼痛，并由此推断不存在活跃的触发点。被动 ROM 测试（在主动 ROM 测试之后）能够识别主动运动肌的机能不全，激活被拉伸肌肉中的触发点。使ROM达到最大是很重要的（全范围拉伸，拉伸刺激只发生在完全拉伸的末端）。
  - ◦ 如果进行被动 ROM 测试时，疼痛或机能障碍出现在运动过程中（但不是在运动结束阶段），则提示肌筋膜因素可能不是病因。
  - ◦ 如果在进行被动和主动 ROM 测试时都未出现疼痛，则无须针对肌筋膜结构进行进一步测试。应该清楚地指出，筛查试验并非绝对可靠。为了确定特定肌肉是否存在活跃触发点，必须通过触诊检查肌肉。肌肉触诊可以排除诊断肌筋膜问题。
- 抗阻测试：等长抗阻测试提供了另一种刺激主动收缩肌肉的触发点的方法，可用于诊断触发点引起的肌筋膜疼痛和肌无力。

在进行筛查时，建议先测试肌肉的主动活动能力（主动 ROM 和抗阻测试），然后再进行被动 ROM 测试。把这些线索放在一起，往往可以识别导致问题的主要肌肉或肌群（如肩胛下肌：主动和被动外旋受限 ROM，疼痛拉伸试验，和 / 或抗阻测试时肌肉疼痛或无力）。

应该注意的是所有的筛查试验都是非特异性的，意味着肌肉（和触发点）的刺激并不是唯一的，其他结构（特别是关节、神经和血管结构）也可能被激发。应始终在整体背景下（包括病史和其他发现）进行观察并对筛查试验得到的阳性结果进行解释。对特定结构进行额外的测试（如神经动力学激惹试验）通常是可能的（和有意义的）。同时，这通常又是不可能的，即测试（如测试髋臼被动屈曲、水平内收和内旋对髋臼撞击和闭孔外肌的刺激试验）无法得出结论性诊断。在这些病例中，通过触诊检查肌肉，并针对活跃的触发点（如果存在）进行试验治疗，是最简单和最可靠的方法。随后的再评估可以可靠确认该问题是否由肌筋膜因素所引起，以及选择性治疗是否产生了积极的效果。

筛查测试有助于治疗师迅速发现治疗重点和确认随访指标。在筛查试验的辅助下，可以很容易地记录疼痛和机能改变（如机能障碍），从而比较患者在（触发点）治疗前后的变化。这也使得迅速确定治疗干预的效果成为可能。随访测试对保证治疗的质量有重要意义。

注意

- 如果在主动运动终末受限并出现疼痛，则提示主动运动肌肉或伸展结构是引发疼痛或 ROM 受限的原因。
- 如果被动运动终末出现疼痛，则提示伸展肌的触发点是引发疼痛的原因。
- 如果在进行被动运动测试时未出现疼痛而主动运动引发疼痛，提示应在引发运动的收缩肌中寻找触发点。
- 如果在等长抗阻测试中出现疼痛，则提示触发点通常位于运动肌肉。
- 如果在等长抗阻测试中出现被测肌群无力，则提示受测肌肉的触发点通常是造成肌无力的原因。

注意

- 进行主动 ROM 测试时做任何动作都没有疼痛时，仍应进行被动 ROM 测试（在运动终末进行伸展刺激）。
- 为了完全确定特定肌肉是否存在活跃的触发点，必须进行触诊。肌筋膜疾病的排除诊断通常需要对肌肉的触诊；因为筛查试验的非特异性和不确定性，其结果不能用于排除诊断。

9.1.1 颈椎

- 在颈椎机能检查中，常规对 6 个运动方向的运动进行检查（图 9.3）：
  - 屈曲（图 9.3a）
  - 伸展（图 9.3b）
  - 右旋（图 9.3c）和左旋（图 9.3d）
  - 右屈（图 9.3e）和左屈（图 9.3f）
- 首先应该进行主动 ROM 测试（图 9.3）：
  - 在主动机能测试时，如果运动成分引发症状或 ROM 受限，必须对受影响的运动部位进行被动运动测试。如果主动运动终末出现疼痛，那么活动肌群或被动拉伸肌群的触发点可能是引起疼痛的原因。因此，随后应该对相关运动部位进行被动 ROM 测试（图 9.5）。
  - 如果疼痛出现在颈椎运动过程中而运动终末没有出现疼痛（这种情况相当少见），那么可能是由运动（尤其是偏心运动）肌肉的触发点引起的，也可能是由非肌肉因素引起的。
  - 在进行主动机能测试时，如果未出现症状，ROM 也未受限，那么必须对所有的运动部位进行被动运动测试。

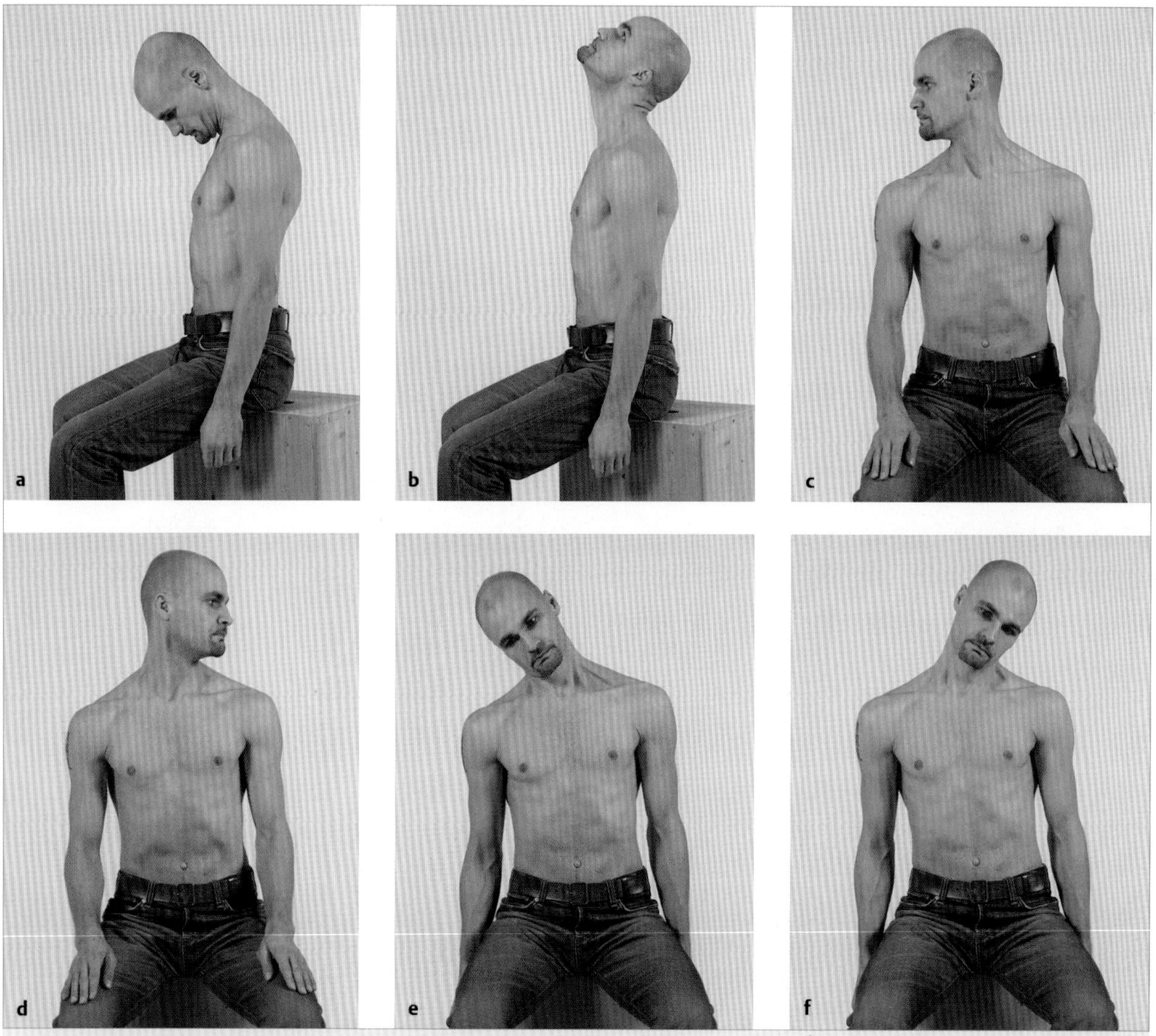

图 9.3　颈椎筛查试验：至少检查 6 个方向的主动 ROM

a. 屈曲

b. 伸展

c. 右旋

d. 左旋

e. 右屈

f. 左屈

表 9.2 颈椎筛查试验：结果的解释

屈曲终末痛	主动肌（疼痛侧）	被动牵伸肌（疼痛侧）
屈曲（图 9.3a）	• 颈前肌群	• 头 / 颈半棘肌 • 多裂肌、回旋肌 • 头后大 / 小直肌 • 头颈长肌
伸展（图 9.3b）	• 颈后肌群	• 前、中斜角肌 • 胸锁乳突肌 • 舌骨上 / 下肌 • 颈前肌群
旋向非疼痛侧	• 胸锁乳突肌 • 前 / 中斜角肌 • 所有肌纤维方向与横突棘肌平行 ○ 多裂肌和回旋肌 ○ 小菱形肌 ○ 上后锯肌 • 上斜方肌	• 脊椎横突棘肌系统的所有肌肉 ○ 头 / 颈夹肌 ○ 头下斜肌 • 肩胛提肌 • 后 / 中斜角肌
旋向疼痛侧	• 脊椎横突棘肌系统的所有肌肉 ○ 头 / 颈夹肌 ○ 头下斜肌 • 后 / 中斜角肌	• 胸锁乳突肌 • 上斜方肌 • 所有肌纤维方向与横突棘肌平行 ○ 多裂肌和回旋肌 ○ 小菱形肌 ○ 上后锯肌 • 肩胛提肌 • 前 / 中斜角肌
向疼痛侧屈曲	• 斜角肌 • 胸锁乳突肌 • 肩胛提肌	• 无
向非疼痛侧屈曲	• 无	• 中、斜角肌 • 上斜方肌 • 肩胛提肌

- 被动 ROM 测试（图 9.4）
  - ○ 在检测主动 ROM 时，如果出现阳性结果（如疼痛），则需要进行被动 ROM 测试（由治疗师实施；图 9.4）。
    - – 如果进行被动测试时出现运动终末痛，提示活跃触发点可能位于受牵伸的肌肉。
    - – 如果进行被动测试时未出现运动终末痛，则提示活跃的触发点很可能位于发起这一动作的肌肉。
  - ○ 即使颈椎主动活动时未出现疼痛，ROM 也未受限，随后依旧应该对颈椎进行 6 个方向的被动运动测试。患者经常会避免进行全范围的主动活动（如出于习惯或避免产生疼痛），或者主动肌存在机能不全（常见于颈椎旋转时）。这两种情况都会导致拮抗肌未能最大限度地牵伸，因此避免了对触发点的激惹，可防止产生疼痛。由于在主动 ROM 测试中没有出现疼痛，因此没有证据证明存在活跃触发点。被动 ROM 测试（在主动测试之后）能够帮助识别主动肌的机能障碍，同时刺激牵伸肌肉的触发点。

- 如果主动和被动 ROM 测试都没有出现疼痛，则提示此处可能不存在肌筋膜问题，至少目前并不需要对肌筋膜结构进一步进行检查。但是要确定特定肌肉中是否存在活跃触发点，必须对肌肉进行触诊，因为筛查测试并不是绝对可靠的。

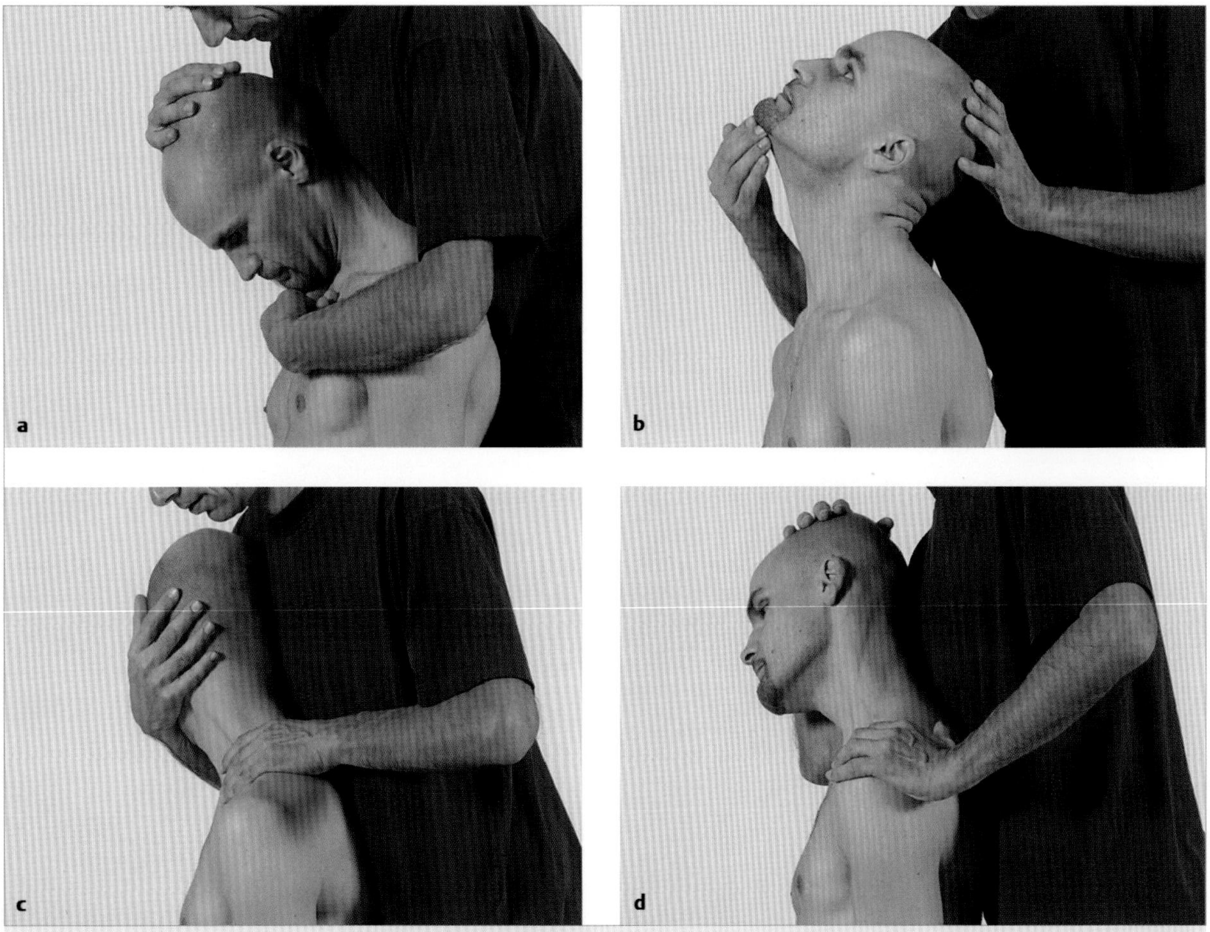

图 9.4 颈椎筛查测试：如果某一特定运动在运动终末出现疼痛，那么应该对这一方向的运动进行被动 ROM 测试（由治疗师进行）（表 9.2）
a. 屈曲
b. 伸展
c. 旋转
d. 侧屈

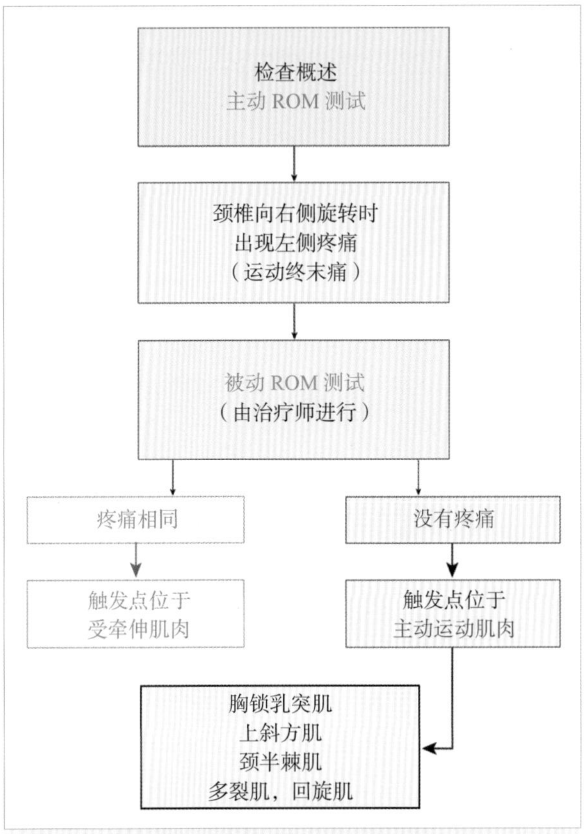

图 9.5　颈椎检查结果的分析流程。当颈椎向右侧旋转时出现左侧运动终末痛，进行被动 ROM 检查时未出现疼痛

治疗建议

- 如果侧屈激发患者受牵伸侧（对侧）疼痛，提示触发点可能位于上 / 中斜方肌和肩胛提肌（图 9.6a）。为了测试哪些肌肉受累，在抬肩的同时应维持颈椎侧屈，使上斜方肌、肩胛提肌放松（图 9.6b）：
  - 如果疼痛仍存在，活跃触发点很可能位于中斜角肌。
  - 如果疼痛消失，则提示触发点可能位于上斜方肌或肩胛提肌。
- 如果颈椎屈曲并旋向对侧，或颈椎向对侧侧屈时出现疼痛，则可能是受牵伸的头 / 颈夹肌和肩胛提肌引发疼痛（图 9.7a）。这两种情况可由抬肩来区分，避免了对肩胛提肌的牵拉刺激（图 9.7b）：
  - 如果抬肩时疼痛无改变，提示疼痛可能由头 / 颈夹肌的触发点引发。
  - 如果抬肩时疼痛缓解，则提示活跃触发点可能位于肩胛提肌。

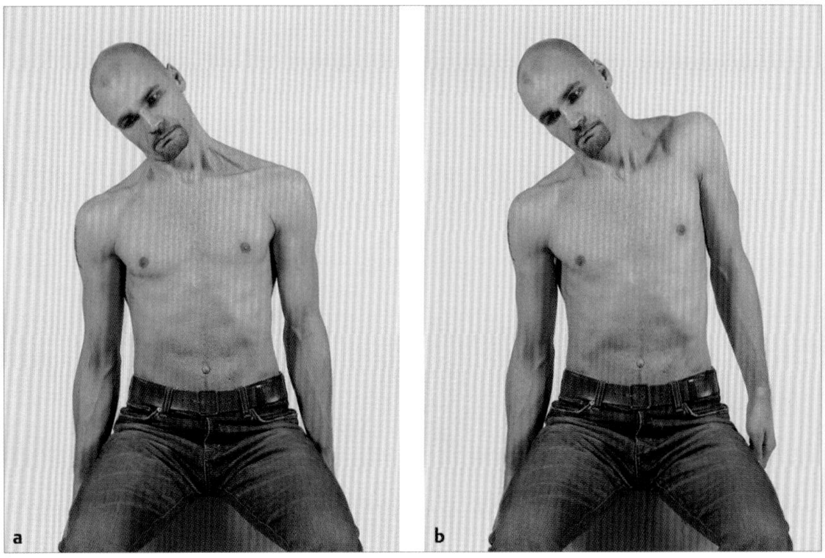

图 9.6　颈椎测试：右侧屈时出现左侧牵拉痛。患者抬高左肩有助于区分疼痛是否由上斜方肌 / 肩胛提肌或中斜角肌引起（解释见图 9.2）
a. 初始体位
b. 终末体位

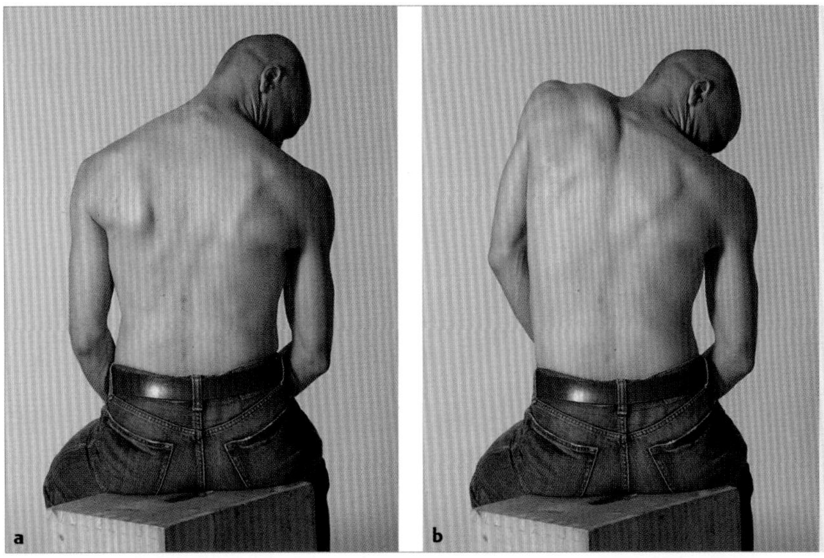

图 9.7　颈椎测试：诱发疼痛

a. 颈椎旋转、屈曲并向右侧屈曲时，被牵伸的头 / 颈夹肌和肩胛提肌会诱发左侧疼痛

b. 可以通过抬肩来区分疼痛是由头 / 颈夹肌还是肩胛提肌引发的

表 9.3　胸椎测试：触诊

位置 / 层深度	纤维走行	肌肉
表层（第一层）	• 水平面 • 对角线：V 形 （由中、下部至上外侧）	• 中斜方肌（图 7.69） • 下斜方肌（图 7.74）
中间层（第二层）	• 对角线：A 形 （由中、下部至上外侧）	• 菱形肌（图 7.65）
中间层（第三层）	• 对角线：A 形 （由中、下部至上外侧）	• 上后锯肌（图 7.202）
深层（第四层）	• 平行于脊柱	• 胸长肌（图 7.177b） • 胸髂肋肌（图 7.177a）

- 特定的牵拉手法可用于测试单块肌肉和肌群：
  - 上颈椎后群肌肉：颈椎屈曲 / 倾斜伴旋转（图 9.8a）。
  - 肩胛提肌：颈椎旋转，向对侧侧屈，颈椎屈曲，肩部下沉（图 9.8b）。
  - 胸锁乳突肌：颈椎向对侧侧屈并向患侧旋转，伴倾斜、后移（图 9.8c）。
- 头痛：颈椎筛查试验通常可显示因肌肉弹性不足而导致 ROM 受限，但未再现头痛。对这些短缩的肌肉进行触诊常会发现触发点，它们会诱发头痛。经验告诉我们，治疗这些短缩肌肉的活跃触发点，能使头痛明显减轻。

临床技巧

颈椎检查结果

在颈椎右旋终末出现左侧疼痛，以流程图的形式来分析这个过程。

患者主诉左侧颈痛和头痛。颈椎综合检查结果（筛查试验）显示颈椎右旋终末会激发左侧疼痛，而当治疗师由左向右被动旋转患者颈椎时则不产生疼痛。临床需要推断是哪块肌肉引起左侧疼痛。这些肌肉很可能有触发点，同时需要被触诊。

流程图可以很好地显示分析和决策的过程（图 9.5）。在此病例中，触发点很可能位于左侧主动肌（分别是胸锁乳突肌、上斜方肌、半棘肌、多裂肌和回旋肌）。

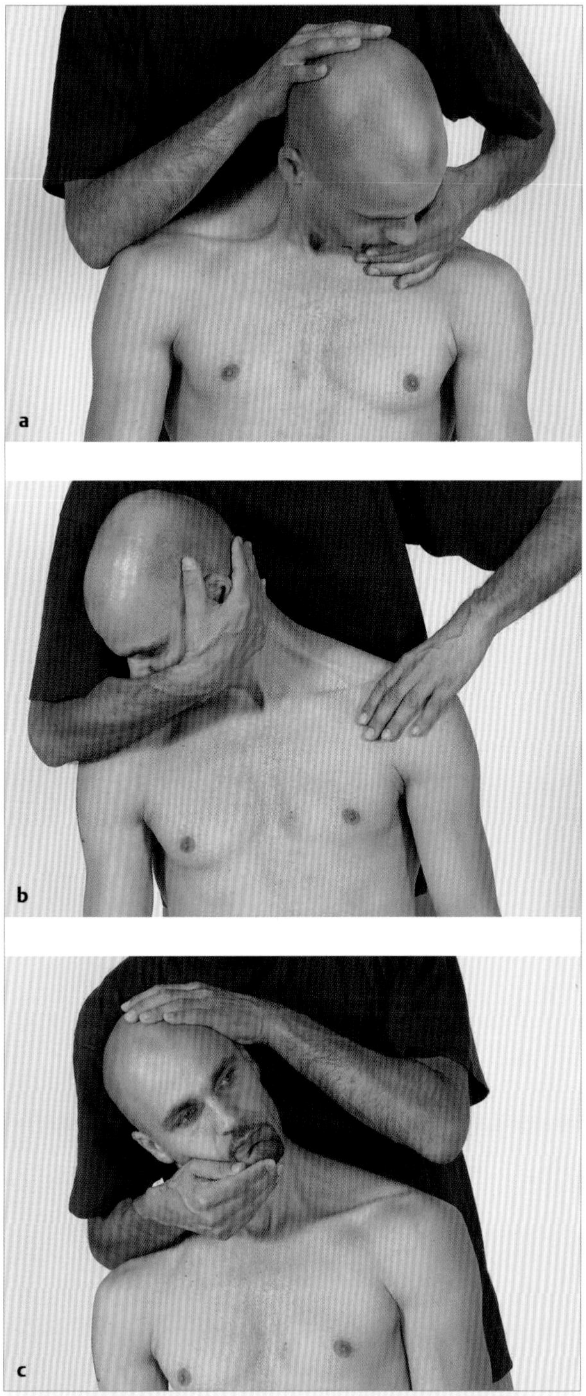

图 9.8 颈椎筛查试验：用于测试和识别单块肌肉 / 肌群的特定牵拉手法
a. 颈深伸肌（左）：颈椎屈曲、倾斜、旋转
b. 肩胛提肌（左）：侧屈、旋转至对侧，颈部屈曲的同时肩部下沉
c. 胸锁乳突肌（左）：侧屈至对侧，旋转至同侧，倾斜并后移

9.1.2 胸椎

- 由于胸廓的解剖学特征使胸椎活动度受限，因此触诊变得尤为重要。
- 当几块肌肉相互重叠时（如胸椎后部），触诊识别肌肉时需要注意两条信息：①肌层深度（浅、中、深）；②肌肉的纤维走行（图 9.3）。这样，作为触发点主要表现的紧张带，可以更清晰地指向特定肌肉。这种紧张的筋膜组织很容易通过垂直纤维走行方面进行触诊而发现。
- 胸椎旋转并向对侧屈曲时合并疼痛受限，提示触发点位于肋间肌（腹斜肌）。
- 当向无痛侧侧屈、旋转时，胸椎出现疼痛和屈曲受限，则提示触发点位于髂肋肌和胸长肌。
- 因为菱形肌及其下方的上后锯肌纤维走行方向相同，因此很难区分。以下操作会有所帮助：
  - 牵涉痛模式：疼痛放射和 / 或手臂的感觉障碍，通常是由上后锯肌的触发点引起的，而菱形肌的触发点通常只引起局部疼痛。
  - 如果在俯卧位进行治疗时（图 7.65，7.202）会触发疼痛，治疗师接下来应该让患者在患侧在下的半卧位姿势下检查其肩胛间区（图 7.84）。进行手法治疗时手指应指向胸部以放松菱形肌（通过对肩胛骨施加额外的压力来激活）。在本病例中，上后锯肌不会被激活。如果在此位置会诱发俯卧位相同的疼痛，则提示触发点可能位于菱形肌。
- 关节和肌肉因素的区别：识别和处理胸部触发点时，加压不仅可诱发肌肉，同时还可轻微松动相应的肋骨和椎体节段，并激活相关肌肉。通过此种技术，通常可以区分肋骨（椎间关节）机能障碍和相关肌肉的触发点：如果指压（1 根手指）触发点诱发疼痛，那么随后采用掌压技术（用掌跟或掌面）加压时下方的肋骨或椎体至少应该会出现同方向的松动。

- ◦ 如果疼痛只在点压时出现，提示是由肌筋膜问题引起的。
- ◦ 如果在点压或掌压时均出现同样的疼痛，那么原因既可能是关节性的（肋骨或椎间关节活动刺激肋椎或椎间关节），也可能是筋膜性的（肋间肌或多裂肌、回旋肌的牵伸刺激）。

9.1.3 肩关节

- 至少应该常规对肩关节进行以下测试：
  - ◦ 主动 ROM 测试（图 9.9）：
    - – 屈曲（图 9.9a~c）；
    - – 外展（图 9.9d~f）；
    - – 外旋，肱骨头位于前矢状位（图 9.9g，h）；
    - – 外旋和内旋，肱骨头位于前水平位（图 9.9i~k）；
    - – 水平外展（图 9.9l，m）；
    - – 水平内收（图 9.9n）；
    - – 将手放在腰背部，拇指尽可能指向脊柱上方（图 9.9o）；
    - – 将手放在颈后，示指尽可能指向脊柱下方（图 9.9p）。
  - ◦ 抗阻测试（图 9.10）：
    - – 外旋等长抗阻（图 9.10a）；
    - – 内旋等长抗阻（图 9.10b）；
    - – 屈曲等长抗阻（图 9.10c）；
    - – 伸展等长抗阻（图 9.10d）；
    - – 外展等长抗阻（图 9.10e）；
    - – 外展 + 外旋等长抗阻（图 9.10f）；
    - – 外展 + 内旋等长抗阻（图 9.10g）；
  - ◦ 被动 ROM 测试 – 牵拉刺激（图 9.11）与主动 ROM 测试和抗阻测试结果相对应。
    - – 终末外旋（图 9.11 a）；
    - – 终末屈曲 / 外展（图 9.11b）；
    - – 屈曲 + 终末外旋（图 9.11c）；
    - – 水平外展 + 外旋（图 9.11d）；
    - – 水平内收（图 9.11e）；
    - – 肩关节终末屈曲 + 肘屈曲（图 9.11 f）。
  - ◦ 肩胛骨位置测试（图 9.12）：
    - – 开链（前臂悬空；图 9.12a~f）；
    - – 闭链（前臂撑墙；图 9.12）。
- 应首先进行主动 ROM 测试（图 9.9）：
  - ◦ 如果出现运动终末痛，主动肌群或被动牵伸肌群的触发点均可引起疼痛→对受累区域进行被动检查（见下）。
  - ◦ 如果疼痛发生在肩关节活动过程中，同时没有运动终末痛，提示肌肉触发点是引起疼痛的原因，或者疼痛不是肌源性的。
  - ◦ 如果在运动过程中和运动终末都没有出现疼痛，活动范围也没有受限→需要进行所有的被动测试（见下面的解释）。
- 被动 ROM 测试（图 9.11）：
  - ◦ 如主动 ROM 测试的结果为阳性（如疼痛），则需要进行被动 ROM 测试（由治疗师实施）。
    - – 如果进行被动测试时，在运动终末关节活动部分出现疼痛，那么活跃触发点可能位于受牵伸肌肉；
    - – 如果进行被动测试时未出现运动终末痛，则活跃触发点可能位于发起这一动作的肌肉。

- ○ 即使肩关节主动活动无痛，ROM 也无明显受限，也需要对所有运动部分进行被动 ROM 测试。如果患者不能主动完成全 ROM 运动（如习惯或者避免疼痛）或者存在主动肌失能，则意味着拮抗肌没能达到最大牵伸，触发点因而未能全部激活，因此未出现疼痛。由于在主动 ROM 测试中没有出现疼痛，因此没有证据证明存在活跃触发点。被动 ROM 测试（在主动测试之后）有助于识别主动肌机能不足，同时刺激受牵伸肌肉的触发点。
- ○ 如果主动和被动 ROM 测试都没有出现疼痛，则提示可能并不存在肌筋膜问题，至少目前并不需要对肌筋膜结构进行进一步的检查。但是，要确认特定肌肉是否存在活跃触发点，必须对肌肉进行触诊，因为筛查测试并不是绝对可靠的。
- ○ 在这些情况下，建议根据经验开始进行肌肉触诊，因为筛查试验并不那么可靠（表 9.5）。

- 抗阻测试（表 9.10）：
  - ○ 能够根据疼痛激发的方式识别收缩肌肉的触发点；
  - ○ 识别触发点引发的肌无力。
- 肩胛骨位置测试（图 9.12）：能够识别肩胛稳定肌机能障碍和肩肱节律紊乱。
  - ○ 开链测试（上肢悬空）可以确定肩胛稳定肌机能障碍和肩肱节律紊乱；
  - ○ 支撑下测试可识别肩胛稳定肌的机能障碍。

注意

如果主动活动无痛，必须要进行被动 ROM 测试。

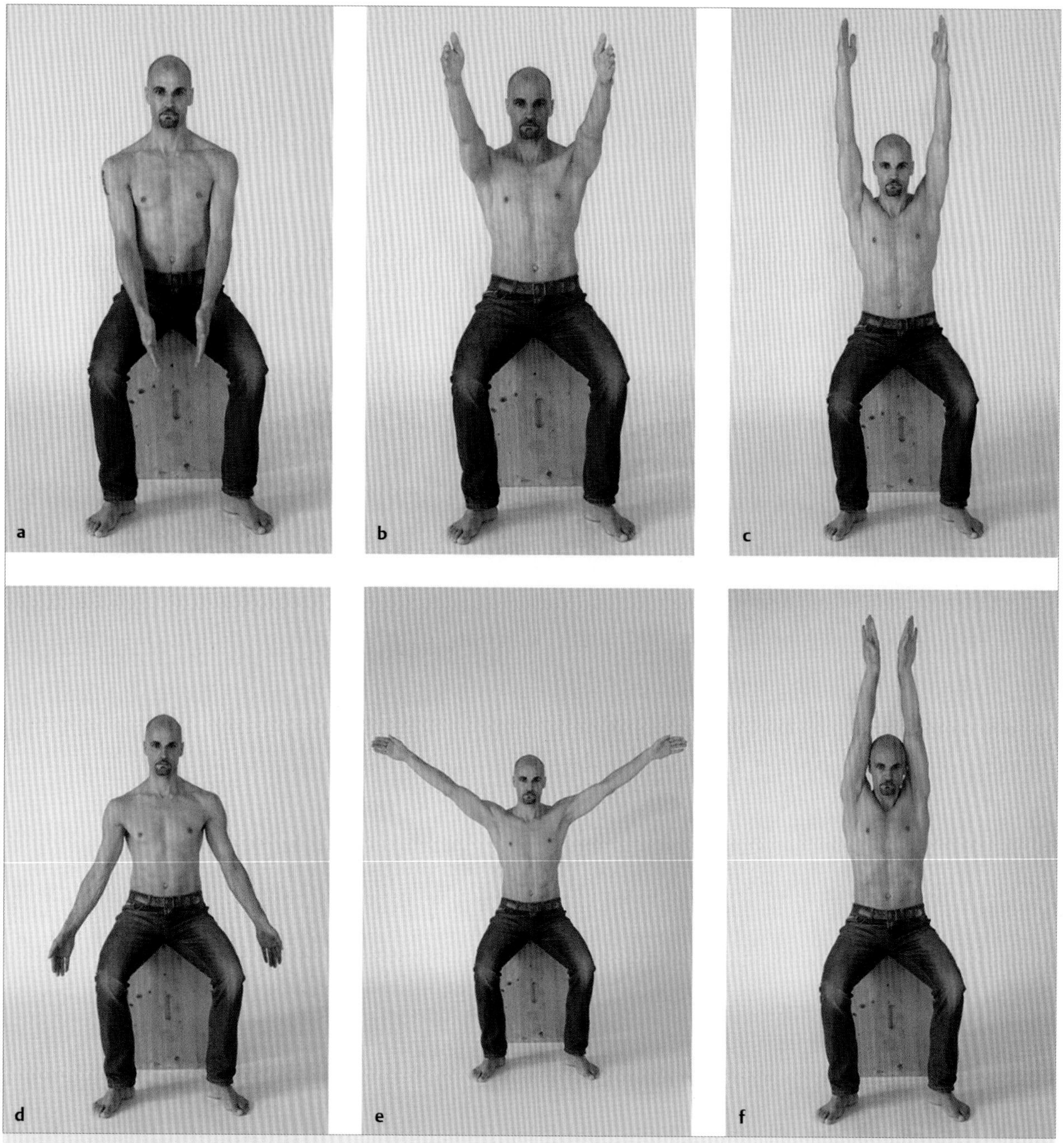

图 9.9　肩关节筛查试验：至少应该常规对以下运动范围进行主动 ROM 测试（解释见表 9.4）
a. 屈曲：初始体位
b. 屈曲：运动轨迹
c. 屈曲：终末体位
d. 外展：初始体位
e. 外展：运动轨迹
f. 外展：终末体位

图 9.9（续）
g. 旋转（肱骨头于前矢状位）：初始体位
h. 外旋（肱骨头于前矢状位）：终末体位
i. 旋转（肱骨头于前水平位）：初始体位
j. 外旋（肱骨头于前水平位）：终末体位
k. 内旋（肱骨头于前水平位）：终末体位

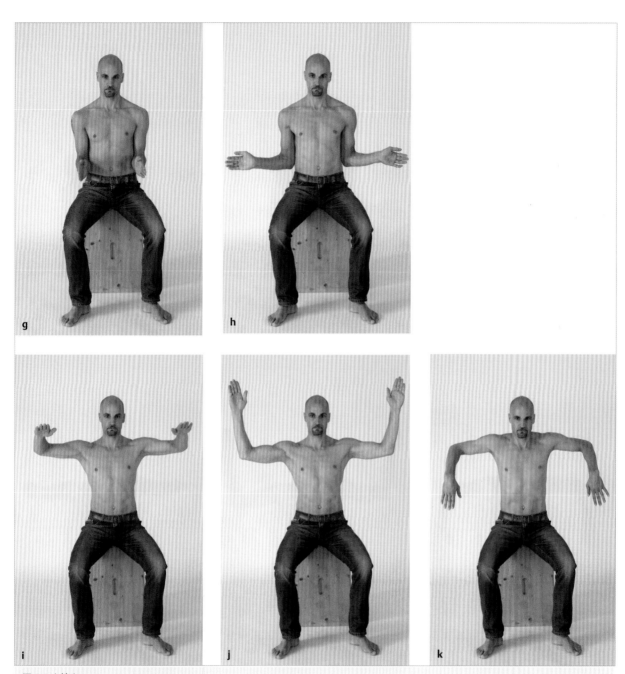

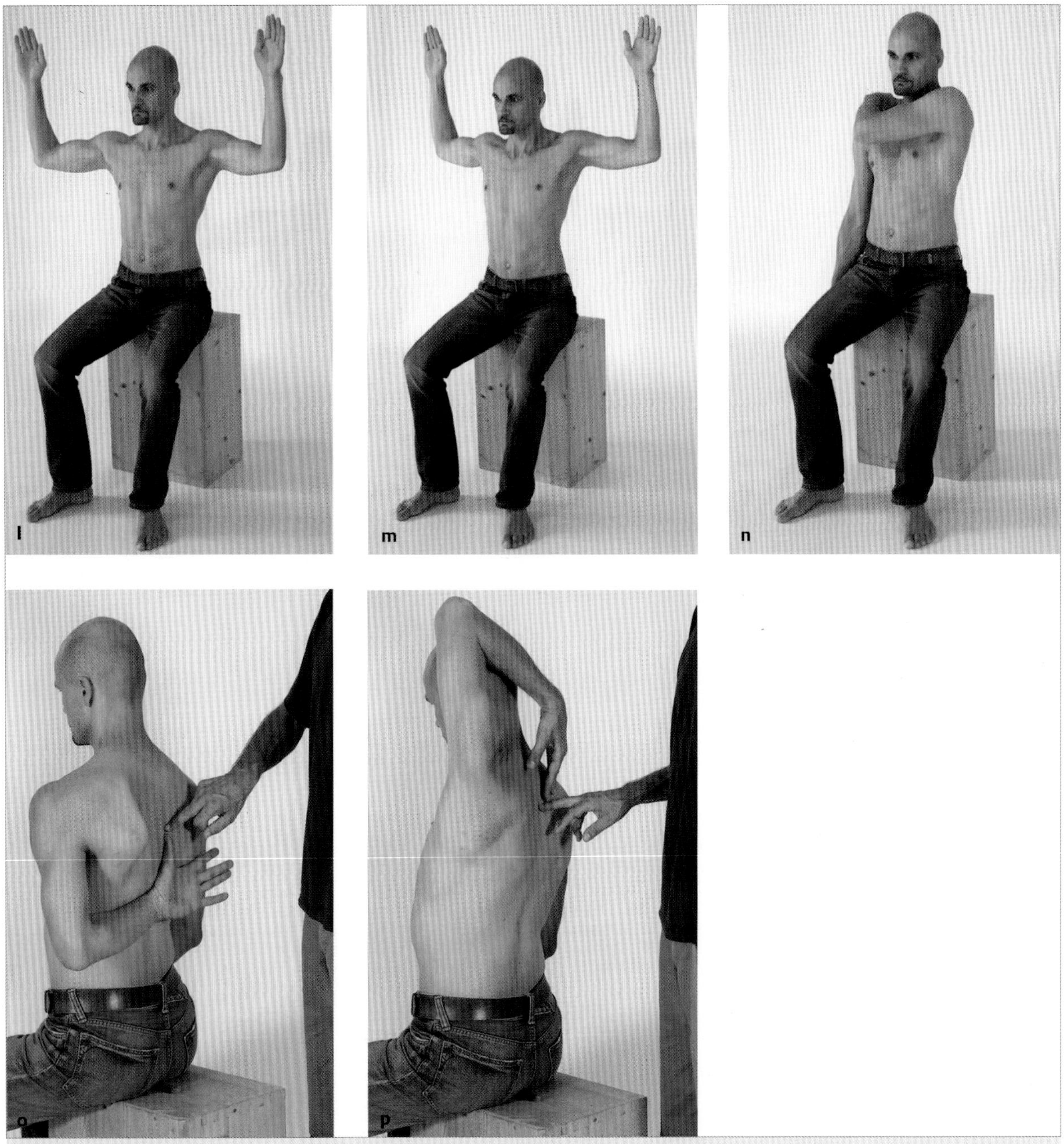

图 9.9（续）
l. 水平外展：初始体位
m. 睡眠外展：终末体位
n. 水平内收
o. 将手放在腰背部，拇指沿脊柱尽量向上伸
p. 将手放在颈后，示指尽可能向下触碰脊柱

表 9.4　肩关节筛查试验：ROM 测试结果分析

运动终末痛	主动肌	受牵伸肌
屈曲（图 9.9c）	• 三角肌（前、外侧） • 冈上肌 • 冈下肌 • 胸大肌（锁骨端） • 肩胛稳定肌 　○ 菱形肌 　○ 前锯肌 　○ 上 / 中 / 下斜方肌 　○ 胸小肌	• 胸大肌（胸肋端和腹端） • 肩胛下肌（外侧纤维） • 大圆肌 • 背阔肌 • 冈下肌（外侧纤维） • 小圆肌 • 三角肌（后束） • （肱三头肌长头） • 前锯肌（下滑）
外展（图 9.9f）	• 三角肌（外侧束） • 冈上肌 • 冈下肌 • 肩胛稳定肌 　○ 菱形肌 　○ 前锯肌 　○ 上 / 中 / 下斜方肌 　○ 胸小肌	• 肩胛下肌（外侧纤维） • 大圆肌 • 背阔肌 • 冈下肌（外侧纤维） • 小圆肌 • 胸大肌（胸肋端和腹端） • 三角肌（后束） • （肱三头肌长头） • 前锯肌（下滑）
外旋（图 9.9h）	• 冈下肌（主要是横向纤维） • 小圆肌	• 肩胛下肌 • 大圆肌 • （背阔肌） • （胸大肌）
外旋（外展 90°，图 9.9j）	• 冈下肌（主要是斜行纤维） • 小圆肌 • 冈上肌 • 三角肌（后束和中束） • 肩胛稳定肌	• 肩胛下肌（斜行纤维） • 大圆肌 • 三角肌（前束） • 胸大肌（锁骨端）
内旋（外展 90°，图 9.9k）	• 肩胛下肌（斜行纤维） • 大圆肌 • 三角肌（前束和外侧束）	• 冈下肌（主要是斜行纤维） • 小圆肌
水平外展（图 9.9m）	• 冈下肌（主要是横向纤维） • 小圆肌 • 三角肌（主要是后束） • 肩胛稳定肌 • 中斜方肌（伴随肩胛骨后缩） • 菱形肌（伴随肩胛骨后缩）	• 三角肌（前束） • 喙肱肌 • 胸大肌（锁骨端） • 胸小肌（伴肩胛骨后缩） • 前锯肌（伴肩胛骨后缩）
水平内收（图 9.9n）	• 三角肌（主要是前束） • 喙肱肌 • 胸大肌（锁骨端） • 肩胛稳定肌 • 胸小肌（伴随肩胛骨前伸） • 前锯肌（伴随肩胛骨前伸）	• 冈下肌（主要是横向纤维） • 小圆肌 • 三角肌（后束） • 中斜方肌（伴肩胛骨前伸） • 菱形肌（伴肩胛骨前伸）

（续表）

运动终末痛	主动肌	受牵伸肌
将手置于腰背部，拇指沿脊柱尽可能上抬（图 9.9o）	• 肱肩胛：内旋 ○ 肩胛下肌 ○ 大圆肌 ○ 背阔肌 • 肩胛带肌肉 ○ （胸小肌） ○ （中斜方肌） ○ （菱形肌）	• 肱肩胛 ○ 冈上肌 ○ 冈下肌 ○ 小圆肌 ○ 三角肌（前束） ○ 喙肱肌 • 肩带（后缩状态） ○ 胸小肌 ○ 锁骨下肌 ○ 前锯肌 • 胸骨肱骨 ○ 胸大肌锁骨端
将手放在颈后，示指沿脊柱尽可能向下（图 9.9p）	• 三角肌（前束、外侧束） • 冈上肌 • 冈下肌 • 肩胛稳定肌	• 肩胛下肌 • 大圆肌 • 背阔肌 • 胸大肌（胸肋端和腹端） • 肱三头肌长头 • 三角肌（后束） • 冈下肌（外侧纤维） • 小圆肌 • 前锯肌

表 9.5　肩关节筛查试验：抗阻测试结果分析

负重 / 力量不足时疼痛	主动肌
外旋等长抗阻（图 9.10a）	• 冈下肌（主要是横向纤维） • 小圆肌 • （肩胛稳定肌）
内旋等长抗阻（图 9.10b）	• 肩胛下肌 • 大圆肌 • 胸大肌 • （背阔肌） • （肩胛稳定肌）
屈曲等长抗阻（图 9.10c）	• 肱二头肌长头 • 三角肌（后束） • （肩胛稳定肌）
伸展等长抗阻（图 9.10d）	• 肱三头肌长头 • 三角肌（外侧束） • （肩胛稳定肌）
外展等长抗阻（图 9.10e）	• 冈上肌 • 三角肌（外侧束） • （肩胛稳定肌）
外展 + 外旋等长抗阻（图 9.10f）	• 冈上肌 • 冈下肌（斜行纤维） • 小圆肌 • （肩胛稳定肌）
外展 + 内旋等长抗阻（图 9.10g）	• 肩胛下肌（主要是斜行纤维） • 大圆肌 • 胸大肌 • 背阔肌 • （肩胛稳定肌）

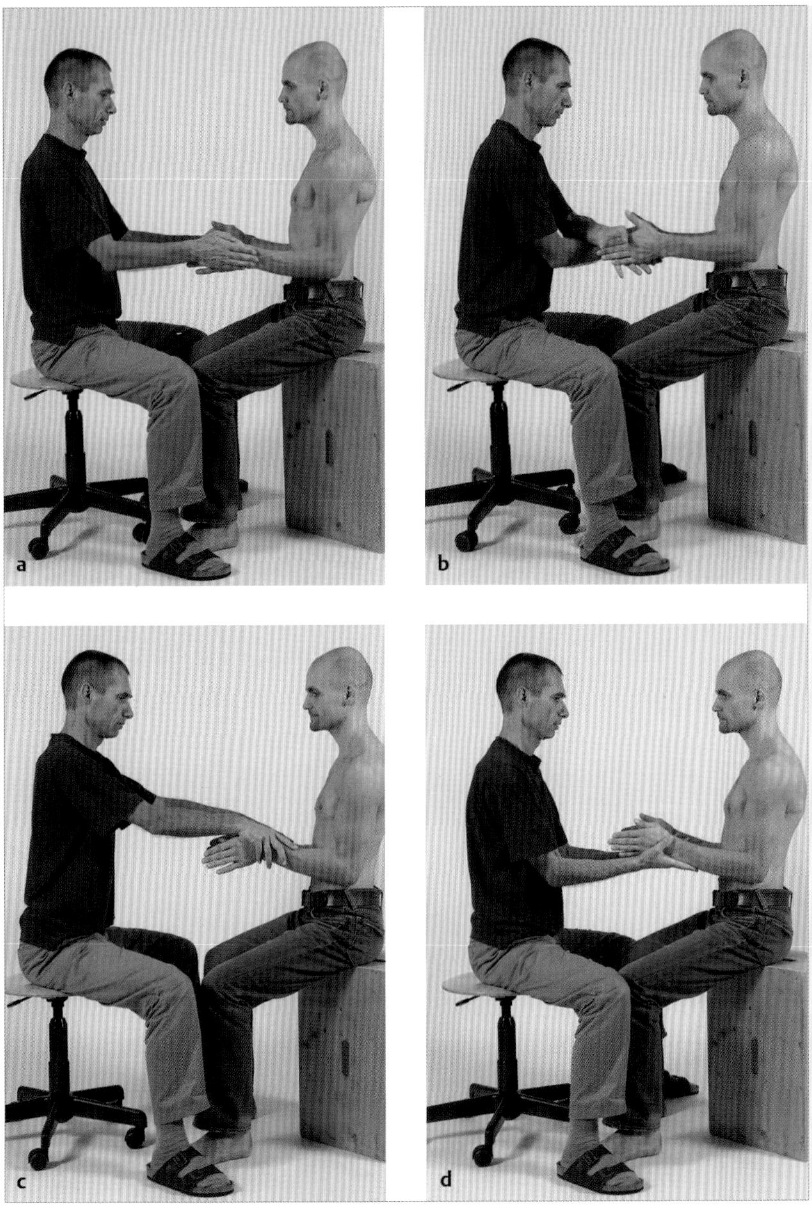

图 9.10 筛查试验：选择性加压刺激单块肌肉 / 肌群的肩关节抗阻测试（解释见表 9.5）

a. 外旋等长抗阻
b. 内旋等长抗阻
c. 肩肘关节屈肌等长抗阻
d. 肩肘关节伸肌等长抗阻

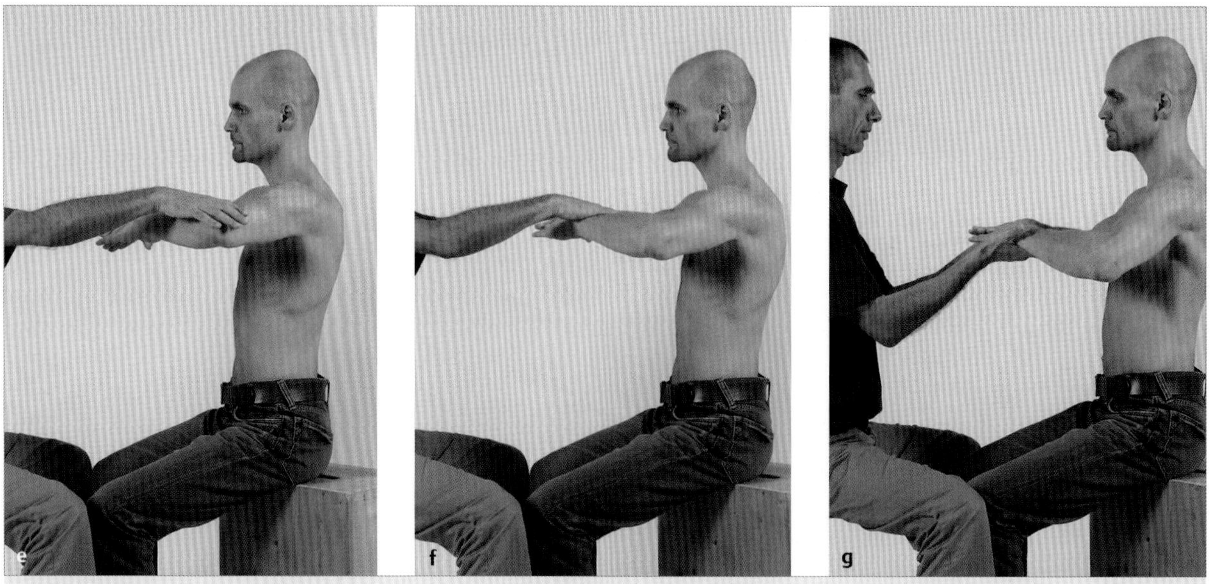

图 9.10（续）
e. 外展等长抗阻
f. 外展 + 外旋等长抗阻
g. 外展 + 内旋等长抗阻

治疗建议

- 一定要测试双侧 ROM →可能需要双侧对比
- 专业牵伸手法可以选择性测试单块肌肉或肌群，如：
  - 肩胛下肌（图 9.11a，c 和 d）
  - 冈下肌（横向纤维）和三角肌后束（图 9.11e）
  - 肱三头肌长头（图 9.11f）
- 筛查试验通常能可靠地确认以下肩关节周围肌肉的情况：
  - 冈上肌
  - 冈下肌
  - 小圆肌
  - 肩胛下肌
  - 大圆肌
  - 胸大肌
  - 肱三头肌长头
- 根据经验，筛查试验无法可靠地激活部分肩关节周围肌肉，甚至在运动终末或进行抗阻测试时也不会出现疼痛。此时，触发点可能存在于以下肌肉：
  - 前锯肌
  - 上后锯肌
  - 胸小肌
  - 背阔肌
  - 中 / 下斜方肌
  - 菱形肌
  - 锁骨下肌
- 疼痛弧：上肢主动外展 60°~110° 时出现疼痛（图 9.9e），提示肩峰下撞击综合征。
- 上臂触耳（图 9.13）：如果上臂无法触及耳，则可能是大圆肌、肱三头肌（长头）或肩胛下肌存在短缩或筋膜粘连。
- 神经动力学测试有助于区分肌源性和神经源性问题（见 ULNT）。
- 抗阻测试不仅会诱发疼痛，同时还可以测量强度，诊断触发点引起的肌无力。
- 抗阻测试应该双侧进行
  →允许进行对比。

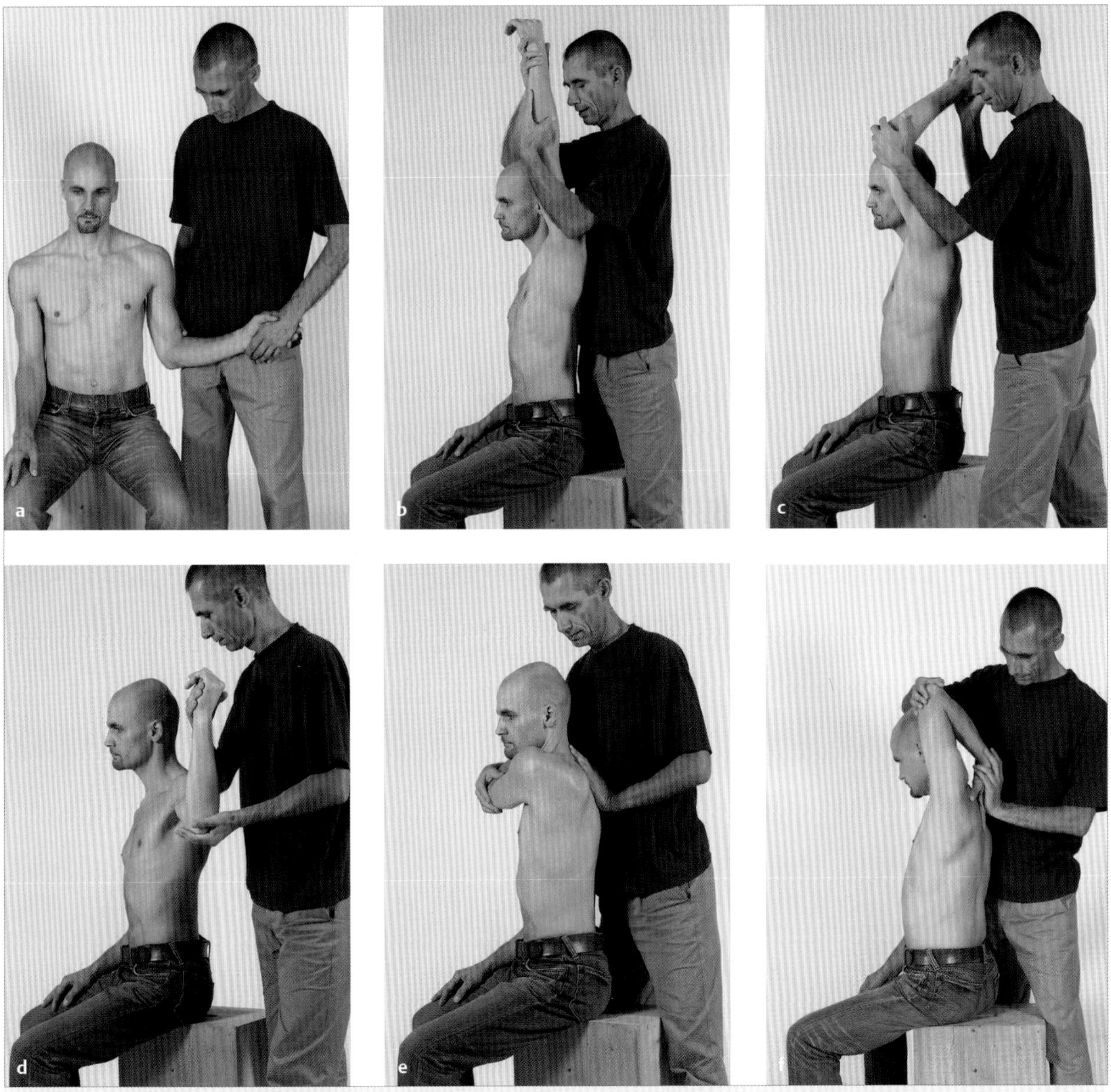

图 9.11 肩关节筛查试验：通过被动试验进行牵伸刺激。如果某一特定部位出现运动终末痛，则需要被动进行该运动（由治疗师实施），以检查终末痛是否也会在被动测试中出现（即当牵拉肌肉时；解释见表 9.4）

a. 外旋终末：牵拉刺激内侧回旋肌［肩胛下肌（主要是横向纤维）和大圆肌］

b. 屈曲 / 外展终末（牵拉肌肉：解释见表 9.4）

c. 屈曲 / 外展终末 + 外旋终末：额外的外旋（从终末端屈曲 / 外展位开始）可选择性激活大圆肌和肩胛下肌（主要是外侧纤维）

d. 水平外展 + 外旋终末：牵伸刺激肩胛下肌（中间纤维）和三角肌后束（胸肋部分）

e. 水平内收终末：牵伸冈下肌（横行纤维）和三角肌后部

f. 肩关节屈曲 + 肘关节屈曲终末：选择性牵伸刺激肱三头肌长头

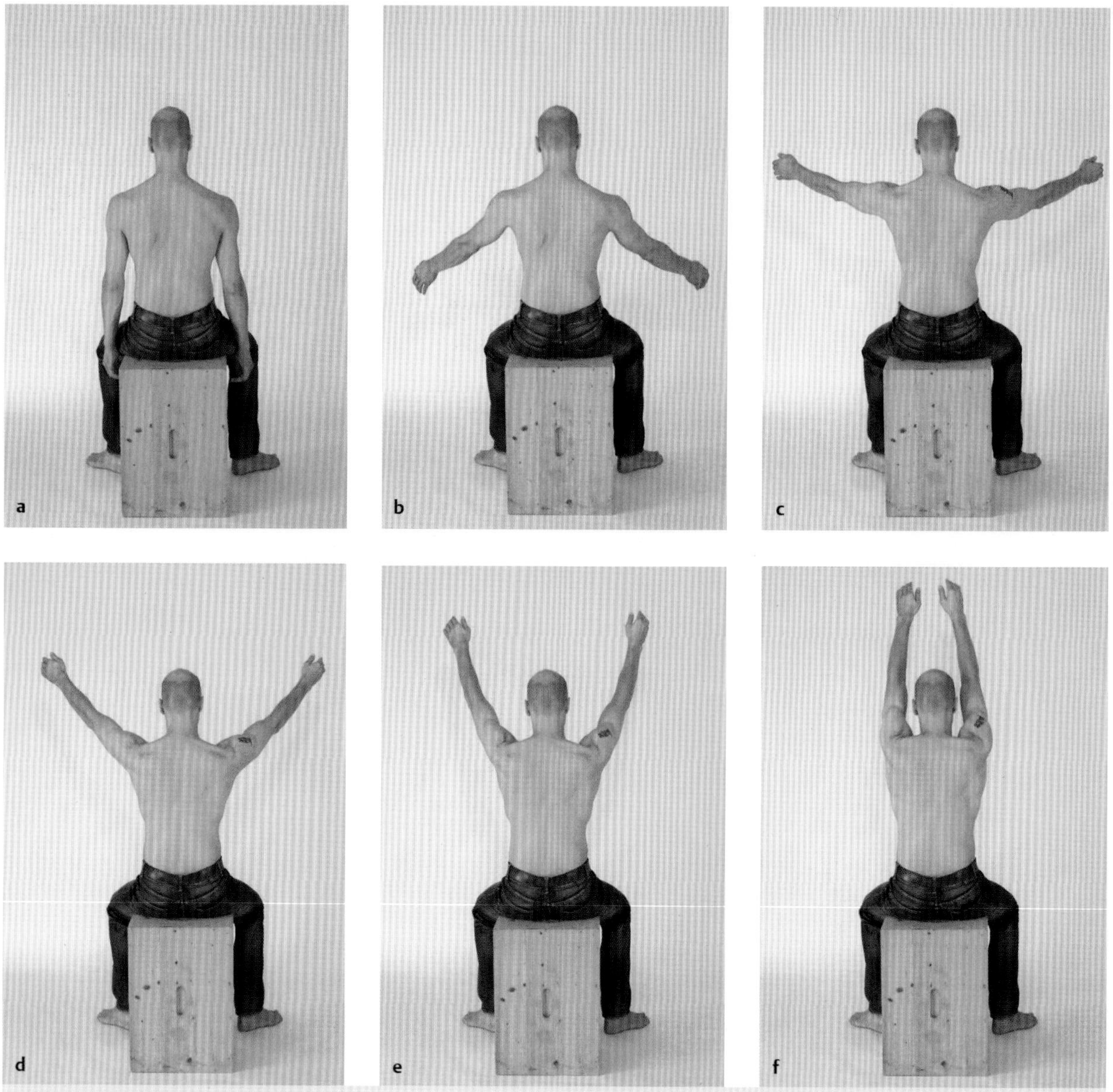

图 9.12　肩关节筛查试验：肩胛骨的位置
a. 肩胛骨位置开链测试：起始体位
b. 肩胛骨位置开链测试：运动轨迹——在肩胛平面屈曲 40°
c. 肩胛骨位置开链测试：运动轨迹——在肩胛平面屈曲 100°
d. 肩胛骨位置开链测试：运动轨迹——在肩胛平面屈曲 140°
e. 肩胛骨位置开链测试：运动轨迹——在肩胛平面屈曲 160°
f. 肩胛骨位置开链测试：终末体位

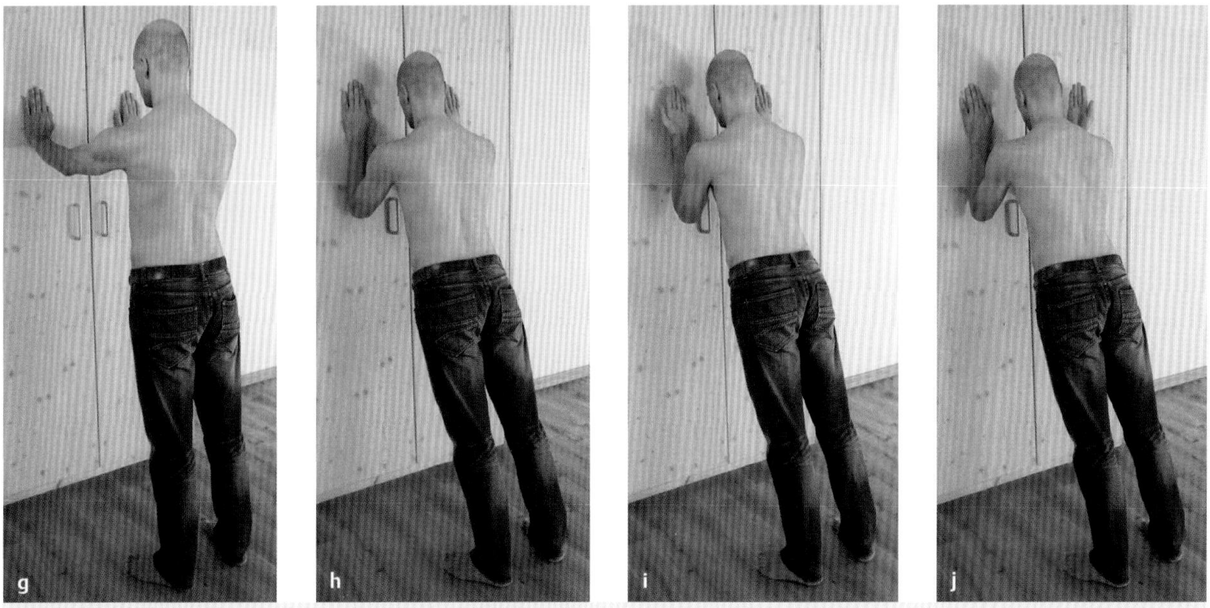

图 9.12（续）
g. 肩胛骨位置闭链测试：起始体位
h. 肩胛骨位置闭链测试：终末体位，双侧进行测试
i. 肩胛骨位置闭链测试：终末体位，测试右侧用全负荷（左肩开链，左手掌面朝上）
j. 肩胛骨位置闭链测试：终末体位，测试左侧用全负荷（右肩开链，右手掌面朝上）

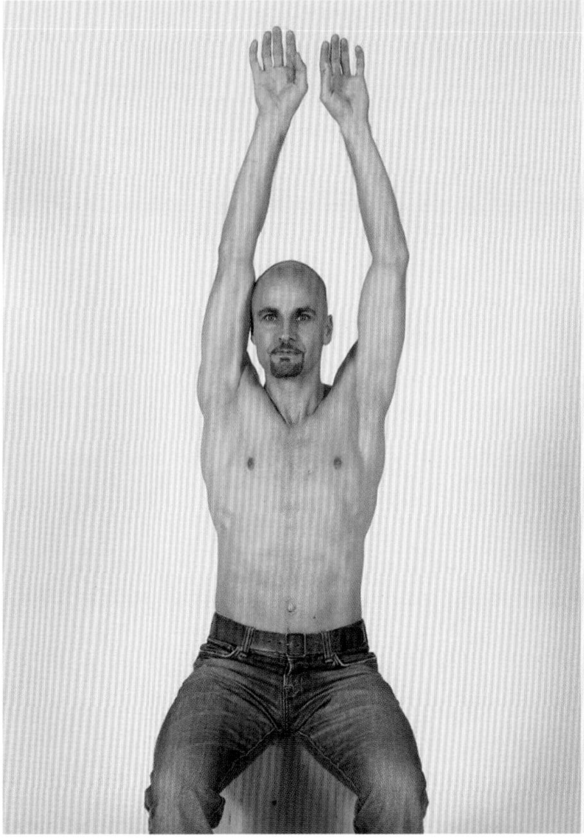

图 9.13　肩关节筛查试验：用上臂触耳。如果患者不能用上臂触碰耳，通常提示触发点造成的肌腱短缩和筋膜粘连，可能涉及大圆肌、肱三头肌长头、肩胛下肌、冈下肌（外侧纤维）和小圆肌等

9.1.4 肘关节

- 检查肘关节时，相关肌筋膜检查最少应常规包括以下内容：
  - 主动 ROM 测试。
    - 屈曲（图 9.14a）；
    - 伸展（图 9.14b）；
    - 旋后（图 9.14c）；
    - 旋前（图 9.14d）。
  - 牵伸刺激。
    - 肘伸肌（图 9.15a）；
    - 肘屈肌（图 9.15b）；
    - 旋前肌（图 9.15c）；
    - 旋后肌（图 9.15d）；
    - 掌指屈肌（图 9.18a 和 b）；
    - 腕指伸肌（图 9.18c 和 d）。
  - 抗阻测试。
    - 肘屈肌（图 9.16a）；
    - 肘伸肌（图 9.16b）；
    - 腕指伸肌（图 9.16c）；
    - 掌指屈肌（图 9.16d）；
    - 旋前（图 9.16e）；
    - 旋后（图 9.16f）。
- 许多肘部问题与肩部肌肉和 / 或掌屈肌、腕伸肌的触发点有关
  - 特定抗阻测试有助于区分究竟是肩关节外旋肌还是源于外侧髁的腕伸肌造成疼痛（图 9.17b，c）；
  - 特定抗阻测试同样有助于区分究竟是肩关节内旋肌还是源于内上髁的掌屈肌造成疼痛（图 9.17b，c）。
- 针对掌指屈肌（图 9.17d，e，图 9.18a，b）、腕指伸肌（图 9.17a，b，图 9.18c，d）的抗阻测试和选择性牵伸，有助于大体判断存在触发点的肌肉。
- 通过对先前确定的肌群中的单块肌肉进行触诊，来确认含活跃触发点的单块肌肉。肘关节周围单块肌肉的触诊不需要花费太长时间，与单独的 ROM 测试和单块肌肉的抗阻测试相比，具有更好的效度和信度。

治疗建议

- 除了肘部的发现，应对以下部分进行牵伸刺激测试：
  - 掌屈肌（图 9.18a）和指屈肌（图 9.18b）；
  - 腕伸肌（图 9.18c）和指伸肌（图 9.18d）。
- 对特定肌群进行 ROM 测试和牵伸，并通过触诊识别相应的肌群，触诊肘部区域单块肌肉并不需要花费太多时间；而且与单独的 ROM 测试和牵伸测试相比，具有更好的效度和信度。
- 区分问题源于肩关节还是肘关节：
  - 对肩外旋肌和腕指伸肌同时进行抗阻测试（图 9.17a，b）。
    - 如阻力测试（牵伸测试）结果阴性，可以肯定肩关节外旋肌和肘部伸肌群都没有受影响（有效排除诊断）；
    - 如果结果为阳性，应选择性施压激活肩关节外旋肌（图 9.17c）。如果激发同样的疼痛，则活跃触发点可能在肩关节外旋肌；如果未出现疼痛，则提示触发点存在于腕指伸肌→继续进行触诊。
  - 对肩关节内旋肌和掌指屈肌同时进行抗阻测试（图 9.17d，e）。
    - 如阻力测试（牵伸测试）结果阴性，可以肯定肩关节内旋肌和肘部屈肌群都没有受影响（有效排除诊断）；
    - 如果结果为阳性，应选择性施压激活肩关节内旋肌（图 9.17c）。如果激发同样的疼痛，则活跃的触发点可

能在肩关节内旋肌；如果未出现疼痛，则触发点存在于掌指屈肌→继续进行触诊。

• 肘关节附近单块肌肉触诊不需要花费太长时间，与单独的 ROM 测试和单块肌肉的抗阻测试相比，具有更好的效度和信度。

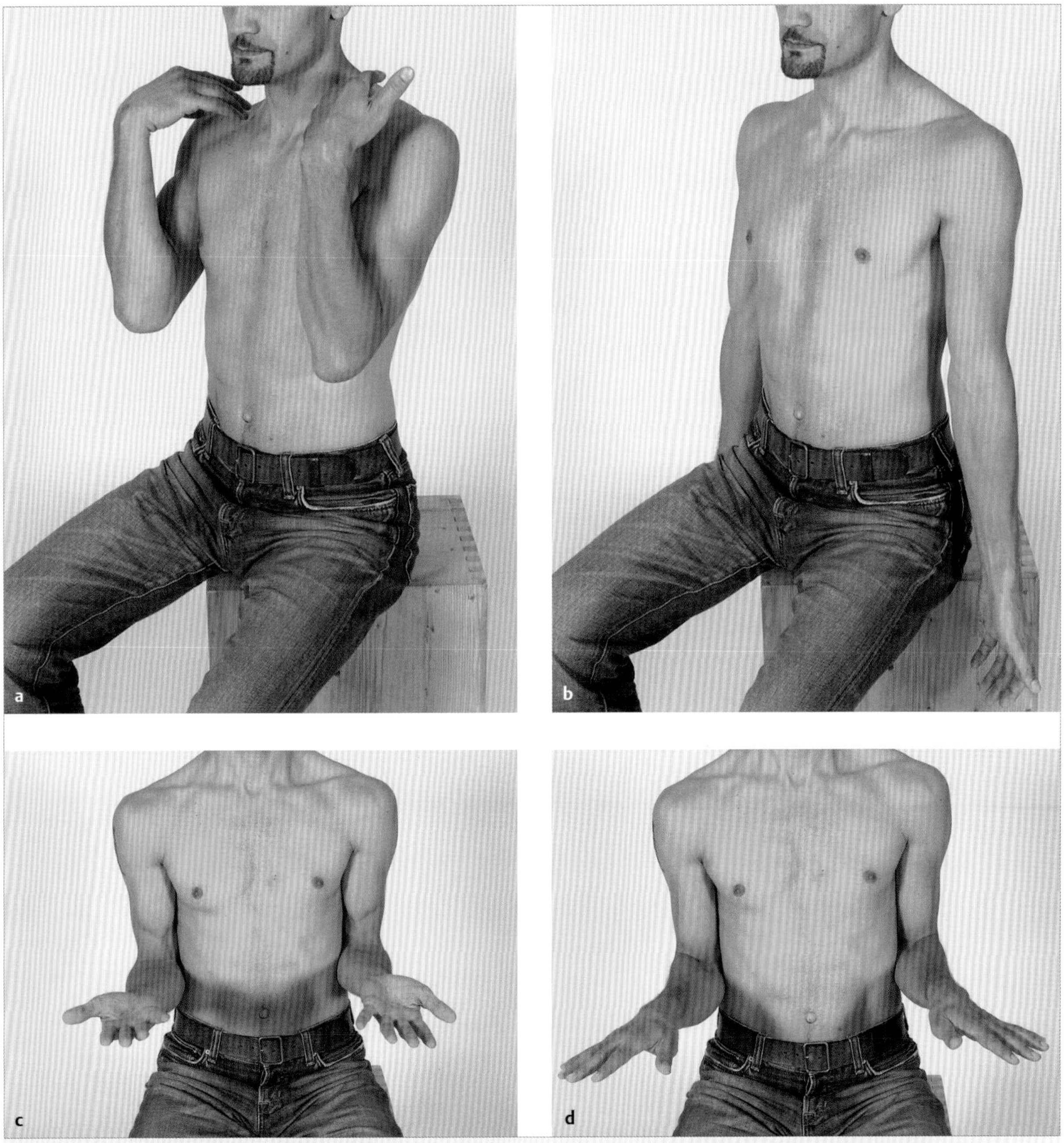

图 9.14 肘关节筛查试验：主动 ROM 测试。至少应常规测试以下运动（解释见表 9.6）
a. 屈曲
b. 伸展
c. 旋后
d. 旋前

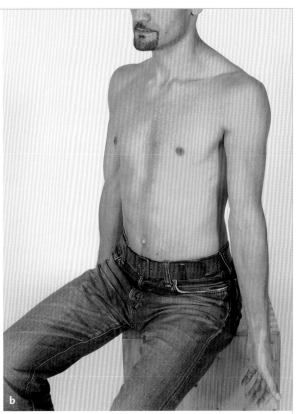

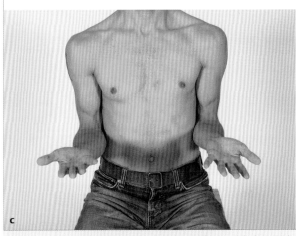

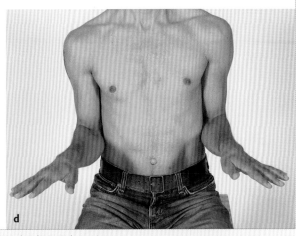

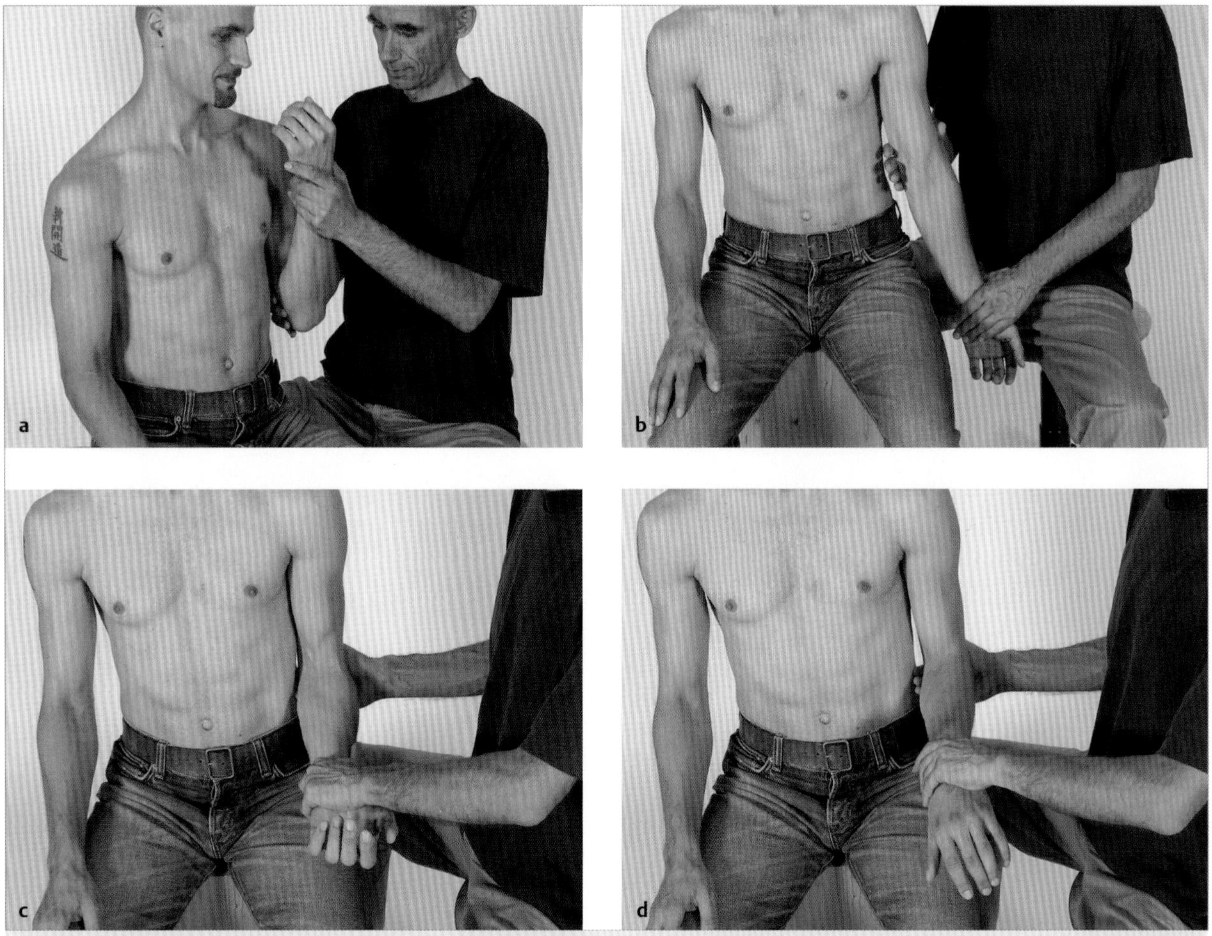

图 9.15　肘关节筛查测试：牵伸下进行被动 ROM 测试（解释见表 9.7）
a. 肘伸肌
b. 肘屈肌
c. 旋前肌
d. 旋后肌

表 9.6　肘关节筛查试验：ROM 测试结果分析

中末期疼痛	主动肌	牵伸肌
屈曲（图 9.14a）	• 肱二头肌 • 肱肌 • 肱桡肌	• 肱三头肌（外侧头和中间头，以测试长头，图 9.11f） • 肘肌
伸展（图 9.14b）	• 肱三头肌 • 肘肌	• 肱二头肌 • 肱肌 • 肱桡肌
旋后（图 9.14c）	• 旋后肌	• 旋前圆肌 • 旋前方肌
旋前（图 9.14d）	• 旋前圆肌 • 旋前方肌	• 旋后肌 • 肱二头肌（伸肘）

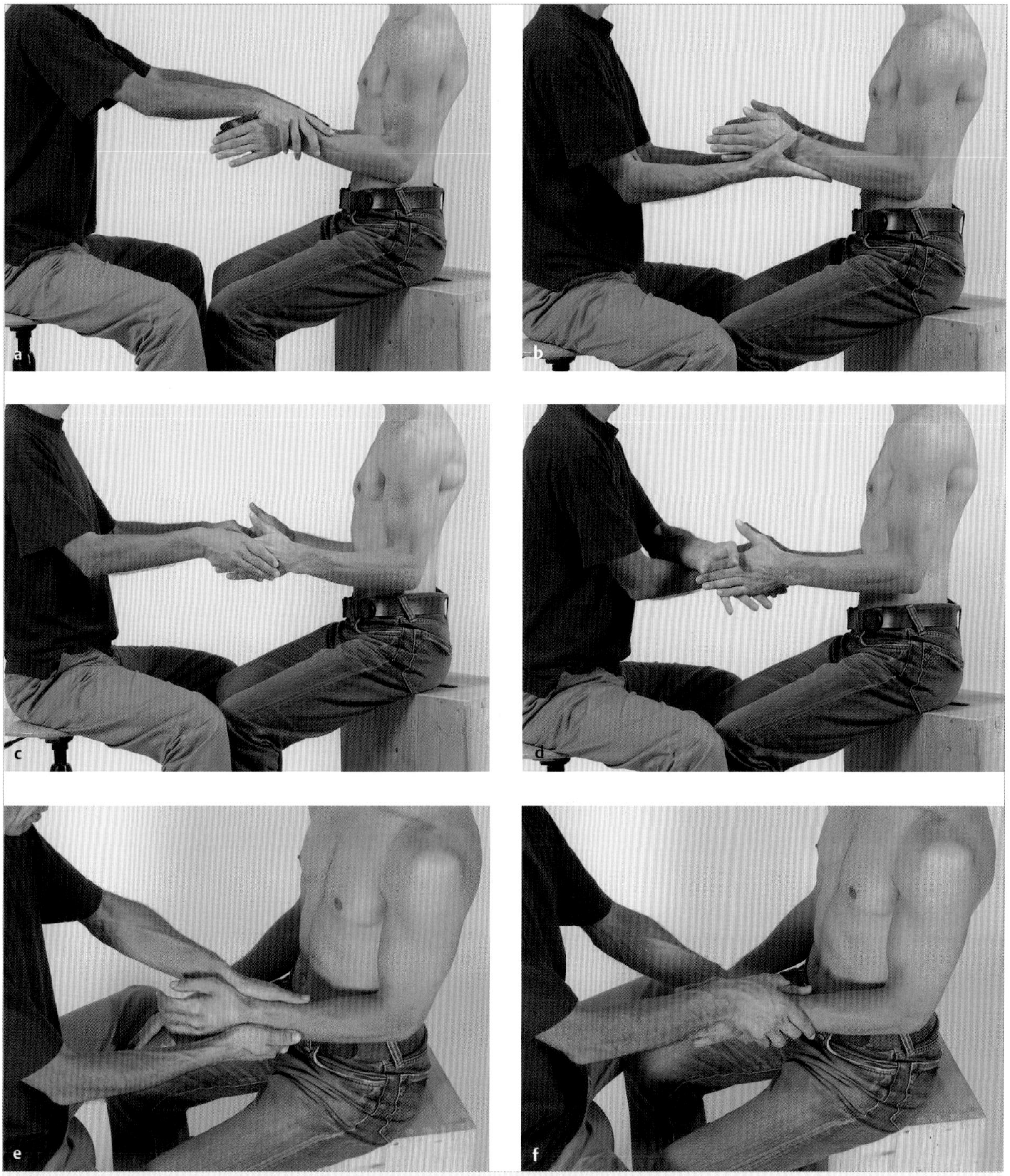

图 9.16 肘关节筛查测试：单块肌肉选择性负重刺激下的抗阻测试（解释见表 9.7）
a. 肘屈肌等长抗阻
b. 肘伸肌等长抗阻
c. 腕指伸肌等长抗阻
d. 掌指屈肌等长抗阻
e. 旋前肌等长抗阻
f. 旋后肌等长抗阻

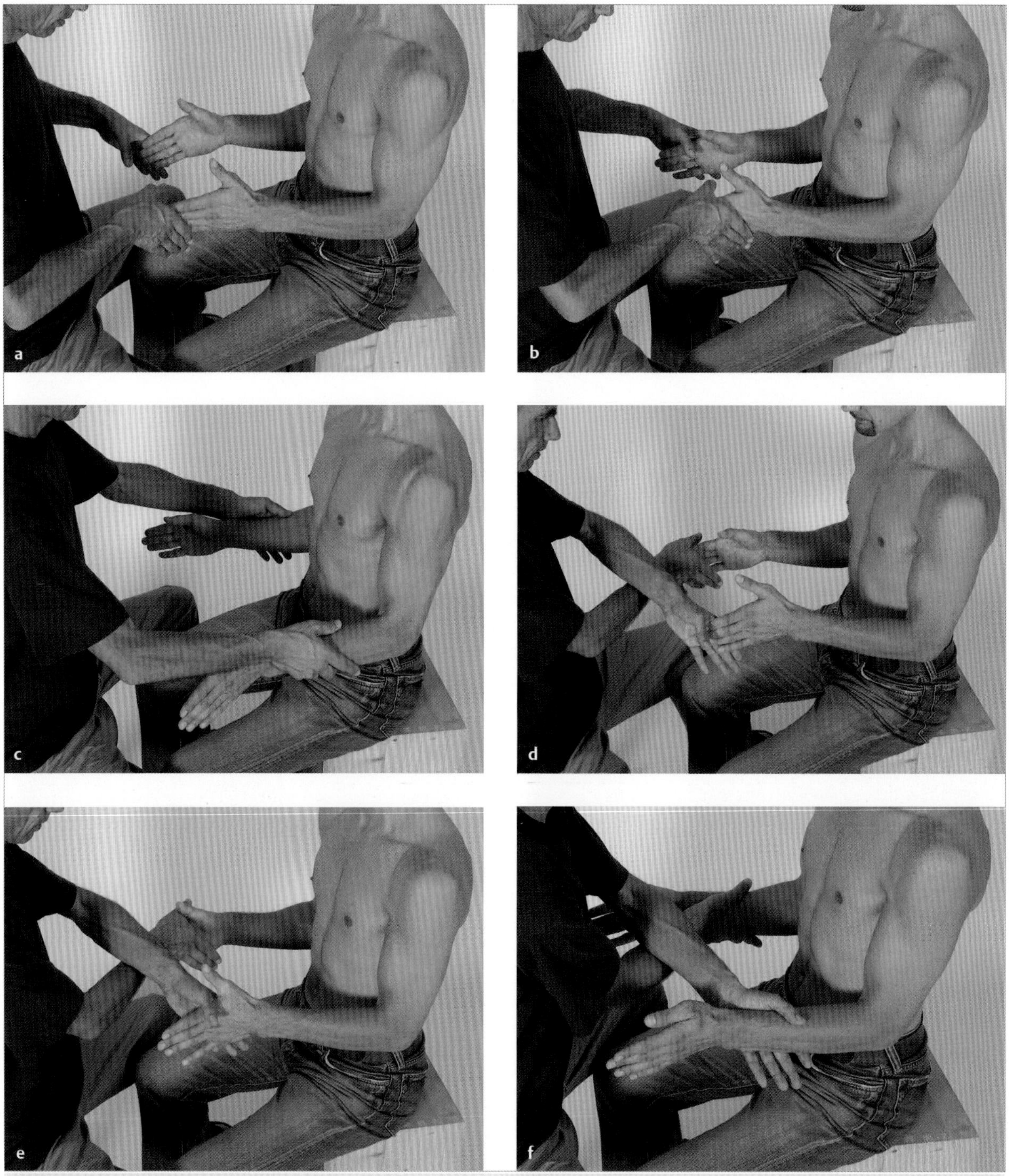

图 9.17　肘关节筛查测试：区分肩关节 / 腕关节 / 手指肌肉（解释见表 9.7）
a. 腕指伸肌和肩外旋肌的抗阻测试
b. 腕伸肌和肩外旋肌的抗阻测试
c. 肩外旋肌选择性抗阻测试
d. 腕指屈肌和肩内旋肌的抗阻测试
e. 腕和肩内旋肌的抗阻测试
f. 肩内旋肌选择性抗阻测试

表 9.7 肘关节筛查测试：抗阻测试结果分析

负重或力量不足时出现疼痛	主动肌
肘屈肌等长抗阻（图 9.16a）	• 肱二头肌 • 肱肌 • 肱桡肌
肘伸肌等长抗阻（图 9.16b）	• 肱三头肌 • 肘肌
旋前肌等长抗阻（图 9.16e）	• 旋前圆肌 • 旋前方肌
旋后肌等长抗阻（图 9.16f）	• 旋后肌 • （肱二头肌）
腕指伸肌等长抗阻（图 9.16c）	• 桡侧腕长伸肌 • 桡侧腕短伸肌 • 指总伸肌 • 尺侧腕伸肌
掌指屈肌等长抗阻（图 9.16d）	• 桡侧腕屈肌 • 掌长肌 • 指浅屈肌 • 指深屈肌 • 尺侧腕屈肌

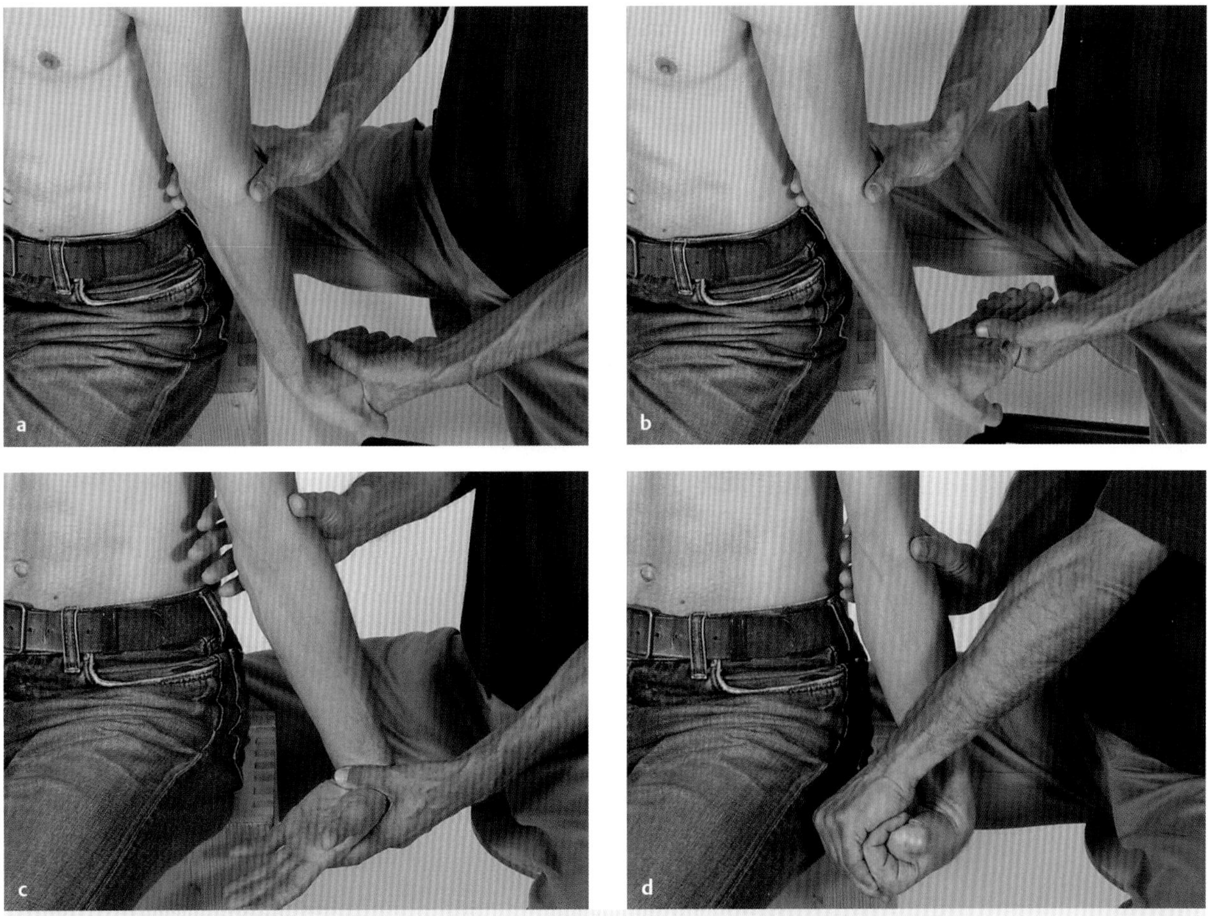

图 9.18 前臂筛查试验：通过牵拉刺激识别肌群
a. 腕屈肌：在肘、腕关节伸展时（手指不伸展）
b. 指屈肌：肘、腕和指关节伸展时
c. 腕伸肌：肘关节伸展，腕关节屈曲（手指不屈曲）
d. 指屈肌：肘关节伸展，腕关节和手指关节屈曲

9.1.5 前臂和手

- 在前臂和手，筛查程序用于测试整个肌群。
  - 牵伸手法：
    - 屈肌与伸肌（图 9.18a，c）；
    - 腕屈肌与指屈肌（图 9.18a，b）；
    - 腕伸肌与指伸肌（图 9.18c，d）。
  - 抗阻测试：
    - 伸肌组与屈肌组（图 9.18c，d；图 9.18a，d）；
    - 指伸肌与腕伸肌（图 9.18a，b）；
    - 指屈肌与腕屈肌（图 9.18d，e）。
- 初步筛查后，治疗师通过触诊来识别腕关节以及指长 / 短肌。对前臂和手部区域单块肌肉的触诊（如果需要压力刺激），能快速明确诊断触发点（章节 7.9）。
- 对手指肌肉单独施压更容易识别，且会重现临床疼痛。
- 指长肌（图 9.19）。
- 拇指（鱼际肌；图 7.422）。
- 小指（小鱼际肌；图 7.429）。
- 指间肌（图 7.432）。

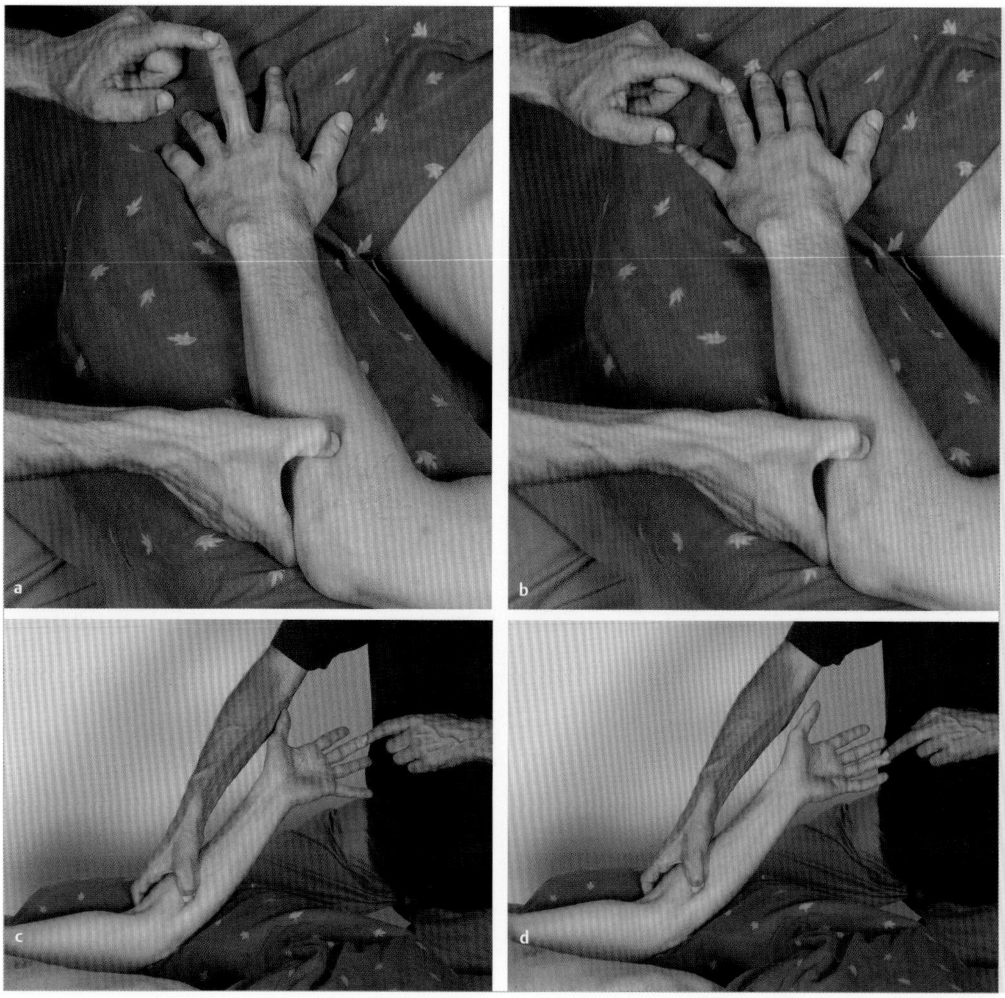

图 9.19 前臂筛查测试：通过触诊和对手指施加阻力来识别单块肌肉
a. 中指指伸肌
b. 环指指伸肌
c. 中指指屈肌
d. 环指指屈肌

9.1.6 腰椎、骨盆和髋部

- 腰椎、骨盆和髋部共同构成一个机能单位。刺激肌筋膜、关节，和/或腰椎、骶髂关节（SIJ），和/或髋关节的神经组织，常会出现腰背痛、髋部痛、腹股沟痛等。因此在最初的评估中，对于腰椎、骶髂关节、髋关节的检查多放在一起进行。
- 至少需要完成以下腰椎–骨盆–髋关节区域的常规检查：
  - 腰椎。
    - 屈曲（图 9.20a）；
    - 伸展（图 9.20b）；
    - 侧屈（图 9.20c）；
    - 旋转（图 9.20c，d）。
  - 骶髂关节。
    - 站立位屈曲测试（图 9.20a）；
    - 脊柱测试（图 9.20f）。
  - 髋关节。
    - 屈曲［图 9.20a（主动向右侧）和图 9.21a（被动向右侧）］；
    - 伸展［图 9.20b 和图 9.21a（左髋）］；
    - 外旋（图 9.21b，图 9.24b）；
    - 内旋（图 9.21c，图 9.24a）；
    - 外展（图 9.21d，h）；
    - 内收［图 9.21g（右髋）］。
- 在腰椎、骨盆、髋关节的筛查中，可选择性牵拉单块肌肉。出于临床方面的考虑，首先应在站立位进行测试（图 9.20，表 9.8），随后是仰卧位（图 9.21，9.22，表 9.8）、俯卧位（图 9.24）。
  - 在站立位不仅能评估躯干伸肌和臀部肌肉，而且能检测承重的影响。当由刺激激活时，触发点能引起躯干和髋部的主动运动疼痛。经验表明，疼痛由触发点引起，通常发生在被牵拉的肌肉；
  - 仰卧位和俯卧位检查主要集中于髋部肌肉（表 9.8）。
- “需要特别关注的一个现象是，虽然触发点可造成整个躯干的疼痛，但疼痛主要发生在腰骶区域。”（Dejung，2009）

表 9.8 腰椎–骨盆–髋部筛查测试：站立位 ROM 测试结果分析（假设疼痛在右侧）

腰背痛	主动肌	终末痛→牵伸时
腰椎/髋屈曲（图 9.20a）	• 竖脊肌（动态失衡） • 臀大肌（动态失衡） • 腘绳肌（动态失衡） • （腰方肌） →屈曲时可能因为工作的肌肉动态失衡而引起疼痛 →同时测试 SIJ：站立屈曲测试	• 竖脊肌 • 腰方肌 • 臀大肌 • 腘绳肌
腰椎/髋伸展（图 9.20b）	• 腹直肌（动态失衡） • 髂腰肌（动态失衡） • 阔筋膜张肌（前部） →刺激关节面能引起后方疼痛	• 腹直肌 • 髂腰肌 • 阔筋膜张肌

（续表）

腰背痛	主动肌	终末痛→牵伸时
向疼痛侧侧屈 →身体同侧疼痛	•（对侧腰方肌） •（躯干对侧肌肉） →因为疼痛辐射不会出现于另一侧，因此很少是由这些肌肉引发这个问题的 →刺激关节面能引起后方疼痛	→疼痛侧的腰方肌没有被牵伸而是被挤压，从而刺激触发点
向无痛侧侧屈 →身体对侧疼痛（图 9.20c）	• 腰方肌（动态失衡） • 躯干侧方肌肉（动态失衡）	• 腰方肌 • 躯干侧方肌肉 • 阔筋膜张肌 • 臀中肌和臀小肌（外侧部） • 腰大肌 • 竖脊肌
向疼痛侧旋转（图 9.20d）	• 腹内斜肌 • 肋间肌内侧 • 下后锯肌	• 腹内斜肌 • 肋间肌外侧 • 多裂肌和回旋肌
向无痛侧旋转	• 腹外斜肌 • 肋间肌外侧 •（多裂肌和回旋肌）	• 腹内斜肌 • 肋间肌内侧 • 下后锯肌
向疼痛侧进行伸展 + 旋转运动（图 9.20e）	• 腹直肌（动态失衡） • 腹内外斜肌（动态失衡） • 髂腰肌 • 阔筋膜张肌 →刺激（骶髂关节面）引起后方疼痛	• 腹外斜肌
向无痛侧进行伸展 + 旋转运动	• 腹直肌（动态失衡） • 腹内外斜肌（动态失衡） • 髂腰肌 • 阔筋膜张肌（前部）	• 腹内斜肌
脊柱测试（图 9.20f）	• 髋外展肌（左） • 臀中肌和臀小肌 • 阔筋膜张肌（后部） • 髋屈肌（右） • 阔筋膜张肌（前部） • 髂腰肌 • 缝匠肌 → SIJ 机能紊乱测试 →平衡测试（单腿站立）	• 臀大肌（右侧）

治疗建议

- 特定伸展动作可以测试单块肌肉或单个肌群，例如：
  - 髂腰肌：如果腰椎和髋关节伸展引发腰背痛（图 9.20b），则提示触发点位于躯干前部肌肉（主要是腹直肌）或髋屈肌（主要是髂腰肌）。为了区分这些肌肉，可以让患者在保护下抬起足跟（图 9.20 g），伴随而来的髋关节屈曲可以使髋屈肌放松（髋伸展时被牵拉），而腹肌状态保持不变。
    - 如果髋屈肌放松后腰背痛仍存在，则触发点可能位于腹肌；
    - 如果抬高足跟后腰背痛减轻（即减少髋屈肌牵拉），则提示是髂腰肌的触发点引发后背痛。
  - 区分腰大肌和髂肌：不仅要伸展腰椎和髋关节，还要使腰椎向对侧侧屈（图 9.20h）。
  - 区分髂肌和腰大肌：不仅要伸展腰椎和髋关节，还需要使髋关节沿轴心水平外展（图 9.20i）。这样，臀部就像一个导向滑轮——随着起点到附着点距离的增加，会对右侧髂肌（以及被之前的力牵拉）形成牵拉。
- 在腰椎或髋关节屈曲时（图 9.20a）出现的疼痛（中间疼痛），可由主动肌（竖脊肌，臀大肌、腘绳肌）动态失衡或胸腰筋膜张力过大（图 2.29）引起。
- 特定牵拉手法可以选择性测试单块肌肉或/单个肌群，如：
  - 具有短外旋肌的梨状肌（闭孔内肌和孖肌）：通过髋关节屈曲、水平内收和外旋，实现牵拉刺激（此时，梨状肌出现扭转/旋转，伴髋关节屈曲 >60° 时出现深部外旋；图 9.21i）。
  - 闭孔外肌（和股方肌）：可通过髋关节屈曲、水平内收、内旋实现牵拉刺激（图 9.21 j）。这一手法也被用于临床诊断股骨髋臼撞击症，因此不是一种结构特异性试验。如在操作过程中出现疼痛（中间疼痛），更可能是关节特异性问题（股骨髋臼撞击综合征），而运动终末痛则提示更有可能是肌筋膜问题（腹股沟痛→触发点位于闭孔外肌；臀部痛→触发点位于股方肌）
  - Thomas 征一方面可确定髂腰肌和阔筋膜张肌，另一方面可识别股四头肌中的股直肌（图 9.22）。
  - 髂腰肌和阔筋膜张肌（图 9.23）。
- 测试髋关节旋转运动。
  - 屈髋 90°：仰卧位（图 9.21 b，c）；
  - 伸髋：俯卧位（图 9.24a，b）。
- SLR（直腿抬高试验）：用于确定是肌肉还是神经源性因素导致疼痛。当肌肉保持不变时，可进行额外的运动或者增加压力，或放松神经结构。颈椎屈曲（图 9.21f；也见图 8.42）或背屈和趾伸（图 8.43），可对趾部神经实现额外的负荷：
  - 如果增加额外运动时疼痛改变（腘绳肌长度出现变化），则提示问题很可能是神经源性的（通过塌落试验来确定这些结果，图 8.44）；
  - 如果增加额外运动时疼痛没有变化，则提示问题很可能是由肌筋膜引起的。

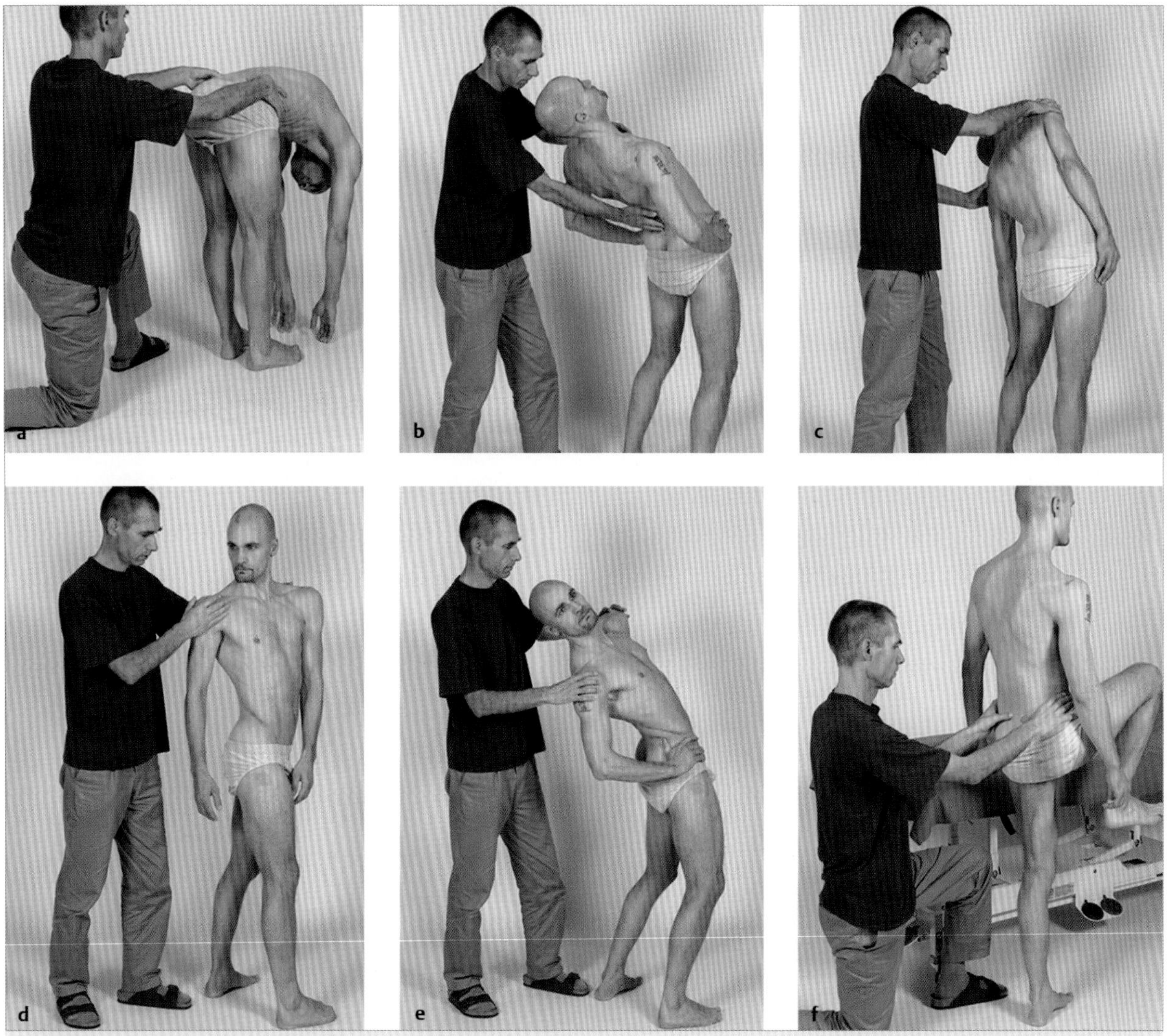

图 9.20　腰椎、骨盆和髋部筛查测试：站立位测试（解释见表 9.8）

a. 腰椎和髋关节屈曲，站立位 SIJ 屈曲测试

b. 腰椎和髋关节伸展

c. 腰椎侧屈

d. 胸腰椎旋转

e. 伸展 + 旋转联合运动

f. SIJ 脊柱测试［同时测试右髋主动屈曲，左髋稳定性力量（外展），单腿支撑平衡］

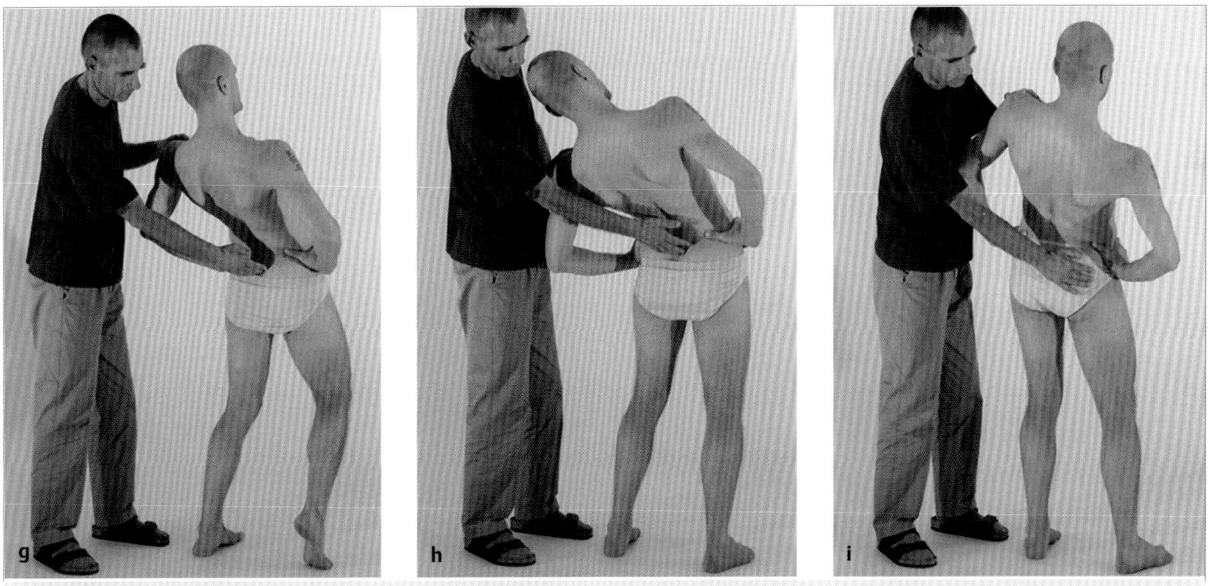

图 9.20（续）
g. 区分躯干前部肌肉 – 髋屈肌：腰椎 / 髋部伸展时，抬高右足跟以减轻右侧髋屈肌的牵拉刺激
h. 与腰大肌区分：腰椎 / 髋部伸展时，腰椎向对侧侧屈，选择性给予右侧腰大肌以张力
i. 与髂肌区分：腰椎 / 髋部伸展时，髋关节沿轴心（导向轮）外展给右侧髂肌额外的张力

表 9.9 腰椎 – 骨盆 – 髋关节的筛查测试：仰卧位 ROM 测试结果分析（假设右侧疼痛）

疼痛	运动终末痛→牵拉肌肉	特殊情况
髋关节屈曲 （图 9.21a，右髋）	• 臀大肌 • 臀中肌和臀小肌（后束）	
髋关节伸展 （图 9.21a，图 9.22；相对于左髋）	• 髂腰肌 • 阔筋膜张肌（前束）	
髋关节外旋（屈曲 90°） （图 9.21b，右髋）	• 梨状肌 • 闭孔内肌 • 孖肌	
髋关节内旋（屈曲 90°） （图 9.21c，右髋）	• 闭孔外肌 • 股方肌	
髋关节外展 （图 9.21d，右髋）	• 长收肌 • 短收肌 • 大收肌 • 耻骨肌 • 股薄肌	
髋关节内收 （图 9.21g，右髋）	• 阔筋膜张肌 • 臀中肌，臀小肌	
髋关节水平内收 （图 9.21g，左髋）	• 臀中肌，臀小肌 • 梨状肌 • 闭孔内肌 • 孖肌 • 股方肌	

（续表）

疼痛	运动终末痛→牵拉肌肉	特殊情况
Patrick 试验 （4 字试验，图 9.21h）	• 长收肌 • 短收肌 • 耻骨肌 • 内收肌	• 同时刺激骶髂关节和髋关节→骶髂关节、髋关节及周围肌肉的联合试验
SLR 测试 （直腿抬高；区别见图 9.21e，f）	• 腘绳肌 ○ 半腱肌 ○ 半膜肌 ○ 股二头肌（长头）	• 同时刺激神经结构：神经根（L4~S3），腰骶丛（L4~S3）和坐骨神经（L4~S3）

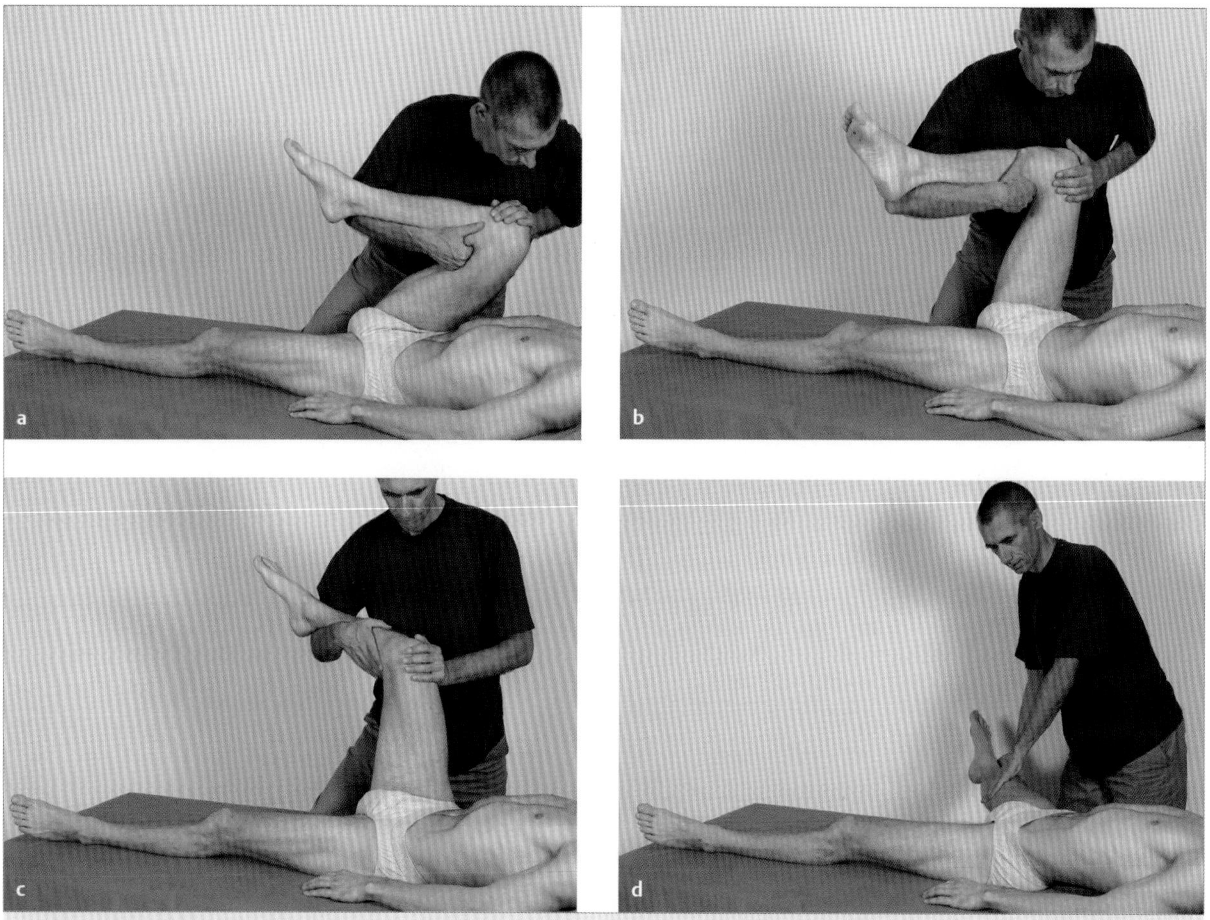

图 9.21　腰椎 – 骨盆 – 髋关节筛查测试：仰卧位测试（解释见表 9.9）
a.（右）髋关节屈曲 –（左）髋关节伸展
b. 髋关节外旋（屈曲 90°）
c. 髋关节内旋
d. 髋关节外展

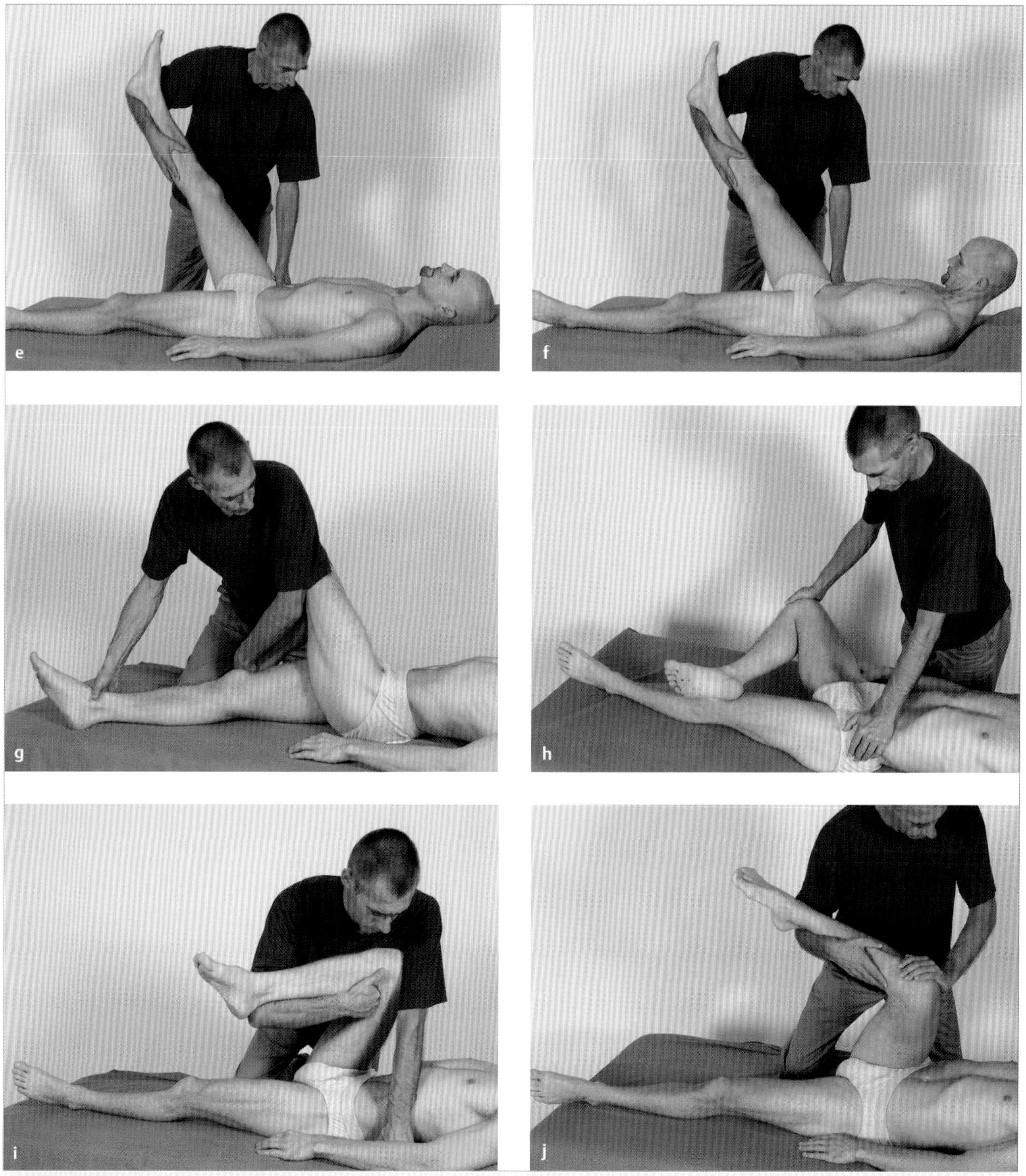

图 9.21（续）
e. SLR（直腿抬高）：测试腘绳肌长度
f. SLR（直腿抬高）：区分肌源性、神经源性问题
g.（右）髋关节内收和（左）髋关节水平内收
h. “4”字试验（Patrick 试验）
i. 髋关节屈曲联合外旋、髋关节水平内收：选择性牵伸刺激髋深层关节外旋肌（梨状肌、闭孔内肌、孖肌）
j. 髋关节屈曲联合内旋：选择性牵伸刺激闭孔外肌

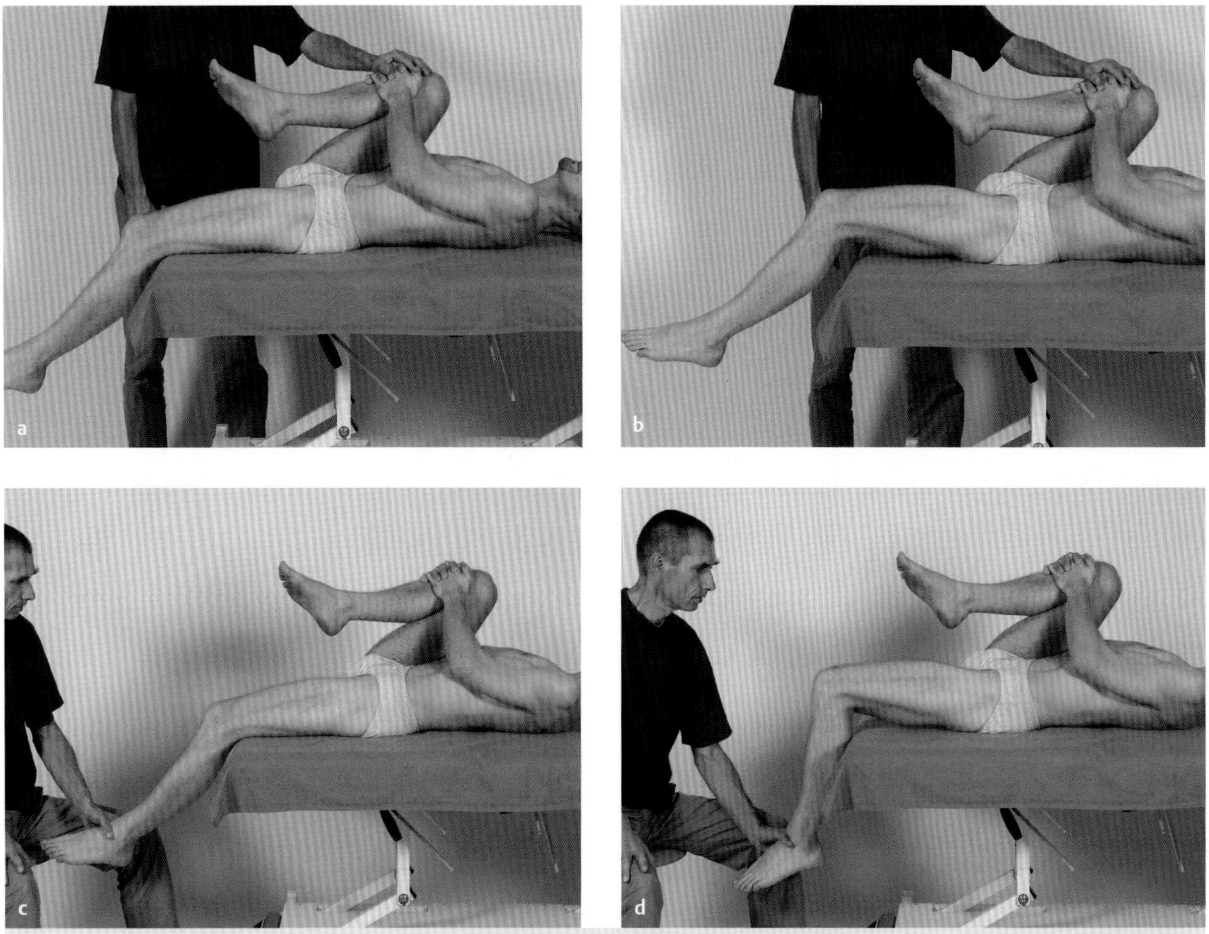

图 9.22 腰椎 – 骨盆 – 髋关节筛查测试：髋关节伸展时，一方面测试髂腰肌和阔筋膜张肌的长度，另一方面可测试股四头肌长度（Thomas 征）。髋关节应可伸展 10°～15°。（右）髋关节屈曲时腰椎前凸来稳定骨盆。如果在采用此手法时左大腿可留在床面，提示髋关节可伸展 10°～15°

a.（左）髋关节伸展 10°～15°是正常的。（左）膝关节屈曲 50°，说明（左）股四头肌腱短缩

b.（左）髋关节伸展受限，因为大腿离开了床面。髋关节伸展不足可能是由髂腰肌、阔筋膜张肌、股直肌（股四头肌复合体的两个头）短缩造成的

c. 如果治疗师能够通过被动减少（左）膝关节屈曲使大腿重新与床面接触，则提示股直肌（股四头肌）确实缩短了。相反，如果大腿的位置（因此伸展受限位于髋关节）保持不变，则提示髂腰肌或阔筋膜张肌缩短

d. 如果增加（左）膝关节屈曲（在治疗师辅助下）导致左大腿离床面更远，同样提示（股四头肌中的）股直肌短缩。如果股直肌足够长，膝关节屈曲 90°时大腿仍然可以与床面接触

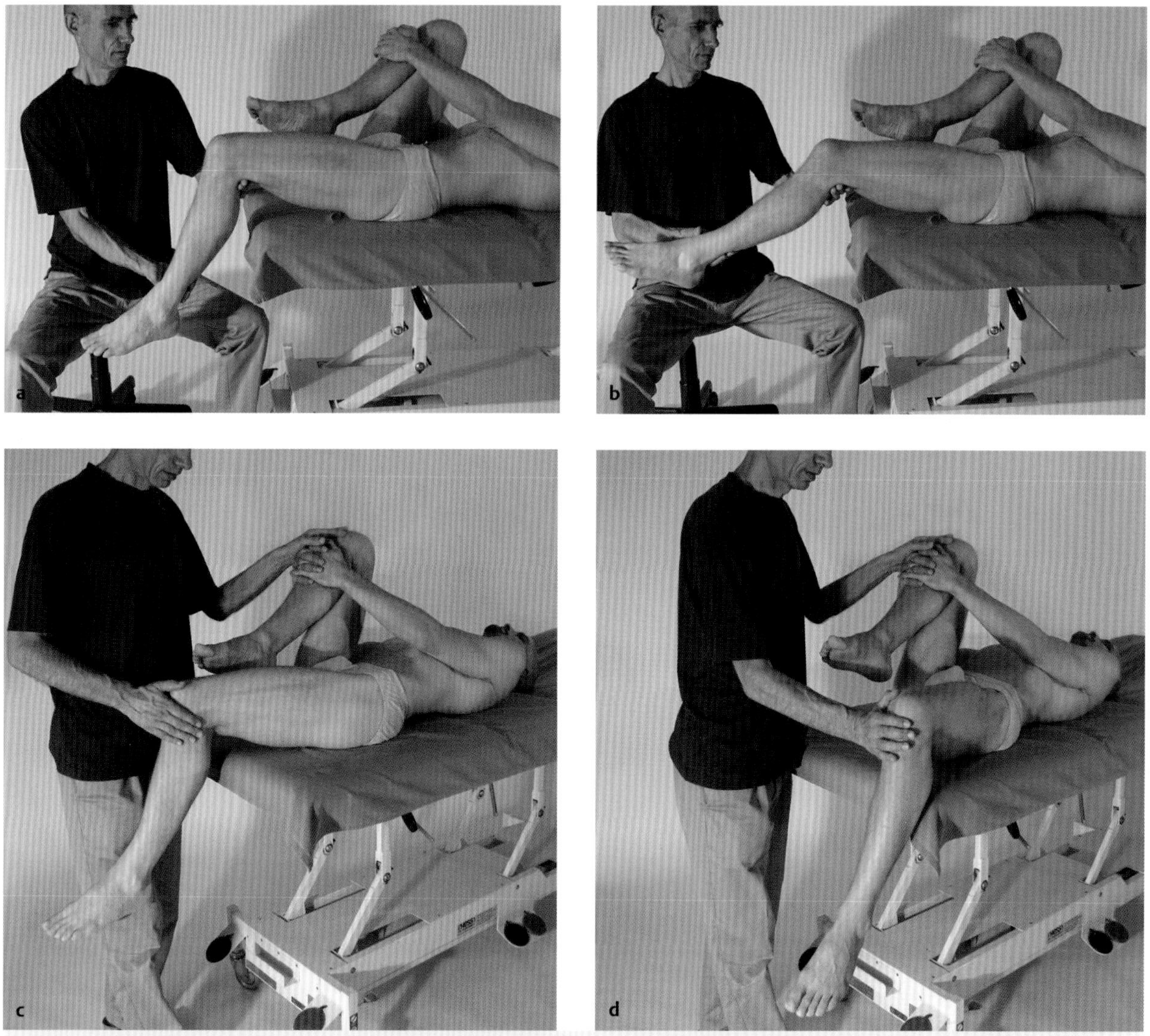

图 9.23 腰椎－骨盆－髋部筛查测试：确定髋关节伸展障碍的原因。如果筛查测试结果显示髋关节伸展障碍，并通过 Thomas 征排除了股直肌引起的 ROM 受限，那么原因可能是髂腰肌或阔筋膜张肌短缩（如被拉长或存在触发点）

a.（左）髋关节伸展测试：（右）髋关节屈曲逆转腰椎前凸并稳定骨盆。如果此动作导致（左）大腿离开床面，提示左髋关节伸展障碍

b.（左）股直肌：为了检查是否是股直肌引发 ROM 受限（Thomas 征），治疗师被动地上移患者的左腿，从而使膝关节被动地伸展。如果髋部的伸展受限仍然不变，则问题不是由股直肌引起的。如果髋关节伸展受限减轻，则提示是股直肌引发 ROM 受限（图 9.22）

c.（左）阔筋膜张肌：当髋关节最大限度伸展时，治疗师被动地移动患者的左腿，使髋关节内收。阔筋膜张肌短缩或触发点位于阔筋膜张肌的表现包括：髋部轻微屈曲时引起的逃避运动；当治疗师移动患者的腿时，髋关节内收受限；在进行手法操作过程中，患者出现临床疼痛

d.（左）髂腰肌：当髋关节最大限度伸展时，治疗师被动地将患者的左腿向外侧移动，使髋关节外展。髂腰肌短缩（或存在触发点）的表现包括：髋关节轻微屈曲时引起逃避运动；当治疗师移动患者的腿时，髋关节外展受限；在手法操作过程中，患者出现临床疼痛（区分髂肌和腰大肌→图 9.20h，i）

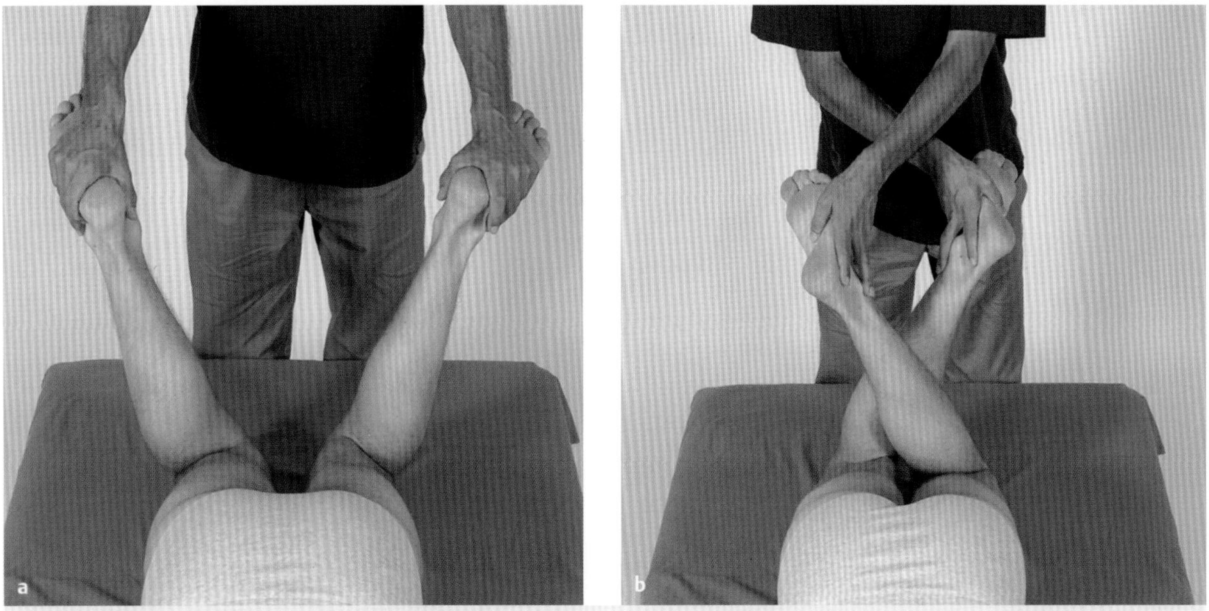

图 9.24　髋关节筛查试验：俯卧位 ROM 测试
a. 髋关节内旋
b. 髋关节外旋

9.1.7 膝关节

- 处理膝关节问题时，病史和疼痛模式为寻找肌筋膜问题提供了最佳提示。
- 筛查试验（包括运动、牵伸、负重刺激测试）：由于解剖特征，膝关节区域的筛查试验往往特异性不高，因而不能清晰和可靠地诊断特定的肌筋膜问题。在记录检查结果时，至少需要检查以下内容：
  - 主动 ROM（屈曲、伸展、内旋、外旋）。
  - 被动 ROM［屈曲、伸展（图 9.25a，b）、内旋、外旋］。
  - 牵伸刺激。
    - 股四头肌（单关节亚肌群，图 9.25a）；
    - 股四头肌（股直肌，图 9.26，9.22d）；
    - 腘绳肌（图 9.21e）；
    - 腓肠肌（图 7.305）；
    - 腘肌（图 9.25c）；
    - 内收肌群（图 9.21d，h）。
  - 负重刺激：包括活动结构［膝关节屈曲、下蹲、单腿站立、单脚跳跃、足趾和足跟行走（图 9.27a，b）］和被动结构（内侧和外侧稳定性，前、后抽屉征）的负重刺激。
  - 检查结果有时有助于治疗师发现导致膝关节问题的特定结构。无论如何，在治疗过程中它们都是有价值的参数。
- 触诊是膝关节检查中最重要的（章节 7.6）：
  - 在处理股四头肌时，负重和牵伸刺激无法区分问题是由股外侧肌、股内侧肌，还是股中间肌的触发点引发的。
  - 评估腘绳肌时，测试（如与内旋或外旋相关的大腿后方肌肉的牵伸刺激）不能精确区分半腱肌、半膜肌和股二头肌长头腱。

虽然触诊很费时间，但在这种情况下，触诊可为识别肌筋膜问题提供最可靠的帮助。

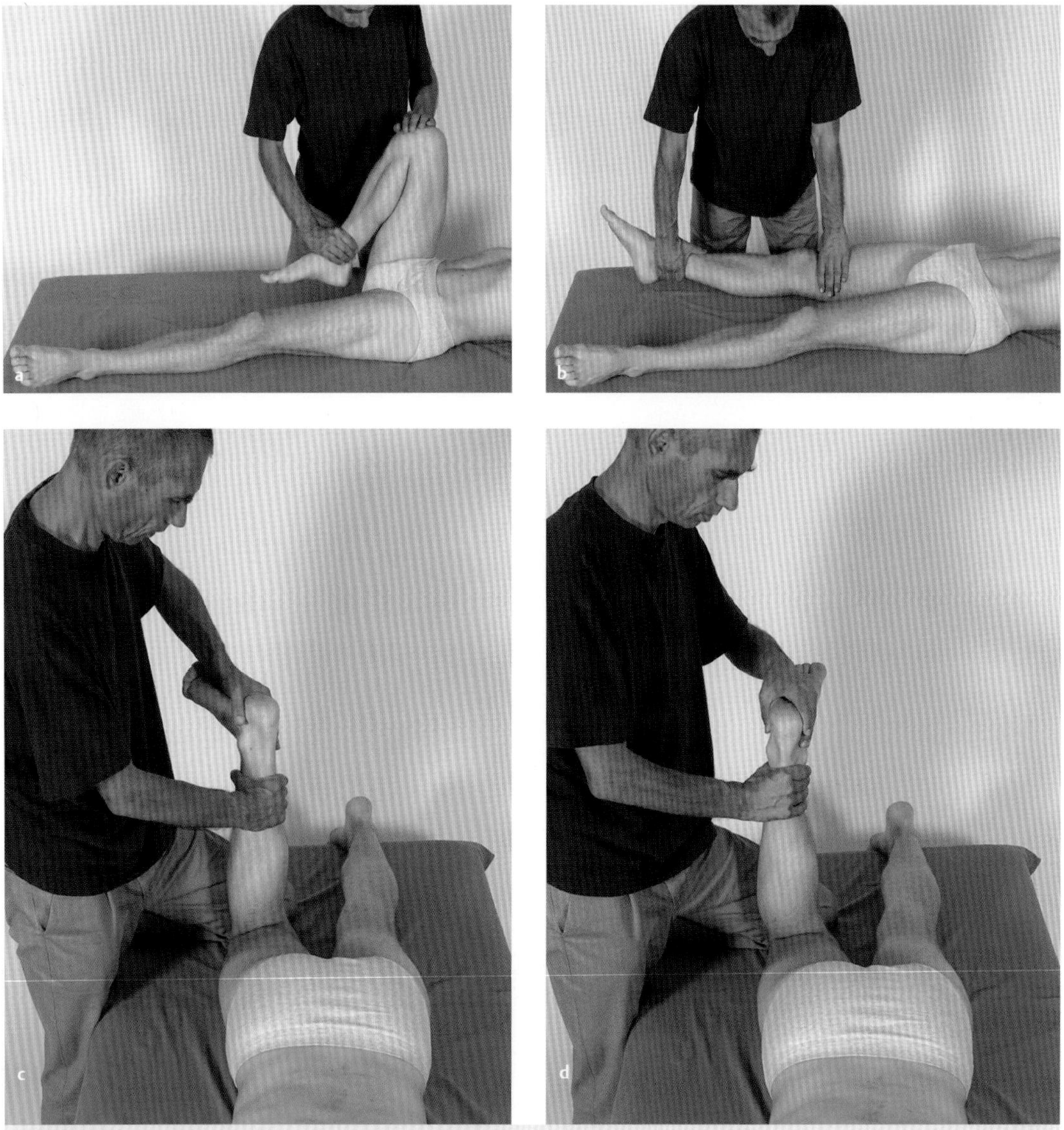

图 9.25　膝关节筛查试验：被动 ROM 测试
a. 屈曲
b. 伸展
c. 外旋
d. 内旋

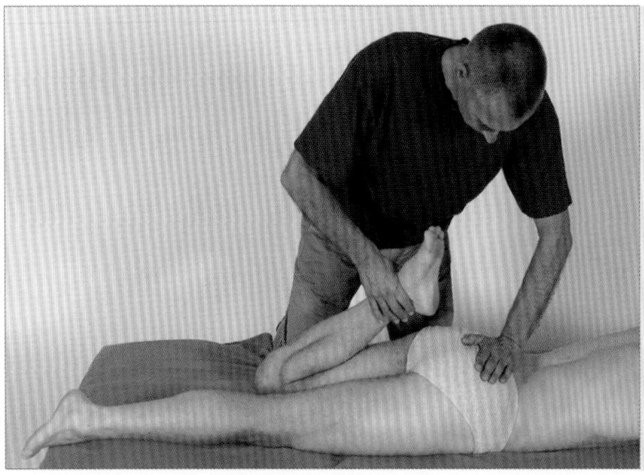

图 9.26　膝关节筛查测试：股四头肌牵伸刺激

9.1.8 小腿和足

- 小腿和足的筛查应包括下肢全部肌群的机能测试（表 9.10，图 9.27a~d）。
- 治疗师通过触诊（7.7）识别影响小腿和足的单块肌肉。通过对小腿和足部区域单块肌肉触诊（压力刺激），可快速、有效地确诊触发点。

治疗建议

特定的牵拉试验可有额外的发现：

- 腓肠肌（图 7.305a）；
- 比目鱼肌（图 7.305b）；
- 趾长屈肌（图 7.315）；
- 踇长屈肌（图 7.316）；
- 胫骨后肌（图 7.317）；
- 通过机能测试对肌群进行识别，选择性地触诊相应肌群；
- 触诊可快速识别下肢和足的单块肌肉的详细情况，与运动和拉伸测试相比，有效性与可靠性更高。

表 9.10 小腿和足的筛查测试

疼痛	主动肌力量测试	牵伸肌
趾步行（图 9.27a）	• 下肢屈肌群 ○ 腓肠肌 ○ 比目鱼肌 ○ 趾长屈肌 ○ 踇长屈肌 ○ 胫骨后肌 • 足部屈肌群 ○ 趾短屈肌 ○ 跖方肌 ○ 踇短屈肌 ○ 踇展肌 ○ 蚓状肌	• 胫前肌 • 第三腓骨肌
足跟步行（图 9.27b）	• 胫骨前肌 • 趾长伸肌 • 第三腓骨肌 • 踇长伸肌 • 趾短伸肌 • 踇短伸肌	• 下肢屈肌群 ○ 腓肠肌 ○ 比目鱼肌 ○ 趾长屈肌 ○ 踇长屈肌 ○ 胫骨后肌 • 足部屈肌群 ○ 趾短屈肌 ○ 跖方肌 ○ 踇短屈肌 ○ 踇展肌 ○ 蚓状肌
足外侧站立（图 9.27c）	• 足内翻肌（旋后肌） ○ 小腿三头肌（腓肠肌和比目鱼肌） ○ 趾长屈肌和踇长屈肌 ○ 胫骨后肌 ○ 胫骨前肌 ○ 拇长伸肌	• 足外翻肌（旋前肌） ○ 腓骨长短肌 ○ 第三腓骨肌 ○ 趾长伸肌
足内侧站立（图 9.27d）	• 足外翻肌（旋前肌） ○ 腓骨长短肌 ○ 第三腓骨肌 ○ 趾长伸肌、趾短伸肌	• 足内翻肌（旋后肌） ○ 小腿三头肌（主要是比目鱼肌） ○ 胫骨后肌 ○ （趾长屈肌和踇长屈肌）

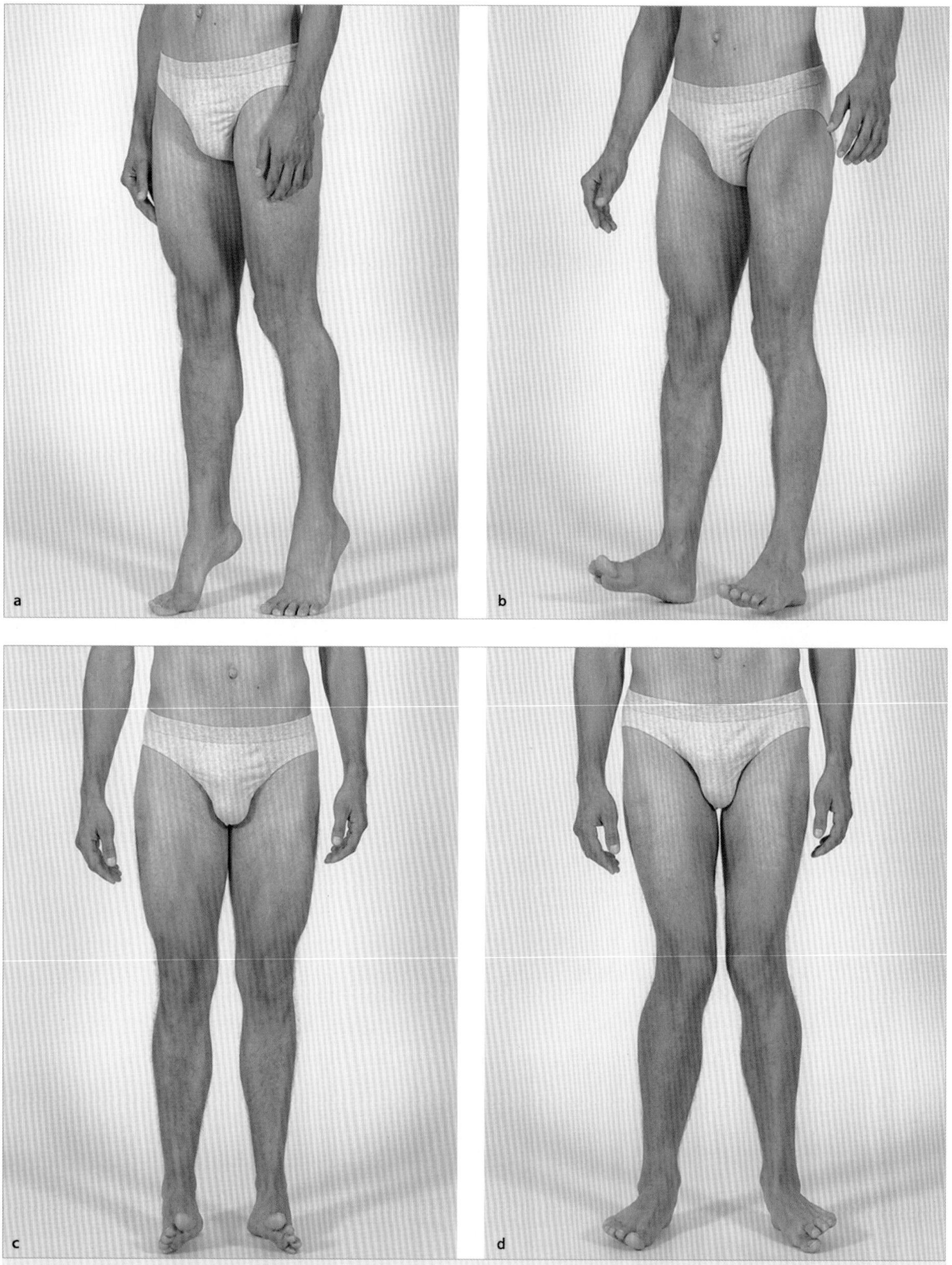

图 9.27 下肢和足部的筛查测试：刺激和确定受影响肌群的机能测试（解释见表 9.10）
a. 足趾步行
b. 足跟步行
c. 足外侧站立
d. 足内侧站立

9.1.9 下颌

- 通过筛查测试检查全部肌群。
  - 主动 ROM 测试（表 9.11，图 9.28）；
  - 被动 ROM 测试；
  - 抗阻测试。
- 随后，治疗师通过触诊识别位于颞下颌关节区域的单块肌肉的触发点。通过触诊和压力刺激可快速对肌筋膜问题做出诊断，同时能得到更多的有效结果（7.3）。

治疗建议

- 测试主动和被动 ROM 时，治疗师应充分检查运动的角度和质量（光滑、无阻力、对称、关节弹响）；
- 张口受限（牙关紧闭）→触发点主要位于咬肌和颞肌；
- 无张口受限的下颌关节问题→机能紊乱→相关触发点可能位于翼外肌；
- 原发颞下颌关节紊乱不常见，约占机能紊乱相关障碍患者的 4.1%（Jäger 等，1987）。

表 9.11 下颌关节的筛查测试

运动终末痛	主动肌（疼痛侧）	牵伸肌（疼痛侧）
张口（图 9.28a，b）	• 舌骨上肌群 ○ 二腹肌 ○ 下颌舌骨肌 ○ 颏舌肌 • 舌骨下肌群（固定舌骨） ○ 胸骨舌骨肌 ○ 甲状舌骨肌 ○ 翼外肌（内侧）	• 咬肌 • 颞肌 • 翼内肌 • 翼外肌（上部）
闭合（咬合）	• 咬肌 • 颞肌（主要是前部纤维） • 翼内肌 • 翼外肌（上部）	
侧殆运动（图 9.28c）	• 二腹肌（支持）	• 翼内肌 • 翼外肌（下部）
内错位（图 9.28d）	• 翼内肌 • 翼外肌（下部）	
突出（图 9.28e）	• 咬肌 • 翼内肌 • 翼外肌（下部）	• 颞肌（横向纤维） • 二腹肌
下颌后移	• 颞肌（横向纤维） • 二腹肌	• 咬肌 • 翼内肌 • 翼外肌（下部）

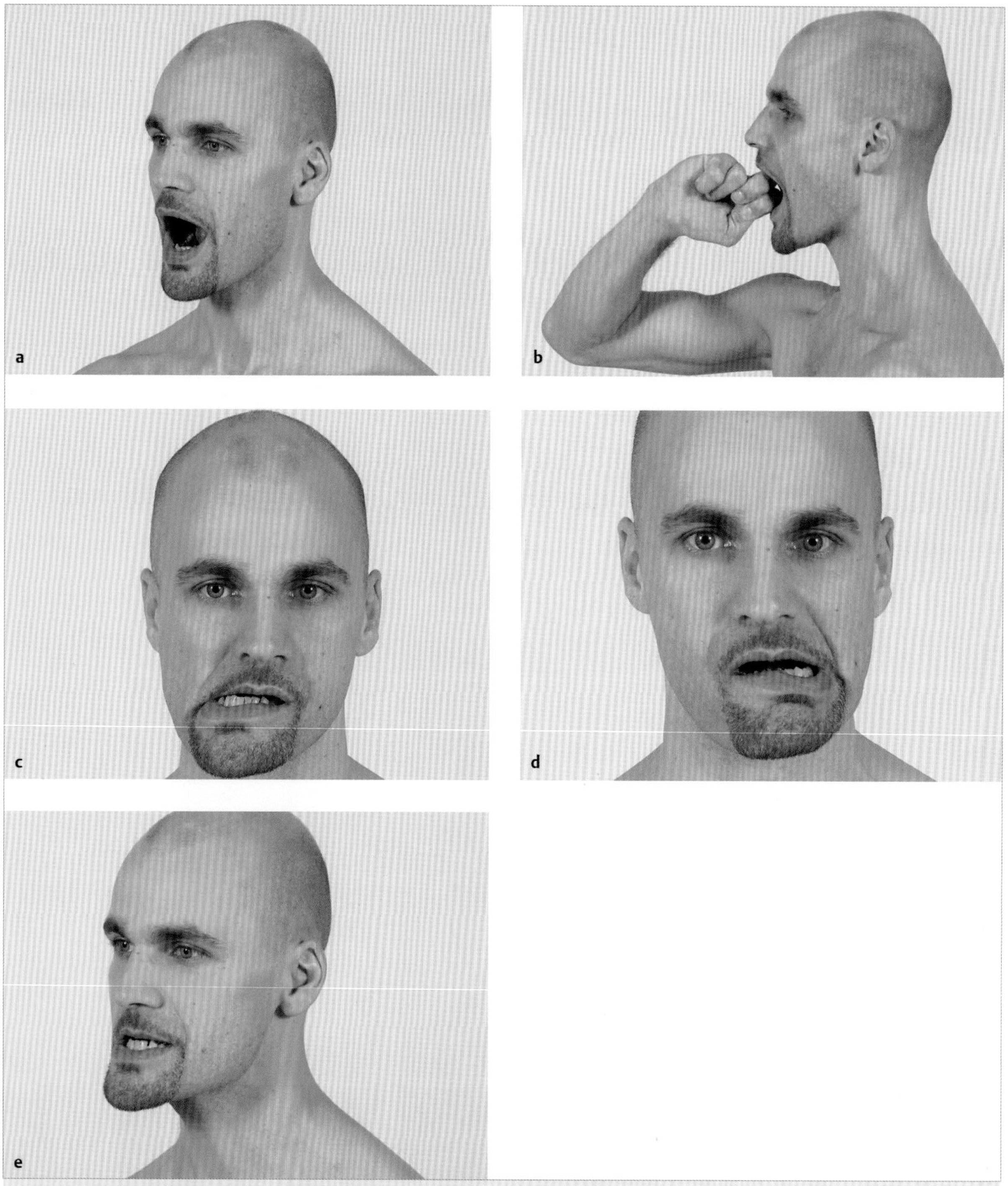

图 9.28　下颌关节筛查测试：检查运动的质量和 ROM（解释见表 9.11）

a. 张口

b. “双关节”测试

c. 外侧偏移（右颞下颌关节）

d. 内侧偏移（右颞下颌关节）

e. 前偏移

9.2 疼痛指南

此处的疼痛指南是那些因牵涉痛区域的存在而导致特定临床情况的肌肉的总和。

因为一块肌肉的牵涉痛区域常与在另一块肌肉的牵涉痛区域有重和（复合疼痛模式），因此仅凭临床疼痛区域并不容易或确认导致疼痛的肌肉（及其触发点）。为了识别引发疼痛的肌肉，就像章节 4.2（基础）和章节 9.1（实践方面）介绍的那样，在采集病史、检查体征（触诊时给予压力或抗阻刺激）和进行试验性治疗时有必要进行筛查测试。疼痛指南在这个过程中是一个有用的向导。基于现病史中患者对临床疼痛模式的描述，它们可以让治疗师初步框定引发疼痛的可能肌肉（肌肉选择 1；图 4.13，5.32）。

如果像对待菜谱一样按图索骥，疼痛指南列出的所有要点都将被忽略［例如，存在肩痛时所有特定的肌肉（如冈下肌）必须被治疗］。疼痛指南中的肌肉列表应被视为现病史的支持（帮助选择“肌肉选择 1”组中的肌肉）和治疗师治疗陷入困境时的思考线索，有助于检查是否有被忽视的环节，同时也可以为是否需要进一步检查某块特定肌肉给出提示。

最常见的临床疼痛指南（章节 9.3）汇集了所有的肌肉，通常与相应的临床表现相关，并以图表和表格的形式清晰地呈现出来。因为触发点链和 / 或失能相关触发点在慢性疼痛中起了重要作用，基于经验，疼痛指南也指出了在哪里可以找到主要和机能障碍相关的触发点。

疼痛指南	• 颈痛和头痛	• 图 9.29	• 622 页
	• 颞下颌机能紊乱（CMD）	• 图 9.30	• 629 页
	• 肩痛	• 图 9.36	• 637 页
	• 肩胛间和肩胛下疼痛	• 图 9.39	• 643 页
	• 前胸痛	• 图 9.40	• 649 页
	• 后胸痛	• 图 9.41	• 647 页
	• 类似心绞痛的疼痛	• 图 9.42	• 651 页
	• 肘部痛	• 图 9.43	• 655 页
	• 前臂和手部痛	• 图 9.44	• 659 页
	• 腰背痛，伴或不伴下肢放射痛	• 图 9.45	• 663 页
	• 髋部和腹股沟痛	• 图 9.46	• 671 页
	• 膝痛	• 图 9.47	• 674 页
	• 跟腱痛	• 图 9.48	• 677 页
	• 下肢和足部痛	• 图 9.49	• 679 页

9.3 临床表现

常见的临床表现是颈痛和头痛、肩关节不适、腰背痛等，下面的内容按照下列标题给出：

- 病史；
- 体征；
- 鉴别诊断；
- 治疗；
- 治疗建议。

以下部分总结了治疗师在处理肌筋膜问题时应当或需要注意的问题。初学者应建立条理、目标明确、高效率的方法；作为高年资治疗师应总结并建立检查表。需要注意的是，下列内容不能代表全面的临床情况，是不完整且粗略的。

9.3.1 颈前 / 后痛与头痛

病史	• 4 个开放性问题： ○ 疼痛的位置？（局部痛和牵涉痛） ○ 疼痛开始的时间？ ○ 疼痛的缓解因素？加重因素？ ○ 引起疼痛的原因？（患者的观点）
	• 疼痛指南 ○ 头痛（图 9.29，表 9.12） ○ 颈痛（图 9.29，表 9.13）
检查	• 筛查测试 ○ 颈椎（577 页） ○ 胸椎（583 页） ○ 肩关节（584 页）
	○ 下颌（617 页） • 其他检查（根据个体环境和病程决定）

（续表）

鉴别诊断	• 肌筋膜相关疼痛和机能障碍 • 颈椎间盘突出（通常在C5/6或C6/7水平）→颈椎运动时出现疼痛[特别是后伸和同侧侧屈时（椎间孔挤压试验）]并依据节段的不同特异性放射至手臂，通常伴有神经症状（如无力、感觉失调、反射缺失）。颈椎间盘突出完全性恢复可以通过保守治疗实现（Dejung，2009）。出现症状进行性加重、放射痛持续存在时，需要考虑手术之类的侵入性治疗 • 关节源性头痛（脊椎关节） • 神经源性头痛 • Lyme病（莱姆疏螺旋体病） • 炎性类风湿性疾病，如多发性关节炎（摄取颈椎中立位、主动屈曲位、侧位X线影像，以确定齿突是否稳定）；风湿性多肌痛症 • 占位性病变（如肿瘤、血肿等） • 血管性颈痛/头痛（如大脑动脉瘤） • 颞（霍顿）动脉炎[血沉加快（红细胞沉降率）] • 关节盘炎（闪烁扫描病理学，MRI） • 多发性骨髓瘤（电泳异常） • 警示表现（“红旗”征）提示需要特殊转诊： ○ 首次出现严重、有规律的头痛 ○ 症状显著加重 ○ 局灶性神经症状 ○ 颅内压增高，假性脑膜炎 ○ 发热，意识障碍
治疗	• 根据病史、查体、治疗师的经验实施相关结构的试验性治疗 • 再评估→是继续原有治疗还是改变治疗方法（可能需要进行其他检查以进一步评估） • 发现持续因素并将其整合到治疗方案中 ○ 姿势：坐位（图4.8）和站立位头的位置，肩外展综合征等 ○ 工作压力：使用计算机、键盘时的姿势 ○ 休闲运动：编织、拉小提琴、骑车→头的位置等 ○ 眼镜：如果它使头抬高到不正常的位置→确认阅读眼镜 ○ 女性：疼痛可能与生理期和使用避孕药有关 ○ 如果伴随严重的疲劳：检查铁蛋白水平（铁缺乏） ○ 补充足够液体 ○ 维持良好的健康水平：体力劳动者（即那些经常从事身体活动的人）的头痛通常比久坐的人少见 • 机能性力量训练：首先应采取局部稳定性和协调训练

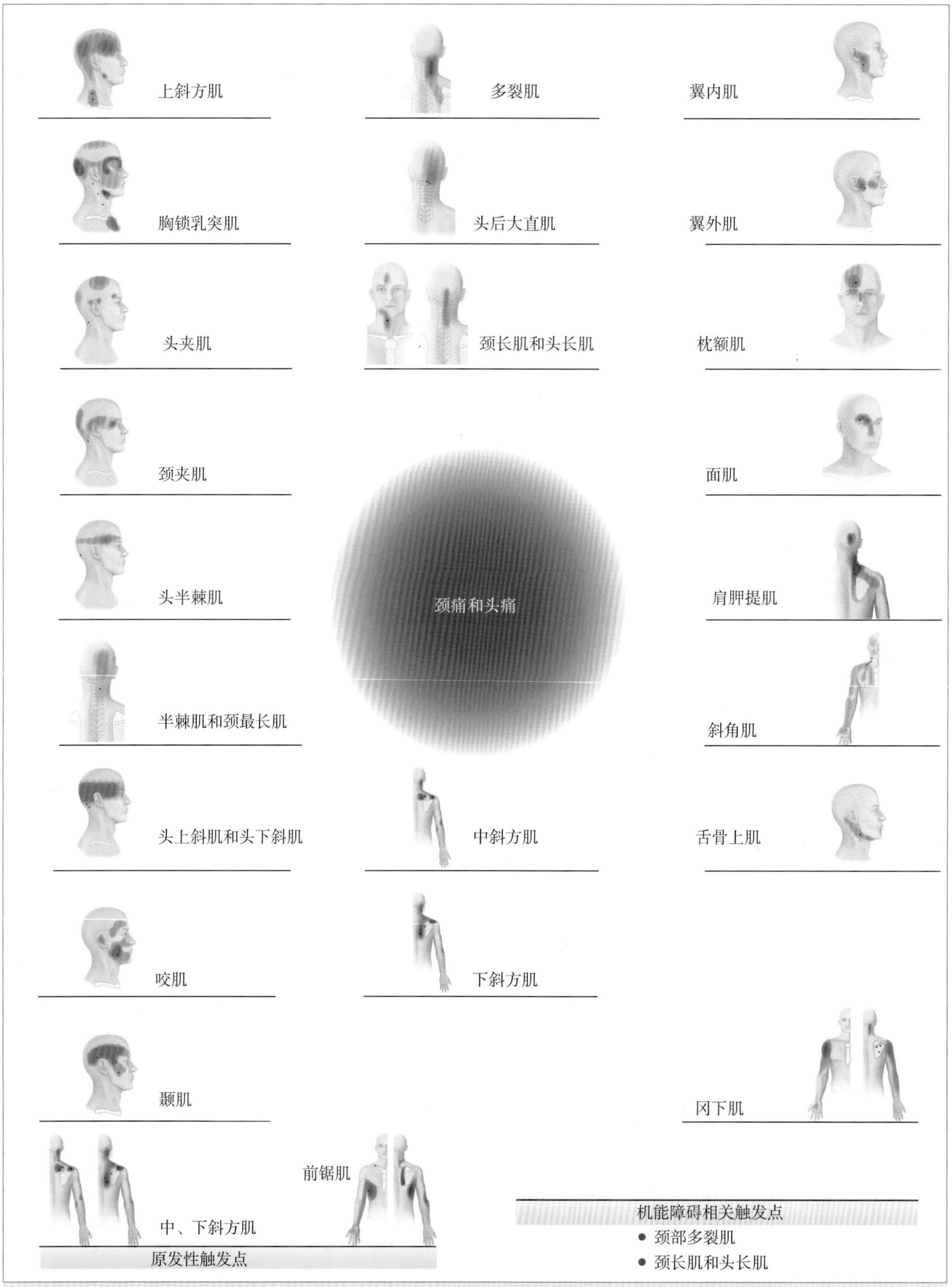
上斜方肌
多裂肌
翼内肌
胸锁乳突肌
头后大直肌
翼外肌
头夹肌
颈长肌和头长肌
枕额肌
颈夹肌
面肌
颈痛和头痛
头半棘肌
肩胛提肌
半棘肌和颈最长肌
斜角肌
头上斜肌和头下斜肌
中斜方肌
舌骨上肌
咬肌
下斜方肌
颞肌
冈下肌
中、下斜方肌
前锯肌
原发性触发点
机能障碍相关触发点
• 颈部多裂肌
• 颈长肌和头长肌

图 9.29　颈痛和头痛

表 9.12 疼痛指南：头痛

频率	肌肉	章节	
很常见	斜方肌上部	章节 7.2.1	279 页
很常见	胸锁乳突肌	章节 7.2.3	287 页
常见	头夹肌和颈夹肌	章节 7.2.6	298 页
常见	头半棘肌和颈半棘肌	章节 7.2.7	301 页
常见	头下斜肌	章节 7.2.8	306 页
常见	咬肌	章节 7.3.1	317 页
常见	颞肌	章节 7.3.2	319 页
常见	枕额肌	章节 7.3.8	339 页
偶尔	肩胛提肌	章节 7.2.2	283 页
偶尔	斜角肌	章节 7.2.4	290 页
偶尔	颈长肌和头长肌	章节 7.2.5	294 页
偶尔	头最长肌	章节 7.2.7	301 页
偶尔	多裂肌和回旋肌（颈）	章节 7.2.7	301 页
偶尔	头后大直肌、头后小直肌	章节 7.2.8	306 页
偶尔	头上斜肌	章节 7.2.8	306 页
偶尔	翼内肌	章节 7.3.3	323 页
偶尔	翼外肌	章节 7.3.4	325 页
偶尔	舌骨上肌	章节 7.3.5	329 页
偶尔	面肌	章节 7.3.7	337 页
原发性触发点			
	斜方肌下部	章节 7.1.14	269 页
	斜方肌中部	章节 7.1.13	267 页
	前锯肌	章节 7.1.11	261 页
机能障碍相关触发点			
	颈长肌、头长肌	章节 7.2.5	294 页
	多裂肌和回旋肌（颈）	章节 7.2.7	301 页

表 9.13　疼痛指南：颈痛

频率	肌肉	章节	
很常见	肩胛提肌	章节 7.2.2	283 页
很常见	头夹肌和颈夹肌	章节 7.2.6	298 页
常见	头半棘肌、颈半棘肌	章节 7.2.7	301 页
常见	多裂肌（颈部）	章节 7.2.7	301 页
常见	斜方肌中部	章节 7.1.13	267 页
常见	斜方肌下部	章节 7.1.14	269 页
常见	斜方肌上部	章节 7.2.1	279 页
偶尔	胸锁乳突肌	章节 7.2.3	287 页
偶尔	斜角肌	章节 7.2.4	290 页
偶尔	头长肌和颈长肌	章节 7.2.5	294 页
偶尔	颈最长肌	章节 7.2.7	301 页
偶尔	枕骨下肌 （头后大直肌和头后小直肌）	章节 7.2.8	306 页
偶尔	冈下肌	章节 7.1.3	240 页
原发性触发点			
	斜方肌下部	章节 7.1.14	269 页
	斜方肌中部	章节 7.1.13	267 页
	前锯肌	章节 7.1.11	261 页
机能障碍触发点			
	颈长肌、头长肌	章节 7.2.5	294 页
	多裂肌和回旋肌（颈）	章节 7.2.7	301 页
治疗建议	• 颈痛和头痛有时可由胸筋膜问题引起 　○ 下斜方肌触发点所引发的疼痛常放射至颈部；此外，前锯肌上方滑动通常是易被忽视的致痛原因（Dejung，2009） 　○ 如果肩胛骨稳定性不足（机能紊乱相关触发点，主要位于前锯肌和下斜方肌），那么肩胛骨不能充分固定在胸壁，作为代偿，它会靠近颈椎→上斜方肌和肩胛提肌的过度活动导致触发点 • 颈痛 　○ “绝大部分颈部疼痛综合征都有一个原发的肌肉因素。”（Dejung，2009） 　○ 如果颈部肌肉中的触发点既往被治疗过，颈椎关节机能紊乱通常可自行好转或能简单有效地调整 　○ 慢性颈痛通常显示多种模式（疼痛和机能障碍相关触发点的治疗，姿势训练，颈部肌肉训练，人体力学调整；Weber-Geiger，2015） • 头痛 　○ 约 10% 为单因素 　○ 约 90% 为多因素		

（续表）

治疗建议	– 遗传、生物力学、生物化学系、血管、神经性、肌筋膜以及精神心理因素都起作用 – 头痛的多样性（紧张性头痛，偏头痛，聚集性头痛等）被认为是同一临床症状的不同表现形式（头痛的连续性；Thal，2004） – 多模式治疗通常是恰当的，包括治疗引起疼痛的触发点和使用肌筋膜技术治疗机能紊乱；根据需要，选择关节和神经特异性手法治疗；机体意识技术；姿势调整；耐力训练；独立的放松技巧；提供相关问题信息；压力管理等 ○ 触发点的治疗通常可使头痛明显减轻 ○ 头痛往往不能通过筛查试验（如颈椎、胸椎、肩、下颌）直接诱发。在这里，活跃触发点位于那些限制颈椎和下颌活动范围的肌群。对这些肌肉，触诊 / 刺激可以触发患者的头痛，治疗这些活跃触发点通常会有积极的结果 ○ 约 50% 的头痛患者同时有 CMD（Schokker 等，1990）；因此，应该同时治疗 CMD • “紧张性头痛”“偏头痛”、甩鞭伤等，通常对触发点治疗反应良好 ○ 急性甩鞭伤后 3 周内禁忌行触发点治疗 ○ 在甩鞭伤慢性期，触发点治疗通常有效 • 患病率：《欧洲疼痛期刊》报道，约 19% 的欧洲人患有疼痛（Breivik 等，2006）。通常无法清楚区分紧张性头痛、偏头痛和颈源性头痛，因为不同类型的头痛临床症状往往相同（Sjaastad 和 Bovim，1991；Watson 和 Trott，1993），许多患者同时有不同类型的头痛（Jull 等，1997；Marcus，1992；Pollmann 等，1996；von Piekartz，2014）。尽管如此，最常见的仍是紧张性头痛（约 60%）；其次是偏头痛，约占 20%（Sjaastad 和 Bovim，1991；Sjaastad，1992；Stovner 等，2007）。颈痛占 2.5%~4.1%（Haldeman 和 Dagenais，2001；Sjaastad 和 Bakketeig，2008a，b；von Piekartz，2014）。紧张性头痛通过手法治疗（即肌筋膜触发点治疗）效果较好（Wiedemeier 和 Ernst，2013） • 枕骨下肌群的原发性触发点常形成触发点链，涉及中 / 下斜方肌 – 前锯肌 • 治疗局部稳定肌的机能障碍相关触发点：如果颈椎局部稳定肌（前方：颈长肌和头长肌、头直肌；后方：枕骨下肌群和多裂肌、回旋肌）不能及时维持稳定，那么全身稳定肌肉会试图进行补偿来维持颈椎稳定（全身稳定肌包括胸锁乳突肌、上斜方肌、肩胛提肌）。由此，这些肌肉超负荷工作，会形成了头痛相关触发点。同时，应对颈部深层稳定肌（无论前方或后方）的疼痛相关触发点治疗。处理头痛时，还应治疗潜在的疼痛相关触发点，因其可能会导致机能障碍，干扰局部稳定肌 • 眩晕：深而短的颈部肌肉有高密度的感受器，大量本体感受器与三叉神经核连接，参与调解肌肉静息状态，在血压调解中起重要作用。同时，“颈部受体区”获得有关头部在空间中相对躯干的位置信息，并与大脑的视觉中枢有神经联系。枕下肌肉本质上是一种感觉器官，共同承担空间定位的责任，维持平衡→颈深伸肌触发点会引起头晕和步态不稳。另外，上斜方肌和胸锁乳突肌的触发点也经常会导致眩晕

9.3.2 颞下颌机能障碍（CMD）

病史	• 4 个开放式问题 ○ 疼痛的位置？（局部痛和牵涉痛） ○ 疼痛开始的时间？ ○ 疼痛的缓解因素？加重因素？ ○ 引起疼痛的原因？（患者的观点） • 疼痛指南 ○ 颞下颌机能障碍（图 9.30，表 9.14）
检查	• 查体 ○ 说话时嘴会动吗？ ○ 颞肌咬肌肥大或萎缩 ○ 机能异常（口腔习惯）：嚼口香糖；咬指甲 ○ 牙齿 – 磨光牙齿的“切面”（提示咬牙或磨牙） – 牙齿颈部缺损（提示咬合不正、磨牙症） – 牙龈脱落（提示咬合机能障碍） – 伸长（单个牙齿明显地从相邻的牙齿中伸出） – 交叉咬合（向下咬合时，上颌牙齿在下颌牙齿后面） ○ 舌头和脸颊上的牙印 ○ 评估整体身体状况和姿势 • ROM 测试
	○ 颌部筛查试验 – 主动开口（注意动作的数量和质量：轻松开口，宽度至少为两横指，无偏差或疼痛；关节杂音） – 咬合（负重疼痛） – 侧殆 – 内侧偏移（至少 10 mm） – 前 – 后偏移 ○ 颈椎筛查试验 • 触诊 ○ 颞下颌关节（静止和运动） ○ 咀嚼肌、舌上肌群和舌下肌群的触诊检查
	• 其他检查（根据个体环境和病程）
鉴别诊断	• 肌筋膜相关的疼痛和机能障碍 • 牙齿感染（牙髓炎） • 牙根问题 • 慢性鼻窦炎 • 牙痛（牙周痛） • 非典型牙痛（幻牙痛） • 三叉神经痛 • 唾液腺疾病（炎症、结石、肿瘤） • 耳鼻喉肿瘤（腺癌） • 颞下颌关节炎性疾病（罕见） • 颌骨或颞下颌关节骨折（罕见）

（续表）

治疗建议	• 根据病史、物理发现及治疗师的经验针对相关结构进行试验性治疗 • 再评估→是继续原有治疗还是改变治疗方法（可能需要进行其他检查以进一步评估） • 治疗的目标，包括 CMD，是减轻疼痛和恢复机能 • 物理治疗（包括家庭培训）对 CMD 患者是有效的（Fink 等，2007；Knust 等，2007；Schindler 和 Hellmann，2015） • 治疗的重要组成部分 ○ 患者信息 ○ 发现持续因素并将其整合到治疗方案中 - 咀嚼肌的典型负荷模式的破坏："下颌运动训练"已经被证明是一种简单而有效的方法（表 7.1，图 7.157） - 缓解咀嚼肌的过度紧张：可以通过各种方法（如下颌运动、放松运动、肌肉和关节的手法治疗、生物反馈技术等）来实现，触发点的手法治疗已经证明是快速和有效的 - 机能异常：重要的是要让患者意识到机能异常和口腔习惯（嚼口香糖，咬指甲），这通常是无意识的（如磨牙、咬牙、舌头的位置等），从而学会避免或打破这些模式。自我观察、知觉训练和练习，以及各种放松练习都是有帮助的。同样重要的是要获得一个正确的、放松的下颌（没有牙齿接触）和舌（没有压力）位置。可在不同的地方（厨房，汽车，办公室等）张贴彩色贴纸作为提醒：牙齿现在的位置是什么？下颌呢？舌头呢？ - 压力管理 - 姿势：在坐位和站立位时检查头部位置（图 4.8）并将其纳入治疗计划。为了治疗能获持久成功，姿势训练很重要（Komiyama 等，1999；Wright 等，2000） - 注意整个身体的位置（如下肢轴线、长度差异等；图 9.34） ○ 将颈椎和肩带肌肉纳入治疗计划 ○ 肌筋膜触发点的自我治疗 ○ 家庭计划："下颌运动"自我锻炼计划包含伸展运动和机能训练（表 7.1，图 7.157），非常有效（Bartrow，2011；Nikolakis 等，2001、2002）。咀嚼肌是一种特殊的肌纤维混合体——单个运动单元的肌纤维束被压缩在一个非常狭窄的空间内，并承受不同方向的拉力（McMillan 和 Hannam，1991；Stalberg 和 Eriksson，1987）。在机能上，这意味着在单块咀嚼肌内可形成差异很大的局部力向量。此外，咀嚼肌表现了不同的激活能力。因此，单块咀嚼肌局部具有不同的激活强度（也见咀嚼肌在运动皮质上所占比例高于平均水平；图 9.31）。这一原理通过大的（实际）肌肉中存在几块小的"微型肌肉"的概念进行了简化和描述（Hellmann 和 Schindler，2015）。咀嚼肌和一般肌肉一样，具有出色的"学习能力"（Peck 等，2010）。因此，即使经过短暂的训练，它们的机能特征也可以持久改变（Hellmann 和 Schindler，2015） • 经验表明，触发点的手法治疗结合家庭计划（下颌运动）非常有效。多数情况下，患者可以在短时间内获得积极的治疗效果。这可能与以下事实有关：这两种测量方法通过高密度受体调节来自肌筋膜受体区域的感觉脉冲流，随着肌肉张力的降低和运动模式的重组从而使运动输出发生改变。下颌区域的强烈皮质（感觉皮质和运动皮质）反应都大于平均水平，差异明显——使得有区别的感觉运动康复是必要的和可能的 • 多学科合作 ○ 如果出现咬合机能障碍（如牙冠调整不当、咬合不正），可能需要牙医治疗。直到约 20 年前，颌面部的肌肉关节病几乎都是由牙医治疗的（牙齿矫正、口腔防护）。肌关节病性疼痛通常由局部肌肉骨骼机能障碍引起并持续，而咬合缺陷的作用现在被认为是有争议的。许多专家认为咬合机能障碍有显著影响（Jager，1997；Weisskircher，2010），而其他专家认为咬合缺失应该是继发性的（Palla，2003；Schindler 和 Hellmann，2015）

（续表）

治疗	○ 在 CMD 中，特别是在有磨牙症的情况下，牙医通常会为患者使用护齿［Michigan 夹板或 NTI 夹板（NTI，伤害性三叉神经抑制）］。口腔夹板有助于减少磨牙症的负面影响（牙齿破坏、颞下颌关节和咀嚼肌超负荷）（Ekberg 等，2003；Ekberg 和 Nilner，2006；Friction 等，2010；Hellmann 和 Schindler，2015；Schindler 等，2013；Stapelmann 和 Turp，2008；Wright 等 1995）。然而，这种方法（或物理疗法）并不能纠正磨牙症本身及其原因。以下是目前关于口腔夹板在CMD及其治疗中的影响的假设，已经被推定为作用机制（Schindler等，2014）： – 肌肉机能模式和关节负荷的暂时重组 – 通过痛觉抑制和反馈抑制肌肉活动 – 短期治疗干预后的长期神经肌肉“训练效果” ○ 如果患者愿意，心理动力驱动的持续紧张状态（慢性压力、焦虑、悲观的人生观等）者可能需要心理治疗 ○ 药物治疗：一般药理学原理适用于治疗肌肉关节病病性疼痛和其他肌肉骨骼机能紊乱。是否使用抗炎药物治疗取决于病情是活跃的（炎症）还是不活跃的（非炎症）
治疗建议	• 颞下颌关节和咀嚼肌的疼痛和机能障碍是导致头部、颞下颌关节、面部和颈部疼痛的常见原因；70%~80% 的 CMD 患者同时有头痛（Okeson，1996；Smolenski 等，2011） • 颞下颌关节和咀嚼肌（即口颌系统）周围区域的机能紊乱包括“咀嚼系统的肌关节病”（MAP）或“颞下颌机能障碍”（CMD） • 症状 ○ 主要症状： – 活动受限或下颌（颞下颌关节）活动受到干扰

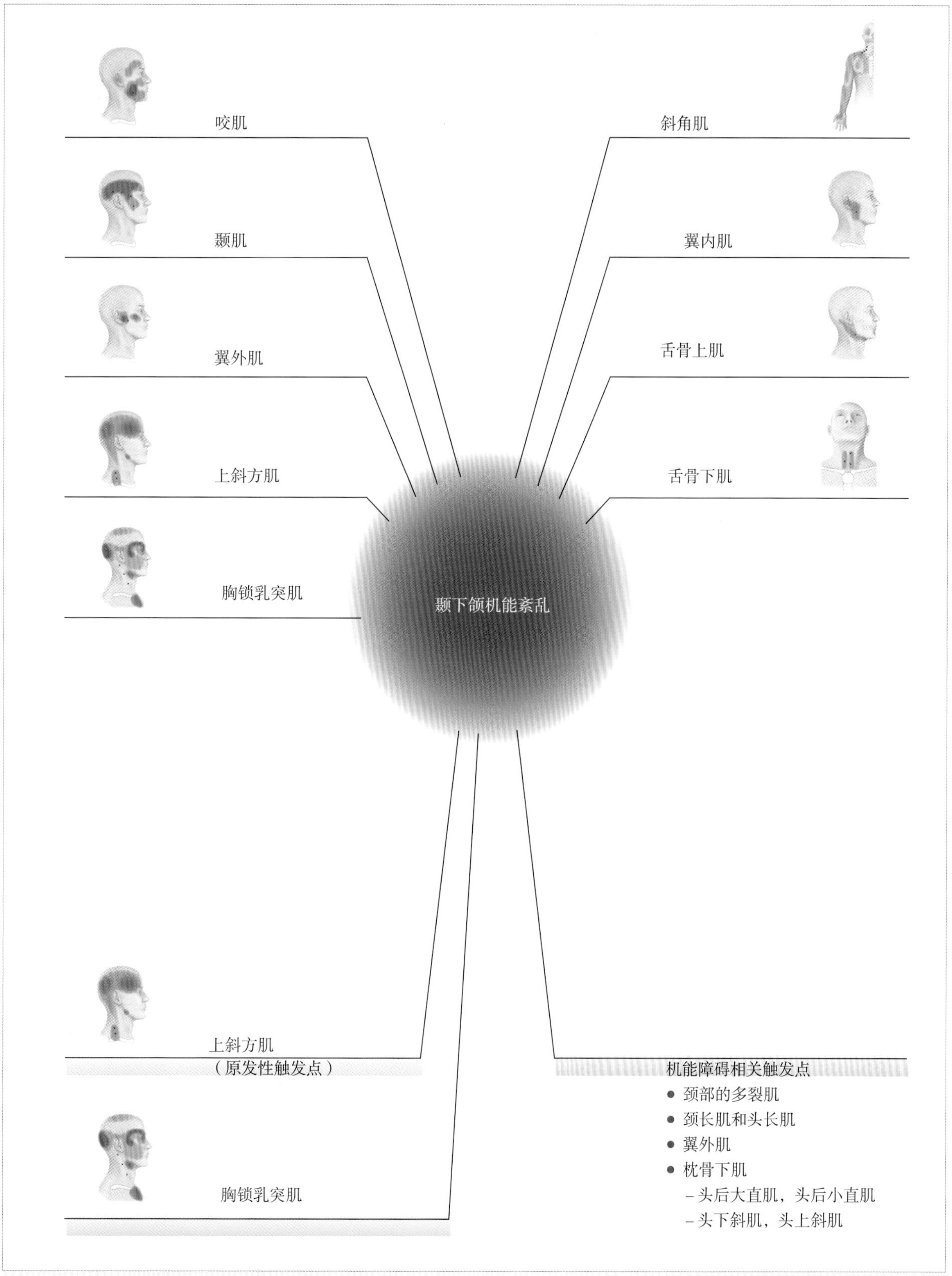
咬肌
颞肌
翼外肌
上斜方肌
胸锁乳突肌
斜角肌
翼内肌
舌骨上肌
舌骨下肌
颞下颌机能紊乱
上斜方肌
（原发性触发点）
胸锁乳突肌
机能障碍相关触发点
• 颈部的多裂肌
• 颈长肌和头长肌
• 翼外肌
• 枕骨下肌
–头后大直肌，头后小直肌
–头下斜肌，头上斜肌

图 9.30 颞下颌机能紊乱

表 9.14　疼痛指南：下颌机能紊乱

频率	肌肉	章节	
很常见	咬肌	章节 7.3.1	317 页
很常见	颞肌	章节 7.3.2	319 页
很常见	翼外肌	章节 7.3.4	325 页
常见	斜方肌上部	章节 7.2.1	279 页
常见	胸锁乳突肌	章节 7.2.3	287 页
偶尔	斜角肌	章节 7.2.4	290 页
偶尔 *	翼内肌	章节 7.3.3	323 页
偶尔	舌骨上肌	章节 7.3.5	329 页
偶尔	舌骨下肌	章节 7.3.6	333 页
原发性触发点			
	斜方肌上部	章节 7.2.1	279 页
	胸锁乳突肌	章节 7.2.3	287 页
机能障碍相关触发点			
	翼外肌（上头）	章节 7.3.4	325 页
	颈长肌和头长肌	章节 7.2.5	294 页
	多裂肌和旋转肌（颈部）	章节 7.2.7	301 页
	枕骨下肌（头后大直肌和头后小直肌，头下斜肌和头上斜肌）	章节 7.2.8	306 页

* 由于诊断困难，发生率可能不同

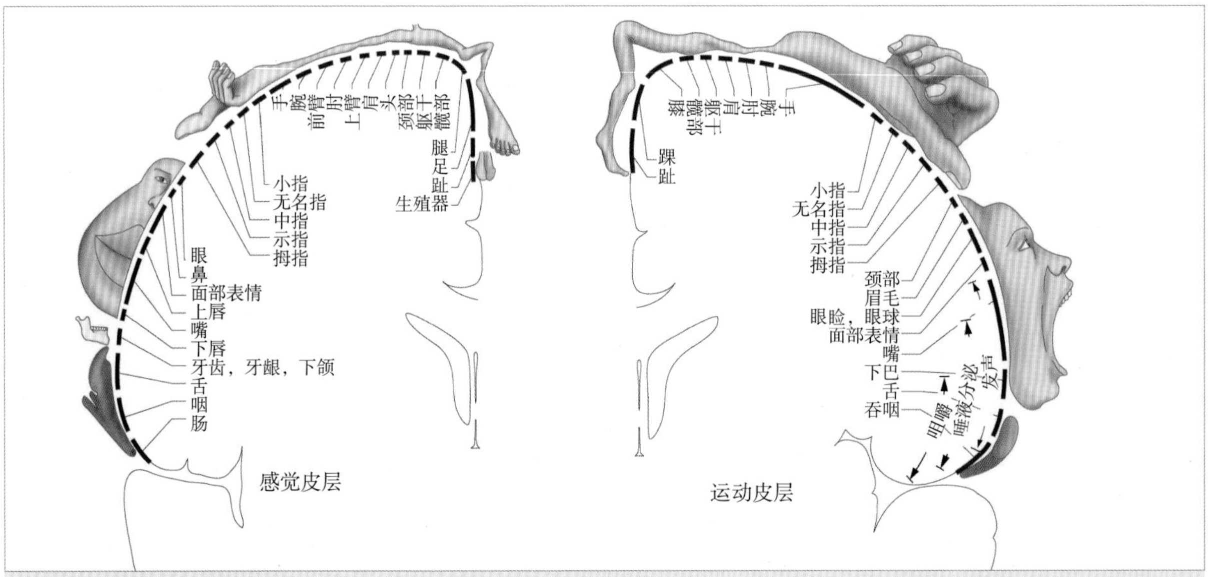

图 9.31　皮质分化与皮质表现：以主要的皮质区域作为代表，无论是在感觉区（中央后回）和运动区（中央前回），下颌和口在尺寸和分化都在平均水平之上

（续表）

治疗建议	– 咀嚼肌的疼痛、压痛和 / 或由咀嚼肌传导的疼痛 – 颞下颌关节疼痛和 / 或咬合时的声音 ○ 可能的伴随症状 – 颈部疼痛：CMD 患者还经常会有颈、肩部肌肉的疼痛和 / 或紧张 – 头痛：CMD（和磨牙症）患者通常会有头痛，与 CMD（或磨牙症）无关。紧张性头痛在治疗 CMD 时常会随之改善 – 面部疼痛：肌关节病性疼痛是面部疼痛最常见的原因（Palla，2003） – 牙痛 – 耳痛，耳鸣 – 头晕 – 流泪，流鼻涕 – 面部、口腔和咽喉部的麻木感 • 患病率：咀嚼系统肌肉关节疾病很常见的，患病率（见上文）约为 30%，多数患者是无痛的（Palla，2003）。3%~10% 的男性、6%~15% 的女性、1%~4% 的儿童和青少年（7~17 岁）存在肌肉关节病性疼痛（Palla，2003）。 • 口颌系统（牙 – 口 – 颌系统） ○ 在口颌系统中，三个组分共同发挥作用（图 9.32） – 牙组分（牙齿、假牙） – 骨组分（颌骨和关节） – 感觉运动成分（肌肉：感觉和运动） ○ 在健康的个体中，这些组分协同工作 ○ 可能的原因 – 咀嚼肌 – 颞下颌关节 – 咬合不正，假牙不合适 – 咀嚼肌、颞下颌关节、咬合不正或病理机械性感受 – 感觉输入的改变往往起着关键作用；病理性机械感受可能是由肌肉（肌筋膜机械性受体）、颞下颌关节和 / 或牙齿（牙周受体）的改变造成的 – 位于大脑痛觉调节区中央（病理性痛感） – 中枢在大脑运动区→病理性输出 ○ 某一细分区域的扰动常对其他区域产生影响 – 颞下颌关节的病理改变意味着咀嚼肌的改变，可能导致调整过程，并可能导致肌肉负载不良或过载 – 非生理性的肌肉活动，如说话不张口，或与机能异常有关，如磨牙症，可反过来导致关节负载异常和 TMJ 关节病 – 因此，“咬”既可以作为刺激因素，也可以通过改善关节和肌肉的相互作用来改变（Irnich，2013） ○ 对治疗师来说，了解口腔颌系统的状况是非常重要的 • 牙组分紊乱 ○ 磨光牙齿的“切面”（提示咬牙或磨牙） ○ 牙齿颈部缺损（提示错牙合、磨牙） ○ 牙龈脱落（提示咬合机能障碍） ○ 错殆（如交叉咬合，长牙或“开咬”，即门牙和犬牙之间没有接触） • 骨组分紊乱 – 开闭口时出现裂纹 – 开闭口时下颌偏移 – 有或没有疼痛的 ROM 受限 • 肌肉组分紊乱 – 咀嚼肌紧张，伴随支持带和肌筋膜紧张 – 单侧肌肉肥大或萎缩（主要是咬肌和颞肌） – 开闭口时下颌偏移

（续表）

治疗建议	– 痛性或无痛性 ROM 受限 – 舌双侧齿痕 ● 疼痛的可能原因 ○ 疼痛的原因主要是咀嚼系统的张力改变（Palla，2003）。退行性炎症改变、机械因素造成对颞下颌关节的刺激（如椎间盘突出），咬合不正通常较少引起该问题（Jager，1997；Palla，2003） ○ 关节盘病变 – 关节盘突出 / 关节盘位置与疼痛之间没有直接关系（Schiffmann 等，1992） – 多数关节盘病变，即关节盘移位和骨关节病的关节（非炎性关节炎）是无痛的（Palla，2003） – 关节盘突出主要表现为声音（爆裂音和捻发音）和 / 或下颌运动紊乱，而不是疼痛（Palla，2003）。关节音通常是无症状的，并可自动消失 ○ 关节源性疼痛 – 原发性关节问题在 CMD 患者中是罕见的（Palla，2003），由此导致 CMD 疼痛的病例不足 5%（Jäger，1997） – 与肌源性疼痛相比，关节源性 CMD 疼痛可以明确定位。以关节症状为主的患者可用手指精确地指向疼痛区域或关节，而由肌肉引起疼痛的患者则用整只手指向疼痛区域 ● 肌关节病（或 CMD）的病因在很大程度上可以说是未明的，这也是为什么目前针对许多病因和危险因素正在讨论（Palla，2003） ○ 相关病因（Gürtler，2014）： – 结构性因素：骨性因素（畸形、骨折）、关节因素（关节炎、关节盘脱位）或咬合因素（牙面咬合不良或不协调） – 机能因素：机能不全或不良身体姿势 – 心理因素：焦虑、心理压力、情感创伤、压力管理不足、悲观 ○ 在肌关节病性疼痛中，以下因素发挥了重要的作用： – 咀嚼系统肌肉结构的慢性过载 – 节段性和超节段性的神经可塑性改变，如二级痛觉神经元的敏化和节段水平上的机能神经元重组（Palla，2003） ○ 危险因素： – 机能异常（不良的口腔习惯）：咬牙（磨牙症）；咬嘴唇、指甲或物体（如烟斗）；长时间保持上下牙齿接触或不开口说话的不良习惯；进行类似抽搐的下颌运动，或将下颌骨保持在不正常的姿势等。所有这些都与咀嚼肌的过度活动有关，并可能导致过载和肌筋膜触发点的形成。在清醒状态下出现的机能异常与肌关节病性疼痛的相关性高于在睡眠状态下出现的机能异常（Palla，2003） – 咬合的干扰：人们普遍认为咬合异常（上颌和下颌牙齿的任何接触）会导致滑脱，咬合不良可导致肌肉关节病性疼痛（Jager， 1997；Weisskircher，2010）。然而，这些认知现在正受到质疑，因为由咬合机能障碍激活的运动反射持续时间很短，因此几乎不可能是导致过载的原因（Palla，2003） – 压力：在应激源的影响下，咀嚼肌是全身第一个出现张力增强的肌群 – 由于与边缘系统的密切联系，情感因素（焦虑、情感创伤等）可导致口周“括约肌”（口轮匝肌）的持续紧张 – 心理动力因素（悲观、情感创伤、社会心理状况等）会造成持续的肌肉紧张。有明显社会心理障碍的慢性 CMD 患者需要在标准治疗的基础上进行心理治疗（Schindler 和 Hellmann，2015） ● 抑郁：内源性和下降性疼痛抑制减弱，促使疼痛慢性化 ● 外伤后 MAP 见于摔伤、运动损伤、车祸后等 – 下颌 / 咀嚼肌过载或过度伸展（挥鞭伤） – 下颌和咀嚼肌的直接创伤（挫伤） – 下颌骨折 – 口腔手术干预后（如智齿手术）

（续表）

治疗建议

- 除了历史上标准的 4 个开放性问题之外，还有几个具体的问题在这里很有帮助，包括：
  - 你经常嚼口香糖吗？
  - 你用的假牙是新的吗？
  - 你听到耳朵里有声音吗？
  - 当你醒来时咀嚼肌紧张吗？
  - 你经常咬紧牙关吗？
  - 你在服用精神药物吗？
  - 你有压力吗？
  - 你有很长一段时间感到沮丧吗？
- 肌肉关节病性疼痛的后果：
  - 致敏：持续疼痛使肌肉痛觉感受器（外周致敏）致敏，并因中枢致敏而强化疼痛辐射和迁延
  - 感觉运动变化：肌源性疼痛引起运动反应
    - 疼痛的肌肉会受到反射性的限制。因此，与健康的受试者进行比较，MAP 患者疼痛侧的最大闭合力减小
    - 运动模式的改变会导致下颌肌肉和颞下颌关节（TMJ）的不良负载

    运动模式发生改变：
    - 为了避免疼痛
    - 由于肌肉运动因疼痛受限
    - 由于张力带（和触发点）的存在
    - 由于肌筋膜受体区域的感觉输入改变
- 肌肉平衡：
  - 必须积极平衡咀嚼肌活动；颞下颌关节的主动运动（咀嚼、咬、说话、打开、关闭）需要通过联合激活 HWS 稳定肌来防止可能出现的颈椎运动（图 9.33）
  - 问题通常不仅影响单块肌肉，而且影响整个肌肉链（协同肌和拮抗肌）
  - 4 个肌群一起工作（图 9.33）
    - 咀嚼肌（咬肌、颞肌、外侧翼状肌、内侧翼状肌）
    - 舌骨上肌群（二腹肌、茎突舌骨肌、下颌舌骨肌、颏舌骨肌）
    - 舌骨下肌群（胸骨舌骨肌、胸骨甲状肌、甲状舌骨肌、肩胛舌骨肌）
    - 颈稳定肌（后方：枕下肌和颈直肌；前方：颈长肌和头肌）
  - 疼痛相关触发点与机能障碍相关触发点均可作为 CMD 的持续因素发挥作用，必须被识别并纳入治疗计划。
- 身体静态的变化（如下肢不等长）或姿势的变化（如头部向前平移）可能是 CMD 的触发或持续因素（图 9.34，9.35）
- CMD 与颈椎：
  - 颅骨、下颌骨、肩胛带、颈椎一起形成一个机能单位
  - 颈椎机能障碍通过肌肉和神经影响颞下颌关节和咀嚼肌的张力，反之亦然（von Heymann 和 Smolenski，2011）
  - 例如，颈椎位置和张力的变化会影响咬合，影响颞下颌关节的压力关系，影响咀嚼肌、舌骨下 / 上肌群以及颈部肌肉的肌张力（图 9.35）。与没有颈部疼痛的人相比，有慢性颈部疼痛的人的咀嚼肌和口周“括约肌”中常有潜在触发点（De-la-Llave-Rincon 等，2012）

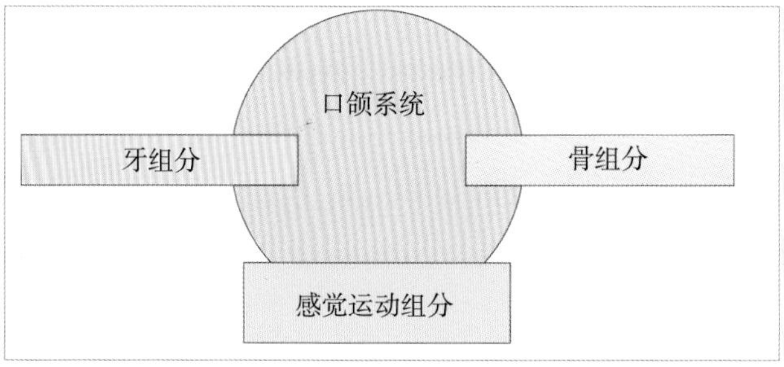

图 9.32　口颌系统（牙 – 口 – 颌系统）与骨骼和感觉运动组分。所有不同组分的相互作用协调，可实现无痛和全机能范围运动

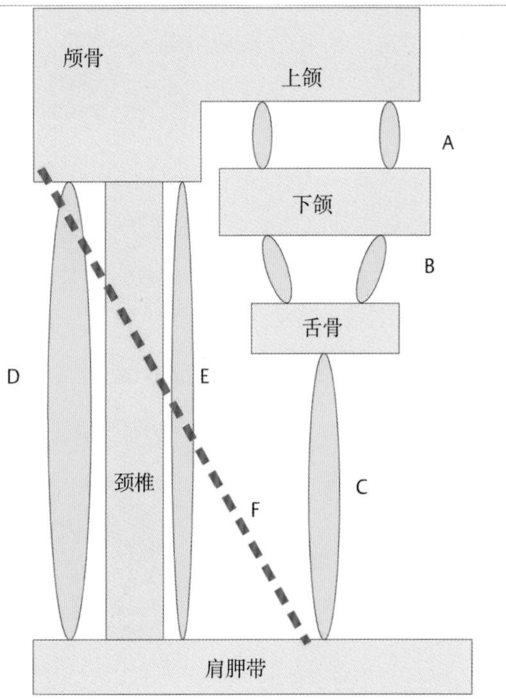

A. 咀嚼肌　　B. 舌骨上肌
C. 舌骨下肌　　D. 颈后肌
E. 颈椎深部稳定肌（前部）　　F. 胸锁乳突肌

图 9.33　肌肉平衡 – 咀嚼肌与舌骨上肌、舌骨下肌，颈后肌、颈前肌的机能相联系（Brodie 和 Thompson，1942）

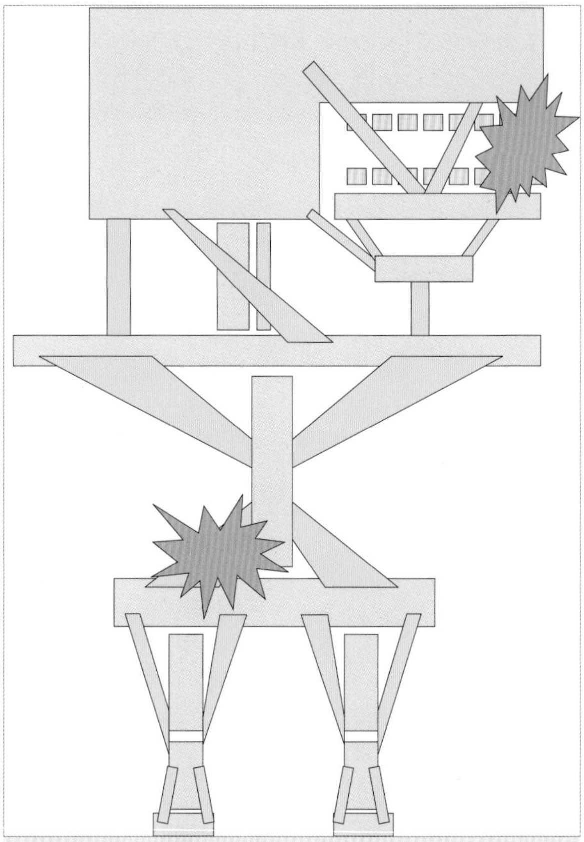

图 9.34　机体整体静态校正对 CMA 的影响（Brodie 和 Thompson，1942）

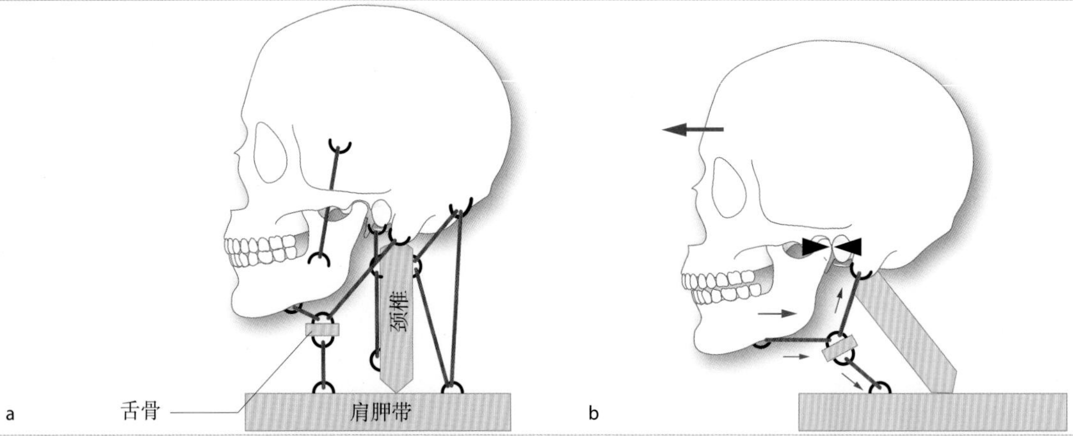

图 9.35　CMD：颈椎和头部位置的关系（Hochschild，2005）

a. 生理情况

b. 头部前倾的习惯性平移与颈部上段的伸展有关，使得舌骨上肌群受到牵拉，反过来又把下颌骨向后拉。正因如此，颞下颌关节和咀嚼肌承受了不良的负载。咬合干扰可以同时发生，也可以使已有的条件强化

9.3.3 肩痛

病史	• 4个开放式问题 ○ 疼痛的位置？（局部痛和牵涉痛） ○ 疼痛开始的时间？ ○ 疼痛的缓解因素？加重因素？ ○ 引起疼痛的原因？（患者的观点） • 疼痛指南 ○ 肩痛（图9.36，表9.15）
检查	• 筛查测试 ○ 肩关节（584页） ○ 颈椎（577页） ○ 胸椎（583页） ○ 必要时，神经动力ULNT（章节8.1、8.2） • 其他检查（根据个体环境和病程决定）
鉴别诊断	• 肌筋膜相关的疼痛和机能障碍 • 肩袖刺激、损伤或断裂（→假性麻痹） • 肩锁关节骨关节病 • “撞击”：撞击仅是一种对机能障碍的描述，在鉴别诊断中不再单独使用。严格来说，肩峰下滑囊炎是一种撞击综合征，但它也可能与许多其他原因有关。机能障碍肌肉中的触发点也可引起肩峰下撞击综合征（639页） • 钙化的滑囊炎 • 滑囊炎 • “冻结肩”［收缩性（黏附性）滑囊炎］ • 肩关节脱位 • 不稳定、习惯性的倾向 • 肱骨或锁骨骨折 • 盂肱关节骨关节病（多在创伤后）
鉴别诊断	• 感染性关节炎 • 作为一个例外，风湿性关节炎（如类风湿关节炎、脊椎关节病等）可始于肩锁关节 • 神经源性肩部肌肉萎缩症（可导致肌肉瘫痪的神经炎） • 带状疱疹 • Lyme病（Lyme疏螺旋体病） • C4/5椎间盘突出（一般不会引起肩痛） • 退行性椎间孔狭窄（通常与肩痛无关） • 内脏（系统性）疾病 ○ 胆绞痛可放射至右肩 ○ 冠心病会引起肩痛 • 肺上沟恶性肿瘤
治疗	• 根据病史、查体发现和治疗师的经验针对待定结构进行试验性治疗 • 再评估→是继续原有治疗还是改变治疗方法（可能需要进行其他检查以进一步评估） • 发现持续因素并将其整合到治疗方案中 ○ 体位：坐位和站立位肩胛（侧位和/或仰卧位）和胸廓的位置（见临床提示，43页）。在胸椎后凸增加、背部严重（凹陷）等情况下，不可能比较经济地实现胸椎与肩胛骨的稳定→肩胛稳定肌负载不良、过载（随后在整个远端动力链）→肩胛和手臂肌肉的触发点形成 ○ 不良（工作）压力 →优化工作和动作顺序（经济的举重等）、技术（网球、高尔夫选手、音乐家、游泳运动员等） →在进行单调的工作时（如在电脑前工作、演奏小提琴、长笛等乐器等），要有放松的姿势和规律的休息时间（家庭项目：拉伸、机能训练） ○ 限制肩胛胸壁活动 • 牵伸/放松 • 机能力量训练：肩胛稳定肌训练、协调训练；从事缺乏活动工作的人可适当进行娱乐活动（游泳、散步等）

（续表）

治疗建议	• 在慢性肩关节问题中，症状往往源于肌筋膜结构，不仅适用于广泛的肱骨肩周炎（PHS），而且适用于因撞击而出现的症状（见下文）或罕见的退行性变化（关节病等）（Irnich，2013） • 多块肌肉间的相互作用通常受到干扰；肌筋膜触发点几乎总是位于几块肌肉→复合和复杂的疼痛模式（199 页） • 肌筋膜疼痛和机能障碍不仅源于关节机能障碍，而且常是导致关节机能障碍和相关退行性改变的重要原因（Dejung，2009；Irnich，2013） • 肩部有 5 个界面需要协调工作： ○ 盂肱关节 ○ 肩锁关节 ○ 胸锁关节 ○ 肩峰下滑动表面 ○ 肩胛胸壁滑动空间 • 良好的肩关节机能要求所有这些协同界面之间以及所有相互联系的运动和稳定结构之间协调互动。在处理肩关节区域的问题时，必须考虑所有相关因素 • 各种肌肉的协调、同时活动对生理运动序列和负载至关重要。肱骨盂关节窝相对较小，对肌间协调障碍特别敏感。每块肌肉在最佳时机被缩短、削弱或未被激活，都会对整体运动序列产生不利影响（如肩关节节律紊乱），从而导致其他肩部肌肉触发点的形成（Irnich，2013）和继发性关节问题 • 一方面，肌肉负责肩关节异常广泛的活动；另一方面，它们同时负责控制肩部的运动，从而提供稳定性。这些不同的任务（运动和限制运动）是由不同的肌群完成的 ○ 关节附近的短肌（肩袖肌肉）是“活跃的”动态韧带，负责关节的稳定，并使肱骨头居中（局部稳定肌） ○ 较长的肌肉，位于离支点较远的地方，起着“移动肌”的作用（整体稳定肌） • 由于肩部运动包括肩关节的运动和稳定对肌肉的要求不一，因此多种肩部问题可能是肌源性的（Veeger 和 van der Helm，2007） • 肩部肌筋膜疼痛的可能原因： ○ 原发性肩部肌肉问题主要由以下原因引起： – 长期过载（在肌肉处于缩短、收缩的位置时长时间的活动，包括由于工作等原因在电脑前工作的姿势，以及牙医、理发师等；重复动作，如体育活动） – 明显过载（主要是在训练不佳时）：打网球、高尔夫、手球、排球、壁球等，也可能是由于摔倒引起的事故 – 创伤性过伸（如跌倒） ○ 年轻的患者肩部疼痛以肌肉相关疼痛为主（Dejung，2009）。有针对性的触发点手法治疗效果较佳（见原发性肌筋膜综合征，209 页）。在这个年龄段，不要急着去做手术是很重要的。在不完全清楚的情况下，重要的是考虑在手术前寻找（并治疗，如果发现）任何之前因受伤而残存的肌肉损伤（Dejung，2009） ○ 继发性肌筋膜疼痛和机能障碍：50 岁以后，退化相关疼痛增多。因此，在人的后半生，肩部产生的疼痛主要与退行性改变有关。然而，肌肉原因往往是次要的。在这种情况下，肌筋膜的手法治疗只能获得短暂的成功。在开放或关节镜手术（如肩峰成形术、锁骨外侧切除术）后，有针对性的触发点手法治疗结合积极的护理，是最重要的康复措施（Dejung，2009） • 肩痛的诊断 ○ 肌筋膜问题引起的肩痛通常很容易诊断。疼痛通常可以重现，相关的肌肉可通过选择性拉伸来识别（见筛选试验，584 页）。触诊张力带和活跃肌筋膜触发点通常不是问题（除了位于肩胛下肌和前锯肌的触发点） ○ 在某些情况下，筛选测试不能确定相关肌肉或肌群，但病史和临床表现仍然可提供明确的证据，证明问题是由肌筋膜成分引起的。既往临床表现可能来自之前的关节或神经特异性治疗的失败。在这些情况下，对一组根据经验难以通过筛查测试确定位置的肌肉进行触诊检查（如果需要，还应进行治疗）是值得的，包括前锯肌、下斜方肌、背阔肌、后上锯肌和胸小肌 ○ 应特别注意肩胛骨的位置（Tanno，2011）：肩胛稳定肌的机能障碍（延迟激活或缺乏力量，可能由机能障碍相关的肌筋膜触发点引起）可表现为无法稳定（开链）和支持（闭链）肩胛骨，或肩肱节律改变。它可能是造成位于机能链远端（如冈下肌）的肩部肌肉持续负载不良的原因，而导致疼痛的肌筋膜触发点（mTrPs）可能位于该肌肉

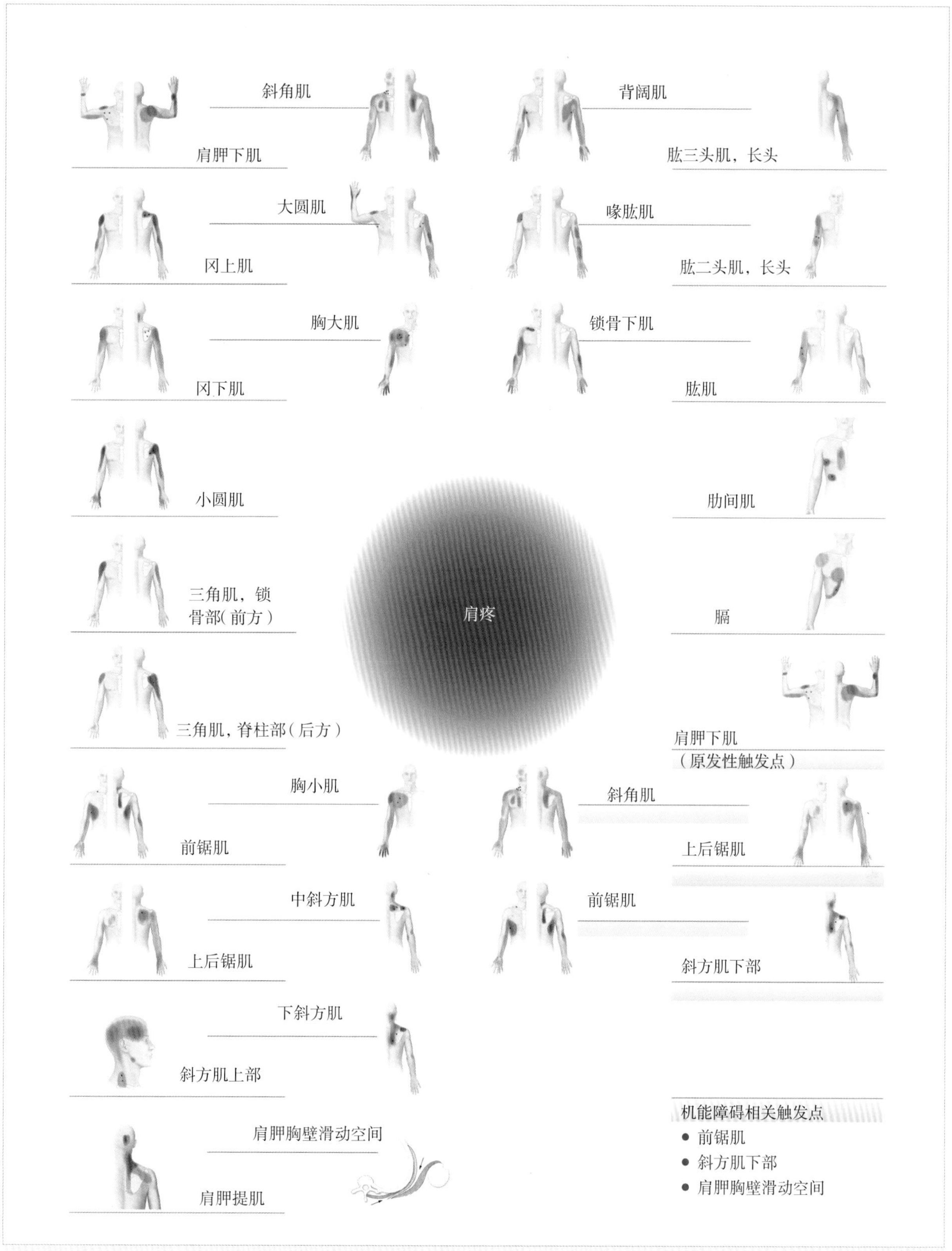
斜角肌
肩胛下肌
背阔肌
肱三头肌，长头
大圆肌
冈上肌
喙肱肌
肱二头肌，长头
胸大肌
冈下肌
锁骨下肌
肱肌
小圆肌
肋间肌
三角肌，锁骨部(前方)
肩疼
膈
三角肌，脊柱部(后方)
肩胛下肌
(原发性触发点)
胸小肌
前锯肌
斜角肌
上后锯肌
中斜方肌
上后锯肌
前锯肌
斜方肌下部
下斜方肌
斜方肌上部
肩胛胸壁滑动空间
肩胛提肌
机能障碍相关触发点
• 前锯肌
• 斜方肌下部
• 肩胛胸壁滑动空间

图 9.36 肩痛

表 9.15　疼痛指南：肩部疼痛

频率	肌肉	章节	
很常见	肩胛下肌	章节 7.1.5	244 页
很常见	冈上肌	章节 7.1.2	237 页
很常见	冈下肌	章节 7.1.3	240 页
很常见	小圆肌	章节 7.1.4	242 页
很常见	三角肌	章节 7.1.1	234 页
很常见	前锯肌	章节 7.1.11	261 页
很常见	上后锯肌	章节 7.4.5	368 页
常见	斜方肌上部	章节 7.2.1	279 页
常见	肩胛提肌	章节 7.2.2	283 页
常见	斜角肌	章节 7.2.4	290 页
常见	大圆肌	章节 7.1.6	248 页
常见	胸大肌	章节 7.1.8	252 页
常见	胸小肌	章节 7.1.10	258 页
常见	斜方肌中部	章节 7.1.13	267 页
常见	斜方肌下部	章节 7.1.14	269 页
常见	肩胛胸壁滑动空间	章节 7.1.16	273 页
偶尔	背阔肌	章节 7.1.7	250 页
偶尔	喙肱肌	章节 7.1.9	256 页
偶尔	锁骨下肌	章节 7.1.15	271 页
偶尔	肱三头肌（长头）	章节 7.8.1	467 页
偶尔	肱二头肌（长头）	章节 7.8.2	471 页
偶尔	肱肌	章节 7.8.3	473 页
偶尔	肋间肌	章节 7.4.7	372 页
偶尔	膈肌	章节 7.4.8	374 页
原发性触发点			
	肩胛下肌	章节 7.1.5	244 页
	斜角肌	章节 7.2.4	290 页
	上后锯肌	章节 7.4.5	368 页
	前锯肌	章节 7.1.11	261 页
	斜方肌下部	章节 7.1.14	269 页
机能障碍相关触发点			
	前锯肌	章节 7.1.11	261 页
	斜方肌下部	章节 7.1.14	269 页
	肩胛胸壁滑动空间	章节 7.1.16	273 页

（续表）

频率	肌肉
治疗建议	• 运动终末痛：如果在进行肩部筛查时出现运动终末痛，则疼痛很有可能是由肌肉因素引起的（图 9.37）。病因可能是被动拉伸的肌肉或活动肌肉的触发点。要区分这些，请参见筛选试验。例外的是，肩锁关节骨关节病可引起最大外展、最大水平内收、触及背部并尽可能向上移动手时出现疼痛。在髋臼边缘损伤中，疼痛也更可能发生在运动终末（Dejung，2009） • 疼痛弧：前臂外展时中等程度的疼痛（称为运动中段疼痛，通常发生在外展 70° ~ 110° ）通常是肩峰下撞击、关节内紊乱或肱骨头周围问题的迹象（图 9.37，9.38） • 肩峰下撞击：肩外展时，肩袖肌腱和肱骨头与“肩顶”（肩峰，喙肩峰韧带）之间的滑动空间变小 ○ 临床表现 – 疼痛弧（图 9.37，9.38） – 疼痛主要出现在运动（外展，外旋）时 – 冈上肌负载增加会加重疼痛（图 9.10e） ○ 撞击综合征典型的中期疼痛的原因是肩峰下区域的空间挤压，这可能是由于： 1. 结构性因素 – 钩状肩峰 – 肩峰的骨赘，或肩锁关节的骨关节病 – 与肩锁关节炎和三角肌下滑囊炎相关的结构变化 – 肩袖冈上肌部分的断裂或部分断裂 – 冈上肌腱的炎性肿胀（较大的肌腱钙化或使肱骨头层中的机能缺乏的结果），导致间隙缩小并刺激肩峰下运动的“疼痛弧”区（图 9.38） 2. 机能性因素 – 肩部肌肉紧张、缩短或机能障碍造成使肱骨头居中的机能下降，导致肩峰下撞击。在外展的过程中，内收肌（作为联合收缩肌）负责保持肱骨头不会向上顶到“肩顶”（主要是肩峰和喙肩韧带），而是将其保持在肩关节的中心。如果肌肉引导肱骨头向下滑动（主要是肩胛下肌、大圆肌、小圆肌、冈下肌外侧纤维和冈上肌阻碍了肱骨头的颅向滑动）的机能失调或者肌肉将肱骨头（三角肌）过度上拉，则可能会发生撞击 – 当存在撞击问题时，活跃触发点多位于冈上肌、冈下肌和 / 或肩胛下肌（Hidalgo-Lozano 等，2010） – 冈上肌：冈上肌的触发点会使肌肉反射性减弱，因此其限制肱骨头在主动外展时向上滑动的作用减弱。同时，作为补偿，三角肌（在外展时）变得更加活跃，从而使肱骨头向上滑动（机能撞击）增强 – 肩胛下肌和大圆肌：肱骨头向下滑动减少（由此导致向上滑动增加→机能性撞击），可能是由负责向下滑动的肌肉（肩胛下肌和大圆肌）的肌筋膜触发点引起的 – 肩胛骨在胸部的固定不良和盂肱节律的改变，可能是肩关节撞击的发展和持续的辅助因素（Ludewig 和 Cook，2000） ○ 肌肉因素可使撞击症状加剧或阻止其消退： – 肩胛下肌和大圆肌（以及小圆肌和冈下肌外侧纤维）引导肱骨头向下滑动的机能障碍→通过手法治疗使机能障碍相关肌筋膜触发点失活 – 肩胛提肌（胸小肌）紧张带在会导致轻微的肌肉缩短，从而使肩胛骨发生旋转、关节盂下移，造成外展的起始位置不佳，撞击较早发生且次数较多，使冈上肌腱和肩峰下滑囊持续受刺激 – 肩胛稳定肌机能障碍：如果肩胛骨没有最佳地固定于胸腔，运动链中较远位置的肌肉会出现控制不佳和过载（图 2.5，5.48），造成机能性撞击 – 冈上肌灌注减少（由于肌筋膜触发点和紧张带的作用）导致肌肉本身的营养供应不足，从而导致冈上肌腱（由冈上肌供应）的营养和再生潜力降低 ○ 治疗 – 急性期：肩峰下注射局部麻醉剂和类固醇（1 ∶ 9）药物，可即时和持久地缓解炎症刺激和中期疼痛（Dejung，2009）

（续表）

治疗建议	– 亚急性期：物理治疗措施，包括放松紧张和缩短的肌肉（触发点治疗），改善稳定肱骨头肌肉的机能（治疗机能障碍相关的触发点结合机能训练） – 如果保守治疗不成功，则应考虑手术干预（如切除部分肩峰的肩峰成形术和喙肩韧带切除术）（Dejung，2009） ● 冈上肌腱或部分肩袖腱膜中的钙：作用于冈上肌腱（以及整个肩袖）上的强大负载与这些结构的低灌注之间的差异可导致慢性刺激和钙沉积 ○ 冈上肌腱中稳定的钙化（定义很明确）可能多年都没有疼痛 ○ 钙会缓慢自组织溶出，进入关节间隙（或三角肌下囊）并在这些位置再次溶解，导致明显的滑膜刺激，伴有非常严重的疼痛（钙化性滑囊炎）。肩峰下注射类固醇可迅速使急性炎症期缩短。随着时间的推移，钙化性滑囊炎可以自行痊愈，钙化可以在几周或几个月内溶解。多发钙化和反复出现钙化性滑囊炎的病例可能需要手术治疗（Dejung，2009） ● 肩袖撕裂 ○ 肩袖冈上肌部分断裂可导致屈曲外展的假麻痹（通常仅在急性期）；在机能上，三角肌常能对假麻痹进行代偿 ○ 当冈下肌和小圆肌部分肌腱套破裂时，常会发生外旋麻痹 →规避动作导致肌肉过载（协同肌和补偿肌） →根据年龄和机能障碍，可能需要关节外科专家进行进一步的检查和评估，尤其是考虑手术干预时（年轻创伤患者） ● 不稳定性：通过前方恐惧试验中的手法操作（刺激前滑囊和韧带结构）来测试肩前结构的稳定性和刺激性（习惯性肩脱位），同时拉伸肩胛下肌。因此，在恐惧实验中所经历的疼痛通常不是由关节囊或韧带引起的，肩胛下肌筋膜触发点通常是主要原因。因此，只有在排除肩胛下肌筋膜问题（如果存在，应采用手法治疗来处理）后，才考虑手术治疗（Dejung，2009） ● 冻结肩 ○ 真正冻结肩，狭义上的粘连性（收缩性）关节囊炎，目前病因尚不清楚，也没有有效的治疗方法（既没有有效的药物治疗，也没有关节、神经或肌肉特异性治疗、康复治疗）；在未治疗的情况下，通常在 1~1.5 年内自愈。这种形式比较少见（< 5%） ○ 绝大多数情况下，“冻结肩”会限制肩的活动性（先是主动和被动外部旋转受限，随后是外展和屈曲受限），多是由肌筋膜问题引起的：肩胛下肌触发点引紧张带和关节囊收缩。对于这种“冻结肩”，手法治疗多有效，可以联合肌筋膜技术（触发点治疗）和关节特异性技术（拉伸关节囊）；家庭训练（内旋肌牵伸）和机能训练（盂肱稳定和协调）对治疗成功也很重要（图 7.30） ● 肱二头肌长头腱机能紊乱 ○ 如果肩袖断裂，此肌腱就会与肩峰直接接触，因此容易出现磨损和撕裂，并最终断裂。然后肱二头肌长头腱远端回缩并在肘窝附近形成球状隆起。然而，肱二头肌腱断裂对肘关节屈曲强度没有明显影响（肱肌是肘关节屈曲的主要肌群），因而无须治疗（Dejung，2009） ○ 在罕见的情况下，二头肌腱可能自大、小结节之间的二头肌沟脱出，但通常无须治疗（Dejung，2009） ● 在慢性肩痛的病例中，不管最初的原因是什么（骨折、炎症、过载、过度拉伸、长时间制动等），从肌筋膜的角度来看，最好（重新）彻底检查以下三个特定的结构，并在必要时进行治疗 ○ 肩胛下肌 – 慢性疼痛使患者被迫采取止痛姿势；在肩痛，这种止痛姿势包括内旋和内收。因此，慢性肩痛常导致肩胛下肌（以及胸大肌）过载，从而导致肌筋膜触发点形成。这些肌筋膜改变在疼痛的主要原因缓解后（如骨折的愈合，炎症的消退）经常会持续存在，并可能导致疼痛的慢性化 – 同时，肩胛下肌作为局部稳定肌起决定性作用，引导肱骨头的旋转滑动运动；因此，肩胛下肌机能障碍相关触发点能够持续地影响肩关节的运动经济性，从而成为一个持续因素

（续表）

治疗建议	○ 肩胛稳定肌：如果肩胛骨没有很好地固定于胸壁，那么位于运动链的远端，连接盂肱关节的肌肉就不能经济地工作，长期不良负载和过载导致触发点形成和持续存在。任何持续改善的先决条件是肩胛稳定机能障碍相关的肌筋膜触发点（主要是前锯肌、下斜方肌和胸小肌）的失活 ○ 斜角肌：前、中斜角肌之间有神经血管束走行（图 8.3），此部位的神经肌肉卡压可能会导致神经的性能和恢复能力的持续障碍，进而导致肌肉的恢复能力受损，从而成为一种持续和迁延因素（章节 6.1.3，章节 8.2.1） • 治疗师应观察整个躯干的姿势位置和紧张状态，特别是腰背部和骨盆的位置。肩带只有在良好支撑下才能处于静止状态并发挥最佳机能 • 肩部手术后，对肌筋膜异常的治疗应作为康复计划的一部分。许多情况下，这种治疗是唯一可明确缓解疼痛并允许恢复全面机能的方法（Dejung，2009）

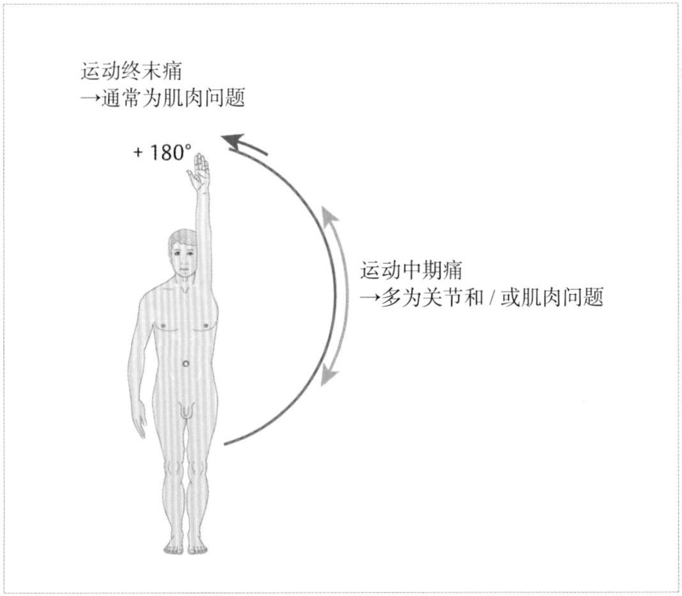

图 9.37 疼痛弧 / 运动中期痛 – 运动终末痛。外展（中期疼痛）在 70°~110° 的疼痛弧是关节和 / 或肌肉问题的迹象。外展的运动终末痛（末期疼痛）则提示肌肉因素引起疼痛的可能性很高

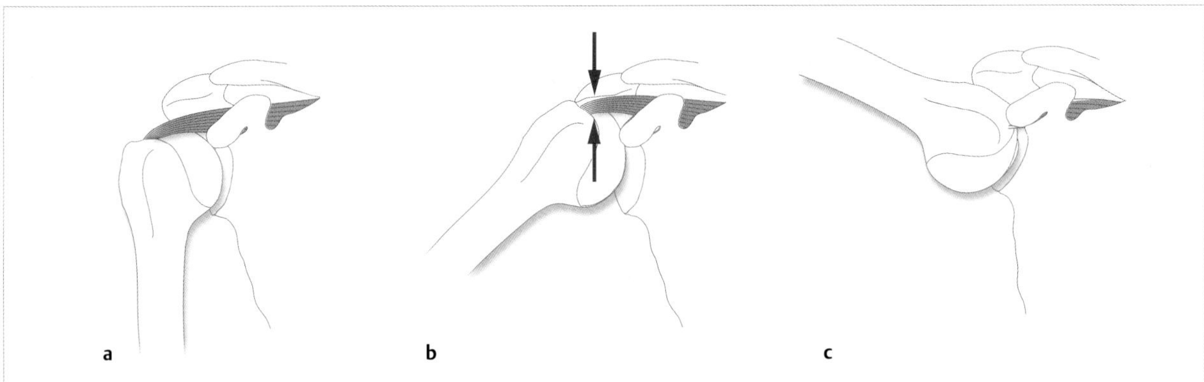

图 9.38 冈上肌腱撞击：疼痛弧

a. 起始位置：无痛

b. 外展：疼痛弧 / 运动中期疼痛。外展 70°~ 110° ，“肩顶”（肩峰与喙肩韧带）与大结节之间会发生撞击，冈上肌腱因而受到压迫，导致机械刺激，并随后出现疼痛

c. 外展：结束位置是无痛的。外展超过 110° 时，大结节下移，与肩峰 / 喙肩韧带之间的间隙增大，冈上肌腱因此不再受到压迫或刺激，因此不会出现疼痛

9.3.4 肩胛间和肩胛下痛

病史	• 4 个开放式问题： ○ 疼痛的位置？（局部痛和牵涉痛） ○ 疼痛开始的时间？ ○ 疼痛的缓解因素？加重因素？ ○ 引起疼痛的原因？（患者的观点） • 疼痛指南 ○ 肩胛间和肩胛下疼痛（图 9.39，表 9.16）
检查	• 筛查测试 ○ 颈椎（577 页） ○ 胸椎（583 页） ○ 肩关节（584 页） • 其他检查（根据个体环境和病程决定）
鉴别诊断	• 肌筋膜相关的疼痛和机能障碍 • 内科诊断： ○ 肺炎 ○ 肺栓塞 ○ 主动脉夹层合并动脉瘤（突发性肩胛间剧烈疼痛） ○ 心绞痛 ○ 心包炎 ○ 胆囊疾病引起的疼痛 ○ 胰腺炎 ○ 肿瘤（胸膜、纵隔） • 膈疝 • 反流性食管炎 • 椎体骨折 • 肋骨骨折 • 肋骨－肩关节机能障碍（“肋骨阻滞”） • 胸椎间盘突出（罕见）
治疗	• 根据病史、查体结果和治疗师的经验对相关结构进行试验性治疗 • 再评估→是继续原有治疗还是改变治疗方法（可能需要进行其他检查以进一步评估） • 发现持续因素并将其整合到治疗方案中 ○ 姿势： – 坐位或站立位头部位置（图 4.8） – 胸廓的位置 – 肩胛骨定位于胸廓，见临床提示 – 骨盆和腰椎的静态位置（胸椎和胸腔的底部） ○ 工作压力：电脑屏幕位置、键盘位置、鼠标位置等 ○ 业余活动（编织、拉小提琴等） • 机能力量训练：肩胛稳定分级训练方案（闭链和开链训练；图 7.63），协调训练
治疗建议	• 斜方肌触发点常呈放射状分布于肩胛间和肩胛下区，位于肩胛间和肩胛下的肌肉（中斜方肌、下斜方肌、菱形肌、上锯肌、髂肋肌和胸长肌）的触发点多为卫星触发点。原发性扳机点常位于斜角肌 • 前锯肌触发点常会导致肩胛稳定机能障碍，也可能是肩胛间疼痛的一个重要的持续因素。在这些病例中，只有当前锯肌机能异常相关触发点失活后，肩胛间问题才能得到改善 • 不同的肌层在肩胛间相互重叠，确定触发点所在并不总是很容易。肌纤维的方向 / 紧张带，以及肌层的深度有助于确认触发点所在肌肉。然而，该区域的触发点手法治疗效果并不取决于治疗师是否确定触发点与特定肌肉的关系 • 对于胸痛患者，如果没有明显的肌肉骨骼原因，在接受物理治疗前必须排除药物影响（见鉴别诊断） • 肋骨机能障碍：见章节 9.3.5

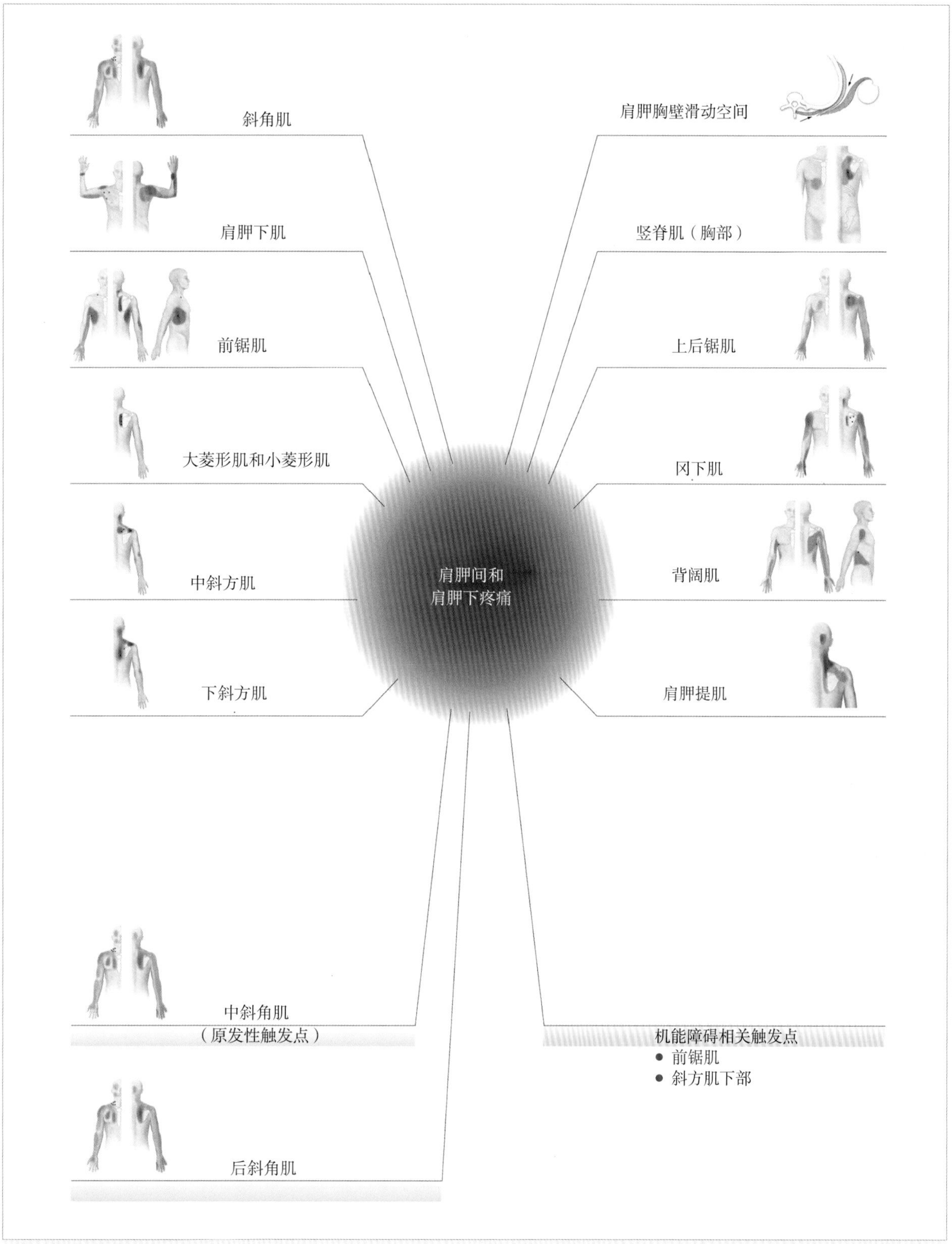

图 9.39 肩胛间和肩胛下疼痛

表 9.16　疼痛指南：肩胛间和肩胛下疼痛

频率	肌肉	章节	
很常见	斜角肌（尤其是中、后斜角肌）	章节 7.2.4	290 页
常见	肩胛下肌	章节 7.1.5	244 页
常见	前锯肌	章节 7.1.11	261 页
常见	大菱形肌和小菱形肌	章节 7.1.12	265 页
常见	斜方肌中部	章节 7.1.13	267 页
常见	斜方肌下部	章节 7.1.14	269 页
常见	肩胛胸壁滑动空间	章节 7.1.16	273 页
常见	肩胛提肌	章节 7.2.2	283 页
常见	竖脊肌（胸部）	章节 7.4.1	347 页
常见	上后锯肌	章节 7.4.5	368 页
偶尔	冈下肌	章节 7.1.3	240 页
偶尔	背阔肌	章节 7.1.7	250 页
原发性触发点			
	斜角肌中部	章节 7.2.4	290 页
机能障碍相关触发点			
	前锯肌	章节 7.1.11	261 页
	斜方肌下部	章节 7.1.14	269 页

9.3.5 胸痛

病史	• 4 个开放式问题： ○ 疼痛的位置？（局部痛和牵涉痛） ○ 疼痛开始的时间？ ○ 疼痛的缓解因素？加重因素？ ○ 引起疼痛的原因？（患者的观点） • 疼痛指南 ○ 后胸疼痛（图 9.40，表 9.17） ○ 肩胛间和肩胛下疼痛（图 9.39，表 9.16，章节 9.3.4） ○ 前胸部疼痛（图 9.41，表 9.18） ○ 类似心绞痛的疼痛（图 9.42，表 9.19）
检查	• 筛查测试 ○ 颈椎（577 页） ○ 胸椎（583 页） ○ 肩关节（584 页） • 其他检查（根据个体环境和病程决定）
鉴别诊断	• 肌筋膜相关的疼痛和机能障碍 • 内科诊断： ○ 心绞痛 ○ 心包炎 ○ 肺栓塞 ○ 肺炎，胸膜炎 ○ 主动脉夹层合并动脉瘤（突发性肩胛间剧烈疼痛） ○ 胰腺炎 ○ 肿瘤（胸膜、纵隔，可能还有肺） • 带状疱疹 • 膈疝 • 反流性食管炎 • 椎体骨折 • 肋骨骨折 • 肋骨 - 肩关节机能障碍（“肋骨阻滞”） • 胸锁关节炎的改变 • 胸椎间盘突出（罕见）
治疗	• 根据病史、查体结果和治疗师的经验对相关结构进行试验性治疗 • 再评估→是继续原有治疗还是改变治疗方法（可能需要进行其他检查进一步评估） • 发现持续因素并将其整合到治疗方案中 ○ 姿势： - 坐位或站立位头部位置（图 4.8） - 胸廓位置（胸后凸增加、过伸位、后凸畸形等） - 肩胛骨在胸廓上的位置 - 骨盆和腰椎的静态位置（胸椎和胸腔的底部） ○ 肌肉过载引起胸痛 - 工作压力：电脑屏幕位置、键盘位置、鼠标位置等 - 业余活动（编织、拉小提琴等） - 呼吸模式异常（“高胸呼吸”）和呼吸道疾病（慢性支气管炎、支气管哮喘）

（续表）

治疗	○ 在内脏反射性连接的基础上的反射性肌肉过载 – 肺及呼吸道疾病 – 心脏问题 – 胃肠道机能紊乱 • 当胸廓、胸椎区域持续有不适感时，需要对整个身体（脊柱、骨盆、四肢）的静态体位进行机能检查，以免忽略其他原因和代偿性干扰 • 机能力量训练：肩胛稳定分级训练方案（闭链和开链训练；图 7.63），协调训练
治疗建议	• 对胸痛患者，如果没有明确的肌肉骨骼原因，必须在接受物理治疗前排除药物影响（见鉴别诊断） • “多数胸痛都是由肌肉引起的。”（Dejung，2009） ○ 后胸疼痛（图 9.40，表 9.17；章节 9.3.4） ○ 肩胛间和肩胛下疼痛（章节 9.3.4，图 9.39，表 9.16） ○ 前胸部疼痛（图 9.41，表 9.18） ○ 类似心绞痛的疼痛：胸痛，合并胸骨后紧张或压迫感，以及疼痛辐射到左 / 右肩区域和手臂可能是冠心病疼痛的一个迹象。对这些病例，家庭医生或心脏病专家必须进行全面的医学评估。如果已经排除了冠心病的原因，那么几乎可以肯定疼痛是由肌筋膜引起的（图 9.42，表 9.18）。 ○ 胸廓出口综合征（TOS）：臂丛神经被斜角肌、锁骨下肌和胸小肌压迫（图 8.3） • 不同肌层在肩胛间相互重叠，确定触发点问题所在并不总是很容易的。肌肉 / 紧张带的纤维方向和肌层的深度通常有助于确认触发点所在肌肉。然而，该区域的触发点手法治疗效果并不取决于治疗师是否确定触发点与特定肌肉的关系 • 肋椎机能障碍（“肋骨阻滞”） ○ 用手测试肋骨活动度、移动肋骨，会刺激相关肌筋膜结构。从前方测试肋骨活动度涉及胸肌和肋间肌，从后方测试时则涉及背阔肌、中斜方肌、菱形肌、后上 / 下锯肌、最长肌、髂肋肌，还有肋间肌。刺激第一肋会涉及斜角肌 ○ 各种手法操作技术被用来确定是以关节源性问题还是肌筋膜问题为主 – 用广泛接触操作技术（治疗师使用鱼际区和整个拇指或小鱼际）来刺激肋骨 – 出现疼痛表明可能存在肋椎关节机能障碍或肌筋膜成分（拉伸肋间肌） – 无痛则表明没有关节问题，但不能排除肌筋膜问题 – 点压（拇指远端指骨）刺激试验：疼痛很可能是由直接刺激肌筋膜结构引起的 • 通过刺激关节囊的机械感受器，针对椎体关节的手法操作技术可导致周围肌肉张力降低（Dvorak 等，1997）。如果这种由关节特异性操作产生的对肌肉的反射性影响不能持续有效，则应针对受影响肌肉的触发点应进行手法治疗。这些肌肉通常包括多裂肌、回旋肌、髂肋肌、最长肌、肋间肌、后上 / 下锯肌，以及斜角肌和前锯肌

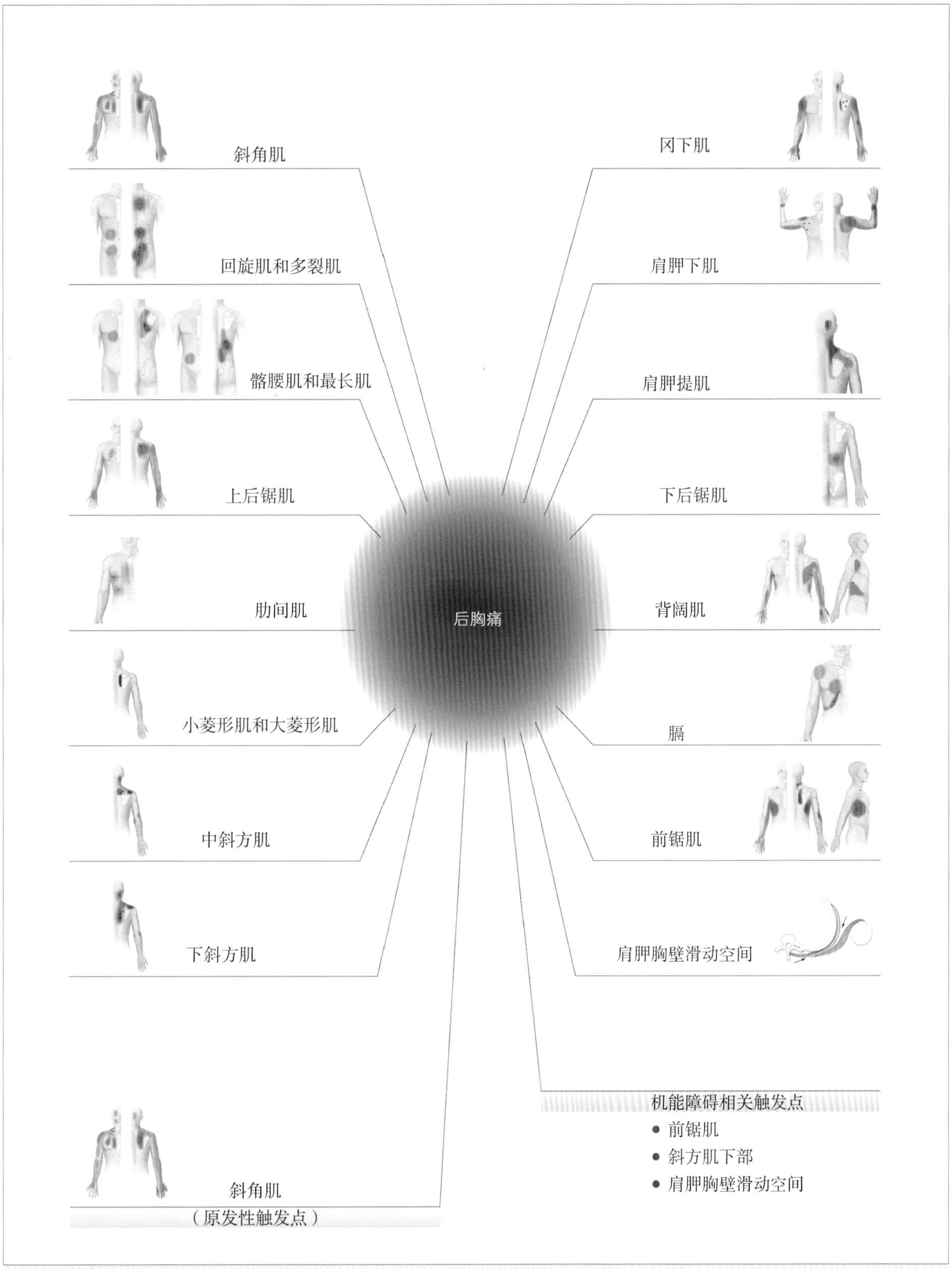
后胸痛
斜角肌
回旋肌和多裂肌
髂腰肌和最长肌
上后锯肌
肋间肌
小菱形肌和大菱形肌
中斜方肌
下斜方肌
斜角肌
（原发性触发点）
冈下肌
肩胛下肌
肩胛提肌
下后锯肌
背阔肌
膈
前锯肌
肩胛胸壁滑动空间
机能障碍相关触发点
• 前锯肌
• 斜方肌下部
• 肩胛胸壁滑动空间

图 9.40 后胸痛

表 9.17 疼痛指南：后胸痛

频率	肌肉	章节	
常见	斜角肌	章节 7.2.4	290 页
常见	回旋肌和多裂肌（胸部）	章节 7.4.1	347 页
常见	髂腰肌（胸部）	章节 7.4.4	364 页
常见	上后锯肌	章节 7.4.5	368 页
常见	肋间肌	章节 7.4.7	372 页
常见	大菱形肌和小菱形肌	章节 7.1.12	265 页
常见	斜方肌中部	章节 7.1.13	265 页
常见	斜方肌下部	章节 7.1.14	269 页
偶尔	冈下肌	章节 7.1.3	240 页
偶尔	肩胛肌	章节 7.1.5	244 页
偶尔	肩胛提肌	章节 7.2.2	283 页
偶尔	下后锯肌	章节 7.4.6	368 页
偶尔	背阔肌	章节 7.1.7	250 页
偶尔	膈肌	章节 7.4.8	374 页
偶尔	前锯肌	章节 7.1.11	261 页
偶尔	肩胛胸壁滑动空间	章节 7.1.16	273 页
原发性触发点			
	斜角肌	章节 7.2.4	290 页
机能障碍相关触发点			
	前锯肌	章节 7.1.11	261 页
	斜方肌下部	章节 7.1.14	269 页
	肩胛胸壁滑动空间	章节 7.1.16	273 页

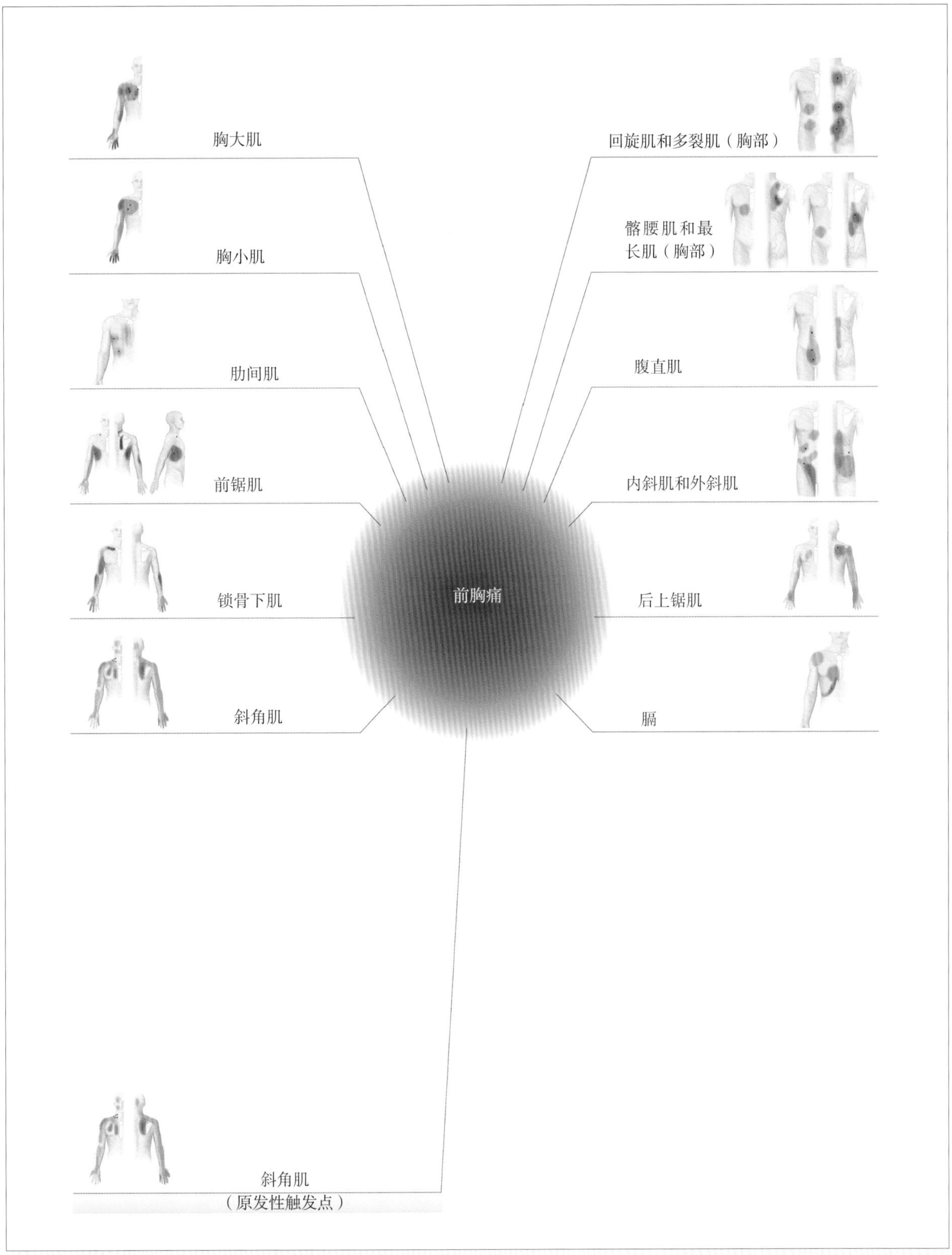

胸大肌
胸小肌
肋间肌
前锯肌
锁骨下肌
斜角肌
回旋肌和多裂肌（胸部）
髂腰肌和最长肌（胸部）
腹直肌
内斜肌和外斜肌
后上锯肌
膈
前胸痛
斜角肌（原发性触发点）

图 9.41　前胸痛

表 9.18　疼痛指南：前胸痛

频率	肌肉	章节	
常见	胸大肌	章节 7.1.8	252 页
常见	胸小肌	章节 7.1.10	258 页
常见	肋间肌	章节 7.4.7	372 页
偶尔	前锯肌	章节 7.1.11	261 页
偶尔	锁骨下肌	章节 7.1.15	271 页
偶尔	斜角肌	章节 7.2.4	290 页
偶尔	回旋肌和多裂肌（胸部）	章节 7.4.1	364 页
偶尔	髂腰肌（胸部）	章节 7.4.4	368 页
偶尔	腹直肌	章节 7.4.3	359 页
偶尔	腹内斜肌和腹外斜肌	章节 7.4.3	359 页
偶尔	上后锯肌	章节 7.4.5	368 页
偶尔	膈肌	章节 7.4.8	374 页
原发性触发点			
	斜角肌	章节 7.2.4	290 页

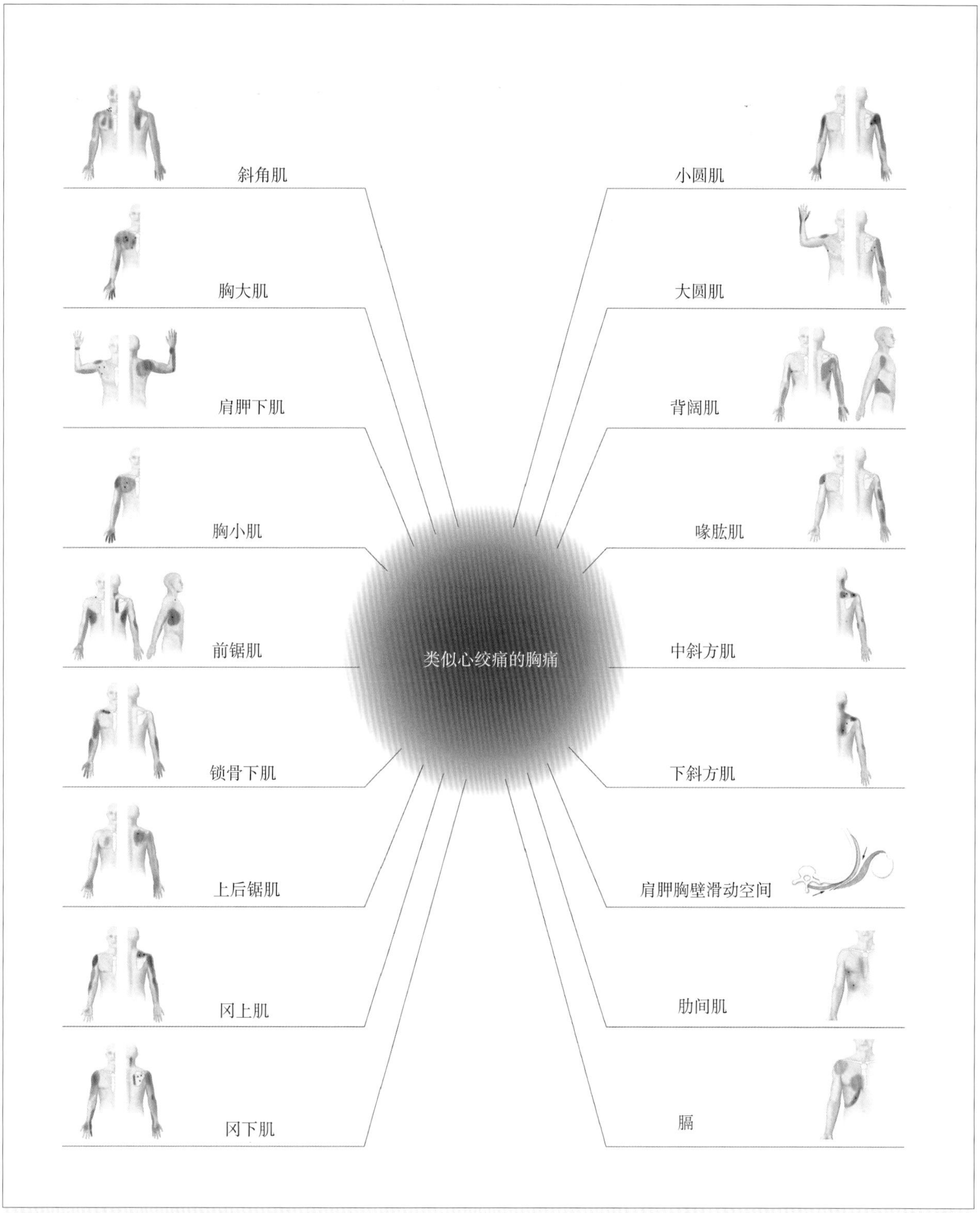

图 9.42 类似心绞痛的胸痛

表 9.19　疼痛指南：类似心绞痛的胸痛

频率	肌肉	章节	
很常见	斜角肌	章节 7.2.4	290 页
很常见	胸大肌	章节 7.1.8	252 页
常见	肩胛下肌	章节 7.1.5	244 页
常见	胸小肌	章节 7.1.10	258 页
常见	前锯肌	章节 7.1.11	261 页
常见	锁骨下肌	章节 7.1.15	271 页
常见	上后锯肌	章节 7.4.5	368 页
偶尔	冈上肌	章节 7.1.2	233 页
偶尔	冈下肌	章节 7.1.3	240 页
偶尔	小圆肌	章节 7.1.4	242 页
偶尔	大圆肌	章节 7.1.6	248 页
偶尔	背阔肌	章节 7.1.7	250 页
偶尔	喙肱肌	章节 7.1.9	256 页
偶尔	斜方肌中部	章节 7.1.13	267 页
偶尔	斜方肌下部	章节 7.1.14	269 页
偶尔	肩胛胸壁滑动空间	章节 7.1.16	273 页
偶尔	肋间肌	章节 7.4.7	372 页
偶尔	膈肌	章节 7.4.8	374 页

9.3.6 肘部痛

病史	• 4个开放式问题： ○ 疼痛的位置？（局部痛和牵涉痛） ○ 疼痛开始的时间？ ○ 疼痛的缓解因素？加重因素？ ○ 引起疼痛的原因？（患者的观点） • 疼痛指南 ○ 肘部疼痛（图 9.43，表 9.20）
检查	• 筛查测试 ○ 颈椎（577 页） ○ 胸椎（583 页） ○ 肩关节（584 页） ○ 肘关节（596 页） ○ 前臂和手（602 页） • 其他检查（根据个体环境和病程决定）
鉴别诊断	• 肌筋膜相关的疼痛和机能障碍 ○ 肱骨上髁痛 – 桡侧（外侧）上髁痛（"网球肘"） – 尺侧（内侧）上髁痛（"高尔夫球肘"） ○ 肌腱止点病 • 鹰嘴滑囊炎（鹰嘴滑囊发炎） • 关节炎（肘部发炎的情况很少见） • 骨关节病 ○ 创伤后 ○ 退行性改变（罕见） • 桡骨 / 桡骨头骨折 • 软骨瘤病［涉及（肘关节）部分新软骨骨化的疾病］：临床表现包括肘关节刀割样刺痛和肿胀 • 褶皱综合征（一种黏膜褶皱被组织结构包裹或移位的疾病）：典型的症状是桡骨头上方或肘关节外侧凹陷后方压痛
治疗	• 根据病史、查体结果和治疗师的经验对相关结构进行试验性治疗 • 再评估→是继续原有治疗还是改变治疗方法（可能需要进行其他检查以进一步评估） • 发现持续因素并将其整合到治疗方案中 ○ 肩胛不稳定 – 姿势相关：坐位或站立位胸部和肩部的位置（如"平背"影响肩胛的稳定） – 肩胛稳定肌的潜在疼痛触发点可能与机能失调有关，从而影响最佳的肩胛稳定 ○ 过载：肩、臂肌肉单侧负荷→避免过载，使补偿成为可能（如可能，使用双手，不时进行拉伸锻炼等） – 工作压力 – 重复性活动（清洁、铺砖、连续演奏乐器数小时、操作电脑等） – 训练不足时（如搬家），在高负荷下工作 – 当肌肉处于短缩的位置时（如在电脑上工作时的冈下肌和小圆肌等）长时间活动 • 休闲活动：打高尔夫、网球，针织，登山，园艺工作，如除草、修剪树篱等 • 自我治疗（例如，图 7.398） • 伸展运动（图 7.384，7.391，7.406，7.411，7.412） • 机能性力量训练：手指和手的肌肉训练（图 7.427）和肩胛稳定性训练（图 7.63）

（续表）

治疗建议	• 上髁痛：上髁外侧区域的疼痛常被描述为“上髁炎”（即使没有炎症的主要特征）或“上髁病变” • “即使知道外上髁痛（过载）不是真正的原因，令人惊讶的是，‘治疗耐受患者’对伸肌触发点的差异化治疗多反应良好，症状得到了改善，甚至不再出现。”（Irnich，2013） • “在治疗外上髁痛时，在压力敏感区注射类固醇通常是不充分的，通常会复发，甚至手术后（外上髁去神经，部分肌腱松解）也会复发。最有希望的治疗方法是使致病性肌肉触发点失活。”（Dejung，2009） • 肘部的活跃肌筋膜触发点可由局部因素（如急性负荷过重，有无外伤）引起。然而，它们常与颈椎和肩部区域的机能障碍有关；这种机能障碍本身可能是由姿势不良引起的，无论是局部或涉及整个身体 • 多块不同的肌肉的肌筋膜触发点通常相互影响（表 9.20）；最常见的是，活跃肌筋膜触发点存在于旋后肌、肱三头肌（内侧头、远端外侧头；图 7.356b）、桡侧腕长 / 短伸肌 • 伸肌（章节 7.9.1~7.9.5）明显比屈肌更容易导致肘部和前臂的问题。伸肌必须积极平衡手指屈肌的活动（手腕轻微背屈），以保证握拳机能。因此，每当手参与抓握活动时，不仅手指屈肌处于活动状态，手指和手腕伸肌也始终处于活动状态。由于伸肌体积明显小于屈肌，腕部和手指伸肌通常会很快过载（→触发点） • 触发点链：引起肘部疼痛的主要触发点常呈链状，始于斜角肌、肩胛下肌或下斜方肌 • 肩胛稳定性 　○ 治疗肩胛稳定肌机能障碍相关触发点。即使是潜伏的疼痛肌筋膜触发点也可能造成机能障碍（肩胛不稳定、肩胛肱骨节律改变、整个动力链的肌肉活化模式改变），因此可能引发慢性肘部问题（或前臂和手 / 手腕的问题）或使其持续存在 　○ 肩胛稳定性不足可能导致以下问题： 　　– 触发点链：肩部肌肉的过载导致肩部肌肉的肌筋膜触发点与肘部（如冈上肌、冈下肌、肩胛下肌）牵涉痛，并在肘部促进卫星触发点的形成（如桡侧腕长 / 短伸肌、旋后肌、肱桡肌） 　　– 动力（机能）链：肩肱节律的改变，或动力链中较远的肌肉活动模式的改变，可导致所有手臂肌肉（肩、肘和手的肌肉）负载不良 • 肌腱止点病：触发点引起紧张带的形成和肌肉缩短，导致肌肉止点处（尤其是肱骨外上髁）长期负载不良或过载。对触发点的治疗会使紧张带松弛，从而降低肌腱止点处的张力，是处理肌腱止点病的先决条件（Gautschi，2012b） • 随着神经性疼痛（烧灼痛、感觉减退、感觉迟钝或感觉异常）的发展，常因肌肉韧带障碍而继发神经压迫综合征 　○ 肌皮神经 　○ 正中神经 　○ 尺神经 　○ 桡神经

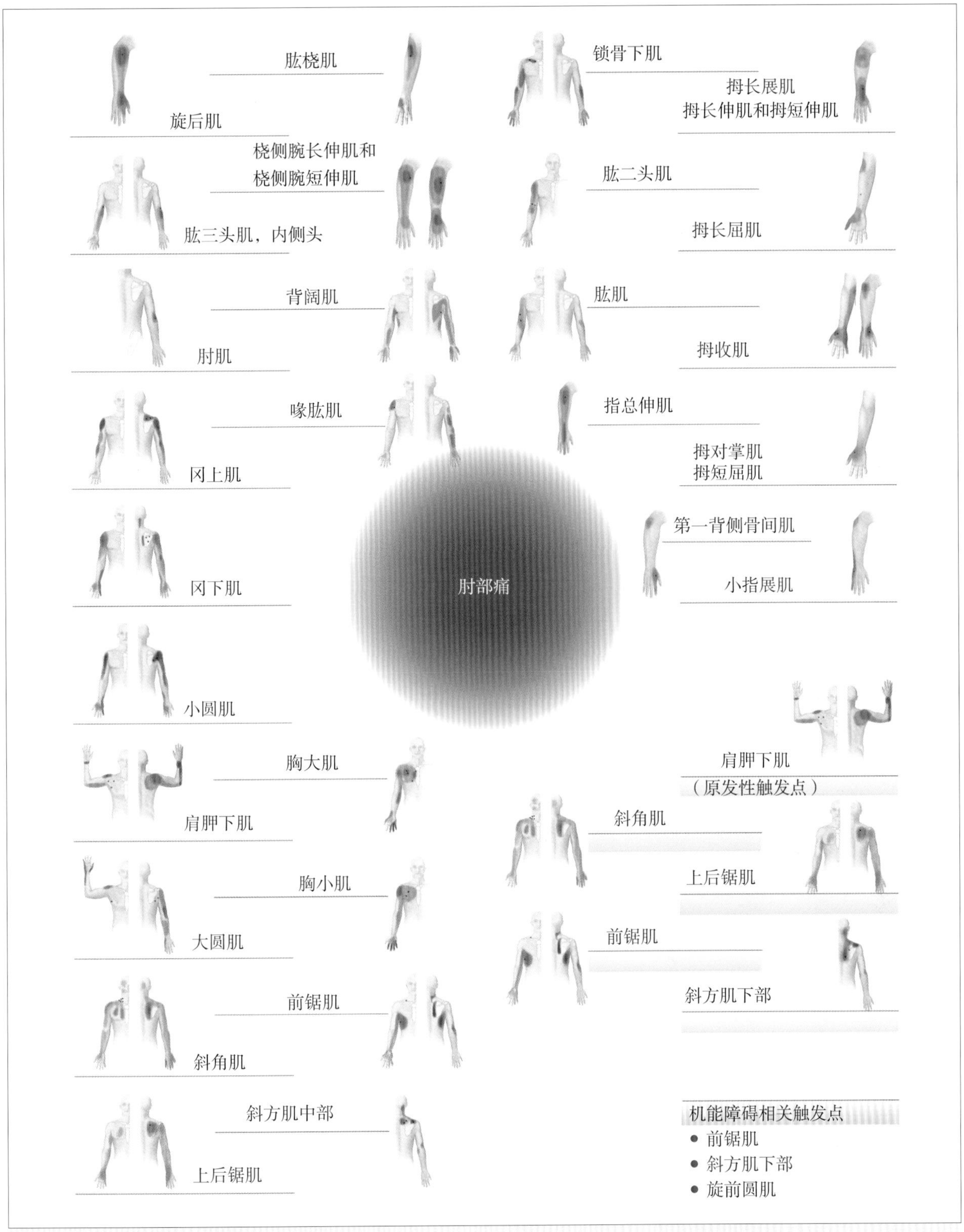

肱桡肌
旋后肌
桡侧腕长伸肌和
桡侧腕短伸肌
肱三头肌，内侧头
背阔肌
肘肌
喙肱肌
冈上肌
冈下肌
小圆肌
胸大肌
肩胛下肌
胸小肌
大圆肌
前锯肌
斜角肌
斜方肌中部
上后锯肌
锁骨下肌
拇长展肌
拇长伸肌和拇短伸肌
肱二头肌
拇长屈肌
肱肌
拇收肌
指总伸肌
拇对掌肌
拇短屈肌
第一背侧骨间肌
小指展肌
肘部痛
肩胛下肌
（原发性触发点）
斜角肌
上后锯肌
前锯肌
斜方肌下部
机能障碍相关触发点
• 前锯肌
• 斜方肌下部
• 旋前圆肌

图 9.43 肘部痛

表 9.20　疼痛指南：肘部痛

频率	肌肉	章节	
很常见	旋后肌	章节 7.9.5	493 页
很常见	肱三头肌，内侧头（远端）	章节 7.8.1	467 页
常见	肘肌	章节 7.8.1	467 页
常见	冈上肌	章节 7.1.2	237 页
常见	冈下肌	章节 7.1.3	240 页
常见	小圆肌	章节 7.1.4	242 页
常见	肩胛下肌	章节 7.1.5	244 页
常见	大圆肌	章节 7.1.6	248 页
常见	斜角肌	章节 7.2.4	290 页
常见	上后锯肌	章节 7.4.5	368 页
常见	肱桡肌	章节 7.9.1	481 页
常见	桡侧腕长 / 短伸肌	章节 7.9.2	483 页
偶尔	背阔肌	章节 7.1.7	250 页
偶尔	喙肱肌	章节 7.1.9	256 页
偶尔	胸大肌	章节 7.1.8	252 页
偶尔	胸小肌	章节 7.1.10	258 页
偶尔	前锯肌	章节 7.1.11	261 页
偶尔	斜方肌中部	章节 7.1.13	267 页
偶尔	锁骨下肌	章节 7.1.15	271 页
偶尔	肱二头肌	章节 7.8.2	471 页
偶尔	肱肌	章节 7.8.3	473 页
偶尔	指总伸肌	章节 7.9.3	487 页
偶尔	拇长展肌，拇长 / 短伸肌	章节 7.9.4	491 页
偶尔	拇长屈肌	章节 7.9.10	505 页
偶尔	拇收肌	章节 7.9.12	509 页
偶尔	拇对掌肌，拇短屈肌	章节 7.9.12	509 页
偶尔	小指展肌	章节 7.9.13	514 页
偶尔	第一背侧骨间肌	章节 7.9.14	516 页
原发性触发点			
	肩胛下肌	章节 7.1.5	244 页
	斜角肌	章节 7.2.4	290 页
	上后锯肌	章节 7.4.5	368 页
	前锯肌	章节 7.1.11	261 页
	斜方肌下部	章节 7.1.14	269 页
机能障碍相关触发点			
	前锯肌	章节 7.1.11	261 页
	斜方肌下部	章节 7.1.14	269 页
	旋前圆肌	章节 7.9.6	496 页

9.3.7 前臂和手部痛

病史	• 4 个开放式问题： ○ 疼痛的位置？（局部痛和放射痛） ○ 疼痛出现的时间？ ○ 疼痛的缓解因素？加重因素？ ○ 引起疼痛的原因？（患者的观点） • 疼痛指南 ○ 前臂和手疼痛（图 9.44，表 9.21）
检查	• 筛查测试 ○ 颈椎（577 页） ○ 胸椎（583 页） ○ 肩关节（584 页） ○ 肘关节（596 页） ○ 前臂和手（602 页） • 其他检查（根据个体环境和病程决定）
鉴别诊断	• 肌筋膜相关的疼痛和机能障碍 "多数急、慢性手臂疼痛源于肌肉，通常是由负载下的工作或休闲的活动引发的。"（Dejung，2009） ○ 重复性劳损（常年从事相同活动导致超负荷） ○ 严重过载和过度伸展 ○ 前臂和手部肌肉的直接损伤 • 指、腕关节骨关节病（OA），多关节骨关节病 ○ 拇指鞍状关节 OA ○ Bouchard 结节（手指 PIP 关节 OA） ○ Herberden 结节（手指 DIP 关节 OA） ○ 腕关节 OA • 腱鞘病变 ○ 腱鞘炎（腱鞘炎） ○ 腱鞘挛缩 • 神经压迫综合征，如 ○ 腕管综合征（CTS） ○ 尺管综合征（"自行车腕管"）：尺腕区筋膜室内尺神经受压（尺腕管） ○ 神经肌肉卡压 – 神经根受压（章节 8.1） – 周围神经卡压（章节 8.2） – 多发性神经压迫 • 颈椎间盘突出→颈椎运动引起的臂痛（尤其是后伸和侧屈），并节段特异性地放射至手臂、手指，伴有神经症状（乏力、相应节段感觉障碍、反射丧失） • 关节损伤（脱位、骨折） • 韧带、肌腱损伤（断裂、撕裂） • 骨折（如掌骨骨折） • 炎性类风湿性疾病（类风湿性关节炎） • 痛风（尿酸盐关节病）

（续表）

鉴别诊断	• 创伤后反射性萎缩 /CRPS Ⅰ型 • 多神经病 • 掌腱膜挛缩（掌心结缔组织硬化及结节形成） • 神经节 • 扳机指 • 骨炎（中耳炎）和骨膜炎（骨膜炎） • 月骨软化病（月骨软化） • 手部灌注紊乱和血栓形成 • 肿瘤（良恶性） • 手部皮肤和指甲疾病（如甲床发炎） • 幻肢痛
治疗	• 根据病史、查体结果和治疗师的经验对相关结构进行试验性治疗 • 再评估→是继续原有治疗还是改变治疗方法（可能需要进行其他检查以进一步评估） • 经验表明，对手指多关节病［尤其是 DIP 关节（Heberden 结节）→骨间肌］和腕关节病（→内收肌、长屈肌、肱肌、斜角肌）进行手法治疗效果较好（Irnich，2013）。 • 发现持续因素并将其整合到治疗方案中 ○ 肌肉：不良负载和过载 – 工作压力：在电脑和鼠标上工作时，连续数小时不休息，经常会使示指伸肌和手指伸肌过载；前臂接触面缺血性受压，常累及腕屈肌；肩部长期处于不利位置，使肩胛稳定困难→肩部肌肉过载（伴前臂和手部的疼痛） → 触发点链：不经济的肌肉活化模式经运动链导致前臂和手部肌肉的触发点形成 →打破单向负载模式；（静态）加载阶段以及运动和松弛阶段交替 – 从事清洁工作或长期练习乐器（专业音乐家）等，受影响的往往不仅是局部肌肉（手指内、外肌），还有肩胛稳定肌 →局部区域和肩部区域的治疗和积极训练 – 休闲活动（爬树、园艺、除草、修剪树篱等） – 注意姿势：坐 / 立时肩胛的位置 – 同时治疗肩胛稳定肌中与机能障碍相关的触发点 ○ 神经受压部位多与前臂和手部的慢性疾病有关；在神经肌肉卡压的治疗中，肌筋膜成分具有优先级，因为它能够针对问题进行病因治疗（见章节 8.1，8.2）。 • 松动腕骨 ○ 如果腕骨活动性低 ○ 在无法直接治疗的情况下，反射性地影响手部固有肌肉（骨间肌和蚓状肌） • 前臂骨间膜 / 桡骨头的松动 • 自我治疗（图 7.426） • 伸展运动（图 7.384、7.391、7.406、7.425） • 机能性力量训练：手指和手的肌肉训练（图 7.427），以及肩胛稳定性训练（图 7.63）

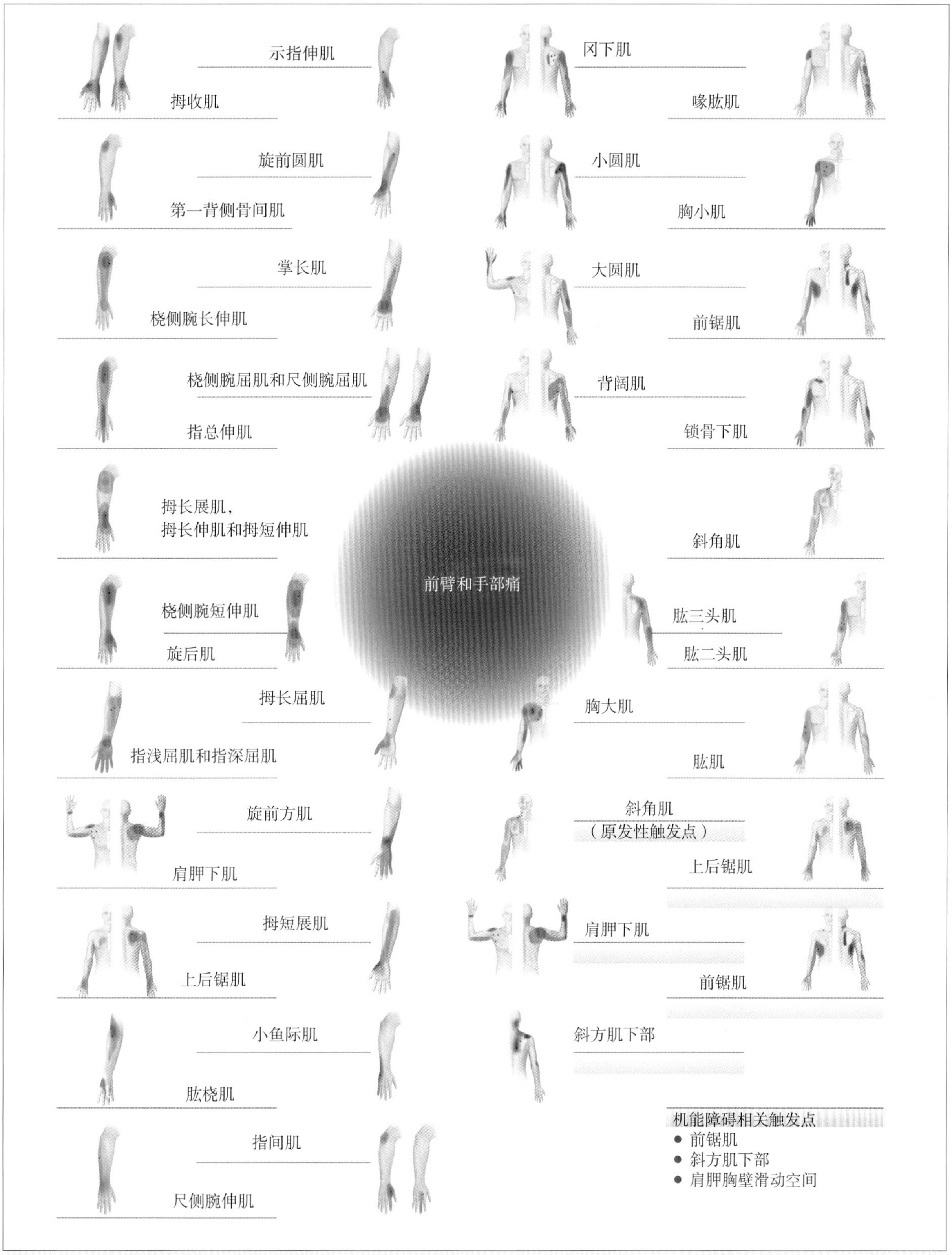
示指伸肌
拇收肌
旋前圆肌
第一背侧骨间肌
掌长肌
桡侧腕长伸肌
桡侧腕屈肌和尺侧腕屈肌
指总伸肌
拇长展肌，
拇长伸肌和拇短伸肌
桡侧腕短伸肌
旋后肌
拇长屈肌
指浅屈肌和指深屈肌
旋前方肌
肩胛下肌
拇短展肌
上后锯肌
小鱼际肌
肱桡肌
指间肌
尺侧腕伸肌
前臂和手部痛
冈下肌
喙肱肌
小圆肌
胸小肌
大圆肌
前锯肌
背阔肌
锁骨下肌
斜角肌
肱三头肌
肱二头肌
胸大肌
肱肌
斜角肌
（原发性触发点）
上后锯肌
肩胛下肌
前锯肌
斜方肌下部
机能障碍相关触发点
• 前锯肌
• 斜方肌下部
• 肩胛胸壁滑动空间

图 9.44 前臂和手部痛

表 9.21 疼痛指南：前臂和手部痛

频率	肌肉	章节	
很常见	拇短展肌	章节 7.9.12	509 页
很常见	第一背侧骨间肌	章节 7.9.14	516 页
常见	桡侧腕长伸肌	章节 7.9.2	483 页
常见	桡侧腕短伸肌	章节 7.9.2	483 页
常见	指总伸肌	章节 7.9.3	487 页
常见	拇长展肌，拇长伸肌和拇短伸肌	章节 7.9.4	491 页
常见	旋后肌	章节 7.9.5	493 页
常见	指浅屈肌和指深屈肌	章节 7.9.9	502 页
常见	肩胛下肌	章节 7.1.5	244 页
常见	上后锯肌	章节 7.4.5	368 页
偶尔	肱桡肌	章节 7.9.1	481 页
偶尔	尺侧腕伸肌	章节 7.9.2	483 页
偶尔	示指伸肌	章节 7.9.3	487 页
偶尔	旋前圆肌	章节 7.9.6	496 页
偶尔	掌长肌	章节 7.9.7	498 页
偶尔	桡侧腕屈肌和尺侧腕屈肌	章节 7.9.8	500 页
偶尔	拇长屈肌	章节 7.9.10	505 页
偶尔	旋前方肌	章节 7.9.11	507 页
偶尔	拇短展肌	章节 7.9.12	509 页
偶尔	小鱼际肌：小指展肌，小指屈肌，小指对掌肌	章节 7.9.13	514 页
偶尔	指间肌：骨间肌和蚓状肌	章节 7.9.14	516 页
偶尔	冈下肌	章节 7.1.3	240 页
偶尔	小圆肌	章节 7.1.4	242 页
偶尔	大圆肌	章节 7.1.6	248 页
偶尔	背阔肌	章节 7.1.7	250 页
偶尔	胸大肌	章节 7.1.8	252 页
偶尔	喙肱肌	章节 7.1.9	256 页
偶尔	胸小肌	章节 7.1.10	258 页
偶尔	前锯肌	章节 7.1.11	261 页
偶尔	锁骨下肌	章节 7.1.15	271 页
偶尔	斜角肌	章节 7.2.4	290 页
偶尔	肱三头肌	章节 7.8.1	467 页
偶尔	肱二头肌	章节 7.8.2	471 页
偶尔	肱肌	章节 7.8.3	473 页
原发性触发点			
	斜角肌	章节 7.2.4	290 页
	上后锯肌	章节 7.4.5	368 页
	肩胛下肌	章节 7.1.5	244 页
	前锯肌	章节 7.1.11	261 页
	斜方肌下部	章节 7.1.14	269 页
机能障碍相关触发点			
	前锯肌	章节 7.1.11	261 页
	斜方肌下部	章节 7.1.14	269 页
	肩胛胸壁滑动空间	章节 7.1.16	273 页

（续表）

治疗建议	• 腕关节病：拇指鞍状关节周围疼痛很常见，X 线影像异常并不一定能解释。拇指鞍状关节周围区域（拇收肌、拇指对掌肌、拇长 / 短展肌、拇长 / 短屈肌、拇长 / 短屈肌、旋后肌、桡侧腕短伸肌、示指伸肌、肱桡肌、肱肌）会受肌肉疼痛的影响。手法治疗后可使疼痛减轻，反复过载或拇指肌肉收缩可能会促进腕关节病的发展（Irnich，2013） • 腕管综合征（CTS）：导致腕部掌侧牵涉痛的肌肉触发点可能与 CTS 的发生有关，因为触发点会导致牵涉痛区域的营养 - 自主神经机能障碍。对于 CTS 的保守治疗及术后残余症状，应检查以下肌肉触发点并在有需要时进行治疗：颈部和肩带（斜角肌、锁骨下肌、胸小肌、前锯肌和肩胛下肌）、上臂（喙肱肌和上肢肌），前臂和手（肱桡肌、桡侧伸肌、掌长肌、桡侧腕屈肌、旋前圆肌、拇对掌肌、拇收肌）（Irnich，2013）。此外，所有的肌肉都可能压迫正中神经（通过紧张带），或者导致不正常的神经滑动（结缔组织粘连或紧张带），可诱发 CTS（多发卡压）。这些肌肉包括前斜角肌、中斜角肌和旋前圆肌。如果及时发现上述肌筋膜因素，则可进行选择性治疗 • 掌腱膜挛缩：触发点多位于掌长肌，通常继发于掌腱膜挛缩(Travell 和 Simons，1999)。症状较轻时，治疗掌长肌触发点和手掌结缔组织改变可减轻症状，但不能去除导致临床症状的根本原因 • 卡压：神经压迫常在前臂和手部的慢性问题中发挥作用。触发点引起的肌肉紧张带和结缔组织的变化，会频繁地刺激神经结构，从而妨碍神经的滑动。此时，应优先考虑针对肌筋膜结构进行治疗 ○ 神经根受压（章节 8.1，图 8.1） ○ 周围神经卡压（章节 8.2） – 斜角肌综合征（章节 8.2.1，图 8.3） – 肋锁神经压迫综合征（章节 8.2.1，图 8.3） – 胸小肌压迫综合征（章节 8.2.1，图 8.3） – 旋前圆肌综合征（章节 8.2.4，图 8.10） – 旋后肌综合征（章节 8.2.5，图 8.19） – 肘管综合征（章节 8.2.6，图 8.26） ○ 多发性神经压迫 • 协同肌与拮抗肌的治疗：肘部、前臂和手部区域的情况清楚地显示了整个身体的真实情况：如果急性疼痛不能迅速消退，主要受损肌肉的协同肌和拮抗肌会出现反射性负载不良和异常张力。因此，在协同肌和拮抗肌中会形成继发性触发点，触诊无法区分其与原发疼痛病灶。为了使对慢性问题的治疗取得成功，激动肌 / 协同肌和拮抗肌往往必须同时治疗（Dejung，2009）。此时，触发点的手法治疗应在前、后、内、外同时进行（如手指屈肌、伸肌） • 肩胛稳定肌：还应治疗稳定肩胛的肌肉中机能障碍相关触发点

9.3.8 腰背痛（非特异性下背痛）

病史	• 4 个开放式问题： ○ 疼痛的位置？（局部痛和放射痛） ○ 疼痛出现的时间？ ○ 疼痛的缓解因素？加重因素？ ○ 引起疼痛的原因？（患者的观点） • 疼痛指南 ○ 腰骶部疼痛，无论是否放射到腿部（图 9.45，表 9.22）
检查	• 筛查测试 ○ 腰椎、骨盆和髋部（603 页） • 其他检查（根据个体情况和病程决定） ○ 神经学检查（感觉、力量、反射） ○ 神经动力学 – 直腿抬高（SLR）（图 8.41，8.42） – 塌落试验（图 8.44） – 俯卧屈膝（PKB）（图 8.32）
鉴别诊断	• 肌筋膜相关的疼痛和机能障碍 • 关节突关节（关节突综合征）或骶髂关节机能障碍 • 腰椎间盘突出（最常见在 L4/5 和 L5/S1 水平）；神经根性症状 ○ 放射到腿部特定区域的疼痛 ○ 在相应皮节上发生的感觉障碍 ○ 由相应神经节支配肌肉的力量减弱 ○ 节段肌肉反射性丧失或反射性减弱 • 椎体骨折（外伤引起，如伴骨质疏松） • 不稳定性：峡部裂，脊椎滑脱 • 狭窄 ○ 椎管狭窄（狭窄的椎管） ○ 椎间孔狭窄 • 滑膜囊肿 • 脊柱退变（骨软骨症、脊椎骨骺骨软骨病、脊椎关节病），无激活迹象，通常无痛 • 髋关节疾病（骨关节病、股骨头坏死等） • 脊柱炎症性疾病（强直性脊柱炎、感染性脊柱炎） • 脊柱曲度的变化（脊柱侧弯），通常无痛（年龄超过 50 岁的渐进性脊柱侧弯患者例外） • 纤维肌痛综合征 • 内科诊断： ○ 胸膜炎（胸膜炎） ○ 十二指肠溃疡（饮食依赖性疼痛） ○ 胆绞痛 ○ 肾结石和输尿管结石 ○ 肾盂肾炎 ○ 胰腺炎 ○ 带状疱疹（带状疱疹，或“腰带玫瑰”） ○ Lyme 病（Lyme 疏螺旋体病） ○ 主动脉夹层 ○ 妇科疾病 ○ 肿瘤（椎体原发肿瘤，更常见的是转移瘤） ○ 心身疾病（转换综合征）

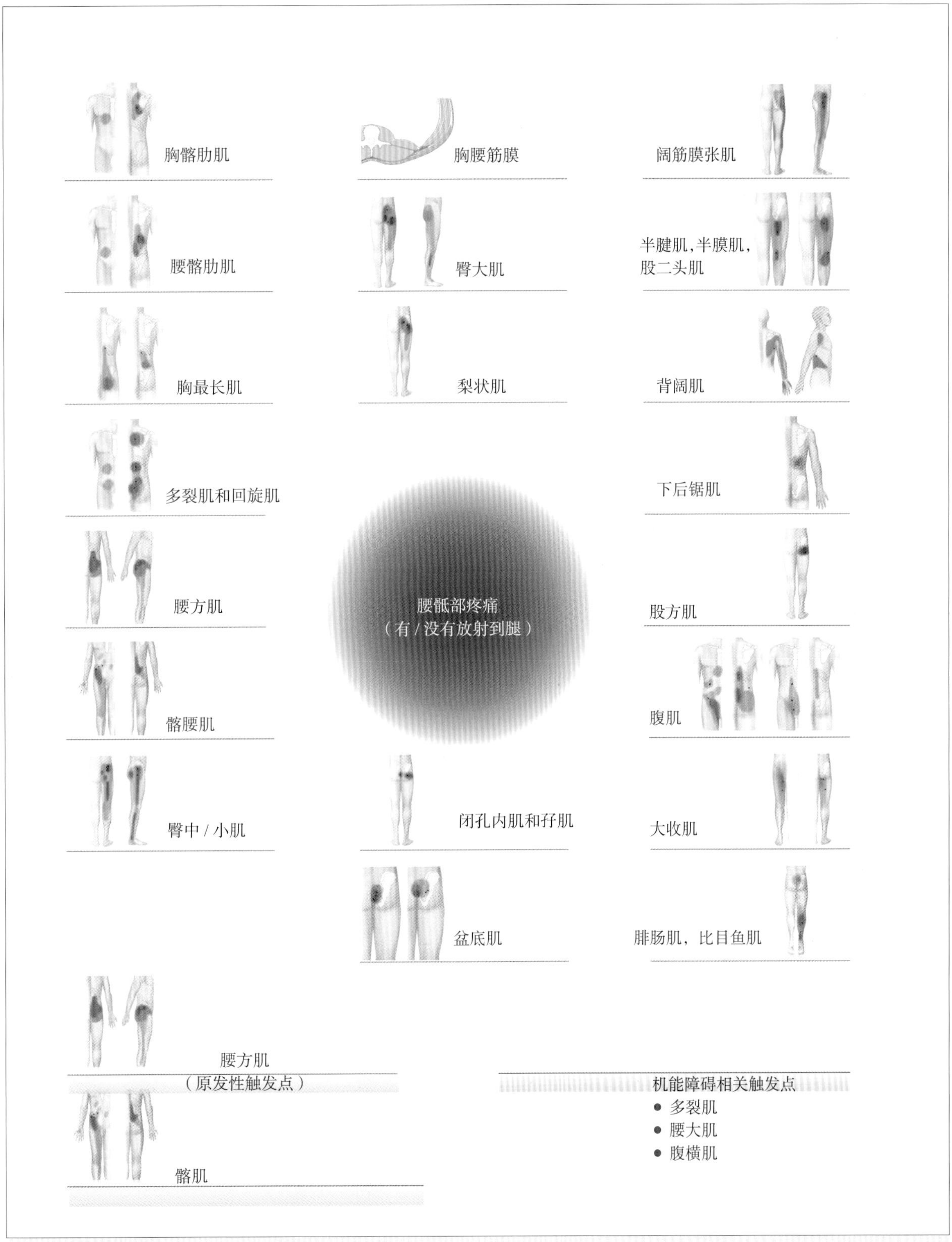
胸髂肋肌
胸腰筋膜
阔筋膜张肌
腰髂肋肌
臀大肌
半腱肌，半膜肌，
股二头肌
胸最长肌
梨状肌
背阔肌
多裂肌和回旋肌
下后锯肌
腰方肌
腰骶部疼痛
（有 / 没有放射到腿）
股方肌
髂腰肌
腹肌
臀中 / 小肌
闭孔内肌和孖肌
大收肌
盆底肌
腓肠肌，比目鱼肌
腰方肌
（原发性触发点）
机能障碍相关触发点
● 多裂肌
● 腰大肌
● 腹横肌
髂肌

图 9.45 腰骶痛

表 9.22 疼痛指南：腰骶痛（有 / 没有放射到腿）

频率	肌肉	章节	
很常见	髂肋肌（胸和腰）	章节 7.4.1	347 页
很常见	胸最长肌	章节 7.4.1	347 页
很常见	多裂肌和回旋肌（腰）	章节 7.4.1	347 页
很常见	腰方肌	章节 7.4.2	353 页
很常见	髂腰肌	章节 7.4.4	364 页
很常见	臀中 / 小肌	章节 7.5.2	385 页
常见	腹肌	章节 7.4.3	359 页
常见	胸腰筋膜	章节 7.4.9	376 页
常见	臀大肌	章节 7.5.1	383 页
偶尔	梨状肌	章节 7.5.3	388 页
偶尔	闭孔内肌和孖肌	章节 7.5.4	391 页
偶尔	盆底肌	章节 7.5.7	397 页
偶尔	阔筋膜张肌	章节 7.6.1	403 页
偶尔	半腱肌、半膜肌和股二头肌	章节 7.6.8	422 页
偶尔	背阔肌	章节 7.1.7	250 页
偶尔	下后锯肌	章节 7.4.6	368 页
偶尔	股方肌	章节 7.5.6	395 页
偶尔	大收肌	章节 7.6.5	411 页
偶尔	腓肠肌，比目鱼肌	章节 7.7.2	438 页
原发性触发点			
	腰方肌	章节 7.4.2	353 页
	髂肌	章节 7.4.4	364 页
机能障碍相关触发点			
	腰大肌	章节 7.4.4	364 页
	多裂肌和回旋肌（腰）	章节 7.4.1	347 页
	腹横肌	章节 7.4.3	359 页
治疗	• 根据病史、查体结果和治疗师的经验对相关结构进行试验性治疗 • 再评估→是继续原有治疗还是改变治疗方法（可能需要进行其他检查以进一步评估） • 发现持续因素并将其整合到治疗方案中 ○ 不能或仅能有限地稳定躯干，特别是稳定躯干的深层肌肉（腹横肌和多裂肌）→治疗机能障碍相关触发点，稳定运动，改善运动控制（Blaser-Sziede 等，2013） ○ 缺乏锻炼→积极参加康复、训练、体育活动 ○ 由耗能较大的姿势（坐、站）和运动（弯腰）导致的单侧负重→娱乐性体育活动 • 机能力量训练：先进行局部稳定性的训练，再进行全身稳定性和活动性训练；协调训练		
治疗建议	• 腰盆髋区：由于各种结构和机能互有联系，腰椎、骶髂关节、髋关节形成了一个机能单元，被归为"腰盆髋区"，应该作为一个单元一起检查 • 腰骶痛是最常见的运动系统紊乱症状 ○ 约 15% 是腰背痛的特殊形式（见鉴别诊断） ○ 约 85% 的患者被简单地称为"非特异性腰背痛"，即多数患者的腰背痛原因不清（Nachemson，1992）。这些"非特异性"腰背痛病例中，许多是由触发点引起的（Travell 和 Rinzler，1952；Travell 和 Simons，1999；Dejung，2009）		

（续表）

治疗建议	• 机能障碍 ○ 感觉运动：肌肉骨骼疼痛与肌肉抑制和协调机能障碍有明显的关联（Hide 和 Stokes 等，1994；Hide 和 Richardson 等 1995；Luomajoki，2010；Richardson 等，1998；Wadsworth 和 Bullock-Saxton，1997） – 运动：腰背痛（LBP）患者的局部肌肉系统机能障碍表现为局部稳定肌即多裂肌、回旋肌和腹横肌的活动延迟（Hodges 和 Richardson，1996；Leinonen，2001），以及多裂肌活动减少（降低）（Sihvonen，1991）。LBP 患者脊柱姿势控制机能受损，表现为坐姿稳定性降低（Radebold 等，2001） – 感觉 / 本体感觉：慢性腰背痛患者的运动感觉和本体感觉分化明显减少（Parkhurst 和 Burnett，1994；Gill 和 Callaghan，1998）。本体感觉障碍可能是由肌肉（肌梭、筋膜机械感受器）的受体机能紊乱引起的（Brumagne 等，2000），推测慢性触发点的发展和筋膜相关结缔组织的改变会对肌筋膜机械感受器的机能产生负面影响。胸腰筋膜在这方面可能有特殊的意义（Tesarz 等，2008） ○ 触发点可能是活跃的，也可能是潜伏的（关于疼痛），可以引起局部稳定肌机能障碍。因此，在慢性腰背痛的情况下，应始终治疗局部稳定肌（腹横肌、多裂肌和回旋肌，以及腰大肌）机能失调相关触发点。只要腰背痛和髋部区域的局部稳定肌不能及时和经济地做出积极反应，就有可能复发（Hodges 和 Richardson，1996） ○ 作为一种“充气结构”，躯干对维持自身的稳定性有重要作用。躯干肌肉的整体张力（尤其是腹横肌、多裂肌和回旋肌，以及腰大肌），除了膈肌和盆底肌的张力，决定了“腹部气球”的紧张度。躯干的“完全紧张状态”是脊柱稳定的一个决定性因素，大大减轻了背部肌肉的负荷。触发点的出现可导致躯干肌张力不足 ○ 与健康人相比，慢性腰背痛患者的胸腰筋膜的剪切面移动度降低了约 20%（Langevin 等，2011）。因此，胸腰筋膜应纳入诊断检查和治疗 • 诊断 ○ 临床诊断工作：见筛选试验（574 页） ○ 诊断程序：影像学检查（影像学、CT、MRI）单独不能提供关于背痛原因的可靠信息，应始终结合临床症状综合考虑。通过 CT 或 MRI 检查无症状的个体，可发现 52%（Jensen 等，1994）至 76%（Boos 等，1995）的个体有椎间盘突出；无症状椎间盘突出的发生率为 24%~28%（Boden 等，1990；Jensen 等，1994；Boos 等，1995；Wiesel 等，1989）；19% 的患者检出 Schmorl 结节，14% 的患者可在纤维环外区发现撕裂；38% 的无症状者在 MRI 检查中表现一个以上椎间盘的异常，只有 36% 的无椎间盘病变（Jensen 等，1994）。此外，8% 的无痛受试者有关节突关节骨关节病，7% 有腰椎峡部裂，7% 有腰椎滑脱，7% 有椎管狭窄，7% 有椎间孔狭窄（Jensen 等，1994）。因此，通过脊柱影像学检查可能发现各种结构特异性改变。然而，目前还不确定这样的发现在多大程度上导致了患者的临床疼痛，因为即使在接受了检查的无痛人群中，也有三分之二的人被发现有异常。在许多情况下，疼痛的发生和同时诊断为病理椎间盘异常是巧合。只有临床发现和影像学发现一致，才能认为结构可视化变化是可信的疼痛来源。最新的研究（Kalichman 等，2010）和系统综述（Brinjikji 等，2015）证实，脊柱和椎间盘的退变是正常衰老过程的一部分，通常与临床症状无关 ○ 在诊断腰背痛时，应根据临床症状解释影像学变化（Hirtz，2015） • 肌筋膜腰背痛 ○ 手法治疗对多数急性和慢性非特异性腰背痛病例（与病史无关）效果较好（Dejung，1999；Gunn 等，1980） ○ 基于肌肉经常参与疼痛的发生，当位于不同肌肉的若干肌筋膜触发点的牵涉痛区重叠时，就会产生临床疼痛模式（→复合疼痛模式；图 5.39~5.41） ○ 几乎所有下部躯干的触发点都会引发疼痛，并向腰骶部放射（见疼痛指南；图 9.45） ○ 腹外侧肌（腹外斜肌和腹内斜肌）的触发点常是引起急性腰背痛的原因（Dejung，1995）

（续表）

治疗建议	○ 在慢性腰背痛（包括 / 不包括向腿部放射）中，原发性触发点常位于腰方肌和 / 或髂腰肌，参见触发点链 ○ 代偿性脊柱侧凸不一定是椎间盘突出的征象，触发点引起的躯干外侧肌（腹内 / 外斜肌以及腰方肌）的紧张也会导致侧移（Dejung，2009） ○ 咳嗽或打喷嚏时放射到腰骶部或臀部的疼痛，通常被认为是椎间盘突出的确切征象，但其实这也可由躯干肌肉（腹内外斜肌和腰方肌）的肌筋膜触发点引起 ○ 治疗机能障碍相关触发点。深层稳定肌（多裂肌、回旋肌、腹横肌，以及腰大肌）的机能障碍可以由潜在的疼痛性肌筋膜触发点引起或持续（图 5.47，5.48）。机能障碍相关触发点引起干扰的可能也应该被消除 ○ 对有慢性背部问题的病例，唯一长期有效的措施是让其积极参与治疗 ● 椎间盘突出 ○ 诊断 – 在无症状人群中（Jensen 等，1994），近 30% 的人通过影像学检查（CT、MRI）可发现椎间盘疝出，约 75% 的人有椎间盘突出（Boos 等，1995）。许多椎间盘突出的患者没有疼痛，MRI 显示的椎间盘突出并不总是患者疼痛的原因。只有当患者的临床影像符合已知的椎间盘突出并压迫神经根的临床模式（相应节段和 / 或神经根感觉障碍疼痛、力量减弱、反射减弱）时，才能明确是椎间盘源性原因 – 如果没有相关或进展性的瘫痪或膀胱、直肠机能障碍的表现，则没有必要对所有坐骨神经痛患者行 MRI 检查。无症状椎间盘突出的高发生率使 MRI 的诊断价值受到质疑 – 处理不确定性病例或有多条神经根受压迫时，神经根阻滞是一种有用的方法。神经根阻滞可以麻醉“可疑”的神经根，从而了解其与疼痛的关系 ● 治疗：手术治疗 ○ 绝对手术指征：明确的手术指征包括因椎间盘突出导致的急性膀胱、肠道机能障碍，以及明显的神经机能障碍（瘫痪） ○ 相对手术指征：如果没有绝对手术指征的迹象，则椎间盘突出的手术修复是一种选择性手术，应根据具体情况考虑 ● 治疗：保守治疗 ○ 一旦排除紧急手术适应证（膀胱/肠道机能障碍和严重瘫痪），保守治疗的成功率较高（90%） ○ 椎间盘突出患者的保守治疗（非手术治疗）和手术治疗的中长期预后同样良好。一项针对 500 多例椎间盘突出患者的大规模随机临床研究的结果表明，手术治疗组和非手术（保守）治疗组的结果在 2 年内没有显著差异（Weinstein 等，2006）。这证实了之前在 1982 年进行的研究，该研究确定，从临床结果来看，椎间盘突出的保守治疗与手术治疗的效果 4~10 年后大致相当（Weber 1982）。因此，在许多情况下，椎间盘突出的手术治疗是“不耐烦的干预” ○ 神经根阻滞：研究表明，腰椎神经根阻滞（在透视引导下向神经根周围注射类固醇）可使约 60% 有手术指征的患者的症状迅速缓解，从而避免手术（Narozny 等，2001）。前瞻随机双盲研究证实了神经根阻滞的治疗效果（Riew 等，2000），从而证明腰神经阻滞是一种治疗轻度神经根病变的有效方法，支持保守治疗。在骶管阻滞中，通过骶管裂孔将含类固醇的局麻剂注入骶管硬膜外间隙，溶液可以上升到胸腰椎交界水平。这使得周围组织的刺激性和炎症性得以缓解，如与椎间盘突出相关的急性腰神经根综合征和腰椎管狭窄（或椎间孔狭窄）等（Grob 和 Dvorak，1998）。由经验丰富者进行腰 / 骶神经根阻滞出现并发症是非常罕见的。然而，值得注意的是，颈神经根阻滞引起严重不良反应（四肢瘫）的风险相对较高（Scanlon 等，2007） ● “假关节痛”：与皮节不对应的放射痛有非根性原因；多数情况下，提示为臀肌（臀中肌、臀小肌或臀大肌）或阔筋膜张肌触发点引起的

（续表）

治疗建议	• 狭窄 ○ 椎管狭窄：椎间盘退变可引起椎管狭窄和（假性）腰椎滑脱。由于退变，骨赘（脊椎动物）可能出现或加重，进而导致椎间盘突出或黄韧带肥大。少数患者的椎管狭窄为原发性的。如果神经结构受压，通常会出现腿部疼痛并逐渐加重，多可持续数年；神经症状的出现可能需要很多年。这些症状的特点可由腰椎伸展引起或加重。如果患者走一小段路（脊柱源性或神经源性间歇性跛行），他会抱怨腰骶部疼痛和腿部前、后方的牵拉痛，坐着或站着、上身向前屈曲可以减轻疼痛（弯曲时椎管变宽）。在晚期，患者走路时会身体前倾；爬山可以减轻疼痛，下坡时疼痛会加重，骑自行车比步行更舒服（Dejung，2009）。在处理放射到腿部的疼痛时，很难区分神经源性疼痛和由触发点引起的肌筋膜痛，这些触发点通常位于臀肌或髂腰肌。临床多为上述情况的混杂（Dejung，2009）。如有疑问，可通过选择性触发点治疗的诊断试验来排除肌筋膜原因。对于椎管狭窄，骶管阻滞可使症状明显减轻并在几个月后消失，从而推迟或避免手术（特别是对虚弱和多病患者）（Grob 和 Dvorak，1998） ○ 椎间孔狭窄：骨赘常与椎间盘突出（通常与年龄有关）一起导致椎间孔狭窄，从而使神经结构逐渐受压。这里，肌筋膜疼痛的鉴别诊断也不简单。如果腰椎向患侧侧屈（神经孔狭窄）引起疼痛和神经症状，可能被解释为侧隐窝狭窄（Dejung，2009） • 腰椎失稳：腰椎失稳可引起腰背痛 ○ 结构不稳定 – 结构不稳定的潜在原因包括腰椎峡部裂（伴有腰椎滑脱）、椎间盘退变导致的假性腰椎滑脱和前椎板切除术等（Dejung，2009） – 腰椎峡部裂通常无痛，通常也是偶然发现的。然而，如果腰椎曾受到过创伤，腰椎峡部裂往往是持续性疼痛的一个辅助因素。腰椎不稳定性疼痛的原因尚不清楚。一种可信的假设是，在脊柱不稳定的情况下，疼痛是由脊柱周围肌肉（多裂肌和回旋肌）的触发点被激活引起的（Dejung，2009） – Gunn（1996）指出，腰椎滑脱的椎体移位可能是由于下位腰椎被收缩或缩短的内在背部肌肉向后牵拉而发生的（图 8.2）。对此，必要治疗包括松解深层背侧短肌的触发点 – 如果对疼痛不稳定的保守治疗不成功，则应行脊柱融合术。为了判断不稳定性的程度，通常使用一个验证性外固定器。只有当触发点治疗和强化训练计划都不能控制问题时，才应考虑脊柱融合术（Dejung，2009） ○ 机能不稳定 – 如果相邻的两个脊柱节段之间的运动增加并引起疼痛，通常被视为局部机能不稳定（局部运动失控）的迹象。疼痛可以解释为由回旋肌和多裂肌触发点引发的，治疗方法包括触发点的失活（Dejung，2009） – 机能障碍相关触发点可导致机能失稳（局部运动控制的丧失）或使其长期存在，对这些触发点的处理对纠正失稳有很大的帮助。通常，当试图有效地稳定局部肌时，第一步是使触发点的扰动能力失活。这通常会使得积极的稳定训练计划达到最佳效果 • 骶髂关节（SIJ）：SIJ 机能障碍可能是原发性的（通常在踩空或跌倒后），关节特异性手法治疗简单、有效。如果在 2~3 次治疗后没有持续的效果，则 SIJ 机能障碍很可能是继发性的。SIJ 上方肌肉（梨状肌、臀肌、髂腰肌）的收缩或缩短会影响 SIJ 的位置，并可能是 SIJ 机能障碍的一个持续因素。在这些情况下，病因治疗包括对肌筋膜触发点的治疗 • 椎间关节机能障碍（关节突或关节突关节）：这些小关节的"阻滞"通常不涉及关节机械性能，多与肌肉紧张导致的活动能力下降有关（图 3.1）。在脊柱周围的背部深层肌肉（多裂肌和回旋肌）中，激活的触发点会导致肌肉的活动能力下降和疼痛（Dejung，2009；Gunn，1996；Lewit，2007）。关节特异性操作通过刺激关节囊中的机械感受器来松解椎间关节，使周围肌肉张力降低（Dvorak 等，1997）。如果这种肌肉反射性影响只是暂时有效，那么问题就会反复出现。选择性触发点疗法在可持续的基础上放松肌肉，通常可以永久消除机能障碍和疼痛（Dejung，2009）。联合治疗通常是成功的：从经验来看，先治疗机能失调性肌肉，然后如果仍然需要的话，再松解（或操纵）机能失调性关节突关节（Grob，2010）是值得的

（续表）

治疗建议	• 脊柱退变 ○ 脊柱的结构和形状变化（骨软骨病、脊椎病、脊柱关节炎、脊椎病、椎间盘突出、Schmorl 结节、脊柱侧凸、脊柱前 / 后凸、腰椎、骶化等）与疼痛无明显相关性（Boden 等，1990；Carragee 等，2005；Hussar 和 Guller，1956；Jackson，1989；Jensen 等，1994；Magora 和 Schwartz，1980；Oesch，1994；Papadopulos，1981；Scharf 等，1984；Tini，1977；Torgerson 和 Dotter，1976，Wiselel 等，1984）。MRI 可明确判断，椎体退变与未来是否会发生腰背痛或残疾无关（Carragee 等，2005） ○ 退变（脊椎病、椎间盘变窄等）可能会导致椎管和 / 或椎间孔狭窄 ○ 当脊柱发生形状改变或出现脊柱退变时，长期处于稳定状态下的肌肉可能很难变得活跃起来，所以在收缩时会消耗更多能量。因此可能会导致触发点增加，或者激活潜在触发点并产生疼痛。针对触发点的特异性治疗通常可以减轻疼痛，对应的背部肌肉机能训练可以有效预防复发（Dejung，2009） ○ 关节突综合征：出现无明显诱因的腰部疼痛时，通常会被误认为是椎间小关节的问题。而椎间关节和其他关节是一样的，在典型症状期会出现疼痛，在非典型症状期通常不会出现临床症状，极少会引起疼痛。可以证实，向椎间关节注射高渗盐水会诱发疼痛，并会放射至腰部和腿部（Mooney 和 Robertson，1976）。在影像学引导下向小关节内注射局麻剂可以缓解疼痛，并且缓解效果与所注入麻醉剂的体积呈正相关（Oesch，1994）。所以可以认为，疼痛的缓解与局麻剂渗透入周围组织有关。并且，在许多案例中，背部深层肌肉的触发点也可以导致脊椎区域的慢性疼痛（DeJung，2009） • 尾椎痛：活化的触发点通常位于臀大肌、髋部深层回旋肌（梨状肌、闭孔内肌和孖肌）和盆底肌 • 姿势的对称性：足部稳定性的变化（如足弓变平）、腿部长度的显著差异、骨盆或脊柱的显著不对称等，均能影响整体肌肉对称性（特别是椎旁），并且可能是导致肌筋膜问题的不可逆因素（→继发性肌筋膜综合征）。这种在姿势对称性的改变需要及时识别（在治疗存在难度的情况下）并加以治疗 • 合并症：患者同时伴有下列情况时腰背痛的风险显著增加： ○ 呼吸系统疾病 ○ 失禁 ○ 胃肠问题 与肥胖相比，伴有哮喘（Hurwitz 和 Morgenston，1999）、慢性阻塞性肺疾病（Gorman 等，2002）、尿失禁（Smith 等，2007），以及胃肠疾病（Smith 等，2008）等发生腰背痛的危险性显然更高（Nordin 等，2002；Smith 等，2006、2009）。因此与呼吸道疾病、尿失禁和胃 / 肠机能紊乱相关的问题，应列入腰背痛的病史 • 慢性腰背痛的原因往往是多因素的。腰骶痛最常见的原因，即激活的触发点引起放射痛，不应被忽视（DeJung，2009）

9.3.9 髋部和腹股沟痛

病史	• 4 个开放式问题： ○ 疼痛的位置？（局部痛和放射痛） ○ 疼痛出现的时间？ ○ 疼痛的缓解因素？加重因素？ ○ 引起疼痛的原因？（患者的观点） • 疼痛指南 ○ 髋部疼痛（图 9.46，表 9.23） ○ 腹股沟疼痛（图 9.46，表 9.24）
检查	• 筛查测试 ○ 腰椎、骨盆和髋部（603 页） • 其他检查（根据个体环境和病程决定）
鉴别诊断	• 肌筋膜相关的疼痛和机能障碍 • 髋关节病（45 岁以下患者，主要继发性关节病） • 先天性髋关节发育不良→继发性髋关节病 • 幼年骨骺分离（10~20 岁）→继发性髋关节病 • 成人特发性幼年股骨头坏死（Legg-Calve-Perthes 病）或骨坏死→继发性髋关节病 • 化脓性髋关节炎 • 骨折（股骨颈骨折、转子间骨折、耻骨支骨折） • 髋臼盂唇撞击（腹股沟痛） • 股骨髋臼撞击症 • 腹股沟疝和股疝 • Gilmore 腹股沟（运动性疝或运动性耻骨痛） • 髂耻滑囊炎 • 淋巴结或囊肿 • 阑尾炎（腹股沟痛） • 动脉狭窄，盆腔动脉瘤（腹股沟疼痛） • 肿瘤
治疗	• 根据病史、查体结果和治疗师的经验对相关结构进行试验性治疗 • 再评估→是继续原有治疗还是改变治疗方法（可能需要进行其他检查以进一步评估） • 发现持续因素并将其整合到治疗方案中 ○ 单侧负重（如工作、运动时需要长时间站立）或减重 ○ 避免过载（运动） ○ 穿有减震鞋底的鞋子 ○ 允许伤口愈合（如腹股沟拉伤） • 髋部和腹股沟肌肉的伸展 / 放松 • 机能训练：在有限的负荷下运动；协调训练（下肢轴线训练，控制髋部运动，稳定髋部）
治疗建议	• 髋关节和腹股沟痛常是由肌筋膜问题引起的。活跃触发点不仅可以在腹股沟、髋部和骨盆区域的肌肉，还可以在腰椎区域（腰方肌），应对这些区域进行治疗（图 9.46，表 9.23、9.24） • 腹股沟疼痛 ○ “多数腹股沟疼痛都与肌肉相关。”（Dejung，2009）它们通常是由过载或过伸引起的

（续表）

治疗建议	○ “慢性腹股沟拉伤”通常是由触发点激活引起的（Dejung，1988a） ○ 部分肌肉常受影响，主要是髂肌、腰大肌（小转子区域和腹部深处的触发点）和长收肌 ○ 由于腹股沟区的许多肌肉实际上是平行运动的，因此与其他身体区域相比，拉伸测试对鉴别受影响结构的帮助较小→触诊诊断 ○ 在该区域进行治疗时，保护股神经和动脉尤为重要（图 7.195b，7.261，7.265） ○ 如果腹股沟区触发点治疗后症状没有改善，那么臀外侧肌或腰方肌的触发点通常是引起腹股沟痛的原因（Dejung，2009） ○ 髂腹股沟神经和股神经的卡压（528 页）通常由肌肉引起，可表现腹股沟痛 • 髋关节（髋关节骨关节病）伴反应性腹股沟和髋关节痛 ○ 髋关节病的发病机制通常是关节结构的改变（先天性髋关节发育不良、骨骺分离、创伤后关节病、股骨头坏死）而导致负荷增加 ○ 临床表现包括疼痛、髋关节活动受限（尤其是内旋和屈曲），以及影像学改变（软骨区狭窄，反应性骨赘形成）。影像学改变的程度往往与临床表现不一致：影像学表现轻的患者可能遭受疼痛和机能损害更重（受限的 ROM、行走距离缩短等），而影像学表现明显的病患者往往症状很少或很轻 ○ 重要的是要区分： – 髋关节病活动期：疼痛缘于滑膜反应性炎症，发生于磨损组织颗粒（碎屑）被吞噬后→在炎症期（应该用药物治疗）出现阵发性（而非慢性）疼痛，随后出现长时间的无痛状态 – 髋关节病静止期：疼痛通常与肌肉有关。病变髋关节周围肌肉分布着大量的紧张带和肌筋膜触发点。肌筋膜触发点的形成的原因是肌肉在短时间内的慢性（错误的）负荷，导致灵活性下降（Travell 和 Simons，1999）→慢性髋部和腹股沟痛 ○ 恶性循环：改变关节结构→肌肉负载不良→肌肉缺血进展→肌筋膜触发点形成→承受疼痛→采用止痛的姿势和规避动作→负载不良加重，进一步促进肌筋膜触发点和紧张带的形成和发展→关节活动度下降→不对称关节负荷加速关节病的发展（Dejung，2009） ○ 髋关节病多有步态模式的改变。为了保护髂肌和阔筋膜张肌，通过旋转躯干使腿向前移动→腹部斜肌过载→腹股沟痛 ○ 肌筋膜痛和机能障碍是继发性的。即使触发点治疗不能直接处理导致问题的原因，在许多情况下仍然需要针对肌筋膜结构的对症治疗，多数情况下可以显著提高患者的生活质量，减缓关节病的进展，使全髋关节置换术（THR）推迟数月至数年（Dejung，2009）。如果提前治疗肌肉部分并以最有利的方式准备，THR 手术的结果应该更有利 ○ 如果在关节置换手术后出现腹股沟、髋部和大腿的持续疼痛，则应该治疗先前发生的肌筋膜结构继发性问题（即触发点）。如果经选择性治疗后疼痛仍存在，则可能为假体松动。假体松动的初期很难判断；之后，通常可以通过放射学和核素扫描结果确诊。即使在假体松动的情况下，疼痛通常也有肌肉原因（继发性肌筋膜综合征），多发生于旋转肌过载的情况（Dejung，2009） ○ 术后常出现髋外展肌无力（Trendelenburg 或 Duchenne 步态），不仅有生物力学条件改变（假体股骨颈的陡峭导致外展肌的杠杆力臂不合适）的影响，也与机能障碍相关肌筋膜触发点的活动有关。外展肌和内收肌都需要检查和治疗。通常只有在外展肌和内收肌（以及髂腰肌）活动的触发点失活后，才能再次训练外展肌。这是因为短收肌（由于触发点和 / 或紧张带的存在）可以通过交互神经支配导致外展肌无力（Irnich，2013） • 股骨髋臼撞击：临床常用的股骨髋臼撞击诊断试验（检测髋臼被动 ROM 屈曲、水平内收和内旋）是非特异性试验，即不能明确究竟是哪一种结构受到刺激。疼痛可由股骨髋臼撞击（盂唇的刺激）和肌筋膜触发点（闭孔外肌拉伸、耻骨肌或髂腰肌压缩）引起。在测试过程中出现的疼痛（中期疼痛）（图 7.237）主要表明关节问题（股骨髋臼撞击）。运动终末痛提示肌筋膜问题（闭孔外肌、耻骨肌或髂腰肌的肌筋膜触发点）的可能。为了明确诊断，应在闭孔外肌（或耻骨肌或髂腰肌）处寻找触发点并进行试验性治疗。随后的再评估将显示肌筋膜的手法治疗是否有效

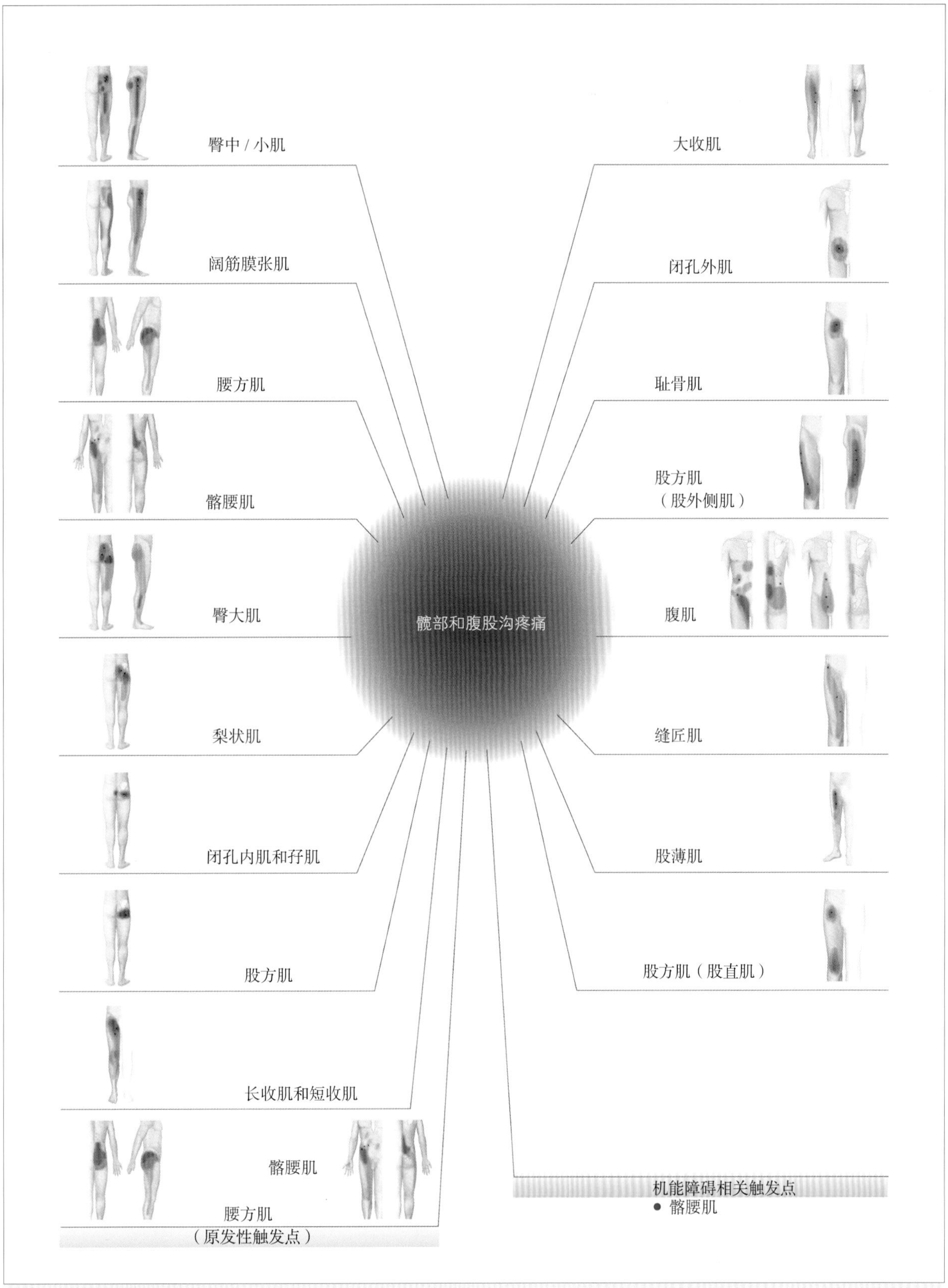

图 9.46 髋部和腹股沟痛

表 9.23 疼痛指南：髋部痛

频率	肌肉	章节	
很常见	臀中肌和臀小肌	章节 7.5.2	385 页
很常见	阔筋膜张肌	章节 7.6.1	403 页
常见	腰方肌	章节 7.4.2	353 页
常见	髂腰肌	章节 7.4.4	364 页
常见	臀大肌	章节 7.5.1	383 页
常见	梨状肌	章节 7.5.3	388 页
常见	闭孔内肌和孖肌	章节 7.5.4	391 页
常见	股方肌	章节 7.5.6	395 页
常见	长收肌和短收肌	章节 7.6.4	409 页
常见	大收肌	章节 7.6.5	411 页
偶尔	闭孔外肌	章节 7.5.5	393 页
偶尔	耻骨肌	章节 7.6.3	407 页
偶尔	股方肌（股外侧肌）	章节 7.6.7	416 页
原发性触发点			
	腰方肌	章节 7.4.2	353 页
	髂腰肌	章节 7.4.4	364 页
机能障碍相关触发点			
	髂腰肌	章节 7.4.4	364 页

表 9.24 疼痛指南：腹股沟痛

频率	肌肉	章节	
很常见	长收肌和短收肌	章节 7.6.4	409 页
常见	髂腰肌	章节 7.4.4	364 页
常见	耻骨肌	章节 7.6.3	407 页
常见	大收肌	章节 7.6.5	411 页
偶尔	腹肌	章节 7.4.3	359 页
偶尔	闭孔外肌	章节 7.5.5	393 页
偶尔	股方肌	章节 7.5.6	395 页
偶尔	阔筋膜张肌	章节 7.6.1	403 页
偶尔	缝匠肌	章节 7.6.2	405 页
偶尔	股薄肌	章节 7.6.6	414 页
偶尔	股方肌，股直肌	章节 7.6.7	416 页
罕见	腰方肌	章节 7.4.2	353 页
原发性触发点			
	髂腰肌	章节 7.4.4	364 页

9.3.10 膝痛

病史	• 4 个开放式问题： ○ 疼痛的位置？（局部痛和放射痛） ○ 疼痛开始的时间？ ○ 疼痛的缓解因素？加重因素？ ○ 引起疼痛的原因？（患者的观点） • 疼痛指南 ○ 膝关节疼痛（图 9.47，表 9.25）
检查	• 筛查测试 ○ 膝关节（613 页） ○ 腰椎、骨盆和髋部（603 页） ○ 小腿和足（615 页） • 其他检查（根据个体环境和病程决定）
鉴别诊断	• 肌筋膜相关的疼痛和机能障碍 • 韧带损伤 • 半月板损伤（内侧半月板损伤不能通过关节镜检查确定，应行 MRI 检查） • 关节退变（常因意外事故引起） • 髌骨半脱位 • 髋关节疼痛可表现为膝关节疼痛
治疗	• 根据病史、查体结果和治疗师的经验对相关结构进行试验性治疗 • 再评估→是继续原有治疗还是改变治疗方法（可能需要进行其他检查以进一步评估） • 发现持续因素并将其整合到治疗方案中 ○ 姿势：习惯性不对称负重，膝过伸站立等 ○ 运动相关的超负荷：走走停停的运动 ○ 与工作相关的过载（如铺瓷砖工作等） ○ 姿势矫正：足部结构、下肢力线、髋部运动（髋稳定性） • 拉伸和机能力量训练：协调训练（如在不稳定表面单腿站立等；图 5.22）
治疗建议	• 肌筋膜性膝关节疼痛表现为 ○ 膝前方疼痛 ○ 膝内侧疼痛 ○ 膝外侧疼痛 ○ 膝后方疼痛 ○ 髌后疼痛（髌股关节疼痛综合征） ○ 髌尖综合征 • 膝关节前方疼痛：“多数膝关节前方疼痛有肌肉原因。”（Dejung，2009） • 髌股关节疼痛综合征：股内侧斜肌具有特别重要的机能，其横向走行的纤维几乎没有任何伸展作用；相反，它们的机能是围绕髌骨。这部分肌肉的康复在髌股关节疼痛综合征中起重要作用 • 触诊：在治疗膝痛时，由于拉伸和负重动作对肌肉结构的刺激不够明确，筛查测试往往不充分→应侧重于触诊 • 使用触发点疗法治疗膝痛常非常烦琐： ○ 触发点通常大量存在 ○ 肌肉通常体积庞大，触发点“隐藏”在组织深处 ○ 在日常生活（和体育活动）中，不健康肌肉的持续负荷可能会阻碍治疗 ○ 不应忽视后方局部稳定肌（股二头肌短头和腘肌）的机能障碍相关触发点 • 贴扎可以改变负荷和激活模式，并有助于临时缓解股四头肌中受活跃触发点影响最大的那些区域 • 在处理退变时，膝痛往往是由继发性肌肉触发点引起的（195 页）。如有需要，可行对症治疗，以临时缓解疼痛 • 如果膝关节伸展受限（这通常是独立的），治疗后方肌肉结构（主要是局部稳定肌，即股二头肌的短头和腘肌）有效 • 在多数老年关节病患者中，触发点治疗常因静脉曲张而复杂化（相对禁忌证）（Dejung，2009）

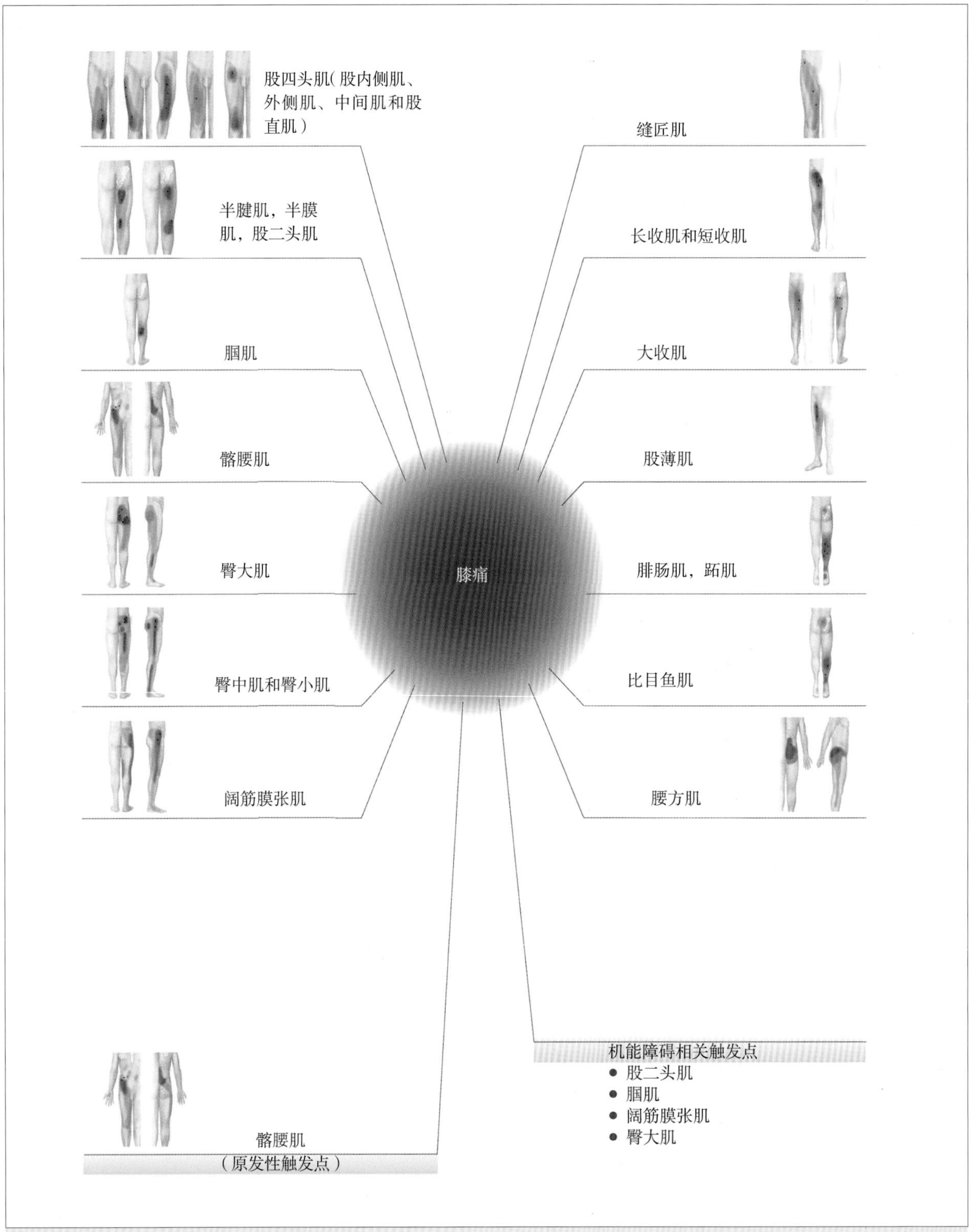
股四头肌（股内侧肌、外侧肌、中间肌和股直肌）
半腱肌，半膜肌，股二头肌
腘肌
髂腰肌
臀大肌
臀中肌和臀小肌
阔筋膜张肌
缝匠肌
长收肌和短收肌
大收肌
股薄肌
腓肠肌，跖肌
比目鱼肌
腰方肌
膝痛
髂腰肌
（原发性触发点）
机能障碍相关触发点
• 股二头肌
• 腘肌
• 阔筋膜张肌
• 臀大肌

图 9.47　膝痛

表 9.25 疼痛指南：膝痛

频率	肌肉	章节	
很常见	股四头肌（股内侧肌，外侧肌和股中间肌和股直肌）	章节 7.6.7	416 页
常见	半腱肌，半膜肌和股二头肌	章节 7.6.8	422 页
常见	腘肌	章节 7.6.9	426 页
偶尔	髂腰肌	章节 7.4.4	364 页
偶尔	臀大肌	章节 7.5.1	383 页
偶尔	臀中肌和臀小肌	章节 7.5.2	385 页
偶尔	阔筋膜张肌	章节 7.6.1	403 页
偶尔	缝匠肌	章节 7.6.2	405 页
偶尔	长收肌和短收肌	章节 7.6.4	409 页
偶尔	大收肌	章节 7.6.5	411 页
偶尔	股薄肌	章节 7.6.6	414 页
偶尔	腓肠肌和跖肌	章节 7.7.1	434 页
偶尔	比目鱼肌	章节 7.7.2	438 页
罕见	腰方肌	章节 7.4.2	353 页
原发性触发点			
	髂腰肌	章节 7.4.4	364 页
机能障碍相关触发点			
	股二头肌（短头）	章节 7.6.8	422 页
	腘肌	章节 7.6.9	426 页
	阔筋膜张肌（髂胫束机能障碍→大腿的张力增加）	章节 7.6.1	403 页
	臀大肌（髂胫束机能障碍→大腿筋膜的张力增加）	章节 7.5.1	383 页

9.3.11 跟腱痛

病史	• 4 个开放式问题 ○ 疼痛的位置？（局部痛和放射痛） ○ 疼痛开始的时间？ ○ 疼痛的缓解因素？加重因素？ ○ 引起疼痛的原因？（患者的观点） • 疼痛指南 ○ 跟腱痛（图 9.48，表 9.26）
检查	• 筛查测试 ○ 小腿和足（615 页） • 其他检查（根据个体环境和病程决定）
鉴别诊断	• 肌筋膜相关的疼痛和机能障碍 • 跟腱炎 • 跟腱部分或全部断裂 • S1 神经根综合征
治疗	• 根据病史、查体结果和治疗师的经验对相关结构进行试验性治疗 • 再评估→是继续原有治疗还是改变治疗方法（可能需要进行其他检查以进一步评估） • 发现持续因素并将其整合到治疗方案中 ○ 姿势：站立时（习惯或工作时工作台面太低）习惯性模式（前足接触压力增加） ○ 运动相关过载：跑步、排球、篮球运动员等 • 自我治疗（图 7.311） • 拉伸（图 7.305，7.315~7.317）和机能力量训练：根据严重程度（阶段 1~3，见下文）的不同进行协调训练（图 5.22）
治疗建议	• “跑步者最常见的痛苦之一是跟腱痛。潜在的原因常是过载和活跃触发点的存在，伴随疼痛放射到跟腱，并往往进入足跟。”（Dejung，2009） • 活跃肌筋膜触发点主要位于以下肌肉（Grosjean 和 Dejung， 1990）： ○ 比目鱼肌 ○ 腓肠肌 ○ 胫后肌 ○ 踇长屈肌、趾长屈肌和 / 或第三腓骨肌
	• 需要区分三个阶段： ○ 第 1 阶段：腓肠肌、比目鱼肌和胫骨后肌的肌筋膜触发点引起的牵涉痛；肌腱无触痛→治疗活跃触发点： – 触发点的手法治疗 – 干针（腓肠肌和比目鱼肌） ○ 第 2 阶段：肌腱水肿并有触痛→治疗活跃触发点： – 触发点的手法治疗 – 干针：小腿肌群（腓肠肌、比目鱼肌）、跟腱表面干针（穿刺深度 < 1 mm） – 如有需要，在肌肉治疗后将类固醇注射到髌韧带旁组织中（可显著维持注射的效果；Dejung，2009）。在每次注射类固醇到髌韧带旁组织之前，治疗师应通过超声排除不明显的肌腱部分断裂（Dejung，2009） ○ 第 3 阶段：部分断裂（通过触诊、超声、MRI 诊断）→治疗活跃触发点： – 触发点的手法治疗 – 干针：小腿肌群（腓肠肌、比目鱼肌）、跟腱表面干针（穿刺深度 < 1 mm） – 不要向髌腱周围组织注射类固醇 • 跟腱断裂：三分之一的病例曾有跟腱痛；其余三分之二多为单发创伤

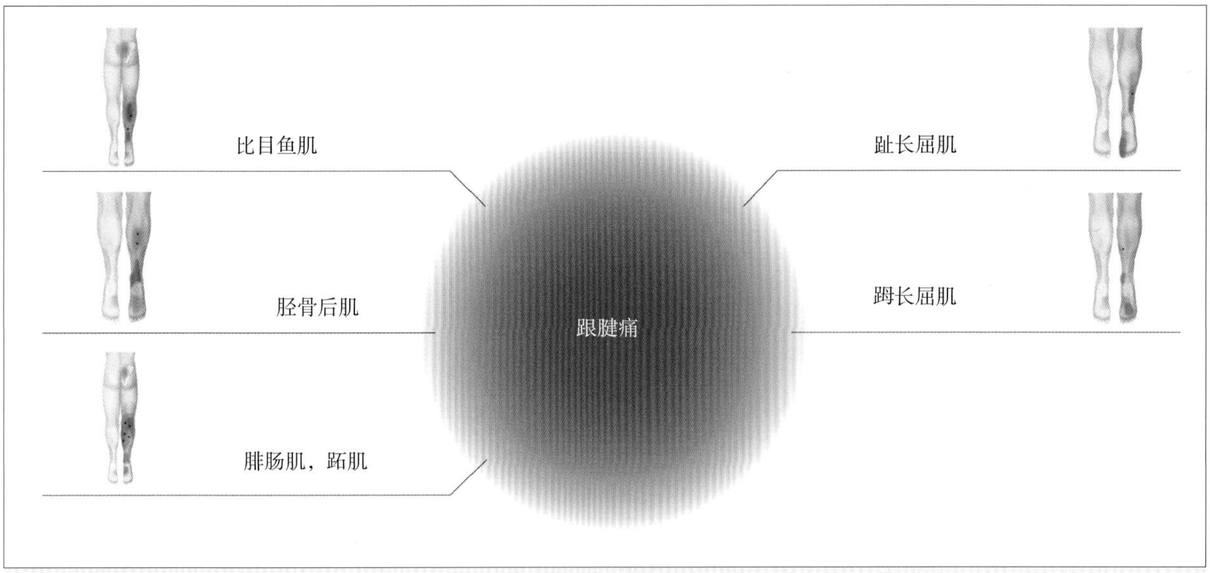

图 9.48 跟腱痛

表 9.26 疼痛指南：跟腱痛

频率	肌肉	章节	
很常见	比目鱼肌	章节 7.7.2	438 页
很常见	胫骨后肌	章节 7.7.4	445 页
常见	腓肠肌和跖肌	章节 7.7.1	434 页
偶尔	趾长屈肌和踇长屈肌	章节 7.7.3	442 页

9.3.12 小腿和足部痛

病史	• 4 个开放式问题： ○ 疼痛的位置？（局部痛和放射痛） ○ 疼痛开始的时间？ ○ 疼痛的缓解因素？加重因素？ ○ 引起疼痛的原因？（患者的观点） • 疼痛指南 ○ 小腿疼痛（图 9.49，表 9.27） ○ 足部疼痛（图 9.49，表 9.28）
检查	• 筛查测试 ○ 小腿和足（615 页） • 其他检查（根据个体环境和病程）
鉴别诊断	• 小腿 ○ 肌筋膜相关的疼痛和机能障碍 ○ 筋膜间室综合征：肌肉量快速增加而筋膜不能适应，诊断是通过测量筋膜间室压力做出的。治疗包括紧张肌筋膜的手术切开（筋膜切开术）。胫骨前筋膜室（胫骨前肌、指伸肌和踇长肌）最常受累 ○ 静脉血栓形成：扩大的非点状压痛区，肿胀（局部，尤其是踝部），偶有局部过热，但无束带感。通过超声（多普勒超声）、静脉造影或 CT 进行诊断 ○ 动脉灌注障碍（动脉闭塞性疾病 / 间歇性跛行） ○ 腰部神经根痛 ○ 多发性神经病 ○ 脊髓炎，肌萎缩性脊髓侧索硬化症（ALS，Lou-Gehrig 病） • 足部 ○ 肌筋膜相关的疼痛和机能障碍 ○ 足和趾的静态畸形 ○ 跗管综合征：胫神经会在跗管（内踝的后端和远端）处受到激惹或压迫，多由足外翻、炎症（如腱鞘炎）以及踝关节退变（如外伤后）导致。跗管内有 6 个结构穿行，表面覆盖筋膜约束带（屈肌支持带）。从前到后，这些结构依次是胫骨后肌、趾长屈肌、胫骨后动脉、胫骨后静脉、胫神经、踇长屈肌。跗管综合征的临床表现为足部的负荷依赖性疼痛，通常还有好像“走在棉花上”的感觉。跗管周围区域非常脆弱；敲击胫神经通常会引起疼痛，像电击一样沿神经向远端和近端放射（Tinel 征）。肌电图常无病理性改变。通过整形矫形术提高足纵弓往往能缓解症状。如果这些措施都不成功，推荐通过分离屈肌支持带手术减压胫神经，效果不错（Dejung，2009） ○ 多发性神经病
治疗	• 根据病史、物理发现及治疗师的经验对相关结构进行试验性治疗 • 再评估→是继续原有治疗还是改变治疗方法（可能需要进行其他检查以进一步评估） • 发现持续因素并将其整合到治疗方案中 • 活动跗骨能反射性地放松足部固有肌肉，因为并非所有这些因素都可以直接采用手法治疗 • 拉伸和机能力量训练：协调训练（如在不稳定表面单腿站立等；图 5.22）
治疗建议	• “即使在外踝区持续疼痛的情况下，也不要让自己愚蠢到去做（通常是无用的）手术。最好在下肢寻找导致疼痛辐射到外侧足踝区的触发点。”（Dejung，2009）→疼痛指南（图 9.49） • 上肢和下肢主要的肌肉疼痛通常是由动作导致的过载引起的（Dejung，2009） • 腓肠肌触发点（mTrPs）得到治疗后，小腿肌肉在睡前得到拉伸时，小腿夜间抽筋通常会得到减少或减轻 • 足部肌肉疼痛通常是由不利的静态条件引起的（Dejung，2009）。在进行足部畸形手术（纵弓矫形、八字脚、锤状趾畸形矫形等）前，应该对触发点进行彻底的手法治疗，并对矫形术进行骨科评估（Dejung，2009） • 连接跗骨的韧带结构的触发点有时也会引起足部疼痛 • 跟骨骨刺：治疗足底肌肉（以及经常紧张和缩短的小腿后方肌肉）通常可以消除骨刺导致的疼痛。根据经验，如果患者学会通过手法或借助触发点工具（图 7.347）治疗趾短屈肌和足底方肌，并定期拉伸小腿三头肌，这种方法通常会更成功

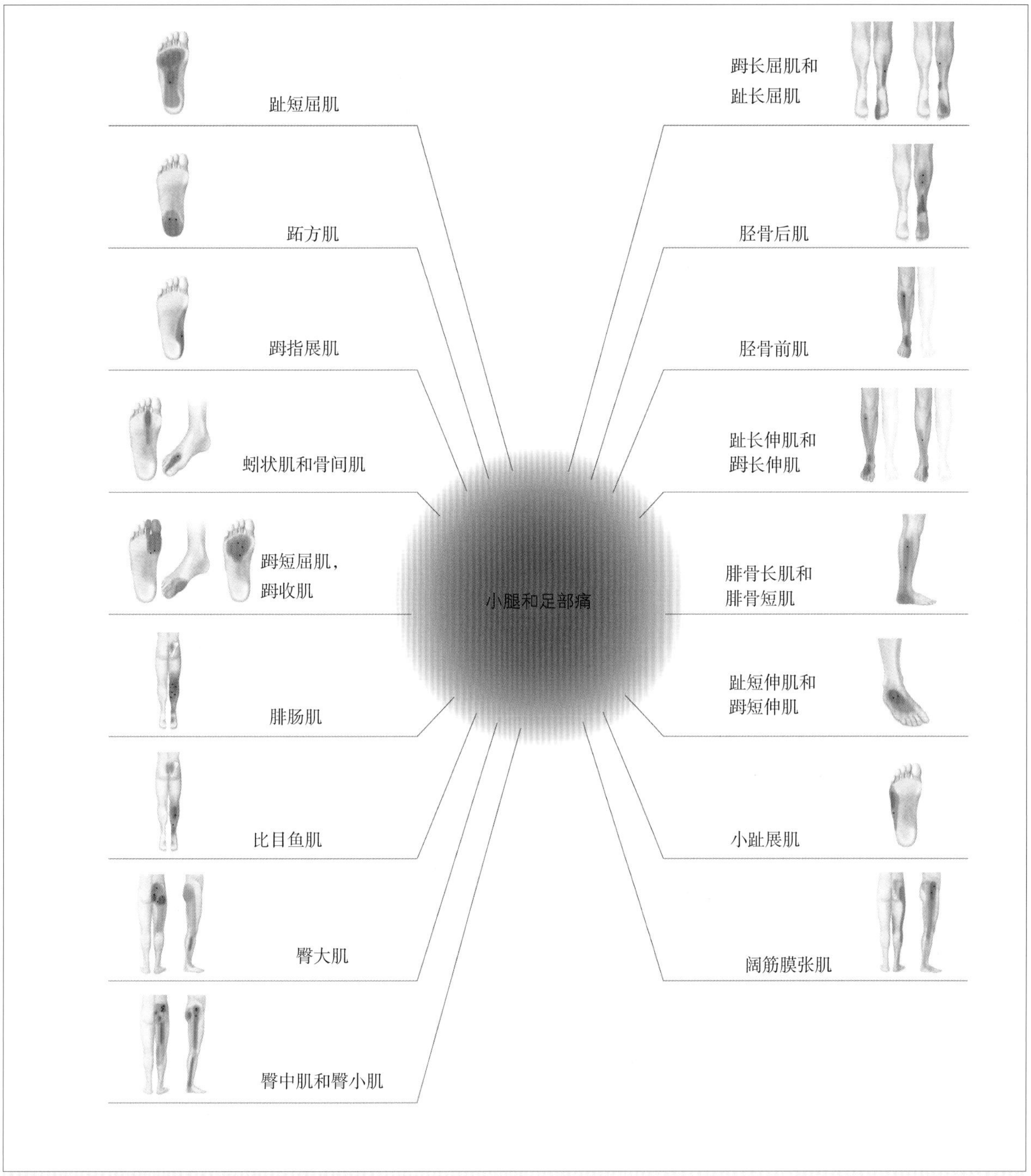
趾短屈肌
跖方肌
踇指展肌
蚓状肌和骨间肌
踇短屈肌，
踇收肌
腓肠肌
比目鱼肌
臀大肌
臀中肌和臀小肌
小腿和足部痛
踇长屈肌和
趾长屈肌
胫骨后肌
胫骨前肌
趾长伸肌和
踇长伸肌
腓骨长肌和
腓骨短肌
趾短伸肌和
踇短伸肌
小趾展肌
阔筋膜张肌

图 9.49　小腿和足部痛

表 9.27　疼痛指导：小腿疼痛

频率	肌肉	章节	
很常见	腓肠肌	章节 7.7.1	434 页
很常见	比目鱼肌	章节 7.7.2	438 页
常见	胫骨后肌	章节 7.7.4	445 页
常见	胫骨前肌	章节 7.7.5	447 页
常见	趾长伸肌和踇长伸肌	章节 7.7.6	449 页
常见	腓骨长 / 短肌	章节 7.7.7	451 页
偶尔	踇 / 趾长屈肌	章节 7.7.3	453 页
偶尔	臀大肌	章节 7.5.1	383 页
偶尔	臀中肌和臀小肌	章节 7.5.2	385 页
偶尔	阔筋膜张肌	章节 7.6.1	403 页

表 9.28　疼痛指导：足部疼痛

频率	肌肉	章节	
很常见	趾短屈肌	章节 7.7.9	455 页
很常见	跖方肌	章节 7.7.10	459 页
常见	踇展肌	章节 7.7.9	455 页
常见	蚓状肌和骨间肌	章节 7.7.10	459 页
常见	踇短屈肌、踇收肌	章节 7.7.10	459 页
偶尔	腓肠肌	章节 7.7.1	434 页
偶尔	比目鱼肌	章节 7.7.2	438 页
偶尔	趾长屈肌和踇长屈肌	章节 7.7.3	442 页
偶尔	胫骨后肌	章节 7.7.4	445 页
偶尔	胫骨前肌	章节 7.7.5	447 页
偶尔	趾长伸肌和踇长伸肌	章节 7.7.6	449 页
偶尔	腓骨长 / 短肌	章节 7.7.7	451 页
偶尔	趾短伸肌和踇短伸肌	章节 7.7.8	453 页
偶尔	小趾展肌	章节 7.7.9	455 页

附 录

10 参考文献

[1] Abd Jalil N, Awang MS, Omar M. Scalene myofascial pain syndrome mimicking cervical disc prolapse: a report of two cases. Malays J Med Sci. 2010; 17(1):60–66

[2] Affaitati G, Costantini R, Fabrizio A, Lapenna D, Tafuri E, Giamberardino MA. Effects of treatment of peripheral pain generators in fibromyalgia patients. Eur J Pain. 2011; 15(1):61–69

[3] Aguilera FJ, Martín DP, Masanet RA, Botella AC, Soler LB, Morell FB. Immediate effect of ultrasound and ischemic compression techniques for the treatment of trapezius latent myofascial trigger points in healthy subjects: a randomized controlled study. J Manipulative Physiol Ther. 2009; 32(7):515–520

[4] Alburquerque–Sendín F, Camargo PR, Vieira A, Salvini TF. Bilateral myofascial trigger points and pressure pain thresholds in the shoulder muscles in patients with unilateral shoulder impingement syndrome: a blinded, controlled study. Clin J Pain. 2013; 29 (6):478–486

[5] Alexander RM, Vernon A. Mechanics of hopping by kangaroos (Macropodidae). J Zool. 1975; 177(2):265–303

[6] Alonso–Blanco C, de–la–Llave–Rincón AI, Fernández–de–las–Peñas C. Muscle trigger point therapy in tension–type headache. Expert Rev Neurother. 2012a; 12(3):315–322

[7] Alonso–Blanco C, Fernández–de–Las–Peñas C, de–la–Llave–Rincón AI, Zarco–Moreno P, Galán–Del–Río F, Svensson P. Characteristics of referred muscle pain to the head from active trigger points in women with myofascial temporomandibular pain and fibromyalgia syndrome. J Headache Pain. 2012b; 13(8):625–637

[8] Al–Shenqiti AM, Oldham JA. Test–retest reliability of myofascial trigger point detection in patients with rotator cuff tendonitis. Clin Rehabil. 2005; 19(5):482–487

[9] Anderson RU, Wise D, Sawyer T, Chan CA. Sexual dysfunction in men with chronic prostatitis/chronic pelvic pain syndrome: Improvement after trigger point release and paradoxical relaxation training. J Urol. 2006; 176(4 Pt 1):1534–1538

[10] Anderson RU, Sawyer T, Wise D, Morey A, Nathanson BH. Painful myofascial trigger points and pain sites in men with chronic prostatitis/chronic pelvic pain syndrome. J Urol. 2009; 182 (6):2753–2758

[11] Anderson R, Wise D, Sawyer T, Nathanson BH. Safety and effectiveness of an internal pelvic myofascial trigger point wand for urologic chronic pelvic pain syndrome. Clin J Pain. 2011; 27(9):764–768

[12] Arampatzis A, Karamanidis K, Albracht K. Adaptational responses of the human Achilles tendon by modulation of the applied cyclic strain magnitude. J Exp Biol. 2007; 210(Pt 15):2743–2753

[13] Arampatzis A, Peper A, Bierbaum S, Albracht K. Plasticity of human Achilles tendon mechanical and morphological properties in response to cyclic strain. J Biomech. 2010; 43(16):3073–3079

[14] Ardic F, Gokharman D, Atsu S, Guner S, Yilmaz M, Yorgancioglu R. The comprehensive evaluation of temporomandibular disorders seen in rheumatoid arthritis. Aust Dent J. 2006; 51(1):23–28

[15] Arendt–Nielsen L, Mense S, Graven–Nielsen T. Messung von Muskelschmerz und Hyperalgesie. Experimentelle und klinische Befunde. Schmerz. 2003; 17(6):445–449

[16] Arendt–Nielsen L, Graven–Nielsen T. Muscle pain: sensory implications and interaction with motor control. Clin J Pain. 2008; 24(4):291–298

[17] Arendt–Nielsen L, Castaldo M. MTPs are a peripheral source of nociception. Pain Med. 2015; 16(4):625–627

[18] Audette J, Shah JP. The anatomy and physiology of the muscles. In: Irnich D, ed. Myofascial trigger points. Comprehensive diagnosis and treatment. Edinburgh: Churchill Livingstone; 2013:17–27

[19] Audette JF, Wang F, Smith H. Bilateral activation of motor unit potentials with unilateral needle stimulation of active myofascial trigger points. Am J Phys Med Rehabil. 2004; 83(5):368–374, quiz 375–377, 389

[20] Ay S, Evcik D, Tur BS. Comparison of injection methods in myofascial pain syndrome: a randomized controlled trial. Clin Rheumatol. 2010; 29(1):19–23

[21] Azad SC, Zieglgänsberger W. Was wissen wir über die Chronifizierung von Schmerz? Schmerz. 2003; 17(6):441–444

[22] Baldry P. Superficial versus deep dry needling. Acupunct Med. 2002; 20(2–3):78–81

[23] Baldry PE. Acupuncture, Triggerpoints and Musculoskeletal Pain. Edinburgh: Churchill Livingstone; 2004

[24] Ballyns JJ, Shah JP, Hammond J, Gebreab T, Gerber LH, Sikdar S. Objective sonographic measures for characterizing myofascial triggerpoints associated with cervical pain. J Ultrasound Med. 2011; 30 (10):1331–1340

[25] Banks S, Jacobs D, Gevirtz R, Hubbard D. Effects of Autogenic Relaxation Training on Electromyographic Activity in Active Myofascial Trigger Points. J Musculoskeletal Pain. 1998; 6(4):23–32

[26] Barbero M, Bertoli P, Cescon C, Macmillan F, Coutts F, Gatti R. Intrarater reliability of an experienced physiotherapist in locating myofascial trigger points in upper trapezius muscle. J Manual Manip Ther. 2012; 20(4):171–177

[27] Barker PJ, Guggenheimer KT, Grkovic I, et al. Effects of tensioning the lumbar fasciae on segmental stiffness during

flexion and extension: Young Investigator Award winner. Spine. 2006; 31(4):397–405
[28] Bartrow K. Physiotherapie am Kiefergelenk. Stuttgart: Thieme; 2011
[29] Basbaum AI, Fields HL. Endogenous pain control systems: brainstem spinal pathways and endorphin circuitry. Annu Rev Neurosci. 1984;7:309–338
[30] Basbaum AI, Fields HL. Central Nervous System Mechanisms of Pain Modulation. In: Wall PD, Melzack R, eds. Textbook of Pain. 3rd ed. Chapter 12. Edinburgh: Churchill Livingstone; 1994
[31] Basmajian JV, Deluca CJ. Muscles alive. 5th edn. Baltimore: Williams & Wilkins; 1985
[32] Bauer J. Prinzip Menschlichkeit. Warum wir von Natur aus kooperieren. Hamburg: Hoffmann und Campe; 2007
[33] Bendtsen L, Fernández-de-la-Peñas C. The role of muscles in tension-type headache. Curr Pain Headache Rep. 2011; 15(6):451–458
[34] Bennett R. Myofascial pain syndromes and their evaluation. Best Pract Res Clin Rheumatol. 2007; 21(3):427–445
[35] Bergmark A. Stability of the lumbar spine. A study in mechanical engineering. Acta Orthop Scand Suppl. 1989; 230 Suppl.:1–54
[36] Bertram AM, Laube W. Sensomotorische Koordination: Gleichgewichtstraining auf dem Kreisel. Stuttgart: Thieme; 2008
[37] Bianchi C, Meichtry A, Tänzer L, Ritter U, Ernst MJ. Ist die manuelle Untersuchung von aktiven myofaszialen Triggerpunkten bei Spannungskopfschmerzpatienten zuverlässig? Manuelle Therapie. 2015; 19:31–37
[38] Billeter R, Hoppeler H. Grundlagen der Muskelkontraktion. Schweiz Z Med Traumatol. 1994; 2(2):6–20
[39] Blaser-Sziede R, Hilfiker R, Heynen S, Meichtry A. Triggerpunkttherapie und Bewegungskontrolle bei Rückenschmerzen. Eine Fallserie. Manuelle Medizin. 2013; 51(5):395–401
[40] Bocker B, Smolenski U, Callies R.. Reproduzierbarkeit der Druckalgometrie bei Gesunden. Phys Med Rehab Kuror. 1995; 5(2):58,59
[41] Boden SD, Davis DO, Dina TS, Patronas NJ, Wiesel SW. Abnormal magnetic-resonance scans of the lumbar spine in asymptomatic subjects. A prospective investigation. J Bone Joint Surg Am. 1990; 72(3):403–408
[42] Bodes-Pardo G, Pecos-Martín D, Gallego-Izquierdo T, Salom-Moreno J, Fernández-de-Las-Peñas C, Ortega-Santiago R. Manual treatment for cervicogenic headache and active trigger point in the sternocleidomastoid muscle: a pilot randomized clinical trial. J Manipulative Physiol Ther. 2013; 36(7):403–411
[43] Bogduk N. Klinische Anatomie von Lendenwirbelsäule und Sakrum. Berlin: Springer; 2000
[44] Böhni U.. Manuelle Medizin und Schmerz: Schmerzanalyse am Bewegungsorgan als Basis einer rationalen Differenzialtherapie. TMJ The Medical Journal. 2006; 5 + 6:1–4
[45] Böhni U, Gautschi R. Schmerz aus Muskeln und anderen tiefen somatischen Geweben. Manuelle Medizin. 2014; 52(3):190–202
[46] Böhni U, Lauper M, Locher H. Manuelle Medizin 2. Diagnostische und therapeutische Techniken praktisch anwenden. Stuttgart: Thieme; 2012
[47] Böhni U, Lauper M, Locher H. Manuelle Medizin 1. Beschwerden am Bewegungsorgan verstehen und behandeln. 2. überarbeitete Aufl. Stuttgart: Thieme; 2015
[48] Boos N, Rieder R, Schade V, Spratt KF, Semmer N, Aebi M. 1995 Volvo Award in clinical sciences. The diagnostic accuracy of magnetic resonance imaging, work perception, and psychosocial factors in identifying symptomatic disc herniations. Spine. 1995; 20(24):2613–2625
[49] Boos N, Hodler J. What help and what confusion can imaging provide? Baillieres Clin Rheumatol. 1998; 12(1):115–139
[50] Borg-Stein J, Wilkins A. Soft tissue determinants of low back pain. Curr Pain Headache Rep. 2006; 10(5):339–344
[51] Borg-Stein J, Iaccarino MA. Myofascial pain syndrome treatments. Phys Med Rehabil Clin N Am. 2014; 25(2):357–374
[52] Bowsher D. The Physiology of Stimulation-Produced Analgesia. J Brit Acupunct Society. 1992; 9(2):58–62
[53] Brand P. Clinical Mechanics of the Hand. St. Louis: Mosby; 1985
[54] Breig A. Adverse Mechanical Tension in the Central Nervous System. Stockholm: Almqvist and Wiksell; 1978
[55] Breivik H, Collett B, Ventafridda V, Cohen R, Gallacher D. Survey of chronic pain in Europe: prevalence, impact on daily life, and treatment. Eur J Pain. 2006; 10(4):287–333
[56] Brinjikji W, Luetmer PH, Comstock B, et al. Systematic literature review of imaging features of spinal degeneration in asymptomatic populations. AJNR Am J Neuroradiol. 2015; 36(4):811–816
[57] Brodie AG, Thompson JR. Factors in the position of the mandible. J Am Dent Assoc. 1942; 29(7):925–941
[58] Brokmeier A. Sinn und Unsinn des Muskeldehnens und der postisometrischen Relaxation. KG-intern. 1999; 1:S.:20–27
[59] Brokmeier A. Physiotherapie bei Muskelverkürzungen. KG-intern. 2001; 2:14–18
[60] Bron C. Myofascial Trigger Points in Shoulder Pain. Prevalece, Diagnosis and Treatment. PhD thesis, Radboud University Nijmegen Medical Centre (Scientific Institute for Quality of Healthcare (IQ healthcare). Groningen 2011
[61] Bron C, Dommerholt J, Stegenga B, Wensing M, Oostendorp RA. High prevalence of shoulder girdle muscles with myofascial trigger points in patients with shoulder pain. BMC Musculoskelet Disord. 2011; 12:139
[62] Bron C, Dommerholt JD. Etiology of myofascial trigger points. Curr Pain Headache Rep. 2012; 16(5):439–444

[63] Bron C, Franssen J, Wensing M, Oostendorp RA. Interrater reliability of palpation of myofascial trigger points in three shoulder muscles. J Manual Manip Ther. 2007; 15(4):203–215

[64] Bron C, de Gast A, Dommerholt J, Stegenga B, Wensing M, Oostendorp RA. Treatment of myofascial trigger points in patients with chronic shoulder pain: a randomized, controlled trial. BMC Med. 2011; 9(1):8

[65] Brückle W, Suckfüll M, Fleckenstein W, Weiss C, Müller W. GewebepO2– Messung in der verspannten Rückenmuskulatur (m. erector spinae). Z Rheumatol. 1990; 49(4):208–216

[66] Brüne L. Reflektorische Atemtherapie. Stuttgart: Thieme; 1983

[67] Brumagne S, Cordo P, Lysens R, Verschueren S, Swinnen S. The role of paraspinal muscle spindles in lumbosacral position sense in individuals with and without low back pain. Spine. 2000; 25(8):989–994

[68] Buchmann J. Myofasziale Triggerpunkte. Pathophysiologie, Klinik und Therapie. Manuelle Medizin. 2013; 51:123–130

[69] Buchmann J, Arens U, Harke G, Smolenski U. Manualmedizinische Differenzialdiagnose der Kopf– und Gesichtsschmerzsyndrome. Phys Rehab Kur. 2007; 17(6):334–347

[70] Buchmann J, Arens U, Harke G, et al. Differenzialdiagnostik manualmedizinischer Syndrome der oberen Thoraxapertur ("Schulter–Arm– Schmerz"). Manuelle Med. 2009; 47(6):403–417

[71] Buchmann J, Smolenski U, Arens U, et al. Kopf– und Gesichtsschmerzsyndrome. Manualmedizinische Differenzialdiagnose unter Einbeziehung osteopathischer Anschauungen – Teil I. Manuelle Med. 2008; 46(2):82–92

[72] Buchmann J, Wende K, Ihracky D, Kundt G, Habler F. Gezielte manualmedizinische Untersuchung der Kopfgelenke vor, whrend und nach einer Intubationsnarkose mit vollstndiger neuromuskulrer Blockade. Manuelle Med. 1998; 36(1):32–36

[73] Burnstock G. Purinergic P2 receptors as targets for novel analgesics. Pharmacol Ther. 2006; 110(3):433–454

[74] Buskila D, Neumann L, Hazanov I, Carmi R. Familial aggregation in the fibromyalgia syndrome. Semin Arthritis Rheum. 1996; 26(3):605–611

[75] Butler DS. Mobilisation oft he Nervous System. Edinburgh: Churchill Livingstone; 1991

[76] Butler DS. The Sensitive Nervous System. Adelaide: NOIgroup Publications; 2000

[77] Butler DS. The Neurodynamic Techniques. A definitive guide from the NOIgroup team. Adelaide: Noigroup Publications; 2005

[78] Butler DS, Moseley GL. Schmerzen verstehen. Heidelberg: Springer; 2005

[79] Cagnie B, Castelein B, Pollie F, Steelant L, Verhoeyen H, Cools A. Evidence for the Use of Ischemic Compression and Dry Needling in the Management of Trigger Points of the Upper Trapezius in Patients with Neck Pain: A Systematic Review. Am J Phys Med Rehabil. 2015; 94(7):573–583–; [Epub ahead of print]

[80] Cagnie B, Dewitte V, Coppieters I, Van Oosterwijck J, Cools A, Danneels L. Effect of ischemic compression on trigger points in the neck and shoulder muscles in office workers: a cohort study. J Manipulative Physiol Ther. 2013; 36(8):482–489

[81] Calandre EP, Hidalgo J, García–Leiva JM, Rico–Villademoros F. Trigger point evaluation in migraine patients: an indication of peripheral sensitization linked to migraine predisposition? Eur J Neurol. 2006; 13(3):244–249

[82] Canadian FMS Guidelines 2012. Fitzcharles MA, Ste–Marie PA, Goldenberg DL, et al. National Fibromyalgia Guideline Advisory Panel. 2012 Canadian Guidelines for the diagnosis and management of fibromyalgia syndrome: executive summary. Pain Res Manag. 2013; 18(3):119–126

[83] Capra F. The Web of Life: A New Scientific Understanding of Living Systems. New York: Anchor; 1997

[84] Carano A, Siciliani G. Effects of continuous and intermittent forces on human fibroblasts in vitro. Eur J Orthod. 1996; 18(1):19–26

[85] Carragee EJ, Alamin TF, Miller JL, Carragee JM. Discographic, MRI and psychosocial determinants of low back pain disability and remission: a prospective study in subjects with benign persistent back pain. Spine J. 2005; 5(1):24–35

[86] Castaldo M, Ge HY, Chiarotto A, Villafane JH, Arendt–Nielsen L.Myofascial trigger points in patients with whiplash–associated disorders and mechanical neck pain. Pain Med. 2014; 15(5):842–849

[87] Ceccherelli F, Rigoni MT, Gagliardi G, Ruzzante L. Comparison of superficial and deep acupuncture in the treatment of lumbar myofascial pain: a double–blind randomized controlled study. Clin J Pain. 2002; 18(3):149–153

[88] Celik D, Kaya Mutlu E. The relationship between latent trigger points and depression levels in healthy subjects. Clin Rheumatol. 2012; 31 (6):907–911

[89] Celik D, Mutlu EK. Clinical implication of latent myofascial trigger point. Curr Pain Headache Rep. 2013; 17(8):353

[90] Chaitow L. Muskel–Energie–Techniken in der Osteopathie und Manuellen Medizin. Stuttgart: Haug; 2004

[91] Chaitow L. Chronic Pelvic Pain: Pelvic Floor Problems, Sacro–Iliac Dysfunction and the Trigger Point Connection. J Bodyw Mov Ther. 2007; 11:327–339

[92] Chen CK, Nizar AJ. Myofascial pain syndrome in chronic back pain patients. Korean J Pain. 2011; 24(2):100–104

[93] Christ B. Anatomische Besonderheiten des Halses. Manuelle Medizin. 1993; 31:67–68

[94] Christensen ST, Veland IR, Schwab A, Cammer M, Satir

P. Analysis of primary cilia in directional cell migration in fibroblasts. Methods Enzymol. 2013; 525:45–58

[95] Clauw DJ. Fibromyalgia: a clinical review. JAMA. 2014; 311 (15):1547–1555

[96] Clewley D, Flynn TW, Koppenhaver S. Trigger point dry needling as an adjunct treatment for a patient with adhesive capsulitis of the shoulder. J Orthop Sports Phys Ther. 2014; 44(2):92–101

[97] Comerford MJ, Mottram SL. Movement and stability dysfunction– contemporary developments. Man Ther. 2001; 6(1):15–26

[98] Conradi S, Smolenski UC. Testgütekriterien manualmedizinischer Tests bei Low–back–pain–Patienten. Eine Literaturrecherche Manuelle Medizin. 2005; 43(4):227–234

[99] Coppieters MW, Nee RJ. Neurodynamics: Movement for neuropathic pain states. In: Schleip R, Findley T, Chaitow L, Huijing P, eds. Fascia: The Tensional Network of the Human Body: The Science and Clinical Applications in Manual and Movement Therapy. Edinburgh: Churchill Livingstone; 2012:425–432

[100] Cster L, Kendall S, Gerdle B, Henriksson C, Henriksson KG, Bengtsson A. Chronic widespread musculoskeletal paina comparison of those who meet criteria for fibromyalgia and those who do not. Eur J Pain. 2008; 12(5):600–610

[101] Couppé C, Torelli P, Fuglsang–Frederiksen A, Andersen KV, Jensen R. Myofascial trigger points are very prevalent in patients with chronic tension–type headache: a double–blinded controlled study. Clin J Pain. 2007; 23(1):23–27

[102] Coveney B, Trott P, Grimmer K, Bell A, Hall R, Shacklock M. The upper Limb Tension Test in a Group of Subjects With a Clinical Presentation of Carpal Tunnel Syndrome. In: Proceedings of the Manipulative Physiotherapists' Association of Australia, Melbourne 1997; 31 – 33

[103] Cummings TM, White AR. Needling therapies in the management of myofascial trigger point pain: a systematic review. Arch Phys Med Rehabil. 2001; 82(7):986–992

[104] Cummings M, Baldry P. Regional myofascial pain: diagnosis and management. Best Pract Res Clin Rheumatol. 2007; 21(2):367–387

[105] Danneskiold–Samse B, Christiansen E, Lund B, Andersen RB. Regional muscle tension and pain ("fibrositis"). Effect of massage on myoglobin in plasma. Scand J Rehabil Med. 1983; 15(1):17–20

[106] Danneskiold–Samse B, Christiansen E, Bach Andersen R.Myofascial pain and the role of myoglobin. Scand J Rheumatol. 1986; 15(2):174–178

[107] Dawson TJ, Taylor CR. Energetic cost of locomotion in kangaroos. Nature. 1973; 246:313–314

[108] Decoster LC, Cleland J, Altieri C, Russell P. The effects of hamstring stretching on range of motion: a systematic literature review. J Orthop Sports Phys Ther. 2005; 35(6):377–387

[109] Dejung B. Iliosacralgelenksblockierungen–eine Verlaufsstudie. Manuelle Medizin. 1985; 23:109–115

[110] Dejung B. Die Verspannung des M. iliacus als Ursache lumbosacraler Schmerzen. Manuelle Medizin. 1987; 25:73–81

[111] Dejung B. Die Verspannung des M. serratus anterior als Ursache interscapulrer Schmerzen. Manuelle Medizin. 1987; 25:97–102

[112] Dejung B. Die Behandlung "chronischer Zerrungen" . Schweiz Z Sportmed. 1988a; 36(4):161–168

[113] Dejung B. Triggerpunkt– und Bindegewebsbehandlung – neue Wege in Physiotherapie und Rehabilitationsmedizin. Physiotherpeut. 1988b; 6:3–8

[114] Dejung B. Die Problematik des Bauchmuskeltrainings. Physiotherapeut. 1991:1–4

[115] Dejung B.. Muskulr bedingter Schmerz. Diagnose und Therapie. Gazette Médicale/Der informierte Arzt. 1991:12–17

[116] Dejung B. Chronische Kopfschmerzen – hufig ein muskulres Problem. Physiotherapie. 1992; 12:20–27

[117] Dejung B. Zehn Jahre manuelle Triggerpunktbehandlung in der Schweiz. Physiotherapie. 1994:1ff

[118] Dejung B. Manuelle Triggerpunktbehandlung bei chronischer Lumbosakralgie. Schweiz MedWochenschr. 1994; 30:82ff

[119] Dejung B.. Die Behandlung des akuten Hexenschusses. Gazette Médicale/ Der Informierte Arzt. 1995:9ff

[120] Dejung B.. Die Therapie muskulr verursachter Leistenschmerzen. Physiotherapie. 1996:9ff

[121] Dejung B. Die Muskulatur als Ursache von Fuschmerzen. In: Meyer RP, Hrsg. Fuchirurgie in der Praxis. Heidelberg: Springer; 1996

[122] Dejung B. Triggerpunkttherapie. In: Dvorak J, et al., eds. Manuelle Medizin. Stuttgart: Thieme; 1997

[123] Dejung B. Nichtoperative Behandlung der lateralen Epicondylodynie. In: Meyer RP, Kappeler U, Hrsg. Ellenbogenchirurgie in der Praxis. Heidelberg: Springer; 1998

[124] Dejung B. Die Behandlung unspezifischer chronischer Rückenschmerzen mit manueller Triggerpunkt–Therapie. Manuelle Medizin. 1999; 37:124–131

[125] Dejung B. Triggerpunkt–Therapie: Die Behandlung akuter und chronischer Schmerzen im Bewegungsapparat mit manueller Triggerpunkt– Therapie und Dry Needling. 3. überarbeitete und erweiterte Auflage. Bern: Hans Huber; 2009

[126] Dejung B, Hofer HO. Myofasziale Triggerpunkttherapie. In: Fischer L, Hrsg. Lehrbuch Integrative Schmerztherapie. Heidelberg: Haug; 2011

[127] Dejung B, Keller U. Die Bedeutung muskulrer Triggerpunkte bei Schmerzen nach indirektem HWS–Trauma. Erkrankungen des Bewegungsapparates. 1994;

2:29–31
[128] Dejung B, Strub M. Die Behandlung der lateralen Epicondylodynie. Physiotherapie. 1994; 2:4–7
[129] Dejung B, Sandel BJ. Triggerpunkte im M. gluteus medius – eine hufige Ursache von Lumbosakralgie und ischialgieformen Schmerzen. Manuelle Medizin. 1995; 33:74ff
[130] De-la-Llave-Rincon AI, Alonso-Blanco C, Gil-Crujera A, Ambite- Quesada S, Svensson P, Fernández-de-Las-Peas C. Myofascial trigger points in the masticatory muscles in patients with and without chronic mechanical neck pain. J Manipulative Physiol Ther. 2012; 35 (9):678–684
[131] de Morree J. Dynamik des menschlichen Bindegewebes. Funktion, Schdigung und Wiederherstellung. München: Urban & Fischer; 2001
[132] Desai MJ, Bean MC, Heckman TW, Jayaseelan D, Moats N, Nava A. Treatment of myofascial pain. Pain Manag. 2013; 3(1):67–79
[133] De Stefano R, Selvi E, Villanova M, et al. Image analysis quantification of substance P immunoreactivity in the trapezius muscle of patients with fibromyalgia and myofascial pain syndrome. J Rheumatol. 2000; 27(12):2906–2910
[134] Devor M. The Pathophysiology of Damaged Peripheral Nerves. In: Wall PD, Melzack R, eds. Textbook of Pain. Edinburgh: Churchill Livingstone; 1995
[135] Dilorenzo L, Traballesi M, Morelli D, et al. Hemiparetic Shoulder Pain Syndrome Treated with Deep Dry Needling During Early Rehabilitation: A prospective, Open-Label, Randomized Investigation. J Musculoskeletal Pain. 2004; 12(2):25–34
[136] Doggweiler-Wiygul R. Urologic myofascial pain syndromes. Curr Pain Headache Rep. 2004; 8(6):445–451
[137] Dlken M. Was muss ein Manualtherapeut über die Physiologie des Bindegewebes und die Entwicklung einer Bewegungseinschrnkung wissen? Manuelle Medizin. 2002; 40:169–176
[138] Dommerholt J, Grbli C. The Knee. In: Whyte-Ferguson L, Gerwin R, eds. Clinical Mastery of Myofascial Pain. Baltimore, Lippincott: Williams & Wilkins; 2004
[139] Dommerholt J, Mayoral del Moral O, Grbli C. Trigger Point Dry Needling. J Manual Manipulative Therapy. 2006a; 14(4):70–87
[140] Dommerholt J, Bron C, Franssen J. Myofascial Trigger Points: An Evidence- Informed Review. J Manual Manipulative Therapy. 2006b; 14 (4):203–221
[141] Dommerholt J, Huijbregts P. Myofascial trigger points. Pathophysiology and evidence-informed diagnosis and management. Boston: Jones and Bartlett; 2011
[142] Dommerholt J, Fernandez-de-las-Penas C. Trigger point dry needling. An evidence and clinical-based approach. Edinburgh: Churchill Livingstone; 2013
[143] Dommerholt J, Grieve R, Layton M, Hooks T. An evidence-informed review of the current myofascial pain literature-January 2015. J Bodyw Mov Ther. 2015; 19(1):126–137
[144] Dommerholt J, Gerwin RD. A critical evaluation of Quintner et al: missing the point. J Bodyw Mov Ther. 2015; 19(2):193–204
[145] Dorsher PT. Acupuncture Points and Trigger Points: Anatomic and Clinical Correlations. Med Acupunct. 2006; 17(3):20–23
[146] Dorsher PT. Trigger points and myofascial pain: acupuncture points and the meridian system. In: Irnich D, ed. Myofascial trigger points. Comprehensive diagnosis and treatment. Edinburgh: Churchill Livingstone; 2013:41–48
[147] Dwyer A, Aprill C, Bogduk N. Cervical zygapophyseal joint pain patterns. I: A study in normal volunteers. Spine. 1990; 15(6):453–457
[148] Drewes AM. Wechselwirkung zwischen viszeralem Schmerz und anderen Strukturen. In: van den Berg F, Hrsg. Angewandte Physiologie. Bd. 4: Schmerzen verstehen und beeinflussen. 2. erweiterte Aufl. Stuttgart: Thieme; 2008
[149] Drewes AM, et al. Schmerz mit Ursprung im viszeralen System. In: van den Berg F, Hrsg. Angewandte Physiologie. Bd. 4: Schmerzen verstehen und beeinflussen. 2. erweiterte Aufl. Stuttgart: Thieme; 2008
[150] Dvorak J, Dvorak V, Schneider W, et al. Manuelle Medizin, Therapie. Stuttgart: Thieme; 1997
[151] Ebelt-Paprotny G, Preis R, eds. Leitfaden Physiotherapie. 5. erweiterte Aufl. München: Urban & Fischer; 2008
[152] Edwards J. The importance of postural habits in perpetuating myofascial trigger point pain. Acupunct Med. 2005; 23(2):77–82
[153] Egle UT, Nickel R, Petrak F. Somatoforme Strung. In: Strauss B, Hohagen F, Caspar F, Hrsg. Lehrbuch Psychotherapie. Hogrefe: Gttingen; 2007:553–580
[154] Egle UT, Ecker-Egle ML, Ralf Nickel R. Fibromyalgie-Syndrom – eine Stressverarbeitungsstrung. Schweizer Arch Neurologie Psychiatrie. 2011; 162(8):326–337
[155] Ehrly AM. Messungen des Gewebesauerstoffdruckes im ischmischen Muskelgewebe von Patienten mit arteriellen Verschlukrankheiten mittels Mikro-Platin-Stichelektroden. In: Ehrly AM, Hrsg. Messung des Gewebesauerstoffdruckes bei Patienten. Baden-Baden: Witzstrock; 1981;36–45
[156] Ekberg E, Vallon D, Nilner M. The efficacy of appliance therapy in patients with temporomandibular disorders of mainly myogenous origin. A randomized, controlled, short-term trial. J Orofac Pain. 2003; 17(2):133–139
[157] Ekberg EC, Nilner M. Treatment outcome of short- and long-term appliance therapy in patients with TMD of myogenous origin and tension-type headache. J Oral

Rehabil. 2006; 33(10):713–721

[158] Engler AJ, Sen S, Sweeney HL, Discher DE. Matrix elasticity directs stem cell lineage specification. Cell. 2006; 126(4):677–689

[159] Ervilha UF, Farina D, Arendt–Nielsen L, Graven–Nielsen T. Experimental muscle pain changes motor control strategies in dynamic contractions. Exp Brain Res. 2005; 164(2):215–224

[160] Ettlin T. Schleudertrauma. In: Mense S, Pongratz D, Hrsg. Chronischer Muskelschmerz. Grundlagen, Klinik, Diagnose, Therapie. Darmstadt: Steinkopf; 2003:125–144

[161] Ettlin T, Schuster C, Stoffel R, Brüderlin A, Kischka U. A distinct pattern of myofascial findings in patients after whiplash injury. Arch Phys Med Rehabil. 2008; 89(7):1290–1293

[162] Evjenth O, Hamberg J. Autostretching. Ein vollstndiges Handbuch über das Dehnen der Muskeln. Alfta: Alfta Rehab Frlag; 1990

[163] Facco E, Ceccherelli F. Myofascial pain mimicking radicular syndromes. Acta Neurochir Suppl (Wien). 2005; 92:147–150

[164] Farasyn A. Referred muscle pain is primarily peripheral in origin: the "barrier–dam" theory. Med Hypotheses. 2007; 68(1):144–150

[165] Fassbender HG, Wegner K. Morphologie und Pathogenese des Weichteilrheumatismus. Z Rheumaforsch. 1973; 32(9):355–374

[166] Feigl–Reitinger A, et al. Der chronische Rückenschmerz: Histomorphologische Vernderungen der Muskulatur entlang der Wirbelsule als Substrat der Myogelose. In: Feigl–Reitinger A, et al., eds. Myogelose und Triggerpunkte. Wien: Facultas; 1998

[167] Ferguson LW, Gerwin R, eds. Clinical Mastery in the Treatment of Myofascial Pain. Philadelphia: Lippincott Williams & Wilkins; 2005

[168] Fernández–Carnero J, Fernández–de–Las–Peas C, de la Llave–Rincón AI, Ge HY, Arendt–Nielsen L. Prevalence of and referred pain from myofascial trigger points in the forearm muscles in patients with lateral epicondylalgia. Clin J Pain. 2007; 23(4):353–360

[169] Fernández–Carnero J, Fernández–de–las–Peas C, de la Llave–Rincón AI, Ge HY, Arendt–Nielsen L. Bilateral myofascial trigger points in the forearmmuscles in patients with chronic unilateral lateral epicondylalgia: a blinded, controlled study. Clin J Pain. 2008; 24(9):802–807

[170] Fernández–Carnero J, La Touche R, Ortega–Santiago R, et al. Shortterm effects of dry needling of active myofascial trigger points in the masseter muscle in patients with temporomandibular disorders. J Orofac Pain. 2010; 24(1):106–112

[171] Fernández–de–las–Peas C, Alonso–Blanco C, Cuadrado ML, Gerwin RD, Pareja JA. Trigger points in the suboccipital muscles and forward head posture in tension–type headache. Headache. 2006c; 46 (3):454–460

[172] Fernandez–de–las–Penas C, Alonso–Blanco C, Fernandez–Carnero J, Miangolarra–Page C. The Immediate Effect of Ischemic Compression Technique and Transverse Friction Massage on Tenderness of Active and Latent Myofascial Trigger Points: A Pilot Study. J Bodywork Movement Ther. 2006a; 10:3–9

[173] Fernández–de–Las–Peas C, Alonso–Blanco C, Cuadrado ML, Gerwin RD, Pareja JA. Myofascial trigger points and their relationship to headache clinical parameters in chronic tension–type headache. Headache. 2006b; 46(8):1264–1272

[174] Fernández–de–Las–Peas C, Cuadrado ML, Pareja JA. Myofascial trigger points, neck mobility and forward head posture in unilateral migraine. Cephalalgia. 2006d; 26(9):1061–1070

[175] Fernández–de–las–Peas C, Alonso–Blanco C, Miangolarra JC. Myofascial trigger points in subjects presenting with mechanical neck pain: a blinded, controlled study. Man Ther. 2007; 12(1):29–33

[176] Fernández–de–Las–Peas C, Ge HY, Arendt–Nielsen L, Cuadrado ML, Pareja JA. The local and referred pain from myofascial trigger points in the temporalis muscle contributes to pain profile in chronic tension– type headache. Clin J Pain. 2007; 23(9):786–792

[177] Fernández–de–las–Peas C, Cleland JA, Cuadrado ML, Pareja JA. Predictor variables for identifying patients with chronic tension–type headache who are likely to achieve short–term success with muscle trigger point therapy. Cephalalgia. 2008; 28(3):264–275

[178] Fernández–de–Las–Peas C. Interaction between Trigger Points and Joint Hypomobility: A Clinical Perspective. J Manual Manip Ther. 2009; 17(2):74–77

[179] Fernández–de–las–Peas C, Madeleine P, Caminero AB, Cuadrado ML, Arendt–Nielsen L, Pareja JA. Generalized neck–shoulder hyperalgesia in chronic tension–type headache and unilateral migraine assessed by pressure pain sensitivity topographical maps of the trapezius muscle. Cephalalgia. 2010; 30(1):77–86

[180] Fernandez–de–las–Penas C. Caminero AB, Madeleine P, Guillem– Mesado A, Ge HY, Arendt–Nielsen L, Pareja JA. Multiple active myofascial trigger points and pressure pain sensitivity maps in the temporalis muscle are related in chronic tension type headache. Clin J Pain. 2009b; 25(6):506–512

[181] Fernández–de–Las–Peas C, Ge HY, Alonso–Blanco C, González–Iglesias J, Arendt–Nielsen L. Referred pain areas of active myofascial trigger points in head, neck, and shoulder muscles, in chronic tension type headache. J Bodyw Mov Ther. 2010; 14(4):391–396

[182] Fernandez–de–las–Penas C. Clinical evidence of generalised mechanical hypersensitivity in local musculoskeletal pain syndromes and headaches. Aalborg:

Center for Sensory–Motor Interaction (SMI), Department of Health Science and Technology, Aalborg University; 2012

[183] Fernández–de–las–Peas C, Grbli C, Ortega–Santiago R, et al. Referred pain from myofascial trigger points in head, neck, shoulder, and arm muscles reproduces pain symptoms in blue–collar (manual) and white–collar (office) workers. Clin J Pain. 2012; 28(6):511–518

[184] Fernández–de–las–Peas C, Dommerholt J. Myofascial trigger points: peripheral or central phenomenon? Curr Rheumatol Rep. 2014; 16 (1):395

[185] Ferrante FM, Bearn L, Rothrock R, King L. Evidence against trigger point injection technique for the treatment of cervicothoracic myofascial pain with botulinum toxin type A. Anesthesiology. 2005; 103(2):377–383

[186] Fick R. Handbuch der Anatomie und Mechanik der Gelenke unter Berücksichtigung der bewegenden Muskeln. Spezielle Gelenk– und Muskelmechanik; Bd. 3. Jena: Gustav Fischer; 1911

[187] Findley TW, Schleip R, eds. Fascia research – basic science and implications for conventional and complementary health care. München: Elsevier; 2007

[188] Fink M, Ismail F, Hessling K, Fischer M, Stiesch–Scholz M, Demling A. Einsatz der physikalischen Therapie bei der Behandlung der kraniomandibulren Dysfunktion. Eine prospektive, randomisierte klinische Studie. Manuelle Medizin. 2007; 45:255–260

[189] Fischer AA, Chang CH. Temperature and pressure threshold measurements in trigger points. Thermology. 1986; 1:212–215

[190] Fishbain DA, Goldberg M, Meagher BR, Steele R, Rosomoff H. Male and female chronic pain patients categorized by DSM–III psychiatric diagnostic criteria. Pain. 1986; 26(2):181–197

[191] Fischer AA. Pressure algometry over normal muscles. Standard values, validity and reproducibility of pressure threshold. Pain. 1987; 30(1):115–126

[192] Fischer AA. Pressure Threshold Measurement for Diagnosis of Myofascial Pain and Evaluation of Treatment Results. Clin J Pain. 1987; 2:207

[193] Fitzcharles MA, Shir Y, Ablin JN, et al. Classification and clinical diagnosis of fibromyalgia syndrome: recommendations of recent evidence– based interdisciplinary guidelines. Evid Based Complement Alternat Med.; 2013:528952:; Epub 2013

[194] FitzGerald MP, Anderson RU, Potts J, et al. Urological Pelvic Pain Collaborative Research Network. Randomized multicenter feasibility trial of myofascial physical therapy for the treatment of urological chronic pelvic pain syndromes. J Urol. 2009; 182 (2):570–580

[195] Fleckenstein J, Zaps D, Rüger LJ, et al. Discrepancy between prevalence and perceived effectiveness of treatment methods in myofascial pain syndrome: results of a cross–sectional, nationwide survey. BMC Musculoskelet Disord. 2010; 11:32

[196] Flitney FW, Hirst DG. Cross–bridge detachment and sarcomere 'give' during stretch of active frog's muscle. J Physiol. 1978; 276:449–465

[197] Fogelman Y, Kent J. Efficacy of dry needling for treatment of myofascial pain syndrome. J. Back Musculoskelet Rehabil. 2014:(ePub ahead of print)

[198] France S, Bown J, Nowosilskyj M, Mott M, Rand S,Walters J. Evidence for the use of dry needling and physiotherapy in the management of cervicogenic or tension–type headache: a systematic review. Cephalalgia. 2014; 34(12):994–1003

[199] Freeman MD, Nystrom A, Centeno C. Chronic whiplash and central sensitization; an evaluation of the role of a myofascial trigger points in pain modulation. J Brachial Plex Peripher Nerve Inj. 2009; 4:2

[200] Freiwald J. Dehnen kann nutzen und schaden. In: Dehnen Keil C, ed. Ein Thema – fünf Perspektiven. Vol 10. Physiotherapie; 2007:28–31

[201] Freiwald J. Optimales Dehnen. Sport Prvention Rehabilitation. 2. Aufl. Balingen: Spitta; 2013

[202] Freiwald J, Engelhardt M, Konrad P, Jger M, Dehnen Gnewuch A. Neuere Forschungsergebnisse und deren praktische Umsetzung. Manuelle Medizin. 1999; 1:3–10

[203] Friction JR. Myofascial Pain Syndrome: Characteristics and Epidemiology. Adv Pain Res. 1990; 17:107–128

[204] Fricton J, Look JO,Wright E, et al. Systematic review and meta–analysis of randomized controlled trials evaluating intraoral orthopedic appliances for temporomandibular disorders. J Orofac Pain. 2010; 24 (3):237–254

[205] Frisch H. Programmierte Untersuchung des Bewegungsapparates. Heidelberg: Springer; 2001

[206] Fryer G, Hodgson L. The Effect of Manual Pressure Release on Myofascial Trigger Points in the Upper Trapezius Muscle. J Bodywork Movement Ther. 2005; 9:248–254

[207] Fukunaga T, Kawakami Y, Kubo K, Kanehisa H. Muscle and tendon interaction during human movements. Exerc Sport Sci Rev. 2002; 30(3):106–110

[208] Furlan AD, van Tulder M, Cherkin D, et al. Acupuncture and dryneedling for low back pain: an updated systematic review within the framework of the cochrane collaboration. Spine. 2005; 30 (8):944–963

[209] Gadamer HG. Wahrheit und Methode. Grundzüge einer philosophischen Hermeneutik. 7. Auflage. Tübingen: Mohr Siebeck; 2010

[210] Ga H, Choi JH, Park CH, Yoon HJ. Acupuncture needling versus lidocaine injection of trigger points in myofascial pain syndrome in elderly patients – a randomised trial. J Altern Complement Med. 2007; 13(6):617–624

[211] Garfin SR, Tipton CM, Mubarak SJ, Woo SL, Hargens AR, Akeson WH. Role of fascia in maintenance of muscle

tension and pressure. J Appl Physiol. 1981; 51(2):317–320
[212] Gautschi R. Triggerpunkt–Therapie. In: van den Berg F, Hrsg. Angewandte Physiologie. Bd. 5: Komplementre Therapien verstehen und integrieren. Stuttgart: Thieme; 2005:512–544
[213] Gautschi R. (gelesen und kommentiert). Latente myofasziale Triggerpunkte: Ihre Wirkungen auf Muskelaktivitt und Bewegungseffizienz. Manuelle Therapie. 2007; 11:32–34
[214] Gautschi R. Myofasziale Triggerpunkt–Therapie. Ein Fall für vier – Fallbeispiel Schulterschmerz. physiopraxis. 2007; 3:27
[215] Gautschi R. Myofasziales Schmerzsyndrom. Physiopraxis Refresher 04.07. Suppl der Zeitschrift Physiopraxis. 2007; 11–12:3–19
[216] Gautschi R. Myofasziale Triggerpunkt–Therapie. In: van den Berg F, Hrsg. Angewandte Physiologie. Bd. 4: Schmerzen verstehen und beeinflussen. 2. erweiterte Aufl. Stuttgart: Thieme; 2008a:310–366
[217] Gautschi R. Triggerpunkt–Therapie. In: Ebelt–Paprotny G, Preis R, Hrsg. Leitfaden Physiotherapie. 5. erweiterte Aufl. München: Urban & Fischer; 2008b:264–271
[218] Gautschi R. Triggerpunkt–Therapie. Physiopraxis Refresher 01.08. Suppl der Zeitschrift Physiopraxis. 2008c; 03:3–19
[219] Gautschi R. Triggerpunkt–Therapie bei chronischen Schmerzen. Physiotherapie Med. 2008d; 3:13–23
[220] Gautschi R. 25 Jahre Manuelle Triggerpunkt–Therapie. Manuelle Therapie. 2008e; 12:189–192
[221] Gautschi R. Stressmanagement mit Rhythmusarbeit. Physioactiv. 2008f; 2:24–26
[222] Gautschi R. Behandlungskonzept myofasziale Triggerpunkt–Therapie. In: Irnich D, Hrsg. Leitfaden Triggerpunkte. München: Urban & Fischer; 2009:218–231
[223] Gautschi R. Triggerpunkt–Therapie IMTT. Konzepte stellen sich vor. pt_Zeitschrift für Physiotherapeuten. 2010a; 5:29–31
[224] Gautschi R. Myofaziale Schmerzen und Funktionsstrungen. Klinik und Diagnostik von Triggerpunkten. pt_Zeitschrift für Physiotherapeuten. 2010b; 5:59–62
[225] Gautschi R.. The Swiss Approach to Triggerpoint Therapy. Physioactive. 2010c; 3:35–37
[226] Gautschi R. Myofaziale Schmerzen und Funktionsstrungen. Pathophysiologische Grundlagen. pt_Zeitschrift für Physiotherapeuten. 2011a; 1:33–37
[227] Gautschi R. Triggerpunkt–Therapie. Behandlung myofazialer Schmerzen und Funktionsstrungen. pt_Zeitschrift für Physiotherapeuten. 2011b; 1:59–63
[228] Gautschi R.. Triggerpunkt–induzierte Funktionsstrungen der Motorik. Bedeutung myofaszialer Triggerpunkte in der aktiven Rehabilitation. Physiotherapie Med. 2011c; 2:11–19
[229] Gautschi R. Trigger Points as a Fascia–Related Desorder. In: Schleip R, Findley T, Chaitow L, Huijing P, eds. Fascia: The Tensional Network of the Human Body: The Science and Clinical Applications in Manual and Movement Therapy. Edinburgh: Churchill Livingstone; 2012:233–243
[230] Gautschi R. Auf den Punkt gebracht: Triggerpunkt–Therapie bei lateralen Ellbogenschmerzen. Manuelle Therapie. 2012b; 16:67–72
[231] Gautschi R. Treatment plan for myofascial trigger point therapy. In: Irnich D, ed. Myofascial trigger points. Comprehensive diagnosis and treatment. Edinburgh: Churchill Livingstone; 2013a:149–158
[232] Gautschi R.. Schulterschmerz.Workflow Therapeut. Ars Medici, Med & Move. 2013:12–13
[233] Gautschi R.. Mit Schmerz gegen Schmerz. Warum eine schmerzhafte Behandlung sinnvoll sein kann. physiopraxis. 2013; 11–12:38–41
[234] Gautschi R. Triggerpunkte als fasziale Strung. In: Schleip, et al., Hrsg. Lehrbuch Faszien. Grundlagen, Forschung, Behandlung. München: Elsevier; 2014;174–181
[235] Gautschi R, Bhni U. Das myofasziale Schmerzsyndrom. tiologie und therapeutischer Ansatz. Manuelle Medizin. 2014; 52(3):203–213
[236] Ge HY, Fernández–de–las–Peas C, Arendt–Nielsen L. Sympathetic facilitation of hyperalgesia evoked from myofascial tender and trigger points in patients with unilateral shoulder pain. Clin Neurophysiol. 2006; 117(7):1545–1550
[237] Ge HY, Fernández–de–Las–Peas C, Madeleine P, Arendt–Nielsen L. Topographical mapping and mechanical pain sensitivity of myofascial trigger points in the infraspinatus muscle. Eur J Pain. 2008; 12 (7):859–865
[238] Ge HY, Arendt–Nielsen L. Latent myofascial trigger points. Curr Pain Headache Rep. 2011; 15(5):386–392
[239] Ge HY, Fernández–de–Las–Peas C, Yue SW. Myofascial trigger points: spontaneous electrical activity and its consequences for pain induction and propagation. Chin Med. 2011; 6:13
[240] Ge HY, Arendt–Nielsen L, Madeleine P. Accelerated muscle fatigability of latent myofascial trigger points in humans. Pain Med. 2012; 13(7):957–964
[241] Ge HY, Monterde S, Graven–Nielsen T, Arendt–Nielsen L. Latent myofascial trigger points are associated with an increased intramuscular electromyographic activity during synergistic muscle activation. J Pain. 2014; 15(2):181–187
[242] Gelb M. Krperdynamik. Eine Einführung in die Alexander–Technik. Frankfurt: Ullstein; 1989
[243] Gelberman RH, Szabo RM, Williamson RV, Hargens AR, Yaru NC, Minteer–Convery MA. Tissue pressure threshold for peripheral nerve viability. Clin Orthop Relat Res. 1983(178):285–291

[244] Gerber LH, Sikdar S, Armstrong K, Diao G, Heimur J, Kopecky J, Turo D, Otto P, Gebreab T, Shah J. A systematic comparison between subjects with no pain and pain associated with active myofascial trigger points. PM R. 2013; 5 11:931–938
[245] Gerber LH, Shah J, Rosenberger W, et al. Dry Needling Alters Trigger Points in the Upper Trapezius Muscle and Reduces Pain in Subjects With Chronic Myofascial Pain. American Academy of Physical Medicine and Rehabilitation 2015; DOI: http://dx.doi.org/10.1016/j.pmrj.2015.01.020
[246] German FMS. Guidelines 2012. FMS–Leitlinie 2012. Definition, Pathophysiologie, Diagnostik und Therapie des Fibromyalgiesyndroms. Interdisziplinre Leitlinie. Deutsche Interdisziplinre Vereinigung für Schmerztherapie (DIVS); aktueller Stand 04/2012; http://www.uniduesseldorf.de/AWMF/ll/041–004.htm
[247] Gerwin RD. A Study of 96 Subjects Examined Both for Fibromyalgia and Myofascial Pain. J Musculoskeletal Pain. 1995; 3 Suppl. 1:121
[248] Gerwin RD, Shannon S, Hong CZ, Hubbard D, Gevirtz R. Interrater reliability in myofascial trigger point examination. Pain. 1997; 69(1– 2):65–73
[249] Gerwin RD, Dommerholt J, Shah JP. An expansion of Simons' integrated hypothesis of trigger point formation. Curr Pain Headache Rep. 2004; 8(6):468–475
[250] Gerwin R. Myofascial Pain Syndrome: HereWe Are,Where MustWe Go? J Musculoskeletal Pain. 2010; 18(4):329–347
[251] Gerwin RD. Diagnosing fibromyalgia and myofascial pain syndrome: a guide. J Fam Pract. 2013; 62(12) Suppl 1:S19–S25
[252] Gerwin RD. Diagnosis of myofascial pain syndrome. Phys Med Rehabil Clin N Am. 2014; 25(2):341–355
[253] Giamberardino MA, Tafuri E, Savini A, et al. Contribution of myofascial trigger points to migraine symptoms. J Pain. 2007; 8 (11):869–878
[254] Gifford L. Schmerzphysiologie. In: van den Berg F, ed. Angewandte Physiologie. Bd. 2: Organsysteme verstehen und beeinflussen. Stuttgart: Thieme; 2000
[255] Gibbons SGT. Assessment und Rehabilitation der stabilisierenden Funktion des M. psoas major. Manuelle Therapie. 2007; 11:177–187
[256] Gill KP, Callaghan MJ. The measurement of lumbar proprioception in individuals with and without low back pain. Spine. 1998; 23 (3):371–377
[257] Gillies AR, Smith LR, Lieber RL, Varghese S. Method for decellularizing skeletal muscle without detergents or proteolytic enzymes. Tissue Eng Part C Methods. 2011; 17(4):383–389
[258] Gillies AR, Lieber RL. Structure and function of the skeletal muscle extracellular matrix. Muscle Nerve. 2011; 44(3):318–331
[259] Gisler T. Stretching – ein Auslaufmodell?: Einflussnahme auf Muskeltonus, Muskellnge und artikulre Strukturen. Schweizerische Zeitschrift für Sportmedizin und Sporttraumatologie. 2007; 55(4):S.:139–148
[260] Glaser V. Das Gamma–Nervenfaser–System (GNS) als psycho–somatisches Bindeglied. Der Mechanismus der bewussten Korrektur vegetativer Dystonien (1965). In: Heyer–Grote L, ed. Atemschulung als Element der Psychotherapie. Darmstadt: Wissenschaftliche Buchgesellschaft; 1970
[261] Glaser V. Eutonie. Das Verhaltensmuster des menschlichen Wohlbefindens. Lehr– und übungsbuch für Psychotonik–Glaser. Heidelberg: Haug; 1993
[262] Gleitz M, Hornig K. [Trigger pointsDiagnosis and treatment concepts with special reference to extracorporeal shockwaves]. Orthopade. 2012; 41(2):113–125
[263] Gomez–Jauregui V. Controversial Origins of Tensegrity. Symposium of the International Association for Shell and Spatial Structures. Editorial Universitat Politècnica de València 2009; 1642–1652. http:// hdl.handle.net/10251/6781
[264] González–Iglesias J, Cleland JA, del Rosario Gutierrez–Vega M, Fernández– de–las–Peas C. Multimodal management of lateral epicondylalgia in rock climbers: a prospective case series. J Manipulative Physiol Ther. 2011; 34(9):635–642
[265] Good M. Five Hundred Cases of Myalgia in the British Army. Ann Rheum Dis. 1942; 3(2):118–138
[266] Good MG. The Role of Skeletal Muscles in the Pathogenesis of Diseases. Acta Med Scand. 1950; 138(4):285–292
[267] Gore DR, Sepic SB, Gardner GM. Roentgenographic findings of the cervical spine in asymptomatic people. Spine. 1986; 11(6):521–524
[268] Gorman RB, McKenzie DK, Pride NB, Tolman JF, Gandevia SC. Diaphragm length during tidal breathing in patients with chronic obstructive pulmonary disease. Am J Respir Crit Care Med. 2002; 166(11):1461–1469
[269] Graboski CL, Gray DS, Burnham RS. Botulinum toxin A versus bupivacaine trigger point injections for the treatment of myofascial pain syndrome: a randomised double blind crossover study. Pain. 2005; 118(1–2):170–175
[270] Gracovetsky S. Is the lumbodorsal fascia necessary? J Bodyw Mov Ther. 2008; 12(3):194–197
[271] Graven–Nielsen T, McArdle A, Phoenix J, et al. In vivo model of muscle pain: quantification of intramuscular chemical, electrical, and pressure changes associated with saline–induced muscle pain in humans. Pain. 1997; 69(1–2):137–143
[272] Graven–Nielsen T, Jansson Y, Segerdahl M, et al. Experimental pain by ischaemic contractions compared with pain by intramuscular infusions of adenosine and

hypertonic saline. Eur J Pain. 2003; 7 (1):93−102
[273] Graven−Nielsen T, Mense S, Arendt−Nielsen L. Painful and non−painful pressure sensations from human skeletal muscle. Exp Brain Res. 2004; 159(3):273−283
[274] Graven−Nielsen T. Fundamentals of muscle pain, referred pain, and deep tissue hyperalgesia. Scand J Rheumatol Suppl. 2006; 122:1−43
[275] Grawe K. Neuropsychotherapie. Gttingen: Hogrefe; 2004
[276] Grieve R, Clark J, Pearson E, Bullock S, Boyer C, Jarrett A. The immediate effect of soleus trigger point pressure release on restricted ankle joint dorsiflexion: A pilot randomised controlled trial. J Bodyw Mov Ther. 2011; 15(1):42−49
[277] Grieve R, Cranston A, Henderson A, John R, Malone G, Mayall C. The immediate effect of triceps surae myofascial trigger point therapy on restricted active ankle joint dorsiflexion in recreational runners: a crossover randomised controlled trial. J Bodyw Mov Ther. 2013; 17 (4):453−461
[278] Griffiths R, et al. Guide to Assessing Psychosocial Yellow Flags in Acute Low Back Pain: Risk Factors for Long−Term Disability and Work Loss. http://www.nzgg.org.nz/guidelines/0072/acc1038_col. pdf; 1997; Stand 23. 11. 2009
[279] Grob D, Dvorak J. Sakralblock: Indikation und Wirksamkeit. Praxis (Bern 1994). 1998; 87(9):305−308
[280] Grbli C. Klinik und Pathophysiologie von myofaszialen Triggerpunkten. Physiotherapie. 1997; 1:17−26
[281] Grbli C, Dommerholt J. Myofasziale Triggerpunkte: Pathologie und Behandlungsmglichkeiten. Manuelle Medizin. 1997; 6:295−303
[282] Grbli C, Dejung B. Nichtmedikamentse Therapie myofaszialer Schmerzen. Schmerz. 2003; 17(6):475−480
[283] Grosjean B, Dejung B. [Achillodynia−an unsolvable problem?]. Schweiz Z Sportmed. 1990; 38(1):17−24
[284] Groll C. Schmerzgedchtnis. Physiopraxis Refresher 3.07. Suppl. der Zeitschrift physiopraxis 07−07.07. Stuttgart: Thieme; 2007
[285] Gunn CC, Milbrandt WE, Little AS, Mason KE. Dry needling of muscle motor points for chronic low−back pain: a randomized clinical trial with long−term follow−up. Spine. 1980; 5(3):279−291
[286] Gunn CC. The Gunn Approach to the Treatment of Chronic Pain. Intramuscular Stimulation for Myofascial Pain of Radiculopathic Origin. 2nd ed. New York: Churchill Livingstone; 1996
[287] Gupta A, Silman AJ, Ray D, et al. The role of psychosocial factors in predicting the onset of chronic widespread pain: results from a prospective population−based study. Rheumatology (Oxford). 2007; 46(4):666−671
[288] Gürtler A.. Fall für 4: Kopf− und Wangenschmerzen. physiopraxis. 2011; 7−8:S.30−36
[289] Gürtler A.. Physiotherapie bei craniomandibulrer Dysfunktion. Physioactiv. 2014; 3:17−23
[290] Gutstein M. Diagnosis and Treatment of Muscular Rheumatism. Br J Phys Med. 1938; 1:302−321
[291] Gutstein M. Common Rheumatism and Physiotherapy. Br J Phys Med. 1940; 3:46−50
[292] Habring M, Locher H, Bhni U, von Heymann W. Die krpereigene Schmerzhemmung. Stndig vorhanden, aber klinisch immer noch zu wenig beachtet. Manuelle Medizin. 2012; 50:175−185
[293] Haddad DS, Brioschi ML, Arita ES. Thermographic and clinical correlation of myofascial trigger points in the masticatory muscles. Dentomaxillofac Radiol. 2012; 41(8):621−629
[294] Hagbarth KE, Hgglund JV, Nordin M, Wallin EU. Thixotropic behaviour of human finger flexor muscles with accompanying changes in spindle and reflex responses to stretch. J Physiol. 1985; 368:323−342
[295] Hgg G. Ny forklaringsmodell for muskelskador vid statisk belastnin i skuldra och nacke. [Swedish; New Explanation for Muscle Damage as a Result of Static Loads in the Neck and Shoulder]. Arbete Manniska Miljo. 1988; 4:260−262
[296] Hgg GM. Static Work Load and Occupational Myalgia − A New Explaination Model. In: Anderson P, Hobart D, Danoff J, eds. Electromyographical Kinesiology. Amsterdam: Elsevier Science: 1991;141−144
[297] Hgg GM. The Cinderella Hypothesis. In: Johansson H, et al., eds. Chronic Work−Related Myalgia. Gvle, Sweden: Gvle University Press; 2003:127−132
[298] Hains G, Descarreaux M, Hains F. Chronic shoulder pain of myofascial origin: a randomized clinical trial using ischemic compression therapy. J Manipulative Physiol Ther. 2010a; 33(5):362−369
[299] Hains G, Descarreaux M, Lamy AM, Hains F. A randomized controlled (intervention) trial of ischemic compression therapy for chronic carpal tunnel syndrome. J Can Chiropr Assoc. 2010b; 54(3):155−163
[300] Hains G, Hains F. Patellofemoral Pain Syndrome Managed by Ischemic Compression to the Trigger Points Located in the Peri−Patellar and Retro−Patellar Areas: A Randomized Clinical Trial. Clin Chiropr. 2010; 13:201−209
[301] Haldeman S. North American Spine Society: failure of the pathology model to predict back pain. Spine. 1990; 15(7):718−724
[302] Haldeman S, Dagenais S. Cervicogenic headaches: a critical review. Spine J. 2001; 1(1):31−46
[303] Hall TM, Elvey RL. Nerve trunk pain: physical diagnosis and treatment. Man Ther. 1999; 4(2):63−73
[304] Hamilton C. Segmentale Stabilisation. Fisioactive. 2002; 11:17−26
[305] Hamilton C.. Schleudertrauma. Physiopraxis Refresher 01/06. Supplement der Zeitschrift Physiopraxis. 2006; 11−12:3−15

[306] Hanten WP, Olson SL, Butts NL, Nowicki AL. Effectiveness of a home program of ischemic pressure followed by sustained stretch for treatment of myofascial trigger points. Phys Ther. 2000; 80 (10):997–1003
[307] Harkness EF, Macfarlane GJ, Nahit E, Silman AJ, McBeth J. Mechanical injury and psychosocial factors in the work place predict the onset of widespread body pain: a two–year prospective study among cohorts of newly employed workers. Arthritis Rheum. 2004; 50 (5):1655–1664
[308] Hasenbring M. Attentional Control of Pain and the Process of Chronification. Chapter 38. Prog Brain Res 2000; 129:525–534
[309] Huser W, Schmutzer G, Brhler E, Glaesmer H. A cluster within the continuum of biopsychosocial distress can be labeled "fibromyalgia syndrome" –evidence from a representative German population survey. J Rheumatol. 2009; 36(12):2806–2812
[310] Heine H. Anatomische Struktur der Akupunkturpunkte. Dtsch Z Akup. 1987; 31:26–30
[311] Heine H. Zur Morphologie der Akupunkturpunkte. Dtsch Z Akupunktur. 1987; 30(3):75–79
[312] Heinke B, Sandkühler J. Signal transduction pathways of group I metabotropic glutamate receptor–induced long–term depression at sensory spinal synapses. Pain. 2005; 118(1–2):145–154
[313] Heitkamp HSJ, Grtner–Tschacher N, Schttker–Kniger T. Intertester– Reliabilitt der Palpation myofaszialer Triggerpunkte im M. vastus medialis obliquus. Manuelle Therapie. 2014; 18(5):227–235
[314] Hellmann D, Schindler HJ. Schienentherapie in der Behandlung von Myoarthropathien des Kauorgans. Manuelle Therapie. 2015; 19 (3):117–120
[315] Hengeveld E. Biopsychosoziales Modell. In: van den Berg F, Hrsg. Angewandte Physiologie. Bd. 4: Schmerzen verstehen und beeinflussen. 2. erweiterte Aufl. Stuttgart: Thieme; 2008:47–60
[316] Henry R, Cahill CM, Wood G, et al. Myofascial pain in patients waitlisted for total knee arthroplasty. Pain Res Manag. 2012; 17 (5):321–327
[317] Hestbaek L, Leboeuf–Yde C. Are chiropractic tests for the lumbo–pelvic spine reliable and valid? A systematic critical literature review. J Manipulative Physiol Ther. 2000; 23(4):258–275
[318] Hidalgo–Lozano A, Fernández–de–las–Peas C, Alonso–Blanco C, Ge HY, Arendt–Nielsen L, Arroyo–Morales M. Muscle trigger points and pressure pain hyperalgesia in the shoulder muscles in patients with unilateral shoulder impingement: a blinded, controlled study. Exp Brain Res. 2010; 202(4):915–925
[319] Hidalgo–Lozano A, Fernández–de–las–Peas C, Calderón–Soto C, Domingo–Camara A, Madeleine P, Arroyo–Morales M. Elite swimmers with and without unilateral shoulder pain: mechanical hyperalgesia and active/latent muscle trigger points in neckshoulder muscles. Scand J Med Sci Sports. 2013; 23(1):66–73
[320] Hides JA, Stokes MJ, Saide M, Jull GA, Cooper DH. Evidence of lumbar multifidus muscle wasting ipsilateral to symptoms in patients with acute/subacute low back pain. Spine. 1994; 19(2):165–172
[321] Hides JA, Richardson CA, Jull GA. Magnetic resonance imaging and ultrasonography of the lumbar multifidus muscle. Comparison of two different modalities. Spine. 1995; 20(1):54–58
[322] Higgs J, Jones MA, Loftus S, et al. Clinical Reasoning in the Health Professions. 3rd ed. Oxford: Butterworth Heinemann; 2008
[323] Hill AV. The heat of shortening and the dynamic constants of muscle. Proc R Soc Series B. 1938; 126(843):136–195
[324] Hill DK. Tension due to interaction between the sliding filaments in resting striated muscle. The effect of stimulation. J Physiol. 1968; 199(3):637–684
[325] Hirtz F. Forschung kompakt. Systematischer Literaturreview zu bildgebenden Darstellungen spinaler Degenerationen in asymptomatischen Populationen. Brinjikji W, Luetmer PH, Comstock B, et al. AJNR Am J Neuroradiol 2015; 36: 811–816. Man Ther 2015;19:106–110
[326] Hochschild J. Funktionelle Anatomie – Therapierelevante Details. Bd. 1 und 2. Stuttgart: Thieme; 2002 u. 2005
[327] Hochschild J. Strukturen und Funktionen begreifen. Funktionelle Anatomie – Therapierelevante Details. Grundlagen zur Wirbelsule, HWS und Schdel, BWS und Brustkorb, Obere Extremitt. Bd. 1. 4. Aufl. Stuttgart: Thieme; 2015
[328] Hochschild J. Functional Anatomy for Physical Therapists. New York: Thieme Publishers; 2016
[329] Hocking MJL. Trigger points and central modulation – a new hypothesis. J Musculoskeletal Pain. 2010; 18(2):186–203
[330] Hocking MJL. Exploring the central modulation hypothesis: do ancient memory mechanisms underlie the pathophysiology of trigger points? Curr Pain Headache Rep. 2013; 17(7):347
[331] Hodges PW, Richardson CA. Inefficient muscular stabilisation of the lumbar spine associated with low back pain. Spine. 1996; 21 (22):2640–2650
[332] Hodges PW, Tucker K. Moving differently in pain: a new theory to explain the adaptation to pain. Pain. 2011; 152(3) Suppl:S90–S98
[333] Hof AL, Geelen BA, Van den Berg J. Calf muscle moment, work and efficiency in level walking; role of series elasticity. J Biomech. 1983; 16(7):523–537
[334] Hofer HO. Die myofasziale Triggerpunkt–Therapie. Eine effiziente nichtmedikamentse Behandlung von Muskelschmerzen. Schweizerische Polyarthritiker–Vereinigung, SPV/ASP info 2007; 3 (103,27):8–13

[335] Hoheisel U, Mense S, Simons DG, Yu X−M. Appearance of new receptive fields in rat dorsal horn neurons following noxious stimulation of skeletal muscle: a model for referral of muscle pain? Neurosci Lett. 1993; 153(1):9−12
[336] Hoheisel U, Koch K, Mense S. Functional reorganization in the rat dorsal horn during an experimental myositis. Pain. 1994; 59 (1):111−118
[337] Hoheisel U, Reinhl J, Unger T, Mense S. Acidic pH and capsaicin activate mechanosensitive group IV muscle receptors in the rat. Pain. 2004; 110(1−2):149−157
[338] Hoheisel U, Unger T, Mense S. Excitatory and modulatory effects of inflammatory cytokines and neurotrophins on mechanosensitive group IV muscle afferents in the rat. Pain. 2005; 114(1−2):168−176
[339] Hoheisel U, Unger T, Mense S. Sensitization of rat dorsal horn neurons by NGF−induced subthreshold potentials and low−frequency activation. A study employing intracellular recordings in vivo. Brain Res. 2007; 1169:34−43
[340] Holey E, Cook E. Therapeutic Massage. London: Philadelphia−Saunders; 1998
[341] Holleran K, Pope M, Haugh L, Absher R. The response of the flexionrelaxation phenomenon in the low back to loading. Iowa Orthop J. 1995; 15:24−28
[342] Hromada J. On the nerve supply of the connective tissue of some peripheral nervous system components. Acta Anat (Basel). 1963; 55:343−351
[343] Hong CZ. Lidocaine injection versus dry needling to myofascial trigger point. The importance of the local twitch response. Am J Phys Med Rehabil. 1994; 73(4):256–263
[344] Hong CZ, Torigoe Y. Electrophysiological Characteristics of Localized Twitch Responses in Responsive Taut Bands of Rabbit Skeletal Muscle Fibres. J Musculoskeletal Pain. 1994; 2(2):17–43
[345] Hong CZ, Simons DG. Pathophysiologic and electrophysiologic mechanisms of myofascial trigger points. Arch Phys Med Rehabil. 1998; 79(7):863–872
[346] Hong CZ. Current research on myofascial trigger points: Pathophysiological studies. J Musculoskeletal Pain. 1999; 7(1–2):121–129
[347] Horowits R. Passive force generation and titin isoforms in mammalian skeletal muscle. Biophys J. 1992; 61(2):392–398
[348] Hou CR, Tsai LC, Cheng KF, Chung KC, Hong CZ. Immediate effects of various physical therapeutic modalities on cervical myofascial pain and trigger−point sensitivity. Arch Phys Med Rehabil. 2002; 83 (10):1406–1414
[349] Howald H. Morphologische und funktionelle Vernderungen der Muskelfasern durch Training. Schweiz Z Sportmed. 1984; 32 (1):5–14
[350] Howell JN, Chleboun G, Conatser R. Muscle stiffness, strength loss, swelling and soreness following exercise−induced injury in humans. J Physiol. 1993; 464:183–196
[351] Hoyle JA, Marras WS, Sheedy JE, Hart DE. Effects of postural and visual stressors on myofascial trigger point development and motor unit rotation during computer work. J Electromyogr Kinesiol. 2011; 21(1):41–48
[352] Hsieh CY, Hong CZ, Adams AH, et al. Interexaminer reliability of the palpation of trigger points in the trunk and lower limb muscles. Arch Phys Med Rehabil. 2000; 81(3):258–264
[353] Hsieh CY, Adams AH, Tobis JT, et al. Effectivness of Four Conservative Treatments for Subacute Low Back Pain. Spine. 2002; 27(11):1142– 1148
[354] Hsieh YL, Kao MJ, Kuan TS, Chen SM, Chen JT, Hong CZ. Dry needling to a key myofascial trigger point may reduce the irritability of satellite mTrPs. Am J Phys Med Rehabil. 2007; 86(5):397–403
[355] Huang QM, Ye G, Zhao ZY, Lv JJ, Tang L. Myoelectrical activity and muscle morphology in a rat model of myofascial trigger points induced by blunt trauma to the vastus medialis. Acupunct Med. 2013; 31(1):65–73
[356] Hubbard DR, Berkoff GM. Myofascial trigger points show spontaneous needle EMG activity. Spine. 1993; 18(13):1803–1807
[357] Hubbard DR. Chronic and Recurrent Muscle Pain: Pathophysiology and Treatment, and Review of Pharmacologic Studies. J Musculoskeletal Pain. 1996; 4(1–2):123–144
[358] Huguenin LK. Myofascial Trigger Points: The Current Evidence. Phys Ther Sport. 2004; 5(1):2–12
[359] Huijing PA, Baan GC. Extramuscular myofascial force transmission within the rat anterior tibial compartment: proximo−distal differences in muscle force. Acta Physiol Scand. 2001; 173(3):297–311
[360] Huijing PA. Muscular force transmission necessitates a multilevel integrative approach to the analysis of function of skeletal muscle. Exerc Sport Sci Rev. 2003; 31(4):167–175
[361] Huijing PA. Myofascial force transmission: An introduction. In: Schleip, et al., eds. Fascia: The Tensional Network of the Human Body: The science and clinical applications in manual and movement therapy. Edinburgh: Churchill Livingstone; 2012; 117–122
[362] Hurwitz EL, Morgenstern H. Cross−sectional associations of asthma, hay fever, and other allergies with major depression and low−back pain among adults aged 20–39 years in the United States. Am J Epidemiol. 1999; 150(10):1107–1116
[363] Hussar AE, Guller EJ. Correlation of pain and roentgenographic findings of spondylolosis of the cervical and lumbar spine. Am J Med Sci. 1956; 11:518–527
[364] Hüther G. Der Traum vom stressfreien Leben. In: Stress

– Neurobiologie der Angst. Spektrum der Wissenschaft 1999; Dossier 3
[365] Hüther G. Biologie der Angst. Wie aus Stress Gefühle werden. Gttingen: Vandenhoeck; 2005
[366] Hwang M, Kang YK, Shin JY, Kim DH. Referred pain pattern of the abductor pollicis longus muscle. Am J Phys Med Rehabil. 2005; 84 (8):593–597
[367] Hwang M, Kang YK, Kim DH. Referred pain pattern of the pronator quadratus muscle. Pain. 2005; 116(3):238–242
[368] Ibarra JM, Ge HY, Wang C, Martínez Vizcaíno V, Graven-Nielsen T, Arendt-Nielsen L. Latent myofascial trigger points are associated with an increased antagonistic muscle activity during agonist muscle contraction. J Pain. 2011; 12(12):1282–1288
[369] Iglesias-González JJ, Muoz-García MT, Rodrigues-de-Souza DP, Alburquerque-Sendín F, Fernández-de-Las-Peas C. Myofascial trigger points, pain, disability, and sleep quality in patients with chronic nonspecific low back pain. Pain Med. 2013; 14(12):1964–1970
[370] Ikeda H, Stark J, Fischer H, et al. Synaptic amplifier of inflammatory pain in the spinal dorsal horn. Science. 2006; 312(5780):1659–1662
[371] IMTT. Kursskript Triggerpunkt-Therapie Modul 1. IMTT; 2008
[372] Irnich D. Myofascial trigger points. Comprehensive diagnosis and treatment. Edinburgh: Churchill Livingstone; 2013
[373] Ironson G, Field T, Scafidi F, et al. Massage therapy is associated with enhancement of the immune system's cytotoxic capacity. Int J Neurosci. 1996; 84(1–4):205–217
[374] Ishikawa M, Komi PV, Grey MJ, Lepola V, Bruggemann GP. Muscletendon interaction and elastic energy usage in human walking. J Appl Physiol (1985). 2005; 99(2):603–608
[375] Issberner U, Reeh PW, Steen KH. Pain due to tissue acidosis: a mechanism for inflammatory and ischemic myalgia? Neurosci Lett. 1996; 208(3):191–194
[376] Itoh K, Katsumi Y, Kitakoji H. Trigger point acupuncture treatment of chronic low back pain in elderly patients–a blinded RCT. Acupunct Med. 2004; 22(4):170–177
[377] Itoh K, Katsumi Y, Hirota S, Kitakoji H. Randomised trial of trigger point acupuncture compared with other acupuncture for treatment of chronic neck pain. Complement Ther Med. 2007; 15(3):172–179
[378] Itoh K, Asai S, Ohyabu H, Imai K, Kitakoji H. Effects of trigger point acupuncture treatment on temporomandibular disorders: a preliminary randomized clinical trial. J Acupunct Meridian Stud. 2012; 5 (2):57–62
[379] Ivanichev GA. [Schmerzhafte Muskelhrten. Myogener Triggerpunkt]. (Russisch) Kazan: Russian Kazan University Press; 1990
[380] Ivanichev GA. [Die elektromyographische Charakteristik muskulrer Triggerpunkte]. (Russisch). Vertebronevrologia. 1992; 2:33–37
[381] Ivanichev GA. [Myofaszialer Schmerz]. (Russisch) Kazan: Russian Kazan University Press; 2007
[382] Jackson RP, Cain JE , Jr, Jacobs RR, Cooper BR, McManus GE. The neuroradiographic diagnosis of lumbar herniated nucleus pulposus: II. A comparison of computed tomography (CT), myelography, CT-myelography, and magnetic resonance imaging. Spine. 1989; 14 (12):1362–1367
[383] Jaeger B, Skootsky SA. Double-Blind Controlled Study of Different Myofascial Trigger Point Injection Techniques. Pain. 1987; 45 Suppl:292
[384] Jahr S, Taufman I, Destanis P, et al. Vergleichende Darstellung der Palpation myofaszialer Triggerpunkte im Schultergürtelbereich zu anderen klinischen Untersuchungsmethoden. Phys Med Rehab Kuror. 2007; 17 3:149–155
[385] Jan-Wehrle S, et al. Die Behandlung von akuten Verletzungen der Halswirbelsule (Therapie und Qualittsmanagement). Physiotherapie. 2000; 8:18–24
[386] Jger K, Borner A, Graber G. Epidemiologische Untersuchungen über die Atiologiefaktoren dysfunktioneller Erkrankungen im stomatognathen System. Schweiz Monatsschr Zahnmed. 1987; 97 (11):1351–1356
[387] Jger K. Stressbedingte Kaufunktionsstrungen. Konsequenzen für den zahnrztlichen Praxisalltag. Berlin: Quintessenz; 1997
[388] Jnig W. Sympathisches Nervensystem und Schmerz. In: van den Berg F. Angewandte Physiologie: Schmerzen verstehen und beeinflussen. 2. erweiterte Aufl. Stuttgart: Thieme; 2008
[389] Jnig W, Baron R. Pathophysiologie des Schmerzes. In: Fischer L, Peuker ET, Hrsg. Lehrbuch Integrative Schmerztherapie. Stuttgart: Haug; 2011
[390] Jarrell J. Myofascial dysfunction in the pelvis. Curr Pain Headache Rep. 2004; 8(6):452–456
[391] Jrvholm U, Styf J, Suurkula M, Herberts P. Intramuscular pressure and muscle blood flow in supraspinatus. Eur J Appl Physiol Occup Physiol. 1988; 58(3):219–224
[392] Jaspers RT, Yucesoy CA, Huijing PA. Roles of fascia in molecular biology of adaptation of muscle size. In: Schleip et al., eds. Fascia: The Tensional Network of the Human Body: The science and clinical applications in manual and movement therapy. Edinburgh: Churchill Livingstone; 2012:497–502
[393] Jayaseelan DJ, Moats N, Ricardo CR. Rehabilitation of proximal hamstring tendinopathy utilizing eccentric training, lumbopelvic stabilization, and trigger point dry needling: 2 case reports. J Orthop Sports Phys Ther. 2014; 44(3):198–205
[394] Jeanmonod D, Magnin M, Morel A. Low-threshold calcium spike bursts in the human thalamus. Common

physiopathology for sensory, motor and limbic positive symptoms. Brain. 1996; 119(Pt 2):363–375

[395] Jensen MC, Brant–Zawadzki MN, Obuchowski N, Modic MT, Malkasian D, Ross JS. Magnetic resonance imaging of the lumbar spine in people without back pain. N Engl J Med. 1994; 331(2):69–73

[396] Johns RJ, Wright V. Relative importance of various tissues in joint stiffness. J Appl Physiol. 1962; 17(5):824–828

[397] Jones DB, Nolte H, Scholübbers JG, Turner E, Veltel D. Biochemical signal transduction of mechanical strain in osteoblast–like cells. Biomaterials. 1991; 12(2):101–110

[398] Jones LH. Strain–Counterstrain. Osteopathische Behandlung der Tenderpoints. München: Urban & Fischer/ Elsevier; 2005

[399] Jones MA, Jensen G, Edwards I. Clinical Reasoning in Physiotherapy. In: Higgs J, Jones M, eds. Clinical Reasoning in the Health Professions. 3rd ed. Oxford: Urban & Fischer/Elsevier; 2008

[400] Jull G, Zito G, Trott P, Potter H, Shirley D. Inter–examiner reliability to detect painful upper cervical joint dysfunction. Aust J Physiother. 1997; 43(2):125–129

[401] Kalichman L, Kim DH, Li L, Guermazi A, Hunter DJ. Computed tomography–evaluated features of spinal degeneration: prevalence, intercorrelation, and association with self–reported low back pain. Spine J. 2010; 10(3):200–208

[402] Kamanli A, Kaya A, Ardicoglu O, Ozgocmen S, Zengin FO, Bayik Y. Comparison of lidocaine injection, botulinum toxin injection, and dry needling to trigger points in myofascial pain syndrome. Rheumatol Int. 2005; 25(8):604–611

[403] Kannan P. Management of myofascial pain of upper trapezius: a three group comparison study. Glob J Health Sci. 2012; 4(5):46–52

[404] Kapandji IA. Funktionelle Anatomie der Gelenke. Stuttgart: Thieme; 2006

[405] Karjalainen K, Malmivaara A, van Tulder M, et al. Multidisciplinary rehabilitation for fibromyalgia and musculoskeletal pain in working age adults. Cochrane Database Syst Rev. 2000(2):CD001984

[406] Kawakami Y, Muraoka T, Ito S, Kanehisa H, Fukunaga T. In vivo muscle fibre behaviour during counter–movement exercise in humans reveals a significant role for tendon elasticity. J Physiol. 2002; 540(Pt 2):635–646

[407] Keel P, et al. Chronifizierung von Rückenschmerzen. Basel: Eular; 1996

[408] Keil C. Dehnen. Ein Thema – fünf Perspektiven. Physiotherapie. 2007; 5(10):28–31

[409] Kelikian and Sarrafian. Sarrafian's Anatomy of the Foot and Ankle: Descriptive, Topographic, Functional. Philadelphia: Lippincott, Williams & Wilkins; 2011

[410] Kellgren JH. Observations on referred pain arising from muscle. Clin Sci. 1938; 3:175–190

[411] Kellgren JH. A preliminary account of referred pains arising from muscle. BMJ. 1938; 1:325–327

[412] Kellgren JH. On the distribution of pain arising from deep somatic structures with charts of segmental pain areas. Clin Sci. 1939; 4:35–46

[413] Kelly M. The treatment of fibrositis and allied disorders by local anesthesia. Med J Aust. 1941; 1:294–298

[414] Kelly M. The nature of fibrositis. I. The myalgic lesion and its secondary effects: a reflex theory. Ann Rheum Dis. 1945; 5:1–7

[415] Kelly M. The nature of fibrositis. II. A study of the causation of the myalgic lesion (rheumatic, traumatic, infective). Ann Rheum Dis. 1946; 5:69–77

[416] Kelly M. The relief of facial pain by procaine (Novocaine) injections. J Am Geriatr Soc. 1963; 11:586–596

[417] Kietrys DM, Palombaro KM, Azzaretto E, et al. Effectiveness of dry needling for upper–quarter myofascial pain: a systematic review and meta–analysis. J Orthop Sports Phys Ther. 2013; 43(9):620–634

[418] Kim SA, Oh KY, Choi WH, Kim IK. Ischemic compression after trigger point injection affect the treatment of myofascial trigger points. Ann Rehabil Med. 2013; 37(4):541–546

[419] Kivimki M, Leino–Arjas P, Virtanen M, et al. Work stress and incidence of newly diagnosed fibromyalgia: prospective cohort study. J Psychosom Res. 2004; 57(5):417–422

[420] Klemme B, Siegmann G. Clinical Reasoning. Therapeutische Denkprozesse lernen. Stuttgart: Thieme; 2006

[421] Klien S. (gelesen und kommentiert). Referred Pain Pattern of the Pronator Quadratus Muscle. Schmerzprojektionsmuster des M. pronator quadratus. Manuelle Therapie. 2006; 10(2):93–94

[422] Klingler W, Schleip R, Zorn A. European Fascia Research Project Report. Structural Integration–Journal of the Rolf Institute. 2004; 32(3):1–10

[423] Knust M, von Piekartz HJM, Zalpour C. Wirkung von Manueller Therapie im Vergleich zu einem multimodalen Physiotherapieprogramm bei Patientinnen mit kraniomandibulrer Dysfunktion. Physioscience. 2007; 3(3):109–116

[424] Kobayashi Y, Sekiguchi M, Konno S, Kikuchi S. Increased intramuscular pressure in lumbar paraspinal muscles and low back pain: model development and expression of substance P in the dorsal root ganglion. Spine. 2010; 35(15):1423–1428

[425] Komiyama O, Kawara M, Arai M, Asano T, Kobayashi K. Posture correction as part of behavioural therapy in treatment of myofascial pain with limited opening. J Oral Rehabil. 1999; 26(5):428–435

[426] Konermann J, Schüssler G, Weddige–Diedrichs A. Schmerzbewltigung bei Patienten mit Fibromyalgie–

Syndrom: Mglichkeiten und Grenzen einer Kurzzeit-Einzeltherapie. In: Schüssler G, Leibing E, Hrsg. Coping. Gttingen: Hogrefe; 1995

[427] Koppenhaver SL,Walker MJ, Su J, et al. Changes in lumbar multifidus muscle function and nociceptive sensitivity in low back pain patient responders versus non-responders after dry needling treatment. Man Ther. 2015; 20(6):769–776

[428] Kostopoulos D, Nelson AJ, Ingber RS, Larkin RW. Reduction of Spontaneous Electrical Activity and Pain Perception of Trigger Points in the Upper Trapezius Muscle through Trigger Point Compression and Passive Stretching. JMP. 2008; 16(4):266–278

[429] Kovacs FM, Abraira V, Pozo F, et al. Local and remote sustained trigger point therapy for exacerbations of chronic low back pain. A randomized, double-blind, controlled, multicenter trial. Spine. 1997; 22(7):786–797

[430] Kovanen V, Suominen H, Heikkinen E. Collagen of slow twitch and fast twitch muscle fibres in different types of rat skeletal muscle. Eur J Appl Physiol Occup Physiol. 1984; 52(2):235–242

[431] Kraft W.. Dehnen, aber richtig! Stretching auf dem neuesten Stand. physiopraxis. 2003; 1(6):32–35

[432] Kruger L. Cutaneous Sensory System. In: Adelman G, ed. Encyclopedia of Neuroscience 1. Boston: Birkhuser; 1987:293

[433] Kuan TS, Hong CZ, Chen JT, Chen SM, Chien CH. The spinal cord connections of themyofascial trigger spots. Eur J Pain. 2007; 11(6):624–634

[434] Labeit S, Kolmerer B. Titins: giant proteins in charge of muscle ultrastructure and elasticity. Science. 1995; 270(5234):293–296

[435] Lakie M, Walsh EG, Wright GW. Resonance at the wrist demonstrated by the use of a torque motor: an instrumental analysis of muscle tone in man. J Physiol. 1984; 353:265–285

[436] Lancaster GI, Febbraio MA. Skeletal muscle: not simply an organ for locomotion and energy storage. J Physiol. 2009; 587(3):509–510

[437] Lange M. Die Muskelhrten (Myogelosen). München: Lehmann; 1931

[438] Langevin HM, Yandow JA. Relationship of acupuncture points and meridians to connective tissue planes. Anat Rec. 2002; 269(6):257–265

[439] Langevin HM, Churchill DL,Wu J, et al. Evidence of connective tissue involvement in acupuncture. FASEB J. 2002; 16(8):872–874

[440] Langevin HM, Storch KN, Cipolla MJ, White SL, Buttolph TR, Taatjes DJ. Fibroblast spreading induced by connective tissue stretch involves intracellular redistribution of alpha- and beta-actin. Histochem Cell Biol. 2006; 125(5):487–495

[441] Langevin HM. Potential Role of Fascia in Chronic Musculoskeletal Pain. In: Audette, JF, Bailey A, eds. Integrative Pain Medicine: The Science and Practice of Complementary and Alternative Medicine in Pain Management. Totowa: Humana Press; 2008;123 – 132

[442] Langevin HM, Huijing PA. Communicating about fascia: history, pitfalls, and recommendations. Int J Ther Massage Bodywork. 2009; 2 (4):3–8

[443] Langevin HM, Fox JR, Koptiuch C, et al. Reduced thoracolumbar fascia shear strain in human chronic low back pain. In: BMC Musculoskeletal Disord 2011; (12): 203–214

[444] Lnnergren J. The effect of low-level activation on the mechanical properties of isolated frog muscle fibers. J Gen Physiol. 1971; 58 (2):145–162

[445] Laube W. Biophysikalisch passiver und neurophysiologisch aktiver Muskeltonus? Manuelle Therapie. 2014; 18(2):74–78

[446] Lawson SN, Crepps BA, Perl ER. Relationship of substance P to afferent characteristics of dorsal root ganglion neurones in guinea-pig. J Physiol. 1997; 505(Pt 1):177–191

[447] Le Bars D, Villanueva L. Electrophysiological evidence for the activation of descending inhibitory controls by nociceptive afferent pathways. Prog Brain Res. 1988; 77:275–299

[448] LeBars D, Villanueva L, Bouhassira D, et al. Diffuse Noxious Inhibitory Controls (DNIC) in Animals and Man. J Patho Physio Exp Therap. 1992; 4:53–65

[449] Leffler AS, Kosek E, Hansson P. Injection of hypertonic saline into musculus infraspinatus resulted in referred pain and sensory disturbances in the ipsilateral upper arm. Eur J Pain. 2000; 4(1):73–82

[450] Leinonen V, Kankaanp M, Luukkonen M, Hnninen O, Airaksinen O, Taimela S. Disc herniation-related back pain impairs feed-forward control of paraspinal muscles. Spine. 2001; 26(16):E367–E372

[451] Le Pera D, Graven-Nielsen T, Valeriani M, et al. Inhibition of motor system excitability at cortical and spinal level by tonic muscle pain. Clin Neurophysiol. 2001; 112(9):1633–1641

[452] Letchuman R, Deusinger RH. Comparison of sacrospinalis myoelectric activity and pain levels in patients undergoing static and intermittent lumbar traction. Spine. 1993; 18(10):1361–1365

[453] Levin SM. The Tensegrity-Truss as a Model for Spine Mechanics: Biotensegrity. J Mech Med Biol. 2002; 2(03n04):375–388

[454] Levin SM, Martin DC. Biotensegrity. The mechanics of fascia. In: Schleip et al. Fascia: The Tensional Network of the Human Body: The science and clinical applications in manual and movement therapy. Edinburgh: Churchill Livingstone; 2012:137–142

[455] Lew PC, Lewis J, Story I. Inter-therapist reliability in

locating latent myofascial trigger points using palpation. Man Ther. 1997; 2(2):87–90
[456] Lewit K. The needle effect in the relief of myofascial pain. Pain. 1979; 6(1):83–90
[457] Lewit K. Manuelle Medizin bei Funktionsstrungen des Bewegungsapparates. München: Urban & Fischer; 2006
[458] Lewit K. Das wissenschaftliche Konzept der manuellen Therapie. Punkt für Punkt. Manuelle Medizin. 2007; 45:309–313
[459] Li LT, Ge HY, Yue SW, Arendt–Nielsen L. Nociceptive and non–nociceptive hypersensitivity at latent myofascial trigger points. Clin J Pain. 2009; 25(2):132–137
[460] Licht G, Müller–Ehrenberg H, Mathis J, Berg G, Greitemann G. Untersuchung myofaszialer Triggerpunkte ist zuverlssig. Intertester– Reliabilitt an insgesamt 304 Muskeln überprüft. Manuelle Medizin. 2007; 45(6):402–408
[461] Lichtwark GA, Bougoulias K, Wilson AM. Muscle fascicle and series elastic element length changes along the length of the human gastrocnemius during walking and running. J Biomech. 2007; 40 (1):157–164
[462] Lieber RL. Skeletal Muscle. Structure, Function & Plasticity. 2nd ed. Baltimore: Lippincott Williams & Wilkins; 2002
[463] Lindel K. Muskeldehnung. Grundlagen – Differenzialdiagnostik – Therapeutische Dehnungen – Eigendehnungen. Heidelberg: Springer; 2006
[464] Lindsay M, Robertson C. Fascia. Clinical Applications for Health and Human Performance. New York: Delmar; 2008
[465] Linke WA. Stretching molecular springs: elasticity of titin filaments in vertebrate striated muscle. Histol Histopathol. 2000; 15(3):799–811
[466] Locher H, Bhni U, Habring M, von Weymann W. Rezeptive Felder und Neuroplastizitt. Wie werden Indikation und Differenzialindikation für manuelle und andere Therapiemassnahmen beeinflusst? Manuelle Medizin. 2013; 51(3):194–202
[467] Locher H. Manuelle Medizin und moderne Schmerztherapie. Manuelle Medizin. 2015; 53(6):419–423
[468] Loram ID, Maganaris CN, Lakie M. The passive, human calf muscles in relation to standing: the non–linear decrease from short range to long range stiffness. J Physiol. 2007; 584(Pt 2):661–675
[469] Lucas K, Polus B, Rich P. Latent Myofascial Trigger Points and Temporal Recruitment Patterns of the Shoulder Girdle. Proceedings of the Third Conference of the International Shoulder Group, September 4 – 5, 2000, Newcastle–upon–Tyne, UK; 2001
[470] Lucas K, Karen R, Polus B, et al. Latent Myofascial Trigger Points: Their Effects on Muscle Activation and Movement Efficiency. J Bodyw Mov Ther. 2004; 8(3):160–166
[471] Lucas K, Karen R, Polus B, et al. How Common are Latent Myofascial Trigger Points in the Scapular Positioning Muscles? J Musculoskeletal Pain. 2008; 16(4):279–286
[472] Lucas KR. The impact of latent trigger points on regional muscle function. Curr Pain Headache Rep. 2008; 12(5):344–349
[473] Lucas KR, Rich PA, Polus BI. Muscle activation patterns in the scapular positioning muscles during loaded scapular plane elevation: the effects of Latent Myofascial Trigger Points. Clin Biomech (Bristol, Avon). 2010; 25(8):765–770
[474] Lucas N, Macaskill P, Irwig L, Moran R, Bogduk N. Reliability of physical examination for diagnosis of myofascial trigger points: a systematic review of the literature. Clin J Pain. 2009; 25(1):80–89
[475] Ludewig PM, Cook TM. Alterations in shoulder kinematics and associated muscle activity in people with symptoms of shoulder impingement. Phys Ther. 2000; 80(3):276–291
[476] Lund JP, Donga R, Widmer CG, Stohler CS. The pain–adaptation model: a discussion of the relationship between chronic musculoskeletal pain and motor activity. Can J Physiol Pharmacol. 1991; 69(5):683–694
[477] Lundborg G. Nerve Injury and Repair. Edingburgh: Churchill Livingstone; 1988
[478] Lundborg G, Dahlin LB. The pathophysiology of nerve compression. Hand Clin. 1992; 8(2):215–227
[479] Lundborg G, Dahlin LB. Anatomy, function, and pathophysiology of peripheral nerves and nerve compression. Hand Clin. 1996; 12 (2):185–193
[480] Lundborg G, Rydevik B. Effects of stretching the tibial nerve of the rabbit. A preliminary study of the intraneural circulation and the barrier function of the perineurium. J Bone Joint Surg Br. 1973; 55 (2):390–401
[481] Luomajoki H. Movement Control Impairment as a Subgroup of Nonspecific Low Back Pain. Evaluation of Movement Control Test Battery as a Practical Tool in the Diagnosis of Movement Control Impairment and Treatment of this Dysfunction. Kuopio: Eastern Finland University Library; 2010
[482] Mackey AL, Donnelly AE, Turpeenniemi–Hujanen T, Roper HP. Skeletal muscle collagen content in humans after high–force eccentric contractions. J Appl Physiol (1985). 2004; 97(1):197–203
[483] Magid A, Law DJ. Myofibrils bear most of the resting tension in frog skeletal muscle. Science. 1985; 230(4731):1280–1282
[484] Magnusson SP, Langberg H, Kjaer M. The pathogenesis of tendinopathy: balancing the response to loading. Nat Rev Rheumatol. 2010; 6 (5):262–268
[485] Magora A, Schwartz A. Relation between the low back pain syndrome and x–ray findings. 3. Spina bifida occulta. Scand J Rehabil Med. 1980; 12(1):9–15
[486] Malliaropoulos N, Papalexandris S. Papaladaet al. The Role of Stretching in Rehabilitation of Hamstring Injuries.

MSSE. 2004; 36 (5):756–759
[487] Marchand F, Perretti M, McMahon SB. Role of the immune system in chronic pain. Nat Rev Neurosci. 2005; 6(7):521–532
[488] Marcus DA. Migraine and tension–type headaches: the questionable validity of current classification systems. Clin J Pain. 1992; 8(1):28– 36, discussion 37–38
[489] Marhauer S.. Clinical Reasoning in der Physiotherapie. physiopraxis. 2003; 7:18–21
[490] Maruyama K. Connectin, an elastic protein of striated muscle. Biophys Chem. 1994; 50(1–2):73–85
[491] Maruyama K. Connectin/titin, giant elastic protein of muscle. FASEB J. 1997; 11(5):341–345
[492] Masi AT. Review of the Epidemiology and Criteria of Fibromyalgia and Myofascial Pain Syndrome: Concepts of Illness in Populations as Applied to Dysfunctional Syndromes. In: Jacobsen B, Danneskiold– Samsoe B, Lund B, eds. Musculoskeletal Pain, Myofascial Pain and the Fibromyalgia Syndrome. Binghampton: Haworth Press; 1993
[493] Masi AT, Hannon JC. Human resting muscle tone (HRMT): narrative introduction and modern concepts. J Bodyw Mov Ther. 2008; 12 (4):320–332
[494] Massey AE. Movement of Pain Sensitive Structures in the Neural Canal. In: Grieve GP, Hrsg. Modern Manual Therapy of the Vertebral Column. Edinburgh: Churchill Livingstone; 1985
[495] Mayoral del Moral O, Martin Correa MT, del Alamo M, et al. Effectiveness of Pulsed Ultrasound in the Treatment of Latent and Active Myofascial Triggerpoints. J Musculoskeletal Pain. 2004; 12 Suppl 9:64
[496] Mayoral O, Salvat I, Martín MT, et al. Efficacy of myofascial trigger point dry needling in the prevention of pain after total knee arthroplasty: a randomized, double–blinded, placebo–controlled trial. Evid Based Complement Alternat Med. 2013; 2013:694941
[497] McEwen BS. Protective and damaging effects of stress mediators. N Engl J Med. 1998; 338(3):171–179
[498] McKay WP, Chilibeck PD, Chad KE, Daku BL. Resting mechanomyography after aerobic exercise. Can J Appl Physiol. 2004; 29(6):743– 757
[499] McKay WP, Chilibeck PD, Daku BL, Lett B. Quantifying the mechanical work of resting quadriceps muscle tone. Eur J Appl Physiol. 2010; 108(4):641–648
[500] McLean SA, Williams DA, Stein PK, et al. Cerebrospinal fluid corticotropin– releasing factor concentration is associated with pain but not fatigue symptoms in patients with fibromyalgia. Neuropsychopharmacology. 2006; 31(12):2776–2782
[501] McMahon SB, et al. Wall and Melzack' s textbook of pain. 6th ed. Philadelphia: Saunders; 2013
[502] McMillan AS, Hannam AG. Motor–unit territory in the human masseter muscle. Arch Oral Biol. 1991; 36(6):435–441
[503] McNulty WH, Gevirtz RN, Hubbard DR, Berkoff GM. Needle electromyographic evaluation of trigger point response to a psychological stressor. Psychophysiology. 1994; 31(3):313–316
[504] McPartland JM. Expression of the endocannabinoid system in fibroblasts and myofascial tissues. J Bodyw Mov Ther. 2008; 12 (2):169–182
[505] Meert GF. Das Becken aus osteopathischer Sicht. Funktionelle Zusammenhnge nach dem Tensegrity–Modell. München: Urban & Fischer; 2006
[506] Mejuto–Vázquez MJ, Salom–Moreno J, Ortega–Santiago R, Truyols– Domínguez S, Fernández–de–Las–Peas C. Short–term changes in neck pain, widespread pressure pain sensitivity, and cervical range of motion after the application of trigger point dry needling in patients with acute mechanical neck pain: a randomized clinical trial. J Orthop Sports Phys Ther. 2014; 44(4):252–260
[507] Melin B, Lundberg U. A Psychobiological Approach to Work–Stress and Musculoskeletal Disorders. J Psychophysiol. 1997
[508] Melzack R, Stillwell DM, Fox EJ. Trigger points and acupuncture points for pain: correlations and implications. Pain. 1977; 3(1):3–23
[509] Melzack R. Myofascial trigger points: relation to acupuncture and mechanisms of pain. Arch Phys Med Rehabil. 1981; 62(3):114–117
[510] Melzack R. Folk Medicine and the Sensory Modulation of Pain. In: Wall PD, Melzack R, eds. Textbook of Pain. Edinburgh: Churchill Livingstone; 1989
[511] Melzack R, Wall PD. The Challenge of Pain. 2nd ed, chapter 9 and 11 (reprinted). London: Penguin; 1991
[512] Mense S. Nociception from skeletal muscle in relation to clinical muscle pain. Pain. 1993; 54(3):241–289
[513] Mense S. Referral of Muscle Pain: New Aspects. APS Journal. 1994; 3 (1):1–9
[514] Mense S. Neue Entwicklungen im Verstndnis von Triggerpunkten. Manuelle Medizin. 1999; 3:115–120
[515] Mense S. Neurobiologie des Muskelschmerzes. Dtsch Z Sportmed. 2000; 6:190–195
[516] Mense S. Was ist das Besondere am Muskelschmerz? Schmerz. 2003a; 17(6):459–463
[517] Mense S. Neurobiologische Grundlagen der Chronifizierung von Muskelschmaerz. In: Mense S, Pongratz D. Hrsg. Chronischer Muskelschmerz. Grundlagen, Klinik, Diagnose, Therapie. Darmstadt: Steinkopf; 2003b:1–21
[518] Mense S. Mechanismen der Chronifizierung von Muskelschmerz. Orthopade. 2004a; 33(5):525–532
[519] Mense S. Funktionelle Neuroanatomie und Schmerzreize. Aufnahme, Weiterleitung und Verarbeitung. Schmerz. 2004b; 18 (3):225–237
[520] Mense S. Muskeltonus und Muskelschmerz. Manuelle

Medizin. 2005; 43:156–161
[521] Mense S. Ein wissenschaftliches Interview. Manuelle Medizin. 2007a; 45:282–285
[522] Mense S. Sensorische Nervenendigungen, Mechanorezeptoren. In: Benninghoff A, Drenckhahn D, Hrsg. Anatomie. Bd. 2. 16. Aufl. München: Urban & Fischer; 2007b
[523] Mense S.. Aktuelles zum Rückenschmerz. physiopraxis. 2008a; 1:30–33
[524] Mense S. Muskelschmerz: Mechanismen und klinische Bedeutung. Dtsch Arztebl. 2008b; 105(12):214–219
[525] Mense S. How do muscle lesions such as latent and active trigger points influence central nociceptive neurons? J Musculoskeletal Pain. 2010; 18(4):348–353
[526] Mense S. Unterschiede zwischen myofazialen Triggerpunkten und "tender points". Schmerz. 2011; 25(1):93–103, quiz 104
[527] Mense S. Basic Mechanisms of Muscle Pain. In: McMahon SB, et al., eds. Wall and Melzack's textbook of pain; 6th ed. Philadelphia: Saunders; 2013:620–628
[528] Mense S. Wie entsteht der Muskeltonus? Manuelle Therapie. 2014; 18(2):63–68
[529] Mense S, Simons DG, Russell IJ. (2001a). Muscle Pain: Understanding Its Nature, Diagnosis and Treatment. Philadelphia: Williams & Wilkins; 2001
[530] Mense S, Hoheisel U. Stickstoffmonoxid–Mangel im Rückenmark. Schmerz. 2001b; 15:19–25
[531] Mense S, Simons DG. Myofasziales Syndrom und Triggerpunkte. In: Mense S, Pongratz D, eds. Chronischer Muskelschmerz. Grundlagen, Klinik, Diagnose, Therapie. Darmstadt: Steinkopf; 2003
[532] Mense S, Simons DG, Hoheisel U, Quenzer B. Lesions of rat skeletal muscle after local block of acetylcholinesterase and neuromuscular stimulation. J Appl Physiol (1985). 2003; 94(6):2494–2501
[533] Mense S, Pongratz D. (2003a). Chronischer Muskelschmerz. Grundlagen, Klinik, Diagnose, Therapie. Darmstadt: Steinkopf; 2003
[534] Mense S, Pongratz D. Neue Einsichten in die Besonderheiten des Muskelschmerzes. Schmerz. 2003b; 17(6):397–398
[535] Mense S, Gerwin RD. (2010a). Muscle Pain: Understanding the Mechanisms. Heidelberg: Springer; 2010
[536] Mense S, Gerwin RD. (2010b). Muscle Pain: Diagnosis and Treatment. Heidelberg: Springer; 2010
[537] Mett C. Hypo– und Hypermobilitt – Ursachen und Auswirkungen im Bindegewebe. Manuelle Therapie. 2015; 19(4):159–165
[538] Meyer GA, Lieber RL. Elucidation of extracellular matrix mechanics from muscle fibers and fiber bundles. J Biomech. 2011; 44 (4):771–773
[539] Millan MJ. The induction of pain: an integrative review. Prog Neurobiol. 1999; 57(1):1–164
[540] Mitchell JH, Schmidt RF. Cardiovascular Reflex Control by Afferent Fibres from Skeletal Muscle Receptors. In: Sheperd JT, et al., eds. Handbook of Physiology – The Cardiovascular System, section 2, no. III, 1977: 623 – 658. Reprint in: Oschman JL, ed. Energy Medicine: The Scientific Basis. Edinburgh: Churchill Livingstone/ Harcourt Brace; 2000
[541] Moccia D, Nackashi AA, Schilling R, Ward PJ. Fascial bundles of the infraspinatus fascia: anatomy, function, and clinical considerations. J Anat. 2015;[Epub ahead of print]
[542] Moghtaderi A, Izadi S. Double crush syndrome: an analysis of age, gender and body mass index. Clin Neurol Neurosurg. 2008; 110 (1):25–29
[543] Molander C, Ygge J, Dalsgaard C–J. Substance P–, somatostatin– and calcitonin gene–related peptide–like immunoreactivity and fluoride resistant acid phosphatase–activity in relation to retrogradely labeled cutaneous, muscular and visceral primary sensory neurons in the rat. Neurosci Lett. 1987; 74(1):37–42
[544] Mooney V, Robertson J. The facet syndrome. Clin Orthop Relat Res. 1976(115):149–156
[545] Moore KL, Agur AMR, Dalley AF. Essential Clinical Anatomy. Philadelphia: Lippincott, Williams & Wilkins; 2014
[546] Moraska AF, Hickner RC, Kohrt WM, Brewer A. Changes in blood flow and cellular metabolism at a myofascial trigger point with trigger point release (ischemic compression): a proof–of–principle pilot study. Arch Phys Med Rehabil. 2013; 94(1):196–200
[547] Morgan G, Wilbourn AJ. Cervical radiculopathy and coexisting distal entrapment neuropathies: double–crush syndromes? Neurology. 1998; 50(1):78–83
[548] Müller DG, Schleip R. Fascial fitness. Suggestions for a fascia–oriented training approach in sports and movement therapies. In: Schleip, et al., eds. Fascia: The Tensional Network of the Human Body: The science and clinical applications in manual and movement therapy. Edinburgh: Churchill Livingstone; 2012:465–475
[549] Müller G. Diagnostik des Rückenschmerzes – wo liegen die Probleme? Schmerz. 2001; 15(6):435–441
[550] Müller W, Lautenschlger J. [Generalized tendomyopathy. I: Clinical aspects, follow–up and differential diagnosis]. Z Rheumatol. 1990; 49(1):11–21
[551] Müller–Wohlfahrt HW, Ueblacker P, Hnsel L. Muskelverletzungen im Sport. 2. vollstndig überarbeitete und erweiterte Auflage. Stuttgart: Thieme; 2014
[552] Mumenthaler M. Neurologie. Stuttgart: Thieme; 1997
[553] Mumenthaler M, et al. Lsionen peripherer Nerven und radikulrer Syndrome. Stuttgart: Thieme; 2003
[554] Muoz–Muoz S, Muoz–García MT, Alburquerque–Sendín F, Arroyo– Morales M, Fernández–de–las–Peas C. Myofascial trigger points, pain, disability, and

sleep quality in individuals with mechanical neck pain. J Manipulative Physiol Ther. 2012; 35(8):608–613
[555] Myburgh C, Larsen AH, Hartvigsen J. A systematic, critical review of manual palpation for identifying myofascial trigger points: evidence and clinical significance. Arch Phys Med Rehabil. 2008; 89 (6):1169–1176
[556] Myburgh C, Lauridsen HH, Larsen AH, Hartvigsen J. Standardized manual palpation of myofascial trigger points in relation to neck/ shoulder pain; the influence of clinical experience on inter–examiner reproducibility. Man Ther. 2011; 16(2):136–140
[557] Myers TW. Anatomy Trains. Myofasziale Meridiane. München: Urban & Fischer; 2014
[558] Nachemson AL. Advances in low–back pain. Clin Orthop Relat Res. 1985(200):266–278
[559] Nachemson AL. Newest knowledge of low back pain. A critical look. Clin Orthop Relat Res. 1992(279):8–20
[560] Nagata CB, Tsujii Y. Myotherapy – A New Approach to the Treatment of Muscle Pain Syndromes. Manual & Manipulative Therapy. 1997; 5 (2):87–90
[561] Nagrale AV, Glynn P, Joshi A, Ramteke G. The efficacy of an integrated neuromuscular inhibition technique on upper trapezius trigger points in subjects with non–specific neck pain: a randomized controlled trial. J Manual Manip Ther. 2010; 18(1):37–43
[562] Nakamura YN, Iwamoto H, Yamaguchi T, et al. Three–dimensional reconstruction of intramuscular collagen networks of bovine muscle: A demonstration by an immunohistochemical/confocal laser–scanning microscopic method. Anim Sci J. 2007; 78(4):445–447
[563] Narozny M, Zanetti M, Boos N. Therapeutic efficacy of selective nerve root blocks in the treatment of lumbar radicular leg pain. Swiss Med Wkly. 2001; 131(5–6):75–80
[564] Netter FH. Atlas der Anatomie des Menschen. 2. überarbeitete und erweiterte Aufl. Basel: Novartis; 2000
[565] Neuberger A, Slack HGB. The metabolism of collagen from liver, bone, skin and tendon in the normal rat. Biochem J. 1953; 53 (1):47–52
[566] Nice DA, Riddle DL, Lamb RL, Mayhew TP, Rucker K. Intertester reliability of judgments of the presence of trigger points in patients with low back pain. Arch Phys Med Rehabil. 1992; 73 (10):893–898
[567] Nicholl BI, Macfarlane GJ, Davies KA, Morriss R, Dickens C, McBeth J. Premorbid psychosocial factors are associated with poor healthrelated quality of life in subjects with new onset of chronic widespread painresults from the EPIFUND study. Pain. 2009; 141(1– 2):119–126
[568] Nickel R, Egle UT. Strungsspezifische Gruppenpsy chotherapie bei Patienten mit somatoformen Schmerzen. Z Gruppendyn Gruppenpsychother. 2002; 38:212–230
[569] Niddam DM, Chan RC, Lee SH, Yeh TC, Hsieh JC. Central modulation of pain evoked from myofascial trigger point. Clin J Pain. 2007; 23 (5):440–448
[570] Niel–Asher S. The Concise Book of Trigger Points. Berkeley: Lotus Publishing; 2008
[571] Nijs J, Daenen L, Cras P, Struyf F, Roussel N, Oostendorp RA. Nociception affects motor output: a review on sensory–motor interaction with focus on clinical implications. Clin J Pain. 2012; 28(2):175–181
[572] Nicolakis P, Erdogmus B, Kopf A, Nicolakis M, Piehslinger E, Fialka– Moser V. Effectiveness of exercise therapy in patients with myofascial pain dysfunction syndrome. J Oral Rehabil. 2002; 29(4):362–368
[573] Nikolakis P, Erdogmus B, Kopf A, Schmid–Schwap M, Ebenbichler G, Fialka–Moser V. Effektivitt von Heilgymnastik in der Behandlung der Kiefergelenkdysfunktion: Langzeitergebnisse. Phys Med Rehab Kuror. 2001; 11(2):51–55
[574] Njoo KH, Van der Does E. The occurrence and inter–rater reliability of myofascial trigger points in the quadratus lumborum and gluteus medius: a prospective study in non–specific low back pain patients and controls in general practice. Pain. 1994; 58(3):317–323
[575] Nordin M, Hiebert R, Pietrek M, Alexander M, Crane M, Lewis S. Association of comorbidity and outcome in episodes of nonspecific low back pain in occupational populations. J Occup Environ Med. 2002; 44(7):677–684
[576] Oesch P, et al. Assessments in der muskuloskelettalen Rehabilitation. Bern: Hans Huber; 2007
[577] Offenbaecher M, Bondy B, de Jonge S, et al. Possible association of fibromyalgia with a polymorphism in the serotonin transporter gene regulatory region. Arthritis Rheum. 1999; 42 (11):2482–2488
[578] Ogata K, Naito M. Blood flow of peripheral nerve effects of dissection, stretching and compression. J Hand Surg [Br]. 1986; 11(1):10–14
[579] Ojala T, Arokoski JPA, Partanen J. The effect of small doses of botulinum toxin a on neck–shoulder myofascial pain syndrome: a doubleblind, randomized, and controlled crossover trial. Clin J Pain. 2006; 22(1):90–96
[580] Okeson JP. Orofacial pain. Guidelines for assessment, diagnosis and management. Chicago: Quintessence; 1996
[581] Olesen J. Clinical and pathophysiological observations in migraine and tension–type headache explained by integration of vascular, supraspinal and myofascial inputs. Pain. 1991; 46(2):125–132
[582] Oliveira–Campelo NM, de Melo CA, Alburquerque–Sendín F, Machado JP. Short– and medium–term effects of manual therapy on cervical active range of motion and pressure pain sensitivity in latent myofascial pain of the upper trapezius muscle: a randomized controlled trial. J Manipulative Physiol Ther. 2013; 36(5):300–309
[583] Olsen S, Aagaard P, Kadi F, et al. Creatine supplementation augments the increase in satellite cell and myonuclei number in human skeletal muscle induced by strength

training. J Physiol. 2006; 573(Pt 2):525–534– Erratum in: J Physiol. 2006; 575: 971
[584] Olson TT. ADAM–Anatomie–Atlas. In: Lippert H, Hrsg. Bad Wrishofen: Mediscript; 1999
[585] Oomens CW, van Campen DH, Grootenboer HJ. A mixture approach to the mechanics of skin. J Biomech. 1987; 20(9):877–885
[586] Palla S. Myoarthropatischer Schmerz des Kausystems. In: Mense S, Pongratz D. Hrsg. Chronischer Muskelschmerz. Grundlagen, Klinik, Diagnose, Therapie. Darmstadt: Steinkopf; 2003;145–166
[587] Panjabi MM. A hypothesis of chronic back pain: ligament subfailure injuries lead to muscle control dysfunction. Eur Spine J. 2006; 15 (5):668–676
[588] Paoletti S. Faszien. Anatomie, Strukturen, Techniken, spezielle Osteopathie. München: Urban & Fischer/ Elsevier; 2001
[589] Papadopulos JS. Schmerzlosigkeit bei Gelenkschden erheblichen Grades. Orthop Praxis. 1981; 1:24–30
[590] Parkhurst TM, Burnett CN. Injury and proprioception in the lower back. J Orthop Sports Phys Ther. 1994; 19(5):282–295
[591] Partanen JV, Ojala TA, Arokoski JP. Myofascial syndrome and pain: A neurophysiological approach. Pathophysiology. 2010; 17 (1):19–28
[592] Patijn J. Studien zur Reproduzierbarkeit und Validitt diagnostischer Verfahren in der manuellen Medizin. Manuelle Medizin. 2002; 40 (6):339–351
[593] Paz IA, Kerppers II, Fréz AR. Effects of ischemic compression of trigger points in painful episodes of patients with chronic shoulder pain. Systematic Review. Man Therapy Posturology & Rehabilitation J. 2014; 12(1):87–92
[594] Pellegrino MJ, Waylonis GW, Sommer A. Familial occurrence of primary fibromyalgia. Arch Phys Med Rehabil. 1989; 70(1):61–63
[595] Perleth M, Antes G, eds. Evidenz–basierte Medizin. München: MMV Medizin Verlag; 1998
[596] Peterson Kendall F, et al. Muskeln. Funktionen und Tests. München: Urban & Fischer; 2001
[597] Pipelzadeh MH, Naylor IL. The in vitro enhancement of rat myofibroblast contractility by alterations to the pH of the physiological solution. Eur J Pharmacol. 1998; 357(2–3):257–259
[598] Platzer W. Taschenatlas der Anatomie. Bewegungsapparat. Bd 1. Stuttgart: Thieme; 2005
[599] Pllmann W, Keidel M, Pfaffenrath V. [Headache and the cervical spine. A critical review]. Nervenarzt. 1996; 67(10):821–836
[600] Pntinen P, Gleditsch J, Pothmann R. Triggerpunkte und Triggermechanismen. Stuttgart: Hippokrates; 2001
[601] Prksen B, ed. Schlüsselwerke des Konstruktivismus. 2. Aufl. Quintner JL, Bove GM, Cohen MI. A critical evaluation of the trigger point phenomenon. Rheumatology (Oxford) 2015; 54(3): 392–399. Wiesbaden: VS Verlag für Sozialwissenschaften; 2015
[602] Pousson M, Pérot C, Goubel F. Stiffness changes and fibre type transitions in rat soleus muscle produced by jumping training. Pflugers Arch. 1991; 419(2):127–130
[603] Prado LG, Makarenko I, Andresen C, Krüger M, Opitz CA, Linke WA. Isoform diversity of giant proteins in relation to passive and active contractile properties of rabbit skeletal muscles. J Gen Physiol. 2005; 126(5):461–480
[604] Prateepavanich P, Aromdee E, Chaudakshetrin P, et al. Modifications of the American College of Rheumatology 2010 Preliminary Diagnostic Criteria for Fibromyalgia Syndrome and Measurement of Symptom Severity as a Screening Tool for its Diagnosis [ACR 2010 FMS–STD]: Lessons Learned from the Process of Translation and Validation into a Thai Version. J Musculoskeletal Pain. 2014; 22(1):7–12
[605] Proske U, Morgan DL. Do cross–bridges contribute to the tension during stretch of passive muscle? J Muscle Res Cell Motil. 1999; 20 (5–6):433–442
[606] Purslow PP. The structure and functional significance of variations in the connective tissue within muscle. Comp Biochem Physiol A Mol Integr Physiol. 2002; 133(4):947–966
[607] Purslow PP. Intramuscular connective tissue and its role in meat quality. Meat Sci. 2005; 70(3):435–447
[608] Purslow PP, Delage JP. General anatomy oft he muscle fasciae. In: Schleip et al. Fascia: The Tensional Network of the Human Body: The science and clinical applications in manual and movement therapy. Edinburgh: Churchill Livingstone; 2012:5–10
[609] Qerama E, Fuglsang–Frederiksen A, Kasch H, Bach FW, Jensen TS. A double–blind, controlled study of botulinum toxin A in chronic myofascial pain. Neurology. 2006; 67(2):241–245
[610] Quintner JL, Bove GM, Cohen ML. A critical evaluation of the trigger point phenomenon. Rheumatology (Oxford). 2015; 54 (3):392–399
[611] Rachlin ES, Rachlin IS. Myofascial Pain and Fibromyalgia, Trigger Point Management. 2nd ed. St. Louis: Mosby; 2002
[612] Rack PMH, Westbury DR. The short range stiffness of active mammalian muscle and its effect on mechanical properties. J Physiol. 1974; 240(2):331–350
[613] Radebold A, Cholewicki J, Polzhofer GK, Greene HS. Impaired postural control of the lumbar spine is associated with delayed muscle response times in patients with chronic idiopathic low back pain. Spine. 2001; 26(7):724–730
[614] Radhakrishnan K, Litchy WJ, O' Fallon WM, Kurland LT. Epidemiology of cervical radiculopathy. A population–based study from Rochester, Minnesota, 1976 through

1990. Brain. 1994; 117(Pt 2):325–335

[615] Rall JA. Energetic aspects of skeletal muscle contraction: implications of fiber types. Exerc Sport Sci Rev. 1985; 13:33–74

[616] Rauber A, Kopsch F. Anatomie des Menschen. Bd. 1 – 4. Stuttgart: Thieme; Bd. 1: 2. Aufl. 1997; Bd. 2 und 3: 1987; Bd. 4: 1988

[617] Reich W. Die Entdeckung des Orgons. I. Die Funktion des Orgasmus. Frankfurt a.M.: Fischer; 1972

[618] Reich W. Die Entdeckung des Orgons. II. Der Krebs. Frankfurt a.M: Fischer; 1976

[619] Reilich P, Grbli C, Dommerholt J. Myofasziale Schmerzen und Triggerpunkte. Diagnostik und evidenzbasierte Therapie. Die Top–30– Muskeln. München: Elsevier, Urban & Fischer; 2012

[620] Reinhl J, Hoheisel U, Unger T, Mense S. Adenosine triphosphate as a stimulant for nociceptive and non–nociceptive muscle group IV receptors in the rat. Neurosci Lett. 2003; 338(1):25–28

[621] Reitinger A, et al. Morphologische Untersuchungen an Triggerpunkten. Manuelle Medizin. 1996; 34:256–262

[622] Ren K, Zhuo M, Willis WD. Multiplicity and Plasticity of Descending Modulation of Nociception: Implications for Persistent Pain. Progr Brain Res Manag. 2000; 16:387–400

[623] Reynolds MD. Myofascial trigger points in persistent posttraumatic shoulder pain. South Med J. 1984; 77(10):1277–1280

[624] Richardson C, et al. The Place of Physical Therapy in Rehabilitation of the Back: The Rehabilitation of Active Stabilization in Prevention and Treatment of Low Back Pain. 12th World Congress of the International Federation of Physical Medicine and Rehabilitation, Sydney, Australia 1995

[625] Richardson CA, et al. Therapeutic Exercise for Spinal Stabilization in Low Back Pain. 2nd ed. Edinburgh: Churchill Livingstone; 2004

[626] Richardson C, Jodges P, Hides J. Therapeutic Exercises for Spinal Segmental Stabilization in Low Back Pain: Scientific Basis and Clinical Approach. Edinburgh: Churchill Livingstone; 1998

[627] Richter P, Hebgen E. Triggerpunkte und Muskelfunktionsketten in der Osteopathie und Manuellen Therapie. Stuttgart: Hippokrates; 2006

[628] Riedel W, Schlapp U, Leck S, Netter P, Neeck G. Blunted ACTH and cortisol responses to systemic injection of corticotropin–releasing hormone (CRH) in fibromyalgia: role of somatostatin and CRH–binding protein. Ann N Y Acad Sci. 2002; 966:483–490

[629] Riew KD, Yin Y, Gilula L, et al. The effect of nerve–root injections on the need for operative treatment of lumbar radicular pain. A prospective, randomized, controlled, double–blind study. J Bone Joint Surg Am. 2000; 82–A(11):1589–1593

[630] Roach NT, Venkadesan M, Rainbow MJ, Lieberman DE. Elastic energy storage in the shoulder and the evolution of high–speed throwing in Homo. Nature. 2013; 498(7455):483–486

[631] Roberts TJ, Azizi E. Flexible mechanisms: the diverse roles of biological springs in vertebrate movement. J Exp Biol. 2011; 214(Pt 3):353–361

[632] Rocha CA, Sanchez TG. Myofascial trigger points: another way of modulating tinnitus. Prog Brain Res. 2007; 166:209–214

[633] Rohen JW, Yokochi C, Lütjen–Drecoll E. Anatomie des Menschen. Fotografischer Atlas. Stuttgart: Schattauer; 2006

[634] Rolf IP. Rolfing. The Integration of Human Structures. London: Harper & Row; 1987.

[635] Rosomoff HL, Fishbain DA, Goldberg N, et al. Myofascial Findings with Patients with "Chronic Intractable Benign Pain" of the Back and Neck. Pain Management 1989; 3:114–118

[636] Ruhmann W. The Earliest Book on Rheumatism. Br J Rheumatism. 1940; 11:140–162

[637] Ruiz–Sáez M, Fernández–de–las–Peas C, Blanco CR, Martínez–Segura R, García–León R. Changes in pressure pain sensitivity in latent myofascial trigger points in the upper trapezius muscle after a cervical spine manipulation in pain–free subjects. J Manipulative Physiol Ther. 2007; 30(8):578–583

[638] Sachse J. Differentialdiagnostik der reversibel hypomobilen artikulren Dysfunktion. Manuelle Medizin. 1998; 36:176

[639] Sackett DL. Was ist Evidenz–basierte Medizin? In: Perleth M, Antes G, Hrsg. Evidenz–basierte Medizin. München: MMV Medizin Verlag; 1998:9–12

[640] Sakada S. Mechanoreceptors in fascia, periosteum and periodontal ligament. Bull Tokyo Med Dent Univ. 1974; 21(0) Suppl:11–13

[641] Salom–Moreno J, Sánchez–Mila Z, Ortega–Santiago R, Palacios–Cea M, Truyol–Domínguez S, Fernández–de–las–Peas C. Changes in spasticity, widespread pressure pain sensitivity, and baropodometry after the application of dry needling in patients who have had a stroke: a randomized controlled trial. J Manipulative Physiol Ther. 2014; 37(8):569–579

[642] Salomons GS,Wyss M. Creatine and Creatine Kinase in Health and Disease. Subcellular Biochemistry. Vol. 46; Heidelberg: Springer; 2007

[643] Sandkühler J, Chen JG, Cheng G, Randi M. Low–frequency stimulation of afferent Adelta–fibers induces long–term depression at primary afferent synapses with substantia gelatinosa neurons in the rat. J Neurosci. 1997; 17(16):6483–6491

[644] Sari H, Akarirmak U, Uludag M. Active myofascial trigger points might be more frequent in patients with cervical

radiculopathy. Eur J Phys Rehabil Med. 2012; 48(2):237–244

[645] Satir P, Pedersen LB, Christensen ST. The primary cilium at a glance. J Cell Sci. 2010; 123(Pt 4):499–503

[646] Sato A, Schmidt RF. Somatosympathetic reflexes: afferent fibers, central pathways, discharge characteristics. Physiol Rev. 1973; 53 (4):916–947

[647] Sawicki GS, Lewis CL, Ferris DP. It pays to have a spring in your step. Exerc Sport Sci Rev. 2009; 37(3):130–138

[648] Scanlon GC, Moeller–Bertram T, Romanowsky SM, Wallace MS. Cervical transforaminal epidural steroid injections: more dangerous than we think? Spine. 2007; 32(11):1249–1256

[649] Scharf HD, et al. Diskrepanz zwischen klinischen und rntgenologischen Befunden an der Lendenwirbelsule Jugendlicher. Orthop Praxis. 1984; 8:666–671

[650] Schedlowski M, Tewes U. Psychoneuroimmunologie. Heidelberg/ Berlin/Oxford: Spektrum Akademischer Verlag; 1996

[651] Schiffman EL, Anderson GC, Fricton JR, Lindgren BR. The relationship between level of mandibular pain and dysfunction and stage of temporomandibular joint internal derangement. J Dent Res. 1992; 71 (11):1812–1815

[652] Schindler HJ, Türp JC, Sommer C, Kares H, Nilges P, Hugger A. [Therapy of masticatory muscle pain: recommendations for clinical management]. Schmerz. 2007; 21(2):102–115

[653] Schindler HJ, Türp JC, Nilges P, Hugger A. [Clinical management of masticatory muscle pain: an update of the recommendations]. Schmerz. 2013; 27(3):243–252

[654] Schindler HJ, Hugger A, Korda B, Türp JC. Splint therapy for temporomandibular disorders: basic principles. Grundlagen der Schienentherapie bei Myoarthropathien des Kausystems. J Cranio Mand Func. 2014; 6(3):207–230

[655] Schindler HJ, Hellmann D. Diagnostik und Therapie von schmerzhaften Myoarthropathien. Manuelle Therapie. 2015; 19(3):111–116

[656] Schlattner U, Tokarska–Schlattner M, Wallimann T. Metabolite Channeling: Creatine Kinase Microcompartments. In: Lennarz WJ, Lane MD, eds. The Encyclopedia of Biological Chemistry. pp. 80– 85. Waltham, MA, USA: Academic Press & Elsevier Inc 3: 2nd ed; 2013:80–85

[657] Schleip R.. Faszien und Nervensystem. Osteopathische Medizin. 2003:1ff

[658] Schleip R. Die Bedeutung der Faszien in der manuellen Therapie. Deutsche Zeitschrift für Osteopathie. 2004; 1:10–16

[659] Schleip R, Klingler W, Lehmann–Horn F. Active Contraction of the Thoracolumbar Fascia – Indications of a New Factor in Low Back Pain with Implications for Manual Therapy. In: Vleeming A, Mooney V, Hodges P, eds. Proceedings of the 5th Interdisciplinary World Congress on Low Back and Pelvic Pain. Melbourn, 2004: 319 – 321

[660] Schleip R, Klingler W, Lehmann–Horn F. Active fascial contractility: Fascia may be able to contract in a smooth muscle–like manner and thereby influence musculoskeletal dynamics. Med Hypotheses. 2005; 65(2):273–277

[661] Schleip R. Active Fascial Contractility. Implications for Musculoskeletal Mechanics. Dissertation University Ulm 2006

[662] Schleip R, Naylor IL, Ursu D, et al. Passive muscle stiffness may be influenced by active contractility of intramuscular connective tissue. Med Hypotheses. 2006a; 66(1):66–71

[663] Schleip R, et al. Fascia Is Able to Contract in a Smooth Muscle–Like Manner and Thereby Influence Musculoskeletal Mechanics. In: Liebsch D, ed. Proceedings of the 5th World Congress of Biomechanics. München 2006b; 51 – 54

[664] Schleip R, Klingler W. Fascial strain hardening correlates with matrix hydration changes. In: Findley TW, Schleip R, eds. Fascia Research – basic science and implications to conventional and complementary health care. München: Elsevier; 2007:51

[665] Schleip R. Rückenschmerzen. Faszien im Zentrum der Aufmerksamkeit. MMA Medical Tribune; 2009:13

[666] Schleip R, Duerselen L, Vleeming A, et al. (Schleip et al. 2012a) Strain hardening of fascia: static stretching of dense fibrous connective tissues can induce a temporary stiffness increase accompanied by enhanced matrix hydration. J Bodyw Mov Ther. 2012; 16(1):94–100

[667] Schleip R, Findley T, Chaitow L, Huijing P. (Schleip et al. 2012b) Fascia: The Tensional Network of the Human Body: The science and clinical applications in manual and movement therapy. Edinburgh: Churchill Livingstone; 2012

[668] Schmid AB, Brunner F, Luomajoki H, et al. Reliability of clinical tests to evaluate nerve function and mechanosensitivity of the upper limb peripheral nervous system. BMC Musculoskelet Disord. 2009; 10:11

[669] Schmid AB, Coppieters MW. The double crush syndrome revisited–a Delphi study to reveal current expert views on mechanisms underlying dual nerve disorders. Man Ther. 2011; 16(6):557–562

[670] Schmidt RF, Thews G. Anatomie, Physiologie, Pathophy–siologie des Menschen. Stuttgart: Wissenschaftliche Verlagsgesellschaft; 1999

[671] Schmitt JL. Atemheilkunst. Bern: Humata; 2003

[672] Schokker RP, Hansson TL, Ansink BJ. The result of treatment of the masticatory system of chronic headache patients. J Craniomandib Disord. 1990; 4(2):126–130

[673] Schünke M. Funktionelle Anatomie – Topographie und Funktion des Bewegungssystems. Stuttgart: Thieme; 2000

[674] Schünke M, Schulte E, Schumacher U. Prometheus –

LernAtlas der Anatomie. Allgemeine Anatomie und Bewegungssystem. 2. überarbeitete Aufl. Stuttgart: Thieme; 2007
[675] Schünke M, Schulte E, Schumacher U. Prometheus – LernAtlas der Anatomie. Hals und innere Organe. 2. überarbeitete Aufl. Stuttgart: Thieme; 2009
[676] Schünke M, Schulte E, Schumacher U. Prometheus – Lernatlas der Anatomie. Kopf, Hals und Neuroanatomie. 2. überarbeitete und erweiterte Aufl. Stuttgart: Thieme; 2009
[677] Schuenke MD, Vleeming A, Van Hoof T, Willard FH. A description of the lumbar interfascial triangle and its relation with the lateral raphe: anatomical constituents of load transfer through the lateral margin of the thoracolumbar fascia. J Anat. 2012; 221(6):568–576
[678] Schultz AB, Haderspeck–Grib K, Sinkora G, Warwick DN. Quantitative studies of the flexion–relaxation phenomenon in the back muscles. J Orthop Res. 1985; 3(2):189–197
[679] Schwind P. Faszien– und Membrantechnik. München: Urban & Fischer; 2003
[680] Sciotti VM, Mittak VL, DiMarco L, et al. Clinical precision of myofascial trigger point location in the trapezius muscle. Pain. 2001; 93 (3):259–266
[681] Seddon HJ. Three Types of Nerve Injury. Brain. 1943; 66(4):237–288
[682] Selvaratnam P, Cook S, Matyas T. Transmission of Mechanical Stimulation to the Median Nerve at the Wrist during the Upper Limb Tension Test. In: Proceedings of the Manipulative Physiotherapists' Association of Australia, Melbourne 1997; 182–188
[683] Sergienko S, Kalichman L. Myofascial origin of shoulder pain: a literature review. J Bodyw Mov Ther. 2015; 19(1):91–101
[684] Shacklock M. Neurodynamics Physiotherapy. 1995; 81:9–16
[685] Shacklock M. Von neuraler Spannung zu klinischer Neurodynamik. Neues System zur Anwendung neuraler Test– und Behandlungstechniken. Manuelle Therapie. 2006; 10:22–33
[686] Shacklock M. Clinical Neurodynamics: A New System of Neuromusculoskeletal Treatment. Amsterdam: Elsevier Health Sciences; 2005
[687] Shah JP, Phillips TM, Danoff JV, Gerber LH. An in vivo microanalytical technique for measuring the local biochemical milieu of human skeletal muscle. J Appl Physiol (1985). 2005; 99(5):1977–1984
[688] Shah JP, Gilliams EA. Uncovering the biochemical milieu of myofascial trigger points using in vivo microdialysis: an application of muscle pain concepts to myofascial pain syndrome. J Bodyw Mov Ther. 2008; 12(4):371–384
[689] Shah JP, Danoff JV, Desai MJ, et al. Biochemicals associated with pain and inflammation are elevated in sites near to and remote from active myofascial trigger points. Arch Phys Med Rehabil. 2008a; 89 (1):16–23
[690] Shah JP, Gilliams EA. Uncovering the biochemical milieu of myofascial trigger points using in vivo microdialysis: an application of muscle pain concepts to myofascial pain syndrome. J Bodyw Mov Ther. 2008b; 12(4):371–384
[691] Shankar H, Reddy S. Two– and three–dimensional ultrasound imaging to facilitate detection and targeting of taut bands in myofascial pain syndrome. Pain Med. 2012; 13(7):971–975
[692] Shankar H, Cummings C. Ultrasound imaging of embedded shrapnel facilitates diagnosis and management of myofascial pain syndrome. Pain Pract. 2013; 13(5):405–408
[693] Sharan D, Manjula M, Urmi D, Ajeesh P. Effect of yoga on the Myofascial Pain Syndrome of neck. Int J Yoga. 2014; 7(1):54–59
[694] Shirado O, Ito T, Kaneda K, Strax TE. Flexion–relaxation phenomenon in the back muscles. A comparative study between healthy subjects and patients with chronic low back pain. Am J Phys Med Rehabil. 1995; 74(2):139–144
[695] Shmushkevich Y, Kalichman L. Myofascial pain in lateral epicondylalgia: a review. J Bodyw Mov Ther. 2013; 17(4):434–439
[696] Sihvonen T, Partanen J, Hnninen O, Soimakallio S. Electric behavior of low back muscles during lumbar pelvic rhythm in low back pain patients and healthy controls. Arch Phys Med Rehabil. 1991; 72 (13):1080–1087
[697] Sikdar S, Shah JP, Gilliams E, Gebreab T, Gerber LH. Assessment of myofascial trigger points (mTrPs): a new application of ultrasound imaging and vibration sonoelastography. Conf Proc IEEE Eng Med Biol Soc. 2008; 2008:5585–5588
[698] Sikdar S, Shah JP, Gebreab T, et al. Novel applications of ultrasound technology to visualize and characterize myofascial trigger points and surrounding soft tissue. Arch Phys Med Rehabil. 2009; 90 (11):1829–1838
[699] Sikdar S, Ortiz R, Gebreab T, Gerber LH, Shah JP. Understanding the vascular environment of myofascial trigger points using ultrasonic imaging and computational modeling. Conf Proc IEEE Eng Med Biol Soc. 2010; 2010:5302–5305
[700] Silbernagl S, Despopulos A. Taschenatlas der Physiologie. Stuttgart: Thieme; 1991, 2012
[701] Sim J, Wright CC. The kappa statistic in reliability studies: use, interpretation, and sample size requirements. Phys Ther. 2005; 85 (3):257–268
[702] Simons DG, Stolov WC. Microscopic features and transient contraction of palpable bands in canine muscle. Am J Phys Med. 1976; 55 (2):65–88
[703] Simons DG, Travell JG. Myofascial origins of low back pain. 1. Principles of diagnosis and treatment. Postgrad Med. 1983; 73(2):66–, 68–70, 73 passim
[704] Simons DG. Myofascial pain syndromes: where are we? Where are we going? Arch Phys Med Rehabil. 1988; 69(3

Pt 1):207–212

[705] Simons DG, Hong CZ, Simons LS. Nature of Myofascial Trigger Points, Active Loci. J Musculoskeletal Pain. 1995; 3 Suppl 1:62

[706] Simons DG. Clinical and Etiological Update of Myofascial Pain from Trigger Points. J Musculoskeletal Pain. 1996; 4:93–121

[707] Simons DG. Triggerpunkte und Myogelose. Manuelle Medizin. 1997; 6:290–294

[708] Simons DG, Travell JG, Simons LS. The Trigger Point Manual. Vol 1. 2nd ed. Baltimore, USA: Williams and Wilkins; 1999

[709] Simons DG. Understanding Effective Treatments of Myofascial Trigger Points. J Bodywork Movement Ther. 2002; 6(2):81–88

[710] Simons DG, Mense S. Diagnose und Therapie myofaszialer Triggerpunkte. Schmerz. 2003; 17(6):419–424

[711] Simons DG. New views of myofascial trigger points: etiology and diagnosis. Arch Phys Med Rehabil. 2008; 89(1):157–159

[712] Sinz H. Problemanalyse und Therapieanstze. In: van den Berg F, ed. Angewandte Physiologie: Therapie, Training, Tests. Stuttgart: Thieme; 2001

[713] Sjaastad O, Bovim G, Stovner LJ. Laterality of pain and other migraine criteria in common migraine. A comparison with cervicogenic headache. Funct Neurol. 1992; 7(4):289–294

[714] Sjaastad O, Bakketeig LS. Prevalence of cervicogenic headache: Vg study of headache epidemiology. Acta Neurol Scand. 2008a; 117 (3):173–180

[715] Sjaastad O, Bakketeig LS. Migraine without aura: comparison with cervicogenic headache. Vg study of headache epidemiology. Acta Neurol Scand. 2008b; 117(6):377–383

[716] Sjaastad O, Bovim G. Cervicogenic headache. The differentiation from common migraine. An overview. Funct Neurol. 1991; 6 (2):93–100

[717] Skootsky SA, Jaeger B, Oye RK. Prevalence of myofascial pain in general internal medicine practice.West J Med. 1989; 151(2):157–160

[718] Slomka G. Faszien in Bewegung. Bedeutung der Faszien in Training und Alltag. Aachen: Meyer & Meyer; 2014

[719] Sluka KA, Deacon M, Stibal A, Strissel S, Terpstra A. Spinal blockade of opioid receptors prevents the analgesia produced by TENS in arthritic rats. J Pharmacol Exp Ther. 1999; 289(2):840–846

[720] Smith MD, Russell A, Hodges PW. Disorders of breathing and continence have a stronger association with back pain than obesity and physical activity. Aust J Physiother. 2006; 52(1):11–16

[721] Smith MD, Coppieters MW, Hodges PW. Postural response of the pelvic floor and abdominal muscles in women with and without incontinence. Neurourol Urodyn. 2007; 26(3):377–385

[722] Smith MD, Russell A, Hodges PW. How common is back pain in women with gastrointestinal problems? Clin J Pain. 2008; 24 (3):199–203

[723] Smith MD, Russell A, Hodges PW. Do incontinence, breathing difficulties, and gastrointestinal symptoms increase the risk of future back pain? J Pain. 2009; 10(8):876–886

[724] Smolenski UC, Bocker R, Best N. Diagnostisches und therapeutisches Konzept bei CMD aus manualmedizinischer Sicht. Phys Med Rehab Kuror. 2011; 21:93–98

[725] Sola AE, Rodenberger ML, Gettys BB. Incidence of hypersensitive areas in posterior shoulder muscles; a survey of two hundred young adults. Am J Phys Med. 1955; 34(6):585–590

[726] Sommer C, Huser W, Burgmer M, et al. Arbeitsgemeinschaft der Wissenschaftlichen Medizinischen Fachgesellschaften. tiologie und Pathophysiologie des Fibromyalgiesyndroms. Schmerz. 2012; 26 (3):259–267

[727] Spies JM, Westland KW, Bonner JG, Pollard JD. Intraneural activated T cells cause focal breakdown of the blood–nerve barrier. Brain. 1995; 118(Pt 4):857–868

[728] Speck C. Treatment of Post–Operative Shoulder Disorders by Physical Therapists with and without Additional Manual Trigger Point Education: A Randomised Controlled Trial. Klinische Studie im Rahmen der Ausbildung zum MSc, Akademie Physiotherapie Thim van der Laan; 2011

[729] Srbely JZ, Dickey JP. Randomized controlled study of the antinociceptive effect of ultrasound on trigger point sensitivity: novel applications in myofascial therapy? Clin Rehabil. 2007; 21(5):411–417

[730] Srbely JZ, Dickey JP, Lowerison M, Edwards AM, Nolet PS, Wong LL. Stimulation of myofascial trigger points with ultrasound induces segmental antinociceptive effects: a randomized controlled study. Pain. 2008; 139(2):260–266

[731] Srbely JZ, Dickey JP, Bent LR, Lee D, Lowerison M. Capsaicin–induced central sensitization evokes segmental increases in trigger point sensitivity in humans. J Pain. 2010a; 11(7):636–643

[732] Srbely JZ, Dickey JP, Lee D, Lowerison M. Dry needle stimulation of myofascial trigger points evokes segmental anti–nociceptive effects. J Rehabil Med. 2010b; 42(5):463–468

[733] Stlberg E, Eriksson PO. A scanning electromyographic study of the topography of human masseter single motor units. Arch Oral Biol. 1987; 32(11):793–797

[734] Stapelmann H, Türp JC. The NTI–tss device for the therapy of bruxism, temporomandibular disorders, and headachewhere do we stand? A qualitative systematic review of the literature. BMC Oral Health. 2008; 8:22

[735] Staubesand J. Die Perforanten–Trias: Ein funktionelles System. Vasomed. 1994; 6:447–450

[736] Staubesand J, Li Y. Zum Feinbau der Fascia cruris mit besonderer Berücksichtigung epi– und intrafaszialer Nerven. Manuelle Medizin. 1996; 34:196–200

[737] Stecco A, Gesi M, Stecco C, Stern R. Fascial components of the myofascial pain syndrome. Curr Pain Headache Rep. 2013; 17(8):352

[738] Stecco C. Functional Atlas of the Human Fascial System. Edinburgh: Churchill Livingstone, Elsevier; 2015

[739] Steindler A, Luck JV. Differential Diagnosis of Pain Low in the Back (allocation of the source of pain by the procaine hydrochloride method). J Am Med Assoc. 1938; 110(2):106–113

[740] Steindler A. The Interpretation of Sciatic Radiation and the Syndrome of Low–Back Pain. Bone and Joint Surgery (America). 1940; 22:28–34

[741] Stelzenmüller W, Wiesner J. Therapie von Kiefergelenkschmerzen. Ein Behandlungskonzept für Zahnrzte, Kieferorthopden und Physiotherapeuten. 2., überarbeitete u. erweitere Aufl. Stuttgart: Thieme; 2010

[742] Stieger A. Therapiemanahmen myofaszialer Triggerpunkte. Eine Literaturarbeit zur Effektivitt und Evidenz von Behandlungsmglichkeiten des myofaszialen Schmerzsyndroms. Z Physiother. 2008; 3:276–293

[743] Stochkendahl MJ, Christensen HW, Hartvigsen J, et al. Manuelle Untersuchung der Wirbelsule. Ein systematischer, kritischer Review zur Reproduzierbarkeit. Manuelle Medizin. 2007; 45:301–308

[744] Stockman R. The Causes, Pathology, and Treatment of Chronic Rheumatism. Edinburgh Med J. 1904; 15(3):107–116

[745] Stovner LJ, Hagen K. Prevalence, burden, and cost of headache disorders. Curr Opin Neurol. 2006; 19(3):281–285

[746] Stovner Lj, Hagen K, Jensen R, et al. The global burden of headache: a documentation of headache prevalence and disability worldwide. Cephalalgia. 2007; 27(3):193–210

[747] Strauss H. über die sogenannten "Rheumatische Muskelschwiele". KlinWochenschr. 1898; 35:89–91, 121–123

[748] Sunderland S. A classification of peripheral nerve injuries producing loss of function. Brain. 1951; 74(4):491–516

[749] Sunderland S. The nerve lesion in the carpal tunnel syndrome. J Neurol Neurosurg Psychiatry. 1976; 39(7):615–626

[750] Sunderland S. Nerve and Nerve Injury. Edinburgh: Churchill Livingstone; 1978

[751] Sunderland S. Nerve injuries an their repair. A critical appraisal. Edinburgh: Curchill Livingston; 1991

[752] Svensson P, Minoshima S, Beydoun A, Morrow TJ, Casey KL. Cerebral processing of acute skin and muscle pain in humans. J Neurophysiol. 1997; 78(1):450–460

[753] Takamoto K, Sakai S, Hori E, et al. Compression on trigger points in the leg muscle increases parasympathetic nervous activity based on heart rate variability. J Physiol Sci. 2009; 59(3):191–197

[754] Takamoto K, Bito I, Urakawa S, et al. Effects of compression at myofascial trigger points in patients with acute low back pain: A randomized controlled trial. Eur J Pain. 2015; 19(8):1186–1196

[755] Tali D, Menahem I, Vered E, Kalichman L. Upper cervical mobility, posture and myofascial trigger points in subjects with episodic migraine: Case–control study. J Bodyw Mov Ther. 2014; 18(4):569–575

[756] Tanno H. Flügel auer Kontrolle. Skapulastabilitt erkennen und behandeln. physiopraxis. 2011; 1:26–29

[757] Tanno–Rast H. Praxisbuch Myofasziale Triggerpunkte. Diagnostik, Therapie, Wirkung. München: Elsevier; 2014

[758] Tekin L, Akarsu S, Durmu O, Cakar E, Dinçer U, Kralp MZ. The effect of dry needling in the treatment of myofascial pain syndrome: a randomized double–blinded placebo–controlled trial. Clin Rheumatol. 2013; 32(3):309–315

[759] Tesarz J, Tachuchi T, Mense S. Die Fascia thoracolumbalis als potentielle Ursache für Rückenschmerzen. Manuelle Medizin. 2008; 46:259

[760] Thal S.. Zervikogene Kopfschmerzen erkennen und behandeln. physiopraxis. 2004; 4:20–25

[761] Thilmann AF, Fellows SJ, Garms E. The mechanism of spastic muscle hypertonus. Variation in reflex gain over the time course of spasticity. Brain. 1991; 114 Pt 1A:233–244

[762] Timmermans F.. Aktueller Stand der überlegungen zum myofaszialen Schmerzsyndrom. physioscience. 2006; 2:25–32

[763] Timmermans F.. Myofascial Pain: An Update. Myofaszialer Schmerz: Ein Update. physioscience. 2014; 10:106–114

[764] Tini PG, Wieser C, Zinn WM. The transitional vertebra of the lumbosacral spine: its radiological classification, incidence, prevalence, and clinical significance. Rheumatol Rehabil. 1977; 16 (3):180–185

[765] Tirrell TF, Cook MS, Carr JA, Lin E, Ward SR, Lieber RL. Human skeletal muscle biochemical diversity. J Exp Biol. 2012; 215(Pt 15):2551–2559

[766] Tittel K. Beschreibende und funktionelle Anatomie des Menschen. München: Urban & Fischer; 2003

[767] Torgerson WR, Dotter WE. Comparative roentgenographic study of the asymptomatic and symptomatic lumbar spine. J Bone Joint Surg Am. 1976; 58(6):850–853

[768] Tough EA, White AR, Richards S, Campbell J. Variability of criteria used to diagnose myofascial trigger point pain syndrome–evidence from a review of the literature. Clin J Pain. 2007; 23(3):278–286

[769] Travell J, Rinzler S, Herman M. Pain and Disability of the Shoulder and Arm: Treatment by Intramuscular Infiltration

with Procain Hydrochlorid. JAMA. 1942; 120:417–422
[770] Travell J, Bigelow NH. Referred somatic pain does not follow a simple "segmental" pattern. Fed Proc. 1946; 5(1 Pt 2):106
[771] Travell J, Rinzler SH. The myofascial genesis of pain. Postgrad Med. 1952; 11(5):425–434
[772] Travell JG. Office Hours: Day and Night. The Autobiography of Janet Travell. M.D. New York:World Publishing; 1968
[773] Travell JG, Simons DG. Myofascial Pain and Dysfunction. The Trigger Point Manual. Vol 1. Baltimore, USA: Williams and Wilkins; 1983
[774] Travell JG, Simons DG. Myofascial Pain and Dysfunction. The Trigger Point Manual. Vol 1. Upper Half of Body. 2nd ed. Baltimore: Williams and Wilkins; 1999
[775] Travell JG, Simons DG. Myofascial Pain and Dysfunction. The Trigger Point Manual. Vol 2. The Lower Extremities. Baltimore: Williams and Wilkins; 1992
[776] Treaster D, Marras WS, Burr D, Sheedy JE, Hart D. Myofascial trigger point development from visual and postural stressors during computer work. J Electromyogr Kinesiol. 2006; 16(2):115–124
[777] Trotter JA, Purslow PP. Functional morphology of the endomysium in series fibered muscles. J Morphol. 1992; 212(2):109–122
[778] Tsai CT, Hsieh LF, Kuan TS, Kao MJ, Chou LW, Hong CZ. Remote effects of dry needling on the irritability of the myofascial trigger point in the upper trapezius muscle. Am J Phys Med Rehabil. 2010; 89(2):133–140
[779] Tucker K, Butler J, Graven–Nielsen T, Riek S, Hodges P. Motor unit recruitment strategies are altered during deep–tissue pain. J Neurosci. 2009; 29(35):10820–10826
[780] Turk DC, Okifuji A, Sinclair JD, Starz TW. Differential responses by psychosocial subgroups of fibromyalgia syndrome patients to an interdisciplinary treatment. Arthritis Care Res. 1998; 11(5):397–404
[781] Turo D, Otto P, Shah JP, et al. Ultrasonic characterization of the upper trapezius muscle in patients with chronic neck pain. Ultrason Imaging. 2013; 35(2):173–187
[782] Unverzagt C, Berglund K, Thomas JJ. Dry Needling for myofascial trigger point pain. A clinical commentary. Int J Sports Phys Ther. 2015; 10(3):402–418
[783] Upton ARM, McComas AJ. The double crush in nerve entrapment syndromes. Lancet. 1973; 2(7825):359–362
[784] Valerius KP, et al. Das Muskelbuch. Anatomie – Untersuchung – Bewegung. 3. vollstndig überarbeitete Aufl. Marburg: KVM; 2007
[785] van Dam B, Pruimboom L. Fibromyalgie. In: van den Berg F. Angewandte Physiologie: Schmerzen verstehen und beeinflussen. 2. erweiterte Aufl. Stuttgart: Thieme; 2008
[786] van Dam B, Pruimboom L. Ernhrung. In: van den Berg F. Angewandte Physiologie: Schmerzen verstehen und beeinflussen. 2. erweiterte Aufl. Stuttgart: Thieme; 2008
[787] van den Berg F. Angewandte Physiologie: Therapie, Training, Tests. Stuttgart: Thieme; 2001
[788] van den Berg F. Massage als Therapie für die Behandlung von Schmerzen. In: van den Berg F. Angewandte Physiologie: Schmerzen verstehen und beeinflussen. 2. erweiterte Aufl. Stuttgart: Thieme; 2008
[789] van den Berg F, Ed. Angewandte Physiologie: Schmerzen verstehen und beeinflussen. 2. erweiterte Aufl. Stuttgart: Thieme; 2008
[790] van den Berg F. Angewandte Physiologie: Das Bindegewebe des Bewegungsapparates verstehen und beeinflussen. 3. überarbeitete Auflage. Stuttgart: Thieme; 2011
[791] Van der Wurff P, Hagmeijer RHM, Meyne W. Clinical tests of the sacroiliac joint. Part 1. Reliability. Man Ther. 2000; 5:30–36
[792] van Wingerden BAM. Connective Tissue in Rehabilitation. Vaduz: Scipro; 1995
[793] Vázquez–Delgado E, Cascos–Romero J, Gay–Escoda C. Myofascial pain syndrome associated with trigger points: a literature review. (I): Epidemiology, clinical treatment and etiopathogeny. Med Oral Patol Oral Cir Bucal. 2009; 14(10):e494–e498
[794] Vázquez–Delgado E, Cascos–Romero J, Gay–Escoda C. Myofascial pain associated to trigger points: a literature review. Part 2: differential diagnosis and treatment. Med Oral Patol Oral Cir Bucal. 2010; 15(4): e639–e643
[795] Veeger HE, van der Helm FC. Shoulder function: the perfect compromise betweenmobility and stability. J Biomech. 2007; 40(10):2119–2129
[796] Vierck JL, Icenoggle DL, Bucci L, Dodson MV. The effects of ergogenic compounds on myogenic satellite cells. Med Sci Sports Exerc. 2003; 35(5):769–776
[797] Viidik A. Simultaneous mechanical and light microscopic studies of collagen fibers. Z Anat Entwicklungsgesch. 1972; 136(2):204–212
[798] Vleeming A, Mooney V, Stoeckart R. Movement, Stability and Lumbopelvic Pain. Integration of Research and Therapy. 2nd ed. Edinburgh: Churchill Livingstone; 2007
[799] von Heymann W, Bhni U, Locher H. Grundlagenforschung trifft Manualmedizin. Man Med. 2005; 43(6):385–394
[800] von Heymann W, Smolenski UC. Die kraniomandibulre Dysfunktion (CMD). Manuelle Medizin. 2011; 49(5):347–360
[801] von Lanz T, Wachsmuth W. Praktische Anatomie. Bd. I/III: Arm. 2. Aufl. Berlin: Springer; 1959
[802] von Piekartz H. Kiefer, Gesichts– und Zervikalregion. Neuromuskuloskeletale Untersuchung, Therapie und Management. Stuttgart: Thieme; 2005
[803] von Piekartz H. Zervikogene Kopfschmerzen: Klassifikationen sinnvoll einsetzen. Manuelle Therapie. 2014; 18:159–165
[804] von Piekartz HJM. Kiefer, Gesichts– und Zervikalregion.

Neuromuskuloskeletale Untersuchung, Therapie und Management. 2., erweiterte Aufl. Stuttgart: Thieme; 2015
[805] von Stülpnagel C, Reilich P, Straube A, et al. Myofascial trigger points in children with tension−type headache: a new diagnostic and therapeutic option. J Child Neurol. 2009; 24(4):406–409
[806] Voss H. Tabelle der abosluten und relativen Muskelspindelzahlen der menschlichen Skelettmuskulatur. Anat Anz. 1971; 129(5):562–572
[807] Voss H, Herrlinger R. Taschenbuch der Anatomie. Bd. 1: Bewegungssystem. Stuttgart: Fischer; 1985
[808] Voss H, Herrlinger R. Taschenbuch der Anatomie. Bd. 3: Nervensystem, Sinnessystem, Hautsystem, Inkretsystem. Stuttgart: Fischer; 1986
[809] Vulfsons S, Ratmansky M, Kalichman L. Trigger point needling: techniques and outcome. Curr Pain Headache Rep. 2012; 16(5):407–412
[810] Wadsworth DJS, Bullock−Saxton JE. Recruitment patterns of the scapular rotator muscles in freestyle swimmers with subacromial impingement. Int J Sports Med. 1997; 18(8):618–624
[811] Wall PD,Woolf CJ. Muscle but not cutaneous C−afferent input produces prolonged increases in the excitability of the flexion reflex in the rat. J Physiol. 1984; 356:443–458
[812] Wall PD. Future trends in pain research. Philos Trans R Soc Lond B Biol Sci. 1985; 308(1136):393–405
[813] Wallimann T, Wyss M, Brdiczka D, Nicolay K, Eppenberger HM. Intracellular compartmentation, structure and function of creatine kinase isoenzymes in tissues with high and fluctuating energy demands: the 'phosphocreatine circuit' for cellular energy homeostasis. Review. Biochem J. 1992; 281(Pt 1):21–40
[814] Wallimann T, Tokarska−Schlattner M, Neumann D, et al. The phospho− creatine circuit: molecular and cellular physiology of creatine kinases, sensitivity to free radicals and enhancement by creatine supplementation. In: Saks VA, ed. Molecular Systems Bioenergetics: Energy for Life, Basic Principles, Organization and Dynamics of Cellular Energetics.Weinheim: Wiley−VCH; 2007:195–264
[815] Wallimann T, Tokarska−Schlattner M, Schlattner U. The creatine kinase system and pleiotropic effects of creatine. Amino Acids. 2011; 40 (5):1271–1296
[816] Wallimann T. Kreatin – warum, wann und für wen? Schweiz Zeitschr für Ernhrungsmedizin. 2008; 5:29–40
[817] Wallimann T. Positive Wirkung von Kreatin im Alter und für Rehabilitation. Schweiz Zeitschrift für Ernhrungsmedizin (SZE). 2014; 14 (1):31–33
[818] Walsh EG. Muscles, masses and motion. The physiology of normality, hypotonicity, spasticity and rigidity. London: MacKeith; 1992
[819] Wang C, Ge HY, Ibarra JM, Yue SW, Madeleine P, Arendt−Nielsen L. Spatial pain propagation over time following painful glutamate activation of latent myofascial trigger points in humans. J Pain. 2012; 13 (6):537–545
[820] Warren CG, Lehmann JF, Koblanski JN. Elongation of rat tail tendon: effect of load and temperature. Arch Phys Med Rehabil. 1971; 52 (10):465–474, passim
[821] Watson DH, Trott PH. Cervical headache: an investigation of natural head posture and upper cervical flexor muscle performance. Cephalalgia. 1993; 13(4):272–284, discussion 232
[822] Weber H. Lumbar disc herniation. A controlled, prospective study with ten years of observation. Spine. 1983; 8(2):131–140
[823] Weber−Geiger K. Einfluss von Triggerpunkttherapie und Training auf Bewegungskontrolle, Schmerz und Behinderung bei chronischen Nackenschmerzen. Manuelle Therapie. 2015; 19:81–89
[824] Weeks VD, Travell J. How to Give Painless Injections. AMA Scientific Exhibits; New York: Grune; 1957
[825] Weineck J. Optimales Training. Leistungsphysiologische Trainingslehre unter besonderer Berücksichtigung des Kinder− und Jugendtrainings. Balingen: Spitta; 2007
[826] Weinstein JN, Tosteson TD, Lurie JD, et al. Surgical vs nonoperative treatment for lumbar disk herniation: the Spine Patient Outcomes Research Trial (SPORT): a randomized trial. JAMA. 2006; 296 (20):2441–2450
[827] Weiss JM. Pelvic floor myofascial trigger points: manual therapy for interstitial cystitis and the urgency−frequency syndrome. J Urol. 2001; 166(6):2226–2231
[828] Weiss T, Schaible HG. Strukturen der Nozizeption und der Schmerzverarbeitung. In: van den Berg F. Angewandte Physiologie: Schmerzen verstehen und beeinflussen. 2. erweiterte Aufl. Stuttgart: Thieme; 2008
[829] Weisskircher HW. Myofasziale Triggerpunkte und ihre abnormen Phnomene – ein Therapiefeld auch für Zahnrzte. ZM Zahnrztliche Mitteilungen der Bundesrztekammer. 1997; 87:28–31
[830] Weissmann RD. überlegungen zur Biomechanik in der myofaszialen Triggerpunkttherapie. Physiotherapie. 2000; 10:13
[831] Weppler CH, Magnusson SP. Increasing muscle extensibility: a matter of increasing length or modifying sensation? Phys Ther. 2010; 90 (3):438–449
[832] White KP, Nielson WR, Harth M, Ostbye T, Speechley M. Chronic widespread musculoskeletal pain with or without fibromyalgia: psychological distress in a representative community adult sample. J Rheumatol. 2002; 29(3):588–594
[833] Whitehead NP, Gregory JE, Morgan DL, Proske U. Passive mechanical properties of the medial gastrocnemius muscle of the cat. J Physiol. 2001; 536(Pt 3):893–903
[834] Wicki I. Double Crush Syndrome – Beziehung zwischen zervikalen Nervenwurzelproblemen und Karpaltunnelsyndrom. Manuelle Therapie. 2001; 5:147–155

[835] Wiedemeier P, Ernst MJ. Manuelle Triggerpunktbehandlung gegen Kopfschmerzen. Eine systematische Literaturübersicht. Manuelle Medizin. 2013; 51(5):374–380
[836] Wiesel SW, Tsourmas N, Feffer HL, Citrin CM, Patronas N. A study of computer–assisted tomography. I. The incidence of positive CAT scans in an asymptomatic group of patients. Spine. 1984; 9(6):549–551
[837] Wiesner R. übungen in der Physiotherapie. Stuttgart: Thieme; 2009
[838] Wilber K. The Holographic Paradigm and other Paradoxes. Boulder: Shambhala; 1982
[839] Willard F. Basic Mechanisms of Pain. In: Audette JF, Bailey A, eds. Integrative Pain Medicine: The Science and Practice of Complementary and Alternative Medicine in Pain Management. Chapter 2. Totowa: Humana Press; 2008
[840] Winters TM, Takahashi M, Lieber RL, Ward SR. Nonlinear scaling of passive tension in skeletal muscle. Workshop on Multi–Scale Muscle Mechanics 2009; 38
[841] Wolfe F, Smythe HA, Yunus MB, et al. The American College of Rheumatology 1990 Criteria for the Classification of Fibromyalgia. Report of the Multicenter Criteria Committee. Arthritis Rheum. 1990; 33 (2):160–172
[842] Wolfe F. The relation between tender points and fibromyalgia symptom variables: evidence that fibromyalgia is not a discrete disorder in the clinic. Ann Rheum Dis. 1997; 56(4):268–271
[843] Wolfe F, Simons DG, Fricton J, et al. The fibromyalgia and myofascial pain syndromes: a preliminary study of tender points and trigger points in persons with fibromyalgia, myofascial pain syndrome and no disease. J Rheumatol. 1992; 19(6):944–951
[844] Wolfe F. Stop using the American College of Rheumatology criteria in the clinic. J Rheumatol. 2003; 30(8):1671–1672
[845] Wolfe F, Clauw DJ, Fitzcharles MA, et al. The American College of Rheumatology preliminary diagnostic criteria for fibromyalgia and measurement of symptom severity. Arthritis Care Res (Hoboken). 2010; 62(5):600–610
[846] Wolff W, et al. Anatomie – Duale Reihe. Stuttgart: Thieme; 2007
[847] Woolf CJ. The Dorsal Horn: State–Dependent Sensory Processing and the Generation of Pain. In:Wall PD, Melzack R, eds. Textbook of Pain. Edinburgh: Churchill Livingstone; 1994
[848] Woolf CJ. Central sensitization: uncovering the relation between pain and plasticity. Anesthesiology. 2007; 106(4):864–867
[849] Wright E, Anderson G, Schulte J. A randomized clinical trial of intraoral soft splints and palliative treatment for masticatory muscle pain. J Orofac Pain. 1995; 9(2):192–199
[850] Wright EF, Domenech MA, Fischer JR , Jr. Usefulness of posture training for patients with temporomandibular disorders. J Am Dent Assoc. 2000; 131(2):202–210
[851] Xu YM, Ge HY, Arendt–Nielsen L. Sustained nociceptive mechanical stimulation of latent myofascial trigger point induces central sensitization in healthy subjects. J Pain. 2010; 11(12):1348–1355
[852] Yates J. Physician' s Guide to Therapeutic Massage: Its Physiologic Effects and Treatment Applications. 2nd ed. Vancouver: Massage Therapists' Association of British Columbia; 1999
[853] Yayama T, Kobayashi S, Nakanishi Y, et al. Effects of graded mechanical compression of rabbit sciatic nerve on nerve blood flowand electrophysiological properties. J Clin Neurosci. 2010; 17(4):501–505
[854] Young JE, Klosko JS, Weishaar ME. Schema therapy. A practioner's guide. New York: Guilford Press; 2003
[855] Yunus MB. Fibromyalgia syndrome: a need for uniform classification. J Rheumatol. 1983; 10(6):841–844
[856] Zahnd F. Stretching – Suche nach Erklrungen. Physiotherapie in Sport und Orthopdie (theoretische Grundlagen). Manuelle Therapie. 2005; 9:71–78
[857] Zahnd F. Trainingsmanahmen bei schmerzhaften Funktionsstrungen der LWS. Manuelle Therapie. 2005; 9(4):161–170
[858] Zhang Y, Ge HY, Yue SW, Kimura Y, Arendt–Nielsen L. Attenuated skin blood flow response to nociceptive stimulation of latent myofascial trigger points. Arch Phys Med Rehabil. 2009; 90(2):325–332
[859] Zheng L, Huang Y, Song W, et al. Fluid shear stress regulates metalloproteinase– 1 and 2 in human periodontal ligament cells: involvement of extracellular signal–regulated kinase (ERK) and P38 signaling pathways. J Biomech. 2012; 45(14):2368–2375
[860] Ziaeifar M, Arab AM, Karimi N, Nourbakhsh MR. The effect of dry needling on pain, pressure pain threshold and disability in patients with a myofascial trigger point in the upper trapezius muscle. J Bodyw Mov Ther. 2014; 18(2):298–305
[861] Zieglgnsberger W, Herz A. Changes of cutaneous receptive fields of spino–cervical–tract neurones and other dorsal horn neurones by microelectrophoretically administered amino acids. Exp Brain Res. 1971; 13(2):111–126
[862] Zieglgnsberger W, Bayerl H. The mechanism of inhibition of neuronal activity by opiates in the spinal cord of cat. Brain Res. 1976; 115 (1):111–128
[863] Zieglgnsberger W, Berthele A, Tlle TR. Understanding neuropathic pain. CNS Spectr. 2005; 10(4):298–308
[864] Zusman M, Moog M. Neurologisch begründete Mechanismen der Schmerzlinderung durch Physiotherapie. In: van den Berg F, ed. Angewandte Physiologie: Schmerzen verstehen und beeinflussen. 2. erweiterte Aufl. Stuttgart: Thieme; 2008

11 词汇表

▸ 纤维肌痛综合征（FMS）：纤维肌痛综合征 (FMS) 的疼痛表现不同于触发点的肌筋膜痛，在病因和临床等方面都有所区别。

纤维肌痛综合征现在被认为是一种症状复合体（广泛的慢性疼痛，伴有身体和 / 或精神虚脱、慢性疲劳、睡眠障碍、非恢复性睡眠以及无法用特定结构解释的其他症状），具有异质性发病机制。缺乏血清素似乎起着关键作用。这种具有中枢作用的神经递质平衡紊乱导致疼痛抑制减少，从而形成广泛的全身疼痛（Canadian FMS Guidelines，2012；Dejung，2009；Egle 等，2011；German FMS Guidelines，2012；Travell 和 Simons，1999；Van Dam 和 Pruimboom，2008）。

FMS 是一种临床诊断，必须具有以下表现：

- 慢性广泛性疼痛（中轴骨疼痛，以及身体左右两侧和腰部上、下同时出现疼痛）。
- 一系列的身体症状，如：
  - 身体和 / 或精神虚脱、慢性疲劳；
  - 睡眠障碍、非恢复性睡眠；
  - 其他症状，如肠胃症状（肠易激综合征）、痛经和排尿困难、心脏和呼吸系统疾病、头晕、紧张性头痛、焦虑、抑郁和慢性压力。
- 上述症状无法用特定结构的改变来解释。

肌筋膜痛和纤维肌痛的鉴别诊断，见章节 4.3.5，包括表 4.1 和表 11.1。

▸ **局部抽搐响应（LTR）**：LTR 可以作为对 mTrP 的机械刺激的反应而发生，使 mTrP 所在的肌纤维束以闪电般的速度收缩。LTR 经常通过干针刺产生，但不能通过手动刺激可靠地引出。

证明 LTR 是临床触发点诊断的确认标准。

▸ **肌肉**：在本书中，“肌肉”指代肌筋膜器官。肌肉被理解为机能单元，它可以移动和稳定肌肉桥接的“运动切换点”，因此可以进行运动和保持静止。这个转换点多为真实关节，也可以是非关节的，如肩胛胸壁滑动间隙。肌肉两端连于骨的部位通常称为肌肉的起 / 止点。肌肉包括可收缩结构（肌腹，带有肌球蛋白和肌动蛋白丝）和非收缩结构，包括肌内膜、肌外膜和肌间膜，以及作为肌内结缔组织无缝延伸的“肌腱”。参见 Hill 的肌肉模型（图 5.11）。

换句话说，在本书中，肌肉代表了整个结构，从其起点到止点。收缩区（肌肉的腹部）在受到神经冲动的刺激时能够主动收缩，并与筋膜结构（肌腱、肌外膜、肌周和肌内膜）相连。肌肉在本书中被视为肌筋膜器官和机能单元，包含收缩和非收缩（筋膜）成分。

▸ **肌硬化**：指肌肉内明显的局部变硬和压痛区域，在本书中与 mTrP 同义。

根据 Reitinger 等（1996）的组织病理学研究，当提及触发点复合体时，“肌硬化”和“肌筋膜触发点”表示相同的肌肉病变。“肌硬化”基于关于肌肉收缩的古老假说，该假说在发现肌动蛋白 - 肌球蛋白收缩机制之前盛行（Travell 和 Simons，1999），反映了这样一种信念，即被称为“肌硬化”的肌肉硬化区域是由局部肌蛋白凝结引起的。由于这个概念现在已经过时，因此在当前的文献中不应再使用“肌硬化”一词，而是采用“肌筋膜触发点”（“触发点复合体”）。

▸ **肌筋膜综合征（MFS）**：活跃的 mTrP 可引起一系列不同的症状，最常见的是疼痛。然而，其他感觉症状（刺痛或麻木的感觉）、运动系统机能障碍（活动受限、虚弱和不协调）以及自主神经刺激症状（血管舒缩障碍、出汗和睡眠障碍）同样可以是由活动性 mTrPs 导致的。活动性 mTrPs 和相关筋膜疾病的所有表现的总和称为肌筋膜综合征（MFS），主要特征是疼痛、机能障碍和自主反应，有助于区分原发性（直接）和继发性（间接）肌筋膜综合征以及急性和慢性肌筋膜综合征。肌筋膜综合征的相关形态学基础是 TrPs 和筋膜疾病。术语“肌筋膜疼痛综合征”“肌筋膜疼痛和机能障碍综合征”和“肌筋膜机能障碍综合征”经常作为同义词使用。

▸ **急性肌筋膜综合征：**急性肌肉骨骼过载、过度拉伸或损伤会导致 mTrPs 的形成和激活。诊断和治疗通常很简单（Travell 和 Simons，1999）。

▸ **慢性肌筋膜综合征：**多发活跃的 mTrPs 和筋膜机能紊乱通常与慢性肌筋膜综合征有关。原发性 mTrP 的激活有利于协同肌和拮抗肌中继发性 TrPs 的形成和发展，以及原发性 mTrPs 所涉及的疼痛区域中卫星 TrPs 的形成和发展。整个触发点链都可以以这种方式形成和发展。

存在慢性肌筋膜问题时，通常需要针对反应性结缔组织变化进行治疗。因此，必须识别持续因素并将其纳入治疗计划。

▸ **原发性肌筋膜综合征：**在这种情况下，形成 mTrPs 的原因在于肌肉本身，因此应针对病因进行治疗。如果能够识别诱发和持续因素并将其纳入治疗计划，则可长期消除疼痛和机能障碍，患者预后良好。这也称为直接 MFS。

▸ **继发性肌筋膜综合征：**在这种情况下，肌筋膜疼痛是继发性的，由非肌肉性因素引起，可能是关节源性、神经源性、内脏源性、心理性或炎性的等。存在继发性 MFS 的情况下，无法针对导致触发点形成和发展的病因进行治疗。如果无法或不希望治疗病因，则可根据需要采用手法操作进行对症治疗以减轻疼痛。这也称为间接 MFS。

▸ **肌筋膜疼痛综合征（MPS）：**即以疼痛为主要症状的肌筋膜综合征，通常与“肌筋膜综合征”“肌筋膜疼痛和机能障碍综合征”同义。肌筋膜疼痛综合征多由 TrPs 和筋膜疾病引发。

▸ **肌筋膜疼痛和机能障碍综合征（MPDS）：**即以疼痛和机能障碍的形式表现出来的肌筋膜综合征，通常与“肌筋膜综合征”“肌筋膜疼痛综合征”同义。肌筋膜疼痛和机能障碍综合征多由 TrPs 和筋膜疾病引发。

▸ **肌筋膜机能障碍综合征（MDS）：**即以机能障为碍主要表现的肌筋膜综合征，通常与“肌筋膜综合征”和“肌筋膜疼痛和机能障碍综合征”同义。肌筋膜机能障碍综合征多由 mTrPs 和筋膜疾病引发。

▸ **疼痛指南：**疼痛指南列出了可能与特定临床情况（头痛、肩痛等）相关的所有肌肉（章节 9.2）。肌筋膜痛经常辐射到特定的、边界明确的身体区域（称为疼痛），几块肌肉的疼痛可能会辐射到身体的同一区域，提示不同肌肉牵涉痛区域是重叠的，通常不能根据临床疼痛部位准确推断是哪块肌肉引发了疼痛。

▸ **疼痛模式。**

▸ **放射痛：**与“牵涉痛”同义。

▸ **临床疼痛：**患者报告的在日常生活中发生的疼痛（包括疼痛的定位、质量和强度）。

▸ **复杂疼痛：**由不同肌肉的活动性 TrPs 引起的疼痛（复合疼痛模式），同时也有由继发性 TrPs 和 / 或卫星 TrPs 以及机能障碍相关 TrPs 组成的触发点链参与。

▸ **复合疼痛：**活跃 mTrPs 位于不同的肌肉，

其各自的牵涉痛区域相互重叠，最终形成复合的临床疼痛（图 5.39，图 5.40，图 5.41）。

▶ **持续因素：**导致问题反复出现或一直阻碍问题解决的因素（章节 2.3.3）。

▶ **牵涉痛：**牵涉痛是指传播性、播散性、放射性疼痛。

活动性 TrPs 所引发的疼痛多不在 TrP 本身所在的局部区域，而是在离它很远的地方。反复刺激 TrP 可以使放射痛重现。放射痛的分布区域既不与神经根节段支配模式（皮节）相对应，也不与周围神经支配的区域相对应。

放射痛没有根性原因。牵涉痛是疼痛处理改变的表现，因此表现中枢性疼痛机制。

▶ **静息肌张力：**本书所说的静息肌张力与专业文献中使用的术语“静息”（或“基线”）肌张力有所不同。在本书中，静息肌张力指特定被动（黏弹性）张力和主动张力（肌肉神经支配）结合在一起的肌张力。因此，由于被动肌张力和/或主动肌张力的增加，如焦虑时，静息肌张力可能会增高。

▶ **被动（生物物理或黏弹性）肌张力：**描述非神经支配肌肉对压缩或被动运动（EMG）的反应，取决于以下因素（Laube，2014；Mense，2014）：

- 静息状态下肌肉的机械活动；没有肌电活动；
- 肌节的材料和结构特征（肌动蛋白、肌球蛋白、肌动蛋白）；
- 非生力桥的数量和特点；
- 肌纤维的代谢状况（作为增塑剂的 ATP）；
- 肌纤维的组成；
- 触变性；
- 间质的代谢环境；
- 结缔组织特征（肌内膜、肌外膜和肌间膜等）；
- 肌腱复合体的材料特性；
- 体内应变状态（被动拉伸曲线）；
- 羽状肌结构；
- 细胞内、外液体空间的充盈程度；
- 灌注和氧供；
- 温度；
- 收缩性疲劳。

▶ **主动（神经生理性）肌张力：**指定可以由神经支配产生的神经生理性肌张力（EMG 表现活跃），是由神经支配引起的肌肉收缩张力（Laube，2014；Mense，2014）。

▶ **筛选测试：**最初进行检查时，筛选测试能够在最短的时间内，让操作者以最方便的方式来确认相关神经肌肉骨骼问题是否由 mTrPs 引发的。同时，它们还可提供有关活动 mTrP 位置的信息（章节 4.2.2、9.1），并有可能找到客观的随访参数。

▶ **触痛点：**根据 ACR1990 标准，触痛点主要用于纤维肌痛综合征的诊断，目前对此尚存争议。压痛点可以被认为是痛苦的标志（2012 FMS 指南，Wolfe，1997）。

表 11.1 对 mTrPs 和压痛点的临床特征进行了汇总、比较和对比（Irnich，2013；Mense，2011）。

▶ **传播现象：**由 TrP 引起的感觉机能异常（疼痛、感觉迟钝）、运动机能异常（虚弱、协调障碍）和自主神经机能异常（血管舒张、血管收缩、出汗、恶心、头晕）的相关表现，通常发生在与其距离较远或较近的地方。牵涉痛是最常见的传播现象。

▶ **触发点（TrP）：**对机械刺激（压力、拉伸或针刺）过度敏感并做出反应的组织兴奋性增加的点。在活跃 TrPs 中，上述刺激会引发患者先前报告的相同症状，包括疼痛、感觉迟钝、虚弱、协调障碍和自主神经机能异常，可以是局部的，但疼痛通常会放射到远离刺激部位的身体区域（疼痛的传播现象）。

▸ 根据易受激惹组织的结构，TrPs 可分为肌筋膜、肌腱、韧带、皮肤或骨膜 TrPs（表 1.1）。

- 它们被认为是活动性的或潜在的，取决于活跃程度。
- 根据出现时间的不同，TrP 可分为原发性和相关（继发性和卫星）TrP。

▸ **活跃触发点：**也称活动性触发点，是在静止、生理负荷或运动状态下表现特征性疼痛的组织过敏点。通过压力、拉伸或针刺机械性刺激活跃 TrP，可再现患者之前经历过的疼痛（局部或辐射）。

活跃 TrPs 应该与潜在 TrPs 区分（表 11.1）。

▸ 相关触发点：包括继发性和卫星 TrPs，是由于另一块肌肉的触发点活动而产生的（图 5.44）。

▸ **机能障碍相关触发点：**活跃 TrP 的作用以机能障碍的形式显示出来，包括运动障碍（章节 3.1.2）或营养障碍（章节 3.1.3）。

所有在临床疼痛方面是活动性的 TrPs 同时也会引起机能障碍。因此，所有疼痛相关 TrP（即所有活跃的 TrP）同时也与机能障碍相关。

此外，潜在 TrP（与临床疼痛模式有关）可能导致机能障碍，因此可能与机能障碍相关。

▸ **潜在触发点：**潜在 TrP 是组织中的过敏部位，但在休息、生理负荷或运动时不会自发性引发疼痛，在临床上是静默的。疼痛，通常是放射痛，直到被触诊（压力刺激）时才会出现，但不是患者在日常活动中所熟悉的疼痛。潜在 TrP 可以表现活跃 TrP 的所有临床特征，但有一个例外：潜在 TrPs 无法重现之前的症状。应注意区分潜在 TrPs 与活跃 TrPs（表 11.1）。

应当注意的是，潜在的疼痛 TrPs（与临床疼痛模式无关）会导致肌肉机能障碍，因此也与机能障碍有关。此类 TrPs 可称为疼痛相关 TrPs（图 5.47）。

▸ **肌筋膜触发点（mTrP）：**位于肌肉或筋膜的 TrP。

- 临床定义：肌肉或其筋膜的有限面积的部位对机械刺激（压力、拉伸或针刺）过度敏感，并会对此类刺激做出反应，包括疼痛、感觉迟钝、虚弱、协调障碍或自主神经机能异常等。症状可能是局部的，但疼痛通常会放射至远离刺激部位的身体区域（疼痛的传播现象）。
- 病理生理学定义：有限肌肉部分的明显、边界清楚的缺氧区域（缺氧）导致此处的肌球蛋白和肌动蛋白丝无法相互分离，形成僵硬复合体。在有限的肌纤维区域中持续存在的僵硬复合体是肌筋膜触发点的病理生理学基础。
- 广义和狭义的肌筋膜触发点
  - 从狭义上来说，mTrP 由一个收缩结（僵硬复合体）组成的，但因太小而不可触及。
  - 从广义上来说，mTrP 包括一个由若干收缩结和结缔组织改变区域组成的触发点复合体，通常可触及结节（图 2.36）。mTrPs（触发点复合物）早先被称为肌硬化病。
- 肌筋膜 TrPs 应与位于肌腱、韧带、骨膜和皮下组织的非肌性 TrPs 相鉴别。

▸ **原发性（初始）触发点：**由急性或慢性过载、创伤性过度拉伸或受累肌肉的直接创伤导致的 TrP，不受另一块肌肉的触发点活动的影响（图 5.44）。

▸ **卫星触发点：**在原发性 TrP 的牵涉痛区域

内出现的 TrP。卫星 TrP 是相关 TrP 的一种，可由另一块肌肉的 TrP 活动引发。应与继发性 TrP 相鉴别（图 5.44）。

▸ 继发性触发点：含原发性 TrP 的肌肉的协同肌 / 拮抗肌出现的 TrP。

继发性 TrP 是由于过载而形成的，因为肌肉作为含原发性 Trp 肌肉的协同肌或拮抗肌，必须加大做功来代偿或对抗含原发性 Trp 肌肉的机能（因紧张带的存在而导致 ROM 受限）。继发性 TrP 可由另一块肌肉的触发点活动引发，是相关 TrP 的一种。应与卫星 TrP 相鉴别（图 5.44）。

表 11.1　活跃和潜在 mTrP 和触痛点的临床特征（Imich, 2013）

发现	活跃 mTrP（肌筋膜综合征）	潜在 mTrP	触痛点（纤维肌痛综合征）
可触及的增厚	常见	可能	罕见
肌肉紧张带	是	是	否
自发性疼痛	是	否	可能
触痛	是	是	是
触痛点（小或局限 / 本地化，边界清楚）	是	是	否
触痛点（广泛或弥散，边界不清）	否	否	是

12 肌肉缩写

肌筋膜检查结果应给出书面记录，熟悉相关肌肉的缩写有助于节省时间。

下表给出了本书常用的肌肉缩写，也是临床常用的，可以有效节省记录时间。

肌肉	缩写
Abductor digiti minimi 小指展肌	AbdDM
Abductor hallucis 䠟展肌	AbdH
Abductor pollicis brevis 拇短展肌	AbdPB
Abductor pollicis longus 拇长展肌	AbdPL
Adductor longus/brevis/magnus 长 / 短 / 大收肌	Add long/brev/mag
Adductor pollicis 䠟收肌	ADP
Anconeus 肘肌	Ancon
Biceps brachii, long head/short head 肱二头肌，长 / 短头	Bic br, lg hd/sh hd
Biceps femoris, long head/short head 股二头肌，长 / 短头	Bic fem, lg hd/sh hd
Brachialis 肱肌	Br
Brachioradialis 肱展肌	Br rad
Coracobrachialis 喙肱肌	Cor br
Deltoid 三角肌	Delt
Diaphragm 膈肌	Diaph
Digastric, anterior belly/posterior bell 二腹肌，前 / 后肌腹	Digas, ant/post
Extensor carpi radialis brevis 桡侧腕短伸肌	ECRB
Extensor carpi radialis longus 桡侧腕长伸肌	ECRL
Extensor carpi ulnaris 尺侧腕伸肌	ECU
Extensor digiti minimi 小指伸肌	EDM
Extensor digitorum brevis 指 / 趾短伸肌	EDB
Extensor digitorum communis 指 / 趾总伸肌	EDC
Extensor digitorum longus 指 / 趾长伸肌	EDL
Extensor hallucis brevis 䠟短伸肌	EHB
Extensor hallucis longus 䠟长伸肌	EHL
Extensor indicis 示指伸肌	EI
External oblique (Obliquus externus abdominis) 腹外斜肌	Ext oblq
Extensor pollicis brevis 拇短展肌	EPB
Extensor pollicis longus 拇长展肌	EPL

（续表）

肌肉	缩写
Flexor carpi radialis　桡侧腕屈肌	FCR
Flexor carpi ulnaris　尺侧腕屈肌	FCU
Flexor digiti minimi　小指屈肌	FDM
Flexor digitorum brevis　指 / 趾短屈肌	FDB
Flexor digitorum longus　指 / 趾长屈肌	FDL
Flexor digitorum profundus　指伸屈肌	FDP
Flexor digitorum superficialis　指浅屈肌	FDS
Flexor hallucis brevis　踇短屈肌	FHB
Flexor hallucis longus　踇长屈肌	FHL
Flexor pollicis brevis　拇短屈肌	FPB
Flexor pollicis longus　拇长屈肌	FPL
Gastrocnemius, medial head/lateral head　腓肠肌，内 / 外侧头	Gastroc, med/lat
Geniohyoid　颏舌肌	Geniohy
Gluteus maximus　臀大肌	Glut max
Gluteus medius/minimus　臀中 / 小肌	Glut med/min
Gracilis　肌薄肌	Grac
Iliocostalis, lumborum/thoracis/cervicis　髂肋肌	Iliocost, lu/th/cerv
Iliopsoas　髂腰肌	IP
Infrahyoid muscles: sternohyoid, sternothyroid, thyrohyoid, omohyoid 舌骨下肌：胸骨舌骨肌，甲状舌骨肌，肩胛舌骨肌	Infrhy mm.
Infraspinatus　冈下肌	ISP
Intercostal muscles　肋间肌	Intercost mm.
Internal oblique (Obliquus internus abdominis)　腹内斜肌	Int oblq
Interosseous muscles　骨间肌	Inteross
Latissimus dorsi　背阔肌	LD
Levator scapulae　肩胛提肌	LS
Longissimus capitis/thoracis/cervicis　头 / 胸 / 颈骨长肌	Longiss cap/th/cerv
longus colli/capitis　颈 / 头长肌	Long col/cap
Lumbrical muscles　蚓状肌	Lumbr mm.
Masseter　咬肌	Mass
Multifidus muscles　多裂肌	Multif mm.
Mylohyoid　下颌舌骨肌	Mylohy
Obliquus capitis inferior/superior　头下 / 上斜肌	Oblq cap inf/sup
Obturator externus　闭孔外肌	Obt ext
Obturator internus/gemelli　闭孔内肌	Obt int/gem
Occipitofrontalis　枕额肌	Occ front
Omohyoid　肩胛舌骨肌	Omohy

（续表）

肌肉	缩写
Opponens digiti minimi 小指对掌肌	OPDM
Opponens pollicis 拇对掌肌	OP
Orbicularis oculi 眼轮匝肌	Orb oc
Palmaris brevis 掌短肌	PB
Palmaris longus 掌长肌	PL
Pectineus 耻骨肌	Pect
Pectoralis major 胸大肌	PM
Pectoralis minor 胸小肌	pm
Pelvic floor muscles 盆底肌	Pelv fl mm.
Peroneus longus/brevis 腓骨长 / 短肌	Peron long/brev
Piriformis 梨状肌	Pir
Platysma 颈阔肌	Platys
Popliteus 腘肌	Pop
Pronator quadratus 旋前方肌	Pron quad
Pronator teres 旋前圆肌	PT
Pterygoid, lateral/medial 翼内 / 外肌	Pter, lat/med
Quadratus femoris 股四头肌	Quad fem
Quadratus lumborum 腰方肌	QL
Quadratus plantae 跖 / 掌方肌	Quad plant
Rectus abdominis 腹直肌	Rect Ab
Rectus capitis posterior major/minor 头前大 / 小直肌	Rect cap post maj/min
Rectus femoris 股直肌	RF
Rhomboid major/minor 大 / 小菱形肌	Rhomb maj/min
Rotatores muscles 回旋肌	Rot mm.
Sartorius 缝匠肌	Sart
Scalene, anterior/middle/posterior 前 / 中 / 后斜角肌	Scal, ant/mid/post
Scapulothoracic gliding space 肩胛胸壁滑动间隙	Scap-th glid sp
Semimembranosus 半膜肌	SM
Semispinalis 半棘肌	Semisp
Semitendinosus 半腱肌	ST
Serratus anterior 前锯肌	SA
Serratus posterior inferior 下后锯肌	Ser post inf
Serratus posterior superior 上后锯肌	Ser post sup
Soleus 比目鱼肌	Sol
Splenius capitis/cervicis 头 / 颈夹肌	Splen cap/cerv
Sternocleidomastoid 胸锁乳突肌	SCM
Stylohyoid 茎突舌骨肌	Stylohy

（续表）

肌肉	缩写
Subclavius　锁骨下肌	Subclav
Subscapularis　肩胛下肌	SSC
Supinator　旋后肌	Sup
Supraspinatus　冈下肌	SSP
Temporalis　颞肌	Temp
Tensor fasciae latae　阔筋膜张肌	TFL
Teres major　大圆肌	PM
Pectoralis major　胸大肌	pm
Teres minor　小圆肌	tm
Thoracolumbar fascia　胸腰筋膜	TLF
Tibialis anterior　胫骨前肌	Tib ant
Tibialis posterior　胫骨后肌	Tib post
Trapezius, upper/middle/lower　上 / 中 / 下斜方肌	Trap, up/mid/low
Triceps brachii, long/medial/lateral head　肱三头肌，长头 / 内侧头 / 外侧头	Tricep br, long/med/lat
Vastus intermedius　股中间肌	Vast inter
Vastus lateralis　股外侧肌	Vast lat
Vastus medialis　股内侧肌	Vast med
Zygomaticus　颧肌	Zygom

13 常用缩写

A.	Artery 动脉
ABD	Abduction 外展
AC	Acromioclavicular 肩锁
ACh	Acetylcholine 乙酰胆碱
ACR	American College of Radiology 美国放射学会
ADD	Adduction 内收
ADL	Activities of daily living 日常生活活动
ADP	Adenosine diphosphate 二磷酸腺苷
AIGS	Abnormal impulse generating sites 异常起搏部位
approx.	Approximately 大约
AROM	Active range of motion 运动范围
ATP	Adenosine triphosphate 三磷酸腺苷
BK	Bradykinin 舒缓激肽
Br.	Branch 分支
C	Cervical 颈肌
Ca^{2+}	Calcium ion 钙离子
CC	Contractile component 收缩成分
CMD	Craniomandibular dysfunction 下颌机能紊乱
CNS	Central nervous system 中枢神经系统
CO_2	Carbon dioxide 二氧化碳
COLD	Chronic obstructive lung disease 慢性阻塞性肺病
CRPS	Complex regional pain syndrome 复杂局部疼痛综合征
CT	Computerized tomography 计算机断层扫描
CTM	Connective tissue massage 结缔组织按摩
CTS	Carpal tunnel syndrome 腕管综合征
CWP	Chronic widespread pain 慢性扩展性疼痛
DASH	Disability of Arm, Shoulder, and Hand (disability scale) 臂、肩、手失能
DIP	Distal interphalangeal joint 远端指间关节
DOAC	Direct oral anticoagulants 直接口服抗凝剂
ECM	Extracellular matrix 细胞外基质

（续表）

e.g.	for example (exempli gratia)　例如
EMG	Electromyography　肌电图
EPP	Endplate potential　终极电位
EPSP	Excitatory postsynaptic potential　兴奋性突触后电位
ER	External rotation　外旋
et	al. And others　以及其他
etc.	and so on (et cetera)　等
EXT	Extension　伸展
FAI	Femoroacetabular impingement　股骨头髋臼撞击
Fig.	Figure　图
FIMM	Federation International of Manual Medicine　手法治疗国际联盟
FLEX	Flexion　屈曲
FMS	Fibromyalgia syndrome　纤维肌痛综合征
H^+	Hydrogen ion　氢离子
Hg	Mercury　水银
ICD	International Statistical Classification of Diseases and Related Health Problems 疾病和健康相关问题国际统计学分类
ICF	International Classification of Functioning, Disability and Health　机能国际分类，失能与健康
i.e.	that is (id est)　也就是
IL	Interleukin　白（细胞）介素
IMS	International Myopain Society　国际肌痛学会
IMTT	Interessengemeinschaft Myofasziale Triggerpunkt-Therapie (Interest Group for Myofascial Trigger Point Therapy)　肌筋膜触发点治疗兴趣小组
INR	International Normalized Ratio　国际标准化率
IPSP	Inhibitory postsynaptic potential　抑制性突触后电位
IR	Internal rotation　内旋
κ -value	Kappa value　*K* 值
LBP	Low back pain　腰背痛
Lig.	Ligament　韧带
LTR	Local twitch response　局部抽搐反应
LTrP	Latent trigger point　潜在触发点
M.	Muscle　肌肉

（续表）

MAP	Myoarthropathy of the masticatory system 咀嚼肌关节炎
MCP	Metacarpophalangeal joint 掌指关节
MEPP	Miniature endplate potential 微型终极电位
MFS	Myofascial syndrome 肌筋膜综合征
MPS	Myofascial pain syndrome 肌筋膜疼痛综合征
Mm.	Muscles 肌肉
MRI	Magnetic resonance imaging 磁共振成像
MTP	Metatarsopophalangeal joint 跖趾关节
mTrP	Myofascial trigger point 肌筋膜触发点
MyST	Myofascial self-therapy 肌筋膜自我疗法
N.	Nerve 神经
Na^+	Sodium ion 钠离子
NDT	Neurodynamic test 神经动力学测试
NGF	Nerve growth factor 神经生长因子
Nn.	Nerves 神经
NOAC	New oral anticoagulants 新口服抗凝剂
NRS	Numeric rating scale 数字评分量表
O2	Oxygen 氧气
P	Pain 疼痛
p.	Page 页码
PEC	Parallel elastic component 平行弹性成分
PG	Prostaglandin 前列腺素
PIP	Proximal interphalangeal joint 近端指间关节
PKB	Prone knee bend 俯卧屈膝
pO_2	Partial pressure of oxygen 氧分压
PROM	Passive range of motion 被动运动范围
PT-INR	Prothrombin time international normalized ratio 凝血酶时间国际标准化比值
R.	Ramus 分支
RCT	Randomized controlled trial 随机对照试验
RF	Receptive field 感受野
ROM	Range of motion 运动范围

（续表）

SAMM	Schweizerischen Äztegesellschaft für Manuelle Medizin (Swiss Medical Society for Manual Medicine) 瑞士手法治疗学会
SEC	Series elastic component 系列弹性成分
SIJ	Sacroiliac joint 骶髂关节
SLR	Straight leg raise 直腿抬高
SP	Substance P (pain) P 物质（疼痛）
S.R.	Sarcoplasmic reticulum 肌质网
S/P	Status post 后状态
TMJ	Temporomandibular joint 颞下颌关节
TNF	Tumor necrosis factor 肿瘤坏死因子
TOS	Thoracic outlet syndrome 胸廓出口综合征
TrP	Trigger point 触发点
ULNT	Upper Limb Neurodynamic Test 上肢神经动力学测试
V.	Vein 静脉
VAS	Visual Analog Scale 视觉模拟量表
vs.	versus 比
WDR	Wide dynamic range 宽动态范围
WPI	Widespread Pain Index 广泛疼痛指数
&	and 和

14 临床提示索引

索 引

D

E

I

J

K

L

N

O

S

T

U

V

W

Y

Z